Rationale Phytotherapie

Ratgeber für Ärzte und Apotheker

Springer-Verlag Berlin Heidelberg GmbH

VOLKER SCHULZ · RUDOLF HÄNSEL

Rationale Phytotherapie

Ratgeber für Ärzte und Apotheker

Fünfte, völlig überarbeitete und aktualisierte Auflage

Mit 97 Abbildungen und 53 Tabellen

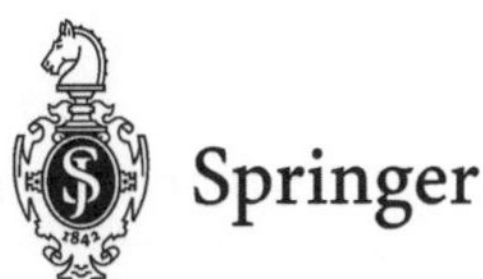 Springer

Prof. Dr. med. VOLKER SCHULZ
Oranienburger Chaussee 25
13465 Berlin

Prof. Dr. RUDOLF HÄNSEL
Früher: Institut für Pharmakognosie
und Phytochemie der Freien Universität Berlin
Jetzt privat: Westpreußenstraße 71, 81927 München

ISBN 978-3-642-62318-9   ISBN 978-3-642-18842-8 (eBook)
DOI 10.1007/978-3-642-18842-8

Bibliografische Information Der Deutschen Bibliothek

Die Deutsche Bibliothek verzeichnet diese Publikation in der Deutschen Nationalbibliografie; detaillierte bibliografische Daten sind im Internet unter http://dnb.ddb.de abrufbar.

© Springer-Verlag Berlin Heidelberg 2004
Ursprünglich erschienen bei Springer-Verlag Berlin Heidelberg New York 2004
Softcover reprint of the hardcover 5th edition 2004

Herstellung: Frank Krabbes, Heidelberg
Satz: wiskom e.K., Friedrichshafen
Umschlaggestaltung: de'blik, Berlin
Gedruckt auf säurefreiem Papier   SPIN: 10869210   14/3109 - 5 4 3 2 1 0

Pflanzliche Arzneimittel haben in Deutschland eine besondere Tradition. Seit der 4. Auflage dieses Buches sind aber hierzulande, vor allem in der „kassenärztlichen" Behandlung, vermehrt Phytopharmaka durch Synthetica ersetzt worden. Das hat einerseits dazu beigetragen, dass die Gesamtkosten für Arzneimittel steil angestiegen sind. Andererseits lässt eine solche Substitution für die Volksgesundheit mehr Nachteile als Vorteile erwarten. Eine Ursache dafür liegt darin, dass bei den typischen Anwendungsgebieten für pflanzliche Arzneimittel häufig diejenigen Beiträge zum Behandlungserfolg überschätzt werden, die allein auf die Pharmakologie der Wirkstoffe zurück zu führen sind. Dieser Aspekt, der auch für andere traditionelle Arzneitherapien gilt und damit weit über Deutschland hinaus Bedeutung hat, ist Gegenstand vertiefter Erörterungen vor allem in den neu formulierten oder erweiterten Abschnitten 1.5; 2.1.8; 2.2.7; 4.1 und 6.3 dieser Auflage.

Etwa zwei Drittel der ärztlichen Verordnungen von Phytopharmaka in Deutschland sind weiterhin pflanzliche „Monopräparate", d. h. solche, die als Wirkstoffe Zubereitungen aus jeweils nur einer Heilpflanze enthalten. Etwa 80 % dieser Verordnungen entfielen jedoch auf 10, mehr als 90 % auf etwa 20 pflanzliche Wirkstoffe. Demgegenüber hatte die Kommission E am früheren BGA von 1982 bis 1994 die therapeutische Anwendung von etwa 400 pflanzlichen Drogen bewertet und davon etwa 250 weiterhin empfohlen. Der Zahlenvergleich zeigt, dass sich die historische Vielfalt pflanzlicher Arzneimittel in der Verordnungspraxis der Gegenwart nicht mehr widerspiegelt. Der Hausarzt berät seine Patienten allerdings auch bei der so genannten „Selbstmedikation", was in Bezug auf die führenden Phytopharmaka eine Verdopplung nach Anzahl und Umsatz bedeuten könnte. Die Gesamtzahl der für die ärztliche Praxis heute noch relevanten Heilpflanzen beträgt aber dennoch nur einen Bruchteil dessen, was in historisch geprägten Lehrbüchern zur Phytotherapie berichtet wird.

Trotz abweichender Verankerung im Deutschen Arzneimittelgesetz von 1976 ist die Behandlung mit pflanzlichen Arzneimitteln eine naturwissenschaftlich prüf- und begründbare Behandlungsmethode, in der die moderne Pharmakotherapie ihre Wurzeln hat. Wie für jedes andere Arzneimittel gilt auch für Phytopharmaka, dass der Kenntnisstand über Wirksamkeit und Unbedenklichkeit umso besser sein sollte, je häufiger das Mittel angewendet wird. Ein besonderes Anliegen bei allen Auflagen dieses Buches war daher die Fokussierung auf diejenigen pflanzlichen Wirkstoffe und Fertigarzneimittel, deren Wirksamkeit und Unbedenklichkeit auch mit modernen naturwissenschaftlichen Methoden geprüft worden sind. Gegenüber der 4. Auflage von 1998 haben neue Ergebnisse zur Klinik, Pharmakologie und Toxikologie insbesondere bei Extrakten aus Ginkgoblättern, Johanniskraut, Kava-Wurzelstock, Weißdorn, „Myrtol", Pelargoniumwurzel, Pestwurz, Pfefferminz-/Kümmelöl, Sägepalmenfrüchten, Mönchspfeffer und

Rhodiola Eingang in die entsprechenden Abschnitte des Buches gefunden. Die Kapitel 4 „Atemwege" und 5 „Verdauungsorgane" wurden der Entwicklung moderner Diagnostik und Therapie folgend gestrafft und neu strukturiert.

Kombinationspräparate, die sich aus mehreren pflanzlichen Wirkstoffen zusammensetzen, sind schwieriger zu prüfen und zu bewerten. Diese Arzneimittel entstammen häufig noch der traditionellen Überlieferung. Sie erlauben, von einigen Ausnahmen abgesehen, keine durch vergleichende klinische Studien gestützten Aussagen über additive oder potenzierende Effekte der einzelnen pflanzlichen Komponenten. Ungeachtet theoretischer Erwägungen ist hier aber der Realität im Sinne gewachsener ärztlicher Erfahrung Rechnung getragen. Deshalb wurden, wie schon in den früheren Auflagen, die pflanzlichen Kombinationspräparate grundsätzlich dann in Listen der Fertigarzneimittel am Ende der jeweiligen Kapitel aufgenommen, wenn sie zu den 100 meistverordneten pflanzlichen Präparaten im Sinne der Tabelle A3 im Anhang des Buches zählen.

Zu besonderem Dank verpflichtet sind wir Frau Dr. Wiltrud Juretzek, Karlsruhe, für ihre hilfreichen Korrekturen und Ergänzungen. Nicht zuletzt danken wir auch unseren Ehefrauen, die unsere Arbeit als geduldige „Hilfslektoren" unterstützt und begleitet haben.

Berlin und München,
Juli 2003

Inhalt

1 Heilpflanzen, Phytopharmaka und Phytotherapie ... 1

1.1 Gemeinsame Wurzeln der Pharmakotherapie ... 1

1.2 Sicherheit durch Isolierung und Wandlung pflanzlicher Reinsubstanzen ... 2

1.3 Pflanzliche Drogen, Zubereitungen und Extrakte ... 5
1.3.1 Was sind Extrakte? ... 6
1.3.2 Standardisierung von Extrakten ... 7
1.3.2.1 Qualität der Ausgangsdroge ... 7
1.3.2.2 Herstellungsverfahren ... 8
1.3.2.3 Normierung ... 9
1.3.2.4 Analytische Qualitätskontrolle ... 9

1.4 Phytopharmaka ... 10
1.4.1 Flüssige Arzneiformen ... 10
1.4.2 Feste Arzneiformen ... 13
1.4.3 Verpackung ... 15
1.4.4 Zulassung als Arzneimittel ... 15

1.5 Phytotherapie ... 19
1.5.1 Anwendungsgebiete für Phytopharmaka ... 19
1.5.2 Erwartungen der Patienten ... 20
1.5.3 Arznei-Therapie und „Droge Arzt" ... 21
1.5.4 Kosten und Nutzen ... 24
1.5.5 Verordnung zu Lasten der gesetzlichen Krankenversicherung ... 27

1.6 Arzneitees heute ... 30
1.6.1 Zur Ethymologie des Wortes Tee. Arzneitees und Genußtees ... 30
1.6.2 Arzneitees und deren Wirkungen ... 31
1.6.3 Unterschiedliche Formen von Arzneitees ... 32
1.6.4 Standardzulassungen für Teemischungen ... 36
1.6.5 Das individuelle ärztliche Teerezept ... 37
1.6.6 Hinweise zur Teezubereitung ... 39
1.6.7 Säuglings- und Kindertees ... 40
1.6.8 Unerwünschte Wirkungen und Risiken ... 41

2   **Zentrales Nervensystem** 45

2.1   **Ginkgo bei Hirnleistungsstörungen** 46
2.1.1   Einführung 46
2.1.2   Botanik des Ginkgo-Baumes 47
2.1.3   Droge und Extrakt 47
2.1.4   Leitsubstanzen, Analytik, Pharmakokinetik 49
2.1.5   Pharmakologie Humanpharmakologie und Toxikologie 50
2.1.6   Therapeutische Wirksamkeit bei Hirnleistungsstörungen 53
2.1.7   Indikationen, Dosierungen, Risiken und Gegenanzeigen 60
2.1.8   Therapeutischer Stellenwert 61
2.1.9   Fertigarzneimittel 63

2.2   **Johanniskraut als Antidepressivum** 68
2.2.1   Einführung 68
2.2.2   Botanik des Johanniskrautes 68
2.2.3   Droge und Extrakt 69
2.2.4   Leitsubstanzen, Analytik, Pharmakokinetik 70
2.2.5   Pharmakologie 72
2.2.5.1   Biochemische Modelle 73
2.2.5.2   Verhaltensmodelle am Tier 73
2.2.6   Toxikologie, Photosensibilisierung 75
2.2.7   Therapeutische Wirksamkeit bei Patienten mit Depressionen 76
2.2.7.1   Methodik der klinischen Prüfung von Antidepressiva 77
2.2.7.2   Studien zur Wirksamkeit von Johanniskraut-Extrakten 77
2.2.7.3   Pharmakotherapie der Depression: Was trägt zur Wirksamkeit bei? 82
2.2.8   Indikationen, Dosierungen, Risiken und Gegenanzeigen 85
2.2.9   Therapeutischer Stellenwert 87
2.2.10   Fertigarzneimittel 88

2.3   **Kava-Kava als Anxiolytikum** 94
2.3.1   Einführung 94
2.3.2   Botanik des Kava-Strauches 95
2.3.3   Droge und Extrakt 96
2.3.4   Wirksamkeitsbestimmende Inhaltsstoffe, Pharmakokinetik 96
2.3.5   Pharmakologie und Toxikologie 96
2.3.6   Therapeutische Wirksamkeit 97
2.3.7   Nebenwirkungen und Risiken 101
2.3.8   Indikationen und Dosierungen 103
2.3.9   Therapeutischer Stellenwert 103
2.3.10   Fertigarzneimittel 103

2.4   **Unruhezustände und Schlafstörungen** 105
2.4.1   Baldrian 106
2.4.1.1   Zur Heilpflanze 106
2.4.1.2   Droge und Extrakt 107

2.4.1.3 Leitsubstanzen, Analytik, Pharmakokinetik 107
2.4.1.4 Pharmakologie und Toxikologie 108
2.4.1.5 Humanpharmakologie und therapeutische Wirksamkeit 111
2.4.1.6 Indikationen, Dosierungen, Risiken und Gegenanzeigen 116
2.4.1.7 Therapeutischer Stellenwert 117
2.4.2 Lavendelblüten 118
2.4.2.1 Heilpflanze, Droge, Lavendelöl 118
2.4.2.2 Pharmakologie und Toxikologie 118
2.4.2.3 Pharmakokinetik 120
2.4.2.4 Klinische Pharmakologie 120
2.4.2.5 Therapiestudien (Aromatherapie) 122
2.4.2.6 Indikationen, Dosierungen, Risiken 124
2.4.2.7 Therapeutischer Stellenwert 124
2.4.3 Hopfen, Melisse, Passionsblume 124
2.4.3.1 Hopfenzapfen und Hopfendrüsen 125
2.4.3.2 Melissenblätter 126
2.4.3.3 Passionsblumenkraut 127
2.4.4 Beruhigungstees 127
2.4.5 Fertigarzneimittel 129

3 Herz und Kreislauforgane 137

3.1 Herz- und Koronarinsuffizienz 137
3.1.1 Weißdorn 138
3.1.1.1 Einführung 138
3.1.1.2 Heilpflanze 139
3.1.1.3 Droge und Extrakt 139
3.1.1.4 Leitsubstanzen, Analytik, Pharmakokinetik 139
3.1.1.5 Pharmakologie 140
3.1.1.6 Toxikologie 144
3.1.1.7 Therapeutische Wirksamkeit 144
3.1.1.8 Indikationen, Dosierungen, Risiken und Gegenanzeigen 149
3.1.1.9 Therapeutischer Stellenwert 149
3.1.2 Digitaloid-Drogen 150
3.1.2.1 Adoniskraut 151
3.1.2.2 Maiglöckenkraut 152
3.1.2.3 Meerzwiebelpulver 152
3.1.2.4 Oleanderblätter 152
3.1.3 Sonstige herzwirksame Phytopharmaka 153
3.1.4 Fertigarzneimittel 153

3.2 Hypo- und Hypertonie 155
3.2.1 Pflanzliche Mittel bei Hypotonie 155
3.2.1.1 Coffeinhaltige Drogen und Getränke 155
3.2.1.2 Ätherische Öle 156
3.2.2 Pflanzliche Mittel bei Hypertonie 157

3.3	**Arteriosklerose und arterielle Verschlußkrankheit**	161
3.3.1	Knoblauch	161
3.3.1.1	Historische Einführung	161
3.3.1.2	Botanische Charakterisierung des Knoblauchs	162
3.3.1.3	Knoblauch-Droge	163
3.3.1.4	Leitsubstanzen, Analytik, Pharmakokinetik	165
3.3.1.5	Experimentelle Pharmakologie	167
3.3.1.5.1	Wirkungen auf Atherogenese und Lipidstoffwechsel	167
3.3.1.5.2	Wirkungen auf Gefäßwiderstand, Fibrinolyse und Thrombozytenaggregation	169
3.3.1.5.3	Kardioprotektive und antioxidative Wirkungen	170
3.3.1.5.4	Sonstige Wirkungen	170
3.3.1.6	Toxikologie	171
3.3.1.7	Klinische Studien	172
3.3.1.7.1	Senkung erhöhter Blutfettspiegel	172
3.3.1.7.2	Senkung des Blutdruckes	174
3.3.1.7.3	Hemmung der Arteriosklerose-Progredienz am Menschen	175
3.3.1.7.4	Weitere klinische Studien	178
3.3.1.8	Nebenwirkungen und Geruchsbildung	178
3.3.1.9	Indikationen, Dosierungen, Risiken und Gegenanzeigen	180
3.3.1.10	Therapeutischer Stellenwert	181
3.3.1.11	Fertigarzneimittel	181
3.3.2	Ginkgo-Spezialextrakt bei peripherer arterieller Verschlusskrankheit	186
3.3.3	Weitere pflanzliche Antiarteriosklerotika	188
3.4	**Chronische venöse Insuffizienz**	190
3.4.1	Roßkastaniensamenextrakt	191
3.4.1.1	Einführung	191
3.4.1.2	Droge und Extrakt	192
3.4.1.3	Chemie und Pharmakokinetik von Aescin	193
3.4.1.4	Pharmakologie	193
3.4.1.5	Toxikologie	194
3.4.1.6	Wirkungen und Wirksamkeit bei Probanden und Patienten	194
3.4.1.6.1	Untersuchungen an gesunden Probanden	194
3.4.1.6.2	Therapiestudien mit Patienten	194
3.4.1.7	Indikationen, Dosierungen, Risiken und Gegenanzeigen	198
3.4.1.8	Therapeutischer Stellenwert	199
3.4.2	Topische Venenmittel	200
3.4.3	Fertigarzneimittel	200
4	**Atemwege**	203
4.1	**Akute Infekte der oberen Atemwege**	203
4.1.1	Missbrauch von Antibiotica	204
4.1.2	Der Wille des Patienten zur Genesung	205

4.2   Allgemeine phytotherapeutische Maßnahmen 206
4.2.1   Erkältungstees 206
4.2.1.1   Holunderblüten 206
4.2.1.2   Lindenblüten 207
4.2.1.3   Mädesüßblüten 208
4.2.1.4   Teerezepte 209
4.2.2   Weidenrinde und Salicylate 212

4.3   Pharmazeutische Zubereitungen mit ätherischen Ölen 212
4.3.1   Nasensalben, Nasentropfen, Einreibungen 213
4.3.2   Zubereitungen zur Inhalation 214
4.3.3   Pastillen, Lutschtabletten, Gurgelwasser 215

4.4   Ätherische Öle als Hustenmittel und Expektorantien 217
4.4.1   Studien mit diversen Präparaten bei Probanden und Patienten 218
4.4.2   Cineol (Eucalyptol) 219
4.4.3   Anisöl und Anethol 220
4.4.4   Myrtol (Gelomyrtol®) 222

4.5   Schleimdrogen 223

4.6   Saponin-Drogen 225
4.6.1   Efeublätter-Extrakt 226

4.7   Pelargoniumwurzel-Extrakt 228

4.8   Phytotherapie bei Sinusitis 230

4.9   Pestwurzblätter-Extrakt bei allergischer Rhinitis 232

4.10   Fertigarzneimittel 233

5   Verdauungsorgane 239

5.1   Appetitlosigkeit 239
5.1.1   Bitterstoffdrogen (Amara) 240
5.1.1.1   Wermutkraut (Absintii herba) 241
5.1.1.2   Weitere Bitterstoffdrogen 243

5.2   Funktionelle Dyspepsie (Reizmagensyndrom) 245
5.2.1   Gallemittel (Cholagoga) 246
5.2.1.1   Artischockenblätter 247
5.2.1.2   Weitere Cholagoga 251
5.2.2   Karminativa 252
5.2.2.1   Typische karminative Drogen 253
5.2.2.2   Kombination aus Pfefferminzöl und Kümmelöl 254

5.2.3   Ingwer gegen Übelkeit und Erbrechen 255
5.2.4   *Iberis amara* – Kombination 256
5.2.5   Verdauungsenzyme 256
5.2.6   Rezepturvorschläge (zu 5.1 Appetitlosigkeit und 5.2 Dyspepsie) 257

5.3   **Reizdarmsyndrom (Colon irritabile)** 260
5.3.1   Krankheitsbild, Epidemiologie, Therapieansätze 260
5.3.2   Pfefferminze 261
5.3.2.1 Droge und Inhaltsstoffe 262
5.3.2.2 Pfefferminzöl 262
5.3.2.3 Pharmakokinetik 262
5.3.2.4 Pharmakologie 263
5.3.2.5 Therapeutische Wirksamkeit 264
5.3.2.6 Risiken und Nebenwirkungen 264
5.3.2.7 Indikationen, Dosierungen und Gegenanzeigen 266

5.4   **Gastritis und Ulcus-Krankheit** 267
5.4.1   Kamillenblüten (Matricariae flos) 267
5.4.2   Süßholzwurzel (Liquiritiae radix) 267
5.4.3   Fertigarzneimittel (zu 5.1 bis 5.4) 269

5.5   **Akute Diarrhoe** 275
5.5.1   Gerbstoffdrogen 275
5.5.1.1 Grüner und Schwarzer Tee 276
5.5.1.2 Weitere Gerbstoffdrogen 277
5.5.1.3 Gerbsäure und Tannalbuminat 278
5.5.2   Pektine 279
5.5.3   Lebende Trockenhefe 279
5.5.3.1 Pharmakologie und Toxikologie 280
5.5.3.2 Therapeutische Wirksamkeit 280
5.5.3.3 Indikationen, Dosierungen, Risiken und Gegenanzeigen 281
5.5.4   Weitere pflanzliche Anti-Diarrhoika 281
5.5.5   Rezepturvorschläge 283
5.5.6   Fertigarzneimittel 283

5.6   **Obstipation** 284
5.6.1   Krankheitsbild, Ursachen, allgemeine Maßnahmen 284
5.6.2   Füll- und Quellstoffe 285
5.6.2.1 Wirkungsweise 286
5.6.2.2 Leinsamen 287
5.6.2.3 Weizenkleie 290
5.6.2.4 Flohsamen und Flohsamenschalen 291
5.6.2.5 Agar-Agar und Karaya 291
5.6.3   Osmotisch wirkende Mittel 292
5.6.4   Anthranoiddrogen 293
5.6.4.1 Rhabarberwurzel (Rhei radix) 295
5.6.4.2 Faulbaumrinde (Frangulae cortex) 296

5.6.4.3	Sennesfrüchte und Sennesblätter	297
5.6.4.4	Aloe	297
5.6.5	Rizinusöl (Ricini oleum)	298
5.6.6	Rezepturvorschläge	299
5.6.7	Fertigarzneimittel	299
5.7	**Leberschäden**	302
5.7.1	Mariendistelfrüchte, Silymarin	303
5.7.1.1	Arzneipflanze und Droge	303
5.7.1.2	Inhaltsstoffe und Wirksubstanzen	303
5.7.1.3	Pharmakokinetik	303
5.7.1.4	Pharmakologie und Toxikologie	304
5.7.1.5	Therapeutische Wirksamkeit bei chronischen Leberschäden	306
5.7.1.6	Anwendung bei Knollenblätterpilzvergiftungen	307
5.7.1.7	Indikationen, Dosierungen, Risiken und Gegenanzeigen	307
5.7.2	Sojaphospholipide	308
5.7.3	Fertigarzneimittel	308
6	**Harnwege**	313
6.1	**Entzündliche Erkrankungen der Harnwege**	313
6.1.1	Bärentraubenblätter	315
6.1.2	Pestwurzwurzelstock, Ammi visnaga	316
6.2	**Benigne Prostatahyperplasie**	317
6.2.1	Sägepalmenfrüchte	319
6.2.1.1	Pharmakologie	320
6.2.1.2	Therapeutische Wirksamkeit	320
6.2.1.3	Verträglichkeit	324
6.2.2	Brennesselwurzel	325
6.2.3	Kürbissamen	326
6.2.4	Gräserpollen	327
6.2.5	Phytosterine aus Hypoxis rooperi	328
6.2.6	Pygeum africanum	329
6.3	**Therapeutischer Stellenwert**	330
6.4	**Fertigarzneimittel außer Teezubereitungen**	332
6.5	**Blasen- und Nierentees**	334
7	**Pflanzliche Gynäkologika**	343
7.1	**Mönchspfeffer**	345

7.2	**Traubensilberkerzenwurzelstock**	349
7.3	**Phytoöstrogene**	352
7.4	**Sonstige Drogen**	352
7.5	**Therapeutischer Stellenwert**	354
7.6	**Fertigarzneimittel**	354

8 Haut, Traumata, Rheuma und Schmerz — 359

8.1	**Arzneiformen zur lokalen Anwendung**	359
8.2	**Entzündungen und Verletzungen der Haut**	361
8.2.1	Kamillenblüten	362
8.2.1.1	Droge, Inhaltsstoffe und Zubereitungen	363
8.2.1.2	Pharmakologie und Toxikologie	364
8.2.1.3	Therapeutische Wirksamkeit	365
8.2.1.4	Indikationen, Dosierungen, Nebenwirkungen und Risiken	365
8.2.2	Hamamelis und weitere Gerbstoffdrogen	366
8.2.3	Nachtkerzenöl	368
8.2.4	Weitere pflanzliche Dermatologika (alphabetisch)	370
8.3	**Unfall- und Operationsfolgen**	374
8.3.1	Bromelain	374
8.3.2	Beinwell	375
8.3.3	Arnika	375
8.4	**Rheumatische Erkrankungen und Arthrosen**	377
8.4.1	Afrikanische Teufelskralle	377
8.4.2	Rinden der Weide, Esche und Pappel	379
8.4.3	Brennesselkraut	380
8.4.4	Indischer Weihrauch	381
8.5	**Schmerzbehandlung**	382
8.5.1	Pfefferminzöl bei Spannungskopfschmerz	382
8.5.2	Capsicum (Paprika) bei lokalen Schmerzzuständen	384
8.5.3	Mutterkraut (*Tanacetum*) und Pestwurz (*Petasites*) bei Migräne	386
8.6	**Rezepturen**	386
8.7	**Fertigarzneimittel**	388

9 Mittel zur Steigerung der Abwehrkräfte 397

9.1 Adaptogene 397
9.1.1 Ginseng-Wurzel 398
9.1.1.1 Pflanze, Droge und Inhaltsstoffe 398
9.1.1.2 Pharmakologie und Toxikologie 400
9.1.1.3 Klinische Studien am Menschen 400
9.1.1.4 Indikationen, Dosierungen, Risiken und Gegenanzeigen 401
9.1.2 Eleutherococcus-Wurzel 401
9.1.3 *Rhodiola rosea* 402

9.2 „Immunstimulanzien" 403
9.2.1 Sonnenhut (Echinacea) 404
9.2.1.1 Pflanze, Droge und Inhaltsstoffe 404
9.2.1.2 Pharmakologie und Toxikologie 405
9.2.1.3 Studien zur therapeutischen Wirksamkeit 406
9.2.1.4 Indikationen, Dosierungen und Risiken 408
9.2.2 Mistelkraut 409
9.2.2.1 Pflanze, Inhaltsstoffe und Wirkungen 409
9.2.2.2 Klinische Studien zur Wirksamkeit 411
9.2.2.3 Indikationen, Dosierungen und Risiken 412
9.2.3 Medizinische Hefen 412

9.3 Therapeutischer Stellenwert 413

9.4 Fertigarzneimittel 414

10 Anhang 421

100 meistverordnete, pflanzliche Präparate 421

Sachverzeichnis 429

1 Heilpflanzen, Phytopharmaka und Phytotherapie

Tief ist der Brunnen der Vergangenheit
Thomas Mann

1.1 Gemeinsame Wurzeln der Pharmakotherapie

Pflanzliche Produkte standen – historisch gesehen – am Anfang der Arzneimittelgewinnung und der Krankenbehandlung mit Arzneimitteln. Die heilkundlichen Erfahrungen der Völker des Mittelmeerraumes und des Orients fanden Eingang in die „Materia medica" des griechischen Arztes Pedanios Dioskurides aus dem ersten Jahrhundert unserer Zeitrechnung. Im Zeitalter der Renaissance wurde der antike Text nach Humanistenart gereinigt und rekonstruiert. Die bei Dioskurides genannten Pflanzen wurden identifiziert und im Holzschnitt abgebildet. Da und dort setzte man einheimische Heilpflanzen hinzu. Auf diese Weise wurde die „Materia medica" zum Vorbild der zahlreichen Kräuterbücher. Das Therapiekonzept der Kräuterbücher war weiterhin das der antiken Humoralpathologie, eine Lehre, wonach die vier Säfte – das Blut, der Schleim, die schwarze Galle und die gelbe Galle – die Hauptrolle im normalen und pathologischen Geschehen bildeten. Diese vier Körpersäfte wurden zu den Elementarprinzipien der Antike Luft, Wasser, Erde und Feuer in Beziehung gesetzt. Je nach dem Mischungsverhältnis und Anteil der Elemente ergaben sich die Qualitäten kalt, feucht, trocken und warm, die nun wiederum auf das individuell verschiedene Mischungsverhältnis der Säfte übertragen wurden, von welchem Gesundheit und Krankheit abhingen. So gab es Krankheiten mit einem feuchten, warmen oder trockenen Charakter, zu denen pflanzliche Mittel von entgegengesetzter Qualität verabreicht wurden (Jüttner, 1983). Die Stärke der Wirkung stufte man in einer Gradlinie als unmerklich, merklich, heftig und sehr heftig ein. Beispielsweise wurde Opium als im vierten Grade kalt eingestuft. Die empirisch bekannte, sedierende, narkotisierende Wirkung des Opiums wurde offensichtlich über die Assoziationen dämpfend → kühl → kalt in das vorgegebene System eingepaßt. Pfeffer galt als im vierten Grad trocken und erhitzend. Alle Therapie läuft nach der Säftelehre darauf hinaus, „im Wegnehmen des Überschüssigen und im Hinzufügen des Fehlenden die bei Krankheit fehlerhafte Säftemischung umzustimmen" (Hippokrates, zit. nach H. Haas, 1956). Offensichtlich mündet die Humoralpathologie in ein allopathisches Therapieprinzip.

Die Pflanzenmonographien der Kräuterbücher waren jeweils gegliedert in Abbildung, Namensgebung mit Synonymen und Wirkung (im Sinne der Gradlehre), gefolgt von der Indikation, wobei Symptome genannt werden, nicht nosologische Einheiten im Sinne der heutigen Diagnostik. Husten, Schnupfen, Heiserkeit sind jeweils eigene „Krankeiten". Sehr ausführlich finden sich am Schluß einer Monographie die verschiedenen Zubereitungsarten beschrieben. Die Verfasser der Kräuterbücher waren durchaus keine Laien, sondern in der Regel ausgebildete Ärzte auf der Höhe der damaligen „Schulmedizin". Adressaten, an die sich die Kräuterbücher wandten, waren aber nicht nur Ärzte: Die in deutscher Sprache geschriebenen Werke wandten sich auch an „den gemeinen Mann", nicht selten mit dem ausdrücklichen Hinweis, eine Hilfe zu sein, „wenn der Doctor zu weit oder zu teuer sei" (zit. nach Jüttner, 1983).

Die traditionelle Phytotherapie war bis etwa 1800, dem Beginn der naturwissenschaftlichen Ära der Medizin, die unumstößliche Grundlage für alle Arzneibücher. Erst mit dem Aufkommen der naturwissenschaftlichen Medizin geriet sie auf ein Nebengleis. Von einer alternativen oder besonderen Heilmethode zu sprechen, ist aber historisch gesehen falsch. Angesichts des über 2000 Jahre umfassenden Kontinuums der antiken Phytotherapie ist zu erwarten, daß viele über diesen Zeitraum verwendete pflanzliche Drogen nicht nur über spezifische Wirkungen verfügen, sondern auch von riskanten Nebenwirkungen frei sind. Anderenfalls wären sie wohl kaum über so viele Epochen und Kulturen hinweg hartnäckig tradiert worden. Es wäre leichtfertig, diese Erfahrungen von rund 50 Generationen von Ärzten und Patienten pauschal als Placebo-Effekte beiseite zu legen (Benedum, 1998).

1.2   Sicherheit durch Isolierung und Wandlung pflanzlicher Reinsubstanzen

In einem berühmten Bericht über den Fingerhut und seine medizinische Anwendung beschrieb William Withering (1785), wie er zu einem reisenden Handelsmann nach Yorkshire gerufen wurde. „Ich fand ihn unaufhörlich brechend, er konnte nur undeutlich sehen und hatte etwa 40 Pulsschläge in der Minute. Auf Befragen kam heraus, daß seine Frau eine Handvoll Fingerhutblätter in einem halben Pint (ca. 1/2 l) Wasser gekocht und ihm diesen Trank gegeben hatte, den er auf einen Zug austrank, um sich von asthmatischen Beschwerden zu befreien. Diese gute Frau kannte wohl die Medizin aus ihrer Gegend, aber nicht die Dosis, denn ihr Gatte kam kaum mit dem Leben davon."

Die herzwirksamen Glykoside vom Typus der Digitalisglykoside sind durch eine sehr kleine therapeutische Breite gekennzeichnet; der toxische Bereich wird bereits erreicht, wenn die Vollwirkdosis um bloße 40 % überschritten wird. Hinzu kommt die große qualitative und quantitative Variabilität des Drogenmaterials. Manche Drogenherkünfte enthalten überwiegend das nach oraler Applikation wenig wirksame Gitoxin, andere hingegen sind reich an dem stark wirksamen Digitoxin.

Die Isolierung der Wirkstoffe aus Drogen mit geringer therapeutischer Breite (Abbildung 1.1) und Anwendung der Reinsubstanzen ist somit kein Zweck an sich. Diese Methode der naturwissenschaftlich orientierten Arzneipflanzenforschung macht es überhaupt erst möglich, stark wirksame Stoffe in der Therapie sicher einzusetzen. Nicht die Konzentrierung der wirksamkeitsbestimmenden Substanz ist dabei das

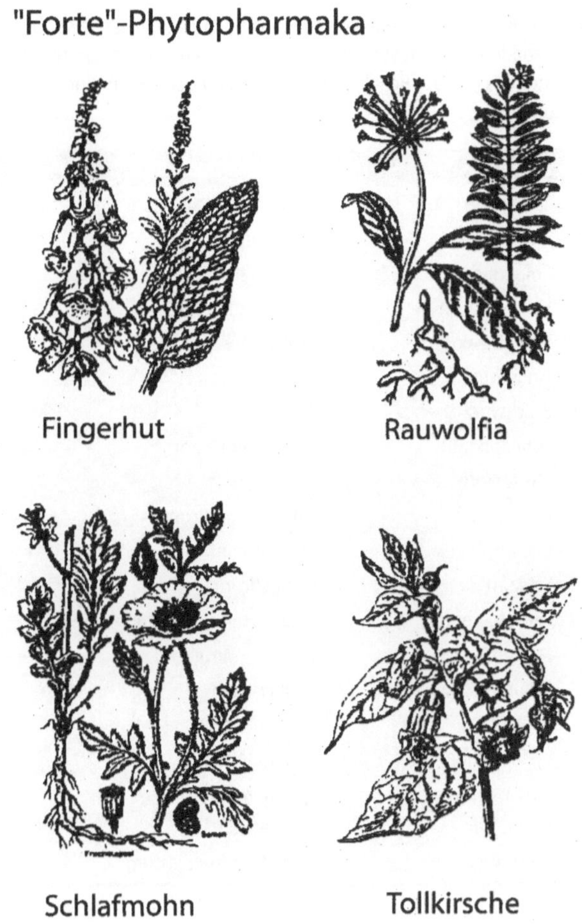

"Forte"-Phytopharmaka

Fingerhut

Rauwolfia

Schlafmohn

Tollkirsche

Abb. 1.1. ◄ Stark wirkende Drogen, deren Wirkstoffe vor therapeutischer Anwendung zu isolieren sind.

Wesentliche, sondern die gleichmäßige Zusammensetzung des Fertigarzneimittels. Das Einarbeiten des isolierten Arzneistoffs in Tabletten, Kapseln oder Dragees bedeutet eine Verdünnung durch die pharmazeutischen Hilfsstoffe: Beispielsweise liegt das Digitoxin in der Digitoxintablette in etwa 10 fach geringerer Konzentration gegenüber dem ursprünglichen Digitalisblatt vor.

Mit der Entwicklung der Naturwissenschaften und der naturwissenschaftlich orientierten Medizin seit dem frühen 19. Jahrhundert wurden die pflanzlichen Arzneimittel Gegenstand naturwissenschaftlicher Analyse. Mit der Entdeckung des Morphins im Opium (1803–1806) wurde erstmalig der Gedanke verwirklicht, aus einer Droge mit analytisch-chemischen Arbeitsmethoden das wirksame Prinzip herauszuholen. Pharmakologische und toxikologische Studien der Morphinwirkung im tierischen und menschlichen Organismus wurden auf diese Weise ermöglicht. Aus Opium isolierte Stoffe wie Morphin, Codein und Papaverin werden bis heute in der Therapie verwendet. In anderen Fällen versuchte man, den Naturstoff zu verbessern, d. h. seine thera-

Tabelle 1.1.
Beispiele von pflanzlichen Wirkstoffen, die als Reinsubstanzen Verwendung finden. Natürlicherweise kommen diese Stoffe in den Pflanzen nicht allein, sondern in Form von Fraktionen zusammen mit verwandten chemischen Verbindungen vor. Die isolierten Stoffe, die in der Regel starke Sofortwirkungen haben, sind nicht den Phytopharmaka im engeren Sinne zuzuordnen.

Pflanzlicher Wirkstoff	Herkunft	Anwendungsgebiete
Atropin	Tollkirsche	Parasympathicolyticum
Chinin	Chinarinde	Malariamittel
Chinidin	Chinarinde	Antiarrhythmicum
Coffein	Kaffeestrauch	Analeptikum
Colchicin	Herbstzeitlose	Gichtmittel
Digoxin	Fingerhut	Cardiacum
Emetin	Brechwurz	Emeticum
Ephedrin	Ephedrakraut	Antihypotonicum
Ergotamin	Mutterkorn	Migränemittel
Kokain	Kokastrauch	Lokalanästheticum
Kavain	Rauschpfeffer	Anxiolyticum
Morphin	Schlafmohn	Analgeticum
Physostigmin	Calabar-Bohnen	Cholinesterase-Hemmer
Pilocarpin	Jaborandiblätter	Glaukom-Mittel
Penicillin	Schimmelpilze	Antibioticum
Reserpin	Rauwolfia	Antihypertonicum
Salicin	Weidenrinde	Antiphlogisticum
Scopolamin	Nachtschatten	Spasmolyticum
Taxol	Eibenrinde	Zytostaticum
Theophyllin	Teestrauch	Bronchospasmolyticum

peutisch erwünschten Qualitäten zu verstärken, die unerwünschten Nebenwirkungen hingegen zu minimieren. Eines der ersten Beispiele für diese Art des Vorgehens ist die Entwicklung der Acetylsalicylsäure aus dem Salicin der Weidenrinde. Nicht selten gelangte man bei Versuchen, die natürlichen Vorbilder zu übertreffen, zu Arzneistoffen mit unerwarteten Wirkungen. Die Abwandlung des Reserpinmoleküls führte zum Mebeverin, die des Atropins zum Ipatropiumbromid und zu stark wirksamen Analgetika vom Typus des Pethidins. Ein weiteres Beispiel für die Weiterentwicklung eines Pflanzenstoffes zu wertvolleren Arzneistoffen bietet die Entwicklung vom Khellin zum Cromoglicat. Auch Arzneidrogen aus der Neuen Welt führten zu wichtigen Arzneistoffen. Der Kokastrauch lieferte Cocain, den Prototypen der heute verwendeten Lokalanästhetika, die Rinde von Cinchona-Arten das nach wie vor in der Behandlung von Malaria wichtige Chinin. Neueste Beispiele für erfolgreiche Wirkstoffisolierungen aus Pflanzen sind das Artemisin aus einer chinesischen Wermut-Art, ein Antimalariamittel, gegen das sich Resistenz wesentlich langsamer entwickelt als gegen die synthetischen Malariamittel, sowie die Gewinnung von Taxol aus Eibenrinde als Zytostatikum bei malignen Tumor-Erkrankungen.

Ein wesentlicher Teil aller heute verwendeten Arzneimittel leitet sich direkt oder indirekt von Wirkstoffen ab, die aus Pflanzen isoliert worden sind. Einige bekannte Beispiele sind in der Tabelle 1.1 zusammengestellt. Mehrheitlich kommen diese Substanzen in den Pflanzen nicht isoliert, sondern in Stoffgruppen vor, z. B. Coffein in der Gruppe der Methylxanthine, Digoxin in der Gruppe der Herzglykoside oder Morphin in der Gruppe der Opium-Alkaloide. Diese Stoffe und Stoffgruppen haben in der Regel starke Sofortwirkungen und sind nicht den Phytopharmaka im engeren Sinne zuzuordnen. Das Potenzial dieser pflanzlichen Sekundärstoffe erscheint bei weitem noch nicht erschöpft zu sein. Allein die Zahl der pflanzlichen Alkaloide, die als Grundlage für weitere Arzneimittel-Entwicklungen dienen könnten, wird auf mehr als 20000 geschätzt (Cordell et al., 2002).

1.3 Pflanzliche Drogen, Zubereitungen und Extrakte

Phytopharmaka sind Fertigarzneimittel, die als arzneilich wirksame Bestandteile ausschließlich Zubereitungen aus pflanzlichen Drogen enthalten (Keller, 1996). Unter pflanzlichen Drogen werden in der Regel Pflanzen oder Pflanzenteile verstanden, die durch Trocknen in einen lagerfähigen Zustand gebracht worden sind. Eine pflanzliche Droge oder eine Zubereitung aus einer solchen wird insgesamt als *ein* wirksamer Bestandteil betrachtet, unabhängig davon, ob einzelne „wirksamkeitsbestimmende" Inhaltstoffe bekannt sind oder nicht (Note for Guidance, 1998). Die Qualitätsmerkmale der Drogen einschließlich der Prüfverfahren zur Überwachung der pharmazeutischen Qualität der Drogen und daraus hergestellter Fertigarzneimittel werden rechtsverbindlich durch die Arzneibücher definiert. In Deutschland gelten das Europäische Arzneibuch in seiner amtlichen deutschen Fassung (Europäisches Arzneibuch, 1997) und das Deutsche Arzneibuch. Die regelmäßige Anpassung an den Stand des Wissens wird durch die Europäische Arzneibuch-Kommission mit Sitz in Straßburg bzw. durch die Deutsche Arzneibuch-Kommission mit Sitz in Bonn gewährleistet.

Die Wirksamkeit und Unbedenklichkeit der Phytopharmaka wird somit primär durch die Drogenqualitäten der Arzneibücher garantiert. Die Drogen bilden die Grundlage für daraus hergestellte Zubereitungen, in der Regel Extrakte, welche die wirksamen Bestandteile der meisten Phytopharmaka sind. Diese Zubereitungen sind Vielstoff-Gemische, deren chemische Zusammensetzungen in der Regel nur zum kleineren Teil bekannt sind und die darüber hinaus auch einer gewissen biologischen Variabilität unterliegen. Neben Hauptwirkstoffen, die die Wirkrichtung bestimmen, enthalten sie Nebenwirkstoffe, die den Effekt der Hauptwirkstoffe modifizieren können, z. B. indem sie deren Stabilität oder Bioverfügbarkeit beeinflussen. Außerdem kommen in pflanzlichen Zubereitungen auch Begleitstoffe vor, die pharmakologisch unwirksam oder manchmal auch unerwünscht sind.

Eine weitere Besonderheit bei pflanzlichen Arzneizubereitungen begründet sich darin, dass sich, abhängig vom Herstellungsverfahren, aus ein und derselben Droge Zubereitungen mit unterschiedlichen therapeutischen Qualitäten gewinnen lassen. Weder die Droge noch das Herstellungsverfahren dürfen daher nach der amtlichen Zulassung des Fertigarzneimittels über eng definierte Grenzen hinaus variiert oder verändert werden. Die Mehrzahl aller Phytopharmaka wird heute auf der Basis von Extrakten hergestellt, da in der Regel mehr als 3/4 des Trockengewichts der Ausgangsdrogen auf polymere Gerüststoffe entfallen, die keine pharmakologischen Wirkungen entfalten. Die Dosis wird bei solchen Präparaten an der Extraktmenge bemessen, die als Ganzes den Wirkstoff bildet. Aufgrund dieser besonderen Bedeutung als Wirkstoffe pflanzlicher Fertigarzneimittel werden die Drogenextrakte nachfolgend noch eingehender beschrieben.

Die pharmazeutische Qualität pflanzlicher Extrakte, die in Deutschland als zugelassene Arzneimittel auf dem Markt sind, hat inzwischen ein relativ hohes Niveau erreicht. Eine weitergehende phytochemische Charakterisierung der Extraktqualitäten durch Festlegung von zusätzlichen drogenspezifischen Prüfparametern wäre nur noch in solchen Fällen sinnvoll, bei denen eindeutig belegt werden könnte, dass die erweiterten Kontroll-Maßnahmen auch einen angemessenen Zugewinn an Wirksamkeit und Therapiesicherheit bringen würden. Das dürfte aber nach heutigem Kenntnisstand aber nur noch selten möglich sein (Gaedcke und Steinhoff, 2000).

Neben der pharmazeutischen Qualität ist bei der Verordnung pflanzlicher Präparate deren Dosierung besondere Aufmerksamkeit zu widmen. Die Extraktmenge, welche der traditionell angewendeten Einzeldosis im Sinne einer Tasse eines medizinischen Tees als äquivalent einzuschätzen ist, dürfte mehrheitlich in der Größenordnung von etwa 200–500 mg Extrakt liegen. Solche Mengen sind bei der Konfektionierung der Arznei häufig nur in relativ großen Kapseln, Dragees, Tabletten usw. unterzubringen. Hieraus ergeben sich zwangsläufig Limitierungen für Kombinationspräparate mit mehreren pflanzlichen Wirkstoffen, die deshalb im Hinblick auf ihre adäquate Dosierung besonders kritisch zu bewerten sind.

1.3.1 Was sind Extrakte?

Extrakte sind konzentrierte Zubereitungen von flüssiger, trockener oder zähflüssiger Beschaffenheit, die üblicherweise aus getrockneten Pflanzenteilen (Arzneidrogen) durch Mazeration oder Perkolation hergestellt werden. Die Arzneidrogen enthalten im Regelfalle etwa 20 % extrahierbare Stoffe, entsprechend einem so genannten Droge : Extrakt-Verhältnis (DEV) von 5 : 1. Fluidextrakte sind flüssige Zubereitungen, von denen im allgemeinen ein Teil Fluidextrakt einem Teil der Arzneidrogen entspricht (m/m oder V/m). Fluidextrakte werden ausschließlich unter Verwendung von Ethanol, Wasser oder Mischungen von Ethanol/Wasser hergestellt. Trockenextrakte sind feste Zubereitungen, die durch Verdampfen des zu ihrer Herstellung verwendeten Lösungsmittels hergestellt werden (nativer Trockenextrakt). Weitere Einzelheiten zu den pharmazeutischen Zubereitungs- und Extraktionsverfahren für pflanzliche Arzneimittel gehen aus der Abbildung 1.2 hervor.

In bestimmten Fällen erweist es sich als nötig, unerwünschte Extraktivstoffe aus dem Nativextrakt zu entfernen und die wirksamkeitsbestimmenden Extraktivstoffe anzureichern. Ein Beispiel für diese Art des Vorgehens ist der standardisierte Ginkgo-Trockenextrakt (50 : 1). Die Angabe 50 : 1 bedeutet, daß im Mittel aus 50 Teilen Arzneidroge 1 Teil Extrakt gewonnen wird. Eliminiert werden neben pharmakologisch inerten Extraktivstoffen insbesondere auch die allergen wirksamen Ginkgolsäuren.

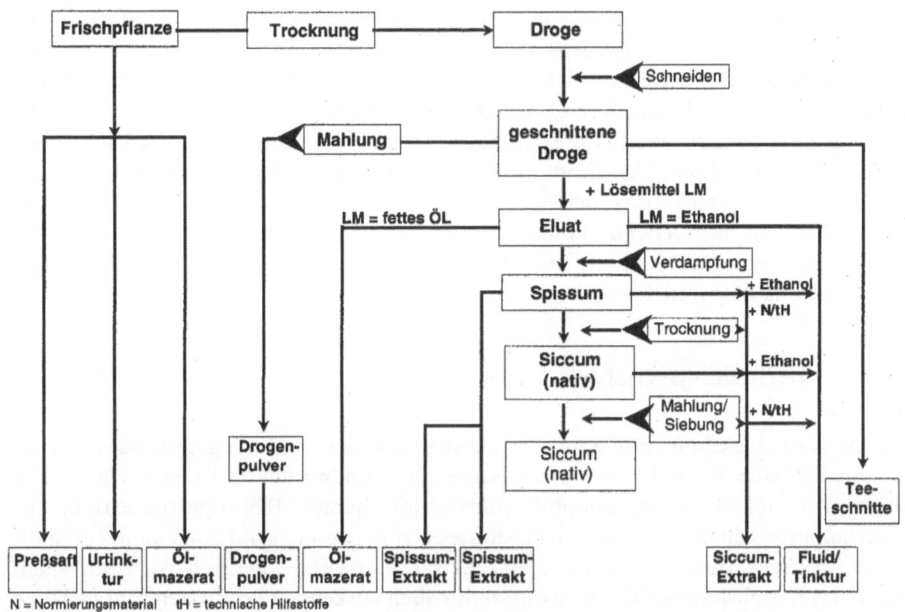

Abb. 1.2. ▲ Technische Herstellungsverfahren von Phytopharmaka (nach Gaedcke und Steinhoff, 2000).

Als Wirkstoffkonzentrate lassen sich auch die ätherischen Öle ansehen, die in der Regel durch Destillationsverfahren aus der Droge direkt oder seltener über lipophile Extrakte hergestellt werden. Das Verhältnis der eingesetzten Droge zum gewonnenen Konzentrat (Fachsprache: DEV = Droge-Extrakt-Verhältnis) ätherischer Öle beträgt in der Regel 50 : 1 bis 100 : 1 (m/V), entsprechend Gehalten von 1–2 % ätherischem Öl in typischen Ätherischöldrogen.

1.3.2 Standardisierung von Extrakten

Zwei Faktoren bestimmen wesentlich die innere Zusammensetzung eines Extraktes: die Qualität des Drogenmaterials und das Herstellungsverfahren (Abbildung 1.2).

1.3.2.1 Qualität der Ausgangsdroge

Arzneidrogen sind Naturprodukte. Die Natur liefert ihre Produkte nicht in genormter, stets gleich bleibender Zusammensetzung. Wie die tägliche Erfahrung lehrt, gibt es beispielsweise unterschiedliche Jahrgänge beim Wein, verschiedene Qualitäten beim schwarzen Tee, säurearme und säurereiche Kaffeesorten oder süßen und bitteren Fenchel. Abhängig von genetischen Faktoren, Klima, Bodenqualität und anderen äußeren Faktoren differieren die Inhaltsbestandteile auch bei Arzneidrogen oft ganz erheblich, worauf in anderem Zusammenhange bereits hingewiesen wurde. Drogenmaterial aus Arzneipflanzenkulturen zeigt geringere Schwankungsbreiten als Sammelmaterial aus Wildvorkommen. Auch kann der Anstieg relevanter Inhaltsstoffe im Verlauf der Vegetationsperiode überwacht und der optimale Erntezeitpunkt bestimmt werden. Die durch unterschiedliche Wachstumsbedingungen hervorgerufenen Qualitätsvariationen können teilweise durch Verschnitt der einzelnen, in engem Rahmen abweichenden Qualitäten homogenisiert werden. Dadurch gelangt, gemessen an den „relevanten" Inhaltsstoffen, ein ausreichend standardisiertes Pflanzenmaterial in den weiteren Verarbeitungsprozess. Die Standardisierung des Extraktes beginnt somit bei der Auswahl und Mischung der Arzneidroge.

1.3.2.2 Herstellungsverfahren

Die Art des Extraktionsmittels, des Extraktions- und des Trocknungsprozesses bestimmen maßgeblich die innere Zusammensetzung des Endproduktes Extrakt. Wasser löst polare, Alkohol bevorzugt lipophile Inhaltsstoffe heraus. Ein Aquosumextrakt aus Baldrian unterscheidet sich im Inhaltsstoffspektrum grundlegend von einem ethanolischen Trockenextrakt. Selbst wenn das Extraktionsmittel identisch ist, kann allein schon das Extraktionsverfahren zu unterschiedlich wirkenden Produkten führen. Diese Art der Abhängigkeit soll an einem einfachen Beispiel erläutert werden:

107 Freiwillige wurden nach einer dreiwöchigen „Run-In-Phase" in drei Gruppen randomisiert. Gruppe A trank täglich 4–6 Tassen aufgekochten Kaffee (pharmazeutisch ein Dekokt, koliert oder dekantiert), Gruppe B die gleiche Menge Filterkaffee (pharmazeutisch ein Perkolat), Gruppe C bekam keinen Kaffee. Die Testphase dauerte insgesamt neun Wochen. In Gruppe A kam es zu einem signifikanten Anstieg des Serumcholesterins um durchschnittlich 0,48 nmol/L. Das LDL erhöhte sich ebenfalls um 0,39 nmol/L. Die Gruppe B und C differierten nicht signifikant. Das HDL und die Apolipoproteine veränderten sich in keiner Gruppe signifikant. Die Studie zeigt, dass der negative Effekt nur durch aufgekochten Kaffee, nicht jedoch gefilterten Kaffee induziert wurde (Bak et al., 1989).

Am Beispiel der Kaffeezubereitung zeigt sich, dass allein schon die unterschiedliche Herstellung – Dekokt oder Perkolat – einen signifikanten Einfluss auf die Wirkung beim Menschen haben kann. Das gilt umso mehr für technisch hergestellte Extrakte, die nach unterschiedlichen Verfahren mit unterschiedlichen Lösungsmitteln hergestellt werden: Extrakt ist nicht gleich Extrakt!

Die im Handel angebotenen Extrakte sind von sehr unterschiedlicher Qualität. Auch im Bereich Phytoextrakte existieren freie Märkte und auch „Spot-Märkte", auf denen überschüssige Produktion günstig angeboten wird. Da für derartige Extraktangebote meist nur wenige Parameter der phytochemischen Inhaltsstoffe definiert sind, bietet die Verarbeitung derartiger Extrakte keine Gewähr für eine gleich bleibende und ausreichende Qualität der hieraus hergestellten Phytopharmaka (Hänsel und Trunzler, 1989, Gaedcke und Steinhoff, 2000).

1.3.2.3 Normierung

Zur Sicherung einer gleich bleibenden pharmazeutischen Qualität können ausgewählte Chargen der Primär-Extrakte derart mit einander vermischt werden, dass eine möglichst gleich bleibende Konzentration bei bestimmten Inhaltsstoffen oder Stoffgruppen erzielt wird. Sofern bekannt, sollen für diese „Normierung" solche Inhaltsstoffe gewählt werden, die für die Wirkungen und Wirksamkeiten bedeutsam sind. Sofern die therapeutische Wirksamkeit maßgeblich durch eine einzelne Stoffgruppe geprägt wird (z. B. Anthranoide in Anthranoid-Laxanzien, siehe Kapitel 5.6.4), kann die „Normierung" auch mit therapeutisch inerten Hilfsstoffen erfolgen. Mehrheitlich ist allerdings bei den Phytopharmaka der Beitrag der einzelnen Inhaltsstoffe zur therapeutischen Wirksamkeit unbekannt oder nur näherungsweise zu bestimmen. In diesen Fällen werden die Extrakte zur Sicherung der pharmazeutischen Qualität auf so genannte „Leitsubstanzen" eingestellt. Als solche werden häufig chemische Strukturen verstanden, die lediglich charakteristische Inhaltsstoffe der jeweiligen Droge sind. Diese Stoffe wurden in der Regel nicht in pharmakologischen Testmodellen bzw. in klinischen Studien hinsichtlich ihrer Wirkungen bzw. therapeutischen Wirksamkeiten geprüft. Die einzelnen Pflanzenarten sind jedoch genetisch determiniert, wodurch im bestimmten Rahmen auch die stoffliche Zusammensetzung festgelegt wird. Deshalb kann man davon ausgehen, daß zwischen den „Leitsubstanzen" und anderen therapeutisch relevanten Inhaltsstoffen der Gesamtextrakte Korrelationen bestehen. Die Enge solcher Korrelationen ist allerdings bei der Mehrzahl der Phytopharmaka nicht bekannt, weshalb die „Normierung" pflanzlicher Gesamtextrakte auf Leitsubstanzen unter therapeutischem Aspekt lückenhaft bleibt. Dennoch sollte bei Phytopharmaka ein technologischer Ausgleich für die biologische Variabilität angestrebt werden.

1.3.2.4 Analytische Qualitätskontrolle

Zur Sicherung einer bestmöglichen Homogenität der pflanzlichen Extrakt-Wirkstoffe sind neben kontrolliertem Anbau der Drogen und standardisierten Herstellungsverfahren auch chemisch-analytische Kontrollen erforderlich. Das gilt für die Rohstoffe (Drogen und Extrakte) ebenso wie für die Fertigarzneimittel. Im Gegensatz zu den chemisch definierten Wirkstoffen der synthetischen Arzneimittel, die quantitativ zu messen sind, muß bei den Phytopharmaka mangels Kenntnis chemisch definierter Einzelwirkstoffe auf qualitative und halbquantitative chromatographische Trennungs- und Meßverfahren zurückgegriffen werden.

Die Abbildung 1.3 zeigt in diesem Sinne ein typisches Inhaltsstoff-„Profil" eines Johanniskraut-Extraktes, der mittels Hochdruck-Flüssigkeits-Chromatographie (HPLC) fraktioniert wurde. Je nach Technik und Lösungsmittel können auf diese Weise stoffliche Spektren dargestellt werden, die fingerabdruckartig den Multikomponentenwirkstoff spezifizieren. Solche „Fingerprint-Chromatogramme" mit breiter Erfassung möglichst vieler Inhaltsstoffe sind geeignet, nicht nur die Identität pflanzlicher Wirkstoffe sicherzustellen, sondern auch deren konstante innere Zusammensetzung zu überprüfen, indem die „Fingerprint-Chromatogramme" der Prüfcharge mit elektronisch gespeicherten Chromatogrammen von Normmustern verglichen werden.

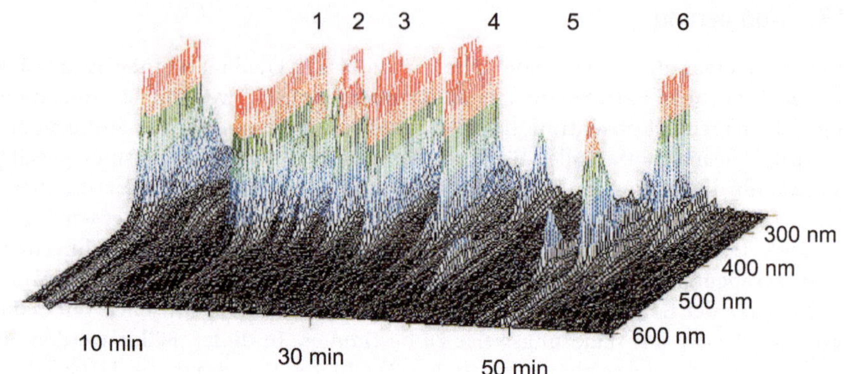

Abb. 1.3. ▲ Auszug aus einem HPLC-Fingerprint-Chromatogramm eines Johanniskraut-Arzneimittels. Die identifizierten Stoffkomponenten (hier z. B. 1 = Hyperosid, 2 = Quercitrin, 3 = Quercetin, 4 = Biapigenin, 5 = Hypericin, 6 = Hyperforin) müssen bei der Kontrolle der Wirkstoffqualität in charakteristischer Position und Dimension erscheinen.

1.4 Phytopharmaka

1.4.1 Flüssige Arzneiformen

Phytopharmaka sind Fertigarzneimittel (Arzneispezialitäten) auf der Basis pflanzlicher Drogen, Gesamtextrakte oder Wirkstoffkonzentrate. Sie werden in fester und flüssiger Form angeboten. Zu den flüssigen Arzneiformen zählen

- Tropfen
- Sirupe
- Arzneiöle
- Arzneispiritusse
- Pflanzensäfte

1.4.1.1 Tropfen

Pflanzliche Arzneimittel in Tropfenform sind in der Regel Drogenauszüge, hergestellt mit Ethanol-Wasser als Extraktionsmenstruum. Zunehmend wird zum Extrahieren anstelle von Ethanol-Wasser das Gemisch Glycerol-Propylenglykol-Wasser verwendet, neuerdings auch Macrogel 400. Glycerol ist als Komponente der natürlichen Glyceride eine physiologische Substanz; Propylenglykol ist aus chemischer Sicht ein Glycerol, dem eine der beiden endständigen Hydroxygruppen fehlt. Macrogel 400 (Synonym:

Polyethylenglykol 400) wird synthetisch hergestellt; die an die Bezeichnung angefügte Zahl gibt die mittlere Molekülmasse an. Macrogel 400 ist eine klare, farblose Flüssigkeit, mittels derer vorzugsweise lipophile Bestandteile aus der Droge herausgelöst werden. Die Art der verwendeten Extraktionsmittel wird vom Hersteller deklariert, beispielsweise auf der Gebrauchsinformation unter der Bezeichnung „Weitere Bestandteile" oder in der Rubrik „Zusammensetzung" unter „Hilfsstoffe". Fixe Kombinationen in Tropfenform können auf zweierlei Weise hergestellt werden: durch Mischen der Extrakte oder durch Mischen der Droge und anschließendes Extrahieren. Der Unterschied sei an zwei gleichartigen Rezepturen gegen dyspeptische Beschwerden erläutert.

Verordnung 1:

Rp.	Tinctura Chinae Comp.	100 ml
DS	3mal täglich 30 Tropfen kurz vor den Mahlzeiten mit Wasser verdünnt einnehmen.	

Das Präparat ist hergestellt durch Extraktion des Drogengemisches aus Chinarinde (12 T), Pomeranzenschale (4 T), Enzianwurzel (4 T) und Zimtrinde (2 T) mittels Ethanol 70 % (V/V) (100 T).

Verordnung 2:

Rp.	Tinct. Chinae	60,0
	Tinct. Pericarpii Aurantii amari	20,0
	Tinct. Gentianae	20,0
	Tinct. Cinnamomi	10,0
DS	3mal täglich 30 Tropfen kurz vor den Mahlzeiten mit Wasser verdünnt einnehmen	

Diese Verordnung stellt der Apotheker durch Mischen der vorrätig gehaltenen Tinkturen her. Eine durch Mischen der Tinkturen hergestellte Präparation neigt zum Trübwerden oder zum Absetzen von Niederschlägen, was in der Regel keinen Einfluss auf die Wirksamkeit hat. Ein Vorteil flüssiger Arzneiformen generell besteht darin, dass sie eine Alternative darstellen für Patienten, die Schwierigkeiten mit dem Schlucken von Kapseln und Dragees haben. Nachteilig ist eine geringere Haltbarkeit, die u. U. durch unsachgemäße Aufbewahrung beim Patienten – unverschlossen, zu feucht, zu warm – individuell weiter eingeschränkt wird.

1.4.1.2 Sirupe

Bereits in der altarabischen Heilkunst bekannt, gelangten Sirupe im frühen Mittelalter in den europäischen Arzneischatz. Auch der Name „Sirup" selbst ist arabischen Ursprungs und leitet sich von Sirab, Scharab oder Scherbet = Trank, Zuckersaft ab. Sirupe sind dickflüssige Zubereitungen zum inneren Gebrauch, die mindestens 50 %, meist 60–65 % Saccharose enthalten. Der Gehalt an Zucker (etwa 66 %) ist für die Haltbarkeit entscheidend. In gesättigten Zuckerlösungen können sich keine Mikroorganismen entwickeln, da hochkonzentrierte Lösungen den Mikroorganismen das für ihre Entwicklung notwendige Wasser entziehen. Sirupe mit geringeren Zuckergehalten müssen durch Zusatz von Konservierungsmitteln vor mikrobieller Besiedlung geschützt werden.

Sirupe werden als Geschmackskorrigenzien gebraucht, besonders in der Kinderheilkunde. Häufig verwendete Sirupe, die receptaliter verordnet werden können, sind die folgenden Präparationen:

- Sirupus Althaeae, Eibischsirup
- Sirupus Foeniculi, Fenchelsirup
- Sirupus Plantaginis lanceolatae, Spitzwegerichsirup, und
- Sirupus Thymi, Thymiansirup.

1.4.1.3 Arzneiöle

Arzneiöle, Olea medicata, sind vorwiegend fette Öle oder flüssige Wachse enthaltende Lösungen oder Auszüge von Arzneistoffen oder Arzneidrogen. Arzneiöle kommen sowohl innerlich als auch äußerlich zur Anwendung. Als Beispiele für Arzneiöle seien die durch Extraktion gewonnenen Knoblauch-Ölmazerate und das Johanniskrautöl angeführt, als Beispiel für einen gelösten Arzneistoff die Lösungen ätherischer Öle in flüssigem Jojobawachs, die als Massageöle viel verwendet werden, vor allem in der so genannten Aromatherapie.

1.4.1.4 Arzneispiritusse

Arzneispiritusse, auch als arzneiliche Spirituosen (Spirituosa medicata) bezeichnet, sind laut ÖAB 9 und DAB 6 alkoholische oder wäßrig-alkoholische Lösungen von flüchtigen Substanzen. In der Umgangssprache bezeichnet man sie als „Geiste" (z. B. Melissengeist, Himbeergeist, Brombeergeist). Sie werden entweder durch Lösen von ätherischen Ölen in Alkohol hergestellt, wie z. B. der Karmelitergeist, Spiritus Melissae comp., oder durch Destillation.

Bei der Herstellung durch Destillation werden die zerkleinerten Drogen mit Alkohol versetzt; man läßt sie so lange stehen, bis die flüchtigen Bestandteile aus dem Drogenverband (den Ölzellen, Öldrüsen, Ölräumen) herausgelöst sind und destilliert schließlich ab.

Unerwünschte Nebenwirkungen der arzneilichen Spirituosen: Gefahr der Sucht, d. h. es kann eine alte Alkoholkrankheit erneut aktiviert oder eine bestehende verstärkt werden.

1.4.1.5 Pflanzensäfte

Die frisch geernteten Pflanzenorgane werden mit Wasser mazeriert und ausgepresst. Durch Pasteurisierung oder Ultra-Kurzzeit-Hocherhitzung (= Uperisation) macht man sie haltbar. Pflanzensäfte werden nur von Arzneipflanzen hergestellt, die keine stark wirksamen Inhaltsstoffe enthalten. Sie enthalten zwar die in Wasser löslichen Inhaltsbestandteile der verarbeiteten Pflanze, nicht aber die lipophilen Wirkstoffe. Über die chemische Zusammensetzung der Pflanzesäfte und über mögliche Umsetzungen im wässrigen Milieu ist wenig bekannt. Pflanzensäfte gehören zu den freiverkäuflichen Arzneimitteln, die hauptsächlich zur Selbstmedikation verwendet werden.

Beispiele: Birkenblätter-, Brennnessel-, Brunnenkresse-, Johanniskraut-, Knoblauch-, Löwenzahn-, Melissen-, Mistel-, Rettich-, Spitzwegerich- und Zinnkrautpflanzensaft.

1.4.2 Feste Arzneiformen

Trockenextrakte und Wirkstoffkonzentrate müssen vor Licht, Luftsauerstoff und Feuchtigkeit geschützt werden. Am besten geschieht das durch die Weiterverarbeitung zu festen Arzneiformen wie Granulaten, Tabletten, Dragees und Kapseln. Arzneistoffe in eine dem Verwendungszweck angepasste Arzneiform zu bringen, ermöglicht zugleich eine bessere Dosiergenauigkeit. Neben den festen Arzneiformen gibt es noch andere Darreichungsformen wie Tropfen, Ampullen und die halbfesten Arzneiformen. Im Folgenden wird beispielhaft nur auf die festen Arzneiformen eingegangen. Zu einem Arzneimittel wird der Arzneistoff durch die technologische Prozedur der Arzneiformung: Zum Arzneistoff kommen, stofflich gesehen, weitere, als „Hilfsstoffe" bezeichnete Stoffe hinzu. Über die Art der jeweils verwendeten Hilfsstoffe kann sich der Arzt jederzeit informieren, da sie Teil der Fachinformation sind. Feste Arzneiformen müssen mit ausreichender Menge Flüssigkeit (100–200 ml) eingenommen werden, um Rückstände und eventuelle Schädigungen im Bereich des Ösophagus zu vermeiden. Dies ist insbesondere von älteren Menschen oder Patienten mit vorweg geschädigter Ösophagus-Schleimhaut (Alkohol) zu beachten.

1.4.2.1 Granulate

Granulatkörner sind gleichsam zusammen gekittete Aggregate von Pulverpartikeln. Als Hilfsstoffe bei der Herstellung können verwendet werden: Gelatinelösung, Methylcellulose, Polyvinylpyrrolidon, Zuckersirup, Milchzucker, Rohrzucker. Granulate werden meist zu Tabletten weiterverarbeitet, kommen aber als eigene Arzneiformen in den Handel. Als Granulatformen werden gern solche Arzneistoffe gegeben, die zur Anwendung bei Beschwerden im Magen-Darm bestimmt sind.

1.4.2.2 Nichtüberzogene Tabletten

Tabletten sind aus Pulver oder Granulat durch maschinellen Druck hergestellte Preßlinge. Sie enthalten neben den Wirkstoffen, die mitunter nur wenige Milligramm betragen, Füllsubstanzen, Gleit- und Sprengmittel, um die unter Druck aus einer granulierten Pulvermischung gepresste Tablette leichter aus der Form lösbar und im wässrigen Milieu zerfallbar zu machen.

1.4.2.3 Überzogene Tabletten (Dragees)

Der wesentliche Unterschied zwischen Tabletten und Dragees besteht darin, dass eine Tablette keinen Überzug besitzt, ein Dragee dagegen einen lückenlos umhüllenden Überzug aufweist. Die Hülle enthält neben Zucker auch Farbstoffe, Fett und Wachs und dient zum Schutz des Kerns. Außer mit Zucker können Tabletten auch mit Filmbildnern, die in der Regel Polymere sind (z. B. Celluloseacetylphtalat), umhüllt werden. Diese mit einem dünnen Überzug versehenen Tabletten werden als Filmtabletten bezeichnet. Einige Gründe, die zu Gunsten von überzogenen Tabletten sprechen, sind:

▶ differenzierte Auflösungseigenschaften je nach Filmbildnerart (magensaftresistente Überzüge, Retardwirkung);
▶ längere Haltbarkeit: die Umhüllung ist ein Schutz gegen äußere Einflüsse, wie Licht, Feuchtigkeit und mechanische Einwirkungen;
▶ Dragees sind besser zu schlucken als Tabletten;
▶ schlechter Geschmack des Drageekerns wird überdeckt.

1.4.2.4 Kapseln

Hartgelatine-Kapsel: Zylinderförmige Kapselhülle aus zwei Teilen, die nach Füllung ineinander gesteckt sind. Der Inhalt besteht aus einem festen Wirkstoff in Form eines Pulvers oder Granulats. Neben Gelatine enthalten die Kapselhüllen Glycerin oder Sorbit als Weichmacher, Wasser, Aromen, Farbstoffe und antimikrobiell wirkende Zusätze. Ätherische Öle läßt man von aufsaugenden Hilfsstoffen adsorbieren. In Pulverform lassen sie sich einfüllen; das Öl wird überdies während der Magen-Darm-Passage retardiert freigesetzt.

Weichgelatine-Kapsel: Kugelförmige, ovale, oblonge und tropfenförmige Kapseln aus einer Gelatinehülle und einem pastösen oder flüssigen Inhalt, der in jedem Falle wasserfrei sein muß. Beispiele sind ölige Auszüge aus Knoblauch sowie Pfefferminzöl.

Durch die Wahl des Materials der Kapselwand kann die Freisetzung des Arzneistoffs schon im Magen oder erst im Darm erreicht werden. Magensaftresistente Überzüge bestehen beispielsweise aus chemisch modifizierter Cellulose Hydroxypropylenmethylcellulosephtalat (Abkürzung HPMCP), einer Substanz, die im sauren Milieu des Magens in nicht dissoziierter und unlöslicher Form vorliegt, die ab pH > 7 dissoziiert und unter physiologischen Bedingungen löslich wird.

Die Vorteile magensaftresistenter Kapseln oder Dragees sind:

▶ Schutz der Arzneistoffe vor Inaktivierung oder Zersetzung im Magensaft;
▶ Schutz der Magenwand vor Arzneistoffen, die zu einer Reizung oder zu Brechreiz führen (Salicylate, Emetin);
▶ Vermeiden einer Verdünnung des Arzneistoffes, ehe er den Darm erreicht (intestinale Spasmolytika oder Antiseptika).

Kapseln oder Dragees mit magensaftresistentem Überzug, die erst im Darm den Arzneistoff freisetzen sollen, dürfen nie zu oder nach den Mahlzeiten eingenommen werden, sondern ca. 1 h vor einer Mahlzeit.

Partikel mit einem Durchmesser > 3 mm verlassen den Magen nicht mit dem Speisebrei, sondern erst in der späteren interdigestiven Phase. Lange Verweildauer im Magen und Ansteigen des Magensaft-pH-Wertes bringen die Gefahr mit sich, dass die Kapsel bereits im Magen den Arzneistoff freisetzt.

1.4.2.5 Pastillen

Sie haben tablettenförmiges Aussehen (rund, oblong, Sonderformen), werden aber zum Unterschied von den Tabletten nicht durch Pressen hergestellt, sondern durch Austropfen, Ausstechen oder Ausstanzen aus plastischen Massen verschiedenster Zusammensetzung. Pastillen sollen beim Lutschen oder Kauen die enthaltenen Wirkstoffe in der Mundhöhle langsam freisetzen. Die Grundmasse besteht aus Rohrzucker (meist über 90 %), arabischem Gummi (ca. 70 %), Gelatine, Tragant und Wasser. Beispiel: Echinacea Capsetten Lutschpastillen.

1.4.3 Verpackung

Die Verpackung ist ein unentbehrlicher Bestandteil eines Fertigarzneimittels. Erst durch die Verpackung entstehen aus den Arzneiformen gebrauchsfertige Arzneimittel. Sie dient der Aufnahme und dem Schutz des Inhaltes gegen äußere Einflüsse. Die Umhüllung ist zur Kennzeichnung des Inhaltes bedruckt. Sie ist zugleich Informationsträger. Außer dem Warenzeichen (Spezialitätennamen) und dem Hersteller ist eine Zulassungs- oder eine Registriernummer aufgedruckt. Die beiden Kategorien geben Auskunft über den Stand der Zulassung: Eine Zulassungsnummer tragen Fertigarzneimittel, die nach dem Arzneimittelgesetz zugelassen sind; eine Registriernummer tragen die so genannten „fiktiv zugelassenen" Altarzneimittel. Des weiteren sind in der Regel die Anwendbarkeitsdauer (Verfalldatum) und die Chargennummer für den Fall von Reklamationen oder Rückrufaktionen auf die Verpackung gedruckt. Die Zusammenhänge zwischen Arzneistoff, Arzneiform und Arzneispezialität sind in der Abbildung 1.4 dargestellt.

1.4.4 Zulassung als Arzneimittel

Arzneimittel dürfen in Deutschland gemäß § 21 des Arzneimittelgesetzes (AMG) erst dann in den Verkehr gebracht werden, wenn sie durch die zuständige Bundesbehörde zugelassen worden sind. Das gilt für chemisch definierte Arzneimittel ebenso wie für Phytopharmaka. Die Voraussetzungen für die Erteilung der Zulassung sind die Gewährleistung der gesetzlich vorgeschriebenen pharmazeutischen Qualität der Präparate und der Nachweis von Wirksamkeit und der Unbedenklichkeit bei deren therapeutischer Anwendung. Dieser Zweck wird am besten durch eigene pharmakologisch-toxikologische und klinische Prüfungen erfüllt. Erkenntnismaterial aus der Literatur, das ärztliche Erfahrungsberichte mit einschließt, ist aber ebenfalls zulässig. Die Regelung

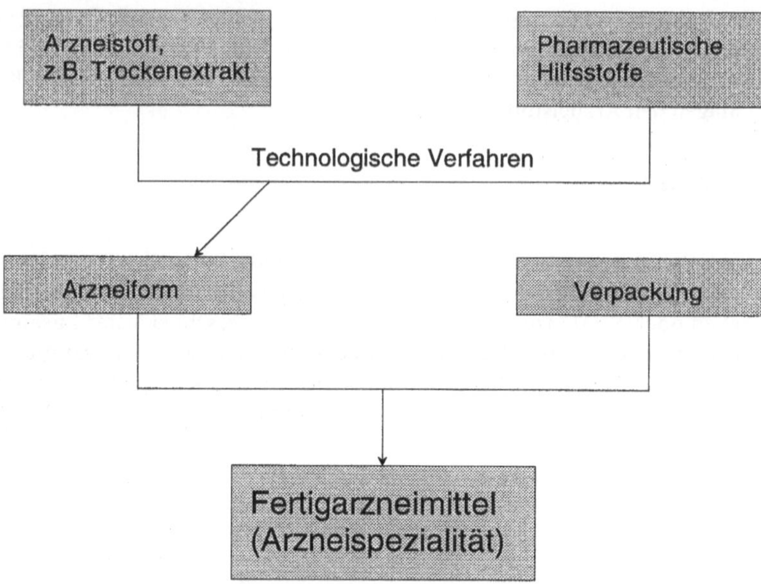

Abb. 1.4. ▲ Zusammenhang zwischen Arzneistoff, Arzneiform und Fertigarzneimittel.

gilt seit 1978, als das Deutsche Arzneimittelgesetz von 1976 in Kraft trat. Mit diesem Gesetz sollte auch die Anpassung an europäisches Recht eingeleitet werden. Die vorgesehene Übergangsfrist von 12 Jahren konnte allerdings von der deutschen Zulassungsbehörde nicht eingehalten werden mit der Folge, dass gegenwärtig neben amtlich geprüften auch noch „fiktiv" zugelassene Präparate im Handel sind. Aufgrund einer Intervention der Europäischen Kommission dürfte die Nachzulassung der Altpräparate bzw. deren Rücknahme vom Markt aber in absehbarer Zeit beendet sein.

Das Deutsche Arzneimittelgesetz von 1976 in seiner ursprünglichen Fassung sah für bekannte Stoffe (dazu zählen praktisch alle Phytopharmaka) vor, dass die Hersteller lediglich den Nachweis der pharmazeutischen Qualität der Präparate erbringen sollten, während sie sich hinsichtlich der Wirksamkeit und der Unbedenklichkeit auf stoffbezogene Monographien berufen könnten. Zum Zwecke der Erstellung dieser Monographien waren durch die zuständige Bundesbehörde (Bundesgesundheitsamt, heute Bundesamt für Arzneimittel und Medizinprodukte) Sachverständigen-Kommissionen zu bilden, deren Aufgabe vor allem in der Aufbereitung des wissenschaftlichen Erkenntnismateriales bestand. Für die phytotherapeutische Stoffgruppe wurde die Kommission E berufen, die von 1983 bis 1994 insgesamt 380 Monographien erarbeitete, davon 254 mit positiver und 126 mit negativer Therapieempfehlung (Gaedcke und Steinhoff, 2000).

Die Monographien der Kommission E beschrieben in erster Linie Einzeldrogen und daraus gewonnene Zubereitungen. Als Wirkstoff im Sinne des deutschen Arzneimittelgesetzes (AMG) gilt eine Zubereitung (z. B. ein Gesamtextrakt) aus jeweils einer

Droge. Enthält das Fertigarzneimittel keine weiteren Drogenbestandteile, so spricht man von einem pflanzlichen Monopräparat. Im Sinne der rationalen Phytotherapie sind solche Produkte zu bevorzugen. Dennoch sind bis heute noch zahlreiche fixe Kombinationen aus mehreren pflanzlichen Wirkstoffen auf dem Markt. Für diese fordert das AMG den Nachweis, dass jeder der arzneilich wirksamen Bestandteile einen eigenen Beitrag zum Nutzen des Arzneimittels leistet. Zu den Aufgaben der Kommission E gehörte es daher auch, unter diesem Gesichtspunkt sinnvolle Kombinations-Muster für diese Gruppe von Phytopharmaka zu erarbeiten[1].

Die Aufbereitungstätigkeit der Kommission E wurde 1994 beendet. Eine Gesamtauflage der bis dahin nur schrittweise im „Bundesanzeiger" publizierten Monographien ist später in englischer Sprache erschienen (Blumenthal et al., 1998). Diese Monographien wurden nach 1994 jedoch nicht mehr von der Kommission E aktualisiert. Sie können in deutschen und europäischen Zulassungsverfahren aber weiterhin als Erkenntnismaterial verwendet werden, wobei es dem Antragsteller obliegt, den aktuellen Stand durch eigene Studien, neue Beiträge aus der Fachliteratur und deren gutachterlicher Bewertung herbeizuführen.

In Deutschland, das in Europa mit etwa 45% Anteil führend auf dem Phytopharmaka-Markt ist, wurde darüber hinaus 1994 eine wichtige Änderung im Zulassungsverfahren verfügt. Pflanzliche Arzneispezialitäten können seither entweder mit eigenen Studien zur Wirksamkeit und Unbedenklichkeit („rationale Phytopharmaka", Beispiele siehe Tabelle 1.2) oder unter Berufung auf längerfristige Erfahrungen mit deren therapeutischer Anwendung („traditionelle Phytopharmaka") zugelassen werden. Im letzteren Falle entfällt für eine Liste definierter pflanzlicher Zubereitungen die Verpflichtung der Hersteller zum eigenen Nachweis der Wirksamkeit und Unbedenklichkeit. Die Pflicht zur Gewährleistung für die pharmazeutische Qualität dieser Präparate bleibt von diesen Freistellung unberührt. Die „traditionell" zugelassenen Präparate müssen als solche speziell gekennzeichnet sein (zum Beispiele durch Texte wie: „zur Stärkung oder Kräftigung"; „zur Besserung des Befindens"; „zur Unterstützung der Organfunktion"; „als mild wirkendes Arzneimittel"). Deren Anwendung erfolgt vorwiegend bei leichten Gesundheits- und Befindlichkeits-Störungen, häufig auch als „Selbstmedikation" der Patienten. Eine Erstattung der Kosten durch die gesetzlichen Krankenkassen erfolgt in der Regel nicht. Für den verordnenden Arzt ist diese Gruppe pflanzlicher Arzneimittel über die allgemeine Beratung des Patienten hinaus von geringerer Bedeutung und wird daher in den nachfolgenden Kapiteln dieses Buches weniger ausführlich dargestellt.

---

[1] Aus historischer Sicht hat die Vorliebe der Pflanzenheilkunde für Rezepturen aus mehreren Ingredienzien andere Wurzeln. Aus der Antike rührt die Magie der Zahlen. Neben der Art des Mittels und seiner Dosierung spielte in der Medizinlehre des Galen (131–201 n. Chr.) die ganz bestimmte Zahl der auf einem Rezept zu verordnenden Mittel für die Stärke und die Güte des erhofften Heileffekts eine Rolle (Haas, 1956). Hinzu kam später der Theriak-Gedanke: Da man nicht wusste, auf welchen Bestandteil es im konkreten Krankheitsfall ankam, versuchte man, möglichst viel in eine Rezeptur zu packen, um ein potentiell wirksames Ingredienz nicht zu vergessen. Der Theriak bestand aus 50 bis 100 Bestandteilen, im Dispensatorium des Valerius Cordus (1511–1544) 65 Bestandteilen. Ein Theriak mit 12 Bestandteilen war noch im deutschen Arzneibuch von 1926 (mit 1 % Opium) enthalten. Bis heute sind, wenn auch unter anderem Namen („Schwedenkräuter"), theriakartige Mischpräparate verbreitet.

Tabelle 1.2.
Beispiele für pharmakologisch erforschte Phytopharmaka, deren therapeutische Wirksamkeit durch kontrollierte Studien belegt ist.

Arzneidroge bzw. Extrakt	Wirksamkeitsbestimmende Inhaltsstoffe	Pharmakologische Wirkungen	Anwendungsgebiete
Ginkgo-biloba-Extrakt (50:1)	Bilobalid, Ginkgolide, Flavonolester	neuroprotektiv, antioxidativ, hämorheologisch	Symptomatische Behandlung bei dementiellen Syndromen und peripheren arteriellen Verschlußkrankheiten
Johanniskraut	Hyperforin, Hypericine, Flavonoide	antidepressiv	Leichte und mittelschwere depressive Episoden (ICD-10: F32.0 und F32.1)
Kamillenblüten	Vermutlich Chamazulen, Bisabolol, lipophile Flavone	antiphlogistisch, spasmolytisch	Entzündliche Erkrankungen der Haut, der Atemwege und des Magen-Darm-Traktes
Kava-Kava-Rhizom	Methysticin und chemisch verwandte Pyrone	lokal anästhesierend, antikonvulsiv, zentral muskelrelaxierend	Nervöse Angst-, Spannungs- und Unruhezustände
Knoblauchzwiebel	Vermutlich Alliin und Alliinase	lipidsenkend, thrombozytenaggregationshemmend, fibrinolytisch, antibakteriell, blutdrucksenkend	Zur Vorbeugung der allgemeinen Arteriosklerose
Mariendistelfrüchte	Silymarin, insbesondere Silibinin	antihepatotoxisch; auf zellulärer Ebene verstärkt Bildung von Ribosomen und Steigerung der Proteinsynthese	Toxische und chronisch entzündliche Leberschäden
Roßkastaniensamen	Aescin (Triterpensaponine)	antiexsudativ, ödemprotektiv	Beschwerden bei chronischer venöser Insuffizienz
Sägepalmenfrüchte	Phytosterole	5α-Reduktase-Hemmung, antiphlogistisch	Benigne Prostatahyperplasie
Sennesblätter	Sennoside, insbesondere Sennosid B	Anregung der Darmmotorik, antiabsorptiv, sekretagog	Obstipation. Zur Reinigung des Darmes vor diagnostischen Maßnahmen
Weißdornblätter mit Blüten	vermutlich Glykosylflavone und Proanthocyanidine	positiv-inotrop, kardioprotektiv, nachlastsenkend	Nachlassende Leistungsfähigkeit des Herzens entsprechend Stadium II nach NYHA

Das gemeinsame Arzneimittelrecht innerhalb der Europäischen Gemeinschaft (EU), das seit 1998 gilt, sieht für Phytopharmaka nicht nur die Beibehaltung des Arzneimittel-Status in Deutschland sondern dessen Einführung für die anderen Länder der EU vor. Dasselbe gilt auch für die Differenzierung zwischen „rationalen" und „traditionellen" Präparaten (Keller, 1996; Gaedcke und Steinhoff, 2000; EG Kommission, 2002). Eine wesentliche Voraussetzung für die einheitliche Bewertung in Europa war die Fortführung und Aktualisierung der maßgeblichen Drogen-Monographien. Diese Aufgabe wird insbesondere durch die *European Scientific Cooperative on Phytotherapy* wahrgenommen, einem Zusammenschluss aller nationalen europäischen Gesellschaften für

Phytotherapie (ESCOP, 2003). Ein besonders Anliegen seitens dieser Fachgesellschaften besteht darüber hinaus darin, einen mehrjährigen Unterlagenschutz für signifikante wissenschaftliche Studien mit Phytopharmaka im Gesetz zu verankern. Anderenfalls besteht die Gefahr, dass aufgrund der Traditions-Regelung die Motivation zur wissenschaftlichen, vor allem zur klinischen Weiterentwicklung der „rationalen" Phytopharmaka bei den Herstellern schwindet.

1.5 Phytotherapie

1.5.1 Anwendungsgebiete für Phytopharmaka

Phytopharmaka sind, von einzelnen Ausnahmen abgesehen (siehe z. B. Abschnitt 5.7.1.6) keine Arzneimittel der Akut- und Notfallmedizin. Im Rahmen der stationären Behandlung in Kliniken spielen sie nur eine geringe Rolle. Phytopharmaka werden vorzugsweise in den Praxen der niedergelassenen Ärzte verordnet oder im Rahmen der Selbstmedikation in eigener Regie von Patienten angewendet. Ein erheblicher Anteil in der ärztlichen Praxis entfällt auf mit leichtere oder vieldeutige Krankheitsbilder, bei denen eine wissenschaftlich exakte Diagnose häufig nicht oder nur als Ausschluss zu stellen ist. Darunter befinden sich somatoforme Funktionsstörungen, häufig verbunden mit Schmerzzuständen, aber Unruhezustände, Schlafstörungen, leichte und mittelschwere depressive Episoden sowie eine Reihe von chronischen Leiden und Beschwerden.

Bezogen auf einzelne Organsysteme haben die typischen Anwendungsgebiete für Phytopharmaka in der Gliederung der speziellen Kapitel dieses Buches ihren Niederschlag gefunden. Diese hierarchische Gliederung nach Indikationsgebieten in diesem Buch entspricht näherungsweise der Verordnungspraxis. Bezogen auf die 100 meistverordneten pflanzlichen Fertigarzneimittel in Deutschland im Jahre 2002 (siehe Anhang) ergibt sich die folgende Reihenfolge für die Indikationsgruppen:

- Erkrankungen der Atemwege (25 Präparate);
- Zentrales Nervensystem (25 Präparate);
- Erkrankungen von Magen, Darm, Leber und Galle (11 Präparate);
- Urologica (11 Präparate)
- Herz-Kreislauf-Erkrankungen (8 Präparate);
- Dermatologika und antiphlogistische Externa (7 Präparate),
- Unspezifische Steigerung der Abwehr (4 Präparate);
- Gynäkologika (4 Präparate);
- Mittel zur inneren Anwendung bei rheumatischen Erkrankungen und Entzündungen (5 Präparate).

1.5.2 Erwartungen der Patienten

Ein bekanntes Institut für Demoskopie führt regelmäßige Analysen über die Einstellung der deutschen Bevölkerung zu Naturheilmitteln durch. Im Jahre 2002 wurden 2172 repräsentativ ausgewählte Personen im Alter von 16 - 90 Jahren befragt. Die Verordnung von Naturheilmitteln auf Kassenrezept hielten 35 % für „sehr wichtig", 41 % für „wichtig" und 13 % für „nicht so wichtig". Daraus wird deutlich, welchen hohen Stellenwert die Phytopharmaka in der deutschen Bevölkerung haben. Danach gefragt, ob diese Präparate wirksam seien, antworteten 4 % mit „nein", 38 % waren unentschieden, während 54 % von der Wirksamkeit überzeugt waren. Mehrheitlich wurde aber die Meinung vertreten, dass Naturheilmittel anders als chemische Arzneimittel wirken würden. Beachtlich für die vorbeugende Sicherheit im Rahmen der ärztlichen Verordnung war vor allem auch die Patientenmeinung zur Unbedenklichkeit der Präparate: Das Behandlungsrisiko mit Naturheilmitteln wurde von 82 % der Befragten als „gering", dasjenige der synthetischen Arzneien dagegen von 84 % der Befragten als „mittel bis groß" eingestuft (Abbildung 1.5). Bei dieser Einschätzung gab es kaum Unterschiede zwischen Anhängern und Gegnern der Naturheilverfahren. (Allensbacher Archiv, IfD Umfrage 7016, 2002).

Das Verlangen insbesondere vieler älterer Patienten nach pflanzlichen Arzneimitteln erwächst somit nicht zuletzt dem Wunsch, dass natürliche Produkte milder wirken und weniger Risiken in sich bergen als chemische Präparate. Über ganz konkrete Hinweise für einzelne Wirkstoffe hinaus, dürfte diese allgemeine Erwartung der Patienten nicht durch aufklärende Arztgespräche zu ändern sein. Vielmehr muss bereits bei der Verordnung oder Empfehlung von pflanzlichen Arzneimitteln von einer „Verkehrsauffassung" des Patienten dergestalt ausgegangen werden, dass diese Mittel in der Regel eine große

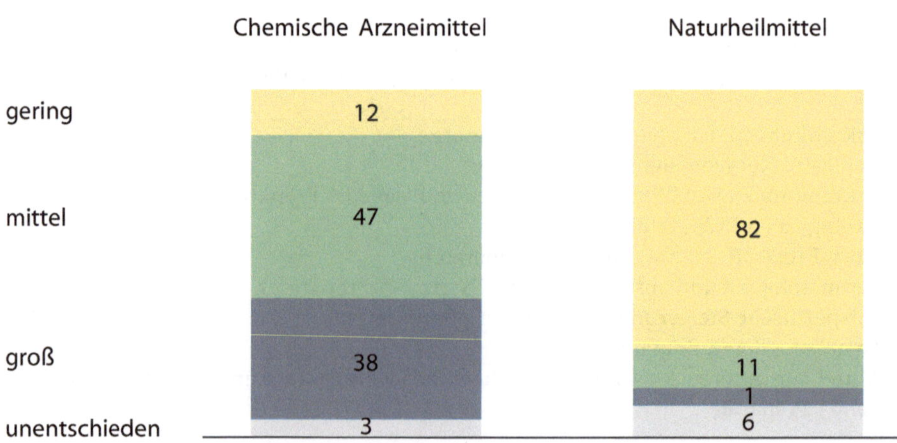

Abb. 1.5. ▲ Ergebnisse einer repräsentativen Umfrage bei 2172 Personen zur Einschätzung des Risikos bei chemisch-synthetischen und bei pflanzlichen Arzneimitteln. Bei den letzteren wird von einer sehr großen therapeutischen Breite ausgegangen (IfD-Umfrage 7016, 2002).

therapeutische Breite haben sollten. Die so genannten „Forte-Phytopharmaka", wie zum Beispiel Zubereitungen aus herzglykosidhaltigen Pflanzenteilen, Atropa belladonna oder Colchicum, erfüllen diese Kriterien der Unbedenklichkeit nicht, so dass solche Präparate in der Praxis am besten gar nicht mit dem Begriff „pflanzlich" assoziiert werden sollten. Bei entsprechenden Indikationen sind hier vorzugsweise die als „chemisch" zu klassifizierenden Reinsubstanzen (Digitalisglykoside, Atropin, Colchicin usw., siehe Tabelle 1.1) zu verordnen.

Andererseits ist das Vertrauen in eine Arznei bei bestimmten Anwendungsgebieten eine wesentliche Voraussetzung für dessen erfolgreiche therapeutische Anwendung (siehe Abschnitt 1.5.3). Bei entsprechenden Fällen ist es daher weder rational noch ärztlich, dem Patienten eine akademische Pro- und Contra-Belehrung zu geben. Nach getroffener Therapie-Entscheidung gilt es vielmehr, das Vertrauen des Patienten und damit auch dessen Selbstheilungskräfte dadurch zu bestärken, dass man im positiven Sinne über das jeweilige Präparat (auch über eventuell vorhandene Risiken!) aufklärt. Während sich das Basiswissen bei synthetischen Arzneimitteln vorwiegend um deren chemische Strukturen rankt, welche die meisten Patienten wenig interessieren, liegt jedem Phytopharmakon eine anschauliche Heilpflanze zugrunde. Deren Bild und Geschichte bilden einen geeigneten Hintergrund für ein einleitendes ärztliches Therapiegespräch. Wer Phytopharmaka empfiehlt, sollte die betreffenden Heilpflanzen aus eigener Ansicht und Erfahrung kennen. Das gilt für die Botanik, die arzneilich verwendeten Teile der Pflanze, die jeweilige Drogenzubereitung und für die traditionelle Anwendung als Arzneimittel.

1.5.3 Arznei-Therapie und „Droge Arzt"

Für seine Dienste am Kranken stehen dem Arzt seine Sinne, seine Sprache, seine Hände ebenso wie Apparaturen, Heil- und Hilfsmittel zur Verfügung. Die Gewichte bei der Wahl der verschiedenen Möglichkeiten der Behandlung haben sich im zurückliegenden Jahrhundert mehrfach geändert. Die ersten Jahrzehnte waren geprägt von epochalen Erfolgen der Medizin, darunter vielen der Pharmakotherapie. Die Tatenfreudigkeit nahm zu; das „ärztliche Wort" kam immer kürzer. Die Arzneimittel-Risiken, die ebenfalls zunahmen, mussten nicht wenige Patienten primär aus den Packungsbeilagen lesen oder bei sich selbst erleben. Dieses chemisch-technische Übergewicht der ärztlichen Leistungen wurde in den letzten Jahrzehnten von vielen Patienten nicht mehr mitgetragen. Die Folge davon war und ist eine Gegenbewegung mit millionenfacher Abwanderung von Patienten in paramedizinische Umfelder. Ärzte, die in ihren Praxen naturheilkundliche Leistungen anbieten, beugen dieser Abwanderung vor und erfüllen damit auch einen wichtigen Beitrag zum Erhalt der Priorität der Schulmedizin.

Bei nahezu der Hälfte der Patienten allgemeinärztlicher Praxen sind technisch gestützte Klassifizierungen spezieller Krankheiten und Diagnosen vor Ort gar nicht möglich. Vielmehr muss in unmittelbarem Zusammenhang mit der Konsultation eine Behandlung mit dem primären Ziel erfolgen, Befindensstörungen, körperliche Beschwerden oder auch einzelne Symptome der Patienten zu bessern (Mader und Weißgerber, 2003). Um in dem unsicheren diagnostischen Umfeld erfolgreich zu sein, muss diese Therapie Grundeinstellungen der Patienten, z. B. auch Abneigungen gegen Synthetika (siehe Abschnitt 1.5.2), ebenso berücksichtigen wie Chancen und Risiken aller zur Auswahl stehenden therapeutischen Hilfsmittel. Unter diesen haben die Arzneimittel bei den Hausärzten nach wie vor einen hohen Rang. Niedergelassene Allgemeinärzte und Internisten verordnen in Deutschland etwa 2/3 aller Arzneimittel, wovon der Hauptteil auf Patienten jenseits des 60. Lebensjahres fällt. Die Behandlung erfordert jedoch gerade bei den Älteren nur in der Minderzahl Arzneimittel mit schnellen und starken Akutwirkungen.

Der therapeutische Nutzen von Arzneimitteln wird heute vorrangig an Zielgrößen gemessen, die im artifiziellen Umfeld klinischer Doppelblindstudien ermittelt wurden. Die Differenz aus Verum und Placebo wird im amtlichen Zulassungsverfahren wie auch bei den meisten Bewertungen für Therapie-Richtlinien der Effektstärke der Arzneibehandlung gleichgesetzt. Wie irreführend dieser Maßstab für ganze Arzneimittelgruppen sein kann, zeigen Vergleiche echter und scheinbarer pharmakodynamischer Effekte von synthetischen Antidepressiva, wie sie im Gefolge der Therapiestudien mit Johanniskraut in Gang gekommen sind (Schulz, 2000 und 2002a und b; HDT Study Group, 2002; Timothy et al., 2002). Die differenzierte Analyse repräsentativer Zahlen von placebo-kontrollierten Studien hat ergeben, dass in diesem Indikationsgebiet die psychodynamischen („Droge Arzt", messbar als „Placebo"-Effekt) gegenüber den pharmakodynamischen Anteilen an der Gesamtwirkung etwa im Verhältnis von 2/3 zu 1/3 dominieren. Darin unterscheiden sich die synthetischen nicht von den pflanzlichen Antidepressiva (Mulrow et al., 1999; Schulz, 2002a; Timothy et al., 2002). Das bedeutet aber, dass bei solchen Indikationen neben der Verträglichkeit und der Akzeptanz des Mittels der ärztlichen Leistung im Rahmen der Therapie ein höheres Gewicht zukommt als den pharmakodynamischen Effekten des Wirkstoffes (Schulz, 2002a, 2003a).

Diese Erkenntnis beschränkt sich keineswegs nur auf die Behandlung von Patienten mit depressiven Episoden. Sie gilt vielmehr für eine ganze Reihe wichtiger Indikationsgebiete in der Allgemeinpraxis. Das geht aus quantitativen Analysen der Placebo-Anteile an der jeweils erzielbaren Effektstärke von Arznei-Therapien in kontrollierten klinischen Studien hervor. Wie die Abbildung 1.6 zeigt, ist davon auszugehen, dass der durch die Pharmakodynamik der Wirkstoffe begründete Anteil am therapeutischen Gesamterfolg bei dort genannten Indikationen in der Regel nur in der Größenordnung von etwa 20–40 % liegt (Kirsch und Sapirstein, 1998; Montgomery, 1999a und b; Nickel, 1998; Schulz, 2000; Weihrauch und Gauler, 1999). Bei der Auflistung der Indikationen im Sinne der Abbildung 1.6 fällt außerdem auf, dass es sich dabei vorwiegend um typische Verordnungsgebiete für Phytopharmaka in Deutschland handelt. Letzteres spricht nicht gegen sondern für das therapeutische Gespür vieler niedergelassener Ärzte. Phytopharmaka zeichnen sich durch Eigenschaften aus, auf die es bei diesen Indikationsgebieten besonders ankommt, nämlich gute Verträglichkeit und hohe Akzeptanz bei den Patienten.

In diesem Zusammenhang stellt sich auch die Frage nach der klinischen Relevanz und der ökonomischen Zweckmäßigkeit (siehe Abschnitt 1.5.4) von Therapiestudien, in deren Rahmen derjenige Anteil am Erfolg vieler Pharmakotherapien, der durch die einfühlsame Führung und Überzeugungskraft des Arztes im Sinne einer Aktivierung der Selbstheilungskräfte beim Patienten vermittelt wird, grundsätzlich unberücksichtigt bleibt oder als Placebo-Effekt diskriminiert wird. Auf diese Weise werden theoretische Maßstäbe kreiert, die bei Anwendungsgebieten wie Depressionen, Schlafstörungen oder Demenzen fern der Praxis liegen (Schulz, 2002b).

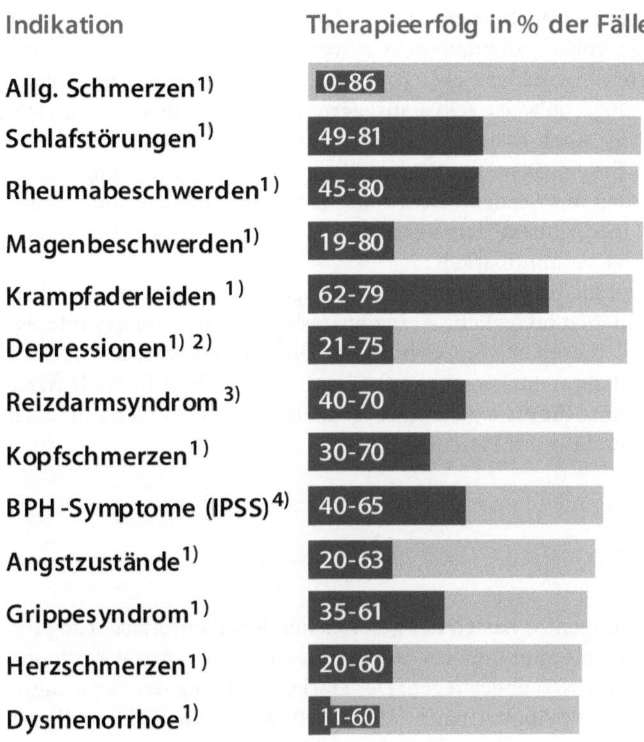

1) Gauler und Weihrauch, 1997
2) Kirsch und Sapirstein, 1998
3) Maxwell et al., 1997
4) Metzker et al., 1996; Nickel et al., 1996 und 1998

Abb. 1.6. ▲ Heilungsquoten aufgrund psychodynamischer (Placebo-) Effekte bei leichten und mittelschweren Erkrankungen und Gesundheitsstörungen der alltäglichen Praxis (Nach: Schulz, 2000).

Die vor allem in Kreisen der theoretischen Medizin verbreitete Meinung, dass im Rahmen der Therapie mit Arzneimitteln nur pharmakodynamisch begründete Wirkungen der „Evidence Based Medicine" (EBM) zu zurechnen seien, sollte, nicht zuletzt auch im Interesse einer breit anerkannten Schulmedizin, für bestimmte Anwendungsgebiete korrigiert werden. Die stärkere Bewertung von interaktiven Fähigkeiten des Arztes im Rahmen der Pharmakotherapie widerspricht im übrigen keineswegs den Gedanken einer EBM; schließlich sollen die Ergebnisse von Studien mit Erfahrungen aus der Praxis ergänzt werden. Der Wert einer Therapie muss an dem bemessen werden, was darunter nützlich beim Patienten „ankommt" und nicht daran, wie der Behandlungserfolg vermittelt wird. Die Frage, ob bei Erkrankungen wie den in der Abbildung 1.6 genannten, überhaupt Arzneimittel einzusetzen sind, beantworten die Patienten von selbst. Mit administrativen Mitteln ist in solchen Anwendungsgebieten der Gebrauch der so genannten Volksmedizinen nicht zu verhindern. Die Erfahrung lehrt vielmehr, dass deren Verbreitung weltweit eher zunimmt, aber leider in einem Umfeld, von dem sich die Schulmedizin teilweise selbst ausgegrenzt hat (Eisenberg et al., 1998; Ernst et al., 2001; Rees, 2001).Auch ist in diesem Zusammenhang daran zu erinnern, dass fast alle „gesicherten" Erkenntnisse zur Wirksamkeit in diesen Anwendungsgebieten aus kontrollierten Studien mit Arzneimitteln stammen; Prüfungen gleichen Qualitätsanspruches mit nicht medikamentösen Behandlungs-Methoden scheitern häufig allein schon an der Frage der Verblindbarkeit.

Im Vergleich mit anderen medikamentösen Behandlungen der so genannten „komplementären" Medizin verdienen pflanzliche Arzneien deshalb ein besonderes Interesse, weil die „rationale Phytotherapie" vom Grundsatz her mit naturwissenschaftlich geprägtem Denken im Einklang steht. Dieser akademische Anspruch ist für viele Ärzte eine notwendige Voraussetzung für die eigene Akzeptanz der Methode und damit auch für deren erfolgreiche Anwendung am Patienten.

1.5.4 Kosten und Nutzen

Die Zahl der Arzneiverordnungen zu Lasten der gesetzlichen Krankenversicherung hat sich in Deutschland von 1992 bis 2001 um 30% verringert. Die Kosten pro Verordnung sind im gleichen Zeitraum um 78% angestiegen. Der starke Rückgang der Verordnungen betraf insbesondere die Phytopharmaka (siehe Tabelle A1 im Anhang dieses Buches). Der erhoffte Spar-Effekt wurde und wird mit diesen Maßnahmen aber nicht erreicht. Gegenüber einem Vergleichs-Zeitraum von 1981 bis 1990 nahmen im Gegenteil die Gesamtkosten für Arzneimittel im zwischen 1993 und 2001 steiler zu (Abbildung 1.7). Der Zweck der drastischen Kürzung bei der Zahl der Rezepte wurde daher von den Autoren des *Arzneiverordnungsreportes* (Schwabe und Paffrath, 2000 und 2001) in den zurückliegenden Jahren im Sinne einer *„durchgehenden Modernisierung der Arzneimitteltherapie"* gerechtfertigt. Mit dem Rückgang der Verordnungen, so hieß es in den Auflagen 2000 und 2001, seien die notwendigen Ressourcen erwirtschaftet worden, um kräftige Umsatzanstiege für innovative Arzneimittelgruppen zu finanzieren, so zum Beispiel ein Plus bei den „selektiven" Antidepressiva von jeweils etwa 30% in den Jahren 1999 und 2000.

Ein Jahr später (Schwabe und Paffrath, 2002) wurden die „selektiven" Antidepressiva aber plötzlich ganz anders bewertet. Im Kapitel 1 (Schwabe: Überblick über die Arzneiverordnungen im Jahr 2001) wurde der Abschnitt *Modernisierung der Arzneitherapie* treffend durch den Titel *Arzneitherapeutische Analyse des Kostenanstieges* ersetzt. Dort erschienen die „selektiven" Antidepressiva nicht mehr unter der Gruppe *„Innovative Arzneimittel"* sondern unter *„Analogpräparate"*. Im Kapitel 43 (Lohse, Lorenzen, Müller-Oerlinghausen: Psychopharmaka) heißt es im Abschnitt *Antidepressiva* ergänzend dazu, dass breite Fortschritte in der Behandlung depressiver Patienten in den kommenden Jahren nicht von neuen Substanzen zu erwarten sein, sondern eher von Maßnahmen wie von „rationalen Augmentationsstrategien". Die Autoren ließen zwar offen, was sie mit diesem neuen Begriff meinten. Weitere Pressemeldungen (Heim, 2002) machen aber deutlich, dass sich dahinter tatsächlich eine Korrektur jahrzehnte-

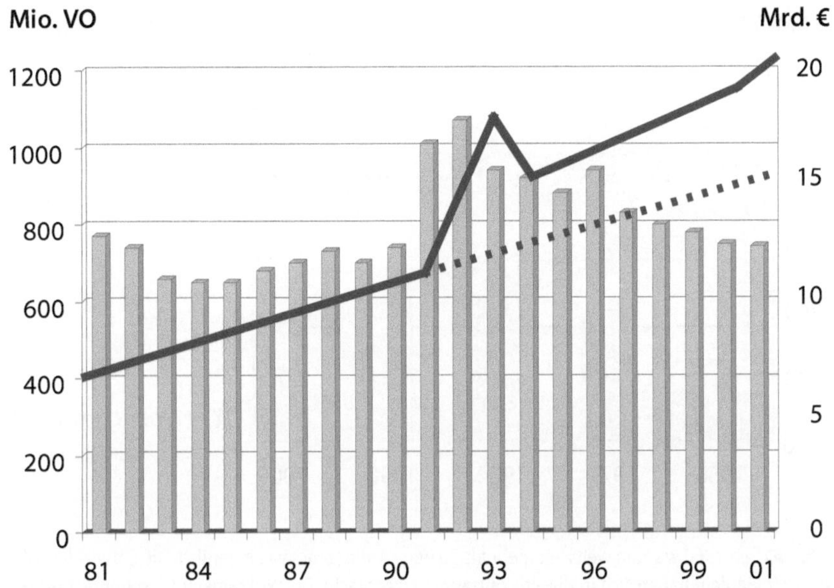

Abb. 1.7. ▲ Arzneimittel zu Lasten der GKV in Deutschland von 1981-2001 nach Umsatz (Linie) und Zahl der Verordnungen (Säulen); ab 1991 mit neuen Bundesländern (nach: Schwabe und Paffrath, 2000-2002).

langer Fehlinterpretationen zur Wirksamkeit der Antidepressiva zu verbergen scheint (siehe Abschnitt 1.5.3, Absatz 3, sowie Abschnitt 2.2.9 dieses Buches).

Die sich anbahnende Neueinschätzung der ärztlichen Leistungen im Rahmen der antidepressiven Pharmakotherapie ist zwar zu begrüßen. Mit dem Blick auf die Zukunft dürfen die Kosten pharmakologischer Irrwege dieser Art in der Vergangenheit aber nicht unerwähnt bleiben. Denn die Freiheit der ärztlichen Therapie mit Arzneimitteln ist nicht zuletzt auch eine Frage der Ökonomie. Daher ist gründlich zu prüfen, wohin Forschungsgelder für neue Therapien fließen sollten, und wo man sie besser einsparen würde oder eingespart hätte. Die Abbildung 1.8 zeigt dazu, auf eine einfache Form gebracht, die Entwicklung der Antidepressiva seit den späten Fünfziger Jahren bis heute. Die Wirksamkeit, gemessen in der Regel als Response-Raten nach Hamilton, blieb nach übereinstimmender Meinung im gesamten Zeitraum nahezu konstant und liegt, wie vorangehend berichtet, unabhängig von den Wirkstoffen bei etwa 40-70% der behandelten Patienten. Die Zahl der der Patienten mit unerwünschten Wirkungen wurde im Zeitraum der letzten 40 Jahre von anfangs etwa 50% (Trizyklika) auf jetzt etwa 20% (SSRIs) der Behandelten gesenkt. Bei den Johanniskraut-Präparaten lag diese Quote allerdings von Anfang an nur bei 1-3% der Behandelten (Schulz, 2001 und 2002a).

Für die insgesamt gesehen relativ bescheidene Verbesserung der Verträglichkeit bei den synthetischen Antidepressiva mussten mehr als 30 neue Wirkstoffe auf den Markt gebracht werden. Der Preis, der weltweit allein für die Entwicklungskosten jedes dieser neuen Wirkstoffe von den Patienten zu bezahlen war und ist, hat sich jedoch von

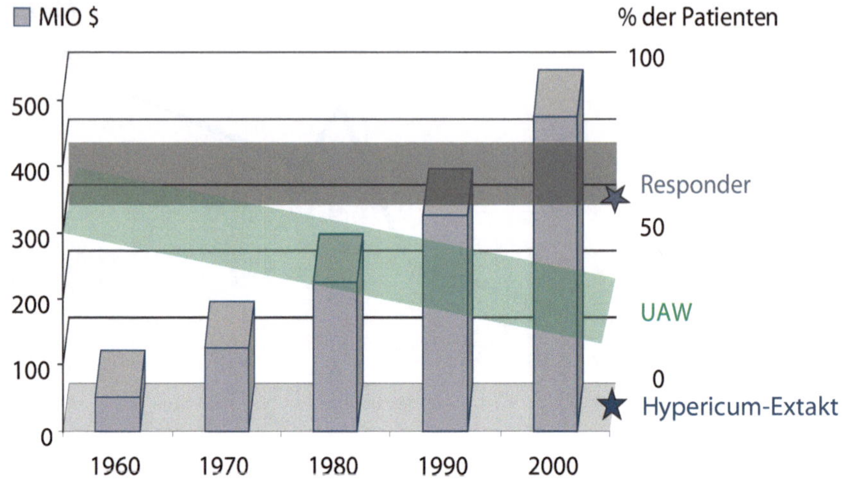

Abb. 1.8. ▲ Seit 1960 wurden weltweit mehr als 30 neue Antidepressiva eingeführt. Die Entwicklungskosten pro Wirkstoff (Säulen) haben sich in diesem Zeitraum verzehnfacht. Die Wirksamkeit (Responder: horizontaler Balken für Synthetica; oberer Stern für Hypericum) blieb unverändert bei 40 bis 70 % der Patienten. Die Häufigkeit unerwünschter Arzneimittelwirkungen (UAW: schräger Balken für Synthetica; unterer Stern für Hypericum) ist bei den Synthetica von etwa 50 auf 20% der Patienten gesunken; bei Hypericum liegt die Quote bei etwa 2 %! Schulz/Hänsel, Rationale Phytotherapie, 5. Auflage

geschätzten 50 Millionen US$ zu Beginn der 60er Jahre auf nahezu 500 MIO US$ heute verzehnfacht. Demgegenüber liegen geeignete Johanniskraut-Extrakte in Bezug auf die Wirksamkeit dicht auf, bei der allgemeinen Verträglichkeit dort, wo die Synthetica nach extrapolierter Rechnung im Jahre 2030 sein könnten, aber bei den Entwicklungskosten dort, wo jene 1960 waren. Letzteres schlägt sich in den Tagesbehandlungskosten nieder, die sich gemäß aktueller Analysen etwa zwischen 40 Cent (Johanniskraut-Präparate und Amitriptylin) und 2 € (Alpha-2-Antagonisten und SSRIs) bewegen. Die Krankenkassen in Deutschland haben im Jahre 2001 allein für synthetische Antidepressiva nahezu eine halben Milliarde € und damit wahrscheinlich mehr Geld ausgeben müssen, als für alle Verordnungen von Phytopharmaka zusammen genommen (Schwabe und Paffrath, 2002).

Die Überschätzung der pharmakodynamisch begründbaren Beiträge zur Wirksamkeit der Antidepressiva ist leider kein Einzelfall. Wie im Abschnitt 2.1.8 näher ausgeführt wird, haben sich kürzlich die Arzneimittelkommission der deutschen Ärzteschaft (AkdÄ) die American Academy of Neurology und das britische National Institute for Clinical Excellence dafür ausgesprochen, die neue Stoffgruppe der Cholinesterasehemmer (CHE-Hemmer) vorzugsweise und anstelle von Ginkgo-biloba-Extrakt (EGb) bei Patienten mit Alzheimer-Demenz einzusetzen (AkdÄ, 2001, Doody et al., 2001; O'Brian und Ballard, 2001). Obwohl direkte Vergleichsstudien fehlen, liegen für beide Stoffgruppen Langzeitstudien (Dauer 24-56 Wochen) zum Nachweis der Wirksamkeit gemäß den gültigen Leitlinien der EU vor. Als primäre Zielgröße hat dort bisher nur eine psychometrische Skala allgemeine Anerkennung gefunden, nämlich der kognitive Teil der *Alzheimer's Disease Assessment Scale* (ADAS-Cog). Deren Score-Bereich reicht von 1 bis 70 (je niedriger, je besser); die Anfangswerte der Patienten in den Studien liegen zwischen 20 und 30; die Besserungen abzüglich Placebo nach halbjähriger Therapie bei etwa 2 unter Ginkgo-Extrakt und bei 2-4 Punkten bei den CHE-Hemmern. Die relativ geringen Unterschiede werden jedoch bei den CHE-Hemmern durch das Auftreten arzneimittel-spezifischer Nebenwirkungen in Frage gestellt. Im Gegensatz zur Behandlung mit EGb traten unter den CHE-Hemmern bei bis zu 90% der Patienten Brechreiz und Erbrechen auf, so dass der Verdacht besteht, dass der scheinbare Vorsprung in der Effektstärke methodische Ursachen im Sinne der Entschlüsselung der Therapiegruppen hat. Darüber hinaus kam es bei Beendigung der Einnahme von CHE-Hemmern zur schnellen Umkehr der Therapieerfolge, was mit EGb nicht in diesem Ausmaß beobachtet wurde. Die unerwünschten Arzneimittelwirkungen sind bei den CHE-Hemmern um mehr als das 10-fache und die Therapiekosten um etwa das 5-fache höher als bei EGb (Schulz, 2003a). In absoluten Beträgen entspricht das pro Patient einem Plus von etwa 1000 € pro Jahr. Bei konsequenter Umsetzung würde das allein in Deutschland jährliche Arzneimittel-Mehrkosten von 1 Milliarde € verursachen. Diese Bürde vor dem Hintergrund eines relativ kleinen und möglicherweise nur methodisch bedingten Vorteiles der Wirkstärke der CHE-Hemmer ist jedoch weder wirtschaftlich noch zweckmäßig, sondern überschreitet in Verletzung von § 70 des Deutschen Sozialgesetzbuches V (SGB V) das Maß des Notwendigen.

Im ärztlichen Rahmen verordnet, können somit Phytopharmaka bei Indikationen, wie leichten und mittelschweren Depressionen oder Demenzen, ein wirkungsvolles Gegengewicht zu Kosten treibenden Pseudo-Innovationen im Sinne der oben genannten Beispiele sein. Der Gesetzgeber der Bundesrepublik Deutschland war daher bei der Verabschiedung des Arzneimittelgesetzes von 1976 auch unter wirtschaftlichen Gesichtspunkten gut beraten, die pflanzlichen Arzneimittel zu erhalten und damit der in der Praxis längst existierenden Pluralität medikamentös vermittelter Behandlungserfolge die notwendige Legalität zu verleihen. Bei maßvoller Modernisierung von synthetischen Arzneimitteln, in Abhängigkeit von der jeweiligen Indikation, sollte es andererseits möglich sein, dass niedergelassenen Ärzten in Deutschland und weiteren Ländern Europas auch in Zukunft geeignete pflanzliche Arzneien zur Behandlung leichterer Erkrankungen und Gesundheits-Störungen zur Verfügung stehen und diese auch weiterhin zulasten der gesetzlichen Krankenkassen verordnet werden dürfen (Schulz, 2003b).

1.5.5 Verordnung zu Lasten der gesetzlichen Krankenversicherung

Die Erstattungsfähigkeit vom Arzt verordneter Arzneimittel zu Lasten der gesetzlichen Krankenversicherung wird generell durch das im Sozialgesetzbuch V (SGB V) enthaltene Wirtschaftlichkeitsgebot geregelt, demzufolge jede Behandlung „ausreichend, zweckmäßig und notwendig" sein soll. Das Wirtschaftlichkeitsgebot wird durch die „Arzneimittelrichtlinien" (AMR) des „Bundesausschusses der Ärzte und Krankenkassen" konkretisiert. Deren Neufassungs-Entwurf vom 8. Januar 1999 sieht unter Ziffer 4.2 ausdrücklich vor:

„Die Verordnung von Arzneimitteln der besonderen Therapierichtungen Phytotherapie, Homöopathie und Anthroposophie ist nicht ausgeschlossen. Bei ihrer Verordnung ist der besonderen Wirkungsweise dieser Arzneimittel Rechnung zu tragen."

Allerdings sind bereits durch das Gesundheitsreform-Gesetz vom 20. 12. 1988 nach § 34 Abs. 1 SGB V bei Versicherten, die das 18. Lebensjahr vollendet haben, bestimmte Indikationen von der Erstattungsfähigkeit ausgeschlossen worden. Diese betreffen vornehmlich auch Phytopharmaka. Es handelt sich dabei um Präparate gegen Erkältungskrankheiten und grippale Infekte, einschließlich der bei diesen Krankheiten anzuwendenden schnupfen- und hustendämpfenden Mittel, sowie um Mund- und Rachentherapeutika, Abführmittel und Arzneimittel gegen Reisekrankheit.

Gemäß § 34 Abs. 3 SGB V wurden außerdem durch die Rechtsverordnung vom 21. 02. 1990 die so genannten „unwirtschaftlichen Arzneimittel" aus der Leistungspflicht der gesetzlichen Krankenversorgung ausgeschlossen. Diese Mittel werden in der so genannten „Negativliste" namentlich genannt. Die alphabetische Liste der ausgeschlossenen Präparate wird regelmäßig aktualisiert und steht allen Vertragsärzten zur Verfügung.

Die geänderten Arzneimittelrichtlinien (AMR) in der Fassung vom 08.01.1999 sollen gemäß deren Ziffer 4.2 auch für die Therapie mit Phytopharmaka gelten. Im allgemeinen Teil der AMR heißt es, dass die Vertragsärzte und Krankenkassen gemeinsam darauf hinzuwirken haben, dass die Versicherten eigenverantwortlich durch die gesundheitsbewußte Lebensführung, Beteiligung an Vorsorgemaßnahmen und durch aktive Mitwirkung an Behandlungsmaßnahmen dazu beitragen, Krankheiten zu verhindern und deren Verlauf und Folgen zu mildern. Der Arzt hat in diesem Sinne auch eine Beratungspflicht für die Selbstmedikation des Patienten, die im Bereich der Phytopharmaka eine wachsende Rolle spielt. Das gilt im besonderen Maße für diejenigen Präparategruppen, die gemäß der Neufassung der AMR teilweise oder ganz aus der Erstattungsfähigkeit durch die Krankenkassen ausgeschlossen sind. Obwohl die vorgesehenen Änderungen kurzfristig durch die Gerichte gestoppt wurden, ist davon auszugehen, daß wesentliche Teile davon früher oder später in Kraft treten werden. Die Tabelle 1.3 enthält daher eine Übersicht der voraussichtlich betroffenen Indikations- und Produktgruppen mit Hinweisen auf die zugeordneten Kapitel dieses Buches.

Ein bedeutsamer Anteil der meistverordneten Phytopharmaka (siehe Tabelle A.3) fällt unter die Gruppe derjenigen Präparate, für die eine Dokumentationspflicht gemäß Ziffer 9 AMR eingeführt werden soll (Tabelle 1.3). Dazu heißt es in dem Richtlinien-Entwurf, dass im Regelfall die Angabe der Indikation und ggf. die Benennung der Ausschlusskriterien für die Anwendung wirtschaftlicher Therapiealternativen genügt. Bei Therapiebeginn ist insbesondere zu prüfen, ob das angestrebte Behandlungsziel zweckmäßiger und/oder kostengünstiger mit nicht-medikamentösen Maßnahmen zu erreichen ist und, ob anstelle einer fixen Wirkstoffkombination nicht auch ein therapeutisch gleichwertiges Monopräparat eingesetzt werden kann. Darüber hinaus wird eine Dokumentationspflicht insbesondere bei solchen Arzneimitteln gefordert, bei denen der Behandlungserfolg wegen individuell unterschiedlichen Ansprechens im Einzelfalle nicht vorhersehbar und deshalb die längerfristige Anwendung von einer zwischenzeitlichen Erfolgskontrolle abhängig zu machen ist. Hierzu wird bei den Antidementiva, Klimakteriumstherapeutika und Prostata-Mitteln konkret angegeben, dass die Erfolgskontrolle nach einem Therapieversuch mit einem Monopräparat über 12 Wochen zu erfolgen hat. Im Falle des Behandlungserfolges kann danach unbefristet weiter therapiert werden. Im Falle

Tabelle 1.3.
Mögliche Einschränkungen in der Verordnung von Phytopharmaka zu Lasten der gesetzlichen Krankenversicherung in Deutschland gemäß dem Entwurf der „Arzneimittelrichtlinien" (AMR) vom Januar 1999.

Ausschlüsse gemäß Ziffer 6 AMR	Erläuterungen	Buch-Kapitel
Erkältungs- und Grippemittel für Erwachsene	Erlaubt bei Kindern und Jugendlichen bis 18 Jahre	4.1 bis 4.7
Laxantien der Diagnostik	Erlaubt zur Vorbereitung	5.6
Ausschlüsse gemäß Ziffer 8 AMR		
Tees und Teemischungen	Keine Ausnahmen	1.6
Geriatrika und Arteriosklerosemittel		3.3
Amara, Carminativa, Cholagoga		5.1 bis 5.4
Mittel bei traumatischen Ödemen		8.3
Umstimmungsmittel und Roborantien		9
Fixe Kombinationen von:		
– Antitussiva und Expektorantien		4.3 bis 4.6
– Hämorrhoidalia		8.2.2
– Enzympräparaten		8.3.1
– Antiphlogistika und Antirheumatika		8.4.2
Dokumentationspflicht gemäß Ziffer 9 AMR		
Antidementiva	12-Wochen-Versuch, bei Erfolg dauerhaft	2.1
Hypnotika und Sedativa	4 Wochen	2.4
Durchblutungsfördernde Mittel	Nach Ausschöpfung	3.3.2
Venentherapeutika	physikalischer Maßnahmen	3.4
Antidiarrhoika	Diarrhoe > 3 Tage	5.5
Lebertherapeutika	12-Wochen-Versuch,	5.7
Prostatamittel	bei Erfolg dauerhaft	6.2
Antidysmenorrhoika	Nur bei Regelanomalien	7.1
Klimakteriumstherapeutika	12 Wochen-Versuch, bei Erfolg dauerhaft	7.2

der Hypnotika und Sedativa soll im Regelfalle nicht länger als 4 Wochen therapiert werden. Im Falle der Antidiarrhoika darf bei länger als 3 Tagen andauernden Durchfällen Saccharomyces boulardii verordnet werden. Durchblutungsfördernde Mittel dürfen bei peripherer arterieller Verschlusskrankheit im Stadium II nach Fontaine unter der Voraussetzung verordnet werden, dass ein Therapieversuch mit nichtmedikamentösen Maßnahmen erfolglos geblieben ist; eine entsprechende Regelung gilt auch für die orale Therapie mit Venentherapeutika. Lebertherapeutika sind als Monopräparate zur Behandlung der chronischen und toxischen Lebererkrankungen nach Ausschöpfung nicht-medikamentöser Maßnahmen erlaubt. Als pflanzliches Antidysmenorrhoikum darf Agnus castus nur bei Regelanomalien, nicht dagegen bei Regelschmerzen verordnet werden.

Zum Zeitpunkt der Drucklegung dieser Auflage wird vom Gesetzgeber der Bundesrepublik Deutschland der Ausschluss sämtlicher nicht rezeptpflichtigen Arzneimittel aus der Erstattungspflicht durch die gesetzlichen Krankenkassen diskutiert. Sofern diese Pläne Gesetzeskraft erhielten, würde der Arzt bei der Therapie mit Phytopharmaka in Zukunft nur noch eine beratende Funktion gegenüber dem Patienten ausüben. Eine Differenzierung im Sinne der Tabelle 1.3 würde sich dann erübrigen.

1.6 Arzneitees heute

> *Jeder, der dem täglichen Kaffee, Mokka oder Tee*
> *den Vorzug gegenüber Coffeintabletten gibt,*
> *akzeptiert und genießt unbewußt*
> *die Annehmlichkeiten von Mite-Phytopharmaka.*
>
> REINHARD LUDEWIG, 1989

1.6.1 Zur Ethymologie des Wortes Tee. Arzneitees und Genußtees

Das Wort Tee ist relativ junger Herkunft. Entlehnt ist es dem südchinesischen Amoy-Dialekt. Mit einigen Säcken von „Tee", die im Jahre 1601 ein Kapitän der ostindischen Handelskompagnie von einer chinesischen Dschunke in Java an Bord nahm, brachte er zugleich die Produktbezeichnung t'e nach Holland. Seither werden in allen jenen Ländern, in die „chinesischer Tee" erstmals auf dem Seewege über Holland, wenig später auch über England, gelangten, mit einer dem südchinesichen t'e entlehnten Namen bezeichnet. Anders in Ländern, in die der „chinesische Tee" zuerst auf dem Landwege über Russland transportiert wurde, wo sich an das russische „Tschaj" anklingende Bezeichnungen eingebürgert haben. Nach Rußland gelangte Tee erstmalig mit einer Teekarawane im Jahre 1638 als ch'a, die für chinesischen Tee im Kantondialekt und im Mandarinchinesisch übliche Bezeichnung. Im Deutschen, ebenso im Englischen erfuhr die Bezeichnung „Tee" allmählich eine Erweiterung: Zunächst von der Droge zum daraus hergestellten Teegetränk, bald jedoch zu allen Drogen, aus denen sich trinkbare Aufgüsse herstellen lassen. Was im konkreten Fall unter „Tee" zu verstehen ist, ergibt sich aus dem Zusammenhang – oder durch erklärende Zusätze wie z. B. schwarzer Tee, Lindenblütentee oder Frühstückskräutertee.

Insgesamt gilt es zu unterscheiden:

▶ Tee als Genußmittel, wie Schwarztee und entsprechende Mischungen, aromatisierte Tees oder teeähnliche Erzeugnisse.
▶ Tee als Arzneimittel, entweder als Einzeltees oder mehrheitlich als Teemischungen (Species).

Als Tee oder Teemischungen dürfen nach dem Lebensmittelgesetz nur die nach den in den Ursprungsländern üblichen Verfahren zubereiteten Blattknospen, jungen Blätter und jungen Triebe des Teestrauches, *Camellia sinensis* (L.) KUNTZE, bezeichnet werden (siehe auch Abschnitt 5.5.1.1). Beispiel für eine Teemischung: Earl Gray, eine Mischung aus Teeherkünften aus Ceylon, China und Indien, der natürliches Bergamottöl zugesetzt wird.

Teeähnliche Erzeugnisse sind nach dem Lebensmittelgesetz zum Genuß bestimmte Ersatztees aus Kräutern, Blüten oder Früchten. Sie dürfen das Wort Tee nur in Verbindung mit der Pflanzenart tragen, aus der sie hergestellt worden sind, z. B. Apfelschalentee, Brombeerblättertee, Fencheltee oder Rooibuschtee. Der zuletzt genannte Rooibuschtee, auch als „Massai-Tee" bezeichnet, gilt als das Nationalgetränk der Süd-

Tabelle 1.4.
Teemischungen mit Standardzulassungen.

Bezeichnung	Zulassungs-Nr.	Zusammensetzung siehe Seite
Beruhigungstee	1949.99.99	128–129
Blasen- und Nierentee	1959.99.99	337
Brusttee	1969.99.99	211
Erkältungstee 1	1979.99.99	209
Gallentee 1	1989.99.99	259
Hustentee	2009.99.99	210
Magentee 1	2019.99.99	258
Magen- und Darmtee	2029.99.99	260

afrikaner, wird seit längerem auch bei uns angeboten und getrunken. Rooibuschtee besteht aus den getrockneten Blättern und Zweigstückchen von *Aspalathus linearis,* einer mit unseren Lupinenarten entfernt verwandten strauchartigen Pflanze aus der Familie der Leguminosae. In Deutschland werden einzeln oder in Mischungen die folgenden Drogen als Genußtees angeboten: Apfelschalen, Brombeerblätter, Hagebutten- schalen, Hibiscusblüten, Himbeerblätter, Katzenpfötchen, Malvenblätter, Malvenblüten, Pfefferminzblätter, Sonnenblumenblüten, Ringelblumenblüten. Ganz offensichtlich ist der Zusammensetzung nach eine Grenze zwischen dem teeähnlichen Erzeugnis und einem Medizinaltee oft schwer zu ziehen. Auch die pharmakodynamische Wirkung eig- net sich nicht als Merkmal zur Unterscheidung: Die Wirkungen einer Tasse „echten Tees" z. B. sind, bedingt durch den Coffeingehalt, sicherer nachzuweisen als die einer Tasse Lindenblütentee. Bei dieser Sachlage überrascht es nicht, daß gelegentlich Geschäftemacher versuchen, einen Tee als Arzneimittel unter Umgehung der Bestimmungen des Arzneimittelgesetzes unter die Leute zu bringen. Entscheidend dafür, ob im konkreten Fall ein Arznei- oder ein Lebensmittel vorliegt, sind Zweck- bestimmung und Verbrauchererwartung. Teeähnliche Erzeugnisse dürfen auf dem Etikett keinen Hinweis auf Wirkungen und medizinische Anwendungsgebiete bringen – eine Vorschrift, die formal umgangen wird, wenn entsprechende Verbrauchererwar- tungen durch Publikationen in Zeitschriften oder gedruckten „Informationsschriften" erzeugt werden.

1.6.2 Arzneitees und deren Wirkungen

Teeaufgüsse lassen sich entweder als Einzeldrogen oder aus Drogenmischungen her- stellen. Etwa 1000 Einzeltees und Teemischungen sind in Deutschland zugelassen (Hiller, 1995). Ein Verzeichnis der in den Apotheken Deutschlands erhältlichen Ein- zeltees findet sich in der Tabelle 1.5. Exotische Einzeltees, beispielsweise aus der tradi- tionellen Medizin Indiens, Chinas oder südamerikanischer Länder, sollten möglichst nicht verordnet werden. Der Apotheker kann zwar u. U. die exotischen Drogen beschaffen; er darf den Tee von Gesetzes wegen aber nur dann abgeben, wenn er die pharmazeutische Qualität des Produktes garantieren kann. Meist liegen keine entsprechenden Prüfmethoden vor, so dass die Abgabe nach der Apothekenbetriebsordnung nicht erlaubt ist (siehe auch unter Risiken der Teemedikation, S. 39).

Der typische Arzneitee besteht aus mehreren Drogen; er stellt somit den Prototyp einer fixen Arzneikombination dar. Es gehört zu den vernünftigen pharmazeutischen Regeln, eine Teemischung aus nur wenigen, aus 4 bis maximal 7 Drogen zusammenzustellen (Wichtl, 1989).

Gute Beispiele für zweckmäßig zusammengesetzte Teemischungen bieten die Arzneibücher sowie die so genannten Standardzulassungen. Die Zusammensetzungen dieser Teemischungen bzw. entsprechende Rezeptvorschriften werden im speziellen Teil bei den entsprechenden Indikationsgebieten gebracht.

Kontrollierte klinische Studien zur Wirksamkeit von Teearzneimitteln gibt es bisher so gut wie keine. Eine Prüfung wie bei Feststoffpräparaten aus Drogenzubereitungen ist bei Teearzneimitteln mangels Möglichkeit der Verblindung und damit der Placebokontrolle allerdings auch kaum möglich.

In einigen Fällen ist die Wirksamkeit evident: Die Anthranoiddrogen wirken sicher abführend, Tees mit aromatischen Bittermitteln appetitanregend und nichts ist besser bei verdorbenem Magen als Fasten und Pfefferminztee. Die Teemedikation beruht weitgehend auf Empirie. Der Placeboanteil an der Wirksamkeit ist vermutlich hoch. „Abwarten und Tee trinken": Dieser Slogan ist interpretierbar als Einstellungsvariation in der expektativen Phase einer beginnenden (noch nicht diagnostizierten) Erkrankung. Emotion (Angst) und damit zusätzliche Belastung werden gemildert. Ähnliches gilt für Patienten, die in der ständigen Furcht, krank zu werden, leben: „Gesundheit ist gleichsam nicht erkannte Krankheit."

Eine Teekur kann zu einer positiven Änderung der Situationseinschätzung führen. Das sorgfältige Zubereiten des Aufgusses oder das schluckweise über den Tag verteilte Trinken können zu einer Art „Entspannungsübung" werden. Der Teeaufguß unterscheidet sich von einer festen Arzneiform gleicher Zusammensetzung darin, dass sensorische Wirkungen – Geruch, Geschmack, angenehmes Wärmegefühl hinter dem Sternum – voll zur Geltung kommen. Eine Teemedikation ist deshalb nach wie vor vertretbar und empfehlenswert, sofern Arzneidrogen ohne toxikologisches Risiko verordnet werden.

1.6.3 Unterschiedliche Formen von Arzneitees

Hinsichtlich der äußeren Form lassen sich unterscheiden:

- Mischungen geschnittener Arzneidrogen (Species),
- Teebeutel-Tees,
- lösliche Tees.

Alle drei genannten Teeformen werden heute industriell hergestellt und in Form von Fertigarzneimitteln angeboten. Grobgeschnittene Tees und Teebeutel-Tees (Filterbeutel) können auch in Apotheken hergestellt und vorrätig gehalten werden: Es handelt

Tabelle 1.5.
Für die Teerezeptur geeignete Teedrogen.

Drogenname deutsch	lateinisch	Zulassungsnummer Einzeltee
Angelikawurzel	Angelicae rad.	1419.99.99
Anis	Anisi fruct.	8099.99.99
Arnicablüten	Arnicae flos	8199.99.99
Baldrianwurzel	Valerianae rad.	6199.99.99
Bärentraubenblätter	Uvae ursi fol.	8299.99.99
Basilikumkraut	Basilici herb.	1429.99.99
Besenginsterkraut	Sarothamni scop. herb.	1439.99.99
Birkenblätter	Betulae fol.	8399.99.99
Brennesselkraut	Urticae herb.	8599.99.99
Brombeerblätter	Rubi frutic. herb.	1449.99.99
Cascararinde	Rhamni purshiani cort.	8699.99.99
Chinarinde	Cinchonae cort.	1449.99.99
Eibischblätter	Althaea fol.	1469.99.99
Eibischwurzel	Althaeae rad.	8899.99.99
Eichenrinde	Quercus cort.	9099.99.99
Enzianwurzel	Gentianae rad.	9199.99.99
Erdrauchkraut	Fumariae herb.	1479.99.99
Eucalyptusblätter	Eucalypti fol.	9299.99.99
Färberginsterkraut	Genistae herb.	1489.99.99
Faulbaumrinde	Frangulae cort.	9399.99.99
Fenchel	Foeniculi fruct.	5199.99.99
Flohsamen	Psyllii sem.	1509.99.99
Frauenmantelkraut	Alchemillae herb.	9499.99.99
Gänsefingerkraut	Anserinae herb.	9599.99.99
Gartenbohnenhülsen, samenfreie	Paseoli fruct. sine semine	8499.99.99
Goldrutenkraut	Virgaureae herb.	1509.99.99
Hagebuttenschalen	Cynosbati fruct.	–
Hamamelisblätter	Hamamelidis fol.	9699.99.99
Hamamelisrinde	Hamamelidis cort.	9799.99.99
Hauhechelwurzel	Ononidis rad.	9899.99.99
Heidelbeerblätter	Myrtilli fol.	–
Heidelbeeren	Myrtilli fruct.	1009.99.99
Hibiscusblüten	Hibisci flos.	–
Himbeerblätter	Rubi idaei fol.	–
Hirtentäschelkraut	Bursae pastoris herb.	1539.99.99
Holunderblüten	Sambuci flos	1019.99.99
Hopfenzapfen	Lupuli strob.	1029.99.99
Huflattichblätter	Farfarae fol.	1039.99.99
Indische Flohsamen	Plantaginis ovatae sem.	1549.99.99
Isländisches Moos	Lichen islandicus, Cetrariae lichen	1049.99.99

Tabelle 1.5.
(Fortsetzung)

Drogenname deutsch	lateinisch	Zulassungsnummer Einzeltee
Johanniskraut	Hyperici herb.	1059.99.99
Kamillenblüten	Matricariae flos	7999.99.99
Kamille, Römische	Chamomillae romanae flos	1069.99.99
Kardobenediktenkraut	Cnici benedicti herb.	–
Katzenpfötchen	Stoechados flos	1649.99.99
Korianderfrüchte	Coriandri fruct.	1079.99.99
Kornblumenblüten	Cyani flos	–
Kreuzdornbeeren	Rhamni cathartici fruct.	1089.99.99
Kümmel	Carvi fruct.	1109.99.99
Kürbissamen	Cucurbitae sem.	1559.99.99
Lavendelblüten	Lavandulae flos	1119.99.99
Leinsamen	Lini sem.	1099.99.99
Liebstöckelwurzel	Levistici rad.	1569.99.99
Lindenblüten	Tiliae flos	1129.99.99
Löwenzahn	Taraxaci rad. c. Herb.	1139.99.99
Lungenkraut	Pulmonariae herb.	–
Mädesüßblüten	Spiraeae flos	1609.99.99
Malvenblätter	Malvae fol.	1579.99.99
Malvenblüten	Malvae flos	–
Mariendistelfrüchte	Cardui mariae fruct.	1589.99.99
Melissenblätter	Melissae fol.	1149.99.99
Orangenblüten	Aurantii flos	–
Orthosiphonblätter	Orthosiphonis fol.	1159.99.99
Passionsblumenkraut	Passiflorae herb.	1619.99.99
Pfefferminzblätter	Menthae pip. fol.	1499.99.99
Pomeranzenblüten	Aurantii flos	–
Pomeranzenschalen	Aurantii pericarp.	1629.99.99
Primelblüten	Primulae flos	1659.99.99
Queckenwurzelstock	Graminis rhiz.	1169.99.99
Quendelkraut	Serpylli herb	–
Rhabarberwurzel	Rhei rad.	1189.99.99
Riesengoldrutenkraut	Solidaginis gig. herb	1639.99.99
Ringelblumenblüten	Calendulae flos	1209.99.99
Rosmarinblätter	Rosmarini fol.	1219.99.99
Rotes Santelholz	Santali lign. rubrum (Pterocarpi santalini lign.)	–
Ruhrkrautblüten	Stoechados flos (= Helichrysi flos)	1649.99.99

Tabelle 1.5.
(Fortsetzung)

Drogenname deutsch	lateinisch	Zulassungsnummer Einzeltee
Salbeiblätter	Salviae fol.	1229.99.99
Schachtelhalmkraut	Equiseti herb.	1239.99.99
Schafgarbenkraut	Millefolii herb.	1249.99.99
Schlehdornblüten	Pruni spinosea flos	–
Schlüsselblumenblüten (= Primelblüten)	Primulae flos	1659.99.99
Schwarze Johannisbeerblätter	Ribis nigri fol.	1669.99.99
Senegawurzel	Senegae rad.	–
Sennesfrüchte (Alexandriner Sennesfrüchte)	Sennae fruct. acutifoliae (Folliculi Sennae)	1259.99.99
Tinnevelly Sennesfrüchte	Sennae fruct. angustifoliae	1269.99.99
Spitzwegerichkraut	Plantaginis lanceol. herb.	1289.99.99
Stiefmütterchenkraut	Violae tric. herb.	1679.99.99
Süßholzwurzel	Liquiritiae rad.	1309.99.99
Taubnesselblütenkraut, weißes	Lamii albi herb.	1359.99.99
Tausendgüldenkraut	Centaurii herb.	1319.99.99
Thymian	Thymi herb.	1329.99.99
Tormentillwurzelstock	Tormentillae rhiz.	1689.99.99
Wacholderbeeren	Juniperi fruct.	1369.99.99
Weißdornblätter mit Blüten	Crataegi fol. cum flore	1349.99.99
Wermutkraut	Absinthii herb.	1339.99.99
Zimtrinde	Cinnamomi cort.	1709.99.99

Abkürzungen: cort. = cortex, **fol.** = folium, **fruct.** = fructus, **lign.** = lignum, **pericarp.** = pericarpium, **rad.** = radix, **rhiz.** = rhizoma.

sich in der Regel um Tees, die nach Vorschriften der Arzneibücher oder der Standardzulassungen hergestellt werden. Schließlich werden Tees in Apotheken auch nach individuellem ärztlichen Rezept hergestellt, in der Regel als Mischung von geschnittenen Drogen.

1.6.3.1 Mischungen geschnittener Arzneidrogen

Diese Teeform war bis vor wenigen Jahrzehnten die allein übliche. Als Beispiel sei der „beruhigende Tee" (Species nervinae) des DAB 6 angeführt. Er wird bereitet aus

- grob zerschnittenem Bitterklee   4 Teile
- grob zerschnittenen Pfefferminzblättern   3 Teile
- grob zerschnittenem Baldrian   3 Teile.

Als Vorteil kann gelten: Der Anwender ist weitgehend selbst in der Lage, die Qualität des Gemisches, beispielsweise Schädlingsbefall oder hohe Anteile von pulverisierter Droge (Teestaub), zu beurteilen.

Teemischungen aus verschiedenen Kräutern sollten vor Gebrauch noch einmal kräftig durchgeschüttelt oder mit einem Löffel umgerührt werden. Dadurch wird verhindert, daß kleine und leichte Bestandteile des Tees, die sich beim Lagern nach unten abgesetzt haben, das Mischungsverhältnis verfälschen.

1.6.3.2 Teebeutel-Tees

Die portionsweise Abfüllung in Teebeutel hat sich zuerst beim „echten Tee" durchgesetzt, von dem angeblich 80 % als Teebeuteltee gekauft werden (Katalyse-Umweltgruppe, 1981). Vorteilhaft sind bessere Dosierbarkeit und praktische Handhabung. Die Nachteile hängen mit dem feinen Zerkleinerungsgrad des Drogengutes zusammen. Der Sauerstoff erhält leichter Zugang zu Inhaltsstoffen, die sich oxidativ verändern; Aromastoffe und ätherische Öle verflüchtigen sich mit zunehmender Lagerdauer. Auch lässt sich bei einem Drogenpulver die Qualität durch die bloße Sinnesprüfung weniger leicht erkennen. Beispiel: Kamillenblüten können zu hohe Anteile an Stengelteilen aufweisen (Schilcher, 1982; Bauer et al., 1989).

1.6.3.3 Lösliche Tees

Teeaufgußpulver, tassenfertige Tees oder Instanttees sind keine Tees im engen Sinne. Es handelt sich um auf Trägersubstanzen wie Milchzucker oder Maltodextrine aufgezogene Trockenextrakte. Die Qualität dieser Produkte ist unterschiedlich. Der Einsatz von Füllmittel schwankt zwischen 50 und 92 %, d. h. die Menge an Drogenextrakt liegt zwischen 8 und 50 %. Bei den granulierten Instanttees dient meist Rohrzucker (Saccharose) als Trägersubstanz, dabei kann das Produkt bis zu 97 % aus Zucker bestehen, was Diabetiker beachten müssen.

1.6.4 Standardzulassungen für Teemischungen

In Pharmabetrieben, aber auch in öffentlichen Apotheken und Krankenhausapotheken in größerem Umfange hergestellte und vorrätig gehaltene Teemischungen sind von der Pflicht zur Einzelzulassung nach dem Arzneimittelgesetz freigestellt, wenn die Rezeptur sich an entsprechende amtliche Vorgaben orientiert. Diese Rezepturen werden laufend dem Stand des Wissens angepasst. Der Arzt, der Standardtees verordnet, geht sicher, dass er dem Patienten keine Arzneidrogen mit toxikologischem Risiko verordnet. Die Teemischungen entsprechend der Tabelle 1.4 mit vorgeschriebener qualitativer und quantitativer Zusammensetzung sind durch amtliche Verordnung zugelassen.

1.6.5 Das individuelle ärztliche Teerezept

Gebräuchliche Abkürzungen: Cort. (cortex, Rinde), Fol. (folium oder folia, Blatt bzw. Blätter), Frct. (fructus, Früchte), Pericarp. (pericarpium, Fruchtschale), Rad. (radix, Wurzel), Rhiz. (rhizoma, Wurzelstock), Sem. (semen oder semina, Samen), Stip. (stipes oder stipites, Stengel), Summ. (summitates, Zweigspitzen), Tub. (tuber oder tubera, Knollen).

Geschichtlich haben sich für die ärztliche Verordnung bestimmte Regularien herausgebildet, welche die Verschreibung in 6 Teile gliedern (Bader et al., 1985):

1. **Inscriptio:** Sie enthält Namen und akademischen Grad des Arztes, Anschrift und Telefonnummer, genaue Berufsbezeichnung, z. B. Arzt für Allgemeinmedizin, evtl. Zusatzbezeichnung, z. B. Naturheilverfahren und das Datum der Ausfertigung.

2. **Invocatio:** Sie ist die Aufforderung des Arztes an den Apotheker. „Rp.", heute wohl meist für „Recipe" (nimm) gedeutet.

3. **Praescriptio:** Sie führt die Drogeneinzelbestandteile an, entweder relativ in Teilen oder absolut in Gramm. Die verordnete Menge beträgt in der Regel 100 g. Die Einzelbestandteile der Mischung haben unterschiedliche Funktionen. Es läßt sich unterscheiden:

▶ das Remedium cardinale, die Basis eines Rezeptes, z. B. bei einem appetitanregenden Magentee eine Bitterstoffdroge;
▶ das Remedium adjuvans, das unterstützende Mittel, das in die gleiche Richtung wirkt, z. B. bei einem Magentee ein Amarum-Aromaticum;
▶ ein Remedium corrigens, ein den Geruch, den Geschmack oder das Aussehen verbesserndes Mittel. Für die Verdauung fördernde Tees eignen sich z. B. Ringelblumenblüten, Hibiscusblüten und Katzenpfötchenblüten (Pahlow, 1985);
▶ ein Remedium constituens, wörtlich formgebendes Mittel, im Falle von Teemischungen sog. Stabilisierungs- oder Fülldrogen. Die Stabilisierungsdrogen halten das Drogengemisch homogen; sie verhindern, daß nach längerem Aufbewahren das untere Drittel der Packung anders zusammengesetzt ist als das obere Drittel. Als Stabilisierungsdrogen eignen sich stark behaarte Blätter, die andere Drogen mit glatter Oberfläche festhalten. Stabilisierungsdrogen sollten pharmakologisch und toxikologisch inert sein. Die früher sehr beliebten Huflattichblätter wird man wegen ihres Gehaltes an Pyrrolizidinalkaloiden nicht mehr verwenden. Unbedenklich sind beispielsweise Himbeerblätter.

4. **Subscriptio:** Anweisung an den Apotheker, in welcher Form das Arzneimittel herzustellen ist; im vorliegenden Falle lautet die Anweisung: m. f.spec., d. h. misce fiat species = mische, damit ein Tee entsteht.

5. **Signatura:** Das ist die Gebrauchsanweisung für den Patienten, die daher immer in deutscher Sprache abzufassen ist. In den meisten Fällen genügt „nach mündlicher Anweisung". Zur Gebrauchsanweisung gehört die Angabe, zu welchen Tageszeiten und

wie oft am Tage der Tee getrunken werden soll (siehe dazu S. 37), gegebenenfalls auch die mündliche Erläuterung durch den Arzt oder den Apotheker, auf welche Weise der Tee herzustellen ist (siehe Hinweise zur Teezubereitung, S. 37).

6. Unterschrift: Sie schließt das Rezept ab und muss vom verschreibenden Arzt handschriftlich gegeben werden.

Rezepte für Teemischungen

Sie können Lehrbüchern der Phytotherapie (z. B. Weiss, 1982), Arzneipflanzenbüchern (z. B. Braun und Frohne, 1987; Lindemann, 1979; Pahlow, 1979) oder Handbüchern (z. B. Wurm, 1990, dort auch Teerezepturen der Arzneibücher) entnommen werden. Sehr geeignet sind die Standardzulassungen für Teemischungen (Braun, 1987), und zwar die Teemischungen mit vorgeschriebener qualitativer aber variabler quantitativer Zusammensetzung. Dieser Typus von Standardzulassungen ist wie folgt angelegt:

- Die quantitative Zusammensetzung an wirksamen Bestandteilen kann innerhalb bestimmter Bandbreiten frei gewählt werden;
- aus einer Liste zugehörender „sonstiger Bestandteile" kann qualitativ und quantitativ frei gewählt werden. Die Auswahl hat aber so zu erfolgen, dass der Tee nicht mehr als 30 Massenprozente an sonstigen Bestandteilen enthält.
- Kein sonstiger Bestandteil darf mehr als 5 Massenprozente der jeweiligen Teemischung betragen.

Die Standardzulassungen nennen die Drogennamen in Deutsch, doch ist eine Latinisierung des Rezeptes, falls gewünscht, leicht anhand der Tabelle 1.5 (siehe Seite 31) möglich. Ein Beispiel für die Umsetzung einer Standardzulassung in ein individuelles ärztliches Rezept wird nachfolgend mit dem Husten- und Bronchialtee I (Zulassungsnummer 2039.94.99) gegeben:

- Wirksame Bestandteile in Massenprozenten: Fenchelfrüchte 10,0–25,0 / Spitzwegerichkraut 25,0–40,0 / Süßholzwurzel 25,0–35,0 / Thymian 10,0–40,0.
- Sonstige Bestandteile: Eibischblätter/Hagebuttenschalen/Isländisches Moos/ Kornblumenblüten/Lungenkraut/Malvenblätter/Schlüsselblumenblüten/Stiefm ütterchenkraut.
- *Schritt 1:*
  Anhand der variablen Vorgaben der Standardmonographie eine bestimmte Zusammensetzung auswählen, z. B.

Wirksame Bestandteile	
Fenchel	10,0 g
Spitzwegerichkraut	40,0 g
Süßholzwurzel	25,0 g
Thymian	10,0 g
Sonstige Bestandteile	
Malvenblüten	5,0 g
Quendelkraut	5,0 g

> *Schritt 2:*
> Das Rezept gegebenenfalls mittels eines Synonymenverzeichnisses (vgl. Tab. 1.4) in die latinisierte Form bringen:

Foeniculi fruct. 10,0 g
Plantaginis lanceolatae herb. 40,0 g
Liquiritiae rad. 25,0 g
Thymi herb. 10,0 g
Malvae flos 5,0 g
Serpylli herb. 5,0 g

> *Schritt 3:*
> Ordnen der Bestandteile nach der Menge (nicht unbedingt nötig), auf das Rezept übertragen, dabei die Anweisung für den Patienten nicht vergessen:

```
Rp.  Datum

Plantaginis lanc. herb.    40,0
Liquiritiae rad.           25,0
Foeniculi fruct.           10,0
Thymi herb.                10,0
Malvae flos                10,0
Serpylli herb.              5,0

S. Brusttee
für Frau ...
Früh und abends 1 Tasse trinken.
```

Mündliche Erläuterung durch den Arzt, die Arzthelferin oder durch den Apotheker:
1 Eßlöffel voll Tee mit siedendem Wasser (150 ml = etwa 1 größere Tasse voll) übergießen, bedeckt etwa 10 Minuten ziehen lassen und dann durch ein Teesieb geben, jeweils frisch zubereiten.

1.6.6 Hinweise zur Teezubereitung

Es gibt grundsätzlich drei Möglichkeiten, sich einen Tee zuzubereiten:

- Infus (Aufguss): Die auf dem Rezept oder auf der Packung angegebene Drogenmenge (z. B. 1 Teelöffel) wird mit kochendem Wasser übergossen; das Gefäß wird zugedeckt; nach 5 bis 10 Minuten abseihen.
- Abkochung (Dekokt): Die Teemischung in der erforderlichen Menge mit kaltem Wasser ansetzen, zum Sieden bringen, 5 bis 10 Minuten lang kochen und abseihen.
- Kaltauszug (Mazerat): Teemischung mit Leitungswasser übergießen, für die Dauer von 6 bis 8 Stunden bei Raumtemperatur stehen lassen und dann abseihen.

In den meisten Vorschriften wird empfohlen, bei schleimreichen Drogen wie Eibischwurzel, Flohsamen, Leinsamen oder Isländisch Moos (Carrageen) einen Kaltauszug herzustellen. Durch die Wärme, so befürchtet man, könne der Schleim an Viskosität einbüßen.

Der kalte Auszug wirft jedoch hygienische Probleme auf. Rohstoffe für Arzneitees können sehr hoch mikrobiell belastet sein. Es gelangen Drogen auf den Markt, die unter unzureichenden hygienischen Bedingungen geerntet und aufbereitet werden. Sie weisen überhöhte Keimzahlen auf, darunter Escherichia coli, Salmonellen, Pseuomonas aeruginosa und Staphylococcus aureus (Hefendehl, 1984). Das Überbrühen reduziert die Keimzahl meist auf ein Zehntel des ursprünglichen Wertes (Härtling, 1983; Leimbeck, 1987). Inzwischen haben auch mehrere Drogengroßhandlungen und Vorlieferanten ihren gewerblichen Abnehmern nahegelegt, in Gebrauchsanweisungen für den Verbraucher in allen Fällen das Überbrühen der Droge mit kochendem Wasser vorzuschreiben (Wichtl, 1989).

Hinsichtlich der Einnahmemodalitäten gilt im allgemeinen die alte Regel, dreimal täglich 1 Tasse zu trinken (frühmorgens nüchtern, nachmittags gegen 17 Uhr und abends vor dem Schlafengehen), jedoch mit den folgenden Ausnahmen:

- Schlaf- und Abführtee trinkt man abends.
- Pfefferminz- und Kamillentee bei verdorbenem Magen trinkt man zu den gewöhnlichen Essenszeiten oder nach Belieben.
- Lindenblüten- und Hollertee (Sambuci flos) trinkt man möglichst heiß im Bett, da die Schweißwirkung wesentlich auf der Wärmezufuhr beruht. Die Warmreizempfindlichkeit unterliegt einer Tagesrhythmik; schweißtreibender Tee führt vormittags zu keiner Reaktion, wohingegen es während der Erwärmungsphase des Nachmittags prompt zu profusen Schweißausbrüchen kommt (Hildebrandt et al., 1954).
- Harntee (Species diureticae) trinkt man zum Frühstück, möglichst 1 l auf einmal.
- Tees zur Anregung des Appetits nimmt man etwa 1/2 h vor dem Essen. Hinweis: Lebererkrankungen gehen häufig mit Appetitlosigkeit einher. Leber- und Galletees enthalten in der Regel Drogen mit bitterem Geschmack. Es dürfte daher empfehlenswert sein, auch Leber- und Galletees 1/2 h vor dem Essen zu trinken.

Manche Autoren empfehlen, bei chronischen Leiden, im Sinne einer adjuvanten Therapie, eine s genannte Teekur durchzuführen (Weiss, 1982): Der Patient trinkt 2–3 Tassen pro Tag über einen Zeitraum von 3–4 Wochen. Eine Daueranwendung von Arzneitees sollte hingegen vermieden werden, da für Teedrogen bisher keine experimentellen Prüfungen auf mögliche Langzeittoxizität durchgeführt worden sind.

1.6.7 Säuglings- und Kindertees

Zu unterscheiden sind Tees mit medizinischer Indikation und Tees als Bestandteil von Ernährungsregimen im Säuglings- und Kindesalter. In der Praxis sind die Übergänge fließend (z. B. der Fencheltee). Der gesunde Säugling hat bei Ernährung mit Muttermilch oder bei sachgerechter Flaschennahrung keinen zusätzlichen Flüssigkeitsbedarf. Bei hohen Außentemperaturen im Sommer oder wenn die Luft durch die Zentralheizung sehr trocken ist, empfiehlt man zum Durstlöschen am besten abgekochtes Wasser. Fieber und Durchfall sind Ausnahmesituationen. Die Ernährungskommission der Deutschen Gesellschaft für Kinderheilkunde (1988) hat die folgende Empfehlung veröffentlicht: Wenn an Säuglinge ab dem 10. Tag bis zum Alter von 6 Monaten Tee verfüttert werden soll, dann nur ein Tee mit maximal 4 % Kohlenhydrate, die vorzugsweise in Form von Malto-Dextrin vorliegen sollten. Tees für Säuglinge nach dem 4. Monat sollten mit Eintreten der Zahnung kohlenhydratfrei sein. Gegen Eiweiß als Trägersubstanz bestehen ab diesem Alter keine Einwände.

Adjuvant in der Behandlung von Durchfallerkrankungen, früher Hauptursache der Säuglingssterblichkeit, ist Schwarzer Tee (Theae nigrae folium) gut geeignet (v. Harnack, 1980). Pausennahrung bei Säuglingen bis zum 3. Monat mit Schwarztee überbrücken, der wie folgt hergestellt wird: 1 Teelöffel voll Theae nigrae folium auf 600 ml Wasser, 10 min lang ziehen lassen. Oralpädon oder vergleichbares Präparat zusetzen; aber Vorsicht bei ersatzweiser Zugabe von Kochsalz: 1 Teelöffel voll Kochsalz kann für einen Säugling tödlich sein. In den überwiegend als Lebensmittel deklarierten Tees (Instant-Tees) sind hauptsächlich Glucose und Saccharose, nur selten Maltodextrose enthalten. Diese tassenfertigen Pulvertees enthalten 1–5 Extrakte aus folgenden Drogen: Anisfrüchte, Fenchelfrüchte, Hagebutten, Hibiscusblüten, Kamillenblüten, Korianderfrüchte, Kümmelfrüchte, Melissenblätter, Pfefferminzblätter, Thymian und Süßholzwurzel.

Süßholzwurzel, über längere Zeit und in höherer Dosis zugeführt, löst Nebenwirkungen wegen mineralkortikoider Eigenschaften aus. Die in den Kindertees enthaltenen Konzentrationen reichen für das Auftreten dieser Nebenwirkungen vermutlich nicht aus. Bei Säuglingen sollte man, solange Studien zur Verwendung bei Säuglingen nicht vorliegen, dennoch auf die Verwendung von Süßholz verzichten.

Anstelle der sofortlöslichen Tees können Tees in Form geschnittener Drogen oder als Teebeuteltees verwendet werden. Es empfiehlt sich jedoch, Tees renommierter Hersteller zu verwenden, deren Produkte laufend auf die Einhaltung des nach dem Lebensmittelgesetz vorgeschriebenen Standards überprüft werden.

1.6.8 Unerwünschte Wirkungen und Risiken

Für die meisten der in Deutschland verwendeten Teedrogen (Tabelle 1.4) sind keine unerwünschten Nebenwirkungen beschrieben. Arnikablüten, Mistelkraut oder Flohsamen können allergische Reaktionen auslösen. Drogen mit hohen Gehalten an Gerbstoff wie Bärentraubenblätter, Frauenmantelkraut oder Tormentillwurzelstock verursachen bei empfindlichen Personen Magenbeschwerden, ebenso Drogen mit hohen Gehalten an Bitterstoffen wie Enzianwurzel, Löwenzahn oder Wermutkraut (Übersäuerung des Magens). Die Anthranoide enthaltenden Abführdrogen wie Faulbaumrinde, Rhabarberwurzel, Sennesblätter und Sennesschoten können bei Langzeitanwendung zu Elektrolytverlusten, insbesondere zu Kaliummangelzuständen führen. Da die Langzeitanwendung von Laxantien keinen bestimmungsgemäßen Gebrauch darstellt, handelt es sich eigentlich um eine toxische Reaktion.

Die Frage nach pharmazeutischen Inkompatibilitäten sowie nach pharmakodynamischen Interaktionen ist wichtig, weil eine „Teekur" nicht selten adjuvant zur Einnahme essentieller Arzneimittel durchgeführt wird. Leider fehlt es nahezu gänzlich an praxisrelevanten Untersuchungen, so dass man auf Plausibilitätsüberlegungen angewiesen ist. Zu denken ist vor allem an die Verzögerung der Resorption von Arzneimitteln durch gerbstoffhaltige Tees: Wirkungsminderung ist möglich bei Gabe von Sedativa, Hypnotika, Antidepressiva und Tranquillantien (Ludewig, 1992), denkbar auch im Falle des Antidiabetikums Metformin. Mit einer Verminderung der Resorption ist bei Gabe von Fe-, Ca-, und Mg-haltigen Präparaten zu rechnen.

Bewährte Teedrogen, die bei uns seit langem gebräuchlich sind, besitzen in einem weiten Dosisintervall keine akute Toxizität. Auf chronisch-toxische Wirkungen hin sind sie in der Regel nicht untersucht worden; eine Ausnahme bilden die Pyrrolizidinalkaloide führenden Drogen, wie z. B. der Huflattichtee. Die Gruppe der Pyrrolizidinalkaloide (abgekürzt PA) umfasst etwa 200 strukturell verwandte Verbindungen, die bisher in ca. 350 Pflanzenarten gefunden wurden, darunter auch in Arzneipflanzen, wie beispielsweise in Cynoglossum-Arten (Hundszunge), in Petasites-Arten (Pestwurz), in Tussilago farfara (Huflattichblüten und -blätter), in Senecio-Arten (Kreuzkraut-Arten) oder in Symphytum-Arten (Beinwell) (Westendorf, 1992). Die Toxizität für den Menschen ist besonders gut für die im sog. „Buschtee" (Crotolaria-Arten) vorkommenden PA dokumentiert. Nach einer Latenzzeit von Wochen oder Monaten treten zunächst uncharakteristische Symptome wie Appetitlosigkeit, Mattigkeit, Leibschmerzen auf. Mit zunehmender Auszehrung schwillt der Unterleib an. Typisch sind im weiteren Verlauf der Intoxikation Veränderungen der Leber, die in dreierlei Formen auftreten: als akute, als subakute und als chronische Venenverschlusskrankheit. Der schädigende Einfluss der PA trifft einerseits die zentrolobulären Hepatozyten, die in großer Zahl zugrunde gehen, andererseits macht er sich an kleinen Ästen der Vena hepatica bemerkbar, die Endothelschäden erleiden und häufig thrombosieren.

Huflattichblätter enthalten vergleichsweise geringe Mengen an hepatotoxischen und hepatokanzerogenen PA, und zwar im Mittel 4,3 ppm, die auch weitgehend in das fertige Teegetränk gelangen (Wiedenfeld et al., 1995). In Ländern wie Österreich dürfen Huflattichblätter seit dem 1. 8. 1994 nicht mehr in den Verkehr gebracht werden. In Deutschland wurde ein Grenzwert festgelegt: Danach darf die Aufnahme von 1 µg PA pro Tag nicht überschritten werden (Bundesanzeiger Nr. 111 v. 17. 6. 1992). Offensichtlich wird unterstellt, daß es auch bei kanzerogenen Stoffen eine Grenzkonzentration gibt, unterhalb der eine Wirkung mit Sicherheit ausbleibt. Diese These ist nicht unumstritten. Huflattichtee ist entbehrlich und kann leicht durch andere Schleimdrogen, wie z. B. Eibisch- oder Malvenblätter, ersetzt werden, so dass empfohlen wird, künftig auch in Deutschland auf Huflattich zu verzichten

Literatur

AkdÄ - Arzneimittelkommission der deutschen Ärzteschaft (2002) Evidenzbasierte Therapie-Leitlinien - Demenz. Deutscher Ärzte-Verlag, Köln, Seiten 137–153.

Bak AAA, Grobbee DE (1989) The effect on serum cholesterol levels of coffee brewed by filtering or boiling. N Engl J Med 321: 142–147.

Bauer KH, Frömming KH, Führer C (1989) Pharmazeutische Technologie. 2. Aufl. Thieme Verlag, Stuttgart New York: 450.

Benedum J (1998) Phytotherapie der Antike. In: Loew D, Rietbrock N (Hrsg) Phytopharmaka IV, Forschung und klinische Anwendung. Dr. D. Steinkopff Verlag, Darmstadt: 3–11.

Blumenthal M, Busse WR, Goldberg A et al. (1998) The complete German Commission E monographs. American Botanical Council, Austin, Texas, 1998.

Braun H, Frohne D (1987) Heilpflanzenlexikon für Ärzte und Apotheker, 5. Auflage. Fischer Verlag, Stuttgart.

Braun R (Hrsg) (1987) Standardzulassungen für Fertigarzneimittel. Text und Kommentar. Deutscher Apotheker Verlag, Stuttgart, und Govi-Verlag, Frankfurt/Main.

Cordell GA, Quinn-Beattie ML, Farnsworth NR (2001) The potential of alkaloids in drug discovery. Phytother Res 15: 183-205.

Doody RS, Stevens JC, Beck C, et al.: Practice parameter: Management of dementia (an evidence-based review). Neurology 2001; 56: 1154-66.

EG Kommission (2002) Richtlinie des Europäischen Parlamentes und des Rates zur Änderung der Richtlinie 2001/83/EG im Hinblick auf traditionelle pflanzliche Arzneimittel.

Eisenberg DM, Davis RB, Ettner SL et al. (1998) Trends in alternative medicine use in the United States, 1990-1997. JAMA 280:1569-75.

Ernst E, Pittler MH, Stevinson C, White A (2001) The Desktop Guide to Complementary and Alternative Medicine, an Evidence-based Approach. Mosby, Edinburgh London New York 2001.

ESCOP (2003) Monographs on the medicinal uses of plant drugs. Thieme Stuttgart New York, 2003, in press

Europäisches Arzneibuch, Amtliche Deutsche Ausgabe 1997. Deutscher Apotheker Verlag – Govi Verlag, Stuttgart – Eschborn, 1997.

European Pharmacopeia (2002) Extracts. 4th Edition. Suppl 4.3:2937–8.

Gaedcke F, Steinhoff B (2000) Phytopharmaka – Wissenschaftliche und rechtliche Grundlagen für die Entwicklung, Standardisierung und Zulassung in Deutschland und Europa. Wissenschaftliche Verlagsgesellschaft, Stuttgart 2000.

Gauler TC, Weihrauch TR (Hrsg) (1997) Placebo: Ein wirksames und ungefährliches Medikament? Urban + Schwarzenberg, S. 31.

Haas H (1956) Spiegel der Arznei. Ursprung, Geschichte und Idee der Heilmittelkunde. Springer, Berlin Göttingen Heidelberg, 176.

Harnack GA (1980) Kinderheilkunde. Springer Verlag, Berlin Heidelberg New York.

Härtling Ch (1983) Beitrag zur Frage des mikrobiellen Zustandes pflanzlicher Drogen. Fakten und Folgerungen. Pharm Z 132: 643–644.

Hefendehl FW (1984) Anforderungen an die Qualität pflanzlicher Arzneimittel. In: Eberwein B, Helmstaedter G, Reimann J et al. (Hrsg) Pharmazeutische Qualität von Phytopharmaka. Deutscher Apotheker Verlag, Stuttgart, 25–34.

Heim T (2002) Therapie depressiver Erkrankungen: Weg von rein medikamentösen Ansätzen. Deutsches Ärzteblatt 99: 2428.

Hildebrandt G, Engelbertz P, Hildebrandt-Evers G (1954) Physiologische Grundlagen für eine tageszeitliche Ordnung der Schwitzprozeduren. Z Klin Med 152: 446–468.

Hiller K (1995) Pharmazeutische Bewertung ausgewählter Teedrogen. Dtsch Apoth Z 135: 1425–1440.

Hypericum Depression Trial Study Group: Effect of Hypericum perforatum (St. John's Wort) in Major Depressive Disorder. A Randomized Controlled Trial. JAMA 287: 1807-14, 2002.

IfD-Umfrage 1016 (2002) Institut für Demoskopie, Allensbach/Germany, Allensbacher Archiv.

Jüttner G (1983) Therapeutische Konzepte und soziales Anliegen in der frühen Kräuterheilkunde. In: lmhof AE (Hrsg) Der Mensch und sein Körper. Beck, München, 118–130.

Keller K (1996) Herbal medicinal products in Germany and Europe: experiences with national and European assessment. Drug Inform J 30: 933–948.

Kirsch I, Sapirstein G (1998) Listening to Prozac but hearing placebo: A meta-analysis of antidepressant medication. Prevention & Treatment, 1, Article 00002a. Available on the World Wide Web: http://journals.apa.org/prevention/volume1/pre00100002a.html.

Leimbeck R (1987) Teedrogen: Wie steht es mit der mikrobiologischen Qualität? Dtsch Apoth Z 127: 1221–1224.

Lindemann G (1979) Teerezepte. Verlag Tibor Marczell, München.

Linden M, Osterheider M, Schaaf B, Fleckenstein G, Weber HJ (1992) Fluoxetin in der Anwendung durch niedergelassene Nervenärzte. Münch Med Wschr 134: 836–840.

Ludewig R (1989) Schulmedizin und Naturmedizin im Meinungsstreit um Arzneimittel. Plädoyer für einen Modus vivendi. Natur- und Ganzheitsmedizin 2: 40–47.

Ludewig R (1992) Tee als Genuß-, Vorbeugungs- und Heilmittel. Ein alltägliches Beispiel für die schulmedizinisch begründete Phytotherapie. Natur- und Ganzheitsmedizin 5: 185–192.

Mader FH, Weißgerber H (Hrsg) (2003) Allgemeinmedizin und Praxis. 5. Auflage. Springer Verlag, Berlin Heidelberg.

Montgomery SA (1999 a) Alternatives to placebo-controlled trials in psychiatry. European Neuropsychopharmacology 9 (3): 265–269.

Montgomery SA (1999 b) The failure of placebo-controlled studies. European Neuropsychopharmacology 9 (3): 271–276.

Mulrow C.D., Williams J.W., Trivendi M.: Treatment of depression: newer pharmacotherapies. AHCPR publication no. 99-E014. http://www.ahcpr.gov/clinic/deprsumm.htm, 1999.

Nickel, IC (1998) Placebo therapy of benign prostatic hyperplasia: a 25-month study. Brit J Urol 81: 383-7.

Note for Guidance: Quality of Herbal Medicinal Products. European Agency for the Evaluation of Medicinal Products (EMEA). EMEA/adhoc HMPWG/114/98 (July 1998).

O'Brien JT, Ballard CG: Drugs for Alzheimer's disease. Chilinesterase inhibitors have passed NICE's hurdle. BMJ 2001; 325: 123-124.

Pahlow M (1985) Heilpflanzen in der Apotheke. Informationen und Tips aus der Praxis. Dtsch Apoth Z 125: 2663–2664.

Rees L (2001) Integrated medicine. Inbues orthodox medicine with the values of complementary medicine. BMJ 322: 119-20.

Schilcher H (1982) Gesund durch Kräuter-Tees. Möglichkeiten und Probleme der Arzneikräuter-Teezubereitungen. Apotheker-Journal, Heft 7: 36–39.

Schulz V (2000) The psychodynamic and pharmacodynamic effects of drugs: A differenciated evaluation of the efficacy of phytotherapy. Phytomed 7: 73-81.

Schulz V (2001) Incidence and clinical relevance of the interactions and side effects of Hypericum preparations. Phytomed 8:152-160.

Schulz V (2002a) Clinical trials with Hypericum extracts in patients with depression - Results, comparisons, conclusions for therapy with antidepressant drugs. Phytomed 9: 468-474.

Schulz V (2002b) Therapie depressiver Störungen: Die Polit-Pharmakologen. Der Allgemeinarzt 2002: 1363.

Schulz V (2003a) Ginkgo extrakt or cholinesterase inhibitors in patients with dementia: What clinical trials and guidelines fail to consider. Phytomed 10 Suppl IV: 74-79.

Schulz V (2003 b) Pflanzliche Arzneimittel und Evidenz basierte Medizin: Thesen zur Rationalität der Phytotherapie. Bundesgesundheitsbl 46: im Druck.

Schwabe U, Paffrath D (Hrsg.) Arzneiverordnungsreport 2000. Springer, Berlin-Heidelberg-New York, pp 1-4; 714-742.

Schwabe U, Paffrath D (Hrsg.) Arzneiverordnungsreport 2001. Springer, Berlin-Heidelberg-New York, pp 1-4; 754-767.

Schwabe U, Paffrath D (Hrsg.) Arzneiverordnungsreport 2002. Springer, Berlin-Heidelberg-New York, pp 1-18; 652-659.

Timothy B, Seidman SN, Sysko R, Gould M (2002) Placebo Response in Studies of Major Depression - Variable, Substantial, and Growing. JAMA 287: 1840-47.

Weihrauch TR, Gauler TC (1999) Placebo – Efficacy and adverse effects in controlled clinical trials. Arzneim-Forsch/Drug Res 49: 385 - 393.

Weiss RF (1991) Lehrbuch der Phytotherapie, 7. Auflage, Hippokrates, Stuttgart.

Westendorf J (1992) Pyrrolizidin Alakloids – General Discussion. In: De Smet PAGM, Keller K, Hänsel R, Chandler RF (eds) Adverse effects of herbal drugs. Band l, Springer Verlag, Berlin Heidelberg New York, 193–214.

Wichtl M (Hrsg) (1989) Teedrogen. 2. Auflage. Wissenschaftliche Verlagsgesellschaft, Stuttgart, 10 u. 26.

Wiedenfeld H, Lebada R, Kopp B (1995) Pyrrolizidinalkaloide im Huflattich. Dtsch Apoth Z 135: 1037–1046.

Withering W (1885) An Account of the Foxglove and Some of Its Medicinal Uses: with Practical Remarks on Dropsy and other Diseases. C. G. J. + J. Robinson, London, 1785. Reprinted in Med Class 2 (1937): 305–443.

2 Zentrales Nervensystem

Stoffe oder Stoffgemische mit stimulierenden oder hemmenden Wirkungen auf das zentrale Nervensystem sind von der Pflanzenwelt in besonders reichem Umfange hervorgebracht worden. Sofern sich das Wirkprinzip auf stark wirkende und isolierbare Einzelstoffe, wie z. B. Morphin, Kokain oder Atropin zurückführen lässt, sind diese Pflanzen oder deren Zubereitungen nicht mehr Gegenstand der Phytotherapie (Abschnitt 1.2). Bezüglich der coffeinhaltigen Drogen wird auf den Abschnitt 3.2.1.1 vewiesen. Die verbleibenden Drogen wurden bisher meistens unter dem Oberbegriff „pflanzliche Beruhigungsmittel" zusammengefasst. Kontrollierte Therapiestudien neueren Datums haben jedoch bei drei der psychotropen Phytopharmaka zu spezifischeren Anwendungsgebieten geführt. In diesem Sinne kann Ginkgo-Spezialextrakt heute als pflanzliches Antidementivum zur symptomatischen Behandlung von Hirnleistungsstörungen verstanden werden (Hartmann und Schulz, 1991; Schulz et al., 1997; Le Bars et al., 1997, Oken et al., 1998, Ernst und Pittler, 1999, ESCOP, 2003), Extrakte aus Johanniskraut haben sich als hochwirksam gegen depressive Verstimmungen und Depressionen erwiesen (Linde et al., 1996; Wong et al., 1998; Kasper, 2001; Schulz, 2002) und Extrakte aus Kava-Kava-Wurzeln können als pflanzliche Anxiolytika eingeordnet werden (Volz und Hänsel, 1994; Volz, 1997; Pittler und Ernst, 2000).

Mit der Ausnahme von Ginkgo und Kava-Kava wurde das Erkenntnismaterial für die Phytopharmaka mit psychotropen Wirkungen in den Jahren 1984 und 1985 von der Kommission E aufbereitet. Entsprechend dem damaligen Stand des Wissens wurden für die Mehrzahl dieser Drogen relativ ähnliche Anwendungsgebiete benannt, darunter in fast allen Monographien das Symptom „Unruhe". Die Indikationen in der Tabelle 2.1 für Johanniskraut entsprechen deshalb nicht mehr dem heutigen Kenntnisstand. Für alkoholische Johanniskrautextrakte konnten in keiner der kontrollierten klinischen Studien entsprechend den Tabellen 2.4. und 2.5. sedierende Effekte nachgewiesen werden, wohingegen sich diese Therapie nicht nur bei „depressiven Verstimmungszuständen", sondern auch bei mittelschweren bis schweren Depressionen als wirksam erwiesen hat. Das Bundesinstitut für Arzneimittel und Medizinalprodukte (BfArM) erteilt deshalb seit 1997 bei Neuzulassungen entsprechender Johanniskraut-Fertigarz-

Tabelle 2.1.
Indikationen für pflanzliche Arzneimittel mit psychotropen Wirkungen entsprechend den Monographien der Kommission E mit dem Jahr der Veröffentlichung im Bundesanzeiger.

Arzneidroge	Jahr	Anwendungsgebiete
Baldrianwurzel	1985	Unruhezustände, nervös bedingte Einschlafstörungen
Hopfenzapfen	1984	Befindensstörungen wie Unruhe und Angstzustände, Schlafstörungen
Johanniskraut	1984	Psychovegetative Störungen, depressive Verstimmungszustände, Angst und/oder nervöse Unruhe
Kava-Kava-Wurzel	1990	Nervöse Angst-, Spannungs- und Unruhezustände
Lavendelblüten	1984	Befindensstörungen wie Unruhezustände, Einschlafstörungen, funktionelle Oberbauchbeschwerden
Melissenblätter	1984	Nervös bedingte Einschlafstörungen, funktionelle Magen-Darm-Beschwerden
Passionsblumenkraut	1985	Nervöse Unruhe, leichte Einschlafstörungen, nervös bedingte Beschwerden im Magen-Darm-Bereich

neimittel nur noch die Indikationen „leichte vorübergehende depressive Störungen" bzw. in Verbindung mit präparatespezifischen Wirksamkeitsbelegen die Indikation „leichte und mittelschwere depressive Episoden". Die Monographien der Kommission E für Ginkgo-Präparate wurden erst im Sommer 1994 verabschiedet. Die Indikationsgebiete werden im nachfolgenden Kapitel 2.1 dargestellt.

2.1 Ginkgo bei Hirnleistungsstörungen

2.1.1 Einführung

Das erste Grün, das 1946 im Zentrum von Hiroshima beobachtet wurde, war der Spross eines Ginkgo-Baumes. Der Baum war beim Abwurf der Atombombe am 6. August 1945, ebenso wie die gesamte Flora und Fauna der Stadt, verbrannt. Der Neuaustrieb zeigte die unveränderten Eigenschaften seiner Art und ist inzwischen wieder zu einem großen Baum herangewachsen.

Diese besondere Widerstandskraft ist offenbar ein Charakteristikum der Ginkgo-Bäume. Sie konnten sich seit dem Paläozoicum über einen Zeitraum von 300 Millionen Jahren auf der Erde behaupten. Gegen mikrobiologische Schädlinge und Insekten sind sie ebenso resistent wie gegen Schadstoffe der modernen Zivilisation. Sie gehören inzwischen zu den meistgepflanzten Allee-Bäumen in hoch belasteten Großstädten wie Tokio oder New York. Die besondere genetische Ausstattung zum Schutz gegen mutagene Einflüsse könnte mit den Eigenschaften bestimmter Ginkgo-Inhaltsstoffe, schädliche Sauerstoffradikale einzufangen, zusammenhängen. Hier ergeben sich möglicherweise Zusammenhänge mit den pharmakologischen und therapeutischen Wirkungen der Ginkgo-Extrakte.

In Europa war der Ginkgo-Baum in der Eiszeit ausgestorben. Der deutsche Arzt und Botaniker Engelbert Kaempfer hat den Baum in seinem Buch „Amoenitatum Exoticarum" im Jahre 1712 nach einem Aufenthalt in Japan erstmals beschrieben. 1730 wurde der erste europäische Ginkgo-Baum in Utrecht/Holland gepflanzt. Im Laufe des 18. Jahrhunderts wurde er in allen Ländern des alten Kontinents wieder heimisch. Der älteste deutsche Ginkgo-Baum (ca. 200 Jahre) soll heute im Schlosspark von Wilhelmshöhe bei Kassel stehen. Goethe widmete nach einem Spaziergang im Heidelberger Schlosspark am 27. September 1815 dem zweiteiligen Ginkgo-Blatt ein Gedicht; in der Nähe seines Weimarer Gartenhauses ließ er mehrere Ginkgo-Bäume pflanzen.

In Europa hat Ginkgo biloba als Heilpflanze keine Tradition. In Ostasien, insbesondere in China, sind therapeutische Anwendungen seit etwa dreitausend Jahren belegt. Die chinesische Medizin verwendet heute noch Auszüge aus Ginkgo-Blättern in Wundpflastern. Bei dieser Anwendung spielen möglicherweise die gefäßaktiven Eigenschaften der Inhaltsstoffe eine Rolle. Darüber hinaus werden Ginkgo-Zubereitungen in China vor allem bei Asthma bronchiale angewendet, wobei die bekannten PAF-antagonistischen Wirkungen eine Rolle spielen könnten (Schmid und Schmoll, 1994).

2.1.2 Botanik des Ginkgo-Baumes

Ginkgo biloba (Abbildung 2.1; deutsche Bezeichnungen wie Fächer- oder Tempel-Baum sind ungeläufig) ist zweihäusig. Die Blütezeit der Bäume beginnt jedoch erst in einem Alter von 20 bis 30 Jahren. In der Jugend ist das Wachstum der Bäume birnbaumförmig schmal, später haben sie eine breit ausladende Krone und erreichen eine Gesamthöhe bis zu 40 Metern. In China, Korea und Japan sind Ginkgo-Bäume im Alter von mehr als 1000 Jahren mit Stammumfängen von 10–20 Metern beschrieben worden.

Ginkgo biloba ist die einzige überlebende Art aus der Familie der Ginkgoaceae. Sie zeigt keinerlei Verwandtschaft zu anderen heute lebenden Pflanzenarten. Dass die Laubblätter des Ginkgo-Baumes eher denen bestimmter Farne als denen von dicotylen Laubbäumen nahe stehen, zeigt sich an ihrer fächerförmigen Nervatur: Ungleich den Blättern von Laubholzbäumen ist keine Mittelrippe und keine Queraderung vorhanden.

2.1.3 Droge und Extrakt

Die Droge für die Herstellung der Ginkgo-Extrakte sind die getrockneten grünen Blätter. Sie werden aus Kulturen und Wildbeständen gewonnen. Hauptlieferländer sind China, Japan, Nord- und Südkorea sowie Anbaugebiete in Europa (Südfrankreich) und Nordamerika. Den höchsten Gehalt an Ginkgo-Flavonglykosiden haben die Blätter kurz nach dem Austrieb im Mai (Sticher, 1993). Die Ernte erfolgt in jedem Falle zu einem Zeitpunkt, solange die Blätter noch eine reine grüne Farbe haben. Die Blätter werden entweder durch Hochklettern in die Bäume und Abpflücken oder durch

Abb. 2.1. ▶ Zweig von Ginkgo biloba.

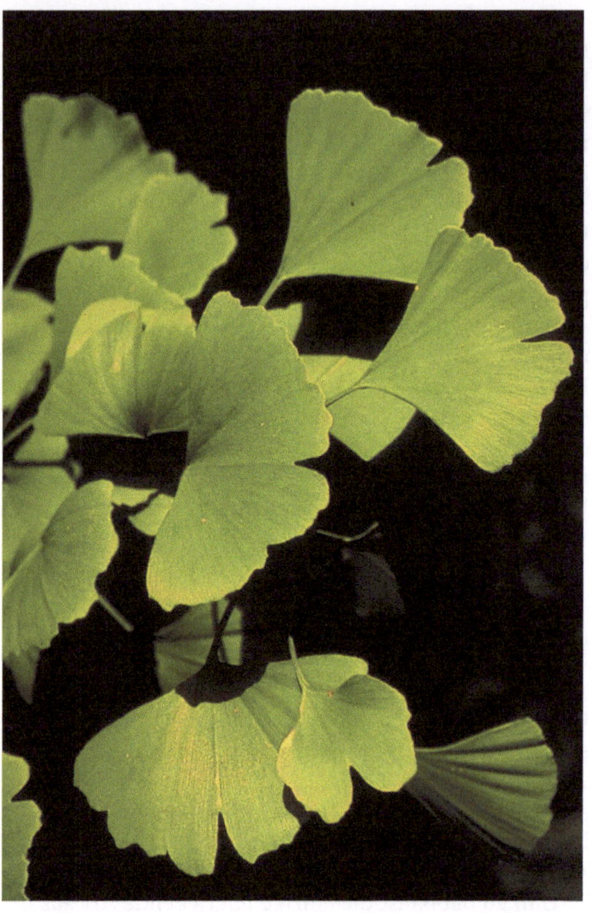

Abschneiden einzelner Zweige geerntet. In Plantagen werden die Blätter maschinell von Pflanzen mit strauchartiger Wuchsform geerntet. Beim Trocknen verlieren sie rund 3/4 ihres Frischgewichtes. Die getrockneten Blätter werden zu großen Ballen gepresst, um Fermentierungsprozesse beim Wiedereintritt von Feuchtigkeit zu vermeiden.

Ginkgo-Extrakte lassen sich in der üblichen Weise durch Extraktion der zerkleinerten Blätter mit polaren Lösungsmitteln herstellen. Diese Primärextrakte mit einem Droge-Extrakt-Verhältnis von etwa 4 : 1 sind jedoch ebenso wie die Blattdroge in Deutschland nicht mehr verkehrsfähig. Als Arzneistoffe werden laut Monographie der Kommission E von 1994 (publiziert im Bundesanzeiger Nr. 133 vom 19. 07. 1994) nur noch Spezialextrakte mit einem Droge-Extrakt-Verhältnis von 35–67 : 1 (Mittelwert: 50 : 1), extrahiert mit Aceton-Wasser und nachfolgenden Reinigungsschritten ohne Zumischung von Konzentraten oder isolierten Inhaltsstoffen, akzeptiert. Mit den speziellen Herstellungsverfahren werden u. a. solche Stoffe eliminiert, die die Stabilität beeinträchtigen oder die wegen ihrer toxikologischen Eigenschaften unerwünscht sind. Entfernt werden im wesentlichen Fette, Wachse, Tannine, Proanthocyanidine, Biflavone, Ginkgole, Ginkgolsäuren, Proteine und mineralische Bestandteile. Insbesondere für

Ginkgolsäuren konnte gezeigt werden, dass sie ein allergenes, cytotoxisches, mutagenes und tumorpromovierendes Potential aufweisen (Becker und Skipworth, 1995; Hausen, 1998; Jaggy und Koch, 1997; Siegers, 1999; Koch et al, 1999; Westendorf and Regan, 2000; Ahlemeyer et al, 2001; Baron et al., 2001; Schötz, 2002). Die für die Arzneimittelherstellung geeigneten Extrakte sind frei von Ginkgolsäuren (<5 ppm) und werden in der Fachliteratur mit den Kürzeln „EGb 761" und „LI 1370" bezeichnet.

2.1.4 Leitsubstanzen, Analytik, Pharmakokinetik

Laut Monographie der Kommission E sind die arzneilichen Extrakte wie folgt charakterisiert: 22–27 % Flavonglykoside, bestimmt mittels Hochdruck-Flüssigkeits-Chromatographie als Quercetin, Kaempferol sowie Isorhamnetin und berechnet als Acylflavone mit der Molmasse M_r = 756,7 (Quercetin-Glykoside) und M_r = 740,7 (Kaempferol-Glykoside); 5–7 % Terpenlaktone, davon ca. 2,8–3,4 % Ginkgolide A, B und C sowie ca. 2,6–3,2 % Bilobalid; weniger als 5 ppm Ginkgolsäuren. Die angegebenen Spannweiten beinhalten bereits die Produktions- und Analyseschwankungen.

Weitere Inhaltsstoffe der Extrakte sind z. B. Hydroxykynurensäure, Shikimisäure, Protocatechusäure, Vanillinsäure und Parahydroxybenzoesäure.

Zur quantitativen Analytik werden die Leitsubstanzen aus dem Extrakt mittels Hochdruck-Flüssigkeits-Chromatographie separiert. Bei den Ginkgoliden und bei Bilobalid werden auch gaschromatographische Trennverfahren angewendet. Die Flavonglykoside werden vor der chromatographischen Trennung mit Methanol-Salzsäure hydrolysiert. Für die Bewertung der als toxisch (allergen) geltenden Ginkgolsäuren wurden nur Konzentrations-Obergrenzen festgelegt, die nicht überschritten werden dürfen.

Die Pharmakokinetik wurde sowohl tierexperimentell als auch am Menschen untersucht. Für den radioaktiv markierten Extrakt EGb 761 wurde bei Ratten eine Resorptionsrate von 60 % festgestellt; beim Menschen betrug nach Applikation von EGb 761 die absolute Bioverfügbarkeit von Ginkgolid A 98–100 %, von Ginkgolid B 79–93 % und von Bilobalid mindestens 70 % (Hänsel et al, 1993; DeFeudis, 1998). Die Ginkgolide A und B und Bilobalid wurden nach oraler Applikation an Ratten (30, 55 und 100 mg/kg) dosislinear resorbiert; die Maximalspiegel im Plasma (ca. 100-400 ng/ml) wurden nach 0,5-1 h erreicht; die Halbwertzeiten im Plasma betrugen 1,7-3 h (Biber und Koch, 1999). Die Pharmakokinetik der Ginkgolide A und B und des Bilobalids wurde auch an 12 gesunden Probanden nach oraler und parenteraler Applikation von EGb 761 geprüft. Nach oraler Applikation betrug die Bioverfügbarkeit von Ginkgolid A bzw. B 80% bzw. 88%, von Bilobalid 79%. Die Plasmahalbwertzeit betrug etwa 10 h für Ginkgolid A und etwa 4 h für die beiden anderen Substanzen. Die Ausscheidungen mit dem Urin (48 h) betrugen 72% für Ginkgolid A und 30-40% für die beiden anderen Substanzen (Fourtillan et al., 1997). Die Flavonol-Konzentration im Plasma gesunder Probanden stieg nach der Einnahme von 50 mg, 100 mg und 300 mg des Extraktes LI 1370 dosisproportional an und erreichte 2 bis 3 Stunden nach der Einnahme ihr Maximum (Nieder, 1991).

2.1.5 Pharmakologie, Humanpharmakologie und Toxikologie

Zu den pharmakologischen Wirkungen von Ginkgo-Extrakten liegen mehr als 300 Original-Publikationen vor (Übersichten bei: Oberpichler und Krieglstein, 1992; Hänsel, Keller, Rimpler und Schneider, 1993; Rupalla et al., 1995; DeFeudis, 1998). Die Untersuchungen wurden zum überwiegenden Teil mit dem Extrakt EGb 761 durchgeführt. Die Monographie der Kommission E von 1994 faßt die experimentell nachgewiesenen pharmakologischen Wirkungen wie folgt zusammen:

- Steigerung der Hypoxietoleranz, insbesondere des Hirngewebes;
- Hemmung der Entwicklung eines traumatisch oder toxisch bedingten Hirnödems und Beschleunigung seiner Rückbildung;
- Verminderung des Retinaödems und von Netzhautläsionen;
- Hemmung der altersbedingten Reduktion von muskarinergen Cholinrezeptoren und α_2-Adrenozeptoren sowie Förderung der Cholinaufnahme im Hippocampus;
- Steigerung der Gedächtnisleistung und des Lernvermögens, Förderung der Kompensation von Gleichgewichtsstörungen, Förderung der Durchblutung, vorzugsweise im Bereich der Mikrozirkulation;
- Verbesserung der Fließeigenschaften des Blutes;
- Inaktivierung toxischer Sauerstoffradikale (Flavonoide);
- Antagonismus gegenüber „Platelet-activating-factor" (PAF) (Ginkgolide);
- Neuroprotektive Wirkung (Gikgolide A und B, Bilobalid).

Wie bei anderen Phytopharmaka ist auch bei Ginkgo-Extrakten davon auszugehen, daß die Inhaltsstoffe in ihrer Gesamtheit zur therapeutischen Wirksamkeit erforderlich sind. Allerdings lassen sich bestimmte pharmakologische Wirkungen auch einzelnen Stoffgruppen zuordnen. So wird die Inaktivierung toxischer Sauerstoffradikale in erster Linie den Ginkgo-Flavonoiden zugerechnet. Diese lassen sich in erster Näherung als Rutosidderivate ansehen. Rutosid erhöht im Experiment am Tier und Mensch die Schwelle für den Blutaustritt aus den Kapillargefäßen – ein Effekt, der als Herabsetzung der Kapillarfragilität bezeichnet wird.

Die Ginkgolide verursachen eine Hemmung des „Platelet-activating-factor" (PAF). PAF ist ein Bioregulator, der in den Zellmembranen von Säugern als Antwort auf verschiedenartige Reize hin biosynthetisiert wird und der verschiedenartige physiologische und – beim „Überschießen" – pathophysiologische Reaktionen in Gang bringt. Er löst die Blutplättchenaggregation aus und spielt eine entscheidende Rolle als Mediator allergischer Entzündungen. PAF-Rezeptoren wurden auch im Gehirn nachgewiesen. In Gebieten zerebraler Ischämie werden pathogenetische Mechanismen ausgelöst, in die PAF involviert sein kann. Die in der Natur einzigartigen chemischen Strukturen, entsprechend den Ginkgoliden und dem Bilobalid, zeigten außerdem in verschiedenartigen pharmakologischen Modellversuchen charakteristische neuroprotektive Eigenschaften (Braquet, 1988 und 1989; Krieglstein et al., 1995).

Von den zahlreichen Publikationen aus jüngerer Zeit über pharmakologische Wirkungen in vitro und am Tier sollen an dieser Stelle die folgenden näher beschrieben werden:

In vitro wurden in Hippocampuszellkulturen die zelltoxischen und Apoptose-induzierenden Effekte von β-Amyloid-Peptidfragmenten (Aβ25-35, Aβ1-40, Aβ1-42) oder von Sauerstoffradikalen durch 10 bis 100 µg/mL EGb 761 dosisabhängig gehemmt; der Effekt war bereits bei 10 µg/mL Extrakt signifikant, ein maximaler Schutzeffekt wurde bei der höchsten Extrakt-Konzentration von 100 µg/mL erreicht. Der Extrakt (100 µg/mL) übte die protektive Wirkung auch noch nach 8-stündiger Vorinkubation der Zellkulturen mit den β-Amyloidfragmenten aus (Bastianetto et al., 2000). In der Konzentration von 100 µg/mL hemmte EGb 761 die Aggregation von β-Amyloid um 82%; für Bilobalid und Ginkgolid J wurde eine Hemmung der β-Amyloidaggregation um 73% und 72%, für die Ginkgolide A, B und C ein Hemmeffekt von 35, 20 und 42% nachgewiesen (Konzentration jeweils 29 µg/mL). In einer Kultur von β-Amyloid produzierenden Neuroblastomzellen mit den Alzheimer-Mutanten APP (Amyloid-Precursor-Protein)-695 und PS (Presinilin)-1 hemmte der Extrakt (100 µg/mL) die Bildung von β-Amyloidfibrillen, die durch Mitochondrienschädigung initiierte Apoptoserate und die Aktivität der Caspase-3, eines Schlüsselenzyms der Apoptose-Induktion (Luo et al., 2002). Bilobalid schützte dosisabhängig (1 bis 100 µM) Zellen des Rattencortex vor Hypoxie- und Hypoglykämie-stimuliertem Efflux von Glutamat (Johns et al., 2002) und hemmte die hypoxisch bedingte Cholinfreisetzung aus Zellen des Hippocampus mit einer IC50 von 0,38 µM (Klein et al., 1997). Der nach 24-stündigem Entzug von Serum auf 30% angestiegene Anteil apoptotischer neuronaler Zellen des Hühnchenembryos wurde durch LI 1370 (10 µg/mL), Ginkgolid B (10 µM), Ginkgolid J (100 µM) und Bilobalid (1 µM) auf den Kontrollwert von 12% reduziert. Der nach 24-stündiger Inkubation mit Staurosporin auf 74% angestiegene Anteil apoptotischer Neurone wurde durch den Extrakt (100 µg/mL) auf 24%, durch Ginkgolid B (10 µM) auf 31% und durch Ginkgolid J (100 µM) auf 62% reduziert, durch Bilobalid (10 µM) wurde die Apoptoserate nach 12-stündiger Inkubation mit Staurosporin auf den Kontrollwert gesenkt. Bei gemischten neuronalen/glialen Kulturen des Hippocampus neonataler Ratten wirkten der Extrakt (100 µg/mL) und Bilobalid (100 µM) hemmend auf die durch Serumentzug, Bilobalid (100 µM) und Ginkgolid B (100 µM) auf die durch Staurosporin induzierte Apoptose. Bilobalid erwies sich als wirksamste Einzelkomponente, Ginkgolid A war ohne Effekt (Ahlemeyer et al., 1999).

In vivo bewirkte bei globaler Vorderhirnischämie von Gerbils (bilaterale 5-minütige Occlusion der A. carotis communis, Reperfusion 7 Tage) die Vorbehandlung mit EGb 761 (tgl. 25, 50 oder 100 mg/kg KG p.o., 7 Tage) bzw. Bilobalid (tgl. 3 oder 6 mg/kg KG p.o., 7 Tage) einen dosisabhängigen Schutz vor neuronalem Zelltod und Reduktion der mitochondrialen Genexpression von Cytochromoxidase III im CA1-Band des Hippocampus; für beide Parameter ergab sich bei jeder Dosis gegenüber den unbehandelten Kontrolltieren mit Ischämie ein statistisch signifikanter Unterschied zugunsten des Extraktes und Bilobalids. Während bei den Kontrolltieren der Anteil überlebender Nervenzellen auf 21% und der Anteil an mRNS der Untereinheit III der mitochondrialen Cytochromoxidase (COX III mRNS) auf 19,3% reduziert waren, lag die Rate überlebender Zellen unter der höchsten Extrakt- bzw. Bilobaliddosis bei 76,9% bzw. 82,8% und der Anteil der COX III mRNS bei 77,2% bzw. 81,9%. Untersuchungen nach Vorbehandlung mit 100 mg/kg KG Extrakt bzw. 6 mg/kg KG Bilobalid zeigten an Tag 1 der Reperfusion nach Ischämie einen protektiven Effekt auf die dem Zelluntergang der CA1-Neurone vorausgehende Reduktion der COX III mRNS (Chandrasekaran et al. 2001). Bei alten Ratten (27 Monate bei Versuchsbeginn) beugte EGb 761 (tgl. 100 mg/kg

KG p.o. im Standardfutter, 3 Monate) einer altersbedingten oxidativen Schädigung der Mitochondrien vor, wie der Vergleich mit jungen und alten unbehandelten Tieren zeigte. Aus dem Hirn isolierte Mitochondrien der behandelten Tiere wiesen gegenüber den alten unbehandelten Tieren einen geringeren Gehalt an Oxo-8-deoxyguanosin (Marker für die oxidative DNA-Schädigung), eine reduzierte Peroxidbildung und ein höheres Membranpotential auf, auch Morphologie und respiratorische Funktion der Mitochondrien waren bei den behandelten Tieren weniger beeinträchtigt (Sastre et al., 1998). An einem für die sporadisch auftretende Alzheimersche Erkrankung als geeignet geltenden Tiermodell einer neuronalen Glukosestoffwechselstörung (durch intrazerebroventrikuläre Injektion von Streptozotozin = STZ) wurde bei 12 Monate alten Ratten gezeigt, dass der Extrakt (tgl. 50 mg/kg KG p.o., 80 Tage) Störungen von Kognition, Verhalten und zerebralem Energiestoffwechsel entgegenwirkte: In der Extraktgruppe (STZ + EGb 761) waren die mit dem „Holeboard"-Test erfassten Parameter Kurzzeitgedächtnis („working memory") und Langzeitgedächtnis („reference memory") sowie die „step through"-Latenzzeit im „Passive avoidance"-Test deutlich weniger beeinträchtigt (für alle Parameter $p \leq 0,05$ vs. STZ-Gruppe); der Gehalt an energiereichem Phosphat in der Hirnrinde lag in der Extraktgruppe (STZ + EGb 761) um 9% höher als in der STZ-Gruppe ($p \leq 0,05$ für ATP, Kreatinphosphat und energiereiches Phosphat insgesamt) (Hoyer et al., 1999). Im „Passive avoidance"-Test wurde bei alten (22 Monate) mit EGb 761 (tgl. 100 mg/kg KG p.o., 3 Wochen) behandelten Mäusen eine deutliche Verbesserung des Kurzzeitgedächtnisses (gemessen als 60 Sekunden-Latenzzeit nach einem aversiven Stimulus) nachgewiesen ($p < 0,05$ vs. Kontrolle); bei mittelalten (12 Monate) Tieren war ein positiver Trend erkennbar, bei jungen (3 Monate) Tieren war kein Effekt zu beobachten. Das Langzeitgedächtnis (gemessen als 24 Stunden-Latenzzeit) wurde bei diesem Modell durch den Extrakt nicht beeinflusst (Stoll et al. 1996).

Die Untersuchungen an experimentellen Modellen wurden durch eine Reihe von humanpharmakologischen Studien ergänzt. Itil et al. (1998) verglichen in einer offenen Studie mittels computer-analysiertem EEG (CEEG) bei 18 Patienten mit Alzheimer-Demenz die Wirkung einer einmaligen Einnahme von 40 mg Tacrin mit derjenigen von 240 mg Ginkgo-Extrakt. In der Bewertung durch die Autoren fanden sich „typische kognitive CEEG-Activator-Profile" nach der Einnahme des Ginkgo-Präparates bei 8 von 18, nach Tacrin dagegen nur bei 3 von 18 Patienten. Rigney et al. (1999) prüften in einer Doppelblindstudie im mehrfachen Crossover-Design bei 31 gesunden Probanden im Alter von 30-59 Jahren die Wirkung von 120-300 mg Ginkgo-Extrakt auf kognitive Leistungen im Sinne psychomotorischer Testverfahren. Die Autoren fanden insbesondere bei den Gedächtnisleistungen einen dosisabhängigen positiven Effekt, der bei Probanden im Alter von 50-59 Jahren ausgeprägter war, als bei jüngeren. Mix und Crews (2000) führten eine placebokontrollierte Studie mit 40 gesunden Probanden im von 55 bis 86 Jahren durch. Die Verum-Gruppe erhielt für die Dauer von 6 Wochen 180 mg Ginkgo-Extrakt (EGb 761). 3 neuropsychologische Testverfahren ergaben positive Einflüsse auf die kognitiven Leistungen.

Mix und Crews (2002) führten eine weitere placebokontrollierte Doppelblindstudie durch. An 262 älteren Probanden ($\geq$ 60 Jahre) mit intakter kognitiver Leistungsfähigkeit wurde gezeigt, dass die 6-wöchige Einnahme von täglich 180 mg Extrakt bei selektiven Erinnerungstests (Selective Reminding Test = SRT) im Vergleich zu Placebo zu signifikant besserer Leistung bei Wiedergabe und Wiedererkennen von auditiv-verbalem Testmaterial nach einem Intervall von 30 Minuten führte ($p = 0,04$ bzw. $p = 0,01$).

Auch beim Wechsler Memory Scale-III Untertest des Wiedererkennens von Gesichtern (Faces II) wurde bei den Probanden der Extraktgruppe eine stärkere Verbesserung des visuellen Erinnerungsvermögens verzeichnet (p = 0,025); bei diesem Parameter ist allerdings der statistisch signifikante Gruppenunterschied (p < 0,03) bei den Ausgangswerten zu beachten. Bei der subjektiven Einschätzung des allgemeinen Erinnerungsvermögens bewerteten signifikant mehr Probanden der Extraktgruppe dieses als „verbessert" (p = 0,05).

Im Gegensatz zu den 4 vorangehend berichteten Studien ergab eine placebokontrollierte Studie mit 230 älteren Probanden (Alter im Mittel 69 Jahre) unter 6-wöchiger Therapie mit 120 mg Ginkgo-Extrakt EGb 761 im Vergleich mit Placebo keine signifikanten Verbesserungen der kognitiven Leistungen. Allerdings fand in dieser Studie keine wirkliche Verblindung der Zuordnung statt, da die Testmedikation in der Verum-Gruppe aus Filmtabletten und in der Placebo-Gruppe aus Gelatine-Kapseln bestand (Solomon et al., 2002). Eine weitere offene randomisierte Studie wurde an einem Kollektiv von 5028 gesunden älteren Probanden (Durchschnittsalter 69 Jahre) durchgeführt, von denen 1000 für den Zeitraum von 4 Monaten 120 mg Ginkgoextrakt (LI 1370), und 4028 (Kontrollgruppe) kein Antidementivum erhielten. Die Probanden wurden zu den Zeitpunkten 0, 1, 3 und 4 Monaten mittels zugesandter validierter Selbstbeurteilungs-Skalen zu den Aktivitäten des täglichen Lebens befragt. Nach 4-monatiger Therapie ergaben sich statistisch signifikante Unterschiede im Sinne einer bessere Bewältigung der Aktivitäten der täglichen Lebens in der Behandlungsgruppe mit Ginkgoextrakt (Cockle et al., 2000).

Die Toxizität der therapeutisch angewendeten Ginkgo-Extrakte ist sehr gering. Der Extrakt EGb 761 wurde ausführlich toxikologisch untersucht: Bei der Maus betrug bei oraler Applikation die LD_{50} 7725 mg/kg und bei intravenöser Applikation 1100 mg/kg. Bei der Ratte war eine akute LD_{50} nicht bestimmbar. Die Prüfung auf mutagene, kanzerogene und reproduktionstoxische Wirkungen verlief negativ (Hänsel, Keller, Rimpler und Schneider, 1993; DeFeudis, 1998; Alaoui-Youssefi, 1999).

2.1.6　Therapeutische Wirksamkeit bei Hirnleistungsstörungen

Die symptomatische Behandlung hirnorganisch bedingter Leistungsstörungen gilt als wichtigste Indikation für den Ginkgo-Extrakt. Für den Begriff „Hirnleistungsstörungen" gibt es keine verbindliche Definition; er wird in der medizinischen Fachsprache weitgehend synonym mit dem älteren Ausdruck „zerebrale Insuffizienz" verwendet. Die letztgenannte Bezeichnung bezog sich auf die ätiologische Hypothese, dass ein alterungsbedingter, stenosierender Gefäßprozess zu einer fortlaufenden Verringerung der Hirn-Perfusion führt, die sich in Form von psychischen und somatischen Symptomen äußert. Das zugehörige klinische Bild umfasst Einschränkungen von kognitiven Leistungen wie Gedächtnis- und Denkvermögen, affektive Symptome wie Depressivität und Ängstlichkeit, aber auch körperliche Beschwerden wie Ohrensausen, Schwindel und Kopfschmerzen (Abbildung 2.2). Das frühere ätiologische Konzept der „zerebrovaskulären Insuffizienz" wurde inzwischen weitgehend aufgegeben, da heute als häufigere Ursache von psychischen Leistungseinschränkungen im Alter Nervenzelldegenerationen, wie diejenigen durch die Alzheimer Krankheit, gelten. Gegenwärtig gilt der

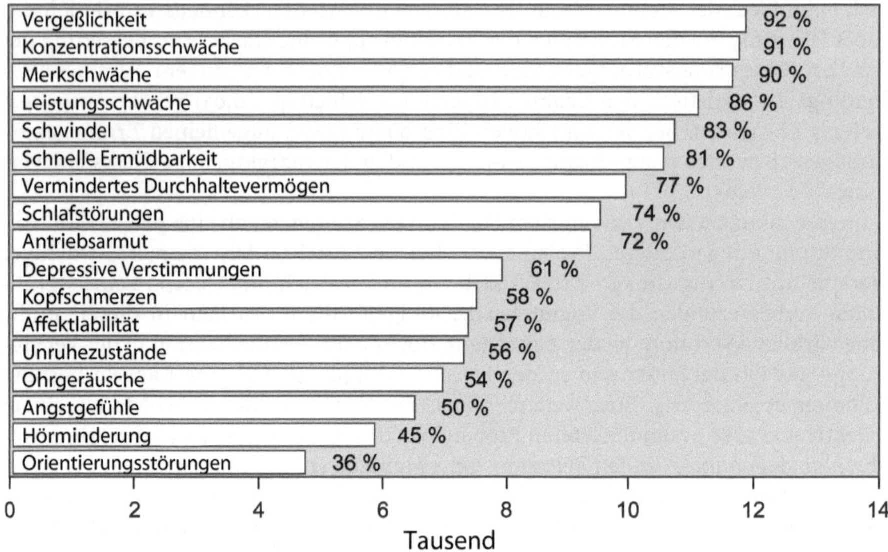

Abb. 2.2. ▲ Häufigkeitsverteilung der typischen Symptome bei 13565 Patienten, bei denen die Diagnose „Hirnleistungsschwäche" (Multiinfarkt-Demenz, Alzheimer-Demenz und Mischtyp) gestellt wurde. Ergebnisse einer Befragung bei 1357 niedergelassenen Ärzten (Burkard und Lehrl, 1991).

Mangel des Neurotransmitters Acetylcholin in der Hirnrinde als besonders konsistenter neurobiologischer Befund bei der Demenz vom Alzheimer-Typ.

Das klinische Erscheinungsbild dieser Krankheiten des zentralen Nervensystems entspricht dem Syndrom der Demenz, das durch Störungen des Gedächtnisses, des Denkvermögens und der emotionalen Kontrolle gekennzeichnet ist. Sowohl in der verbreiteten Klassifikation psychischer Störungen entsprechend DSM-IV (American Psychiatric Association, 1995) als auch der 10. Revision der internationalen Krankheitsklassifikation der WHO (ICD 10, Deutsches Institut für medizinische Dokumentation und Information, 1994) wird die Demenz als ein Störungsmuster definiert, bei dem mehrere höhere psychische Funktionen gleichzeitig betroffen sind. Kernsymptome sind die Minderung der Gedächtnisleistung, eine Erschwernis der Denkabläufe und psychomotorischer Funktionen wie der Sprache. Veränderungen von Affekt, Sozialverhalten und Persönlichkeit können hinzutreten. Entscheidend für die Diagnose gemäß ICD 10 ist das Vorliegen einer kognitiv-intellektuellen Störung, die mehrere Bereiche betrifft und die einen Schweregrad erreicht haben muss, mit dem eine erhebliche Beeinträchtigung der Aktivitäten des täglichen Lebens verbunden ist (Dilling et al., 1993).

Ginkgo-Extrakt ist in der seit dem Jahr 2000 gültigen ATC-Klassifikation in der Gruppe der Antidementiva („Anti-Dementia Drugs") unter dem ATC-Code No6DX02 zusammen mit den Acetylcholinesterasehemmern und Memantine aufgelistet. Darunter werden zentralnervös wirkende Arzneistoffe verstanden, die die vorangehend geschilderten Störungen bessern, für die jedoch ein einheitlicher pharmakologischer Wirkmechanismus nicht bekannt ist. Der Wirkungsweise liegt allgemein die Auffassung zugrunde, dass sie noch funktionsfähige Nervenzellverbände zu optimaler Leistung stimulieren können (Stabilisierung der Adapterkapazität) oder diese gegen pathologische Einflüsse zu schützen vermögen (neuroprotektive Wirkungen). Die Analyse der Wirkungsweise basiert im wesentlichen auf tierexperimentellen Untersuchungen, da biochemische und pharmakodynamische Analysen dieser Art am Menschen nur in Ausnahmefällen möglich sind (Kanowski, 1991; Oberpichler und Krieglstein, 1992; Itil et al., 1995 und 1996).

Die Prüfung der therapeutischen Wirksamkeit von Arzneimitteln zur Behandlung von Hirnleistungsstörungen kann ausschließlich am Menschen erfolgen, in erster Linie bei Patienten mit Demenzen. Bis zum Ende der 80 er Jahre gab es keine verbindlichen Prüfrichtlinien für Arzneistoffe zur Besserung von Hirnleistungsstörungen. Insgesamt 40 kontrollierte klinische Studien (Tabelle 2.2) mit Ginkgo-Spezialextrakten bei Patienten mit Hirnleistungsstörungen wurden teilweise in den 80 er Jahren durchgeführt (Übersichten bei: Kleijnen und Knipschild, 1992 a und b; Hopfenmüller, 1994; Volz und Hänsel, 1994, DeFeudis, 1998; ESCOP, 2003). Als Kriterien zur Beurteilung der Wirksamkeit wurden in den älteren Studien Verbesserungen typischer Symptome und Beschwerden (Abbildung 2.3) sowie Leistungssteigerungen im Rahmen psychometrischer Tests zugrunde gelegt.

1991 wurden vom Bundesgesundheitsamt neue Bewertungskriterien zur Prüfung von Nootropika festgelegt (Bundesgesundheitsamt, 1991). Diese Kriterien wurden im Juli 1997 vom europäischen Arzneispezialitätenausschuss (CPMP) in die „Note for Guidance on Medicinal Products in the Treatment of Alzheimer's Disease" übernommen (Lovestone et al., 1997). Neben der primären Zielsetzung einer Besserung der Demenz-Symptomatik respektive der Verzögerung ihrer Progression sollte sich die Bewertung vor allem daran orientieren, ob die daraus folgende Verminderung der Beeinträchtigung von Alltagsaktivitäten und damit im Zusammenhang der Zeitpunkt und das Ausmaß der Pflegebedürftigkeit durch die Therapie beeinflusst würden. Die Prüfung, beschränkt auf Patienten mit primär degenerativen Demenzen vom Alzheimer Typ, vaskulären Demenzen sowie Mischformen aus beiden, soll im Rahmen jeder klinischen Studie auf drei voneinander unabhängigen Beobachtungs-Ebenen erfolgen (Abbildung 2.4).

Für den Wirksamkeitsnachweis der Pharmakotherapie der Demenz wird eine Besserung auf mindestens 2 der 3 Prüfebenen im Sinne der Kognition, der Aktivitäten des täglichen Lebens und des klinischen Gesamteindruckes gefordert. Für jede der 3 Ebenen wurde eine Vielzahl psychometrischer Testverfahren entwickelt und angewendet. Als primäre Zielgröße hat in den neuen Studien aber bisher nur eine solche Skala allgemeine Verbreitung und Anerkennung gefunden, nämlich der kognitive Teil der *Alzheimer's Disease Assessment Scale* (ADAS-Cog) (Ihl und Weyer, 1993; Ihl, 2002). Deren Score-Bereich reicht von 1 bis 70 (je niedriger, je besser); die jährliche Progression beträgt bei unbehandelten Alzheimer-Patienten 2-10 Punkte; der „Basiswert" der Patienten in den Studien liegt zwischen 20 und 30; als „Responder" wurden in einer Reihe von Studien solche Patienten bezeichnet, die sich im Laufe der mindestens 24-wöchigen Therapie um 4 oder mehr Punkte verbesserten.

2 Studien der Tabelle 2.2 (Kanowski et al., 1996; LeBars et al., 1997) erfüllen in methodischer Hinsicht die Anforderungen dieser neuen Prüfrichtlinien für Antidementiva.

Tabelle 2.2.
Von 1975 bis 2000 wurden die Ergebnisse von 40 kontrollierten klinischen Studien bei Patienten mit Hirnleistungsschwäche (Demenz) publiziert, davon 29 mit dem Extrakt EGb 761 und 11 mit dem Extrakt LI 1370. Die Gesamtzahl der in diese Studien eingeschlossenen Patienten betrug 2909, die Tagesdosis mehrheitlich 120 bis 240 mg, die Behandlungsdauer 6 bis 52 Wochen (Übersichten und Originalzitate zu den Studien bei Kleijnen und Knipschild, 1992, Volz und Hänsel, 1994, Hopfenmüller, 1994, DeFeudis, 1998, Ernst und Pittler, 1999; ESCOP, 2003).

Jahr	Erstautor	Design	Fälle	mg/d	Wochen	Extrakt
1975	Moreau	PDB	60	120	12	EGb 761
1976	Augustin	PDB	168	120	24	EGb 761
1977	Israel	POS	48	240	8	EGb 761
1978	Leroy	VOS	52	120	8	EGb 761
1981	Dieli	PDB	40	120	8	EGb 761
1982	Eckmann	PDB	50	120	4	EGb 761
1982	Haan	VOS	60	87,5	2	EGb 761
1982	Krauskopf	VDB	20	120	8	EGb 761
1983	Pidoux	PDB	12	160	12	EGb 761
1985	Geßner	VDB	60	120	12	EGb 761
1986	Hindmarch	PDB	8	120–160	ED	EGb 761
1986	Arrigo	PDB	80	120	6	EGb 761
1986	Weitbrecht	VDB	60	120	12	EGb 761
1987	Israel	PDB	45	160	12	EGb 761
1987	Wesnes	PDB	54	120	12	EGb 761
1988	Halama	PDB	40	120	12	EGb 761
1989	Hofferberth	PDB	36	120	8	EGb 761
1989	Vorberg	PDB	100	112	12	LI 1370
1990	Eckmann	PDB	58	160	6	LI 1370
1990	Gerhardt	VDB	80	120	6	EGb 761
1990	Schulz	PDB	77	150	12	LI 1370
1990	Rabinovici	PDB	99	150	12	LI 1370
1991	Brüchert	PDB	209	150	12	LI 1370
1991	Schmidt	PDB	99	150	12	LI 1370
1991	Halama	PDB	50	150	12	LI 1370
1991	Hartmann	PDB	45	150	12	LI 1370
1991	Hofferberth	PDB	50	150	6	LI 1370
1991	Maier-Hauff	PDB	50	150	6	LI 1370
1991	Rai	PDB	27	120	24	EGb 761
1992	Gräßel	PDB	53	160	24	EGb 761
1992	Hörr	PDB	40	200	4	EGb 761
1992	Ihl	PDB	20	240	12	EGb 761
1992	Hofferberth	PDB	40	240	12	EGb 761
1992	Michaelis	PDB	52	120	8	EGb 761
1994	Vesper	PDB	86	150	12	LI 1370
1996	Kanowski	PDB	216	240	24	EGb 761
1996	Haase	PDB	40	200 (i. v.)	4	EGb 761
1997	Maurer	PDB	20	240	12	EGb 761
1997	Le Bars	PDB	309	120	52	EGb 761
2000	van Dongen	PDB	214	160-240	24	EGb 761

Abkürzungen: PDB = placebokontrollierte Doppelblindstudie; **POS** = placebokontrollierte offene Studie; **VDB** = doppelblinde Studie im Vergleich mit synthetischen Nootropika; **VOS** = offene Studie im Vergleich mit synthetischen Nootropika; **ED** = Einzeldosis; **i. v.** = intravenös.

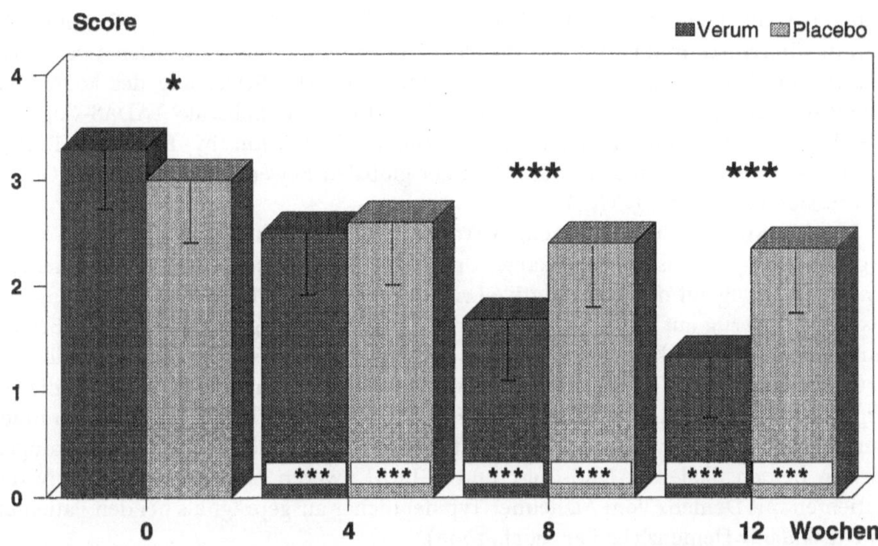

Abb. 2.3. ▲ Typische Bewertung einzelner Symptome, wie sie im Rahmen der älteren Studien erfolgte. Der Schweregrad des Symptoms „Schwindel" im Verlaufe einer 12wöchigen Therapie mit einem Ginkgo-Spezialextrakt (dunkle Säulen) im Vergleich mit Placebo (helle Säulen). Signifikant stärkere Abnahme (*** = $p < 0,001$) in der Verum-Gruppe im Vergleich mit Placebo (Vorberg et al., 1989).

Psychometrische Bewertung kognitiver Leistungen
(Gedächtnis, Konzentration, Sprache, Konstruktion, Motorik)
Standard: *Alzheimer's Disease Assessment Scale (ADAS-cog)*
Beobachter: Psychologen, Praxis-Personal, Ärzte

Alltagsaktivität, Sozialverhalten, Pflegebedürftigkeit
(Toilette, Kleidung, Einkaufen, Essen, Selbstverwaltung, Mobilität)
Test z.B.: *Geriatric Evaluation by Relative's Rating Instrument*
Beobachter: Angehörige und Pflegekräfte

Globale Bewertung des Patienten durch den Arzt
(Kognitive Leistungen, Verhalten, Alltags-Aktivitäten)
Test z.B.: *Clinical Global Impression of Change (CGI-C)*
Beobachter: Arzt im Gespräch mit Patienten und Pflegern

Abb. 2.4. ▲ Nachweis der Wirksamkeit von Antidementiva gemäß der CPMP-Richtline vom Juli 1997 (Lovestone et al., 1997)

Beispielhaft sollen hier die Ergebnisse von Le Bars et al. (1997) dargestellt werden. Es handelte sich um eine multizentrische placebo-kontrollierte Doppelblindstudie unter Einschluss von 236 Patienten mit leichter bis mittelgradiger Demenz vom Alzheimer Typ und 73 Patienten mit vaskulärer Demenz entsprechend den Diagnose-Kriterien nach ICD-10. Die insgesamt 309 Patienten wurden über einen Zeitraum von 52 Wochen behandelt; die Tagesdosis in der Verum-Gruppe betrug 120 mg Ginkgo-Extrakt EGB 761. In Übereinstimmung mit den Prüfebenen der Abbildung 2.4 wurden 3 validierte Skalen zur Beurteilung der Wirksamkeit eingesetzt: Zur Bewertung der kognitiven Ebene die „Alzheimer's Disease Assessment Scale-Cognitive Subscale" (ADAS-Cog), für die Ebene der Alltagsaktivität das „Geriatric Evaluation by Relative's Rating Instrument" (GERRI) und für die Ebene der globalen Bewertung die „Clinical Global Impression of Change" (CGIC).

Bei den Kontrollterminen nach 26 Wochen und deutlicher noch nach 52 Wochen ergaben sich statistisch signifikante Unterschiede zugunsten der Verum-Therapie sowohl in Bezug auf die das kognitive Leistungsvermögen (ADAS-Cog, Abbildung 2.5) als auch in Bezug auf die Alltagsaktivität (GERRI, Abbildung 2.6). Die globale Bewertung (CGIC) ergab keine signifikanten Unterschiede zwischen den Behandlungsgruppen. Dasselbe traf auch für die unerwünschten Arzneimittelwirkungen zu, die bei organtypischer Zuordnung lediglich im Bereich gastrointestinaler Beschwerden unter dem Ginkgo-Präparat etwas häufiger auftraten als unter Placebo. Die Verbesserungen in den beiden Skalen „ADAS-Cog" und „GERRI" waren bei dem Subkollektiv der Patienten mit Demenz vom Alzheimer Typ deutlicher ausgeprägt als bei den Patienten mit vaskulärer Demenz (Le Bars et al., 2000).

Die Ergebnisse von Kanowski et al. (1996) und Le Bars et al. (1997 und 2000) wurden durch die Ergebnisse einer weiteren Studie nicht in Frage gestellt (van Dongen et al, 2000). Das Design dieser Studie entsprach jedoch nicht den Kriterien der CPMP-Prüfrichtlinie für Antidementiva (Abbildung 2.4). In dieser Studie, die bereits 1994 begonnen worden war, wurden 214 Patienten aus Alters- und Pflegeheimen einge-

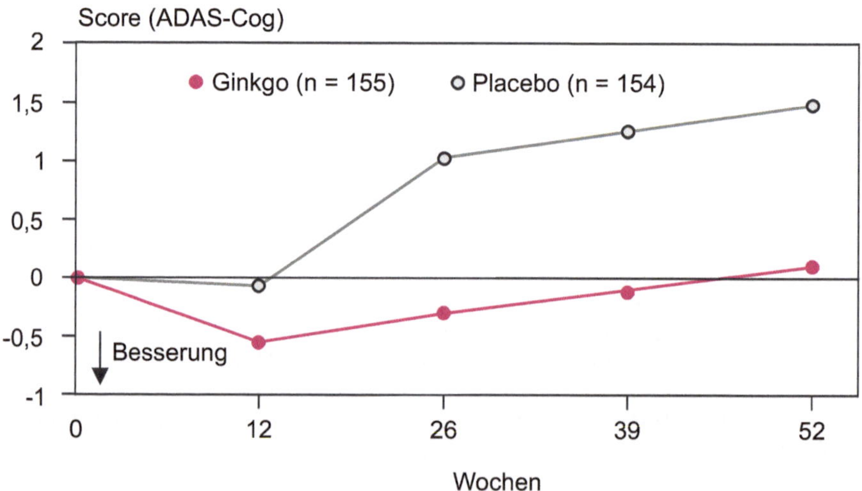

Abb. 2.5. ▲ Ergebnis einer Studie, die entsprechend den in Abbildung 2.4 dargestellten Richtlinien durchgeführt wurde. Zur Bewertung der Ebene der „Leistungsverfahren" diente die „Alzheimer's Disease Assessment Scale – Cognitive Subcale (ADAS-Cog)". Während die kognitive Leistung unter der Therapie mit dem Ginkgo-Extrakt für den Zeitraum von 52 Wochen auf dem gleichen Status erhalten werden konnte, trat unter dem Placebo die bei dieser Erkrankung zu erwartende Progredienz (Ansteigen des ADAS-Cog-Scores) ein. Statistischer Gruppenunterschied nach 26 und 52 Wochen (jeweils p (0,05) (LeBars, 1997).

schlossen. Die Behandlung erfolgte mit 240 mg oder 160 mg Ginkgo-Extrakt oder mit Placebo-Tabletten, denen zur Geschmackskorrektur 2 mg Chinin zugesetzt waren (Knipschild et al., 1998). Im Verlaufe von insgesamt 24 Wochen erfolgten eine zweimalige Randomisation nach 4 und nach 12 Wochen, so dass für die Endauswertung nur noch 123 Patienten (79 Verum, 44 Placebo) in 5 Therapiegruppen zur Verfügung standen. Das Kollektiv umfasste nur in der Minderzahl Patienten mit leichten und mittelschweren Demenzen nicht näher klassifizierter Genese, in der Mehrzahl dagegen nicht demente Patienten mit „altersassoziierten Gedächtnisstörungen". Unter den angewendeten Testverfahren fehlte die ADAS-cog-Skala. Zwischen keiner der Behandlungsgruppen und –stufen wurden signifikante Unterschiede gefunden. Wegen der methodischen Schwächen der Studie sind die Ergebnisse kaum verwertbar (Le Bars, 2002).

Die therapeutische Wirksamkeit des Ginkgo-Extraktes konnte somit auch unter den geänderten Studienanforderungen nachgewiesen werden. Die positiven Ergebnisse der zahlreichen früheren Studien (Tabelle 2.2) verlieren dadurch aber nicht ihre Bedeutung. Die Prüfung gemäß den neuen CPMP-Richtlinien für Antidementiva weist nämlich gegenüber den einfacheren Verfahren, wie sie in früherer Zeit angewendet wurden, auch Nachteile auf. Die in der kognitiven Ebene entsprechend der Abbildung 2.4 geforderten psychometrischen Testverfahren setzen beim Patienten ein Mindestmaß an Kooperationsfähigkeit voraus und lassen sich deshalb nur bei Patienten mit leichten, nicht dagegen bei solchen mit schweren kognitiven Störungen anwenden. Für die letztgenannten Patienten ist aber die Behandlung mit einem Antidementivum die einzige therapeutische Alternative, weil das kognitive Training hier ebenfalls an der mangelnden Kooperationsfähigkeit scheitert. Bei den älteren

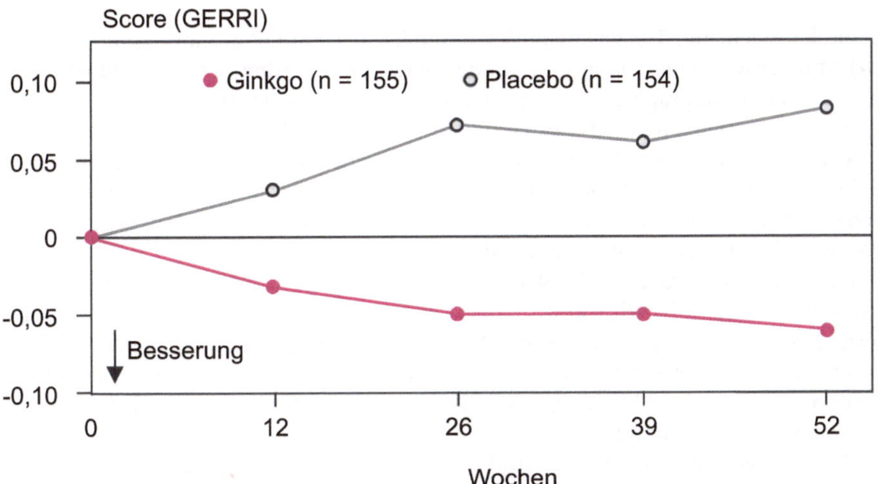

Abb. 2.6. ▲ Studie wie Abbildung 2.5. Zur Bewertung der „Alltagsaktivität" diente das „Geriatric Evaluation by Relative's Rating Instrument (GERRI). Während der Schweregrad unter der Behandlung mit dem Ginkgo-Spezialextrakt reduziert wurde, kam es unter der Placebo-Therapie zur Verschlechterung. Die Gruppenunterschiede waren nach 26 bzw. 52 Wochen statistisch signifikant (p (0,01) (LeBars, 1997).

Studien mit Ginkgo-Extrakten konnten jedoch auch Patienten mit schweren kognitiven Störungen eingeschlossen werden. Da diese Studien in der überwiegenden Mehrheit zugunsten der Ginkgo-Therapie ausgegangen sind, sollte der Therapieversuch mit Ginkgo-Extrakt auch in Zukunft nicht nur bei leichten oder mittelschweren, sondern auch bei schweren Formen der Demenz erlaubt sein.

2.1.7 Indikationen, Dosierungen, Risiken und Gegenanzeigen

Die Monographie der Kommission E von 1994 erkennt für die unter 2.1.3 und 2.1.4 definierten Spezialextrakte die folgenden Anwendungsgebiete an:

- Zur symptomatischen Behandlung von hirnorganisch bedingten Leistungsstörungen im Rahmen eines therapeutischen Gesamtkonzeptes bei dementiellen Syndromen mit der Leitsymptomatik: Gedächtnisstörungen, Konzentrationsstörungen, depressive Verstimmung, Schwindel, Ohrensausen, Kopfschmerzen.
  Zur primären Zielgruppe gehören dementielle Syndrome bei primär degenerativer Demenz, vaskulärer Demenz und Mischformen aus beiden.
  Hinweis: Bevor die Behandlung mit Ginkgo-Extrakt begonnen wird, sollte geklärt werden, ob die Krankheitssymptome nicht auf einer spezifisch zu behandelnden Grunderkrankung beruhen.
- Verbesserung der schmerzfreien Gehstrecke bei peripheren arteriellen Verschlusskrankheiten der Stadien II a bis II b nach Fontaine (Claudicatio intermittens) im Rahmen physikalisch-therapeutischer Maßnahmen, insbesondere Gehtraining.
- Schwindel, Tinnitus vaskulärer und involutiver Genese.

Die Indikationen und Dosierungen der europäischen ESCOP-Monographie (ESCOP, 2003) sind der weitgehend identisch mit denen der Kommission E. Als Tagesdosis werden in beiden Monographien 120–240 mg nativer Trockenextrakt empfohlen, der in 2 oder 3 Einzeldosen genommen werden soll. Im Rahmen der klinischen Studien (Tabelle 2.2) wurden mehrheitlich Wirksamkeitsnachweise mit 120–240 mg pro Tag erbracht. Die Behandlungsdauer soll bei Patienten mit Hirnleistungsschwäche mindestens 8 Wochen betragen (siehe hierzu Abbildung 2.3); nach 3 Monaten ist zu überprüfen, ob die Weiterführung der Behandlung noch gerechtfertigt ist.

Weitere Ausführungen zur Indikation „arterielle Verschlusskrankheit" finden sich im Abschnitt 3.3.2. Die Wirksamkeit bei den Symptomen Schwindel und Tinnitus, sofern diese unabhängig vom Demenz-Syndrom (Abbildung 2.2) auftreten, war in 8 Studien aus dem Zeitraum von 1979-1986 mit vorwiegend positiven Ergebnissen geprüft worden (Übersicht bei Hänsel et al., 1993 und DeFeudis, 1998). Besonders bedeutsam ist die Behandlungsmöglichkeit bei Ohrgeräuschen, die bei etwa 10 % der Bevölkerung gelegentlich auftreten und bei etwa 1 % die Lebensqualität beträchtlich einschränken können. Die therapeutische Wirksamkeit von Ginkgo-Extrakt bei dieser Indikation wurde in einer placebo-kontrollierten Doppelblindstudie mit 99 ambulanten Patienten bestätigt (Morgenstern und Biermann, 1997), in einer weiteren Studie mit 978 Patienten dagegen nicht; allerdings fand in der letztgenannten Studie kein Arzt-Patienten-Kontakt statt (Drews und Davies, 2001). Eine Metaanalyse von 5 randomisierten Studien bestätigte die Wirksamkeit von Ginkgoextrakt bei Tinnitus; infolge methodischer Schwächen der verfügbaren Studien war die Aussagekraft der Analyse jedoch limitiert (Ernst und Stevinson, 1999).

Als einzige Gegenanzeige ist werden in den Monographien Überempfindlichkeit gegen Ginkgo-biloba-Zubereitungen, als Nebenwirkungen sehr selten auftretende leichte Magen-Darm-Beschwerden, Kopfschmerzen oder allergische Hautreaktionen genannt (siehe Tabelle 2.3). Aus der Literatur sind 7 Fälle von Blutungen unter gleichzeitiger Einnahme von Ginkgo-haltigen Produkten bekannt (Rowin and Lewis, 1996; Rosenblatt und Mindel, 1997; Vale, 1998; Fessenden et al., 2001). Der Antagonismus der Ginkgolide gegenüber dem so genannten plättchenaktivierenden Faktor (Braquet et al., 1988 und 1989; Dutta-Roy, 1999) wurde als mögliche Ursache diskutiert. Der Kausalzusammenhang zwischen Blutungen und Ginkgo-Therapie konnte in keinem Fall sicher belegt werden. Mehrere Interaktionsstudien am Menschen ergaben weder Hinweise für Wechselwirkungen mit Azetylsalizylsäure noch für solche mit Antikoagulantien vom Phenprocoumontyp (Juretzek et al., 2002).

Tabelle 2.3.
Häufigkeit von Nebenwirkungen im Verlauf einer 3monatigen Therapie mit dem Ginkgo-Extrakt LI 1370 (10815 Patienten) bzw. diversen synthetischen Nootropika (2141 Patienten). (Burkard und Lehrl, 1991).

Patienten/Nebenwirkungen	Anzahl (Prozent) LI 1370	Anzahl (Prozent) andere Nootropika
Gesamtzahl Patienten	10 815 (100 %)	2141 (100 %)
– ohne Nebenwirkungen	10 632 (98,31 %)	2025 (94,58 %)
– mit Nebenwirkungen	183 (1,69 %)	116 (5,42 %)
Übelkeit	37 (0,34 %)	16 (0,75 %)
Kopfschmerz	24 (0,22 %)	5 (0,23 %)
Magenbeschwerden	15 (0,14 %)	15 (0,70 %)
Diarrhoe	15 (0,14 %)	1 (0,05 %)
Allergie	10 (0,09 %)	2 (0,09 %)
Unruhe/Angst	8 (0,07 %)	19 (0,89 %)
Schlafstörungen	6 (0,06 %)	11 (0,51 %)
übrige	68 (0,63 %)	47 (2,20 %)

2.1.8 Therapeutischer Stellenwert

In Deutschland leben gegenwärtig etwa 1 Million Patienten mit therapiebedürftiger Demenz. Modellrechnungen bis zum Jahre 2030 haben ergeben, dass sich diese Zahl in Deutschland auf etwa 2 Millionen verdoppeln wird (Bickel, 1997); in den USA werden es dann allein 9 Millionen Patienten mit Alzheimer-Demenz sein (Doody et al., 2001). Die Möglichkeiten der nichtmedikamentösen Behandlung beschränken sich im Wesentlichen auf die ärztliche Zuwendung und Aufklärung der Patienten und deren Pflegenden. Kognitive Trainingsprogramme sind bei vielen dieser Patienten eher schädlich als nützlich (Small et al., 1997). Sowohl die American Academy of Neurology als auch das britische National Institute for Clinical Excellence haben sich kürzlich dafür ausgesprochen, die „Cholinesterasehemmer" bei Patienten mit Alzheimer-Demenz einzusetzen (Doody et al., 2001; O'Brian und Ballard, 2001). Nach Auffassung der Arzneimittelkommission der deutschen Ärzteschaft (AkdÄ) hat auch die Wirksamkeit der Pharmakotherapie der Demenz *„noch nicht den Bereich des Wünschenswerten erreicht".* Weiter heißt es dazu in der Therapie-Leitlinie „Demenz" der AkdÄ jedoch: *„Wie bei anderen schweren Erkrankungen, für die noch keine ausreichenden Behandlungsmöglichkeiten zur Verfügung stehen, ist jedoch auch bei der Demenz ärztliches Gebot, möglichst kleine Verbesserungen und Erleichterungen anzustreben, zumal von vornherein nicht absehbar ist, ob und in welchem Maße ein Patient auf ein Antidementivum anspricht"* (AkdÄ, 2002).

Zur Behandlung der Demenz wurde in den letzten 30 Jahren eine Reihe von Arzneien geprüft und angewendet. Die unterschiedlichen Wirkstoff-Gruppen spiegeln auch die im Laufe der Zeit häufig wechselnden Hypothesen zur Pathogenese der Demenz (Durchblutungsstörung; Störung der neuronalen Glukose-Utilisation oder Calcium-Homöostase; Glutamat-Überschuss oder Azetylcholin-Mangel zentraler Synapsen) wieder. Im letzten Jahrzehnt hat die Hypothese, dass der Demenz vom Alzheimer-Typ ein „cholinerges Defizit" zentraler Synapsen zugrunde liege, zur Entwicklung einer neuen Gruppe von Arzneimitteln geführt, nämlich den Cholinesterase(CHE)-Hemmen. Dem Ginkgo- Extrakt (EGb) stehen somit auf synthetischer Seite jetzt auch die CHE-Hemmstoffe Tacrin, Donezepil, Rivastigmin und Galantamin gegenüber. Als das gegenwärtig jüngste Glied in der Kette der neuer Antidementiva haben die CHE-Hemmer gegenüber den älteren Wirkstoffen einschließlich EGb zweifellos den Vorteil, nach den aktuellsten Prüfrichtlinien untersucht worden zu sein (CPMP, 1997). Das kann aber nicht heißen, dass die Ergebnisse aller früheren klinischen Studien (siehe Tabelle 2.2) wertlos sind. Dem moderneren Nachweis der Wirksamkeit steht hier außerdem der Nachteil der kürzeren Zeitspanne der klinischen Erfahrungen mit den CHE-Hemmern gegenüber. Darüber hinaus sind für deren therapeutische Wertigkeit in der Praxis noch weitere Kriterien zu berücksichtigen, wie zum Beispiel die Verträglichkeit, die Akzeptanz durch die Patienten und die Kosten der Behandlung.

Die offiziellen Empfehlungen zur Therapie der Demenz (AkdÄ, 2002; Doody et al., 2001; O'Brian und Ballard, 2001) orientieren sich aber fast ausschließlich an den statistischen Zahlenwerten zur Wirksamkeitsbemessung aus kontrollierten Studien der letzten Jahre. Die Arzneimittelkommission der deutschen Ärzteschaft hat in ihren „Empfehlungen zur Therapie der Demenz" einseitig erklärt: *„Von den hier vorgestellten Antidementiva sind aus der Perspektive des Wirksamkeitsnachweises ohne Zweifel die Acetylcholinesterasehemmer als Medikamente der ersten Wahl für die Alzheimer-Demenz anzusehen. Zur Begründung des alternativen Einsatzes anderer Wirkstoffgruppen liegen nur wenige Hinweise aus klinischen Studien vor. Hier müssen behördliche Zulassung, individuelle Wirkung und Verträglichkeit als weitere Kriterien dienen"* (AkdÄ, 2002). Die AkdÄ räumt mit dieser Formulierung ein, dass ihre Empfehlungen allein *„aus der Perspektive des Wirksamkeitsnachweises"* getroffen wurden. Diese Beweisführung weist jedoch Lücken auf, die von der der ungenügenden Verblindbarkeit von Studien mit CHE-Hemmern, bedingt durch deren ebenso häufige wie typische gastrointestinalen Nebenwirkungen wie Brechreiz und Erbrechen herrühren (Schulz, 2003; siehe auch Abschnitt 1.5.4, Absatz 5). Darüber hinaus kommt es nach dem Absetzen von CHE-Hemmern zum raschen Verlust des Behandlungseffektes, was nach dem Absetzen herkömmlicher Arzneimittel, insbesondere von Ginkgo-Extrakt in weit geringerem Maße beobachtet wurde (Rainer et al., 2001). Letzteres könnte von erheblicher Relevanz für die Praxis sein, weil die Therapie mit Antidementiva auch bei den ursprünglichen „Respondern" in vielen Fällen nicht bis zum Lebensende der Patienten fortgesetzt werden kann.

Diejenigen Antidementiva, die bisher in Deutschland am meisten verordnet wurden, sind Ginkgo-biloba-Extrakte. Diese blicken auf eine mehr als 30-jährige Erfahrung in der ärztlichen Verordnung zurück und genießen nach wie vor eine hohe Akzeptanz bei den Patienten. Die Häufigkeit unerwünschter Arzneimittelwirkungen liegt bei wenigen Prozent (Tabelle 2.3). Im Rahmen der kontrollierten Studien mit den CHE-Hemmern wurden dagegen, abzüglich Nocebo-Effekten, typische Nebenwirkungen bei 20-70% aller Behandelten beobachtet (Schulz, 2003). Eine solche Häufung führt jedoch erfahrungsgemäß dazu, dass bei der praktischen Anwendung dieser Mittel die Dosierungen, wenn nicht bereits vom Arzt, dann von den Patienten selbst oder deren Angehörigen auf verträglichere und damit vielfach in subtherapeutische Bereiche reduziert werden.

Ein weiteres Problem sind die Behandlungskosten. Diese betragen bei den CHE-Hemmern das 3- bis 6-fache derjenigen mit den herkömmlichen Ginkgo-Extrakten. In absoluten Beträgen entspricht das bei optimaler Dosierung pro Patient jährlichen Zusatzkosten von etwa 1000 €. Bei konsequenter Umsetzung auf 1 Million therapiebedürftiger Patienten würden daraus allein in Deutschland jährliche Arzneimittel-Mehrkosten von 1 Milliarde € entstehen. Vor dem Hintergrund eines relativ kleinen, möglicherweise nur methodisch bedingten Vorteiles der Wirkstärke der CHE-Hemmer sowie in Anbetracht dessen, dass es bei dieser Indikation wahrscheinlich mehr noch auf die „Droge Arzt" als auf die Art der Wirkstoffe ankommt, ist diese finanzielle Bürde kaum zu vertreten.

2.1.9 Fertigarzneimittel

Die „Rote Liste 2003" enthält in der Hauptgruppe „Antidementiva (Nootropika)" 21 allopathische Ginkgo-Präparate, die mehrheitlich in fester und flüssiger Zubereitung und bei 4 Präparaten auch in unterschiedlichen Dosierungen angeboten werden. Hinsichtlich ihrer Wirkstoff-Spezifikation entsprechen alle Präparate den Vorgaben der Monographie der Kommission E von 1994. In der Liste der 100 meistverordneten Phytopharmaka (siehe Anhang) sind 7 Ginkgo-Fertigarzneimittel enthalten.

Abkürzungen: *D* = Dragee, *FT* = Filmtablette, *FL* = Flüssigpräparat.
Fett gedruckt: Präparate, zu denen maßgebliche klinische Studien vorliegen.

Alz	FT: 40 mg; FL: 40 mg/ml
Duogink	D: 60 mg
Gincuran	FT: 40 mg; FL: 40 mg/ml
Gingiloba	FT: 40 mg; FL: 40 mg/ml
Gingium	FT: 40 mg; FL: 40 mg/ml; -spezial 80 FT: 80 mg; -intens 120 FT: 120 mg;
Gingobeta	FT: 40 mg; FL: 40 mg/ml
Gingropret	FT: 40 mg; FL: 40 mg/ml
Ginkgo von ct	FT: 40 mg; FL: 40 mg/ml
Ginkgo-ISIS	FT: 50 mg; FL: 40 mg/ml

Ginkgo Stada	FT: 40 mg; FL: 40 mg/ml
Ginkgobil N ratiopharm	FT: 40 mg; FL: 40 mg/ml
Ginkodilat	FT: 40 mg; FL: 40 mg/ml
Ginkokan	FT: 40 mg; FL: 40 mg/ml
Ginkopur	FT: 40 mg; FL: 40 mg/ml
Isoginkgo	FT: 40 mg
Kaveri	FT: 50 mg; FL: 40 mg/ml; FT 120 mg
Rökan	FT: 40 mg; FL: 40 mg/ml; -plus FT: 80 mg; -novo FT: 120 mg
SE Ginkgo	FT: 40 mg
Tebonin forte	FT: 40 mg; FL: 40 mg/ml;
Tebonin spezial	FT: 80 mg
Tebonin intens	FT: 120 mg

 ## Literatur

Ahlemeyer B, Möwes A, Krieglstein J (1999) Inhibition of serum deprivation- and staurosporine-induced neuronal apoptosis by Ginkgo biloba extract and some of its constituents. Eur J Pharmacol 367: 423–430.

Ahlemeyer B, Selke D, Schaper C, Klumpp S, Krieglstein J (2001) Ginkgolic acids induce neuronal death and activate protein phosphatase type-2C. Eur J Pharmacol 430: 1–7.

AkdÄ - Arzneimittelkommission der deutschen Ärzteschaft (2002) Evidenzbasierte Therapie-Leitlinien - Demenz. Deutscher Ärzteverlag, Köln, pp 137–151.

Alaoui-Youssefi A (1999) Antineoclastic effects of ginkgo biloba extract (EGB 761) and some of ist constituents in irradiated rats. Mutation Res 445: 99–104.

Baron-Ruppert G, Luepke NP (2001) Evidence for toxic effects of alkylphenols from Ginkgo biloba in the hen's egg test (HET). Phytomedicine 8: 133–138.

Bastianetto S, Ramassamy C, Dore S, Christen Y, Poirier J, Quirion R (2000) The ginkgo biloba extract (EGb 761) protects hippocampal neurons against cell death induced by β-amyloid. Eur J Neurosci 12: 1882–1890.

Becker LE, Skipworth GB (1975) Ginkgo-tree dermatitis, stomatitis and proctitis. JAMA 231: 1162–1163.

Biber A, Koch E (1999) Bioavailability of ginkgolides and bilobalide from extracts of ginkgo biloba using GC/MP. Planta Med 65: 192–193.

Bickel H: Allgemeine Gerontopsychiatrie; Grundlagen des normalen und pathologischen Alterns. In Förstl H (Herausg.): Lehrbuch der Gerontopsychiatrie. Ferdinand Enke Verlag, Stuttgart 1997: 1–15.

Birks J, Grimley EJ, van Dongen M (2002) Ginkgo biloba for cognitive impairment and dementia (Conchrane Review). In: The Conchrane Library, Issue 4, 2002. Oxford: Update Software.

Braquet P (ed) (1988) Ginkgolides. Chemistry, Biology, Pharmacology and Clinical Perspectives. Vol l. JR Prous Science, Barcelona.

Braquet P (ed) (1989) Ginkgolides. Chemistry, Biology, Pharmacology and Clinical Perspectives. Vol Il. JR Prous Science, Barcelona.

Brüchert E, Heinrich SE, Ruf-Kohler P (1991) Wirksamkeit von LI 1370 bei älteren Patienten mit Hirnleistungsschwäche. Münch Med Wschr 133 (Suppl 1): 9–14.

Bundesgesundheitsamt (1991) Empfehlungen zum Wirksamkeitsnachweis von Nootropika im Indikationsbereich „Demenz" (Phase III). Bundesgesundheitsblatt 7: 342–350.

Burkard G, Lehrl S (1991) Verhältnis von Demenzen vom Multiinfarkt- und vom Alzheimertyp in ärztlichen Praxen. Münch Med Wschr 133 (Suppl. 1): 38–43.

Chandrasekaran K, Mehrabian Z, Spinnewyn B, Drieu K, Fiskum G (2001) Neuroprotective effects of bilobalide, a component of the Ginkgo biloba extract (EGb 761), in gerbil global brain ischemia. Brain Res 922: 282–292.

Cockle SM, Kimber S, Hindmarch I (2000) The effects of *Ginkgo biloba* extract (LI1370) supplementation on activities of daily living in free living older volunteers: a questionnaire survey. Hum Psychopharmacol Clin Exp 15: 227-235.

CPMP - Committee for Proprietary Medicinal Products (1997) Note for Guidance on Medicinal Products in the Treatment of Alzheimer's Disease. London, September 1997, CPMP/EWP/553/95.

DeFeudis FV (1998) Ginkgo biloba extract (EGb 761): From chemistry to the clinic. Ullstein Medical, Wiesbaden.

Deutsches Institut für medizinische Dokumentation und Information (Hrsg) (1994) ICD-10. Internationale und statistische Klassifikation der Krankheiten und verwandter Gesundheitsprobleme. 10. Revision. Bd 1. Urban + Schwarzenberg, München Wien Baltimore.

Dilling H, Mombour W, Schmidt MH: ICD-10; Internationale Klassifikation psychischer Störungen. Verlag Hans Huber, Bern, 1993.

Doody RS, Stevens JC, Beck C, et al.: Practice parameter: Management of dementia (an evidence-based review). Neurology 2001; 56: 1154-66.

Drews S, Davies E (2001) Effectiveness of *Ginkgo biloba* in treating tinnitus: double blind, placebo controlled trial. BMJ 322: 73-75.

Dutta-Roy AK (1999) Inhibitory effect of ginkgo biloba extract on human platelet aggregation. Platelets 10: 298-305

Ernst E, Pittler MH (1999) Ginkgo biloba for dementia. A systematic reviews of double-blind, placebo-controlled trials. Clin Drug Invest 17: 301-308.

Ernst E, Stevinson C (1999) *Ginkgo biloba* for tinnitus: a review. Clin Otolaryngol 24: 164-7.

ESCOP (2003) Monographs on the medicinal uses of plant drugs. Folium ginkgo - Ginkgo leaf. Thieme Stuttgart New York, 2003, in press

Fessenden JM, Wittenborn W, Clarke L (2001) Ginkgo biloba: A case report of herbal medicine and bleeding postoperatively from a laparascopic cholecystectomy. Am Surg 67: 33-35.

Fourtillan JB, Brisson AM, Girault J et al. (1997) Proprietes pharmacocinetiques du Bilobalide et des Ginkgolides A et B chez le sujet sain apres administrations intraveineuses et orales d'extrait de Ginkgo biloba (EGb 761). Therapie 50 :137-144.

Haase A, Halama P, Hörr R (1996) Wirksamkeit kurzdauernder Infusionsbehandlungen mit Ginkgo biloba-Spezialextakt EGb 761 bei Demenz vom vaskulären und Alzheimer-Typ. Z Gerontol Geriat 29: 302-309.

Hänsel R, Keller K, Rimpler H, Schneider G (Hrsg) (1993) Hagers Handbuch der Pharmazeutischen Praxis, 5. Auflage, Drogen E - O. Springer Verlag, Berlin Heidelberg New York: 268-292.

Hartmann A, Schulz V (Hrsg) (1991) Ginkgo biloba: Aktuelle Forschungsergebnisse 1990/91. Münch Med Wschr 133: S1-S64.

Hausen BM (1998) The sensitizing capacity of ginkgolic acids in guinea pigs. American Journal of Contact Dermatitis 9: 146-148.

Hopfenmüller W (1994) Nachweis der therapeutischen Wirksamkeit eines Ginkgo biloba-Spezialextraktes. Metaanalyse von 11 klinischen Studien bei Patienten mit Hirnleistungsstörungen im Alter. Arzneim Forsch/Drug Res 44: 1005-1013.

Hoyer S, Lannert H, Nöldner M, Chatterjee SS (1999) Damaged neuronal energy metabolism and behavior are improved by Ginkgo biloba extract (EGb 761). J Neural Transm 106: 1171-1188.

Ihl R, Weyer G: Die Alzheimer`s Disease Assessment Scale (ADAS). Weinheim: Beltz Test, 1993.

Ihl R: Demenzerkrankungen - Was bringen die neuen Antidementiva? MMW - Fortschr Med 2002; 144: 424-429.

Itil TM, Eralp E, Ahmed I, Kunitz A and Itil KZ (1998) The pharmacological effects of ginkgo biloba, a plant extract, on the brain of dementia patients in comparison with tacrine. Psychopharmacol Bull 34:391-7.

Itil TM, Eralp E, Tsambis E, Itil K, Stein U (1996) Central nervous system effects of Ginkgo biloba, a plant extract. Am J Therap 3: 63-73.

Jaggy H, Koch E (1997) Chemistry and biology of alkylphenols from Ginkgo biloba L. Pharmazie 52: 735-738.

Johns L, Sinclair AJ, Davies JA (2002) Effects of bilobalide on hypoxia/hypoglycemia-stimulated glutamate efflux from rat cortical brain slices. Neurochem Res 27: 369-371.

Juretzek W, Kaddour HH, Habs M (2002) Blutungsgefahr unter Ginkgo? Der Hausarzt 39/19: 76-78.

Kanowski S (1991) Klinischer Wirksamkeitsnachweis bei Nootropika. Münch Med Wschr 133:

S5–S8.

Kanowski S, Herrmann WM, Stephan K, Wierich W, Hörr R (1996) Proof of efficacy of the ginkgo biloba special extract EGb 761 in outpatients suffering from mild to moderate primary degenerative dementia of the Alzheimer type and multi-infarct dementia. Pharmacopsychiatry 4: 149–158.

Kasper S (2001) *Hypericum perforatum* – a review of clinical studies. Pharmacopsychiatry 34 Suppl 1. S51–S55.

Kleijnen J, Knipschild P (1992 a) Ginkgo biloba for cerebral insufficiency. Br J Clin Pharmac 34: 352–358.

Kleijnen J, Knipschild P (1992 b) Ginkgo biloba. Lancet: 1136–1139.

Klein J, Chatterjee SS, Löffelholz K (1997) Phospholipid breakdown and choline release under hypoxic conditions: inhibition by bilobalide, a constituent of Ginkgo biloba. Brain Research 755: 347–350.

Knipschild PG, Hoerr R, Oschmann R, van Rossum E, van Dongen MCJM (1998) Optimization of placebos for double-blind clinical trials. Experience with a phytopharmaceutical. Arzneim-Forsch (Drug Res) 48: 1033–6.

Koch E, Jaggy H, Chatterjee SS (2000) Evidence for immunotoxic effects of crude Ginkgo biloba L. leaf extracts using the popliteal lymph node assay in the mouse. Int J Immunopharmacol 22: 229–236.

Koch E, Spörl-Aich G, Klessing K 2002) Comparative study on the contact allergenic properties of long-chain alkylphenols from Ginkgo biloba L. in the murine local lymph node assay. Immunobiology 206: 212–213, Abstr. N.10.

Krieglstein J, Ausmeier F, El-Abhar H, Lippert K, Welsch M, Rupalla K, Henrich-Noack P (1995) Eur J Pharm Sci 3: 39–48.

Le Bars PL (2002) Conflicting results on Ginkgo research. Forsch Komplementärmed Klass Naturheilkd 9: 19–20.

Le Bars PL, Kieser M, Itil KZ (2000) A 26-week analysis of a double-blind, placebo-controlled trial of the Ginkgo biloba extract EGb 761 in dementia. Dement Geriatr Cogn Disord 11: 230–237.

LeBars PL, Katz MM, Berman N, Itil TM, Freedman AM, Schatzberg AF (1997) A placebo-controlled, double-blind, randomized trial of an extract of Ginkgo biloba for dementia. JAMA 278: 1327–1332.

Linde K, Ramirez G, Mulrow CD, Pauls M, Weidenhammer W, Melchart D (1996) St. John's wort for depression – an overview and meta-analysis of randomized clinical trials. Br Med J 313: 253–258.

Lovestone S, Graham N, Howard R (1997) Guidelines on drug treatment for Alzheimer's disease. Lancet 350: 232–233.

Luo Y, Smith JV, Paramasivam V, Burdick A, Curry KJ, Buford JP, Khan I, Netzer WJ, Xu H, Butko P (2002) Inhibition of amyloid-β aggregation and caspase-3 activation by the Ginkgo biloba extract EGb 761. Proc Natl Acad Sci USA 99: 12197–12202.

Maurer K, Ihl R, Dierks T, Frölich L (1997) Clinical efficacy of Ginkgo biloba special extract EGb 761 in dementia of the Alzheimer type. J Psychiat Res 31: 645–655.

Mix JA, Crews WD (2000) An examination of the efficacy of *Ginkgo biloba* extract EGb 761 on the neurophysiologic functioning of cognitively intact older adults. J Alternative Complementary Medicine 6: 219–229.

Mix JA, Crews WD Jr. (2002) A double-blind, placebo-controlled, randomized trial of Ginkgo biloba extract EGb 761® in a sample of cognitively intact older adults: neuropsychological findings. Hum Psychopharmacol Clin Exp 17: 267–277.

Morgenstern C, Biermann E (1997) Ginkgo-Spezialextrakt EGb 761 in der Behandlung des Tinnitus aurium. Fortschritte der Medizin 115: 7–11.

Nieder M (1991) Pharmakokinetik der Ginkgo-Flavonole im Plasma. Münch Med Wschr 133: S61–S62.

O'Brien JT, Ballard CG: Drugs for Alzheimer's disease. Chilinesterase inhibitors have passed NICE's hurdle. BMJ 2001; 325: 123–124.

Oberpichler-Schwenk H, Krieglstein J (1992) Pharmakologische Wirkungen von Ginkgo-biloba-Extrakt und -Inhaltsstoffen. Pharmazie in unserer Zeit 21: 224–235.

Oken BS, Storzbach DM, Kaye JA (1998) The efficacy of *Ginkgo boloba* on cognitive function in

Alzheimer's disease. Arch Neurol 55: 1409–15.

Pittler MH, Ernst, E (2000) Efficacy of Kava extract for treating anxiety: systematic review and meta-analysis. J Clin Pharmacol 20: 84–89.

Rainer M, Mucke HAM, Krüger-Rainer C, Kraxberger E, Haushofer M, Jellinger KA: Cognitive relaps after discontinuation of drug therapy in Alzheimer's disease: cholinersterase inhibitors versus nootropics. J Neural Transm 2001; 108: 1327–33.

Rigney U, Kimber s, Hindmarch I(1999) The effects of acute doses of standardized ginkgo boloba extract on memory and psychomotor performance in volunteers. Pytotherapy Res 13: 408–415

Rosenblatt M, Mindel J (1997) Spontaneous hyphema associated with ingestion of Ginkgo biloba extract. N Engl J Med 336: 1108.

Rowin J, Lewis SL (1996) Spontaneous bilateral subdural hematomas associated with chronic Ginkgo biloba ingestion. Neurology 46: 1775–1776.

Rupalla K, Oberpichler-Schwenk H, Krieglstein J (1995) Neuroprotektive Wirkungen des Ginkgo-biloba-Extrakts und seiner Inhaltsstoffe. In: Loew D, Rietbrock N (Hrsg) Phytopharmaka in Forschung und klinischer Anwendung. Steinkopff Verlag, Darmstadt: 17–27.

Sastre J, Millan A, De La Asuncion JG, Pla R, Juan G, Pallardo FV, O'Connor E, Martin JA, Droy-Lefaix MT, Vina J (1998) A Ginkgo biloba extract (EGb 761) prevents mitochondrial aging by protecting against oxidative stress. Free Radical Biol Med 24: 298–304.

Schmid M, Schmoll H (Hrsg) (1994) Ginkgo. Wissenschaftliche Verlagsgesellschaft mbH Stuttgart.

Schötz K (2002) Detection of allergenic urushiols in Ginkgo biloba leaves. Pharmazie 57: 508–510.

Schulz V (2002) Clinical trials with Hypericum extracts in patients with depression – Results, comparisons, conclusions for therapy with antidepressant drugs. Phytomed 9: 468–474.

Schulz V (2003) Ginkgo extrakt or cholinesterase inhibitors in patients with dementia: What clinical trials and guidelines fail to consider. Phytomed 10 Suppl IV: 74–79.

Schulz V, Hübner WD, Ploch M (1997) Clinical trials with phyto-psychopharmacological agents. Phytomedicine 4: 379–387.

Siegers CP (1999) Cytotoxicity of alkylphenols from Ginkgo biloba. Phytomedicine 6: 281–283.

Small GW, Rabins PV, Barry PP et al.: Diagnosis and treatment of Alzheimer's disease and related disorders. Consensus statement of the American Association for Geriatric Psychiatry, the Alzheimer's Association, and the American Geriatrics Society. JAMA 1997; 278: 1363–71.

Solomon PR, Adams F, Silver A, Zimmer J, DeVeaux R (2002) Ginkgo for memory enhancement: a randomized controlled trial. JAMA 288: 835–840.

Sticher O (1993) Ginkgo biloba – Ein modernes pflanzliches Arzneimittel. Vierteljahresschrift der Naturforschenden Gesellschaft in Zürich 138/3: 125–168.

Stoll S, Scheuer K, Pohl O, Müller WE (1996) Ginkgo biloba extract (EGb 761) independently improves changes in passive avoidance learning and brain membrane fluidity in the aging mouse. Pharmacopsychiat 29: 144–149.

Vale S (1998) Subarachnoid haemorrhage associated with Ginkgo biloba. Lancet 352: 36.

Vesper J, Hänsgen KD (1994) Efficacy of Ginkgo Biloba in 90 Outpatients with Cerebral Insufficiency Caused by Old Age. Phytomedicine 1: 9–16.

Volz HP (1997) Kava-Kava und Kavain: Pflanzliches Anxiolytikum, Eine kristische Analyse der klinischen Studien. Münch med Wschr 139: 42–46.

Volz HP, Hänsel R (1994) Ginkgo biloba – Grundlagen und Anwendung in der Psychiatrie. Psychopharmakotherapie 1: 70–76.

Vorberg G, Schenk N, Schmidt U (1989) Wirksamkeit eines neuen Ginkgo-biloba-Extraktes bei 100 Patienten mit zerebraler Insuffizienz. Herz + Gefäße 9: 396–401.

Westendorf J, Regan J (2000) Induction of DNA strand-breaks in primary rat hepatocytes by ginkgolic acids. Pharmazie 55: 864–865.

Wong AHC, Smith M, Boon HS (1998) Herbal remedies in psychiatric practice. Arch Gen Psychiatry 55: 1033–1044.

2.2 Johanniskraut als Antidepressivum

2.2.1 Einführung

Johanniskraut (Abb. 2.7) wurde bereits in der antiken und mittelalterlichen Arzneikunde verwendet. Seine Anwendung bei psychiatrischen Erkrankungen war möglicherweise bereits Paracelsus bekannt (Czygan, 1993). Sichere Berichte liegen aus dem frühen 19. Jahrhundert vor. Sie gehen auf den Dichter-Arzt Justinus Kerner (1786–1862) zurück, der in der Literaturgeschichte als Autor der „Seherin von Prevorst" bekannt ist. Kerner war Oberamtsarzt im schwäbischen Weinsberg, wo er sich u. a. der Betreuung von Gemütskranken widmete (Engelhardt, 1962).

Mit dem Aufkommen der naturwissenschaftlich orientierten Medizin geriet Johanniskraut als „Psychopharmakon" nahezu ganz in Vergessenheit. Erst gute 100 Jahre später finden sich wieder Berichte über therapeutische Erfolge mit Johanniskraut bei der Behandlung von Depressionszuständen (Daniel, 1939).

„Hyperici herba (Johanniskraut)" war eine der ersten Drogen-Monographien, die die Kommission E am früheren Bundesgesundheitsamt in ihrer 12 jährigen Tätigkeit erarbeitet hat. Die Monographie wurde am 5. Dezember 1984 im Bundesanzeiger veröffentlicht. Als Indikationen wurden entsprechend dem damaligen Stand des Wissens „depressive Verstimmungszustände" in der Reihenfolge nach „psychovegetative Störungen" und vor „Angst und/oder nervöse Unruhe" genannt. In den nachfolgenden Jahren wurden maßgebliche klinische und pharmakologische Studien durchgeführt, deren Ergebnisse eine Spezifizierung des Anwendungsgebietes ermöglichten. Die Orginal-Arbeiten aus Deutschland wurden u. a. in 5 Schwerpunktheften der Fachzeitschriften *Nervenheilkunde* (12 /1993: 268-366; 23 Beiträge), *Geriatric Psychiatry an Neurology* (7/1994 S1 – S68; 17 Beiträge) und *Pharmacopsychiatry* (30/1997: S71-S134, 12 Beiträge; 31/1998: S1-S60, 8 Beiträge; 34/2001: S1-S156, 31 Beiträge) publiziert. Nach heutigem Kenntnisstand sind alkoholische Extrakte aus Johanniskraut als pflanzliche Antidepressiva einzuordnen. Das Beispiel des Johanniskrautes beweist, wie notwendig die wissenschaftliche Weiterentwicklung von traditionellen pflanzlichen Arzneimitteln mit Hilfe moderner schulmedizinischer Methoden ist.

2.2.2 Botanik des Johanniskrautes

Die Gattung *Hypericum* L. ist weltweit verbreitet und umfasst 378 bisher bekannte Arten. Die Stammpflanze für die Johanniskraut-Droge ist nach dem Deutschen Arzneimittel-Codex von 1986 die Art *Hypericum perforatum* L. Die etwa 60 cm hoch werdende, krautige Pflanze besitzt 5zählige gelbe Blüten mit auffallend zahlreichen langen Staubblättern und gegenständigen, durchscheinend drüsig punktierten Blättern. Ein charakteristisches Unterscheidungsmerkmal gegenüber anderen *Hypericum*-Arten sind zwei charakteristische Längskanten am Stengel. Das offizinelle Johanniskraut ist in Europa und Asien, aber auch in Nord- und Südamerika eine weitverbreitete Wildpflanze. Sie bevorzugt trockene, vor allem aber sonnige Standorte. Sie ist an Wegrändern,

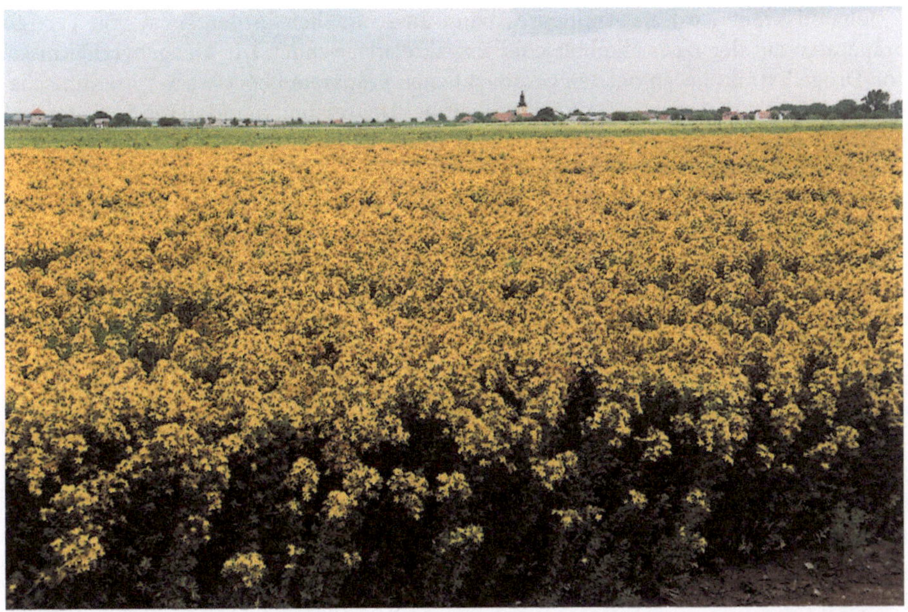

Abb. 2.7. ▲ Johanniskraut *(Hypericum perforatum);* Feld-Kultur kurz vor der Ernte.

Bahndämmen oder auf Brachen anzutreffen. Im Mesophyll der Blätter befinden sich kugelige Sekretbehälter, die mit dem stark lichtbrechenden ätherischen Öl der Pflanze gefüllt sind. Bei durchscheinendem Licht ergibt sich das Bild der „durchstochenen" Blätter, worauf der botanische Namen *„perforatum"* zurückzuführen ist (Hänsel, Keller, Rimpler und Schneider, 1993).

2.2.3 Droge und Extrakt

Die Droge wurde früher vorwiegend durch Wildsammlung gewonnen, inzwischen stammt sie mehrheitlich aus kontrolliertem Anbau (Deutschland, Polen, Südamerika). Für die Drogenbereitung soll das Kraut zu Beginn der Blütezeit geschnitten werden. Das Trocknen muss rasch, aber schonend für die Öl- und Sekret-Behälter erfolgen. Temperaturen von 30–40 °C dürfen dabei nicht überschritten werden. Da die charakteristischen Inhaltsstoffe (siehe 2.2.4) insbesondere in den Knopsen, Blüten und Zweigspitzen konzentriert sind, hängt die pharmazeutische und therapeutische Qualität der Extrakte maßgeblich von der zugrundeliegenden Droge ab. Die Überprüfung erfolgt bei der Arzneimittelherstellung durch die quantitative Messung der in der Droge bzw. den Extrakten enthaltenen Hypericine und inzwischen auch weiterer Inhaltsstoffe (wie Hyperforin), wodurch mindere Wirkstoff-Qualitäten ausgeschlossen werden können.

Johanniskraut wird als Antidepressivum ausschließlich in der Form von Fertig-präparaten auf der Basis alkoholischer Extrakte angewendet. Die Mengenverhältnisse von Droge:Extrakt liegen bei den gebräuchlichen Präparaten bei etwa 2–7 : 1. Klinische Beweise für die therapeutische Wirksamkeit bei Depressionen und deren Symptomen wurden bisher ausschließlich für Präparate erbracht, die mit Methanol- oder Ethanol-Wasser-Gemischen als Extraktionsmittel gewonnen worden sind. Die höchste Ausbeute an wichtigen Inhaltsstoffen erbringt nach bisherigen Erkenntnissen die Extraktion der Droge dann, wenn der Wasseranteil des Extraktionsmittels 20–40% beträgt. Die Extraktion sollte unter Lichtausschluss und schonenden Temperaturen erfolgen (Niesel, 1992; Wagner und Bladt, 1993).

2.2.4 Leitsubstanzen, Analytik, Pharmakokinetik

Zerreibt man eine Knospe oder Blüte des Johanniskrautes zwischen den Fingern, so tritt sofort eine violette Färbung auf, die durch die charakteristischen Inhaltsstoffe der Pflanze verursacht wird. Es handelt sich dabei um Hypericin, Pseudohypericin, Protohypericin, Protopseudohypericin und Zyklopseudohypericin, die insgesamt der Stoffgruppe der Naphtodianthrone zugeordnet werden. Die getrockneten Drogen enthalten durchschnittlich etwa 0,1 % und die Extrakte etwa 0,2–0,3 % Hypericine. Die qualitative und quantitative Analyse sollte nach heutigem Stand der Technik nur noch mittels Hochdruck-Flüssigkeits-Chromatographie erfolgen (siehe Abbildung 1.3, Seite 10). Tierexperimentelle Befunde deuten darauf hin, dass die Hypericine zur antidepressiven Wirkung des Gesamtextraktes beitragen (Butterweck et al., 1998; Raffa, 1998). Darüberhinaus sind die Hypericine für die Therapiesicherheit bedeutsam, weil sie bei Überdosierungen ursächlich für Photosensibilisierungen sein können (siehe Abschnitt 2.2.6).

Bedeutsamer noch als die Hypericine scheint sowohl im Zusammenhang mit bestimmten pharmakologischen Modellwirkungen (Chatterjee et al., 1998; Müller et al., 1998; Bhattacharya, 1998; Singer et al., 1999; Müller et al., 2001; Cervo 2002), als auch in Bezug auf die therapeutische Wirksamkeit (Laakmann et al., 1998) das Phloroglucinol-Derivat Hyperforin zu sein. Zusammen mit der verwandten Verbindung Adhyperforin ist es zu etwa 1 bis 4 % in den reproduktiven Teilen der Pflanze (Blüten und unreife Samen) enthalten (Nahrstedt und Butterweck, 1997; Erdelmeier, 1998). Die als Fertigarzneimittel im Markt befindlichen ethanolischen und methanolischen Extrakte enthalten mehrheitlich etwa 2 bis 6 % Hyperforin (Melzer et al., 1998). Das bedeutet, daß das Hyperforin sowohl in der Johanniskraut-Droge als auch in den alkoholischen Extrakten mindestens das Zehnfache der Menge der Hypericine ausmacht. Hyperforin ist jedoch instabil und unterliegt oxidativen Abbauprozessen (Orth et al., 1999). In der lebenden Pflanze wird es offenbar durch antioxidative Verbindungen, wie Flavonoide, geschützt. In alkoholischen Gesamtextrakten lässt sich nach dem gleichen Prinzip die Stabilität der Hyperforine durch den Zusatz von Antioxidantien, wie Ascorbinsäure, verbessern (Erdelmeier, 1998). Die therapeutische Wirksamkeit der Johanniskrautextrakte kann nach heutigem Kenntnisstand allerdings nicht allein auf das Hyperforin zurückgeführt werden, da sich auch Extrakte mit sehr niedrigem Gehalt an Hyperforin in 3 klinischen Studien (Schrader et al., 1998 und 2000; Woelk, 2000) als wirksam erwiesen. Pharmakologische Ergebnisse an Verhaltensmodellen mit Tieren ergaben, dass neben Hypericin und Hyperforin die Anwesenheit weiterer Extrakt-Komponenten, wie Rutin, für die Wirkung unabdingbar waren (Nöldner und Schötz, 2002).

Neben diesen artspezifischen Inhaltsstoffen enthalten die Drogen und Extrakte größere Mengen der allgemein im Pflanzenreich verbreiteten Flavon- und Flavonolderivate, z. B. Rutin und Hyperosid, sowie Xanthonderivate, Amentoflavon, Biapigenin und ätherisches Öl (Nahrstedt und Butterweck, 1997). Das letztere läßt sich aus der getrockneten Droge in einer Menge von maximal 1 % durch Wasserdampfdestillation gewinnen. Aus zermahlenen Johanniskraut-Blüten läßt sich außerdem durch Übergießen mit Olivenöl (Verhältnis 25 : 100) das sogenannte Johanniskrautöl (Oleum Hyperici) gewinnen, das traditionell als Wundöl bei Verbrennungen angewendet wird (siehe Kapitel 8).

Die Hypericine (insbesondere Hypericin und Pseudohypericin) galten lange Zeit als die wirksamkeitsbestimmenden Inhaltsstoffe der Johanniskraut-Arzneimittel. Mittlerweile ist bekannt, daß die Hypericine zwar zur antidepressiven Wirkung beitragen, jedoch nicht die einzigen Wirkkomponenten des Gesamtextraktes sind (Müller et al., 1998). Sie sind jedoch ursächlich für die insbesondere bei hellhäutigen Personen mögliche Photosensibilisierung der Haut. Obwohl ernsthafte Nebenwirkungen dieser Art bei Patienten unter der Therapie mit Johanniskraut-Extrakten bisher nie berichtet worden sind, wurden zur Abschätzung des Risikos bei möglichen Überdosierungen 3 Studien zur Pharmakokinetik bei insgesamt 76 gesunden Probanden durchgeführt (Brockmöller et al., 1997; Kerb et al., 1996). Die Dosierung pro Tag betrug zwischen 300 mg und 3600 mg des methanolischen Johanniskraut-Extraktes „LI 160". Die Maximalkonzentrationen im Plasma, die 3 bis 4 Stunden (Pseudohypericin) bzw. 6 bis 7 Stunden (Hypericin) nach der Einnahme gemessen wurden, lagen dosisabhängig bei Hypericin zwischen 14 µg/l und 111 µg/l und für Pseudohypericin zwischen 7 µg/l und 83 µg/l. Die systemische Bioverfügbarkeit für Hypericin wurde mit 14–21 % errechnet. Die terminale Eliminationshalbwertzeit betrug für Hypericin zwischen 24 und 48, für Pseudohypericin zwischen 12 und 24 Stunden. Folglich kommt es bei repetierter Einnahme über 14 Tage zu einer Kumulation im Plasma (Abbildung 2.8). Nach intravenöser Injektion von Hypericin an Rhesus-Affen in der Dosierung von 2 mg/kg (n=3) und 5 mg/kg (n=1) nahm die Elimination einen biphasischen Verlauf mit einer initialen Halbwertzeit von 3 h und einer terminalen Halbwertzeit von 26 h. Im Liquor der Tiere war Hypericin nicht nachweisbar (Fox et al., 2001). Zur Korrelation der Hypericinspiegel mit Symptomen der Photosensibilisierung siehe Abschnitt 2.2.6.

Nach oraler Applikation von Johanniskraut-Extrakt mit einem Gehalt von 5 % Hyperforin konnte sowohl bei Ratten als auch bei gesunden Probanden ein dosisproportionaler Anstieg der Hyperforin-Konzentrationen im Plasma nachgewiesen werden. Die Maximalspiegel im Plasma wurden bei Ratten nach etwa 3 Stunden erreicht. Bei 6 gesunden Probanden wurden etwa 4 Stunden nach der Einnahme von 300 mg, 600 mg und 1200 mg Extrakt Maximalkonzentrationen im Plasma dosisabhängig zwischen etwa 100 µg/l und 400 µg/l erreicht. Die Eliminationshalbwertzeit betrug bei Ratten in der frühen Phase etwa 3 und in der späten Phase etwa 8 bis 9 Stunden, bei gesunden Probanden 9 bis 12 Stunden. Die Computer-Simulation ergab, daß bei 3 täglicher Einnahme eine Steady-State-Konzentration nach etwa 24 bis 36 Stunden zu erwarten ist (Biber et al., 1998). In einer weiteren Studie nahmen 12 gesunde Probanden einmalig 2700 mg des Hypericum-Extraktes „LI 160" ein. Nach etwa 4 Stunden erreichten die Spiegel im Blutplasma für Hypericin Werte zwischen 40 µg/l und 80 µg/l und diejenigen für Hyperforin Werte zwischen 1000 µg/l und 1800 µg/ml (Franklin et al., 1999).

Abb. 2.8. ▶ Plasmakonzentrationen von Hypericin und Pseudohypericin unter 14-tägiger Einnahme von 1800 mg Johanniskraut-Extrakt täglich. Die Kurven stellen die mittleren erwarteten Blutkonzentrationen dar. Darüberhinaus sind die Mittelwerte der gemessenen Konzentrationen (n = 50) und deren 95 %-Vertrauensbereiche eingezeichnet (Brockmöller et al., 1997).

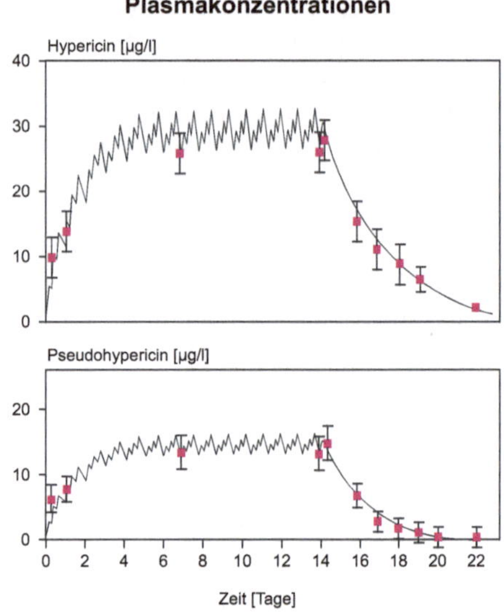

Vergleicht man die gegenwärtig verfügbaren Meßdaten für die Hypericine mit denjenigen der Hyperforine, so wird folgendes deutlich: Hyperforin ist sowohl in den alkoholischen Extrakten als auch nach deren Einnahme im Blutplasma von Probanden um wenigstens eine Zehnerpotenz höher konzentriert. Ebenso wie die Hypericine ist auch das Hyperforin im Blutplasma relativ stabil und weist dosisproportionale Kurvenverläufe auf. Unter pharmakokinetischem Aspekt könnten beide Substanzgruppen zur therapeutischen Wirksamkeit beitragen, wobei Hyperforin in quantitativer Hinsicht, aber auch aufgrund jüngster pharmakologischer Ergebnisse der bedeutsamere Inhaltsstoff für die antidepressive Wirkung zu sein scheint (Müller und Chatterjee, 1998; Singer et al., 1999).

2.2.5 Pharmakologie

Zur Darstellung der umfänglichen Literatur über Untersuchungen an pharmakologischen Modellen mit Johanniskraut-Extrakten und daraus isolierten Fraktionen und Inhaltsstoffen wird auf aktuelle Übersichten (Nathan, 1999; Greenson et al., 2001; Müller, 2003; ESCOP, 2003) verwiesen. Die Erörterung an dieser Stelle soll auf solche Untersuchungen beschränkt werden, die geeignet sind, die Wirkungen im Zentralnervensystem aufzuklären und verständlich zu machen. Die therapeutische Wirksamkeit als Antidepressivum kann grundsätzlich nur durch Therapiestudien mit depressiven Patienten bewiesen werden. Die Pharmakologie kann in diesem Indikationsgebiet nur unterstützende Beiträge erbringen, z. B. bei der Klärung möglicher Wirkmechanismen. Als Bewertungsgrundlage sind dabei weniger die Ergebnisse von Einzeluntersuchungen, sondern diejenigen ganzer Testreihen geeignet. Bei den Testsystemen werden biochemische Modelle in vitro und ex vivo und Verhaltensmodelle am lebenden Tier unterschieden.

2.2.5.1 Biochemische Modelle

Die Mehrzahl der heute bekannten Antidepressiva hemmen den aktiven, energieabhängigen Rücktransport von Monoaminen (Noradrenalin, Serotonin, Dopamin) aus dem synaptischen Spalt zurück in das Neuron. Die Hemmung der Monoaminaufnahme bildet die Grundlage der klassischen Hypothesen sowohl zum Ursprung der Depressionen als auch zum Wirkmechanismus der Antidepressiva. Nach diesem Konzept erfolgte deren Einteilung in Noradrenalin-Wiederaufnahmehemmer, selektive Serotonin-Wiederaufnahmehemmer und Rezeptor-Antagonisten. Bei mehrtägiger bis mehrwöchiger Zufuhr kommt es außerdem zu adaptativen Veränderungen an bestimmten Rezeptorsystemen. Als experimenteller Ansatz dienen entweder isolierte Synaptosomen, isolierte Neurone oder Gliazellen oder Fütterungsversuche am Tier mit nachträglicher Untersuchung der entsprechenden Rezeptorsysteme der aufbereiteten Gehirne (Müller et al., 1997 und 2002; Riederer et al., 1993).

Die alkoholischen Johanniskraut-Extrakte wurden mittlerweile an nahezu allen biochemischen Modellen geprüft (Übersichten bei Nathan, 1999; Greenson 2001; Müller et al., 1997; Müller, 2003). Die in einer früheren Arbeit beschriebene MAO-Hemmung ließ sich nicht bestätigen. Demgegenüber wurde von allen Autoren eine relativ starke Hemmung auf die synaptosomale Aufnahme von Serotonin, Dopamin und Noradrenalin beschrieben. Für diese drei Neurotransmitter lagen die halbmaximalen Hemmkonzentrationen bei 2 µg/ml. Diese Konzentrationen können auch am Menschen als therapeutisch relevant angesehen werden (Müller et al., 1997 und 1998; Neary und Bu, 1998). Darüberhinaus führte die 14-tägige Behandlung von Ratten zu adaptativen Veränderungen im ZNS, insbesondere einer signifikanten Zunahme der Dichte kortikaler Beta- und einer Zunahme kortikaler 5-HT2-Rezeptoren (Müller et al., 1997; Gleitz und Teufel-Mayer, 1998). Als ein wichtiger Inhaltsstoff für diese Effekte wurde kürzlich das Hyperforin identifiziert (Müller und Chatterjee, 1998). Eine Übersicht der bisher nachgewiesenen Effekte von Johanniskraut-Extrakt in den biochemischen Modellen ist in der Abbildung 2.9 dargestellt.

2.2.5.2 Verhaltensmodelle am Tier

Die tierexperimentelle Pharmakologie kennt etwa ein Dutzend validierter Modelle mit kleinen Nagetieren zur Prüfung antidepressiver Substanzen. Diese Modelle basieren auf zwei Grundprinzipien, nämlich demjenigen der pharmakologischen Interaktion, z. B. mit Reserpin, Apomorphin oder Ketamin, oder demjenigen der induzierten Verhaltensänderung, z. B. im Sinne der „erlernten Hilflosigkeit" oder des „Despair-Verhaltens" von Ratten (Porsolt et al., 1991). Auch in diesen Modellen wurden die Hypericum-Extrakte mehrheitlich bereits geprüft.

An Mäusen und Ratten wurden typische Effekte im Sinne des Reserpin-Antagonismus, der Verkürzung der Narkosedauer und der Immobilitätsphase im „Despair"-Test nach Porsolt nachgewiesen (Butterweck et al., 1997 und 1998; Winterhoff et al., 1993).

Wirkungen von Johanniskraut-Extrakt
in Modellversuchen mit biochemischen Meßgrößen

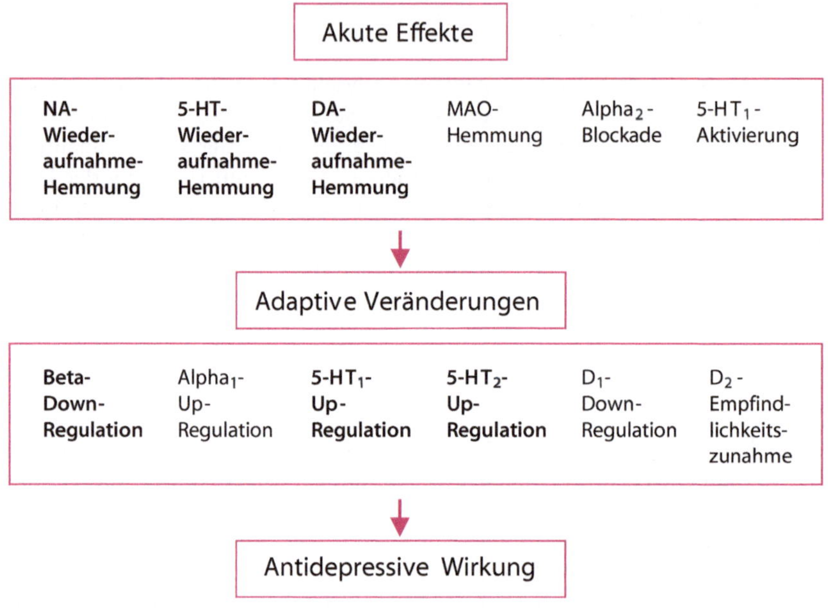

Abb. 2.9. ▲ Typische Veränderungen, die mit antidepressiv wirkenden Substanzen in Modellversuchen mit biochemischen Meßgrößen auftreten können. Fettgedruckt: Effekte, die in den Modellversuchen mit dem Hypericum-Extrakt LI 160 in ausgeprägter Form beobachtet wurden (nach Müller et al., 1998 b).

Abkürzungen:
NA = Noradrenalin, **5-HT** = 5-Hydroxytryptamin, **DA** = Dopamin, **MAO** = Monoaminoxidase

Das Verhältnis der wirksamen Dosierungen zwischen dem Hypericum-Extrakt und Imipramin verhielt sich dabei wie etwa 10 : 1 (Abbildung 2.10), worin sich das in der Praxis etablierte Verhältnis der therapeutischen Dosierung bei depressiven Patienten (wirksame Dosis für Hypericum-Extrakt = 900 mg/d; für Imipramin = 50–150 mg/d) widerspiegelt. Eine andere Arbeitsgruppe fand allerdings an demselben Tiermodell bei intraperitonealer Applikation von zwei Hypericum-Extrakten im Vergleich mit Imipramin und Fluoxetin nahezu identische wirksame Dosierungen im Bereich von 10-30 mg/kg (De Vry et al., 1999). Untersuchungen mit isolierten Einzelstoffen und Fraktionen ergaben, daß an der Wirkung des Gesamtextraktes mehrere Stoffgruppen, darunter die Hypericine, synergistisch beteiligt sind, wobei löslichkeitsvermittelnde Stoffe als Co-Effektoren im Sinne der Verbesserung der Bioverfügbarkeit wirksam werden können (Butterweck et al., 1997 und 1998).

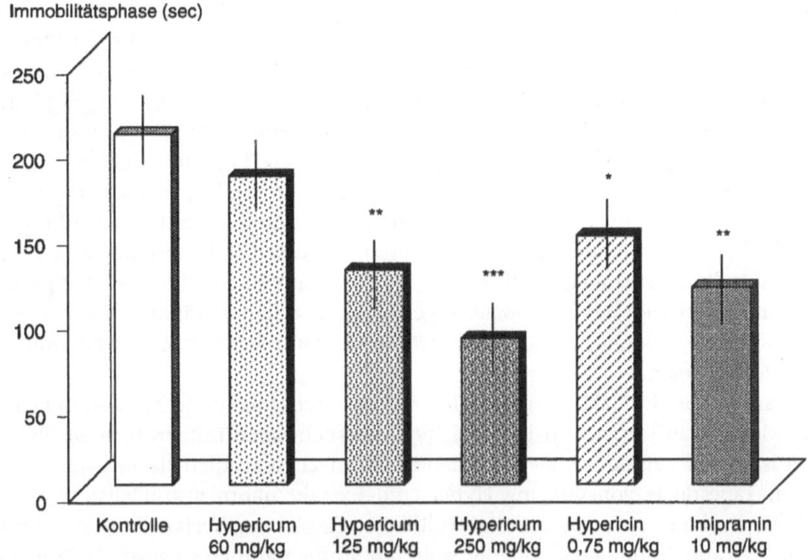

Abb. 2.10. ▲ Vergleichende Prüfung der pharmakologischen Wirkung (Schwimmtest nach Porsolt) eines standardisierten Johanniskraut-Extraktes („Hypericum") im Vergleich mit reinem Hypericin (0,75 mg sind äquivalent der in 250 mg Extrakt enthaltenen Menge) und dem Standard-Antidepressivum Imipramin. Der Gesamtextrakt war deutlich stärker wirksam als die äquivalente Menge an Hypericin. Imipramin war etwa 10 fach wirksamer als der Hypericum-Gesamtextrakt, worin sich in etwa das Dosierungsverhältnis beider Substanzen bei therapeutischer Anwendung am Menschen widerspiegelt (nach Winterhoff et al., 1995).

2.2.6 Toxikologie, Photosensibilisierung

Der Johanniskrautextrakt LI 160 wurde sowohl akut als auch über den Zeitraum von 26 Wochen hinsichtlich seiner toxikologischen Eigenschaften an Mäusen, Ratten und Hunden geprüft. Die Höchstdosierung betrug 5000 mg/kg, erste Intoleranzen sind bei 900 mg/kg/d aufgetreten, die LD_{50} lag jenseits der Maximaldosis. Hinweise für reproduktions-toxische oder mutagene Effekte ergaben sich bei entsprechenden Prüfverfahren nicht (Leuschner, 1995).

Photosensibilisierungen bis hin zu phototoxischen Reaktionen nach der Aufnahme größerer Mengen von Johanniskraut („Hypericismus") sind von Weidetieren, insbesondere von Schafen und Rindern, bekannt (Araya und Ford, 1981; Giese, 1980). Die gezielte Fütterung von getrocknetem Johanniskraut an Kälber führte in der Dosierung von 1 g/kg nicht zu Symptomen, in der Dosierung von 3 g/kg und 5 g/kg mit nachfolgender Sonnen-Exposition der Tiere, beginnend nach etwa 4 Stunden, zu Hautrötungen, Unruhe und Durchfällen (Araya und Ford, 1981). Entsprechende Untersuchungen an Schafen, die 4 g/kg bis 16 g/kg frisches Johanniskraut erhielten, führten ab der Dosis von 4 g/kg sowohl zu Hautsymptomen, als auch zum Anstieg einer Reihe von Enzymen im Plasma (Kako et al., 1993). Der Gehalt an Hypericin in 5–10 g Droge aus blühendem

Johanniskraut entspricht etwa demjenigen, der in 1 g eines handelsüblichen Johanniskrautextraktes zu erwarten ist. Überträgt man in diesem Sinne die Erfahrungen aus den Fütterungsversuchen an Kälbern und Schafen auf den Menschen, so wäre mit ernsten phototoxischen Erscheinungen nach der Einnahme von etwa 0,3–0,6 g/kg Extrakt zu rechnen, was bei einem 70 kg schweren Patienten einer Menge von etwa 20–40 g Extrakt oder etwa dem 30-fachen der therapeutischen Tagesdosis entspräche. Tatsächlich traten nach intravenöser Applikation von 30–40 mg Hypericin (entsprechend der Menge an Hypericin und Pseudohypericin aus etwa 20 g Extrakt) zur Prüfung antiviraler Effekte bei Patienten mit AIDS schwere phototoxische Reaktionen auf, die zum Abbruch der Studie zwangen (Gulick et al., 1999). Daraus ist zu schließen, daß phototoxische Hautreaktionen bei Überdosierungen von Hypericum-Präparaten z. B. in suizidaler Absicht ein bedeutsames Risiko sein können, kaum dagegen jedoch bei therapeutischen Dosierungen.

Zur Ermittlung der Schwellendosis bei der am Menschen erste Zeichen der Photosensibilisierung auftreten, wurden gezielte Untersuchungen mit Probanden durchgeführt. Ausgehend von der in der Mehrzahl der klinischen Studien als wirksam nachgewiesenen Tagesdosis von 900 mg Hypericum-Extrakt nahmen zunächst 13 gesunde männliche Probanden im placebokontrollierten Cross-over-Verfahren 900, 1800 und 3600 mg Extrakt einmalig ein. In einer weiteren Studie nahmen 50 gesunde Probanden beiderlei Geschlechtes 3 x 600 mg über den Zeitraum von 15 Tagen ein. Bei beiden Prüfungen wurde eine standardisierte Applikation von UVA- und UVB-Licht an den Prüftagen 1 bzw. 1 und 15 jeweils 4 Stunden nach der morgendlichen Einnahme der Dosis vorgenommen. Die Hautreaktionen wurden jeweils 5 und 20 Stunden sowie 7 Tage nach der Bestrahlung als minimale Erythemdosis (MED) bzw. minimale Pigmentierungsdosis (MPD) abgelesen.

Unter der Einnahme des Johanniskraut-Präparates kam es nach Bestrahlung mit UV-Licht am 15. Einnahmetag zu einer tendenziellen Herabsetzung der MED und einer ebenfalls diskreten, aber statistisch signifikanten Herabsetzung der MPD. Die Autoren schlossen daraus, daß bei dauerhafter Einnahme eines Johanniskraut-Präparates in höherer Dosierung mit einer etwas stärkeren Bräunungsneigung zu rechnen ist (Brockmöller et al., 1997). Ernstere Symptome der Phototoxizität sind bei den empfohlenen therapeutischen Dosierungen (siehe Abschnitt 2.2.8) jedoch nicht zu erwarten (Bernd et al., 1999; Brockmöller et al., 1997; Golsch et al., 1997; Schempp et al., 1999). Im Falle einer Überdosierung mit dem Mehrfachen der empfohlenen therapeutischen Dosis sollte der Patient wegen der relativ langen Eliminationshalbwertzeit von Hypericin und Pseudohypericin für den Zeitraum von einer Woche von UV-Licht abgeschirmt werden.

2.2.7 Therapeutische Wirksamkeit bei Patienten mit Depressionen

Die traditionelle arzneiliche Anwendung von Johanniskraut war der Tee-Aufguss. Dessen Einzeldosis entspricht dem wässrigen Auszug von 2–3 g getrockneter Droge. Dividiert man im Sinne eines üblichen Droge-Extrakt-Verhältnisses (siehe Abschnitt 1.3.2.2) die Mindestdosis von 2 g Droge durch die Zahl 7, so ergibt sich eine Mindest-Einzeldosis für den Trockenextrakt von etwa 300 mg. Von solchen Dosierungen sollte

ausgehen, wer sich bei der modernen Phytotherapie auf die pflanzliche Erfahrungs-
medizin beruft und damit gute Behandlungserfolge für seine Patienten erwartet. Die
Mehrzahl der in den Tabellen 2.4 und 2.5 zusammengestellten Studien entspricht dieser
Voraussetzung.

2.2.7.1 Methodik der klinischen Prüfung von Antidepressiva

Die antidepressive Pharmakotherapie, wie sie heute von der Fachwelt als wirksam
anerkannt wird, begann 1957 mit der Einführung von Imipramin. Seither sind mehr als
30 neue Wirkstoffe hinzugekommen, zuletzt die *selektiven Serotonin-Wiederaufnahme-
Hemmer* (SSRIs). Zur Prüfung der therapeutischen Wirksamkeit sollen für sämtliche
Antidepressiva inzwischen etwa 1500 kontrollierte klinische Studien vorliegen (Kirsch
und Sapirstein, 1998). Deren Ergebnisse sind untereinander relativ gut vergleichbar, da
sich die zugrunde liegende Methodik über 4 Jahrzehnte hinweg nicht grundlegend
geändert hat. Die meisten Studien verwenden als konfirmatorische Größe die
Hamilton-Depressions-Skala (HAMD). Diese Fremdbeurteilungsskala wurde bereits
1960, wenige Jahre nach der Einführung der ersten trizyklischen Antidepressiva, publiziert (Hamilton, 1960). Der Arzt nimmt anhand von 17 oder 21 typischen Merkmalen
der Depression eine Einzel-Score-Bewertung vor, die zu einem Summenscore zu addie-
ren ist. Dieser Score erlaubt eine Graduierung der Schwere der Erkrankung. Werte bis
etwa 12 gelten als normal, bis etwa 20 werden leichten, bis etwa 25 mittelschweren, darüber schweren Depressionen zugeordnet. Der Behandlungserfolg kann am Grad der
Rückbildung des Gesamt-Scores bewertet werden.

Seit etwa 15 Jahren gibt es verbindliche Richtlinien für die klinische Prüfung von
Antidepressiva, sowohl von der FDA als auch von europäischen Zulassungsbehörden.
Eine Note for Guidance des *Committee for Proprietary Medical Products (CPMP)* vom
April 2002 zur Aktualisierung der EG-Richtlinie sieht unter anderem folgendes vor: Die
Patienten müssen gemäß den internationalen Diagnoseschlüsseln DSM VI oder ICD 10
eine depressive Erkrankung (*Major Depressive Disorder)* der Schweregrade leicht,
mittel oder schwer (*mild, moderate, severe*) haben. Der Wirksamkeit ist bei akuten
depressiven Episoden (vorzugsweise Schweregrad „*moderate*“) mit kontrollierten
Studien von 6-wöchiger Dauer nachzuweisen. Neben der HAMD-Skala (vorzugsweise
in der 17-Item-Version) wird für die ärztliche Bewertung der spezifischen Merkmale
auch die Montgomery-Asberg-Depressions-Skala (MADRS) anerkannt. Patienten,
deren Gesamt-Scores sich unter der Therapie um mindestens 50% bessern, gelten bei
beiden Skalen als „Responder“ (Anonymus, 2002).

2.2.7.2 Studien zur Wirksamkeit von Johanniskraut-Extrakten

Bis zum Ende des Jahres 2002 wurden die Ergebnisse von 37 kontrollierten
Therapiestudien mit Johanniskraut-Extrakten publiziert. Darin waren mehr als 4000
Patienten eingeschlossen, mehrheitlich solche mit leichten und mittelschweren
Depressionen. Die Daten von 22 wesentlichen Studien ab dem Jahre 1990 wurden in den
Tabellen 2.4 und 2.5 zusammengefasst. Weitere Informationen, auch zu den hier in den
beiden Tabellen und im Text nicht mit genannten Studien, sind in den folgenden Über-

Tabelle 2.4.

Auswahl von 10 kontrollierten klinische Studien bei depressiven Patienten mit Johanniskraut-Präparaten auf der Basis ethanolischer Extrakte. Bei den Flüssigpräparaten wurde für die Berechnung der Dosis in mg ein Feststoffanteil von 10% zugrunde gelegt. Als *Responder* wurden diejenigen Fälle eingestuft, deren HAMD-Gesamtscore sich im Verlauf der Behandlung um mehr als 50% verbesserte.

Erstautor, Jahr	Fallzahl	Tagesdosis (mg Extrakt)	Dauer (Tage)	Vergleichstherapie	Responder (Hypericum vs. Vergleichstherapie)
Harrer, 1991	116	3 ml (300 mg)	42	Placebo	66% vs. 25%
Quandt, 1993	88	4,5 ml (450 mg)	28	Placebo	71% vs. 7%
Schrader, 1998	159	500 mg	42	Placebo	56% vs. 15%
Laakmann, 1998	147	900 mg	42	Extr. 0,5% Hf., Placebo	49% vs. 39% vs. 33%
Philipp, 1999	263	1050 mg	56	Imipramin, Placebo	76% vs. 67% vs. 63%
Harrer, 1999	149	800 mg	42	Fluoxetin	71% vs. 72%
Lenoir, 1999	348	?	42	0,5 mg/d Hypericin vs. 1 mg/d Hypericin vs. 3 mg/d Hypericin	62% vs. 65% vs. 68%
Schrader, 2000	240	500 mg	42	Fluoxetin	60% vs. 40%
Woelk, 2000	324	500 mg	42	Imipramin	43% vs. 40%
Kalb, 2001	72	900 mg	42	Placebo	62% vs. 43%

Abkürzungen: HAMD = Hamilton-Depressions-Skala, **HAMA** = Hamilton-Angst-Skala, **CGI** = Clinical-Global-Impressions-Skala, **B-L** = Beschwerdeliste nach von Zerssen, **D-S** = Depressivitäts-Skala nach von Zerssen, **Bf-S** = Befindlichkeits-Skala nach von Zerssen, **DSI** = Depressivitäts-Skala nach Zung, **BEB** = Beschwerde-Erfassungsbogen nach Hänsgen, **KAI** = Kurztest der allgemeinen Informationsverarbeitung nach Lehrl, **SAD** = Patienten mit saisonal abhängiger Depression, **Hf.** = Hyperforin.

sichten nachzulesen: Harrer und Schulz, 1993; Linde et al., 1996; Volz, 1997; Kasper, 2001; Schulz, 2002; ESCOP, 2003. Die Prüfpräparate enthielten als arzneilich wirksame Bestandteile entweder Extrakte, die mit Ethanol (50% oder 60 %, V/V) in Wasser (Tabelle 2.4) oder solche, die mit Methanol (80 %, V/V) in Wasser (Tabelle 2.5), hergestellt worden sind. Als Vergleichstherapien wurden Placebo, synthetische Antidepressiva oder im Falle zweier Studien (Martinez et al., 1994; Wheatly, 1999) Lichtbehandlung angewendet. Das konfirmatorische Prüfkriterium war bei der Mehrzahl der Studien die Reduktion des Gesamtscores oder die Response-Quote der Hamilton-Depressions-Skala.

Einige Studien aus den frühen Neunziger Jahren (betreffend Extrakte, die mit 50% oder 60% Ethanol in Wasser hergestellt waren; siehe Tabelle 2.4), wurden mit flüssigen Zubereitungen (Urtinkturen) durchgeführt. Die genaue Angabe der eingenommenen Mengen an Trockenextrakten konnten bei diesen Studien aus den publizierten Daten nur abgeschätzt werden. Bei der Auswahl von 10 Studien entsprechend der Tabelle 2.4 reichten daher die Dosierungen von 300 mg bis 1050 mg Extrakt pro Tag. Bei 5 der 10 Studien wurde vergleichend mit Placebo geprüft und in allen 5 Fällen die signifikante Überlegenheit der Johanniskraut-Extrakte nachgewiesen. Bei je 2 Studien im Vergleich mit Imipramin oder Fluoxetin waren die Erfolge mit Hypericum gleichwertig oder sogar besser. Über eine weitere placebokontrollierte Studie mit einem ethanolischen Ex-

Tabelle 2.5.
Auswahl von 12 kontrollierten klinischen Studien bei Patienten mit depressiven Erkrankungen mit einem Extrakt, hergestellt mit 80% Methanol in Wasser (V/V).

Erstautor, Jahr	Fallzahl	Tagesdosis (mg Extrakt)	Dauer (Tage)	Vergleichstherapie	Responder (Hypericum vs. Vergleichstherapie)
Lehrl, 1993	50	450–900 mg	28	Placebo	42% vs. 25%
Sommer, 1994	105	450–900 mg	28	Placebo	67% vs. 28%
Harrer, 1994	102	900 mg	28	Maprotilin	61% vs. 67%
Hübner, 1994	39	900 mg	28	Placebo	70% vs. 47%
Vorbach, 1994	135	900 mg	42	Imipramin	64% vs. 58%
Hänsgen, 1996	102	900 mg	42	Placebo	70% vs. 24%
Wheatley, 1997	165	900 mg	42	Amitriptylin	60% vs. 78%
Vorbach, 1997	209	1800 mg	42	Imipramin	35% vs. 41%
Shelton, 2001	200	900–1200 mg	56	Placebo	33% vs. 21%[*]
HDT Study Group, 2002	340	900–1500 mg	56	Placebo, Sertralin	24% vs. 32% vs. 25%
Lecrubier, 2002	375	900 mg	42	Placebo	53% vs. 42%

[*] Kollektiv mit leichten und mittelschweren Depressionen

Abkürzungen: HAMD = Hamilton-Depressions-Skala, **HAMA** = Hamilton-Angst-Skala, **CGI** = Clinical-Global-Impressions-Skala, **B-L** = Beschwerdeliste nach von Zerssen, **D-S** = Depressivitäts-Skala nach von Zerssen, **Bf-S** = Befindlichkeits-Skala nach von Zerssen, **DSI** = Depressivitäts-Skala nach Zung, **BEB** = Beschwerde-Erfassungsbogen nach Hänsgen, **KAI** = Kurztest der allgemeinen Informationsverarbeitung nach Lehrl, **SAD** = Patienten mit saisonal abhängiger Depression.

trakt bei 207 Patienten wurde bisher nur in vorläufiger Form berichtet. Bei 6-wöchiger Therapie nahm der Gesamtscore unter Placebo von 22 auf 14 und unter Verum von 22 auf 11,5 Punkte ab. Der Gruppenunterschied war statistisch signifikant (Gensthaler, 2001).

Für den Extrakt, hergestellt mit 80% Methanol in Wasser, wurden im Zeitraum nach 1990 die Ergebnisse von insgesamt 17 kontrollierten Studien publiziert, davon 8 im Vergleich mit Placebo, 3 im Vergleich mit Sertralin, je 2 im Vergleich mit Imipramin oder Lichttherapie und je eine im Vergleich mit Maprotilin oder Amitriptylin. Die Dosierungen lagen im Bereich von 450-1800 mg Extrakt pro Tag. Die statistische Auswertung der Hamilton-Gesamtscores zeigte bei 6 von 8 placebokontrollierten Studien signifikante Unterschiede zugunsten der Therapie mit dem Johanniskrautextrakt. Die beiden Studien unter zusätzlicher Anwendung von Lichttherapie (Martinez et al., 1994; Wheatley, 1999) ergaben keine additive Wirkung bei gleichzeitiger Anwendung beider Behandlungen. Bei 7 Vergleichs-Studien gegen insgesamt 4 synthetische Antidepressiva ergaben sich bei Amitriptylin eine signifikante Überlegenheit des letzteren nach 6 Wochen Therapie (Wheatley, 1997), bei Sertralin (Brenner, 2000; HDT Study Group, 2002; van Gurp, 2002), bei Imipramin (Vorbach et al., 1994 und 1997) und bei Maprotilin (Harrer et al., 1994) dagegen keine signifikanten Unterschiede im Behandlungserfolg zwischen dem Johanniskrautextrakt und den chemisch definierten

Standard-Präparaten. Die Daten von 12 der 17 Studien mit dem Methanol-Extrakt wurden in der Tabelle 2.5 zusammengestellt.

Die Ergebnisse der vorliegenden Studien lassen keine wesentlichen Unterschiede in der Wirksamkeit der beiden alkoholischen Extrakte erkennen. Bei Berücksichtigung aller Studienergebnisse ist davon auszugehen, dass die Schwelle der Wirksamkeit für einzelne Symptome und Beschwerden der depressiven Erkrankung bei etwa 300 mg Extrakt pro Tag liegen dürfte. In der Dosierung von etwa 500-1000 mg Extrakt pro Tag waren die Johanniskraut-Präparate im Rahmen der ärztlich betreuten Therapie mehrheitlich wirksamer als Placebo und vergleichbar wirksam wie die 4 synthetischen Vergleichspräparate. Diese Bewertung gilt für leichte bis mittelschwere depressive Episoden, nicht dagegen für schwere Depressionen, die keine Indikation für Johanniskraut-Extrakte sind.

Zwei kontrollierte Doppelblindstudien wurden mit der Fragestellung durchgeführt, welche der pharmakologisch aktiven Inhaltstoffe (siehe 2.2.4) in besonderem Maße zur antidepressiven Wirksamkeit der Gesamtextrakte am Menschen beitragen könnten. Zu diesem Zweck wurden bei einer Studie (Lenoir et al., 1999) 3 Extrakte unterschiedlichen Gehaltes an Hypericinen (entsprechend Tagesdosen von 0,5 mg, 1 mg oder 3 mg), bei der anderen Studie (Laakmann et al., 1998) 2 Extrakte unterschiedlichen Gehaltes an Hyperforin (entsprechend Tagesdosen von 4,5 mg oder 45 mg) vergleichend im letzteren Falle mit Placebo geprüft. Während durch Hypericin mit wachsender Dosis keine signifikante Steigerung der Wirksamkeit nachweisbar war (Quote der HAMD-Responder 62% vs. 65% vs. 68%) war das im Falle von Hyperforin tatsächlich der Fall (HAMD-Responder 39% vs. 49%).

Die Abbildung 2.11 zeigt beispielhaft für die placebokontrollierten Prüfungen die Ergebnisse einer Doppelblindstudie mit 101 ambulanten Patienten mit mittelschweren Depressionen („major depression" gemäß Diagnose-Schlüssel DSM-III-R). Die Patienten wurden über den Zeitraum von 4 Wochen entweder mit 3mal 300 mg Johanniskraut-Extrakt oder einem entsprechenden Placebo behandelt. In zwei anschließenden Wochen erhielten beide Gruppen das Verum. Bei typischen Placebo-Effekten ergab sich nach 4 Wochen ein statistisch hochsignifikanter Unterschied zugunsten der Verum-Therapie, der sich nach weiteren 14 Tagen bei Gabe des Johanniskraut-Präparates in beiden Behandlungsgruppen erwartungsgemäß reduzieren ließ (Hänsgen et al., 1996).

Die Abbildung 2.12 zeigt beispielhaft für die Therapiestudien im Vergleich mit Standardbehandlungen die Ergebnisse mit 135 depressiven Patienten, die wie oben nach den Einschlußkriterien entsprechend dem Diagnose-Schlüssel DSM-III-R ausgewählt wurden. Die Patienten wurden 6 Wochen lang entweder mit 3mal 300 mg Johanniskraut-Extrakt oder mit 3mal 25 mg Imipramin in Form äußerlich nicht unterscheidbarer Dragees behandelt. Die Erfolgskriterien waren neben der Hamilton-Depressions-Skala zwei weitere validierte Fremd- und Selbstbeurteilungs-Skalen. In beiden Behandlungsgruppen kam es zu einer gleichsinnigen Abnahme des Hamilton-Scores unter dem Hypericum-Präparat von 20,2 auf 8,8 und unter Imipramin von 19,4 auf 10,7. Die statistische Bewertung ergab für beide Therapie-Gruppen eine gleich gute Wirksamkeit (Vorbach et al, 1994).

Die Abbildung 2.13 zeigt das Ergebnis einer Doppelblindstudie im Vergleich von Johanniskrautextrakt (1050 mg/d) mit Imipramin (100 mg/d) und Placebo. 251 Patienten mit akuten mittelschweren depressiven Episoden (ICD 10: F32.1 und F33.1)

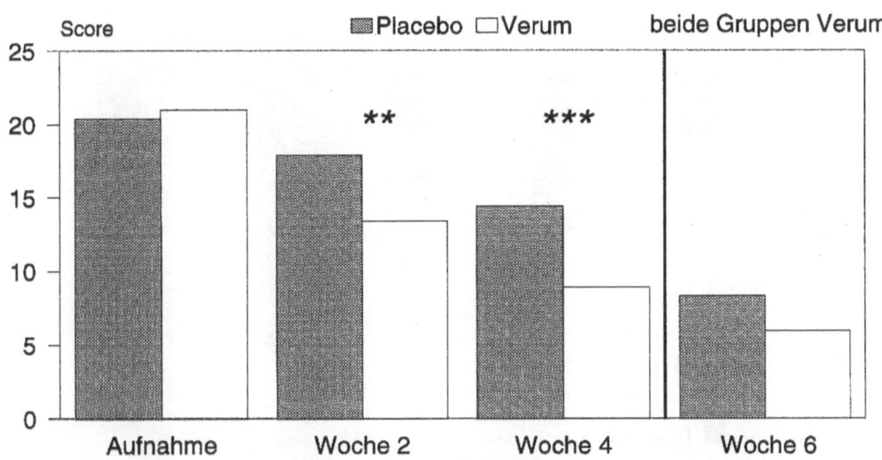

Abb. 2.11. ▲ Mittelwerte der Hamilton-Depressions-Skala (HAMD). Placebokontrollierte Doppelblindstudie bei 101 depressiven Patienten unter der Therapie mit 900 mg Johanniskraut-Extrakt täglich im Vergleich mit Placebo. Parallelgruppendesign bis zur 4. Behandlungswoche. Anschließend erhielten beide Gruppen Verum. Zu den Kontrollzeitpunkten Woche 2 und Woche 4 statistisch signifikanter Gruppenunterschied zwischen Verum und Placebo (*** = p < 0,001). In der 5. und 6. Woche, in der beide Gruppen die Verum-Medikation erhielten, deutliche Verbesserung in der ursprünglichen Placebo-Gruppe (Hänsgen et al., 1996).

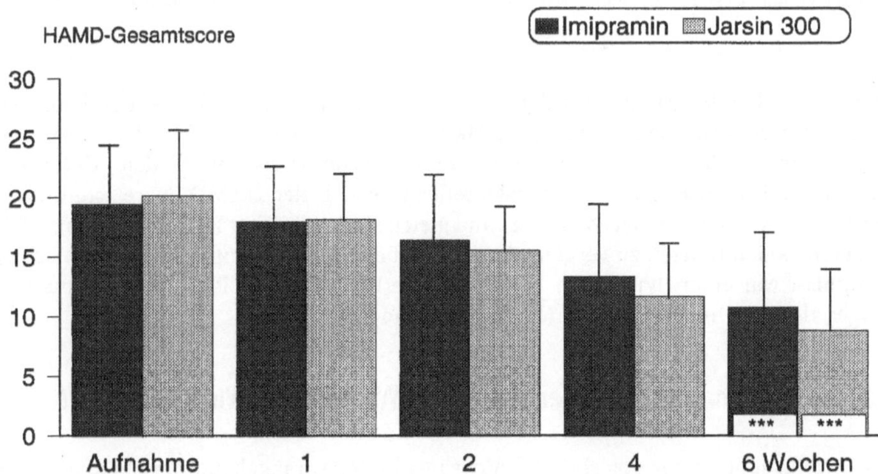

Abb. 2.12. ▲ Mittelwerte und Standardabweichungen der Gesamtscores der Hamilton-Depressions-Skala (HAMD) im Verlauf einer 6wöchigen Therapie mit 900 mg Johanniskraut-Extrakt (67 Patienten) im Vergleich mit 75 mg Imipramin (68 Patienten) täglich. Beide Medikationen wiesen in der statistischen Bewertung eine gleich gute Wirksamkeit auf (Vorbach et al., 1994).

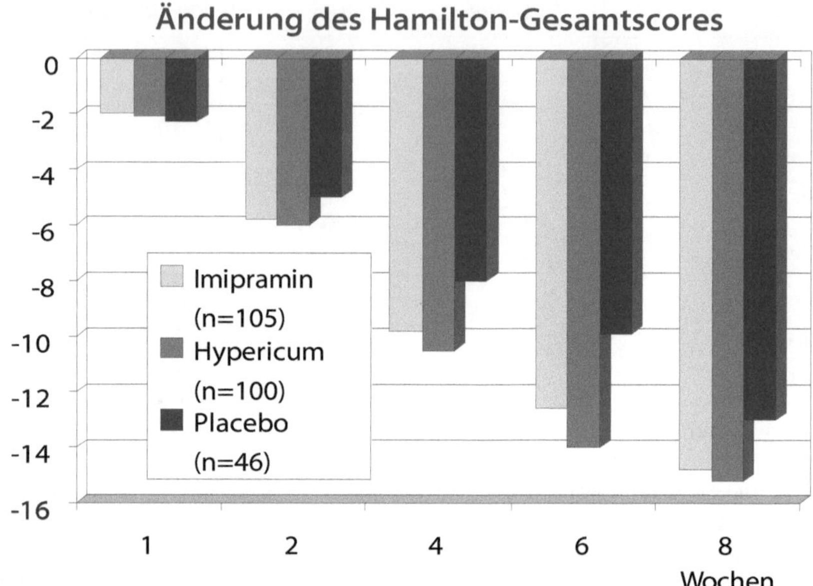

Abb. 2.13. ▲ Ergebnis einer Doppelblindstudie im Vergleich von Johanniskrautextrakt (1050 mg/d) mit Imipramin (100 mg/d) und Placebo. 251 Patienten wurden in 3 Parallelgruppen für die Dauer von 8 Wochen behandelt. Unter der Therapie mit dem Hypericum-Extrakt reduzierte sich der HAMD-Score signifikant stärker (-15,5) als unter Placebo (-12,2) und gleich stark wie unter Imipramin (-14,2) (nach: Philipp et al., 1999).

wurden in 3 Parallelgruppen für die Dauer von 8 Wochen behandelt. Der konfirmatorische Parameter war die Änderung des Hamilton-Gesamtscores (17 HAMD) sowie und entsprechende Bewertungen bei 4 weiteren psychometrischen Skalen. Unter der Therapie mit dem Hypericum-Extrakt reduzierte sich der HAMD-Score signifikant stärker (-15,5) als unter Placebo (-12,2) und gleich stark wie unter Imipramin (-14,2). Die anderen Skalen führten zu vergleichbaren Ergebnissen. Die Häufigkeit unerwünschter Ereignisse war unter Hypericum (0,5 Ereignisse/Patient) gleich Placebo (0,6) aber niedriger als unter Imipramin (1,2) (Philipp et al., 1999).

2.2.7.3 Pharmakotherapie der Depression: Was trägt zur Wirksamkeit bei?

Die Erfolgsquote unter Placebo war nicht nur in der vorangehend berichteten Studie bemerkenswert hoch. Sieht man sich die Daten der anderen Studien in den Tabellen 2.4 und 2.5 an, so ist die relative Wirkstärke unter Placebo zwar nicht immer so groß gewesen, betrug aber in der Regel mehr als 50% des mit dem Verum erzielbaren Gesamteffektes. Die Vergleichsstudien von Johanniskraut-Extrakten mit synthetischen Standard-Präparaten haben darüber hinaus keine wesentlichen Unterschiede in der Effektstärke ergeben. Zu ähnlichen Resultaten führten auch metaanalytische Bewertungen der Studien (Gaster und Holroyd, 2000; Mulrow et al., 2000; Volz und Laux,

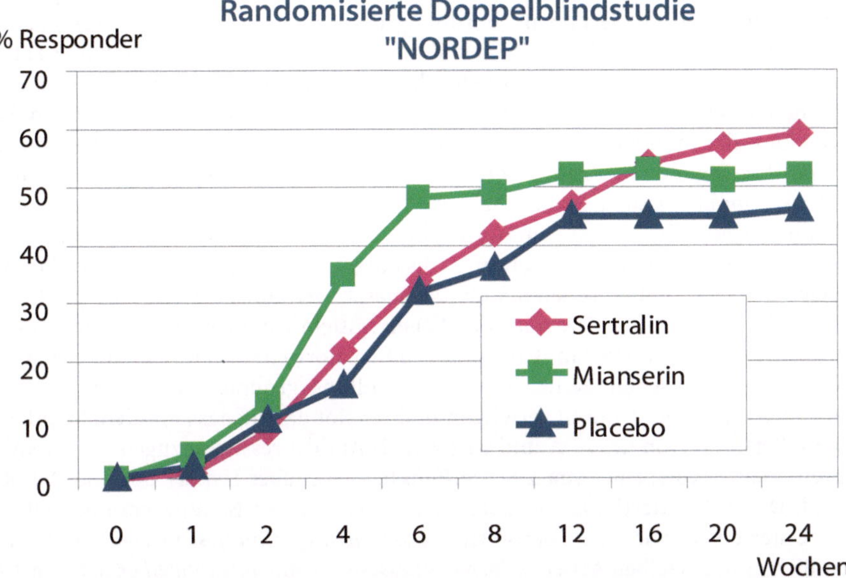

Abb. 2.14. ▲ Zur vergleichenden Prüfung der Wirksamkeit von zwei „modernen" Antidepressiva wurde in Norwegen eine randomisierte Doppelblind-Studie unter Praxis-Bedingungen durchgeführt („NORDEP-Studie"). 61 Allgemeinärzte behandelten 372 depressive Patienten über Zeiträume von 24 Wochen. Die statistische Analyse zeigte 47% Remissionen unter Placebo verglichen mit 61% unter Sertralin und 54% unter Mianserin (nach: Malt et al., 1999).

2000). Die weltweit entstandene Aufmerksamkeit für das Phänomen Johanniskraut hat maßgeblich dazu beigetragen, dass gegenwärtig die Frage neu bewertet wird, wer und was zum Erfolg der antidepressiven Pharmakotherapie am meisten beitragen.

Die *Agency for Health Care Policy and Research* in den USA kam bei einer Metaanalyse von mehr als 80 Studien mit neuen synthetischen Antidepressiva zu dem Ergebnis, dass die „Response"-Raten der Patienten im Mittel unter Placebo 32% und unter den Vera 50% betrugen (Mulrow et al., 1999). Eine entsprechende Berechnung ergab hier bei 22 wichtigen Therapiestudien mit Johanniskraut-Extrakten (Tabellen 2.4 und 2.5) „Response"-Raten von 31% unter Placebo (Mittelwert aus 13 Studien) und von 56% unter Verum (Mittelwert aus 21 Studien). Die möglicherweise entscheidende Rolle des Arztes am Erfolg der antidepressiven Pharmakotherapie hängt somit primär nicht davon ab, ob ein pflanzliches oder ein synthetisches Präparat verordnet wurde. Hierzu ein weiteres Beispiel: Zur vergleichenden Prüfung der Wirksamkeit von zwei „modernen" Antidepressiva wurde in Norwegen eine randomisierte Doppelblind-Studie unter Praxis-Bedingungen durchgeführt („NORDEP-Studie"). 61 Allgemeinärzte behandelten 372 depressive Patienten über Zeiträume von 24 Wochen. Die Erfolgsquoten sind in der Abbildung 2.14 wiedergegeben. Die statistische Analyse zeigte 47% Remissionen unter Placebo verglichen mit 61% unter Sertralin und 54% unter Mianserin (Malt et al., 1999).

Die kritiklose Orientierung an den statistischen Zahlenreihen solcher Studien lässt allerdings auch noch verkennen, dass die Studienergebnisse mit synthetischen Antidepressiva (im Gegensatz zu denen mit den Johanniskraut-Extrakten) häufig durch „Entblindungen" in der Gruppen-Zuordnung der Patienten begünstigt werden. Die Überbewertung mutmaßlicher pharmakodynamischer Effekte wird in solchen Fällen durch Nebenwirkungen verursacht, die für die Wirkstoffe so typisch sind, dass sie dem erfahrenen Arzt bei einem statistisch relevanten Teil der Patienten bereits in einem frühen Stadium der Studie den Schlüssel der Zuordnung offen legen. Die Folge können falsch positive Befunde und Fehl-Interpretationen der Ergebnisse in eben diesem Sinne sein (Kirsch und Sapirstein, 1998; Schulz, 1999).

Hierzu ein aktuelles Beispiel: Im April 2002 wurden die Ergebnisse einer großen US-Studie zur Prüfung der antidepressiven Wirksamkeit eines Johanniskraut-Extraktes im Vergleich mit dem synthetischen Standardpräparat Sertralin sowie Placebo publiziert (HTD Study Group, 2002). Die mit öffentlichen Mitteln von mehr als 5 Millionen US$ finanzierte Prüfung endete damit, dass die konfirmatorische Zielgröße (Änderung des HAMD-Scores) zwischen keiner der 3 Behandlungsgruppen einen signifikanten Unterschied ergab. Die Autoren verwiesen in ihrer Not darauf, dass mit dem Standard-Präparat Sertralin (von der FDA und weltweit als Antidepressivum zugelassen) wenigstens ein kleiner Vorsprung von 2 Score-Punkten gegenüber Hypericum und Placebo bestand. Diese Rechtfertigung beruhte aber leider auf der Nichtbeachtung weiterer Daten. Unter einer Zwischen-Überschrift *„Assessment of Blindness to Treatment"* hieß es nämlich es in derselben Arbeit: *„Correct guesses for clinicians totaled 66% for sertraline, 29% for hypericum, and 36% for placebo (p=0.001)".* Mit anderen Worten: Bei 52 der 79 Patienten, die mit Sertralin behandelt worden waren, war den Ärzten die Gruppenzuordnung bekannt! Die Prüf-Ärzte dürften aber im Falle dieser Studie allein von Sertralin eine Wirksamkeit erwartet haben, was den kleinen Unterschied zu dessen Gunsten hinreichend erklärt. Dasselbe Phänomen, wahrscheinlich in noch stärkerem Ausmaß, ist bei den meisten Studien mit trizyklischen Antidepressiva zu unterstellen. Die Häufigkeit wirkstoffspezifischer Nebenwirkungen betrifft dort nämlich etwa 30-60% der Behandelten, gegenüber 15-30% bei den neueren synthetischen Antidepressiva, aber nur 1-3% bei den Johanniskraut-Extrakten!

Zusammenfassend wird aus diesen Zahlen und Fakten deutlich, dass ungeachtet der synthetischen oder pflanzlichen Herkunft der Wirkstoffe bei der antidepressiven Pharmakotherapie die Hälfte bis zwei Drittel der erzielbaren Behandlungs-Erfolge den Selbstheilungskräften des Patienten bzw. deren Förderung durch den behandelnden Arzt zu verdanken sind, während nur ein kleinerer Teil der Effektstärke auf die pharmakodynamischen Wirkungen der Arzneistoffe zurückzuführen ist. An dieser wissenschaftlich belegten Realität führen in dieser Indikation alle Therapie-Richtlinien vorbei, in denen nach wie vor die Bedeutung der Arzneistoffe überbewertet und der Einfluss des „therapeutischen Umfeldes" ignoriert wird. Die praktische Umsetzung dieser Erkenntnis wäre von erheblicher Bedeutung sowohl für eine verträglichere (siehe dazu Abschnitt 2.2.9) als auch eine ökonomischere (siehe dazu Abschnitt 1.5.4) Behandlung depressiver Patienten.

2.2.8 Indikationen, Dosierungen, Risiken und Gegenanzeigen

Die Monographie „Hyperici herba (Johanniskraut)", die von der Kommission E des Bundesgesundheitsamtes am 05.12.1984 publiziert worden ist, nennt als Anwendungsgebiet für Hypericum-Präparate: *„Psychovegetative Störungen, depressive Verstimmungszustände, Angst und/oder nervöse Unruhe"*. Berücksichtigt man, daß zum Zeitpunkt der Verabschiedung dieser Monographie nur eine der inzwischen 37 kontrollierten klinischen Studien (Tabellen 2.4 und 2.5) vorlag, so muss der damaligen Kommission eine relativ treffende Wahl der Anwendungsgebiete zuerkannt werden. Nach heutigem Stand des Wissens müssen Johanniskraut-Präparate in geeigneter Zubereitung und Dosierung jedoch eindeutig als Antidepressiva klassifiziert werden. Psychovegetative Störungen, Angst und/oder nervöse Unruhe können nur im Rahmen der antidepressiven Gesamtwirkung beeinflusst werden. Entsprechende Besserungen sind in der Regel erst nach mehrwöchiger Therapie zu erwarten. Demgegenüber haben Johanniskraut-Präparate keine Akutwirkungen und sind in diesem Sinne weder als Tagessedativa noch als Schlafmittel zu gebrauchen. Abweichend von der Indikation gemäß Monographie der Kommission E erteilt daher das Bundesinstitut für Arzneimittel und Medizinprodukte (BfArM) seit 1998 bei Neuzulassungen für Präparate mit eigenem Wirksamkeitsnachweis die spezifischere Indikation *leichte und mittelschwere depressive Episode*. Übereinstimmend mit den Einschlußkriterien der kontrollierten Studien (Tabellen 2.4 und 2.5) entspricht diese Indikation dem Diagnoseschlüssel ICD 10: F32.0 und F32.1. Die europäische ESCOP-Monographie nennt darüber hinaus die ICD 10 Kategorien F33.0 und F33.1 (ESCOP, 2003). Für die Gebrauchsinformation der Patienten ist in Deutschland die Formulierung *leichte bis mittelschwere vorübergehende depressive Störung* zu verwenden.

Die Dosierung stützt sich weiterhin auf das bereits in der Monographie der Kommission E festgelegte Äquivalent von 2 bis 4 g Droge als mittlere Tagesdosis. Umgerechnet auf die alkoholischen (Methanol oder Ethanol als Extraktionsmittel) Extrakte, die bei fast allen handelsüblichen Präparaten Droge-Extrakt-Verhältnisse im Bereich von etwa 2–8 : 1 aufweisen, ergeben sich daraus Mindestdosierungen von 300 mg und Regeldosierungen von 600 bis 900 mg Extrakt pro Tag. Die Wirksamkeitsnachweise für die führenden Handelspräparate wurden mehrheitlich mit der Tagesdosis von 900 mg Extrakt erbracht. Demgegenüber spricht die in der Monographie der Kommission E ausgesprochene Dosisempfehlung im Sinne eines Äquivalentes von „0,2 bis 1 mg Gesamthypericin" nicht mehr dem Stand des Wissens und wurde vom BfArM zurückgenommen. Die Dosisangabe darf folglich nicht mehr auf der Basis der Hypericinmenge, sondern nur noch im Sinne der Menge des im Fertigarzneimittel enthaltenen Gesamtextraktes erfolgen. Dessen Gehalt an Hypericinen als auch an Hyperforin sollte dennoch nicht unbeachtet bleiben. Wie im Kapitel 2.2.4 näher ausgeführt, sollten in typischer Weise mit Methanol oder Ethanol gewonnene Extrakte etwa 0,1 bis 0,3 % Hypericine und 2 bis 6 % Hyperforin enthalten. Wie in den vorangehenden Abschnitten begründet, sollte bei depressiven Patienten initial die Tagesdosis von 900 mg eines qualitativ hochwertigen Extraktes verordnet werden. Sofern nach Eintritt der Wirksamkeit eine Erhaltungstherapie fortgeführt bzw. bei leichteren Fällen nur einzelne Symptome behandelt werden sollen, genügen möglicherweise auch Tagesdosierungen zwischen 300 mg und 600 mg Gesamtextrakt.

Als mögliche Nebenwirkungen der Therapie wurden bereits in der Monographie von 1984 die Photosensibilisierungen genannt. Wie im Abschnitt 2.2.6 näher ausgeführt wurde, sind dafür die aus den Johanniskraut-Zubereitungen resorbierten Hypericine ursächlich. Die Zahl der Meldefälle von Hautreaktionen bei den vorangehend empfohlenen therapeutischen Dosierungen am Menschen ist jedoch gering (1 Fall pro 300000 Behandelten; Schulz, 2001). Wie unter 2.2.6 näher ausgeführt, ist jedoch davon auszugehen, dass nach einmaliger Einnahme von etwa dem 30-fachen (20-40 g Extrakt) der empfohlenen Tagesdosis beim Menschen ausgeprägte phototoxische Reaktionen auftreten könnten. Sollte ein Patient solche Extremdosierungen z. B. in suizidaler Absicht eingenommen haben, so ist er wegen der langen Eliminationshalbwertszeit der Hypericine für die Dauer einer Woche vollständig von Sonnenlicht und sonstigem UV-Licht abzuschirmen. Bei Beachtung dieser wichtigen Vorsichtsmaßnahme sind auch bei solchen Überdosierungen keine ernsten Komplikationen für den Patienten zu befürchten. Wechselwirkungen mit anderen photosensibilisierenden Arzneimitteln im Sinne additiver Effekte sind theoretisch denkbar, aber bisher nicht berichtet worden.

Ein mutmaßliches Risiko im Sinne der Katarakt-Bildung durch das in Hypericum enthaltene Hypericin wurde kürzlich aus Tests in vitro hergeleitet (Schey et al., 2000; Sgarbossa et al., 2000). Die beiden experimentellen Arbeiten wurden nicht mit Zubereitungen aus Johanniskraut, sondern mit isoliertem Hypericin durchgeführt. In einem Falle wurde das Hypericin mit einem isolierten Protein aus Kälberlinsen (α-Crystallin), im anderen Falle zusammen mit den Kälberlinsen selbst inkubiert. Die Hypericin-Konzentrationen in den Inkubaten betrugen im ersten Falle 50 µM (entsprechend ca. 25 mg/l) und im zweiten Falle 100 µM (entsprechend ca. 50 mg/l). Bei den pharmako-kinetischen Untersuchungen am Menschen (siehe Abschnitt 2.2.4) betrugen demgegenüber nach 14-tägiger Einnahme von 1800 mg/d Hypericum-Extrakt die Hypericin-Konzentrationen im Blutplasma im Mittel etwa 30 µg/l, d. h. rund ein Tausendstel derjenigen Konzentrationen in den o. g. Experimenten in vitro. Linsentrübungen unter oder nach therapeutischer Anwendung von Hypericum sind nie berichtet worden. Katarakte gehören darüber hinaus auch nicht zum typischen Krankheitsbild des „Hyperizismus" in der Veterinärmedizin.

Ein ernst zu nehmendes Risiko besteht demgegenüber bei der gleichzeitigen Einnahme von Johanniskraut-Präparaten zusammen mit bestimmten Arzneimitteln. Zahlreiche Studien lassen als Mechanismus der pharmakokinetischen Interaktionen mit Johanniskrautextrakt auf eine Beteiligung der fremdstoff-metabolisierenden Cytochrom P-450 (CYP) Iso-Enzyme (CYP3A4. 2C9, 2C19, 2D6 und weitere) und des Transportproteins P-Glykoprotein schließen. Einschränkend ist zu erwähnen, dass die Aktivierung oder Hemmung der CYP-Enzyme eine sehr unspezifische Reaktion des Organismus ist, die auch durch eine Mehrzahl anderer Drogen, Gewürzstoffe und Nahrungsmittel induziert wird (Budzinski et al., 2000; Foster et al., 2001 und 2003). Möglicherweise sind auch noch weitere Mechanismen an den Wechselwirkungen beteiligt[1]. Es ist bisher nicht gelungen, die Interaktionen auf einen bestimmten Johannis-

---

[1] Zu erwähnen ist in diesem Zusammenhang, dass die Induktion von fremdstoff-metabolisierenden Enzymen einer physiologischen Schutzfunktion des Körpers gleich kommt, die möglicherweise in der diskontinuierlichen Aufnahme pflanzlicher Sekundärstoffe (siehe

krautinhaltsstoff zurückzuführen. Die Wechselwirkungen und Interaktionen durch Johanniskraut sind in den letzten Jahren gewissenhaft registriert und erforscht und in zahlreichen Publikationen berichtet worden. Bezüglich weiterer Einzelheiten kann an dieser Stelle auf 3 aktuelle Übersichten (Ernst et al., 1998; Schulz, 2001; Johne et al., 2002) dazu verwiesen werden. Aufgrund klinischer wie experimenteller Daten ist nach heutigem Stand die Co-Medikation mit Johanniskrautextrakt bei solchen Patienten abzulehnen, die Arzneimittel mit geringer therapeutischer Breite vom Typ der Immunsuppressiva Ciclosporin und Tacrolimus, Antikoagulantien vom Coumarintyp, sowie Virustatika vom Typ der Proteasehemmer und Nichtkompetitive-Reverse-Transkriptase-Hemmer, zu sich nehmen müssen. Die Kombination mit Antidepressiva, insbesondere mit Serotonin-Wiederaufnahmehemmern, sollte ebenfalls unterbleiben. Eine Interaktion mit oralen Kontrazeptiva (Schwarz et al., 2003) konnte bisher nicht überzeugend bestätigt werden, bedarf aber der weiteren Prüfung.

Weitere Nebenwirkungen sind in seltenen Fällen Magen-Darm-Beschwerden, allergische Hautreaktionen, Müdigkeit oder Unruhe (Ernst et al., 1998). Mangels ausreichender Erfahrungen bei Schwangeren und stillenden Müttern gelten darüber hinaus auch Schwangerschaft und Stillzeit als relative Kontraindikationen für Johanniskraut-Präparate.

2.2.9 Therapeutischer Stellenwert

Die Depression ist die häufigste psychiatrische Erkrankung. Epidemiologische Untersuchungen zeigen, dass die Prävalenz depressiver Symptome in der Bevölkerung 13–20 %, die der ausgeprägten Depression 2–5 % beträgt. Daraus folgt, dass Anpassungsstörungen mit depressiver Verstimmung, kurz dauernde depressive Reaktionen und leichte depressive Episoden im Bevölkerungsdurchschnitt etwa 5- bis 10mal häufiger auftreten als voll ausgeprägte Depressionen. Die Lebenszeit-Prävalenz behandlungsbedürftiger depressiver Erkrankungen beläuft sich allerdings auf 10–20 %, da depressive Erkrankungen eine hohe Rezidivrate haben und Verstimmungen in Depressionen übergehen können. Unbehandelte Depressionen dauern im Mittel zwischen 6 und 9 Monaten; die Dauer einer medikamentösen antidepressiven Behandlung beträgt in der niedergelassenen Arztpraxis in der Regel 1–3 Monate. Die Erkrankung kann in jedem Lebensalter auftreten. Der statistische Häufigkeitsgipfel liegt um das 50. Lebensjahr (Riederer, 1993; Smith, 1992).

Abschnitt 1.2) durch Pflanzen fressende Tiere ihren phylogenetischen Ursprung hat. Insofern ist die Induktion dieser Enzymsysteme sowohl durch bestimmte Nahrungs- und Genussmittel (z. B. Grapefruit, Pfeffer) als auch durch pflanzliche Drogen wie Johanniskraut weder überraschend noch negativ zu werten, sondern entspricht der bereits in alten Kräuterbüchern berichteten „blutreinigenden Wirkung" bestimmter Drogen. Dabei ist daran zu erinnern, dass Arzneistoffe wie Cyclosporin, Phenprocoumone usw. für den „normalen" Organismus hochtoxische Substanzen sind, die dieser schnellstmöglich wieder eliminieren muss.

Allein aus den epidemiologischen Daten ergibt sich, dass Patienten mit Depressionen mehrheitlich nicht vom Facharzt für Neurologie und Psychiatrie und nur in den seltensten Fällen stationär behandelt werden. Der überwiegende Teil der Behandlungen wird vielmehr ambulant vom Hausarzt durchgeführt. In hausärztlichen Bereich sind jedoch 2 Aspekte von besonderer Bedeutung für die Auswahl des Präparates, nämlich dessen Verträglichkeit und die Behandlungskosten.

Unerwünschte Arzneimittelwirkungen werden unter der Therapie mit trizyklischen Antidepressiva von etwa 30–60 % und bei den neueren Antidepressiva bei etwa 13–30% der behandelten Patienten angegeben. Sie treten in der Regel bereits nach wenigen Tagen, das heißt früher als die therapeutischen Effekte ein. Insbesondere bei berufstätigen Patienten können solche Nebenwirkungen (Sedierung!) so störend sein, dass die Medikamenteneinnahme eigenmächtig abgebrochen und dadurch die Therapie erfolglos wird. Wie mehrere Anwendungsbeobachtungen (Albrecht et al., 1994; Woelk et al., 1994; Schakau et al., 1996) bei insgesamt etwa 8000 Patienten ergeben haben, lag die Quote unerwünschter Ereignisse bei Johanniskraut-Extrakten dagegen nur bei etwa 1–3% der Behandelten und damit um mindestens den Faktor 10 niedriger als bei den synthetischen Antidepressiva.

Augrund der hohen Entwicklungskosten neuer synthetischer Antidepressiva (siehe Abschnitt 1.5.4) betragen die Tagesbehandlungskosten für Johanniskraut-Präparate und das ältere, aber sehr nebenwirkungsreiche Amitriptylin etwa 40 Cent, gegenüber 1,5 bis 2 € bei den Alpha-2-Antagonisten und SSRI-Präparaten. Die inzwischen auch von Autoren des *ArzneiverordnungsReportes* empfohlenen *„Augmentationsstrategien"* (Lohse et al., 2002) unter ärztlicher Betreuung und Verordnung der am besten von den Patienten akzeptierten, der verträglichsten und der preisgünstigsten Wirkstoffe sind hier sowohl aus ethischer als auch aus wirtschaftlicher Sicht die einzig richtige Lösung für die Zukunft!

2.2.10 Fertigarzneimittel

Die *Rote Liste 2003* enthält in der Hauptgruppe *Psychopharmaka* unter *Antidepressiva* 34 Präparate mit Johanniskrautextrakten als einzigen wirksamen Bestandteil; 9 davon zählen zu den 100 meistverordneten pflanzlichen Arzneimitteln (siehe Anhang). Wirksamkeitsnachweise im Sinne eigener kontrollierter klinischer Studien liegen nur für wenige Fertigarzneimittel vor. Bei der Wahl der Präparate ist deshalb zu berücksichtigen, dass die wirksamen Dosierungen in den maßgeblichen klinischen Studien (siehe Tabellen 2.4 und 2.5) etwa 500–1000 mg Extrakt pro Tag betrugen, so dass als Einzeldosis mindestens 250 mg Extrakt ratsam erscheinen. Am sichersten ist die Verwendung eines klinisch geprüften Präparates.

Abkürzungen: D = Dragee; FL = Flüssigpräparat; FT = Filmtablette; K = Kapsel.
Fett gedruckt: Präparate, zu denen maßgebliche klinische Studien vorliegen.

Aristo	**K:**	**350 mg**
Aristoforat	K:	180 mg
Cesradyston 200	K:	425 mg

dysto-lux	D: 200 mg
Esbericum Kapsel	K: 71 mg; -forte D: 250 mg
Felis	D: 250 mg; K: 425 mg; FT: 650 mg; FL
Helarium	K: 425 mg; -Hypericum D: 285 mg
Hewepsychon uno	D: 425 mg; FL
Hyperforat	D: 40 mg; FL
Hypericaps	K: 270 mg
Hypericum	D: 150 mg
Hypericum AZU	K: 425 mg
Hypericum STADA	FT: 250 mg; K: 425 mg
Hyperimed	FT: 200 mg
Hyperimerck	FT: 260 mg; K: 425 mg
Jarsin	**D: 300 mg, FT. 450 mg; FT: 750 mg**
Johanniskraut AL	K: 425 mg
Johanniskraut Arkokaps	K: 185 mg
Johanniskraut rationpharm	K: 213 mg; K: 425 mg; FL
Jo-Sabona	K: 238 mg; K: 425 mg
Kira	D: 300 mg
Laif	FT: 600 mg; FT: 900 mg
Libertin	D: 200 mg
Nervei	K: 425 mg
Neuroplant	**FT: 300 mg; FT 600 mg**
Neurovegetalin	K: 425 mg; FL
Psychotonin	K: 306 mg; -M Tinktur FL
Remotiv	**FT: 250 mg**
Sedovegan	K: 300 mg
SE Hypericum	FT: 300 mg
Syxal	FT: 286 mg
Texx	FT: 300 mg
Tonizin forte	D: 150 mg; K: 425 mg
Turineurin	K: 225 mg; K: 425 mg

Häufig verordnete Kombinationspräparate

Remifemin plus (K)	Johanniskrautextrakt Cimicifugawurzelextrakt	Dosierungen nicht angegeben
Sedariston Konzentrat (K)	Johanniskrautextrakt Baldrianwurzelextrakt	100 mg 50 mg
Sedariston Tropfen (FL)	Johanniskrautextrakt Baldrianwurzelextrakt Melissenblätterextrakt	Dosierungen nicht angegeben
Hyperesa (K)	Johanniskrautextrakt Baldrianwurzelextrakt	90 mg 187 mg

 Literatur

Albrecht M, Hübner WD, Podzuweit H, Schmidt U (1994) Johanniskraut-Extrakt zur Behandlung der Depression. Der Kassenarzt 41: 45–54.

Anonymus (2002) Note for guidance on clinical investigation of medicinal products in the treatment of depression. The European Agency for the Evaluation of Medicinal Products: CPMP/EWP/518/97 rev 1. EMEA 2002.

Araya OS, Ford EJH (1981) An investigation of the type of photosensitization caused by the ingestion of St. John's wort (Hypericum perforatum) by calves. J Comp Pathol 91: 135–141.

Bernd A, Simon S, Ramirez Bosca A, Kippenberger S, Diaz Alperi J, Miquel J, Villalba Garcia JF, Pamies Mira D, Kaufmann R (1999) Phototoxic effects of Hypericum extract in cultures of human keratinocytes compared with those of Psoralen. Photochemistry and Photobiology 69: 218–221.

Bhattacharya SK, Chakrabarti A, Chatterjee SS (1998) Activity profiles of two hyperforin-containing hypericum extracts in behavioral models. Pharmacopsychiat 31 (Suppl): 22–29.

Biber A, Fischer H, Römer A, Chatterjee SS (1998) Oral bioavailability of hyperforin from hypericum extract in rats and human volunteers. Pharmacopsychiat 31 (Suppl): 36–43.

Bollini P, Pampallona S, Tibaldi G, Kupelnick, B, Munizza C (1999) Effectiveness of antidepressants: Metaanalysis of dose-effect relationship in randomised clinical trials. Brit J Psychiatry 174: 297-303.

Bove GM (1998) Acute neuropathy after exposure to sun in a patient treated with St. John's wort. The Lancet 352: 1121–1122.

Brenner R, Azbel V, Madhusoodanan S, Pawlowska M (2000) Comparison of extract of hypericum (LI 160) and sertraline in the treatment of depression: a double-blind, randomized pilot study. Clin Therap 22: 411-419.

Brockmöller J, Reum T, Bauer S, Kerb R, Hübner WD, Roots I (1997) Hypericin and Pseudohypericin: Pharmacokinetics and Effects on Photosensitivity in Humans. Pharmacopsychiatry 30 (Suppl): 94–101.

Budzinski JW, Foster BC, Vandenhoek S, Arnason JT (2000) An in vitro evaluation of human cytochrome P450 3A4 inhibition by selected commercial herbal extracts and tinctures. Phytomedicine 7: 273-282.

Butterweck V, Petereit F, Winterhoff H, Nahrstedt A (1998) Solubilized Hypericin and Pseudohypericin from Hypericum perforatum exert antidepressant activity in the forced swimming test. Planta Med 64: 291–294.

Butterweck V, Wall A, Liefländer-Wulf U, Winterhoff H, Nahrstedt A (1997) Effects of the Total Extract and Fractions of *Hypericum perforatum* in Animal Assays for Antidepressant Activity. Pharmacopsychiatry 30 (Suppl): 117–124.

Cervo L, Rozio M, Ekalle-Soppo CB et al. (2002) Role of hyperforin in the antidepressant-like activity of *Hypericum perforatum* extracts. Psychopharmacology 164: 423-8.

Chatterjee SS, Nöldner M, Koch E, Erdelmeier C (1998) Antidepressant activity of hypericum perforatum and hyperforin: the neglected possibility. Pharmacopsychiat 31 (Suppl): 7–15.

Czygan FC (1993) Kulturgeschichte und Mystik des Johanniskrautes. Z Phytother 14: 276–281.

Daniel K (1939) Inhaltsstoffe und Prüfmethoden homöopathisch verwendeter Arzneipflanzen. Hippokrates lo: 5–6.

De Vry J, Maurel S, Schreiber R, de Beun R, Jentzsch KR (1999) Comparison of hypericum extracts with imipramine and fluoxetine in animal models of depression and alcoholism. European Neuropsychopharmacology 9: 461-8.

Engelhardt A (1962) Justinus Kerner und das Johanniskraut. Apotheker-Dienst Roche 3: 51–55.

Erdelmeier CAJ (1998) Hyperforin, possibly the major non-nitrogenous secondary metabolite of hypericum perforatum L. Pharmacopsychiat 31 (Suppl): 2–6.

Ernst E (1999) Second thoughts about safety of St John's wort. Lancet 354: 2014-5.

Ernst E, Rand JI, Barnes J, Stevinson C (1998) Adverse effects profile of the herbal antidepressant St. John's wort (Hypericum perforatum L.). Eur J Clin Pharmacol 54: 589- 594.

ESCOP (2003) Monographs on the medicinal uses of plant drugs. Hyperici herba – St John's Wort. Thieme Stuttgart New York, 2003, in press

Foster BC, Foster MS, Vandenhoek et al. (2001) An in vitro evaluation of human cytochrome P450

3A4 and P-glycoprotein inhibition by garlic. J Pharm Pharmac Sci 4: 159-176.

Foster BC, Vandenhoek S, Hana J et al. (2003) In vitro inhibition of human cytochrome P450-mediated metabolism of marker substrates by natural products. Phytomedicune 10: 334-342.

Fox E, Murphy RF, McCully CL, Adamson PC (2001) Plasma pharmacokinetics and cerebrospinal fluid penetration of hypericin in nonhuman primates. Cancer Chemother Pharmacol 47: 41-44.

Franklin M, Chi J, McGavin C, Hockney R, Reed A, Campling G, Whale RWR, Cowen PJ (1999) Neuroendocrine evidence for dopaminergic actions of hypericum extract (LI 160) in healthy volunteers. J Biol Psychiat 46: 581-584.

Gaster B, Holroyd J (2000) St John's wort for depression. A systematic review. Arch Intern Med 160: 152- 156.

Gensthaler BM (2001) Johanniskraut ist Placebo überlegen. Pharm Ztg 146 Nr. 24 (Vorläufige Mitteilung vom 24.06.01).

Giese AC (1980) Hypericism. Photochem Photobiol Rev 5: 229–255.

Gobbi M (1999) Hypericum perforatum L. extract does not inhibit 5-HAT transporter in rat brain cortex. Arch Pharmacol 360: 262-269.

Golsch S, Vocks E, Rakoski J, Brockow K, Ring J (1997) Reversible Erhöhung der Photosensitivität im UV-B-Bereich durch Johanniskrautextrakt-Präparate. Der Hautarzt 48: 249–252.

Gordon J (1998) SSRIs and St John's wort: possible toxicity? Am Fam Physician 62: 31.

Greenson JM, Sanford B, Monti DA (2001) St. John's Wort (Hypericum perforatum): a review of the current pharmacolocical, toxicological and clinical literature. Psychopharmacology 153: 402-14.

Gulick RM, McAuliffe V, Holden-Wiltse J et al.: Phase I studies of hypericin, the active compound in St. John's Wort, as an antiretroviral agent in HIV-infected adults. Ann Intern Med 130: 510-514, 1999.

Halama P (1991) Wirksamkeit des Johanniskrautextraktes LI 160 bei depressiver Verstimmung. Nervenheilkunde 10: 250–253.

Hamilton M (1960) A rating scale for depression. J Neurol Neurosurg Psychiatry 23: 56-61.

Hänsel R, Keller K, Rimpler H, Schneider G (eds) (1993) Hagers Handbuch der Pharmazeutischen Praxis, 5th Edition, Drogen E-O. Springer Verlag, Berlin Heidelberg New York, pp. 268–292.

Hänsgen KD, Vesper J (1996) Antidepressive Wirksamkeit eines hochdosierten Hypericum-Extraktes. Münch Med Wschr 138: 29–33.

Harrer G (1999) Comparison of equivalence between the St. John's wort extract LoHyp-57 and fluoxetine. Arzneim-Forsch/Drug Res 49: 289–296.

Harrer G, Hübner WD, Podzuweit H (1994) Effectiveness and Tolerance of the Hypericum Extract LI 160 Compared to Maprotiline: A Multicenter Double-Blind Study. J Geriatr Psychiatry Neurol 7 (Suppl 1): 28–28.

Harrer G, Schmidt U, Kuhn U (1991) „Alternative" Depressionsbehandlung mit einem Hypericum-Extrakt (Alternative treatment of depression with an extract of Hypericum). TW Neurol Psychiatr 5: 710–716.

Harrer G, Schulz V (1994) Clinical investigation of the antidepressant effectiveness of hypericum. J Geriatr Psychiatry Neurol 7 (Suppl 1): 6–8.

Hoffmann J, Kühl ED (1979) Therapie von depressiven Zuständen mit Hypericin (Therapy of depressive states with St. John's Wort). Z Allg Med 55: 776–782.

Hübner WD, Lande S, Podzuweit H (1994) Hypericum Treatment of Mild Depressions with Somatic Symptoms. J Geriatr Psychiatry Neurol 7 (Suppl 1): 12–14.

Hypericum Depression Trial Study Group: Effect of Hypericum perforatum (St. John's Wort) in Major Depressive Disorder. A Randomized Controlled Trial. JAMA 287: 1807-14, 2002.

Jenike MA (ed) (1994) Hypericum: a novel antidepressant. J Geriatr Psychiatry Neurol 7: Sl-S68.

Johne A, Brockmöller J, Bauer S, Maurer A, Langheinrich M and Roots I (1999) Pharmacokinetic interaction of digoxin with an herbal extract from St John's wort (Hypericum perforatum). Clin Pharmacol Ther 66: 338-345.

Johne A, Mai I, Bauer S et al. (2002) Übersicht zu Interaktionsstudien mit Johanniskrautextrakten. In: Schulz V, Rietbrock N, Roots I, Loew D (Hrsg.) Phytopharmaka VII – Forschung und klinische Anwendung. Steinkopff, Darmstadt, S. 149- 161.

Kako MDN, Al-Sultan II (1993) Studies of sheep experimentally poisoned with Hypericum perforatum. Vet Hum Toxicol 35: 298-300.

Kalb R, Trautmann-Sponsel RD, Kieser M (2001) Efficacy and tolerability of Hypericum Extract WS

5572 versus placebo in mildly to moderately depressed patients. Pharmacopsychiatry 34: 96-103.

Kasper S (2001) Hypericum perforatum – a review of clinical studies. Pharmacopsychiatry 34 Suppl 1: S51-S55.

Kerb R, Brockmöller J, Staffeldt B, Ploch M, Roots I (1996) Single-dose and steady-state pharmacokinetics of hypericin and pseudohypericin. J Clin Pharmacol Therapeutics 40: 2087–2093.

Kirsch I, Sapirstein G (1998) Listening to Prozac but hearing placebo: A meta-analysis of antidepressant medication. Prevention & Treatment, 1, Article 0002a. Available on the World Wide Web: http://journals.apa.org/prevention/volume1/pre0010002a.html.

Laakmann G, Schüle C, Baghai T, Kieser M (1998) St. John's wort in mild to moderate depression: The relevance of hyperforin for the clinical efficacy. Pharmacopsychiatry 31 (Suppl 1): 54–59.

Lecrubier Y, Clerc G, Didi R, Kieser M (2002) Efficacy of St. John's Wort WS 5570 in major depression: A double-blind, placebo-controlled trial. Am J Psychiatry 159: 1361-366.

Lehrl S, Willemsen A, Papp R, Woelk H (1993) Ergebnisse von Messungen der kognitiven Leistungsfähigkeit bei Patienten unter der Therapie mit Johanniskraut-Extrakt. Nervenheilkunde 12: 281–284.

Lenoir S, Degenring FH, Saller R (1999) A double-blind randomized trial to investigate three different concentrations of a standardised fresh plant extract obtained from the shoot tips of Hypericum perforatum L. Phytomedicine 6: 141-146.

Leuschner J (1995) Gutachten zur experimentellen Toxikologie von Hypericum-Extrakt Ll 160. Lichtwer Pharma GmbH, Berlin.

Linde K, Ramirez G, Mulrow CD, Pauls M, Weidenhammer W, Melchart D (1996) St. John's wort for depression – an overview and meta-analysis of randomized clinical trials. Br Med J 313: 253–258.

Lohse MJ, Lorenzen A, Möller-Oerlinghausen B (2002) Psychopharmaka. In: Schwabe U, Paffrath D (Hrsg.) Arzneiverordnungsreport 2002. Springer, Berlin-Heidelberg-New York, S. 641-678.

Malt UF, Robak OH, Madsbu HP, Bakke O, Loeb M (1999) The Norwegian naturalistic treatment study of depression in general practice (NORDEP)-I: Randomised double blind study. BMJ 318: 1180-4.

Martinez B, Kasper S, Ruhrmann S, Möller HJ (1994) Hypericum in the Treatment of Seasonal Affective Disorders. J Geriatr Psychiatry Neurol 7 (Suppl 1): 29–33.

Melzer M, Fuhrken D, Kolkmann R (1998) Hyperforin im Johanniskraut. Deutsche Apotheker Zeitung 138: 56–62.

Müller WE (2003) Current St. John's Wort reseach from mode of action to clinical efficacy. Pharmacolocical Research 47: 101-109.

Müller WE, Chatterjee SS (Eds) (1998) Hyperforin and the antidepressive activity of St. John's wort. Pharmacopsychiat 31 (Suppl): 1–60.

Müller WE, Kasper S (eds.) (1997) Hypericum Extract (LI 160) as a Herbal Antidepressant. Pharmakopsychiat 30 (Suppl II): 71-134.

Müller WE, Schäfer C, Rolli M, Wonnemann R (1997) Effects of hypericum extract LI 160 on neurotransmitter uptake systems and b-adrenergic receptor density. Pharmacopsychiat 30 (Suppl): 102–107.

Müller WE, Singer A, Wonnemann M (2001) Hyperforin – Antidepressant activity by a novel mechanism of action. Pharmacopsychiatry 34 Suppl 1: S 98-S102

Müller WE, Singer A, Wonnemann M, Hafner U, Rolli M, Schäfer C (1998 a) Hyperforin represents the neurotransmitter reuptake inhibiting constituent of hypericum extract. Pharmacopsychiat 31 (Suppl): 16–21.

Müller WE, Singer A, Wonnemann M, Rolli M, Schäfer C, Hafner U (1998 b) Wirkungen von standardisiertem Johanniskraut-Extrakt (LI 160) in biochemischen Modellen antidepressiver Wirksamkeit. Psychopharmakotherapie 5 (Suppl 8): 40–45.

Mulrow CD, Williams JW, Chiquette E et al. (2000) Efficacy of newer medications for treating depression in primary care patients. Am J Med 108: 54-64.

Mulrow CD, Williams JW, Trivendi M (1999) Treatment of depression: newer pharmacotherapies. AHCPR publication no. 99-E014. http://www.ahcpr.gov/clinic/deprsumm.htm.

Nahrstedt A, Butterweck V (1997) Biologically active and other chemical constituents of the herb of Hypericum perforatum L. Pharmacopsychiat 30 (Suppl): 129–134.

Nathan PJ (1999) The experimental and clinical pharmacology of St John's Wort (Hypericum perforatum L.). Molecular Psychiatry 4: 333-338.

Niesel S (1992) Untersuchungen zum Freisetzungsverhalten und zur Stabilität ausgewählter wertbestimmender Pflanzeninhaltsstoffe unter besonderer Berücksichtigung moderner phytochemischer Analysenverfahren. Inaugural-Dissertation. Freie Universität Berlin.

Nöldner M, Schötz K (2002) Rutin is essential fort he antidepressant activity of Hypericum perforatum extracts in the forced swimming test. Planta Med 68: 577-580.

Orth HCJ, Hauer H, Erdelmeier CAJ, Schmidt PC (1999) Orthoforin: The main degradation product of hyperforin from Hypericum perforatum L. Pharmazie 54: 76-77.

Philipp M, Kohnen R, Hiller KO (1999) Hypericum extract versus imipramine or placebo in patients with moderate depression: randomised multicentre study of treatment for eight weeks. BMJ 319: 1534-9.

Porsolt RD, Lenégre A, McArthur RA (1991) Pharmacological models of depression. In: Animal models in psychopharmacology – advances in pharmacological sciences. Birkhäuser Verlag Basel 1991, S. 137-159.

Quandt J, Schmidt U, Schenk N (1993) Ambulante Behandlung leichter und mittelschwerer depressiver Verstimmungen. Der Allgemeinarzt 2: 97-102.

Raffa RB (1998) Screen of receptor and uptake-site activity of hypericin component of St. John's wort reveals σ receptor binding. Life Sciences 62: 265-270.

Riederer P, Laux G, Pöldinger W (1993) Neuro-Psychopharmaka. Ein Therapie-Handbuch, Vol. 3: Antidepressiva und Phasenprophylaktika. Springer-Verlag Vienna New York, pp. 1-10.

Schakau D, Hiller KO, Schultz-Zehden W, Teschner F (1996) Nutzen/Risiko-Profil von Johanniskrautextrakt. STEI 300 bei 2404 Patienten mit psychischen Störungen unterschiedlicher Schweregrade. Psychopharmakotherapie 3: 116-122.

Schempp CM, Winghofer B, Langheinrich M, Schöpf E, Simon JC (1999) Hypericin levels in human serum and interstitial skin blister fluid after oral single-dose and steady-state administration of Hypericum perforatum extract. Skin Pharmacol Appl Skin Physiol 12: 299-304.

Schey KL, Patat S, Chignell CF, Datillo M, Wang RH, Roberts JE: Photooxidation of lens ?-crystallin by hypericin (active ingredient in St. John's Wort). Photochemistry and Photobiology 2000; 72: 200-203.

Schlich D, Braukmann F, Schenk N (1987) Behandlung depressiver Zustandsbilder mit Hypericum (Treatment of depressive disorders with Hypericum). Psycho 13: 440-447.

Schmidt U, Harrer G, Kuhn U, Berger-Deinert W, Luther D (1993) Wechselwirkungen von Hypericum-Extrakt mit Alkohol. Nervenheilkunde 12: 314-319.

Schmidt U, Schenk N, Schwarz I, Vorberg G (1989) Zur Therapie depressiver Verstimmungen (About the therapy of depressive disorders). Psycho 15: 665-671.

Schrader E, Meier B, Brattström A (1998) Hypericum treatment of mild-moderate depression in a placebo-controlled study. A prospective, double-blind, randomized, placebo-controlled, multicentre study. Human Psychopharmacology 13: 163-169.

Schrader E, on behalf of the Study Group (2000) Equivalence of St John's wort extract (ZE 117) and fluoxetine: a randomized, controlled study in mild to moderate depression. Int Clin Psychopharmacol 15: 61-68.

Schulz V (1999) Stellenwert von Hypericum-Extrakten in der Therapie leichter bis mittelschwerer Depressionen. In: Loew D, Blume H, Dingermann T (Hrsg.) Phytopharmaka V – Forschung und klinische Anwendung. Steinkopff-Verlag, Darmstadt, pp. 151-156.

Schulz V (2000) The psychodynamic and pharmacodynamic effects of drugs: A differenciated evaluation of the efficacy of phytotherapy. Phytomed 7: 73-81.

Schulz V (2001) Incidence and clinical relevance of the interactions and side effects of Hypericum preparations. Phytomed 8:152-160.

Schulz V (2002) Clinical trials with hypericum extracts in patients with depression – Results, comparisons, conclusions for therapy with antidepressant drugs. Phytomedicind 9: 468-74.

Schwarz UL, Büschel B, Kirch W (2003) Unwanted pregnancy on self-medication with St John's wort despite hormonal contraception. Br J Clin Pharmacol 55: 112-113.

Sgarbossa A, Angelini N, Gioffre D, Youssef T, Lenci F, Roberts JE: The uptake, location and fluorescence of hypericin in bovine intact lens. Current Eye Research 2000; 21: 597-601.

Shelton CR, Keller MB, Gelenberg A et al. (2001) Effectiveness of St. John´s Wort in major depression: a randomized controlled trial. JAMA 285: 1978-85.

Smith AL, Weissmann MM (1992) Epidemiology. In: Paykel ES (ed) Handbook of Affective Disorders. Churchill Livinstone, 2nd Edition, pp. 111-129.

Sommer H, Harrer G (1994) Placebo-Controlled Double-Blind Study Examining the Effectiveness of a Hypericum Preparation in 105 Mildly Depressed Patients. J Geriatr Psychiatry Neurol 7 (Suppl 1): 9–11.

Stevinson C, Ernst E (1999) Safety of hypericum in patients with depression. A comparison with conventional antidepressants. CNS Drugs 11: 125–132.

Suzuki O, Katsumata Y, Oya M, Bladt S, Wagner H (1984) Inhibition of monoamine oxidase by hypericin. Planta Med 50: 272–274

Thiebot M, Martin P, Puech AJ (1992) Animal behavioral studies in the evaluation of antidepressant drugs. Brit J Psych 160 (Suppl. 15): 44–50.

Van Gurp G, Meterissam GB, Haiek LN, McCruscer J, Bellavance F (2002) St John#s wort or Sertraline? Randomized controlled trial in primary care. Canadian Family Physician 48: 905-912.

Volz HP (1997) Controlled clinical trials of hypericum extracts in depressed patients – an overview. Pharmacopsychiat 30 (Suppl): 72–76.

Volz HP, Hänsel R (1995) Hypericum (Johanniskraut) als pflanzliches Antidepressivum. Psychopharmakotherapie 2: 1–9.

Volz HP, Laux P (2000) Potential treatment for subthreshold and mild depression: A comparison of St. John's wort extracts and fluoxetine. Comprehensive Psychiatry 41: 133-137.

Vorbach EU, Arnoldt KH, Christl D (1997). Effectiveness and tolerance of St. John's wort extract LI 160 versus imipramine in patients with severe depressive episodes according to ICD-10. Pharmacopsychiat 30 (Suppl): 81–85.

Vorbach EU, Hübner WD, Arnoldt KH (1994) Effectiveness and Tolerance of the Hypericum Extract LI 160 in Comparison with Imipramine: Randomized Double-Blind Study with 135 Outpatients. J Geriatr Psychiatry Neurol 7 (Suppl 1): 19–23.

Wagner H, Bladt S (1994) Pharmaceutical quality of hypericum extracts. J Geriatr Psychiatr Neurol 7 (Suppl 1): 65-68.

Werth W (1989) Psychotonin M versus Imipramin in der Chirurgie (Psychotonin M vs. Imipramin in surgery). Der Kassenarzt 15: 64–68.

Wheatley D (1997) Amitriptyline-controlled trial of hypericum extract LI 160. Pharmacopsychiat 30 (Suppl): 77–80.

Wheatley D (1999) Hypericum in seasonal affective disorder (SAD. Current Medical Research and Opinion 15: 33-37.

Winterhoff H, Hambrügge M, Vahlensieck W (1993) Testung von Hypericum perforatum L. im Tierexperiment. Nervenheilkunde 12: 341–345.

Woelk H (2000) St John's wort extract versus tricyclic antidepressant: a randomised, controlled study in mild-moderate depression. BMJ321: 536-539.

Woelk H, Burkard G, Grünwald J (1994) Benefits and Risks of the Hypericum Extract LI 160: Drug Monitoring Study with 3250 Patients. J Geriatr Psychiatry Neurol 7 (Suppl 1): 34–38.

Yue YY, Gerden B (2000) Letter to the editor. Lancet 355: 576-7.

2.3   Kava-Kava als Anxiolytikum

2.3.1   Einführung

Als die Europäer im 18. Jahrhundert die Inselwelt Ozeaniens entdeckten, lernten sie erstmals die Sitte des Kava-Trinkens kennen. Aus dem kindskopfgroßen Wurzelstock eines Strauches (Piper methysticum, Rauschpfeffer) bereiteten die Polynesier mit Wasser und Kokosmilch einen Kaltauszug der entspannend und beruhigend wirkt, ohne dabei das Bewusstsein einzuengen. Die ethnomedizinischen Berichte über Kava-Kava führten frühzeitig zu Untersuchungen mit dem Ziel, das psychotrope Wirkprinzip zu isolieren und dessen chemische Struktur zu ermitteln. Erst im Jahre 1966 gelang es dem Freiburger Pharmakologen H.-J. Meyer, den Beweis zu führen, dass die charakteristischen Wirkungen des Kava-Trankes an die so genannten Kavapyrone geknüpft sind. Diese sind sehr wenig wasserlöslich und müssen, um bioverfügbar zu sein, in feinste Verteilung gebracht werden. In der Folge wurde Kavain synthetisch hergestellt. Das erste „Kava-Präparat" auf dem Arzneimittelmarkt enthielt synthetisches Kavain. Die meisten nachfolgend angebotenen Kava-Präparate enthalten jedoch Extrakte aus dem Kava-Rhizom. Nur diese Extrakt-Präparate sind Phytopharmaka. Eine Übersicht zur Pharmazie, Pharmakologie und Klinik von Kava-Präparaten findet sich bei Hänsel et al. (1999).

2.3.2 Botanik des Kava-Strauches

Kava-Pfeffer oder Rauschpfeffer (Piper methysticum) ist ein 2 bis 3 m hoher Strauch mit großen Blättern, der zahlreiche kleine Blüten in ährenähnlichen Blütenständen treibt. Als Droge wird der mächtige, bis zu 10 kg schwere, verästelte und sehr saftige Wurzelstock verwendet (Abb. 2.15). Die eigentliche Heimat des Kava-Pfeffers ist unbekannt. Mit der Besiedlung der Inselwelt des pazifischen Raumes durch die Polynesier wurde der Strauch bis nach Hawaii verbreitet. Wildsorten sind heute keine mehr bekannt, sondern nur noch Kultursorten.

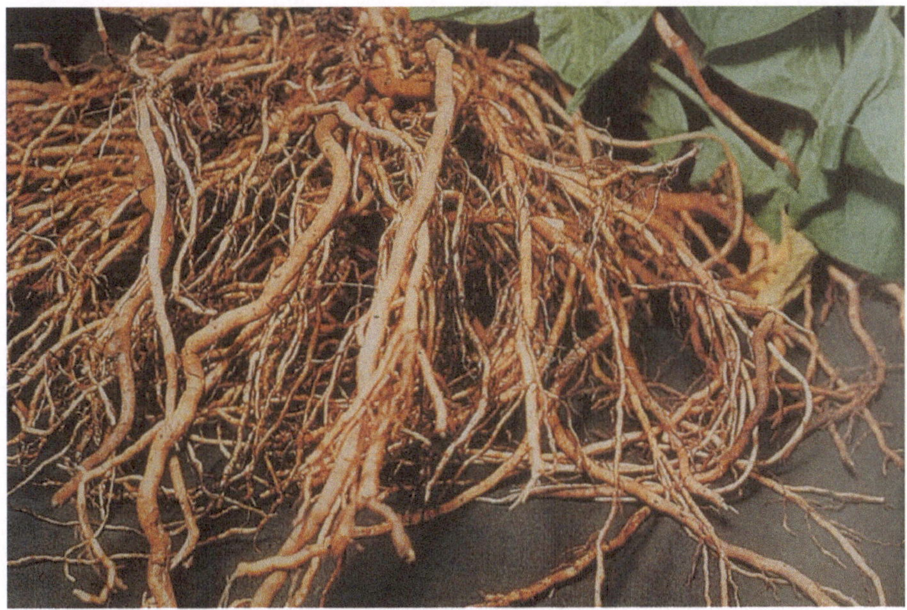

Abb. 2.15. ▲ Piper methysticum; Wurzeln einer noch jungen Pflanze.

2.3.3 Droge und Extrakt

Die Droge besteht aus dem getrockneten Wurzelstock. Der Geruch ist schwach aromatisch, der Geschmack schwach bitter, seifig, kratzend; beim Kauen einer Probe kommt es zu einer länger anhaltenden Anästhesie der Zunge sowie zu erhöhtem Speichelfluss.

Zur Gewinnung des Kava-Getränkes wird der Wurzelstock zerkaut oder zerrieben, mit kaltem Wasser versetzt und geseiht. Zur Gewinnung arzneilicher Extrakte wird die Droge entweder mit Ethanol/Wasser (Extrakte mit etwa 30 % Kavapyronen) oder mit Aceton/Wasser (Extrakte mit ca. 70 % Kavalaktonen) extrahiert. Das Droge-Extrakt-Verhältnis beträgt bei beiden Zubereitungen etwa 12–20 : 1. Wegen der sehr geringen Löslichkeit der Kavapyrone in Wasser besteht eine wesentliche Voraussetzung für ihre Resorption darin, dass sie bei der arzneilichen Zubereitung kolloidal gelöst oder zumindest sehr fein verteilt werden.

2.3.4 Wirksamkeitsbestimmende Inhaltsstoffe, Pharmakokinetik

Die Kava-Droge gehört zu den wenigen Phytopharmaka, deren „wirksamkeitsbestimmende Inhaltsstoffe" (siehe Abschnitt 1.2) bekannt sind. Es handelt sich dabei um die Kavapyrone, darunter Kavain (1–2 % in der Droge), Dihydrokavain (0,6–1 %), Methysticin (1,2–2 %) und Dihydromethysticin (0,5–0,8 %). Der Gesamtgehalt der Droge soll mindestens 3,5 % Kavapyrone betragen, berechnet als Kavain. Die Messung der Kavaine erfolgte entweder mit einer photometrischen Bestimmung der Gesamtfraktion oder der Einzelkomponenten nach Trennung mittels HPLC-Methodik. Kavain und Dihydrokavain werden als lipidlösliche Verbindungen aus dem Gastrointestinal-Trakt sehr gut resorbiert. 30 Minuten nach oraler Gabe von 100 mg/kg KG eines Kava-Extraktes mit 70 % Kavalaktonen wurden bei Mäusen Plasmaspiegel von etwa 2 µg/ml für Kavain gemessen. Die Konzentration im Gehirn war in ähnlicher Größenordnung und verlief zeitlich parallel zu den Plasmaspiegeln. Die Plasmahalbwertszeit der Kavapyrone variierte zwischen 90 min und einigen Stunden. Die Bioverfügbarkeit ist in starkem Maße von der galenischen Formulierung abhängig und kann zwischen verschiedenen Zubereitungen um den Faktor 10 schwanken (Hänsel, Keller, Rimpler und Schneider, 1994; Hänsel et al, 1999).

2.3.5 Pharmakologie und Toxikologie

Die 4 Pyrone vom Kavain-Methysticin-Typ wirken zentral muskelrelaxierend und antikonvulsiv; sie sind in ihren Wirkungen dem Mephenesin vergleichbar. Besonders ausgeprägt ist ihre Schutzwirkung gegen die experimentelle Strychnin-Vergiftung; sie sind dieser Hinsicht allen bisher bekannten, nicht narkotisch wirkenden Strychnin-Antagonisten überlegen. Die Erregbarkeit des limbischen Systems, messbar nach elektrischer Reizung entsprechender Hirnareale am Kaninchen, wird durch die Kavaine und Methysticine verringert, analog zu den Befunden bei Benzodiazepin-Gabe.

Methysticin und Dihydromethysticin wirken an Mäusen und Ratten neuroprotektiv: Sie vermindern das Volumen eines ischämischen Infarktes, der durch Abbindung der mittleren Gehirnarterie erzeugt wird. In diesem Infarktmodell sind die beiden Methysticine äquipotent mit Memantin. Peripher haben die Kavaine lokalanästhesierende Wirkungen; sie sind in ihrer Wirkstärke mit den zur Oberflächenanästhesie verwendeten Substanzen Kokain und Benzocain vergleichbar (Jamieson et al., 1989; Backhaus und Krieglstein, 1992). Untersuchungen mit einem thrombozytären Modell in vitro haben ergeben, daß Kava-Extrakt, ebenso wie daraus isolierte Kavapyrone, die Monoaminoxidase B (MAO-B) hemmen, was als wichtiger Wirkmechanismus für deren psychotrope Aktivität angesehen wurde (Uebelhack et al., 1998). Eine andere Arbeitsgruppe wies nach, daß Kavapyrone mit GABA-A-Rezeptoren in Interaktion treten, jedoch nach einmaliger und mehrwöchiger Verfütterung an Ratten zu keinen Konzentrationsänderungen der Neurotransmitter Dopamin und Serotonin im ZNS führen (Boonen und Häberlein, 1998; Boonen et al., 1998). Unter Berücksichtigung der inzwischen sehr umfänglichen Daten zur Pharmakologie von Kava-Extrakten und deren Inhaltsstoffen dürften jedoch als Wirkmechanismen am wahrscheinlichsten eine allosterische Beeinflussung des GABA-A-Rezeptor-Komplexes, eine Hemmung des spannungsabhängigen Na^+-Kanales sowie ein Angriff am H_3-Rezeptor in Betracht kommen (Kretzschmar, 1995; Hänsel et al., 1999).

Ein Kava-Extrakt mit 70 % Kavapyronen wurde über die Zeitdauer von 26 Wochen an Ratten und Hunden auf toxische Wirkungen geprüft. Die Maximaldosis betrug 320 mg/kg (Ratten) bzw. 60 mg/kg (Hunde). Bei den Höchstdosen traten geringgradige histopathologische Veränderungen im Leber- und Nierengewebe auf. Vom Hund wurden 24 mg/kg/Tag, von der Ratte 20 mg/kg/Tag reaktionslos vertragen. Die Prüfung desselben Extraktes in entsprechenden In-vitro-Modellen ergab keine Hinweise auf ein mutagenes Potential. Zur Reproduktionstoxizität wurden nur Untersuchungen mit Dihydromethysticin durchgeführt, wobei keine teratogenen Wirkungen beobachtet wurden (Hänsel et al., 1999).

Über toxische Symptome am Menschen nach dem Genuss von Kava-Getränken wurde aus Australien und dem Südseeraum berichtet. Nach der Einnahme von 300 g bis 400 g getrocknetem Rhizom-Pulver pro Woche wurden die folgenden Symptome beobachtet: Ataxie, ichthyosiformer Hautausschlag, Haarausfall, Gelbfärbung der Haut und der Skleren, sowie der Finger- und Fußnägel, Rötung der Augen, Akkommotationsstörungen, beeinträchtigtes Hörvermögen, Schluck- und Atembeschwerden, Appetitlosigkeit und vermindertes Körpergewicht. Die in diesen Fällen eingenommenen Drogen-Mengen waren allerdings mindestens 100mal höher als diejenigen, die im Rahmen der klinischen Studien (Tabelle 2.6) zur Anwendung kamen und als therapeutische Dosierungen empfohlen werden (Hänsel et al., 1999).

2.3.6 Therapeutische Wirksamkeit

Die therapeutische Wirksamkeit eines Anxiolytikums lässt sich nur durch Therapiestudien an Patienten, aber nicht dagegen durch Studien mit gesunden Probanden nachweisen. Humanpharmakologische Studien können allerdings Hinweise auf mögliche Wirkmechanismen sowie auf Begleit- und Nebenwirkungen ergeben. Ein Kava-Kava-

Tabelle 2.6.

Klinische Doppelblindstudien mit Kava-Extrakt-Präparaten bei Patienten mit Angst-Störungen unterschiedlicher Ursache. Die Dosisangaben (Spalte 3) beziehen sich auf die Kavapyrone. Mit Ausnahme der Studien Bhate, 1989, Warnecke, 1990 und Boerner, 2000 sind die Studien mit einheitlichem Extrakt mit einem Gehalt von 70% Kavapyronen durchgeführt worden.

Erstautor, Jahr	Fälle (N)	Dosis (mg/dl)	Dauer (Tage)	Indikationen, Zielparamter und Ergebnisse
Bhate, 1989	59	60	2	Chirurgische Patienten. Verbesserung des perioperativen Befindens, fragliche klinische Relevanz
Warnecke, 1990	40	30–60	56–84	Klimakterisches Syndrom. Kuppermann-Index und ASI-Skala signifikant vs. Placebo
Warnecke, 1991	40	210	56	Klimakterisches Syndrom. HAMA, DSI und Kuppermann-Index signifikant vs. Placebo
Kinzler, 1991	58	210	28	Angst-Syndrom. HAMA, EWL, CGI, FSUCL signifikant vs. Placebo
Woelk, 1993	172	210	42	Angst-Syndrom. HAMA, CGI, KEPS und EAAS nicht signifikant vs. Oxazepam und Bromazepam
Volz, 1996	101	210	168	Angst-Syndrom. HAMA, CGI und Bf-S ab Woche 8 signifikant besser als Placebo
Lehmann, 1996	58	210	28	HAMA, CGI, FSUCL signifikant besser als Placebo
Malsch, 2000	40	105-210	35	HAMA, BF-S signifikant besser als Placebo
Boerner, 2003	120	120	56	HAMA-Responder: Kava 77%, Opipramol 76%, Buspiron 74%
Lehrl, 2003	61	140	28	HAMA, CGI signifikant besser als Placebo
Geier, 2003	50	105	28	HAMA, CGI signifikant besser als Placebo
Gastpar, 2003	141	105	28	ASI im Trend, BS-F, CGI signifikant besser als Placebo

Abkürzungen: ASI = Angst-Status-Inventar; **HAMA** = Hamilton-Angst-Skala; **DSI** = Depressions-Status-Inventar; **CGI** = Clinical Global Impressions; **Bf-S** = Befindlichkeits-Skala nach von Zerssen; **EWL** = Eigenschaftswörterliste; **FSUCL** = Fischer-somatische-Symptome- oder unerwünschte Effekten-Checkliste; **KEPS** = Kurzverfahren zur Erfassung der Persönlichkeitsstruktur; **EAAS** = Erlanger Skala für Angst, Aggression und Spannung.

Extrakt mit 70 % Kavapyronen (Literaturbezeichnung WS 1490, Handelspräparat Laitan) wurde in 5 humanpharmakologischen Studien untersucht (Johnson et al., 1991; Emser und Bartylla, 1991; Herberg, 1991; Münte et al., 1993). Die beiden ersten Studien wurden offen, die nachfolgenden doppelblind im Vergleich mit Placebo durchgeführt. Zielparameter waren Veränderungen im Pharmako-EEG sowie psychometrische Testverfahren auf intellektuelle und motorische Leistungen. Nach Ansicht der Autoren ergaben sich weder aus den beobachteten Veränderungen der Pharmako-EEGs, noch aus den teilweise durchgeführten psychometrischen und motorischen Testverfahren Hinweise für eine Vigilanzminderung oder Einschränkung der Reaktionsbereitschaft während der bis zu 14tägigen Einnahme in Dosierungen entsprechend 105 mg, 210 mg oder 420 mg Kavapyronen pro Tag. Aus einer Studie (Herberg, 1991) wurde geschlossen, dass Beeinträchtigungen der Verkehrstüchtigkeit unter der Einnahme des Kava-Extraktes nicht zu befürchten seien. Eine weitere humanpharmakologische Studie wurde mit einem auf 30 % Kavapyrone standardisierten Kava-Extrakt (Handelspräparat Antares 120, Tagesdosis entsprechend 120 mg Kavalaktonen) über einen

Behandlungszeitraum von 7 Tagen im Cross-over-Vergleich gegen Placebotherapie durchgeführt. Die Ergebnisse sowohl bezüglich der quantitativen EEG-Untersuchungen als auch der psychometrischen Testverfahren ähnelten denen der vorangehend beschriebenen Prüfungen (Geßner und Cnota, 1994).

Zur Prüfung der therapeutischen Wirksamkeit bei Patienten wurden bis zum gegenwärtigen Zeitpunkt mindestens 11 kontrollierte Doppelblindstudien publiziert, davon 3 mit einem auf 15 % Kavapyrone standardisierten Extrakt (Bhate et al., 1989; Warnecke et al., 1990; Boerner, 2000) und 8 mit einem auf 70 % Kavapyrone standardisierten Extrakt (WS 1490, Handelspräparat Laitan). Nähere Einzelheiten zu den Studien gehen aus der Tabelle 2.6 hervor. Die Ergebnisse der Studie von Bhate et al. sind sowohl wegen der kurzen Behandlungsdauer (2malige Applikation von 60 mg Kavapyronen) als auch wegen der Resultate (nicht validierte Score-Skala, relativ geringe numerische Differenzen zwischen den Behandlungsgruppen) von fraglicher klinischer Relevanz.

Warnecke et al. (1990, 1991) führten 2 placebokontrollierte Therapiestudien mit je 40 Patientinnen mit klimakterischem Syndrom durch. In beiden Studien wurden unterschiedliche Präparate und Dosierungen verwendet (siehe Tabelle 2.6). Die Behandlungsdauer betrug in beiden Studien mindestens 56 Tage. In der zweiten Studie war der Gesamtscore der Hamilton-Angst-Skala (HAMA) als konfirmatorischer Parameter festgelegt; 3 weitere Skalen waren Begleitvariablen. Bereits nach der 1. Woche zeigte sich beim HAMA-Gesamtscore unter Verum ein deutlicher Effekt, der nach 4wöchiger Therapie das Endniveau erreicht hatte. Der Behandlungseffekt im Vergleich mit Placebo war insgesamt sehr ausgeprägt (p < 0,001).

In der Studie von Kinzler et al. (1991) wurden 58 Patienten im Alter zwischen 18 und 60 Jahren mit Angst-, Spannungs- und Erregungszuständen nicht psychotischer Genese in einer 4wöchigen doppelblinden Vergleichsstudie gegen Placebo geprüft. Der konfirmatorische Parameter war wiederum der Gesamtscore der HAMA-Skala. Nach einwöchiger Therapie zeigte sich im Gruppenvergleich bereits eine signifikante Differenz des Gesamtscores. Diese Differenz verstärkte sich in den nachfolgenden 3 Wochen. Die Ergebnisse der als Begleitvariablen erfaßten Beurteilungsskalen korrelierten damit. Überraschenderweise wurden im Zusammenhang mit der Medikation keinerlei unerwünschte Ereignisse beobachtet.

In der Studie von Woelk et al. (1993) wurde die Wirkung bei einer Tagesdosis entsprechend 210 mg Kavapyronen mit denjenigen von 15 mg Oxazepam bzw. 9 mg Bromazepam pro Tag in einer doppelblinden Vergleichsstudie über einen Behandlungszeitraum von 6 Wochen verglichen. Als Hauptzielkriterium wurde der Abfall des Gesamtscores der HAMA-Skala definiert. Die Symptome besserten sich in den insgesamt 164 abgeschlossenen Protokollen in allen 3 Behandlungsgruppen etwa gleich gut (Abb. 2.16). Da die statistische Bewertung auf Unterschiedlichkeit, nicht auf Äquivalenznachweis erfolgte, ist daraus allerdings nicht auf eine „Gleichwirksamkeit" im engeren Sinne zu schließen.

Kritisch zu den etwas älteren Therapiestudien mit Kava-Extrakten wurde angemerkt, dass die Einschlusskriterien ungenügend operationalisiert waren, was zum Einschluss eines heterogenen Kollektivs (ängstlich getönte Depressionen, Panikstörungen, Phobien, somatoforme Störungen und generalisierte Angsterkrankungen) führen konnte (Volz und Hänsel, 1994; Volz, 1997).

6 weitere randomisierte, placebo-kontrollierte Doppelblindstudien wurden jedoch gemäß den aktuellen Prüf- und GCP-Richtlinien durchgeführt. Die Wirksamkeit und

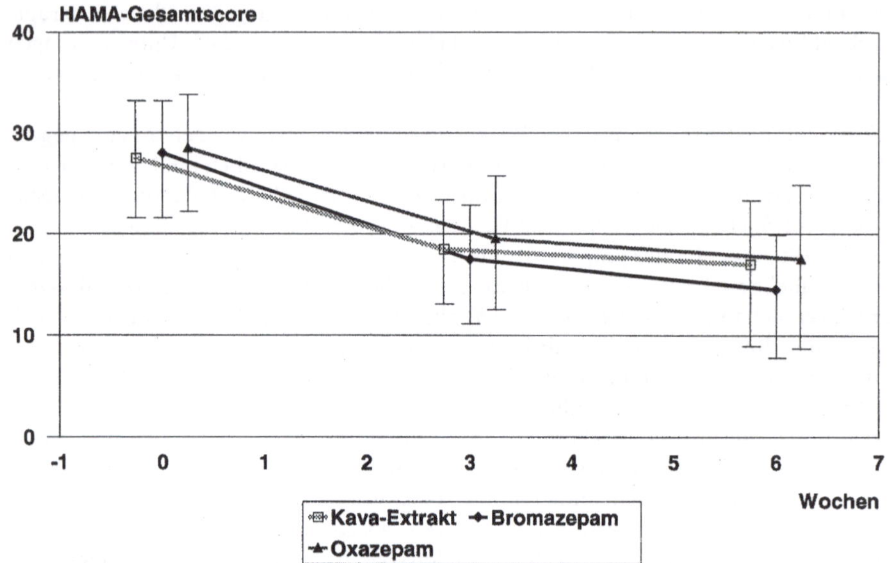

Abb. 2.16. ▲ Verlauf des Hamilton-Angst-Scores (HAMA) während einer 6wöchigen Behandlungsphase mit einem Kava-Extrakt entsprechend einer Dosis von 210 mg Kavapyronen pro Tag im Vergleich mit 15 mg Oxazepam bzw. 9 mg Bromazepam. Zwischen der Besserung in den 3 Behandlungsgruppen ergaben sich keine statistisch signifikanten Unterschiede (nach Woelk et al., 1993).

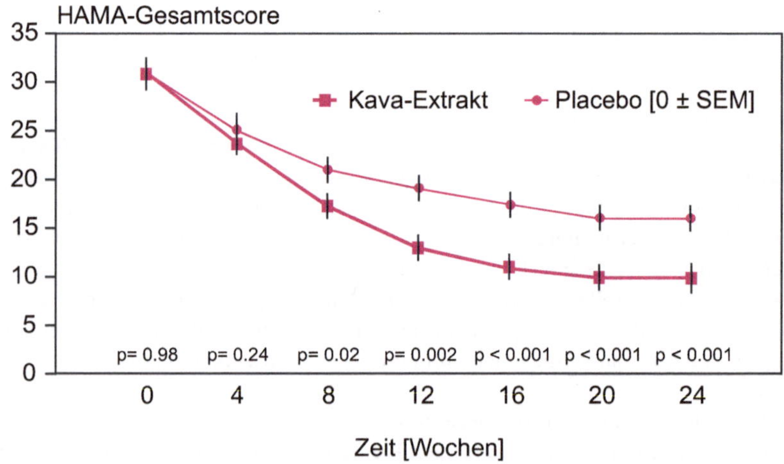

Abb. 2.17. ▲ Verlauf des Hamilton-Angst-Scores (HAMA) während einer 24-wöchigen Behandlungsphase mit Kava-Extrakt entsprechend 210 mg Kavapyronen pro Tag. Dargestellt sind die Mittelwerte SEM von 52 (Kava-Präparat) bzw. 49 (Placebo) Patienten mit Angststörungen nicht-psychotischer Genese (Volz und Kieser, 1997).

Verträglichkeit des Kava-Extraktes WS 1490 wurde zum Beispiel bei 101 ambulanten Patienten mit Angststörungen nicht-psychotischer Genese (DSM-III-R: 300.22 – 24, 329) über den Zeitraum von 6 Monaten geprüft. Die Dosierung betrug 300 mg Extrakt entsprechend 210 mg Kavapyrone pro Tag. Hauptzielparameter war die Differenz des Gesamtscores der Hamilton-Angst-Skala (HAMA) zwischen Therapiebeginn und Therapieende (Woche 24). Die HAMA zeigte ab der Untersuchungswoche 8 signifikante Unterschiede im Vergleich zur Placebo-Gruppe (Abbildung 2.17). Die Nebenzielparameter (Clinical Global Impressions = CGI, Befindlichkeitsskala = Bf-S) verhielten sich konform. Unerwünschte Ereignisse wurden unter dem Verum von 5 Patienten angegeben, davon 2 Fälle mit Magenbeschwerden in möglichem Zusammenhang mit der Prüfmedikation. Unter der Placebo-Medikation gaben 9 Patienten Nebenwirkungen an (Volz und Kieser, 1997).

In einer weiteren Studie wurden 129 ambulante Patienten mit der Diagnose einer Generalisierten Angststörung (ICD – 10 F 40.1) alternativ über 8 Wochen mit 400 mg Kava LI 150, Buspirone 10 mg oder 100 mg Opipramol behandelt. Das primäre Zielkriterium war der Anteil von Respondern und Vollremissionen entsprechend einer 50% Symptomreduktion bzw. eines Wertes unter 9 auf der HAMA. Es konnte kein signifikanter Unterschied der Behandlungseffekte zwischen den 3 Behandlungsgruppen festgestellt werden. Über 75 % der deutlich bis schwer kranken wurden als Responder (Boerner et al., 2000).Darüber hinaus wurden insgesamt noch 4 weitere Studien mit dem Extrakt WS 1490 durchgeführt und publiziert (Lehmann et al., 1996; Malch und Kieser, 2001; Lehrl, 2002; Geier et al., 2003). Die Ergebnisse von 4 weitere kontrollierte Therapiestudien bei Patienten mit Angststörungen sollen vorliegen, aber noch nicht publiziert sein (Loew, 2002; Schmidt et al., 2002). In einer Metaanalyse kommen Pittler und Ernst (2000) nach der Auswertung von 7 Doppelblindstudien zu dem Schluss, dass Kava-Extrakte bei der Behandlung von Angststörungen dem Placebo signifikant überlegen sind.

Neben den Therapiestudien mit Kava-Extrakten sind insgesamt 9 Doppelblindstudien mit dem Reinstoff DL-Kavain durchgeführt, davon 2 gegen Vergleichssubstanzen und 7 gegen Placebo. Bei Dosierungen von 200–600 mg pro Tag waren die therapeutischen Ergebnisse in diesen Studien insgesamt ähnlich wie diejenigen mit den Extrakten; dasselbe gilt allerdings auch für die festgestellten Mängel bei der Studiendurchführung (Volz und Hänsel, 1994; Volz, 1997). Insbesondere die Studien im Vergleich zu Placebo lassen aber im gewissen Rahmen eine wechselseitige Übertragbarkeit der Ergebnisse mit den Extrakten und der Reinsubstanz zu. Behandlungen mit isolierten Reinstoffen zählen aber definitionsgemäß nicht zur Phytotherapie (Abschnitt 1.2).

2.3.7 Nebenwirkungen und Risiken

In einer Anwendungsbeobachtung mit 4049 Patienten, die täglich 150 mg eines auf 70 % Kavapyrone standardisierten Extraktes für die Dauer von 7 Wochen erhielten, wurden 61 unerwünschte Ereignisse entsprechend einer Häufigkeit von 1,5 % dokumentiert. Die Nebenwirkungen waren leichterer Natur und reversibel. Im Wesentlichen handelte es sich um Magen-Darm-Beschwerden oder allergische Hautreaktionen. Bei einer 4wöchigen Anwendungsbeobachtung mit 3029 Patienten, die einen auf 30 %

Kavapyrone standardisierten Extrakt in der Tagesdosis von 800 mg (240 mg Kavapyrone) einnahmen, traten unerwünschte Wirkungen in 2,3 % der Fälle auf. Auch diese Nebenwirkungen waren nicht schwerwiegend. 9mal wurden allergische Reaktionen, 31mal Magen-Darm-Beschwerden, 22mal Kopfschmerzen oder Schwindel angegeben (Hoffmann und Winter, 1993). Eine 47-jährige Frau bekam 2 Wochen nach der Einnahme von Kava Kava (keine Details über die Zubereitung) ein dermatomyositis-ähnliches Krankheitsbild (Gurn-Razuman et al., 1999).

Bei länger dauernder Einnahme kann es zu einer vorübergehenden Gelbfärbung der Haut und Hautanhangsgebilde kommen. In diesem Fall ist von einer weiteren Einnahme abzusehen. In seltenen Fällen können allergische Hautreaktionen auftreten. Weiterhin werden Akkommodationsstörungen, Pupillenerweiterungen sowie Störungen des okulomotorischen Gleichgewichtes beschrieben. Von 200 chronischen Kava-Trinkern aus Polynesien hatten 29 pellagra-artige Hautveränderungen, die jedoch nicht auf eine 4wöchige Therapie mit 100 mg Nicotinamid ansprachen (Ruze, 1990). Bei chronischem Missbrauch von Kava-Zubereitungen wurden noch ausgeprägtere Vergiftungserscheinungen beschrieben (Siegel, 1976).

Schwere Leberschäden wurden in den letzten Jahren mit der Einnahme von Kava-haltigen Präparaten in Verbindung gebracht. Die potentielle Leberschädigung durch Kava wurde 1998 als Nebenwirkung bekannt (Strahl et al., 1998). Seit 1999 wurde ihr zunehmende Aufmerksamkeit geschenkt. Eine ganze Reihe von Autoren und Arbeitsgruppen sahen sich veranlasst, sowohl die Datenlage für Kava-Produkte als auch für alternative Anxiolytika kritisch zu analysieren (Pittler und Ernst, 2000; Davidson et al., 2002; Ernst, 2002; Loew, 2002; Schmidt et al., 2002; Teschke 2002; Siegers 2003;). Bei Analyse der bekannten Einzelfälle wurde klar, dass nur in wenigen Fällen der kausale Zusammenhang mit der Einnahme von Kava wahrscheinlich gemacht und nur in einem einzigen Fall durch Reexposition gesichert worden ist. In allen anderen Fällen bleiben die Beiträge weiterer hepatotoxischer Arzneimittel, von Alkohol oder Hepatitis-Infektionen unklar. Auffällig ist die Diskrepanz zwischen der Häufigkeit hepatotoxischer Meldungen in Deutschland/Schweiz im Vergleich zu anderen Ländern. Die wenigen derzeit vorliegenden Daten ließen keine Unterscheidung zwischen Arzneimittel-idiosynkrasie und dosisabhängiger Toxizität zu. Leberschäden durch Benzodiazepine, wie Diazepam, Oxazepam oder Bromazepam sind bekannt; eine genaue Berechnung ihrer Häufigkeit ist derzeit nicht möglich. Eine semiquantitative Abschätzung ergibt für Benzodiazepin-Anxiolytika eine vergleichbare Inzidenz von Leberschäden wie für Kava-haltige Präparate. Dennoch erfolgte in Deutschland seitens des Bundesinstitutes für Arzneimittel und Medizinprodukte (BfArM) im Juni 2002 Widerruf der Zulassung verbunden mit dem Rückruf aller Präparate. Als Begründung wird ein negatives Nutzen-/Risiko-Verhältnis angeführt mit dem Hinweis auf unbedenklichere, wirksamere Alternativpräparate ohne Lebertoxizität. Diese Entscheidung wurde von einer Mehrzahl von Fachwissenschaftlern nicht mitgetragen und hat zum Teil heftige Kritik ausgelöst (Davidson et al., 2002; Ernst, 2002; Loew, 2002; Loew und Gaus, 2002 Schmidt et al., 2002; Schulze et al., 2003; Teschke, 2002).

2.3.8 Indikationen und Dosierungen

Aufgrund der Ergebnisse der klinischen Studien sind als Indikationen leichtere Angstzustände unterschiedlicher Genese herzuleiten. Die Kommission E hat 1990 in der Monographie „Piperis methystici rhizoma" als Anwendungsgebiete „nervöse Angst-, Spannungs- und Erregungszustände" festgelegt. Die Dosierung der Extraktzubereitungen entsprach in den klinischen Studien (Tabelle 2.6) 60–210 mg Kavapyronen täglich. Die Anwendung sollte im Regelfalle nicht länger als 3 Monate dauern. Aufgrund der Fälle von Lebertoxizität wurde vorgeschlagen, die Behandlungsdauer im Regelfalle auf 1 Monat zu begrenzen und alle Kavapräparate der Rezeptpflicht durch den Arzt zu unterstellen (Loew, 2002; Teschke 2002). Durch die amtlich verfügte Rücknahme der Zulassung der Präparate wurden diese Empfehlungen hinfällig.

2.3.9 Therapeutischer Stellenwert

Kava-Präparate waren eine „pflanzliche Alternative" zu synthetischen Anxiolytika und Tranquilizern, also insbesondere zu den Benzodiazepinen. Aufgrund der Studie von Woelk et al. (1993) scheint die Wirksamkeit geeigneter Kava-Präparate in Bezug auf das Angstsyndrom vergleichbar derjenigen von Benzodiazepinen zu sein. Im Gegensatz zu den Benzodiazepinen ergaben die bisherigen Erfahrungen bei therapeutischer Anwendung von Kava-Präparaten keine Hinweise für ein physisches oder psychisches Abhängigkeitspotential (Hänsel et al., 1994 und 1999). Darin liegt ein Vorteil der Kava-Präparate gegenüber den Benzodiazepinen. Die Behandlungskosten pro Tag lagen bei den Kava-Präparaten bei etwa 1 € und damit höher als bei den Benzodiazepinen.

2.3.10 Fertigarzneimittel

Die *Rote Liste 2003* enthält keine Kava-Präparate mehr.

Literatur

Backhaus C, Krieglstein J (1992) Extract of kava and its methysticin constituents protect brain tissue against ischaemic damage in rodents. J Pharmacol 215: 265–269.

Bhate H, Gerster G, Gracza E (1989) Orale Prämedikation mit Zubereitungen aus Piper methysticum bei operativen Eingriffen in Epiduralanästhesie. Erfahrungsheilkunde 6: 339–345.

Boerner RJ, Sommer H, Berger W, Kuhn U, Schmidt U, Mannel M (2003)Kava-Kava extract LI 150 is as effective as Opipramol and Buspirone in Generalised Anxiety Disorder – An 8-week Randomised, Double-blind Multi-centre Clinical Trial in 129 Out-patients. Phytomedicine 10 Suppl IV: 38-49.

Boonen G, Ferger B, Kuschinsky K, Häberlein H (1998) In vivo effects of the kavapyrones (+)-

dihydromethysticin and ()-kavain on dopamine, 3,4-dihydrophenylacetic acid, serotonin and 5-hydroxyindoleacetic acid levels in striatal and cortical brain regions. Planta Med 64: 507–510.

Boonen G, Häberlein H (1998) Influence of genuine kavapyrone enantiomers on the GABAA binding site. Planta Med 64: 504–506.

Denham A, McIntyre M, Whitehouse J (2002) Kava – the unfolding story: report of a work-in progress. J Altern Compl Med 8: 237-63

Emser W, Bartylla K (1991) Verbesserung der Schlafqualität. TW Neurol Psychiatr 5: 636–642.

Ernst E (2002) Marktrücknahme des pflanzlichen Anxiolyticums Kava: Nutzen unter-, Risiken überschätzt? MMW – Fortschr Med 40: 898.

Gastpar M, Klimm HD for the Kava Study Group (2003) Treatment of anxiety, tension and restlessness states with Kava special extract WS 1490 in general practice: A randomized placebo-controlled double-blind multicenter study. Phytomedicine 10: in press

Geier FP, Konstantiniwicz T (2003) Kava treatment in patients with anxiety. Phytother Res, in press

Geßner B, Cnota P (1994) Untersuchung der Vigilanz nach Applikation von Kava-Kava-Extrakt, Diazepam oder Placebo. Z Phytother 15: 30–37.

Guro-Razuman S, Anand P, Hu Q, Mir R (1999) Dermatomyositis-like illness following Kava-kava Ingestion. J Clin Reumatol 5: 342-345.

Hänsel R (1996) Kava-Kava (Piper methysticum G. Forster) in der modernen Arzneimittelforschung. Protrait einer Arzneipflanze. Zeitschrift für Phytotherapie 17: 180–195.

Hänsel R, Keller K, Rimpler H, Schneider G (Hrsg) (1994) Hagers Handbuch der Pharmazeutischen Praxis, 6. Auflage, Drogen E – O. Springer Verlag, Berlin Heidelberg New York: 201–221.

Hänsel R, Woelk H, Volz HP, Faust V (Hrsg) (1999) Therapie mit Kava-Kava. Aesopus-Verlag, Stuttgart: 1–80.

Herberg KW (1991) Fahrtüchtigkeit nach Einnahme von Kava-Spezial-Extrakt WS 1490. Z Allg Med 67: 842–846.

Hofmann R, Winter U (1993) Therapeutische Möglichkeiten mit einem hochdosierten standardisierten Kava-Kava-Präparat (Antares 120) bei Angsterkrankungen. V. Phytotherapiekongreß; Bonn 3.-5. Nov.

Jamieson DD, Duffield PH, Cheng D, Duffield AM (1989) Comparison of the Central Nervous System Activity of the Aqueous and Lipid Extrakt of Kava (Piper methysticum). Arch Int Pharmacodyn 301: 66–80.

Johnson E, Frauendorf A, Stecker K, Stein U (1991) Neurophysiologisches Wirkprofil und Verträglichkeit von Kava-Extrakt WS 1490. TW Neurol Psychiatr 5: 349–354.

Kinzler E, Krömer J, Lehmann (1991) Wirksamkeit eines Kava-Spezial-Extraktes bei Patienten mit Angst-, Spannungs- und Erregungszuständen nicht-psychotischer Genese. Arzneim Forsch/Drug Res 41: 584–588.

Kretzschmar R (1995) Pharmagologische Untersuchungen zur zentralnervösen Wirkung und zum Wirkungsmechanismus der Kava-Droge (Piper methysticum Forst) und ihrer kristallinen Inhaltsstoffe. In: Loew D, Rietbrock H (Hrsg) Phytopharmaka in Forschung und klinischer Anwendung Band I, Steinkopff-Verlag, Darmstadt: 30–38.

Lechtenberg M, Quandt B, Kohlenberg FJ, Nahrstedt A (1999) Qualitative and quantitative micellar electrokinetic chromatography of kavalactones from dry extracts of Piper methysticum Forst. and commercial drugs. J Chromatogr A 848: 457-464.

Lehmann E, Kinzler E, Friedemann J (1996) Efficacy of a special Kava extract (Piper methysticum) in patients with states of anxiety, tension and excitedness of non-mental origin – A double-blind placebo-controlled study of four weeks treatment. Phytomedicine 3: 113–119.

Lehrl S (2003) Clinical efficacy of Kava extract WS 1490 in sleep disturbances associated with anxiety disorders. J Affective Disord 1: in press

Loew D (2002) Kava-Kava-Extrakt. Deutsche Apotheker Zeitung 141: 1012-20.

Loew D, Gaus W (2002) Kava Kava – Tragödie einer Fehlbeurteilung. Z Phytother 23: 267-281.

Malch U, Kieser M (2001) Efficacy of Kava-Kava in the treatment of non-psychotic anxiety, following pretreatment with benzodiazepines. Psyhopharmacology 157: 277-283.

Münte TF, Heinze HJ, Matzke M, Steitz J (1993) Effects of oxacepam and an extract of Kava roots (Piper methysticum) on event-related potentials in a word recognition task. Neuropsychobiology 27: 46–53.

Pittler MH, Ernst E (2000) Efficacy of kava extract for treating anxiety: systematic review and meta-analysis. J Clin Pharmacol 20: 84-89.

Ruze P (1990) Kava-induced dermopathy: a niacin deficiency? Lancet: 1442–1445.

Schmidt M, Nahrstedt A, Lüpke NP (2002) Piper methysticum (Kava) in der Diskussion: Betrachtungen zur Qualität, Wirksamkeit und Unbedenklichkeit. Wien Med Wschr 152: 382-8.

Schulze J, Raasch W, Siegers CP (2003) Toxicity of kava pyrones, drug safety and precautions – a case study. Phytomedicine 10 Suppl IV: 68-73

Siegel RK (1976) Herbal intoxication. Psychoactive effects from herbal cigarettes, tea and capsules. JAMA 236:473–476.

Stevinson C, Huntley A, Ernst E (2002) A systematic review of the safety of kava extract in the treatment of anxiety. Drug Safety 25: 251-261.

Strahl S, Ehret V, Dahm HH, Maier KP (1998) Nekrotisierende Hepatitis nach Einnahme pflanzlicher Heilmittel. Dtsch Med Wochenschr 123: 1410-1414.

Teschke R (2002) Hepatotoxizität durch Kava-Kava. Risikofaktoren und Prävention. Deutsches Ärzteblatt 99: 2671-7.

Uebelhack R, Franke L, Schewe HJ (1998) Inhibition of platelet MAO-B by kava pyrone-enriched extract from Piper methysticum forster (Kava-Kava). Pharmacopsychiat 31: 187–192.

Volz HP, Hänsel R (1994) Kava-Kava und Kavain in der Psychopharmakotherapie. Psychopharmakotherapie 1: 33–39.

Volz HP, Kieser M (1997) Kava-kava extract WS 1490 versus placebo in anxiety disorders – a randomized placebo-controlled 25-week outpatient trial. Pharmacopsychiat 30: 1–5.

Warnecke G (1991) Psychosomatische Dysfunktionen im weiblichen Klimakterium. Klinische Wirksamkeit und Verträglichkeit von Kava-Extrakt WS 1490. Fortschr Med 109: 119–122.

Warnecke G, Pfaender H, Gerster G, Gracza E (1990) Wirksamkeit von Kawa-Kawa-Extrakt beim klimakterischen Syndrom. Z Phytother 11: 81–86.

Woelk H, Kapoula O, Lehrl S, Schröter K, Weinholz P (1993) Behandlung von Angst-Patienten. Z Allg Med 69: 271–277.

<table><tr><td>2.4</td><td></td></tr></table>

2.4   Unruhezustände und Schlafstörungen

Nervöse Unruhezustände und Schlafstörungen gelten als traditionelle Anwendungsgebiete für die Behandlung mit Zubereitungen aus Baldrian, Lavendel, Hopfen, Melisse und Passionsblume. Stark sedierende oder hypnotische Wirkungen gehen von diesen Arzneidrogen nicht aus. Zwar sind einige Inhaltsstoffe isoliert worden, die in bestimmten Versuchsanordnungen sedierende Wirkungen anzuzeigen scheinen, wie z. B. die Valepotriate und Valerensäuren aus Baldrian. Die Konzentrationen, in denen diese Stoffe in den Fertigarzneimitteln vorliegen, sind jedoch so gering, dass sie zur Erklärung einer sedierenden und beruhigenden Wirkung beim Menschen kaum herangezogen werden können.

Baldrian und Lavendel unterscheiden sich von den 3 übrigen Arzneidrogen dadurch, dass dessen Wirkungen und Wirksamkeit besser belegt sind, sofern die Bewertung extraktspezifisch erfolgt. Baldrian ist darüber hinaus eine im In- und Ausland weithin bekannte Droge, die deshalb hier in einem separaten Kapitel behandelt werden soll.

Abb. 2.18. ▶ Europäischer Baldrian (*Valeriana officinalis* L.).

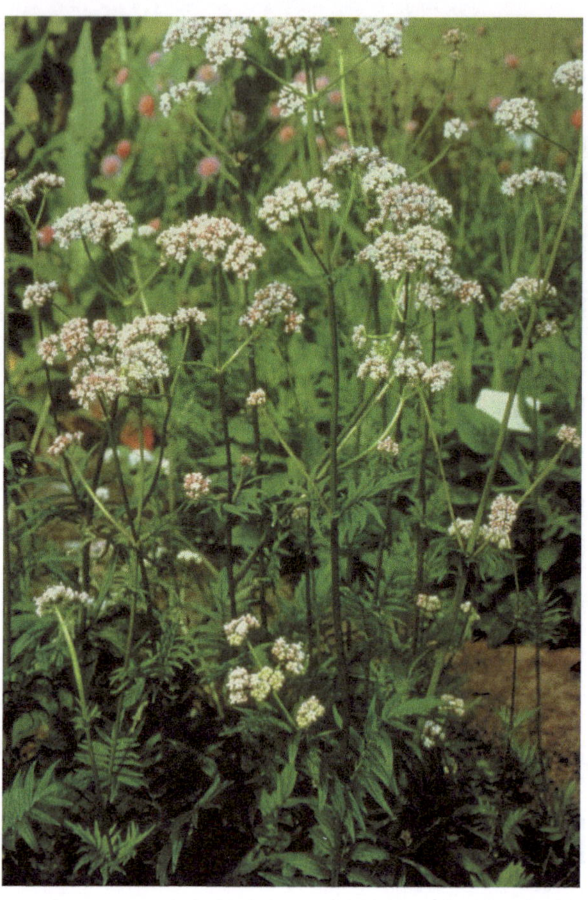

2.4.1 Baldrian

2.4.1.1 Zur Heilpflanze

Der in unseren Breiten verwendete Arznei-Baldrian (*Valeriana officinalis* L., Abb. 2.18) ist nur eine von etwa 250 in der Welt vorkommenden Baldrian-Arten. Die mehrjährige, etwa 50–150 cm hoch wachsende Pflanze ist in Europa und in den klimatisch gemäßigten Zonen Asiens heimisch. Sie bevorzugt feuchte sumpfige Standorte und blüht von Juni bis August mit rosa bis weißen rispigen Trugdolden. Zur arzneilichen Verwendung wird Baldrian in Kulturen angebaut. Die Ernte erfolgt im September bis Oktober. Außer den offizinellen, europäischen gibt es weitere Baldrian-Arten (*V. edulis, V. japonica, V. wallichii*), deren therapeutische Anwendung nicht auf der Tradition und Erfahrung der europäischen Medizin beruhen. Der indische und mehr noch der mexikanische Baldrian (*V. edulis*) sind darüber hinaus wegen ihres hohen Gehaltes an bis zu 8 % Valepotriaten mit einem erhöhten Therapierisiko behaftet.

2.4.1.2 Droge und Extrakt

Als offizinelle Droge soll nur die Wurzel des europäischen Baldrians *(Valeriana offici-nalis)* Verwendung finden. Der charakteristische, durchdringend an Isovaleriansäure und Kampfer erinnernde Geruch tritt erst beim Trocknen und Schneiden der Droge hervor. Die geschnittene Droge findet in Teezubereitungen Anwendung. Zur Herstellung von Fertigarzneimitteln werden in erster Linie wässrige und wässrig-alkoholische Extrakte (z. B. Ethanol 70 %, Droge-Extrakt-Verhältnis 4–7 : 1) verwendet. Der wässrige und der ethanolische Extrakt können jedoch hinsichtlich ihrer Wirkqualitäten keineswegs gleichgesetzt werden. Dasselbe gilt auch für die Dosierung. Diese orientiert sich bei den wässrigen Extrakten an der traditionellen Tee-Anwendung, was bei einer Mindestdosis von 2 g Droge und einem Droge-Extrakt-Verhältnis von 5 : 1 zu einer Einzeldosis für den wässrigen Extrakt von etwa 400 mg führt. Die Dosierung für alkoholische Trockenextrakte läßt sich aus der traditionellen Anwendung nicht ohne weiteres herleiten und sollte deshalb besser durch extraktspezifische klinische Studien belegt werden.

2.4.1.3 Leitsubstanzen, Analytik, Pharmakokinetik

Die getrocknete Droge enthält im Durchschnitt 0,5–2 % ätherisches Öl. Der charakteristische Geruch wird durch geringe Mengen an Isovaleriansäure verursacht, die durch Zersetzung der Valepotriate entsteht. Die Konzentrationen dieser Inhaltstoffe unterliegen jahreszeitlichen Veränderungen (Bos et al., 1998). Bis heute sind über 100 Bestandteile nachgewiesen worden. Welche davon die wirksamkeitsbestimmenden Inhaltsstoffe sind, ist unbekannt. Der offizinelle Baldrian enthält zu 0,3–0,8 % die beiden Sesquiterpene Valerensäure und Acetoxyvalerensäure. Diese charakteristischen Inhaltsstoffe kommen in außereuropäischen Arten nicht vor. Daher eignen sich beide Verbindungen als Leitsubstanzen zur Prüfung der pharmazeutischen Qualität der Extrakte.

Die schonend getrocknete Droge enthält außerdem bis zu 1 % Valepotriate (beim mexikanischen Baldrian bis zu 8 %). Es handelt sich um Ester niedriger Fettsäuren, z. B. der Essigsäure, der Isovaleriansäure und der β-Acetoxyisovaleriansäure, mit einem dreiwertigen Alkohol. Die Alkoholkomponente weist das C_{10}-Kohlenstoffgerüst der Monoterpene auf und enthält einen Epoxidring, der sowohl die Instabilität als auch die mutagene Potenz (s. Abschnitt 2.4.1.4) wesentlich mitbedingt. Die säure-, alkali- und thermolabilen Valepotriate sind in Extrakten aus Valeriana officinalis nicht enthalten.

Zur Resorption, Verteilung und Elimination typischer Inhaltsstoffe aus Baldrian-Extrakten liegen drei Publikationen vor. In zwei Arbeiten werden die Ergebnisse von Untersuchungen mit ^{14}C-markiertem Isovaltrat (Fink, 1982) bzw. Didrovaltrat (Wagner et al., 1980) berichtet. Isovaltrat und Didrovaltrat sind jedoch Hauptkomponenten aus der Stoffgruppe der Valepotriate, die in Extrakten aus europäischer Baldrianwurzel nur noch in Spuren enthalten sind. Eine weitere Untersuchung an Mäusen wurde mit ^{14}C-markiertem Baldrianal/Homobaldrianal durchgeführt, das offenbar gut resorbiert wird, aber einem hohen First-Pass-Effect in der Leber unterliegt (Dieckmann, 1988).

2.4.1.4   Pharmakologie und Toxikologie

Zur experimentellen Pharmakologie von Baldrianwurzel-Zubereitungen und daraus hergestellten Einzelstoffen liegen etwa 20 Publikationen mit Originalergebnissen in der Fachliteratur vor. Zusammenfassende Übersichten darüber finden sich bei Hänsel et al. (1994) und bei ESCOP (1997). Die pharmakologischen Untersuchungen zielten auf unterschiedliche Inhaltsstoffe der Baldrian-Droge. Zunächst standen die ätherischen Öle im Mittelpunkt des Interesses, da man von einer über die Geruchsrezeptoren vermittelten Wirkung ausging (Hazelhoff et al., 1984). Das ätherische Öl des Baldrians besteht im Wesentlichen aus Valeriansäure und Isovaleriansäure. Andere Autoren prüften die Valepotriate als mögliche Wirkstoffe. Im Verhaltenstest an Katzen wurden nach Gaben von 10 mg Valepotriat-Gemisch/kg per Schlundsonde dämpfende Eigenschaften gefunden, die in einer Abnahme der Unruhe sowie der Angst und Aggressivität zum Ausdruck kamen (Eickstedt, 1969). Neuere Untersuchungen an Ratten führten zu dem Ergebnis, dass Valepotriate weder in niedriger, noch in hoher Dosis (50 mg/kg) zentrale Wirkungen aufweisen (Grusla, 1987; Krieglstein, 1988).

Mit der Gruppe der Valerensäuren wurden tierexperimentell sedierende und antikonvulsive Wirkungen nachgewiesen (Hendriks et al., 1985). Riedel, Hänsel und Ehrke (1982) wiesen in vitro eine Hemmung der γ-Aminobuttersäure (GABA) -Abbaurate durch Valerensäure nach. Neueste Untersuchungen (Santos et al., 1994) konnten eine erhöhte GABA-Konzentration im synaptischen Spalt nach Baldrian-Gabe nachweisen. Die Arbeitsgruppe verwendete einen Baldrian-Extrakt, nicht isolierte Valerensäure. Es konnte nachgewiesen werden, dass die GABA-Ausschüttung aus den Synaptosomen erhöht und gleichzeitig die Wiederaufnahme gehemmt wird. Opitz (1999) fand darüber hinaus Wirkungen von Baldrian auf die Bindung von Flunitrazetam und schloss aus diesen Ergebnissen, dass Baldrianextrakt sowohl mit den GABA(A)-Rezeptoren als auch mit weiteren praesynaptischen Komponenten des GABAergen Neurons reagiert. GABA gilt als bedeutsamer inhibitorischer Neurotransmitter, der eine Schlüsselfunktion bei Stress und Angst einnimmt. Cavadas et al. (1995) wiesen allerdings darauf hin, dass die in vitro gemessenen Wirkungen auf die GABA-A-Rezeptoren aus Gründen der Konzentration kaum für die sedierende Wirkung in vivo verantwortlich gemacht werden kann. Andere tierexperimentelle Untersuchungen zeigten zentral dämpfende Eigenschaften des Gesamtextraktes, die weder auf Valerensäure, noch auf Valepotriate, noch auf die Ätherisch-Öl-Fraktion zurückzuführen waren (Krieglstein, 1988).

Die Wirkungen in Verhaltensmodellen bei Mäusen und Ratten wurden mit 2 Baldrianwurzel-Extrakten geprüft. Ein ethanolischer Extrakt wurde Mäusen einmalig intraperitoneal in Dosierungen bis zu 100 mg/kg indiziert. Eindeutige sedierende Effekte wurden nicht beobachtet, wohl aber antikonvulsive Wirkungen gegen Picrotoxin sowie eine signifikante Verlängerung der Thiopental-induzierten Anästhesie (Hiller et al., 1996). Ein wässriger Extrakt aus Baldrianwurzel hatte demgegenüber nach oraler Applikation in Dosierungen von 20–200 mg/kg signifikante sedierende Effekte bei Mäusen. Die Spontanmotilität wurde 120 min p. a. um 29 bzw. 36 % reduziert. Diazepam in der Dosierung von 5 bzw. 25 mg/kg reduzierte im gleichen Versuch die Motilität um 77 % bzw. 90 %. Der Baldrianextrakt in einer Dosierung von 200 mg/kg verlängerte ausserdem die Thiopental-induzierte Schlafzeit um den Faktor 7,6. In derselben Testreihe wurden für den Baldrianextrakt auch antikonvulsive Wirkungen nachgewiesen (Leuschner et al., 1993).

Untersuchungen zur akuten Toxizität mit Baldrian-Gesamtextrakten liegen in der Literatur nicht vor, sondern lediglich solche mit Fraktionen oder Einzelstoffen daraus. Von Skramlik (1959) prüfte das ätherische Öl aus Baldrianwurzel, Rücker et al. (1978) und Hendriks et al. (1985) führten Untersuchungen mit Valeranon bzw. Valerensäure durch. Zytotoxische Effekte, die von therapeutischer Relevanz sein könnten, wurden mit Valepotriaten und Baldrianalen sowie chemischen Derivaten aus beiden Verbindungen, nicht dagegen mit Valerensäuren und valepotriat-armen Tinkturen gefunden (Bos et al., 1998). Aufgrund ihrer chemischen Instabilität haben die Valepotriate aber offenbar nur in vitro zytotoxische Wirkungen. Bei oraler Applikation an Ratten konnten selbst bei extrem hoher Dosierung (1350 mg/kg) keine zytotoxischen Effekte mehr nachgewiesen werden (Tufik, 1985). Ein Gemisch aus drei Valepotriaten in den Dosierungen von 0, 6, 12 und 24 mg/kg wurde je Dosis 10 trächtigen Ratten für einen Zeitraum von 3 Wochen oral verabreicht. 5 Tiere je Gruppe wurden nach 3 Wochen getötet. Weder die Muttertiere, noch die Feten zeigten bei externer Untersuchung pathologische Veränderungen. Die interne Untersuchung der Feten ergab bei den Dosierungen von 12 und 24 mg/kg eine vermehrte Zahl verzögerter Ossifikationen. Bei den verbleibenden 20 Tieren wurden die Auswirkungen auf die Entwicklung der neugeborenen Tiere geprüft. Hierbei ergaben sich keinerlei Unterschiede zwischen der Kontrollgruppe und den drei Valepotriat-Dosierungen. Die Autoren kamen zu dem Schluss, dass Valepotriate in den genannten Dosierungen unschädlich für die Muttertiere und deren Nachwuchs waren (Tufik et al., 1985). Ein alkoholischer Extrakt aus Baldrianwurzel wurde in einem Zeitraum von 45 Tagen in Dosierungen von 400–600 mg/kg intraperitoneal an Ratten appliziert. Signifikante Veränderungen des Körpergewichtes und des Blutes im Vergleich mit Kontrolltieren wurden nicht beobachtet (Rosecrans et al., 1961).

Ein ähnlicher Extrakt wurde an Ratten in der Dosierung von 300–600 mg/kg über einen Zeitraum von 30 Tagen oral appliziert. Am Ende der Behandlungsperiode wurden ebenfalls keine signifikanten Unterschiede in Bezug auf das Wachstum, das Organgewicht sowie hämatologische und biochemische Parameter nachgewiesen (Fehri et al., 1991).

Untersuchungen zum mutagenen Potential wurden ebenfalls nur mit isolierten Inhaltsstoffen der Baldriandroge, nämlich mit Valepotriaten und Baldrinalen durchgeführt. Untersuchungen zur bakteriellen Mutagenität wurden mit Stämmen von Salmonella typhimurium und Escherichia coli durchgeführt. Als Testsubstanzen wurden ein Gemisch aus Valtrat/Isovaltrat (60 : 40) sowie Dihydrovaltrat, Baldrinal und Homobaldrinal verwendet. Die Untersuchungen erfolgten ohne und mit metabolischer Aktivierung. Während mit den Valepotriaten mutagene Effekte nur unter metabolischer Aktivierung bei Konzentrationen von mehr als 1,0 µmol/Platte beobachtet wurden, zeigten die Baldrinale mutagene Effekte in beiden Testsystemen ohne metabolische Aktivierung bereits bei Konzentrationen von 0,1–0,3 µmol/Platte (von der Hude et al., 1985 und 1986). Die Wirkungen von Baldrinal und Homobaldrinal auf das klonogene In-vitro-Wachstum verschiedener hämatopoetischer Zellen wurde in Konzentrationen von 10^{-8} bis 10^{-4} M untersucht. Das Wachstum hämatopoetischer Stammzellen der Maus sowie dasjenige von Kolonien menschlicher T-Lymphozyten wird erst in Konzentrationen von 10^{-4} M signifikant gehemmt, weshalb die Zytotoxizität der in Handelspräparaten enthaltenen Baldrinal-Mengen als unbedenklich eingestuft wurde (Braun et al., 1986). Die Genotoxizität der Baldrinale kann dennoch nicht ganz außer acht gelassen werden. Zielorgan für ein mutagenes Risiko nach oraler Applikation wäre

Tabelle 2.7.
Placebokontrollierte Doppelblindstudien mit Baldrian-Extrakten zur Humanpharmakologie an Probanden.

Erstautor, Jahr, Design	Fälle (N)	Dosis (mg/d)	Dauer (d)	Methoden	Ergebnisse
Studien mit einem definierten Baldrian-Extrakt, hergestellt mit 70% Ethanol in Wasser					
Schulz, 1994, Crossover-Design	14	405	1 7	Schlaf-EEG, Selbstbeurteilungsskala	Zunahme des langwelligen Schlafes und der Dichte der K-Komplexe; Abnahme Schlafstadium 1. Schlaflatenz, Wachzeit und Schlafqualität nicht signifikant verändert.
Schulz, 1998	12	1200	1	Pharmako-EEG, Flimmerverschmelzungsfrequenz (CFF)	EEG: Charakteristische Veränderungen der Profile im Vergleich mit Plazebo und Diazepam. CFF: keine Vigilanzverminderung
Kuhlmann, 1999	102	600	1 14	VDD, Cognitrone, TT	Keine Beeinträchtigung der Reaktionsfähigkeit und Fahrtüchtigkeit
Donath, 2000, Crossover-Design	16	600	1 14	Pharmako-EEG Polysomnographie Befindlichkeitsfragebogen	Nach 1 Tag keine Gruppenunterschiede; nach 14 Tagen: SWSL*, SWS%-TIB*. Unter Baldrian 3 UE, unter Placebo 18 UE!
Studien mit anderen Baldrian-Monopräparaten					
Leathwood, 1983, PDB, Aquosum	128 29	400 400	1 1	Selbstbeurteilungsskala Schlaf-EEG	Schlaflatenz verkürzt* Schlafqualität verbessert* Schlaf-EEG n.s.
Leathwood, 1985, Aquosum	8	450 900	1	Selbstbeurteilungsskala	Schlaflatenz verkürzt ** Keine Dosisabhängigkeit der Wirkung
Geßner, 1984, Crossover-Design, auf 20% Valepotriate standardisierten Extrakt aus mexikanischem Baldrian	11 9	60 120	1 1	EOG, EMG der Nackenmuskulatur, EKG, beidseitig zentrookzipital u. frontozentral, EEG, Befindlichkeit	Stärkere Reduktion des Schlafstadiums 4, schwache Reduktion der REM-Aktivität, leichte Zunahme der Stadien Wach, Schlaf 1 und Schlaf 2. Dosisabhängige Veränderung der β-Aktivität. Keine unangenehmen Nachwirkungen der Medikation
Balderer, 1985, PDB-Crossover, Aquosum	10 8	450 900 450	1 1	Selbstbeurteilungsskala, Schlaf-EEG	Dosisabhängige Verkürzung der Schlaflatenz** und der Schlaf-EEG n.s.

Tabelle 2.7.
(Fortsetzung)

Erstautor, Jahr, Design, Extrakt	Fälle (N)	Dosis (mg/d)	Dauer (d)	Methoden	Ergebnisse
Kohnen, 1988, PDB nicht definierter Baldrianextrakt vs. Propranolol vs. Propranolol + Baldrian-Extrakt	48	100 20 20+ 100	1 1	Pulsfrequenz, Aufrufversuch (Lösung mathematischer Aufgaben) Befindlichkeit	Kein Einfluss des Baldrianextraktes auf die physiologische Aktivierung. Keine Unterschiede zwischen Medikation und Plazebo hinsichtlich der Lösung von Additionsaufgaben

Abkürzungen: PDB = Placebokontrollierte Doppelblindstudie, **Bf-S** = Befindlichkeitsskala nach von Zerssen, **NOSIE** = Nurses Observation Scale for Inpatient Evaluation, **HAMD** = Hamilton-Depressions-Skala, **CGI** = Clinical Global Impressions, **SF-B** = Schlaf-Fragebogen nach Görtelmeyer, **SRA** = Schlaf-Rating durch den Arzt, **CFF** = Flimmerverschmelzungsfrequenz, **EEG** = Elektroenzephalogramm, **EMG** = Elektromyogramm, **EOG** = Elektrookulogramm, **SWSL** = slow wave sleep (deep sleep) latency, **SWS%-TIB** = slow wave sleep % of bed time; **VDD** = Wiener Determinationsgerät, **TT** = Tracking-Test, **UE** = unerwünschte Ereignisse. Signifikanz: n.s. = nicht signifikant, * = p < 0,05, ** = p < 0,01, *** = p < 0,001

die Leber, da Baldrinale gut resorbiert werden, jedoch einem hohen First-Pass-Effect unterliegen und von der Leber eliminiert werden. Daher sind nur valepotriat- und damit baldrinalarme Baldrian-Zubereitungen für die Therapie am Menschen zu empfehlen (Dieckmann, 1988).

2.4.1.5 Humanpharmakologie und therapeutische Wirksamkeit

Die Tabellen 2.7 und 2.8 enthalten Übersichten von insgesamt 14 kontrollierten Studien mit Baldrian-Monopräparaten (keine Kombinationen mit anderen pflanzlichen Extrakten), darunter 9 klinisch-pharmakologische Studien mit Probanden und 5 Studien bei Patienten mit Schlafstörungen. Die Dosisangaben entsprechend den Spalten 3 beziehen sich jedoch auf unterschiedliche Extraktzubereitungen. 6 Studien (Schulz et al., 1994 und 1998; Kuhlmann et al., 1999; Donath et al., 2000; Vorbach et al., 1995; Dorn, 2000) wurden mit einem standardisierten ethanolischen Extrakt (70 % V/V, Droge-Extrakt-Verhältnis 4-7: 1, Valerensäuregehalt 0,4–0,6 %), 4 Studien (Leathwood und Chauffard, 1983 und 1985; Kamm-Kohl et al., 1984; Balderer und Borbely, 1985) wurden mit gefriergetrockneten wässrigen Extrakten (Droge-Extrakt-Verhältnis 3–6 : 1) durchgeführt. Die übrigen Studien wurden entweder mit Extrakten mit definierten Mengen von Valepotriaten (Geßner und Klasser, 1984) oder mit nicht näher definierten Extrakten (Jansen, 1977; Kohnen und Oswald, 1988) oder mit pulverisierter Droge (Francis, 2002) durchgeführt. Augrund der Heterogenität der verwendeten Zubereitungen wie auch der Studien selbst wurde der klinische Nachweis der Wirksamkeit von Baldrian bei Patienten mit Schlafstörungen in einer Metaanalyse als unbefriedigend eingestuft (Stevinson und Ernst, 2000).

Leathwood berichtete bereits 1983 und 1985 über die Ergebnisse von Studien mit 3 Gruppen von gesunden Probanden. Die Prüfdosis wurde jeweils nur einmalig einge-

Tabelle 2.8.
Kontrollierte Doppelblindstudien mit Baldrian-Präparaten bei Patienten mit Schlafstörungen.

Erstautor, Jahr, Design, Extrakt	Fälle (N)	Dosis (mg/d)	Dauer (d)	Methoden	Ergebnisse
Studien mit einem definierten Baldrian-Extrakt, hergestellt mit 70% Ethanol in Wasser					
Vorbach, 1996, Vergleich mit Placebo	121	600	28	SQ-B, CGI, Bf-S, SRA	SQ*, FOR*, CIW**, SOD**, TE***, CS**, SRA*
Dorn, 2000, Vergleich mit Oxazepam Ethanol 70 %	75	600	28	SQ-B, CGI, Bf-S, SRA, HAMA	Vergleichbare Wirksamkeit von Baldrianextrakt und Oxazepam
Studien mit anderen Baldrian-Monopräparaten					
Jansen, 1977, keine Angabe zum Extrakt, Vergleich mit Placebo	150	300	30	Fremdbeurteilungs-skala (10 psychische, 8 somatische Symptome)	Fortschreitende Abnahme der Intensität fast aller Symptome im Verlauf von 30 Tagen bei schlafgestörten Patienten eines Alten-Krankenhauses; keine statistische Bewertung
Kamm-Kohl, 1984, Aquosum-Extrakt, Vergleich mit Placebo	80	270	14	Bf-S von Zerssen, NOSIE-Skala Schlafscore	Signifikante Verbesserungen der Befindlichkeit (Bf-S**), des gestörten Verhaltens (NOSIE**) sowie der Ein- und Durchschlafstörungen bei Patienten eines Altenkran-kenhauses
Francis, 2002, Pulver-Droge von *V. edulis*, Crossover vs. Placebo	5	500 1500	14	Schlaf-EEG, SL, NTA, TST, SQ	Kinder mit Intelligenz-Defizit und Insomnie. SL*; NTA*; TST**; SQ**

Abkürzungen: PDB = Placebokontrollierte Doppelblindstudie, **HAMD** = Hamilton-Depressions-Skala, **CGI** = Clinical Global Impressions, **SF-B** = Schlaf-Fragebogen nach Görtelmeyer, **CFF** = Flimmerverschmelzungsfrequenz, **EEG** = Elektroencephalogramm, **Bf-S** = Befindlichkeitsskala nach von Zerssen, **NOSIE** = Nurses Observation Scale for Patient Evaluation, **HAMA** = Hamilton-Angst-Skala, **CGI** = Clinical Global Impressions, **SF-B** = Schlaf-Fragebogen nach Görtelmeyer, **SQ-B** = sleep questionnaire type B according to Görtelmeyer, **SRA** = Schlaf-Rating durch den Arzt, **SL** = sleep latency; **NTA** = noctural time awake; **SQ** = sleep quality, **SOD** = severity of desease, **FOR** = feeling of refreshment after sleep, **CIW**= changes in well-being, **SOD** = severity of desease, **TE** = therapeutic efficacy, **TST** = total sleep time, **CS** = clinical status. Signifikanz: n.s. = nicht signifikant, * = p < 0,05, ** = p < 0,01, *** = p < 0,001.

nommen. Bei 2 Gruppen mit 128 bzw. 8 Probanden wurden lediglich die subjektiven Schlafparameter mittels einer Selbstbeurteilungsskala, die jeweils am Morgen nach der Arzneimitteleinnahme auszufüllen war, geprüft. In beiden Studien wurde die Schlaflatenz im Vergleich mit Placebo signifikant verkürzt; in einer der 3 Studien wurde darüber hinaus auch die Schlafqualität verbessert. Der Vergleich der Effekte bei 450 und 900 mg ergab keinen Hinweis für eine Dosisabhängigkeit der gemessenen Wirkungen. Bei 29 Probanden erfolgte in einer gesonderten Prüfung die Aufzeichnung des Schlaf-

EEGs im Schlaflabor. Hierbei ergaben sich keine signifikanten Unterschiede im Vergleich mit Placebo.

Balderer und Borbely (1985) kamen in einer Studie mit gesunden Probanden zu ähnlichen Ergebnissen. Während bei 10 Probanden mittels Selbstbeurteilungsskala eine signifikante Verkürzung der Schlaflatenz und der nächtlichen Wachzeit beobachtet wurde, konnten im Schlaf-EEG keinerlei signifikante Effekte nachgewiesen werden.

Zwei weitere Studien zur Pharmakodynamik (Schulz et al., 1994; Schulz und Jobert, 1998) wurden mit ethanolischen Extrakten bei schlafgestörten Patienten durchgeführt. In der zweiten Studie (1998) wurde im randomisierten Cross-over-Design Baldrian-Extrakt (1200 mg) mit 10 mg Diazepam, 1200 mg Lavendel-Extrakt, 1200 mg Passiflora-Extrakt, 600 mg Kava-Kava-Extrakt und mit Placebo verglichen. Im quantitativen EEG zeigten alle Substanzen eigenständige Wirkprofile. Im Gegensatz zu Diazepam zeigten die pflanzlichen Extrakte eine Zunahme der relativen Stärke im Theta-Frequenz-Band. Ebenfalls im Unterschied zu Diazepam wurde unter keinem der pflanzlichen Extrakte eine Zunahme der relativen Stärke im Beta-Frequenz-Band beobachtet. Vielmehr fand sich bei diesen eine Tendenz zur Reduktion in diesem Frequenz-Bereich; letzteres gilt vor allem für Baldrian und Lavendel. Im langwelligen Delta-Frequenz-Bereich zeigten die pflanzlichen Extrakte allerdings ein deutlich unterschiedliches Profil. Ausgeprägte Zunahmen fanden sich unter Lavendel-, mäßige Zunahmen unter Baldrian- und Passiflora-, Abnahmen dagegen unter Kava-Kava-Extrakt.

Donath et al. (2000) fanden bei 14 Probanden mit Schlafstörungen (ISCD-Code 1.A.1) nach einmaliger Einnahme von 600 mg Baldrianextrakt, keine Verbesserungen im Vergleich mit Placebo, nach 14-tägiger Einnahme von 600 mg/d eine signifikante Verkürzung der Tiefschlaf-Latenzzeit und eine signifikante Erhöhung des Tiefschlaf-Anteiles an der gesamten Bettzeit. Auffälliger Weise gaben in dieser Studie die Probanden unter der Baldrian-Behandlung wesentlich weniger „unerwünschte Ereignisse" an als unter Placebo (3 vs. 18).

In einer Studie zur Frage der Sicherheit im Straßenverkehr oder beim Umgang mit laufenden Maschinen fanden Kuhlmann et al. (1999) bei 102 Probanden weder nach einmaliger noch nach 14-tägiger Einnahme von 600 mg Baldrianextrakt negative Auswirkungen auf deren Reaktionszeit, Wachheit und Konzentrationsfähigkeit.

Pharmakodynamischen Untersuchungen am Menschen, insbesondere wenn nur Veränderungen im Pharmako-EEG gemessen werden, sind für sich allein noch kein Beweis für die therapeutische Wirksamkeit. Der letztere kann nur mit kontrollierten Therapiestudien mit geeigneten Patienten-Kollektiven erbracht werden. Zum gegenwärtigen Zeitpunkt liegen nur 5 solcher Studien vor, von denen eine (Jansen, 1977) mangels statistischer Bewertung nach heutigem Qualitätsstandard nicht mehr zu berücksichtigen ist. Von den verbleibenden 4 Studien wurden eine mit pulverisierter getrockneter Droge (Francis, 2002), eine mit einem Aquosum-Extrakt (Kamm-Kohl et al., 1984), die 2 anderen mit dem oben spezifizierten ethanolischen Extrakt durchgeführt.

Die Studie von Kamm-Kohl et al. (1984) wurde mit schlafgestörten Patienten aus Alten-Krankenhäusern durchgeführt. Die Gesamtzahl der eingeschlossenen Patienten betrug 150 bzw. 80, die Behandlungsdauer 30 bzw. 14 Tage. Als Zielkriterien wurden 2 validierte Fremdbeurteilungsskalen sowie eine Scorebewertung der Ein- und Durchschlafstörungen angewendet. Nach 14tägiger Behandlung ergaben sich statistisch signifikante Verbesserungen sowohl der Befindlichkeit (Bf-S) als auch des gestörten Verhaltens (NOSIE) und der Ein- und Durchschlafstörungen (Schlaf-Score).

Aussagekräftiger jedoch sind die Ergebnisse der placebokontrollierten Doppelblindstudie von Vorbach et al., 1996, in die 121 Patienten mit behandlungsbedürftigen Schlafstörungen (ICD-10: F51.0) eingeschlossen wurden. Die Schlafstörung musste mindestens 4 Wochen bestehen. Ausschlußkriterien waren Depressionen (HAMD > 16) sowie Vor- und Begleitmedikationen, die das Schlafverhalten beeinflussen konnten. Die therapeutische Wirksamkeit wurde mit 4 validierten Bewertungsskalen, nämlich dem Schlaf-Rating durch den Arzt (SRA), dem Schlaf-Fragebogen nach Görtelmeyer (SF-B), der Befindlichkeitsskala nach von Zerssen (Bf-S) und der Global Clinical Impressions (CGI) jeweils vor Beginn sowie nach 14 und nach 28 Behandlungstagen beurteilt.

Die Ergebnisse dieser Studie werden in den Abbildungen 2.19 bis 2.21 dargestellt. Besonders bemerkenswert ist, daß von den Patienten praktisch keine Akuteffekte in den ersten Behandlungstagen beobachtet wurden. Im Verlauf der 4wöchigen Therapie zeigten sich bei allen Bewertungsskalen ausgeprägte Placebo-Effekte, die im Falle der Schlaf-Rating-Skala (SRA) dazu führten, daß zwischen dem Baldrian-Präparat und Placebo überhaupt keine statistisch signifikanten Unterschiede nachweisbar waren. Bei dem Schlaf-Fragebogen nach Görtelmeyer (SF-B) ergab sich nach 14 Behandlungstagen kein, nach 28 Tagen ein signifikanter Unterschied zugunsten der Verum-Gruppe (Abbildung 2.18). Bei der Tagesbefindlichkeit (Bf-S) bestanden nach 28 Behandlungstagen ebenfalls signifikante Unterschiede zwischen den Behandlungsgruppen (Abbildung 2.19). Am ausgeprägtesten waren die Veränderungen in Bezug auf den klinischen Gesamteindruck (CGI-Skala). So ergaben sich sowohl bei der Arzt- als auch bei der Patienten-Bewertung sehr deutliche Unterschiede zugunsten des Baldrian-Präparates, die in der statistischen Bewertung des Testes bereits nach 14 Tagen signifikant ($p < 0{,}05$) und nach 28 Tagen hochsignifikant ($p < 0{,}001$; Abbildung 2.21) waren.

Das Ergebnis der zuletzt berichteten Studien deutet darauf hin, daß von Baldrian-Präparaten wahrscheinlich keine Sofortwirkungen im Sinne typischer Schlafmittel zu erwarten sind. Besserungen, insbesondere bei der Tagesbefindlichkeit, ergeben sich jedoch nach 2- bis 4wöchiger Therapie. Der fehlende Akuteffekt von Baldrian muß in diesem Indikationsgebiet kein Nachteil sein, da die Akuteffekte schneller zur Abhängigkeit führen können und für die notwendigen psychotherapeutischen Maßnahmen eher hinderlich sind. Der verzögerte Wirkungseintritt grenzt in diesem Sinne die Baldrianpräparate insbesondere von den Benzodiazepinen ab, obwohl nach 4-wöchiger Einnahme die schlafinduzierende Wirkung nicht schlechter als diejenige von Oxazepam war (Dorn, 2000). Um einem vorzeitigen Therapieabbruch vorzubeugen, sollte der Patient aber unbedingt über den verzögerten Eintritt der Wirksamkeit aufgeklärt werden. Mit Schlaf- und Beruhigungsmitteln werden in der Regel Soforteffekte assoziiert, die Baldrian in diesem Maße offensichtlich nicht hat.

Die Ergebnisse mit den Baldrian-Monopräparaten werden durch solche mit 2 fixen Kombinationen, nämlich mit Melissen-Extrakt (Albrecht et al., 1995; Dreßing et al., 1992 und 1996) und mit Hopfen-Extrakt (Gebhardt et al., 1996; Vonderheid-Guth et al, 2000; Kubisch et al., 2003) gestützt. In einer placebo-kontrollierten Doppelblindstudie mit 68 Patienten mit Insomnie war die therapeutische Wirksamkeit nach 14-tägiger Einnahme entsprechend der Tagesdosis von 640 mg Baldrian-Extrakt und 320 mg Melissen-Extrakt gegenüber Placebo bei mehreren Zielparametern signifikant überlegen (Dreßing et al., 1996). Dasselbe Kombinationspräparat wurde mit 54 Probanden in einer placebo-kontrollierten Studie bezüglich der Auswirkungen auf die Verkehrssicherheit geprüft, wobei keinerlei störende Einflüsse nachweisbar waren (Albrecht et al., 1995).

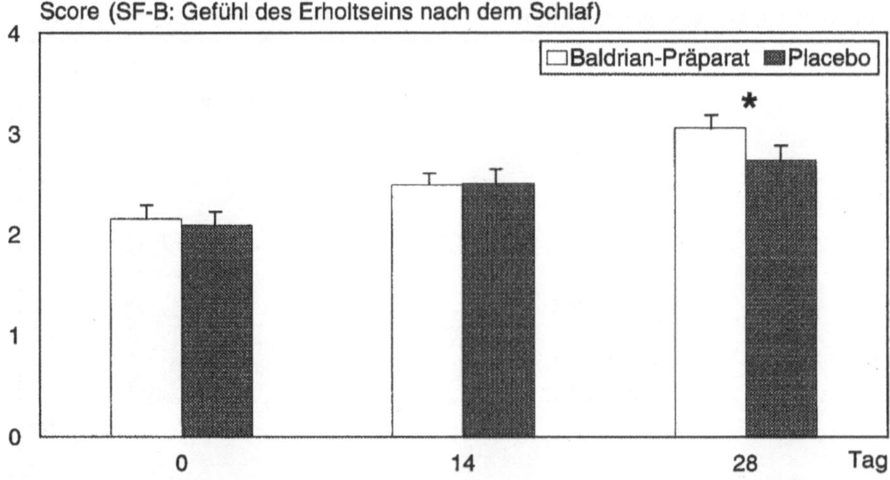

Abb. 2.19. ▲ Wirkung einer 4wöchigen Therapie mit 600 mg täglich eines ethanolischen Baldrian-Extraktes im Vergleich mit Placebo. Statistische Bewertung des Schlaf-Fragebogens nach Görtelmeyer (SF-B). Erst nach 4wöchiger Therapie signifikanter Unterschied zwischen Verum und Placebo (Vorbach et al., 1996).

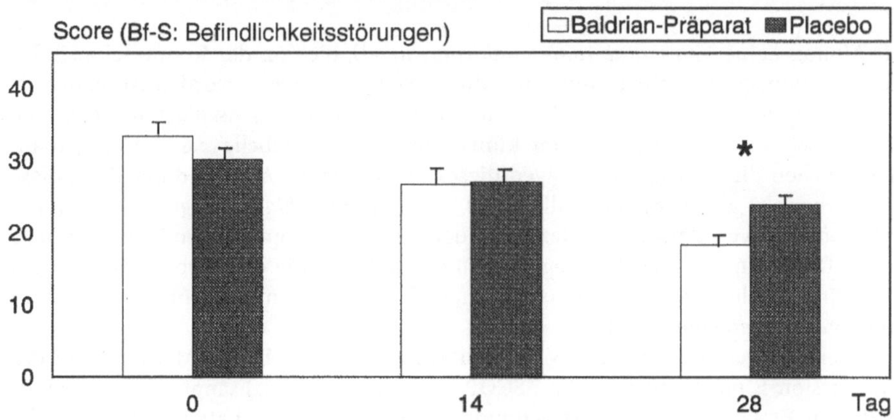

Abb. 2.20. ▲ Studie wie Abbildung 2.19, jedoch Bewertung von Störungen der Tagesbefindlichkeit nach der Skala von Zerssen (Bf-S). Nach 14tägiger Therapie noch kein Gruppenunterschied, jedoch signifikant besseres Behandlungsergebnis mit dem Baldrian-Präparat nach 4 Wochen im Vergleich mit Placebo.

Eine ähnliche Studie zur Verkehrssicherheit wurde mit 20 Probanden mit einem Baldrian-Hopfen-Präparat im Vergleich mit Flunitrazepam oder Placebo durchgeführt, wobei sich lediglich mit Flunitrazepam Beeinträchtigungen bei den Vigilanz- und Reaktionstests ergaben (Gebhardt et al., 1996). Eine aktuelle Übersicht zur klinischen Pharmakologie, Wirksamkeit und Unbedenklichkeit einer Baldrian-Hopfen-Kombination findet sich bei Kubisch et al. (2003).

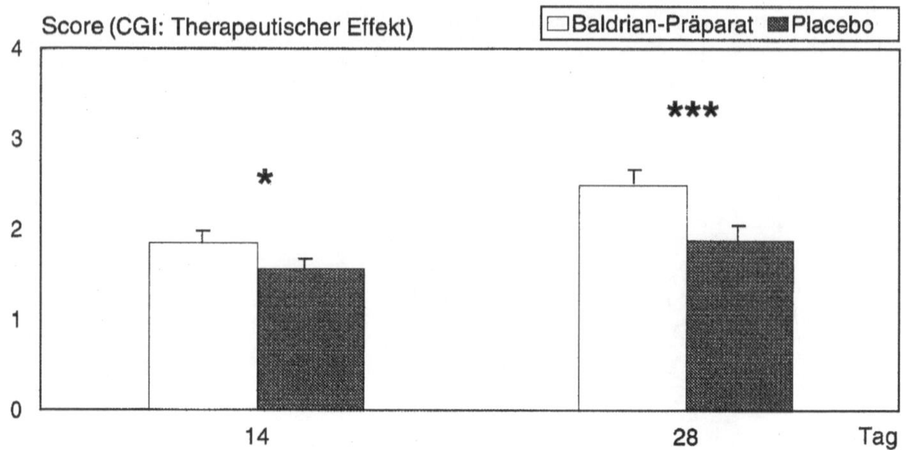

Abb. 2.21. ▲ Studie wie Abbildung 2.19. Beurteilung und statistische Bewertung der Wirksamkeit nach 4wöchiger Behandlung durch Arzt und Patient entsprechend den Kriterien der „Clinical Global Impressions" (CGI). Ausgeprägtere Gruppenunterschiede nach 4wöchiger im Vergleich mit 2wöchiger Therapie.

2.4.1.6 Indikationen, Dosierungen, Risiken und Gegenanzeigen

Die Monographie *Valerianae radix (Baldrianwurzel)*, die von der Kommission E des früheren Bundesgesundheitsamtes im Jahre 1985 verabschiedet worden ist, nennt als Anwendungsgebiete *Unruhezustände* und *nervös bedingte Einschlafstörungen*. Die Ergebnisse der später publizierten klinischen Studien (Tabelle 2.8) bestätigen im Wesentlichen die Indikationsaussagen dieser Monographie. Aufgrund der Ergebnisse von Vorbach et al. (1996) sollte allerdings das Wort *Einschlafstörungen* besser durch *Schlafstörungen* ersetzt werden. Bezüglich der Dosierung empfiehlt die Monographie 2 bis 3 g Droge ein- bis mehrfach täglich. Aufgrund der Studie von Vorbach et al. (1996) sind für den dort geprüften ethanolischen Extrakt 600 mg, 2 Stunden vor dem Zubettgehen empfehlenswert.

Gegenanzeigen, Neben- und Wechselwirkungen wurden in der Monographie der Kommission E nicht genannt. Die ESCOP-Monographie (1997) empfiehlt aus grundsätzlichen Erwägungen keine Anwendung in der Schwangerschaft und Stillperiode, sowie bei Kindern unter 3 Jahren. Im Rahmen der wenigen kontrollierten Therapiestudien wurden nur wenige unerwünschte Ereignisse genannt. In der Studie von Vorbach et al. (1996) erfolgten 3 Nennungen von 61 Patienten der Baldrian-Gruppe, 2mal Kopfschmerzen und 1mal morgendliche Benommenheit. Für das meist verordnete Baldrian-Monopräparat in Deutschland (Sedonium) erfolgte bisher nur eine spontane UAW-Meldung: Bei einer 57-jährigen Patientin trat 2 Stunden nach der Einnahme eine paradoxe Reaktion im Sinne von Unruhe, Nervosität und erschwertem Einschlafen auf. In der Literatur wurde bisher ein Fall der Einnahme einer Überdosis eines Baldrian-Präparates in suizidaler Absicht berichtet. Eine 18 jährige Studentin nahm ca. 20 g pulverisierte Baldrianwurzel in Form eines freiverkäuflichen Handelspräparates zu sich. Drei Stunden später wurde sie in eine Intensivstation eines Krankenhauses eingewiesen und klagte über Schwächegefühl, schmerzhafte Bauchkrämpfe, Engegefühl in der Brust, Tremor der Hände und der Füße sowie Benommenheit. Kreislauf und Atmung waren stabil, die Körpertemperatur unverändert. Der körperliche Befund war mit Ausnahme einer Mydriasis unauffällig, ebenso EKG und blutchemische Organparameter. Alle Symptome klangen innerhalb von 24 Stunden spontan ab. Der Autor schloss aus dem Verlauf, dass Baldrian auch bei Überdosierung nur eine geringgradige Toxizität hat (Willey et al., 1995).

2.4.1.7 Therapeutischer Stellenwert

Unruhezustände und Schlafstörungen (Insomnien) im Sinne der Anwendungsgebiete von Baldrian-Präparaten sind sehr häufig und betreffen etwa ein Fünftel der Bevölkerung. Klagen über Schlafbeschwerden nehmen mit dem Alter zu, Frauen sind häufiger betroffen als Männer. Unbehandelte oder nicht adäquat behandelte Insomnien sind mit einem erhöhten Risiko, z. B. dem, an einer Depression zu erkranken, verbunden. Die Insomnie bedarf daher der therapeutischen Intervention. Hierbei stehen nichtarzneiliche Behandlungsmaßnahmen an erster und die arzneilichen Maßnahmen an zweiter Stelle. Ein einfühlsames ärztliches Gespräch kann bei dieser Indikation sehr erfolgreich sein. So berichteten Gauler und Weihrauch (1997) im Rahmen kontrollierter Doppelblindstudien über klinisch relevante „Placebo"-Effekte bei etwa 40–80 % der schlafgestörten Patienten. Allerdings ist davon auszugehen, daß ein bedeutsamer Anteil dieses „psychodynamischen" Effektes an den Vorgang der Medikamenteneinnahme geknüpft ist (Schulz, 2000). Objektive Zahlen bei ausschließlicher Anwendung verhaltens- oder psychotherapeutischer Maßnahmen liegen nicht vor. Die medikamentöse Therapie von Unruhezuständen und Schlafstörungen erfolgt gegenwärtig am häufigsten mit Benzodiazepinen und hat eine Reihe ernstzunehmender Risiken, wie dem „hangover" der Sedierung, der Einschränkung des Reaktionsvermögens, der „Rebound-Insomnie", der Atemdepression und der Abhängigkeitsentwicklung. Gemessen daran dürfte das Risiko-Nutzen-Verhältnis der Benzodiazepine bei einer Mehrzahl der Patienten nicht angemessen sein. Baldrian-Präparate geeigneter pharmazeutischer Spezifikation bieten sich daher als risikoarme Alternative für die Pharmakotherapie von Unruhezuständen und Schlafstörungen an. Trotz der jahrhundertelangen medizinischen Erfahrungen mit Baldrianwurzel-Zubereitungen gibt es bis heute keinerlei Hinweise für eine Abhängigkeitsentwicklung der Patienten. Wegen des schwächeren Aktueffektes sind allerdings insbesondere dann, wenn Patienten bereits an Benzodiazepine oder sonstige synthetische Mittel gewöhnt sind, begleitende Verhaltens- und psychotherapeutische Maßnahmen in den ersten Wochen der Umstellung erforderlich, um die Compliance zu gewährleisten. Nach dem vorliegenden wissenschaftlichen Erkenntnismaterial trägt der pharmakodynamische Effekt von Baldrian dazu bei, daß der Patient im Verlaufe der wenigstens 2–4-wöchigen Einnahme des Präparates zu seinem physiologischen Schlaf zurückfindet.

2.4.2 Lavendelblüten

2.4.2.1 Heilpflanze, Droge, Lavendelöl

Lavendelblüten bestehen aus den kurz vor der völligen Entfaltung gesammelten und getrockneten Blüten des Echten Lavendels (*Lavandula angustifolia* Much) (Abb. 2.22). Dabei handelt essich um einen verzweigten, bis etwa 60 cm hoch wachsenden Halbstrauch, der insbesondere im Mittelmeergebiet beheimatet ist. Lavendelblüten enthalten mindestens 1,5 % ätherisches Öl mit den Hauptbestandteilen Linalylacetat, Linalool, Campher, β-Ocimen und Cineol. Darüber hinaus enthält die Droge bis zu 12 % Gerbstoffe. *Lavandula angustifolia* wächst als Halbstrauch bis etwa 60 cm hoch vor allem im Mittelmeergebiet. Aus den frischen Blütenständen wird durch Wasserdampfdestillation das echte Lavendelöl gewonnen, dessen Hauptbestandteile (60-75%) wiederum Linalylacetat und Linalool sind. Vom echten Lavendelöl ist das so genannte Spiköl zu unterscheiden, das von einer anderen Stammpflanze herrührt und bis zu 35% Cineol enthält. Weitere Informationen zur Pharmazie finden sich bei Hänsel et al., 1993 und bei Lis Balchin, 2002.

2.4.2.2 Pharmakologie und Toxikologie

Zubereitungen aus Lavendelblüten, in erster Linie dem Lavendelöl, werden zentral dämpfende, neuroprotektive, antikonvulsive, antimikrobielle sowie eine Reihe weiterer

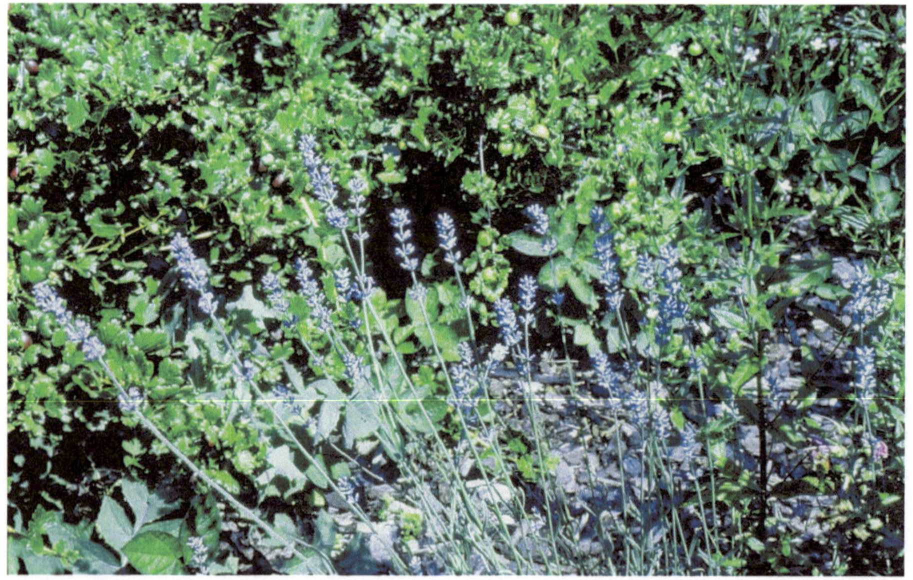

Abb. 2.22. ▲ Lavendel (*Lavandula angustifolia*).

pharmakologischer Wirkungen nachgesagt. Übersichten zu der umfangreichen Literatur finden sich bei Fröhlich (1968), Hänsel et al. (1993), Buchbauer (1996), Blumenthal et al., 2000, Cavanagh und Wilkinson, 2002 und Lis Balchin (2002). An dieser Stelle soll ausschließlich auf die zerebralen Wirkungen näher eingegangen werden.

In einem Experiment mit biotechnologisch gewonnenen GABA-A-Rezeptoren aus Rattenhirn wurde deren Einfluß auf spezifische Membranpotentiale gemessen. Lavendelöl in verschiedenen Zubereitungen potenzierte den Einfluß von GABA-A. Die Autoren schlossen daraus, daß Lavendelöl in niedrigen Konzentrationen die Affinität von GABA zu den Rezeptoren erhöht und in dieser Eigenschaft bekannten Sedativa wie Benzodiazepinen und Barbituraten ähnelt (Aoshima und Hamamoto, 1999).

Bei intraperitonealer Applikation von Lavendelöl an Mäusen und Ratten in Dosierungen von etwa 100 bis 200 mg/kg konnten für Lavendelöl antikonvulsive Wirkungen gegen Elektroschocks, hemmende Wirkungen auf die spontane Motorik und additive Wirkungen in Verbindung mit mehreren Narkotika nachgewiesen werden (Atanassova-Shopova, 1970). Bei mehrfacher oraler Applikation von 0,4 ml/kg Lavendelöl an Mäusen und anschließender intraperitonealer Gabe von 40 mg/kg Pentobarbital verkürzte sich die Einschlafzeit und verlängerte sich die Schlafdauer signifikant gegenüber der Kontrollgruppe (Guillemain, 1989). Eine signifikante Abnahme der motorischen Aktivität wurde nach 30, 60 und 90 Minuten bei Mäusen beobachtet, welche in einem Lichtschrankenkäfig einer Lavendelatmosphäre ausgesetzt waren. Linalool und Linalylacetat allein zeigten ähnliche Effekte. Die Plasmaspiegel von Linalool stiegen proportional mit der Versuchszeit an. Die Aktivierung durch Coffein wurde durch Lavendelöl vollständig, durch Linalool und Linalylacetat zu etwa 50 % gehemmt (Buchbauer et al., 1991). Die Inhalation von Lavendelduft führte in einer weiteren Versuchsreihe zu einer dosisabhängigen Unterdrückung der durch Pentetrazol, Nicotin und Elektroschock induzierten Krämpfe bei Mäusen (Yamada et al., 1994).

In einem kontrollierten Versuch wurde das Verhalten von 2 x 20 Schlacht-Schweinen während des jeweils 2-stündigen Viehtransportes in Intervallen von 10 Minuten protokolliert. Als Maß für die Stress-Belastung wurde die Konzentration von Cortisol im Speichel der Tiere herangezogen. Am Tag 1 erfolgte der Transport mit gewöhnlichem Stroh, am Tag 2 war das Stroh mit Lavendelöl imprägniert. Die Tiere waren mit Lavendelöl aktiver (mehrheitlich in liegender Position 7% mit vs. 34% ohne Lavendel). Die Symptome der Reisekrankheit (Schaum vor dem Maul, Brechversuche und Erbrechen) waren unter Lavendel signifikant seltener als in der Kontollgruppe (zusammen 3/20 vs. 9/20 Tiere). Die Cortisol-Konzentration im Speichel als Maß der Stress-Belastung wies demgegenüber keine signifikanten Unterschiede zwischen beiden Gruppen auf (Bradshow et al., 1998).

Bei einmaliger oraler Applikation von Lavendelöl an Ratten oder bei dermaler Applikation an Kaninchen betrugen die LD-50-Werte 5 ml/kg oder mehr (Buchbauer et al., 1991; Hänsel et al., 1993). Darüber hinaus liegen Ergebnisse zur Toxikologie von Lavendelöl nicht vor. Umfangreichere Untersuchungen zur akuten und subakuten Toxizität sowie zur Teratogenität wurden mit dem verwandten Spiköl (Oleum spicae; Stammpflanze: Lavandula latifolia) durchgeführt, das sich nur in der quantitativen, nicht dagegen in der qualitativen Zusammensetzung der typischen Inhaltstoffe von Lavendelöl unterscheidet. Die akute LD-30 betrug für Spiköl bei der Maus bei subkutaner Verabreichung 40 ml/kg. Bei Meerschweinchen waren dagegen bereits 3,2 ml/kg p.o. tödlich. Bei 12-wöchiger oraler Verabreichung von 0,4 ml/kg/d an Meerschweinchen konnten keinerlei toxikologische Befunde bei den Tieren und an den Organen festgestellt werden, ausgenommen eine signifikante Vergrößerung der Nebennieren (bei ungestörtem Organaufbau). Die Ergebnisse von Untersuchungen zur Reproduktions-Toxizität an 30 Würfen mit insgesamt 357 jungen Mäusen wurden als „nicht teratogen" eingestuft (Fröhlich, 1968).

2.4.2.3 Pharmakokinetik

Untersuchungen nach oraler Applikation von Lavendelöl liegen nicht vor. Nach Inhalationen bestand bei Mäusen eine direkte Korrelation zwischen der Inhalationszeit und den Plasmaspiegeln von Linalool. Nach 1-stünd iger Exposition in einer Lavendel-Athmosphäre wurden 3ng/ml Linalool und 11 ng/ml Linalylacetat gemessen (Jirovetz et al., 1990). Linalool war teilweise an Glucuronsäure gebunden. Nach 15-minütiger Inhalation wurden die Inhaltstoffe nicht nur im Blut, sondern auch im Gehirn gefunden (Buchbauer et al., 1991 und 1996). Nach dermaler Applikation von Lavendelöl waren Linalool und Linalylacetat im Blut von Probanden nachweisbar (Jäger et al., 1992).

Aufgrund eines systematischen Reviews zur Bioverfügbarkeit und Pharmakokinetik natürlicher flüchtiger Terpene bei Tieren und Menschen kommen Kohlert et al. (2000) zu dem Schluß, dass diese Verbindungen wahrscheinlich mit einer Halbwertzeit von etwa einer Stunde aus dem Körper eliminiert werden, so daß ein Risiko der Kumulation nicht besteht. Die verfügbaren Daten lassen außerdem vermuten, daß die Terpen-Komponenten der ätherischen Öle nach oraler, dermaler oder inhalativer Applikation rasch resorbiert werden. Ein kleiner Teil wird unverändert über die Lungen abgeatmet. Der Hauptteil wird im Stoffwechsel zu Kohlendioxid abgebaut oder in konjugierter Form über die Nieren ausgeschieden (Kohlert et al., 2000).

2.4.2.4 Klinische Pharmakologie

Untersuchungen über pharmakodynamische Wirkungen von Zubereitungen aus *Lavandula officinalis* an gesunden Probanden wurden mit der Ausnahme einer Publikation (Schulz et al., 1998) nur nach inhalativer Zufuhr im Sinne der Aromatherapie durchgeführt. Zielgrößen in diesen Studien waren die Auswirkungen der Lavendel-Zubereitungen auf elektrophysiologische Aktivitäten des ZNS, Stimmungen und Emotionen, kognitive Funktionen sowie auf physiologische Parameter des Kreislaufes.

In einer doppelblinden Multi-Crossover-Studie mit 12 Probandinnen wurde die Wirkung eines ethanolischen Lavendelblüten-Extraktes (1200 mg einmalig p. o.) auf das EEG und den Wachzustand, gemessen mittels visueller Analog-Skala (VAS), im Vergleich mit Placebo, Diazepam und 7 weiteren pflanzlichen Extrakten geprüft. EEG und VAS kamen unmittelbar vor sowie 120 und 180 Minuten nach der Einnahme der Testsubstanz zur Anwendung. Basierend auf den Ergebnissen der Selbstbeurteilung mittels VAS wurden unter Diazepam wie auch mit Baldrian- und Lavendel-Extrakt ausgeprägte Sedierungen beschrieben, während sich beispielsweise die Extrakte aus Johanniskraut, Melisse und kalifornischem Mohn nicht signifikant von Placebo unterschieden. Die quantitativen EEG-Auswertungen ergaben bei den 3 sedierenden Stoffen zwar ebenfalls ausgeprägte Veränderungen, die sich jedoch in ihren Profilen zwischen

Diazepam einerseits sowie Baldrian und Lavendel andererseits deutlich unterschieden (Schulz et al., 1998).

Alle weiteren Untersuchungen wurden mit Lavendelöl durchgeführt. Bei 7 Probanden führte die Inhalation von Lavendelöl zur signifikanten Reduktion selektiver EEG-Potentiale (contingente negative Variation = CNV), die als Parameter von Aufmerksamkeit, Erwartung und Wachheit gelten. Im Vergleich mit einer Reihe von anderen Stoffen wird auf eine sedierende und relaxierende Wirkung des Lavendelöles geschlossen. Im Gegensatz zum Nitrazepam wurde die Reaktionszeit jedoch nicht beeinflusst (Torii et al., 1991).

Bei 10 Testpersonen, die Lavendelöl mit einer OP-Maske verabreicht bekamen, wurde die Entscheidungszeit eines computergesteuerten Reaktionstestes beträchtlich erhöht. Ein Einfluß auf die Bewegungszeit war jedoch nicht festzustellen. Die Autoren deuteten dieses Ergebnis im Sinne einer zentralen sedierenden Wirkung ohne Einfluß auf die Motorik. Ein zweites Experiment derselben Gruppe untersuchte bei 24 Testpersonen die Reaktionszeiten in einer Wachsamkeits-Aufgabe. Auch hier verursache Lavendelöl eine signifikante Zunahme, Jasminduft dagegen eine signifikante Abnahme der Reaktionszeit (Karamat et al., 1992).

Sugawara et al. (1998 und 2000) ließen in einem kontrollierten Versuch gesunden Probanden die beiden Enantiomeren des Linalools inhalieren. Neben der quantitativen EEG-Analyse wurde eine eigens entwickelte Selbstbeurteilungs-Skala zur Bewertung von 13 Geruchs-Qualitäten angewendet. Im Vergleich mit dem Racemat lösten die beiden Enantiomeren unterschiedliche Wirkungen sowohl im EEG als auch in Bezug auf die Geruchsempfindungen aus.

Diego et al. (1998) ließen 40 gesunden Probanden für die Dauer von 3 Minuten Lavendel- oder Rosmarin-Duft einatmen. Die Wirkung wurde mittels quantitativer EEG-Analyse, Selbstberwertungs-Skala der Stimmungslage (*Profile of Mood States = POMS*) und einem kognitiven Leistungs-Test (Computer-Rechenaufgabe) geprüft. Die Lavendel-Gruppe zeigte erhöhte Beta-Power im EEG, fröhliche und entspannte Stimmung in POMS, verbunden mit der Fähigkeit zu schnellerer und präziserer Lösung der Rechenaufgabe. Die Rosmarin-Gruppe hatte erniedrigte Beta-Power im EEG, ebenfalls größere Schnelligkeit aber verminderte Präzision im Rechen-Test.

Vernet-Maury et al. (1999) ließen 15 weiblichen und männlichen Probanden im Alter von 22-28 Jahren mittels einer Gesichtmaske 5 stark differierende Duftstoffe in randomisierter Folge applizieren. Jeder Geruchs-Qualität mußten die Probanden einer hedonische 11-Punkte-Skala von „hochgradig angenehm" bis „hochgradig unangenehm" zuordnen. Simultan dazu wurden 6 Reaktionen seitens des autonomen Nervensystems (ANS) aufgezeichnet, nämlich Hautpotential (mV), Hautwiderstand (kOhm), Haut-Temperatur, Haut-Blutfluß, Herz- und Atemfrequenz. Aufgrund vorangegangener Untersuchungen zur Methodik wurden die 6 ANS-Parameter einem „Entscheidungs-Baum" zur Differenzierung verschiedener Emotions-Zustände zugeordnet, nämlich Fröhlichkeit, Überraschung, Traurigkeit, Furcht, Ekel und Ärger. Zwischen der hedonischen Bewertung und dem Reaktions-Profil der ANS-Parameter ergaben sich typische und reproduzierbare Korrelationen. Im Vergleich der Wirkungen der 5 Duftstoffe lösten Lavendel, gefolgt von Ethylazetat, am stärksten „Fröhlichkeit" aus; Campher induzierte „Fröhlichkeit", „Überraschung" oder „Traurigkeit" (abhängig von der Anamnese des Probanden); Essig- und Buttersäure induzierten „Ärger" und „Ekel".

Degel und Köster (1999) führten eine prospektive randomisierte Studie mit insgesamt 108 Frauen und Männern (mittlere Alter: 30 Jahre) durch. Gruppen von je 36

Probanden wurden in 3 verschiedenen Duft-Räumen, entweder mit Lavendel oder mit Jasmin oder mit Placebo, eine gleichbleibende Serie kognitiver Leistungstests (kreative, erzählerische und mathematische Fähigkeiten) durchführen. Am Ende der Tests wurde die Stimmungslage jedes Probanden beurteilt; letztere war im statistischen Mittel nach Lavendel besser als nach Jasmin. Auch bei den kognitiven Leistungs-Tests ergaben sich unter Lavendel generell mehr positive und unter Jasmin mehr negative Einflüsse.

Saeki (2000) prüfte in einer Crossover-Studie mit 10 Frauen im Alter von 19-21 Jahren den Einfluß eines Fußbades ohne und mit Lavendelöl (4 Tropfen auf 4 L Wasser von initial 40 °C) auf 5 Funktionen des autonomen Nervensystems (EKG, Herz- und Atemfrequenz, Herzfrequenz-Variabilität und Blutfluß in der Fingerbeere). Beim Blutfluss ergaben sich unter Lavendel signifikante Zunahmen, bei den anderen Parametern keine Veränderungen.

Romine et al. (1999) setzten in einem kontrollierten Versuch je 10 Männer einer definierten körperlichen Leistung (2 Minuten schnelles Gehen in der Ebene) aus. Danach wurden in 2 Ruheräumen mit oder ohne Lavendel-Duft Blutdruck und Pulsfrequenz sofort und nach 10 Minuten gemessen. Die „Erholung" der Werte verlief mit und ohne Lavendel gleich. Aufgrund der geringen Belastung (Mittelwerte unmittelbar danach ca. 132/79 mm Hg resp. 85/min!) war allerdings in diesem Versuch auch kaum ein anderes Ergebnis zu erwarten.

Motomura et al. (1998) führten mit 42 gesunden Studenten eine randomisierte Studie mit definiertem psychologischem Stress in einem Raum ohne oder mit vorheriger Ausbringung von 3 ml Lavendelöl durch. Eine psychologische Checkliste für Stress und Anspannung ergab signifikante Verminderungen unter Lavendelöl, während Herzfrequenz, Blutdruck und die Fähigkeit zur Lösung von Gedächtnisaufgaben nicht beeinträchtigt wurden.

Zwei weitere Studien befaßten sich mit der Messung olfaktorischer Einflüsse von Lavendelöl auf das Gehirn. Brand et al. (1999) wiesen bei 20 Frauen und 10 Männern mittels der Messung bilateraler elektrodermaler Potentiale bei einseitiger Applikation des Lavendelöls nach, daß die Perzeption des Geruchreizes in der individuell determinierten Hirn-Hämisphere, unabhängig von der Seite der Applikation (*Nostrils*) erfolgt. Di Nardo et al. (2000) führten bei 9 Männern und 6 Frauen Messungen der Perfusion spezifischer Hirn-Areale mittels *SPECT (Single Photon Emission Computed Tomography)* bei spezifisch definierter olfaktorischer Intervall-Stimulation mit Lavendelwasser in beide *Nostrils* durch. Während der 10-minütigen Applikationsphase nahm die Perfusion bestimmter Hirn-Arele signifikant zu (z. B. +25% im *Gyrus rectus*).

2.4.2.5 Therapiestudien (Aromatherapie)

Im Gegensatz zur klinischen Pharmakologie wurde die Wirksamkeit von Lavendel-Zubereitungen bei therapeutischer Anwendung an Patienten bisher seltener, nämlich in 5 kontrollierten klinischen Studien geprüft. In einer Studie wurde Lavendelöl oral, in 3 Studien per Inhalation (Raumduft) angewendet; bei 2 in Verbindung mit Massage-Behandlungen.

In einer 3-armigen Doppelblindstudie an 45 Patienten mit major depression (gemäß DSM IV) (HAMD mindestens 18) wurden jeweils 15 Patienten über 4 Wochen mit täglich 60 Tropfen einer Lavendeltinktur (1:5, 50% Alkohol) + Placebotablette bzw. 100 mg

Imipramin + Placebotablette bzw. 100 Imipramin + 60 Tropfen Lavendeltinktur behandelt. Unter der Lavendeltinktur reduzierte sich zwar der HAMD-Score, jedoch war der Imipramineffekt ausgeprägter. Die Kombination Lavendelöl + Imipramin war jedoch wirksamer als Imipramin allein, der Gruppenunterschied war statistisch signifikant zugunsten der Kombination (p < 0,001) (Akhondzadeh et al., 2003).

Hardy et al. (1995) berichteten über eine Pilotstudie mit 4 geriatrischen Patienten, die an Insomnie litten. Patient 1 nahm seit 1 Jahr 10 mg Temazepam, Patient 2 seit 3 Jahren 25 mg Promazin-Hydrochlorid, Patient 3 seit 7 Monaten 1 Kapsel Chlormethiazol, Patient 4 war ohne Vormedikation. Die Schlafzeit der 4 Patienten wurde über einen Zeitraum von 6 Wochen nach einem gleichbleibenden Schema gemessen, davon je 14 Tage mit und ohne Vormedikation und in der 3. Phase unter 14-tägiger unter abendlicher Anwendung eines Lavendelöl-Zerstäubers. Die Schlafzeit der 4 Patienten war während der 14-tägigen Phase ohne Medikamente signifikant um etwa 1 Stunde verkürzt, kehrte jedoch nach Einleitung der Lavendel-Therapie vollständig zu den Werten vor dem Absetzen der Psychopharmaka zurück.

Dale und Cornwell (1994) berichteten über eine kontrollierte Studie mit insgesamt 635 Frauen im Wochenbett. Die Patientinnen erhielten nach der Geburt für die Dauer von 10 Tagen ein tägliches Vollbad (initial in der Klinik, später unter Kontrolle der Hebamme zu Hause), dem jeweils 6 Tropfen eines duftenden Öls zugesetzt wurden. Zur Prüfung der Wirksamkeit auf das postpartale Wohlbefinden wurden die Frauen in randomisierter Form 3 etwa gleich großen Gruppen zugeordnet: Die erste Gruppe erhielt natürliches Lavendelöl, die zweite ein synthetisches Gemisch mit lavendelähnlichen Duftstoffen, die dritte ein Öl mit einer duftenden chemischen Reinsubstanz. Als konfirmatorische Parameter zur Bewertung der Befindlichkeit wurden zwei visuelle Analogskalen zur Selbsteinschätzung der täglichen Beschwerden und der Stimmungslage angewendet. Im Vergleich mit den beiden synthetischen Ölen zeigte Lavendelöl am Tag 5 zwar eine tendenzielle aber nicht statistisch signifikante Überlegenheit. An den anderen Tagen ergaben sich gar keine Gruppen-Unterschiede in Bezug auf das Befinden und die Stimmungslage.

Positivere Ergebnisse bei Wöchnerinnen wurden kürzlich wurden kürzlich von einer offenen Studie berichtet. Über einen Zeitraum von 8 Jahren erhielten insgesamt 8058 Patientinnen einer großen geburtshilflichen Klinik in England eine kombinierte Aromatherapie, worin jedoch Lavendelöl allerdings nur eines von 10 ätherischen Ölen war. In dieser Studie beurteilten 50% aller Frauen die Aromatherapie als hilfreich und nur 14% als nicht hilfreich. Insgesamt 100 Frauen (1,2%) berichteten über unerwünschte Ereignisse (60 Brechreiz, 15 Juckreiz, 13 Kopfschmerz, 9 zu schnelle Geburt), die jedoch seitens der Behandelnden nicht im Zusammenhang mit der Aromatherapie gesehen wurden (Burns et al, 2000).

In 2 randomisierten Studien wurde die Wirkung von Massagen mit Lavendelöl auf das Wohlbefinden und die Verminderung von Angstzuständen bei 12 (Buckle et al., 1993) bzw. 43 Patienten (Dunn et al., 1995) untersucht. In der letztgenannten Studie führte die Behandlung mit Lavendelöl zu signifikant stärkeren Besserungen, als die Massage allein.

2.4.2.6 Indikationen, Dosierungen, Risiken

Die Kommission E hat in der Monographie „Lavendulae flos (Lavendelblüten)" zur inneren Anwendung das Indikationsgebiet „Befindensstörungen wie Unruhezustände, Einschlafstörungen, funktionelle Oberbauchbeschwerden" anerkannt. Als Dosiseinheit wurden 1–2 Teelöffel Droge pro Tasse Tee bzw. 1–4 Tropfen Lavendelöl (ca. 20–80 mg), genommen mit einem Stück Würfelzucker, empfohlen. Als Badezusatz wird ein Auszug aus 100 g Lavendelblüten in 2 l heißem Wasser empfohlen.

Berichte über unerwünschte Ereignisse, die seitens der Untersucher den jeweils angewendeten Lavendel-Zubereitungen zugeordnet worden wären, finden sich in keiner der hier berichteten klinisch-pharmakologischen und klinischen Studien. Bei topischer Anwendung kosmetischer Zubereitungen, die Lavendelöl als eine Komponente enthielten, kam es bei 3 Frauen im Alter von 28, 71 und 76 Jahren zu kontakt-allergischen Entzündungen an Haut oder Schleimhäuten, die nach dem Weglassen der betreffenden Mittel vollständig reversibel waren (Coulson und Khan, 1999; Varma et al., 2000). Verfügbare Monographien und Übersichten in diesem Zusammenhang (Anonymus, 1984; Hänsel et al., 1993; De Smet et al., 1993; Wolf, 1999; Blumenthal, 2000) stufen die Anwendung von Lavendelöl als unbedenklich ein. Seitens der FDA wurde *Lavandula officinalis* sowohl in der Drogen-Liste *„Generally Recocnized As Safe"* *(GRAS)* (Anonymus, 1975) als auch in der Datensammlung *„Added to Food in the United States (EAFUS)* (Anonymus, 2001) als unbedenklich eingeordnet.

2.4.2.7 Therapeutischer Stellenwert

Die beruhigenden und entspannenden Wirkungen von Lavendelblüten und dem daraus gewonnenen Lavendelöl werden sowohl durch die Erfahrungsmedizin als auch durch die vorangehend berichteten experimentellen und klinischen Untersuchungen glaubhaft gemacht. Obwohl die Vermutung nahe liegt, dass es sich dabei um eine über die Geruchsrezeptoren vermittelte Wirkung handeln könnte, scheint aufgrund der tierexperimentellen Untersuchungsergebnisse und in Anbetracht der guten Lipidlöslichkeit der Inhaltsstoffe des Lavendelöles eine Direktwirkung auf das ZNS auch nach oraler Applikation möglich. Entsprechende Untersuchungen am Menschen stehen aus und sollten baldmöglichst durchgeführt werden. Das gilt umso mehr, als die Effizienz der Aromatherapie allein schon aus methodischen Gründen schwer zu beurteilen ist. Die bisher vorliegenden Studien sprechen aber für eine mögliche Wirksamkeit von Lavendelöl bei Angststörungen (Cooke und Ernst, 2000), so dass Lavendelöl-Präparate ein potentieller Ersatz für die in Deutschland nicht mehr verfügbaren Kava-Präparate werden könnten.

2.4.3 Hopfen, Melisse, Passionsblume

Hopfenzapfen, Melissenblätter, Passionsblumenkraut gelten gemäß der Monographien der Kommission E als indiziert bei Unruhezuständen und Schlafstörungen (Tabelle 2.1). Diese Anwendungsgebiete sind traditionell bzw. durch Erfahrungsmedizin begründet. Wirksamkeitsnachweise im Sinne kontrollierter Therapiestudien nach heutigem Qualitätsstandard liegen nicht vor. Zur Pharmakologie liegt nur vereinzelt Material vor, das eine schlüssige Bewertung ebenfalls nicht erlaubt. Monopräparate im Zusammenhang mit dem hier behandelten Indikationsbereich werden kaum angeboten; die 4 Drogen und daraus hergestellte Extraktzubereitungen sind aber Bestandteile in zahlreichen Kombinationspräparaten.

2.4.3.1 Hopfenzapfen und Hopfendrüsen

Hopfen ist der traditionellen europäischen Medizin nach zwar ein Tonikum, ein Diuretikum und ein aromatisches Bittermittel, hingegen ist die Verwendung als „Beruhigungsmittel" neueren Datums. Hopfenpflückerinnen sollen Hopfenharz, das an den Händen klebte, an den Mund gebracht haben. Auf diese Weise sei die beruhigende und schlafbringende Wirkung entdeckt worden (Tyler, 1987). Das setzt voraus, daß Hopfenharz nach oraler Einnahme sedierend wirkt, was experimentell nicht nachge-

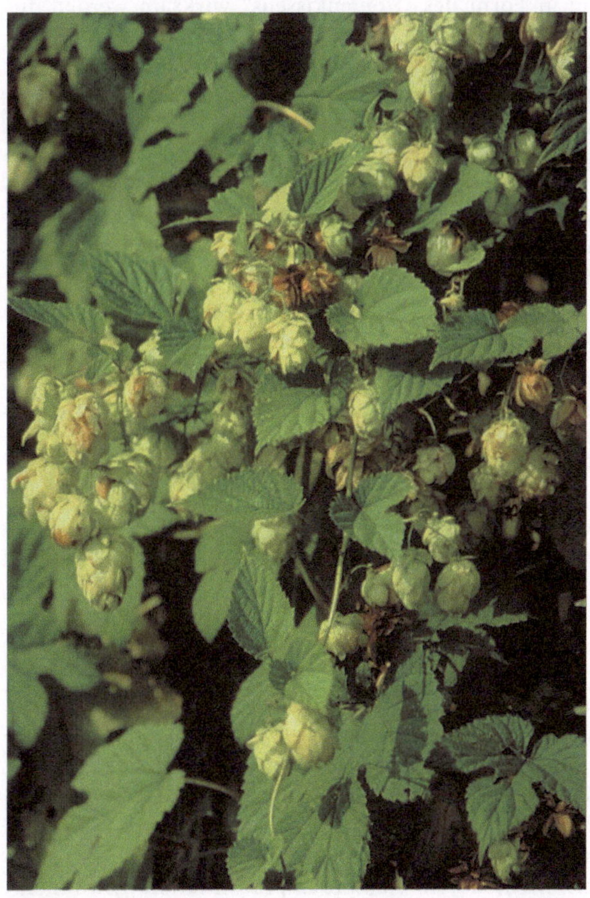

Abb. 2.23. ◀ Hopfenzapfen *(Lupuli strobulus).*

wiesen werden konnte (Hänsel und Wagener, 1967; Stocker, 1967). Die Müdigkeit der Hopfenpflücker könnte durch die Einatmung des ätherischen Hopfenöles verursacht worden sein. Das ätherische Öl geht allerdings bei der üblichen Extraktion verloren, so daß es in den Fertigarzneimitteln gar nicht mehr enthalten ist.

Hopfenzapfen (Lupuli strobulus, (Abb. 2.23) sind die weiblichen Blütenstände des in Kulturen gezogenen Hopfens. Sie enthalten Bitterstoffe, darunter Humulon und Lupulon. Im Gemisch bilden diese das sogenannte Hopfenharz, das in den Zapfen zu 15–30 %, in den Hopfendrüsen zu 50–80 % enthalten ist. Ferner sind in den Zapfen bis zu 1 % ätherisches Öl und bis zu 4 % Gerbstoffe enthalten. In voller Konzentration sind diese Stoffe nur in der frischen Droge enthalten; beim Lagern zersetzen sich insbesondere die Bitterstoffe rasch, so daß deren Konzentration innerhalb von 6 Monaten um 50–70 % abnimmt (Hänsel und Schulz, 1986).

Lagerhopfen enthält bis zu 0,15 % Methylbutenol, das wegen seiner Flüchtigkeit zwar in Hopfenextrakten nicht mehr enthalten ist, sich aber dort aus Bittersäuren bilden kann. Methylbutenol wurde in 2 Testsystemen an Mäusen und Ratten geprüft und hatte in hohen Dosierungen sedierende Wirkungen (Wohlfarth et al., 1983). Wegen der Flüchtigkeit von Methylbutenol könnte dieses Wirkprinzip aber allenfalls bei der alten volksmedizinischen Anwendung in Form des „Hopfenkissens" wirksam werden. In Extraktpräparaten dürfte die Konzentration viel zu niedrig sein (Wohlfarth, 1983).

Lupulon und ethanolischer Hopfenextrakt wurden in 4 pharmakologischen Modellen an Mäusen (motorische Aktivität in der Lauftrommel, lokomotorische Aktivität im Laufkasten, barbiturat-potenzierende Wirkungen, Prüfung am rotierenden Stab) bei oraler Applikation zwischen 10 mg und 500 mg/kg geprüft, ohne daß sedierende Effekte nachgewiesen werden konnten (Hänsel und Wagener, 1967). Ähnlich verliefen orientierende Untersuchungen mit Hopfen-Präparaten an Menschen. 15 Probanden erhielten 5 Tage lang 250 mg eines lipophilen Hopfenkonzentrates. Bei keiner einzigen Versuchsperson wurde eine schlafinduzierende Wirkung beobachtet (Stoker, 1967) (siehe Kapitel 7.3).

Ein toxikologisches Risiko besteht nach heutigem Kenntnisstand nicht. Die LD_{50} an der Maus nach oraler Verabreichung von Hopfenextrakt oder Lupulonen lag in der Größenordnung zwischen 500 mg/kg und 3500 mg/kg (Hänsel, Keller, Rimpler und Schneider, 1993).

Laut Monographie der Kommission E vom 5.12.1984 gelten „Befindensstörungen wie Unruhe und Angstzustände, Schlafstörungen" als Indikationsgebiet. Als Einzeldosis werden 0,5 g Droge oder deren Äquivalent bei Extraktzubereitungen ein- bis mehrfach täglich empfohlen.

2.4.3.2 Melissenblätter

Melissenblätter (Melissae folium) bestehen aus den getrockneten Laubblättern der Zitronenmelisse (*Melissa officinalis*). Die Zitronenmelisse wird heute kultiviert. Die Blätter riechen beim Zerreiben angenehm zitronenartig. Sie enthalten mindestens 0,05 % ätherisches Öl mit Citronellal, Geranial und Neral als Hauptbestandteile. Außerdem enthalten die Blätter Phenolcarbonsäuren, darunter etwa 4 % Rosmarinsäure. Das sogenannte Melissenöl wird aus dem frischen oder getrockneten Kraut, das zu Beginn oder während der Blüte gesammelt wird, durch Wasserdampfdestillation gewonnen.

Citronellal, Geranial und Neral machen zusammen etwa 50–75 % des Melissenöles aus (Schultze et al., 1995). Bei der Maus führte ein hydroalkoholischer Extrakt, 30 Minuten vor Beginn des jeweiligen Versuchs i.p. appliziert, in niedriger Dosis zur Abnahme von Exploration und lokomotorischer Aktivität (maximaler Effekt bei 25 mg/kg), zur Zunahme der schlafinduzierenden Wirkung von Pentobarbital (3 und 6 mg/kg Extrakt) und Pentobarbital-Schlafzeit (6 und 50 mg Extrakt). In hohen Dosen (400, 800 und 1600 mg/kg) zeigte der Extrakt einen peripher-analgetischen Effekt. Melissenöl war unwirksam (Soulimani et al, 1991). In früheren Untersuchungen zur sedierenden Wirkung des Melissenöls in Dosierungen zwischen 3 mg/kg und 100 mg/kg zeigten sich
gewisse Effekte, die jedoch keine Dosisabhängigkeit zeigten, was eher dafür spricht, daß es sich um unspezifische Wirkungen handelte (Wagner und Sprinkmeyer; 1973).

Laut Monographie der Kommission E vom 5.12.1984 gelten als Anwendungsgebiete für Melissenblätter und daraus gewonnene Zubereitungen „nervös bedingte Einschlafstörungen, funktionelle Magen-Darm-Beschwerden". Die Einzeldosis soll 1,5 bis 4,5 g Droge entsprechen.

2.4.3.3 Passionsblumenkraut

Passionsblumenkraut (Passiflorae herba) besteht aus den getrockneten blattreichen Schlingtrieben mit Ranken sowie eventuell Blüten und jungen Früchten der *Passiflora incarnata,* einer tropischen Schlingpflanze, die im südlichen Nordamerika beheimatet ist. Hauptinhaltsstoffe der Passiflora sind Flavonoide (bis zu 2,5 %), ferner Cumarin und Umbelliferon. Das Vorkommen der sogenannten Harmanalkaloide, die zeitweise für die Wirkung der Droge verantwortlich gemacht wurden, ist umstritten (Koch und Steinegger, 1980).

Extrakt aus Passiflorae herba reduzierte nach intraperitonealer und oraler Applikation die spontane lokomotorische Aktivität von Mäusen und verlängerte deren Schlafzeit (Speroni und Minghetti, 1988). Ein hypnotisch sedativer Effekt wurde für einen wässrigen Extrakt aus *Passiflora edulis* auch bei Probanden nachgewiesen. Allerdings ergaben sich mit demselben Extrakt auch Hinweise für eine Leber- und Pankreas-Toxizität (Maluf et al., 1991). Kontrollierte Therapiestudien mit Monopräparaten auf der Basis von Extrakten aus *Passiflora incarnata* liegen nicht vor. Eine Übersicht zur pharmazeutischen Qualität, wichtigen Inhaltsstoffen sowie zur pharmakologischen Prüfung von Passiflora-Präparaten wurde von Meier (1995) publiziert.

Die Kommission E hat in der Monographie vom 30. 11. 1985 für Passionsblumenkraut die Indikation „nervöse Unruhezustände" zuerkannt. Als mittlere Tagesdosis sollen 4–8 g Droge oder deren Zubereitungen in äquivalenter Menge angewendet werden.

2.4.4 Beruhigungstees

Neben der Bezeichnung Beruhigungstee verwendet man gleichbdeutend eine Reihe weiterer Namen: Nerventee, Schlaftee, Species Nervinae und Species Sedativae. Immer wiederkehrende Bestandteile dieser Tees sind die folgenden Drogen: Baldrianwurzel (Valerianae radix), Hopfenzapfen (Humuli lupuli strobulus oder Lupuli strobulus) und

Melissenblätter (Melissae folium). Beliebte Zusätze sind Drogen mit ätherischen Ölen wie Kamillenblüten (Matricariae flos), Lavendelblüten (Lavandulae flos), Orangenblüten (Aurantii flos), Pfefferminzblätter (Menthae piperitae folium) und Pomeranzenschalen (Aurantii pericarpium). In den angelsächsischen Ländern gilt vor allem die Kamille als schlaffördernd und beruhigend wirkend; sie hat dort fast dieselbe Bedeutung wie bei uns der Baldrian.

Der arzneibuchgemäße Tee des DAB 6 bestand zu 40 % aus einer Bitterstoffdroge, den Bitterkleeblättern (Trifolii fibrini folium). Man wird sich fragen, welchen Beitrag eine appetitanregende Bitterstoffdroge zur Wirksamkeit eines Schlaftees leistet. Seit altersher galten bitter schmeckende Drogen im europäischen Kulturkreis generell als wirksam: Wirksame Arznei ist gleich bittere Arznei. Vielleicht erhöhte diese altüberbrachte Kollektivmeinung die psychische Bereitschaft des Anwenders, an die hypnogene Wirksamkeit des Tees zu glauben. Allerdings sollte nicht von vorneherein die Möglichkeit ausgeschlossen werden, daß künftige klinische Prüfungen sedierende Wirkungen auf das Zentralnervensystem aufzeigen.

In Frankreich werden einem Leitfaden der französischen Zulassungs- und Arzneibuchkommission zufolge bei Nervosität und leichten Schlafstörungen die folgenden Drogen verwendet: Baldrian (Valerianae radix), Ballota-foetida-Zweigspitzen, Hopfenzapfen (Humuli strobulus), Klatschmohnblüten (Rhoeados flos), Lavendelblüten (Lavandulae flos), Lindenblüten (Tiliae flos), Melissenblätter (Melissae folium), Passionsblumenkraut (Passiflorae herba), Pomeranzenblätter (Aurantii folium), Pomeranzenblüten (Aurantii flos), Waldmeister (Asperulae herba), Weißdornblüten (Crataegi flos) und Zitronenstrauchblätter (Lippia-triphylla-Blätter).

Teerezepte

Anwendungsgebiete: Nervöse Erregungszustände, Einschlafstörungen.

Dosierungsanleitung und Art der Anwendung: 1 Eßlöffel voll Tee mit siedendem Wasser (ca. 150 ml) übergiessen, bedeckt etwa 10 Minuten ziehenlassen und dann durch ein Teesieb geben. 2- bis 3mal tagsüber sowie vor dem Schlafengehen eine Tasse, frisch zubereitet, trinken.

D. S. 1 Eßlöffel voll auf 1 Tasse (ca 150 ml) als Aufguß 2- bis 3mal täglich und vor dem Schlafengehen.

Species nervinae DAB 6

Rp.	Trifolii fibrini fol.	40,0
	Menthae pip. fol.	30,0
	Valerianae rad.	30,0
	M.f.species	
	D. S. (siehe oben)	

Species nervinae Helv. 6

Rp.	Valerianae rad.	25,0
	Aurantii flos	20,0
	Passiflorae herb.	20,0
	Anisi frct. cont.	15,0
	Melissae fol.	10,0
	Menthae pip. fol.	10,0

Species nervinae DAB 7

Rp.	Valerianae rad.	50,0
	Melissae fol.	25,0
	Menthae pip. fol.	25,0

Species nervinae ÖAB 9

Rp.	Valerianae rad.	60,0
	Melissae fol.	10,0
	Menthae pip. fol.	10,0
	Aurantii flos	10,0
	Aurantii amari peric.	10,0

2.4.5 Fertigarzneimittel

Die „Rote Liste 2003" enthält in der Gruppe „Hypnotika/Sedativa" 15 Baldrian-Monopräparate, ein Passionsblumen-Monopräparat, 16 Baldrian-Hopfen-Kombinationspräparate, sowie 35 Kombinationspräparate, die neben Baldrian-Melisse oder Baldrian-Passiflora auch Präparate mit mindestens 2 weiteren arzneilichen wirksamen pflanzliche Zubereitungen enthalten. Fertigarzneimittel mit Lavendelöl oder -extrakt als wirksamen Bestandteil sind gegenwärtig noch nicht verfügbar.

Die sachgerechte Therapie mit Baldrian-Zubereitungen sollte nach heutigem Stand des Wissens nur noch mit der Spezies *Valeriana officinalis* erfolgen. Zu empfehlen sind Präparate mit ausreichender Wirkstoff-Dosis (ED 300 mg und mehr; siehe Abschnitt 2.4.1.5). Fertigarzneimittel mit hohem Gehalt an Valepotriaten sollten jedoch aus toxikologischen Gründen nicht mehr verwendet werden (siehe Abschnitt 2.4.1.4). Kombinationspräparate mit mehr als zwei arzneilich wirksamen Bestandteilen sind bei Verordnung zu Lasten der gesetzlichen Krankenversicherung ebenfalls kritisch zu bewerten (siehe Abschnitt 1.5.5).

Abkürzungen: *D* = Dragee, *FL* = Flüssig-Präparat, *FT* = Filmtablette, *K* = Kapsel.
Fett gedruckt: Präparate, zu denen maßgebliche klinische Studien vorliegen.

Baldrian-Monopräparate

Baldrianwurzel-Trockenextrakt-Präparate

Baldrian dispert	D:	45 mg; -stark D: 125 mg
Baldrian Phyton	D:	200 mg
Baldrian-ratiopharm	D:	190 mg
Baldriparan stark	D:	441mg
Baldurat	FT:	650 mg
Euvegal Balance	FT:	500 mg
Luvased mono	FT:	450 mg
Sedonium	**D:**	**300 mg**
Valdispert	D:	45 mg oder 125 mg

Baldrianwurzel-Fluidextrakte und -Tinkturen

Baldrian Phyton	FL:	Fluidextrakt
Baldriantinktur Hetterich	FL:	Baldriantinktur nach DAB
Baldriantinktur Melival	FL:	Baldriantinktur nach DAB
Phytodorma Tropfen	FL:	Baldriantinktur nach DAB
Recvalysat Bürger	FL:	Baldriantinktur

Baldrianwurzel-Pulver

Kneipp Baldrian	FT:	320 mg oder 500 mg Wurzelpulver

Passionsblumen-Monopräparat

Passiflora Curarina	FL:	Fluidextrakt aus Passionsblumenkraut

Kombinationspräparate aus der Liste der 100 meistverordneten Phytopharmaka (siehe Anhang)

Kombinationen aus 2 pflanzlichen Extrakten

Euvegal (D)	**Baldrianwurzelextrakt**	**160 mg**
	Melissenblätterextrakt	**80 mg**
SE Baldrian/Melisse	Baldrianwurzelextrakt	160 mg
	Melissenblätterextrakt	80 mg
Luvased (D)	Baldrianwurzelextrakt	75 mg
	Hopfenzapfenextrakt	70 mg

Kombinationen aus 3 pflanzlichen Extrakten

Kytta Sedativum f (D)	Baldrianwurzelextrakt	100 mg
	Hopfenzapfenextrakt	100 mg
	Passionsblumenkrautextrakt	90 mg
Sedacur	Baldianwurzelextrakt	75 mg
	Hopfenzapfenextrakt	23 mg
	Melissenblätterextrakt	45 mg

 **Literatur**

Akhondzadeh S, Kashani L, Fotouhi A, Jarvandi S, Mobaseri M, Moin M, Khani M, Jamshidi HA, Baghalian K, Taghizadeh M (2003) Comparison of Lavandula angustifolia Mill. tincture and imipramine in the treatment of mild to moderate depression: a double-blind randomized trial. Prog Neuro-Psychopharmacol Biol Psychiatry 27: 123–127.

Albrecht M, Berger W, Laux P; Schmidt U, Martin C (1995) Psychopharmaka und Verkehrssicherheit. Der Einfluß von Euvegalforte auf die Fahrtüchtigkeit und Kombinationswirkungen mit Alkohol. Z Allg Med 71: 1215–1225.

Anonymus (1975) Safe and unsafe herbs in herbal teas. Department of Health Education and Welfare. Public Health Service. FDA, Wasington DC.

Anonymus (1984) Monographie *Lavandulae flos* (Lavendelblüten) Banz 228 vom 5.12.1984.

Anonymus (2001) FDA/CFSAN/OPA: EAFUS List. http://vm.cfsan.fda.gov/~dms/eafus.html.

Aoshima H, Hamamoto K (1999) Potentiation of GABA-A receptors expressed in *Xenopus* oocytes by perfume and phytoncid. Biosci Biotechnol Biochem 63: 743–748.

Atanassova-Shopova S, Roussinov KS (1970) On certain central neurotropic effects of lavender essential oil. Bull Inst Physiol 8: 69–76.

Balderer G, Borbély AA (1985) Effect of valerian on human sleep. Psychopharmacol 87: 406–409.

Blumenthal M (2000) Herbal Medicine. Expanded Commission E Monographs. American Botanical Council, Austin, USA, pp. 226–229.

Bos R, Hendriks H, Scheffer JJC, Woerdenbag HJ (1998) Cytotoxic potential of valerian constituents and valerian tinctures. Phytomedicine 5 (3): 219–225.

Bos R, Woerdenbag HJ, van Putten FMS, Hendriks H, Scheffer JJC (1998) Seasonal variation of the essential oil, valerenic acid and derivatives, and valepotriates in Valeriana officinalis roots and rhizomes, and the selection of plants suitable for phytomedicines. Planta Med 64: 143–147.

Bounthanh C, Bergmann C, Beck JP, Haag-Berrurier M, Anton R (1981) Valepotriates, a new class of cytotoxic and antitumor agents. Planta Med 41: 21–28.

Bradshaw RH, Marchant JN, Meredith MJ, Broom DM (1998) Effects of lavender straw on stress and travel sickness in pigs. Journal of Alternative and Complementary Medicine 4: 271–275.

Brand G, Millot JL, Henquell D (1999) Olfaction and hemispheric asymmetry: unilateral stimulation and bilateral electrodermal recordings. Neuropsychobiology 39: 160–164.

Braun R, Dieckmann H, Machut M, Echarti C, Maurer HR (1986) Untersuchungen zum Einfluß von Baldrianalen auf hämatopoetische Zellen in vitro, auf die metabolische Aktivität der Leber in vivo sowie zum Gehalt in Fertigarzneimitteln. Planta Med: 446–450.

Braun R, Dittmar W, Machut M, Weickmann S (1982) Valepotriate mit Epoxidstruktur – beachtliche Alkylantien. Dtsch Apoth Z 122:1109–1113.

Braun R, Dittmar W, von der Hude W, ScheutwinkeI-Reich M (1985) Bacterial mutagenicity of the tranquilizing constituents of valerianaceae roots. Naunyn- Schmiedeberg's Arch Pharmacol Suppl 329: R 28.

Buchbauer G (1996) Aromatherapie: Methoden der Erforschung. Deutsche Apotheker Zeitung 136: 2939–2944.

Buchbauer G, Jirovet L, Jäger W, Dietrich H, Plank C, Karamat E (1991) Aromatherapy: Evidence for Sedative Effects of the Essential Oil of Lavender after Inhalation. Z Naturforsch 46 c: 1067–1072.

Buckle J (1993) Aromatherapy: does it matter which lavender EO is used? Nurs Times 89: 32–35.

Burns EE, Blamey C, Ersser SJ, Barnetson L, Lloyd AJ (2000) An investigation into the use of aromatherapy in intrapartum midwifery practice. Journal of Alternative and Complementary Medicine 6: 141–147.

Cavadas C, Araujo I, Cotrim MD, Amarai T, Cunha AP, Macedo T, Fontes Ribeiro C (1995) In vitro Study on the Interaction of Valeriana officinalis L. Extracts and Their Amino Acids on $GABA_A$ Receptor in Rat Brain. Arzneim.-Forsch/Drug Res 45 (II): 753–755.

Cavanagh HMA, Wilkinson JM (2002) Biological activities of lavender essential oil. Phytother Res 16: 301–308.

Cooke B, Ernst E (2000) Aromatherapy: a systematic review. Brit J General Practice 50: 493–496.

Coulson ICH, Khan ASA (1999) Facial ‚pillow' dermatitis due to lavender oil allergy. Contact

Dermatitis 41: 111.

Dale A, Cornwell S (1994) The role of lavender oil in relieving perineal discomfort following childbirth: a blind randomized clinical trial. J Adv Nurs 19: 89–96.

De Smet PAGM, Keller K, Hänsel R, Chandler RF (1993) Adverse effects of herbal drugs. Springer, Berlin Heidelberg New York, pp. 8–12.

Degel J, Köster EP (1999) Odors: implicit memory and performance effects. Chem Senses 24: 317–325.

Di Nardo W, Di Girolamo S, Galli A et al. (2000) Olfactory function evaluated by SPECT. Am J Rhinol 14: 57–61

Dieckmann H (1988) Untersuchungen zur Pharmakokinetik, Metabolismus und Toxikologie von Baldrianalen. Inauguraldissertation, Freie Universität Berlin.

Diego MA, Jones NA, Field T et al. (1998) Aromatherapy positively affects mood, EEG patterns of alertness and math computations. Int J Neuro Sci 96: 217–234.

Donath F, Quispe S, Diefenbach K, Maurer A, Fietze I, Roots I (2000) Critical evaluation of the effect of valerian extract on sleep structure and sleep quality. Pharmacopsychiat 33: 47–53.

Dorn M (2000) Wirksamkeit und Verträglichkeit von Baldrian versus Oxazepam bei nichtorganischen und nichtpsychiatrischen Insomnien: Eine randomisierte, doppelblinde, klinische Vergleichsstudie. Forsch Komplementärmed Klass Naturheilkd 7: 79–84.

Dreßing H, Köhler S, Müller WE (1996) Verbesserung der Schlafqualität mit einem hochdosierten Baldrian-Melisse-Präparat. Eine placebokontrollierte Doppelblindstudie. Psychopharmakotherapie 3: 124–130.

Dreßing H, Riemann D, Löw H, Schredl M, Reh C, Laux P, Müller WE (1992) Bei Schlafstörungen gleichwertig? Baldrian-Melisse-Kombination versus Benzodiazepin. Therapiewoche 42: 726–736.

Dunn C, Sleep J, Collett D (1995) Sensing an improvement: an experimental study to evaluate the use of aromatherapy, massage and periods of rest in an intensive care unit. J Adv Nursing 21: 34–40.

Eickstedt KW v, Rahmann R (1969) Psychopharmakologische Wirkungen von Valepotriaten. Arzneim-Forsch 19: 316–319.

ESCOP (1997) Valerianae radix. Monographs on the medicinal uses of plant drugs, Fascicule 4. Exeter, UK.

Fehri B, Aiache JM, Boukef K, Memmi A, Hizaoui B (1991) Valeriana officinalis et Crataegus oxyacantha: Toxicité par administrations réitérées et investigations pharmacologiques. J Pharm Bel 46: 165–176.

Fink C (1982) Analytik, Pharmakokinetik und pharmakologische Wirkung der Valepotriate unter besonderer Berücksichtigung des Valtrats. Dissertation, Universität Marburg.

Francis AJP, Dempster RJW (2002) Effect of valerian, Valeriana edulis, on sleep difficulties in children with intellectual deficits: randomized trial. Phytomedicine 9: 273–9.

Fröhlich E (1968) Lavendelöl: Übersicht der klinischen, pharmakologischen und bakteriologischen Studien. Wien Med Wochenschr 118: 345–350.

Gauler TC, Weihrauch TR (1997) Placebo – Ein wirksames und ungefährliches Medikament? Urban + Schwarzenberg, München, Wien, Baltimore.

Gerhard U, Ninnenbrink N, Georghiadou Ch, Hobi V (1996) Effects of two plant-based sleep remedies on Vigilance. Schweiz Rsch Med 85: 473–481.

Geßner B, Klasser, M (1984) Untersuchung der Wirkung von Harmonicum Much® auf den Schlaf mit Hilfe polygraphischer EEG-Aufzeichnungen. Z EEG-EMG 15: 45-51.

Grusla D (1987) Nachweis der Wirkung eines Baldrianextraktes im Rattenhirn mit der ^{14}C-2-Desoxyglucose-Technik. Dissertation, Phillipps-Universität, Marburg.

Guillemain J, Rousseau A, Delaveau P (1989) Effets neurodépresseurs de l'huile essentielle de Lavandula angustifolia Mill. Ann Pharmaceutiques Francaises 47: 337–343.

Hänsel R (1984) Bewertung von Baldrian-Präparaten: Differenzierung wesentlich. Dtsch Apoth Z 124: 2085.

Hänsel R, Keller K, Rimpler H, Schneider G (1993) Hagers Handbuch der Pharmazeutischen Praxis. Drogen E-O, 5. Auflage. Springer Verlag Berlin Heidelberg; pp. 455, 630–644.

Hänsel R, Keller K, Rimpler H, Schneider G (1994) Hagers Handbuch der Pharmazeutischen Praxis. Drogen P-Z, 5. Auflage. Springer Verlag Berlin Heidelberg: 1067–1095.

Hänsel R, Schulz J (1982) Valerensäuren und Valerenal als Leitstoffe des offizinellen Baldrians. Dtsch Apoth Z 122: 215–219.

Hänsel R, Wagener HH (1967) Versuche, sedativ-hypnotische Wirkstoffe im Hopfen nachzuweisen. Arzneim Forsch/Drug Res 17: 79–81.

Hardy M, Kirk-Smith MD, Stretch DD (1995) Replacement of drug treatment for insomnia by ambient odour. Lancet 346: 701.

Hazelhoff B (1984) Phytochemical and Pharmacological Aspects of Valeriana compounds. Dissertation, Universität Groningen.

Hendriks H, Bos R, Woerdenbag HJ, Koster AS (1985) Central Nervous Depressant Activity of Valerenic Acid in the Mouse. Planta Med 51: 28–31.

Hiller KO, Zetler G (1996) Neuropharmacological studies on ethanol extracts of Valeriana officinalis L.: behavioural and anticonvulsant properties. Phytother Res 10: 145–151.

Jager W, Buchbauer G, Jirovetz L, Fritzer M (1992) Percutaneous absorption of lavender oil from a massage oil. J Soc Cosmet Chem 43: 49–54.

Jansen W (1977) Doppelblindstudie mit Baldrisedon. Therapiewoche 27: 2779–2786.

Jirovetz L, Buchbauer G, Jäger W et al. (1990) Determination of laverder oil fragrance compounds in blood samples. Fresenius Z Anal Chem 338: 922–923.

Kamm-Kohl AV, Jansen W, Brockmann P (1984) Moderne Baldriantherapie gegen nervöse Störungen im Senium. Med Welt 35: 1450–1454.

Karamat E, Ilmberger J, Buchbauer C, Rößlhuber K, Rupp C (1992) Excitatory and sedative effects of essential oils on the human reaction time performance. Chemical Senses 17: 847.

Kohlert C, Rensen IV, März R, Schindler G, Graefe EU, Veit M (2000) Bioavailability and pharmacokinetics of natural volatile terpenes in animals and humans. Planta Med 66: 495–505.

Kohnen R, Oswald WD (1988) The effects of valerian, Propranolol, and their combination on activation, performance, and mood of healthy volunteers under social stress conditions. Pharmacopsychiatry 21: 447–448.

Krieglstein J, Grusla D (1988) Zentraldämpfende Inhaltsstoffe im Baldrian. Dtsch Apoth Z 128: 2041–2046.

Kubisch U, Ullrich N, Müller A (2003) Therapie von Schlafstörungen mit einem Baldrian-Hopfen-Extrakt. Z Phytother 24: 63–69.

Kuhlmann J, Berger W, Podzuweit H, Schmidt U (1999) The influence of valerian treatment on reaction time, alertness and concentration in volunteers. Pharmacopsychiat 32: 235–241.

Leathwood PD, Chauffard F (1983) Quantifying the effects of mild sedatives. J Psychiat Res 17: 115–122.

Leathwood PD, Chauffard F (1985) Aqueous extract of valerian reduces latency to fall asleep in man. Planta Med 51: 144–148.

Leuschner J, Müller J, Rudmann M (1993) Characterisation of the Central Nervous Depressant Activity of a Commercially Available Valerian Root Extract. Arzneim-Forsch/Drug Res 43 (I): 638–641.

Lis Balchin M (Ed.) (2002) Lavender – The genus Lavandula. Taylor & Francis, London and New York, 2002.

Lis-Balchin M, Deans S, Eaglesham E (1998) Relationship between bioactivity and chemical composition of commercial essential oil. Flavour Fragr J 13: 98–104.

Lis-Balchin M, Hart S (1999) Studies on the mode of action of essential oil lavender (Lavandula angustifolia P. Miller).Phytother Res 13:540–2.

Maluf E, Barros HMT, Frochtengarten ML, Benti R, Leite JR (1991) Assessment of the Hypnotic/Sedative Effects and Toxicity of Passiflora edulis Aqueous Extract in Rodents and Humans. Phytother Res 5: 262–266.

Meier B (1995) Passiflorae herba – pharmazeutische Qualität. Z Phytother 16: 90–99.

Motomura N, Sakurai A, Yotsuya Y (1998) A psychophysiological study of lavender odorant. Memoirs of Osaka Kyoiku University III747: 281–287.

Ortiz JG (1999) Effects of Valeriana officinalis extracts on sup(3)H)flunitrazepam binding, synaptosomal sup(3)H)GABA uptake, and hippocampal sup(3)H)GABA release. Neurochem Res 24: 1373–8.

Riedel E, Hänsel R, Ehrke G (1982) Hemmung des Gamma-Aminobuttersäureabbaus durch Valerensäurederivate. Planta Med 46: 219–220.

Romine IJ, Bush AM, Geist CR (1999) Lavender aromatherapy in recovery from exercise. Perceptual and Motor Skills 88: 756–758.

Rosecrans JA, Defeo JJ, Youngken HWjr (1961) Pharmacological investigation of certain Valeriana officinalis L. extracts. J Pharm Sci 50: 240–244.

Rücker G, Tautges J, Sieek A, Wenzel H, Graf E (978) Untersuchungen zur Isolierung und pharmakodynamischen Aktivität des Sesquiterpens Valeranon aus Nardostrachys jatamansi DC. Arzneim-Forsch/Drug Res 28: 7.

Saeki Y (2000) The effect of foot-bath with or without essential oil of lavender on the autonomic nervous system: a randomized trial. Complementary Therapies in Medicine 8: 2–7.

Santos MS, Ferreira F, Cunha AP et al. (1994) An Aqueous Extract of Valerian Influences the Transport of GABA in Synaptosomes. Planta Med. 60: 278–279.

Schultze W, König WA, Hilkert A, Richter R (1995) Melissenöle. Dtsch Apoth Z 135: 557–577.

Schulz H, Jobert M, Hübner WD (1998) The quantitative EEG as a screening instrument to identify sedative effects of single doses of plant extracts in comparison with diazepam. Phytomedicine 5: 449–458.

Schulz H, Stolz C, Müller J (1994) The effect of a valerian extract on sleep polygraphy in poor sleepers. A pilot study. Pharmacopsychiat 27: 147–151.

Schulz V (2000) The psychodynamic and pharmacodynamic effects of drugs: A differentiated evaluation of the efficacy of phytotherapy. Phytomedicine 7: 73–81.

Soulimani R, Fleurentin J, Mortier F, Misslin R, Derrieu G, Pelt JM (1991) Neurotropic action of the hydroalcoholic extract of Melissa officinalis in the mouse. Planta Med 57: 105–109.

Speroni E, Minghetti A (1988) Neuropharmacological activity of extracts from Passiflora incarnata. Planta Med: 488–491.

Stevinson C, Ernst E (2000) Valerian for insomnia: a systematic review of randomized clinical trials. Sleep Medicine 1: 91–99.

Stocker HR (1967) Sedative und hypnogene Wirkung des Hopfens. Schweizer Brauerei Rundschau 78: 80–89.

Sugawara Y, Hara C, Aoki T, Sugimoto N, Masujima T (2000) Odor distinctiveness between enantiomers of linalool: difference in perception and responses elicited by sensory test and forehead surface potential wave measurement. Chem Senses 25: 77–84.

Sugawara Y, Hara C, Tamura K et al. (1998) Sedative effect on humans of inhalation of essential oil of linalool: sensory evaluation and physiological measurements usin optically active linalools. Analytica Chimica Acta 365: 293–299.

Torii S, Fukuda H, Kanemoto H, Miyanchi R, Hamauzu Y, Kawasaki M (1988) Contingent negative variation (CNV) and the psychological effects of odour. In: Van Toller St, Dodd GH (eds) Perfumery, The psychology and biology of fragrance. Chapman and Hall, London New York: 107–146.

Tufik S (1985) Effects of a prolonged administration of valepotriates in rats on the mothers and their offspring. J Ethnopharmacol 87: 39–44.

Tyler VE (1987) The new honest herbal. A sensible guide to herbs and related remedies. 2nd ed Stickley Co., Philadelphia: 125–126.

Varma S, Blackford S, Statham BN, Blackwell A (2000) Combined contact allergy to tea tree oil and lavender oil complicating chronic vulvovaginitis. Contact Dermatitis 42: 309.

Vernet-Maury E, Alaoui-Ismaili Q, Dittmar A, Delhomme G, Chanel J (1999) Basic emotions induced by odorants: a new approach based on autonomic pattern results. J Autonomic Nervous System 75: 176–183.

Von der Hude W, Scheutwinkel-Reich M, Braun R (1986) Bacterial mutagenicity of the tranquilizing constituents of Valerianaceae roots. Mutation Res 169: 23–27.

von Skramlik E (1959) Über die Giftigkeit und Verträglichkeit von ätherischen Ölen. Pharmazie 14: 435–445.

Vonderheid-Guth B, Todorova A, Brattström A, Dimpfel W (2000) Pharmacodynamic effects of Valerian and Hops extract combination (ZE 91019) on the quantitative-topographical EEG in healthy volunteers. Eur J Med Res 5: 139–144.

Vorbach EU, Görtelmeyer R, Brüning J (1996) Therapie von Insomnien: Wirksamkeit und Verträglichkeit eines Baldrian-Präparates. Psychopharmakotherapie 3: 109–115.

Wagner H, Jurcic K (1980 b) In vitro- und in vivo-Metabolismus von ^{14}C-Didrovaltrat. Planta Med

38: 366–376.

Wagner H, Sprinkmeyer L (1973) Dtsch Apoth Z 113: 1159. Zitiert nach: Koch- Heitzmann I, Schültze W (1984) Melissa officinalis. Eine alte Arzneipflanze mit neuen therapeutischen Wirkungen. Dtsch Apoth Z 124: 2137–2145.

Willey LB, Mady SP, Cobaugh DJ, Wax PM (1995) Valerian overdose: a case report. Vet Human Toxicol 37, 364–365.

Wohlfart R, Hänsel R, Schmidt H (1983) Nachweis sedativ-hypnotischer Wirkstoffe im Hopfen. 4. Mittlg. Die Pharmakologie des Hopfeninhaltsstoffes 2-Methyl-3-buten-2-ol. Planta Med 48: 120–123.

Wohlfart R, Wurm G, Hänsel R, Schmidt H (1983) Der Abbau der Bittersäuren zum 2-Methyl-3-buten-2-ol, einem Hopfeninhaltsstoff mit sedativ-hypnotischer Wirkung. Arch Pharmaz 315: 132–137.

Wolf A (1999) Essential oil poisoning. Clinical Toxicology 37: 721–727.

Yamada K, Mimaki Y, Sashida Y (1994) Anticonvulsive effects of inhaling lavender oil vapour. Biol Pharm Bull 17: 359–360.

3 Herz und Kreislauforgane

Phytopharmaka spielen eine bedeutsame Rolle bei der Behandlung leichter Formen der Herz- und Koronarinsuffizienz, bei der Prophylaxe und Therapie der Arteriosklerose und deren Folgeerkrankungen sowie bei der symptomatischen Therapie der chronischen venösen Insuffizienz. Qualifizierte Nachweise der Wirksamkeit und Unbedenklichkeit liegen allerdings nur für wenige Drogen vor, nämlich für Weißdorn (Herz- und Koronarinsuffizienz), für Knoblauch und für Ginkgo-Extrakt (Arteriosklerose und arterielle Verschlusskrankheit) und für Roßkastanien-Extrakt (chronische venöse Insuffizienz). Diesen 4 pflanzlichen Drogen ist daher der Hauptteil dieses Kapitels gewidmet. Weitere Präparate, darunter die so genannten Digitaloid-Drogen sowie pflanzliche Mittel gegen Angina pectoris, Herzrhythmusstörungen, Hyper- und Hypotonie, werden ergänzend dargestellt.

3.1 Herz- und Koronarinsuffizienz

Die klassischen Arzneimittel bei Herzmuskel-Insuffizienz sind die Herzglykoside aus dem roten und wolligen Fingerhut (Digitalis-Arten). Sie stellen farblose, bitter schmeckende, lokal reizende Stoffe dar. Ihre chemische Konstitution ist bekannt und sie sind grundsätzlich durch Synthese herstellbar. Lediglich aus wirtschaftlichen Gründen gewinnt man die insgesamt 14 Reinglykoside oder deren Vorläufer nach wie vor durch Extraktion aus Digitalis-Drogen. Als chemisch definierbare Einzelstoffe, insbesondere aber auch wegen ihrer geringen therapeutischen Breite (siehe Abschnitt 1.5.5) sollten die Herzglykoside jedoch nicht mehr im Umfeld der Phytotherapie angesiedelt werden. Galenische Zubereitungen aus Digitalis-Blättern sind für die moderne Pharmakotherapie obsolet. Bezüglich der Reinglykoside und ihrer Wirkungen wird auf entsprechende Lehrbücher der Pharmakologie verwiesen.

3.1.1 Weißdorn

3.1.1.1 Einführung

Weißdorn (Crataegus, Abb. 3.1) ist ein bewährtes und gesichertes Herz-Kreislaufmittel. Offenbar verdankt auch die Tierwelt dem Weißdorn nutzbringende Wirkungen, die eine anekdotische Erwähnung verdienen. So berichtete Klatt 1966 (zitiert nach Weiss, 1991) über Beobachtungen mit Schwammspinnern. Die Tiere wurden zum Zwecke der Vererbungsforschung über längere Zeiträume in Inzucht gehalten und in üblicher Weise mit Erlenblättern gefüttert. Nach mehreren Jahren wurden die Schmetterlinge kümmerlicher, legten weniger Eier und der gesamte Stamm drohte einzugehen. Letzteres wurde als Folge der Inzucht im Sinne einer Degeneration und frühzeitigen Alterung verstanden. Zufällig traf Klatt einen Schmetterlingszüchter, der ihm empfahl, Weißdorn- statt Erlen-Blätter zu füttern. Der Stamm erholte sich. Die Falter wurden wieder größer und kräftiger und hatten nach einigen Monaten ihre normalen Eiablagen wieder erreicht.

R. F. Weiss, der diese Beobachtung kommentierte, wies besonders darauf hin, daß der positive Effekt erst nach mehrwöchiger, ununterbrochener Zufuhr der ganzheitlichen Droge zum Tragen kam. Bei einmaliger Applikation, z. B. an Ratten mit nachfolgenden Schwimmversuchen, seien dagegen keinerlei Wirkungen festgestellt worden. Bei herzkranken Patienten scheint eine ähnliche Abhängigkeit der therapeutischen Wirksamkeit von der Behandlungsdauer zu bestehen. Akuteffekte nach einmaliger Einnahme

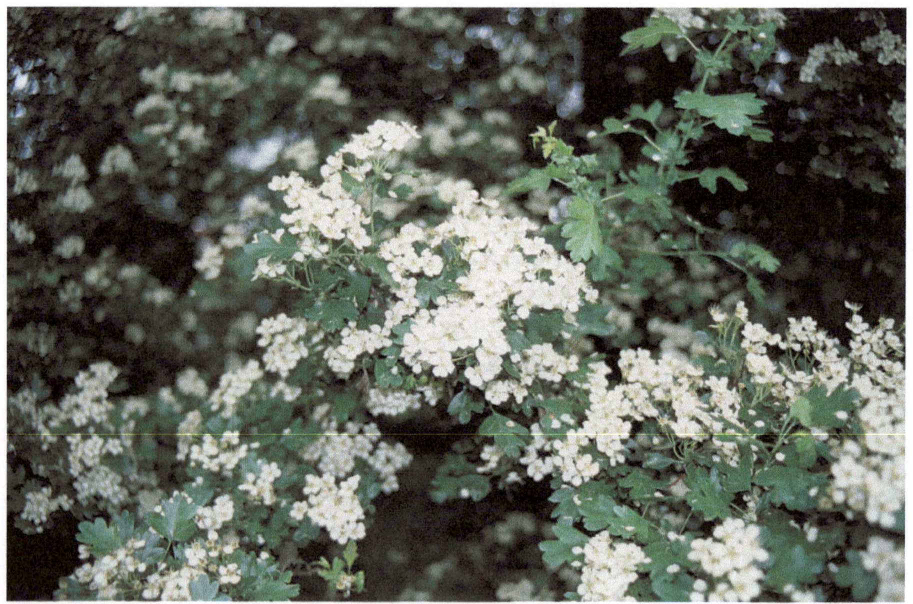

Abb. 3.1. ▲ Weißdorn (Crataegus-Art), blühender Zweig.

wurden bisher am Menschen nur bei rheologischen, nicht dagegen bei kardialen Meßgrößen nachgewiesen (Fischer et al., 1994). Die Linderung der Beschwerden und Steigerung der körperlichen Leistung war erst nach 4- bis 8wöchiger Therapie voll ausgeprägt (Tauchert und Loew, 1995).

3.1.1.2   Heilpflanze

Weißdorn gehört zur Familie der Rosengewächse. Der Duft seiner Blüten lockt allerdings nur Fliegen an. Die hohen Sträucher sind in Gesamteuropa bis zu einer Höhe von 1600 m über dem Meeresspiegel verbreitet. Bevorzugt wachsen sie an Böschungen und sonnigen Hängen. Ihre Dornen und weißen Blüten ergaben den deutschen Namen; synonym ist die Bezeichnung Hagedorn. Die rotblühende Form unserer Gärten („Rotdorn") wird medizinisch nicht verwendet.

3.1.1.3   Droge und Extrakt

Für die Herstellung von Weißdorn-Präparaten werden Drogen der Arten *Crataegus monogyna* und *Crataegus oxyacantha* verwendet. Die therapeutische Wirksamkeit ist am besten für Weißdornblätter mit Blüten (Crataegi folium cum flore) belegt. Diese Droge besteht laut Deutschem Arzneibuch (DAB 10) aus den getrockneten, etwa 7 cm langen Zweigspitzen des blühenden Strauches. Die Droge hat einen schwachen, eigenartigen Geruch und einen leicht bitteren bis adstringierenden Geschmack. Die therapeutische Wirksamkeit gilt außerdem für eine fixe Kombination aus Weißdornblättern mit Blüten und Weißdornfrüchten als anerkannt. Die Früchte-Droge allein hat einen süßlich-mehligen bis schleimigen Geschmack und besteht aus den getrockneten beerenartigen Scheinfrüchten.

Die überarbeitete Monographie der Kommission E von 1994 erkennt zwei wässrigalkoholische Extrakte der Droge Crataegi folium cum flore, Droge-Extrakt-Verhältnis 4–7 : 1 als therapeutisch wirksam an. Für weitere Zubereitungen, insbesondere für den Flüssigextrakt nach DAB 10 sowie für alkoholische Extrakte, die allein aus Blättern bzw. aus Blüten gewonnen werden, gilt die Wirksamkeit als wahrscheinlich, sie ist jedoch derzeit nicht durch klinische Doppelblindstudien bewiesen.

3.1.1.4   Leitsubstanzen, Analytik, Pharmakokinetik

Aus Weißdorn sind bisher insbesondere Flavonoide, Prozyanidine, Catechine, Triterpensäuren, aromatische Karbonsäuren, Amino- und Purinderivate sowie verschiedene andere Inhaltsstoffe isoliert worden (Hänsel, Keller, Rimpler und Schneider, 1992). Leitsubstanzen zur Prüfung der pharmazeutischen Qualität sind die Flavonoide, berechnet als Hyperosid nach DAB 10, und die oligomeren Prozyanidine, berechnet als Epicatechin. Allgemein anerkannte und validierte Meßmethoden sind nur für die Bestimmung der Flavonoide publiziert (Sticher et al., 1994). Der Flavonoidgehalt der Droge beträgt für Blätter mit Blüten etwa 1 %, für die Früchte dagegen nur etwa 0,1 %. Die oligomeren Prozyanidine sollen in der Droge „Blätter mit Blüten" zu etwa 1–3 %

enthalten sein (Kreimeyer, 1997). Die Monographie der Kommission E schreibt als Tagesdosis 160–900 mg Crataegus-Extrakt mit definiertem Gehalt an Flavonoiden (4–30 mg) bzw. an oligomeren Prozyanidinen (30–160 mg) vor.

Untersuchungen über Resorption, Verteilung und Metabolismus beim Menschen liegen für die Leitsubstanzen von Weißdorn nicht vor. Eine Gesamtübersicht der wissenschaftlichen Literatur mit mehr als 250 Zitaten, insbesondere zur pharmazeutischen Qualität und zur Pharmakologie von Weißdorn-Zubereitungen, findet sich bei Kaul (1998). Eine weitere Gesamtübersicht findet sich in der American Herbal Pharmacopoeia (1999).

3.1.1.5 Pharmakologie

Die Herz-Kreislauf-Wirkungen von Weißdorn wurden in einer Reihe von Original-Arbeiten beschrieben. Untersucht wurden vor allem wässrige und alkoholische Extrakte sowie verschiedene Fraktionen und Inhaltsstoffe. Die älteren Arbeiten wurden in 3 Übersichtsarbeiten zusammengefasst (Ammon und Händel, 1981a-c). Eine Zusammenfassung späterer pharmakologischer Arbeiten zu Weißdorn findet sich bei Siegel und Casper (1995) sowie bei Kaul (1998).

Der Einfluss auf die Kontraktilität wurde in vitro am isolierten Froschherz, isolierten Meerschweinchenherz nach Langendorff, isolierten Herzvorhof und in vivo an narkotisierten Katzen und Hunden untersucht. Bei allen Untersuchungen wurde eine Zunahme der Kontraktionsamplitude und des Schlagvolumens nachgewiesen. An isolierten Meerschweinchenherzen wurde außerdem eine Steigerung der koronaren Durchblutung gemessen. An verschiedenen narkotisierten Spezies kam es übereinstimmend zu einer Abnahme der Herzfrequenz, am isolierten Meerschweinchenherz dagegen zu einer Frequenzsteigerung.

Wichtige Ergebnisse liegen über Untersuchungen an Myokard-Ischämie-Modellen bei Ratten (Krzeminski und Chatterjee, 1993), isolierten Herzmuskelzellen von Ratten (Pöpping et al., 1995), an Koronararterien von Menschen (Siegel et al., 1994) sowie an isolierten Meerschweinchenherzen nach Langendorff (Joseph et al., 1995; Al Makdessi et al., 1996 und 1999) vor.

Die antiarrhythmischen Wirkungen von Weißdorn-Extrakt aus Blättern mit Blüten wurden bei Ratten am Modell der Ischämie (7 min, linke Koronararterie) mit nachfolgender Reperfusion (15 min) geprüft. In der Kontrollgruppe traten in 88 % und nach 0,5 mg/kg bzw. 5 mg/kg i.v. des Weißdorn-Extraktes in weniger als 20 % reperfusionsbedingte ventrikuläre Fibrillationen auf. Auch die Dauer der Fibrillationen und die Tachykardie waren signifikant verringert. Am gleichen Modell wurde der Einfluß von 100 mg/kg des oral verabreichten Extraktes über 6 Tage auf Letalität, Fibrillation, Tachykardie und CPK-Anstieg untersucht. In der Kontrollgruppe kam es unmittelbar nach der Reperfusion zum starken Blutdruckabfall, wobei nur 8 von 16 Tieren überlebten. Bei allen überlebenden Tieren traten ventrikuläre Fibrillationen auf. Von den mit dem Crataegus-Extrakt behandelten Tieren entwickelte keines eine hypotensive Krise, alle Tiere überlebten, ventrikuläre Fibrillationen traten nicht auf. Die Unterschiede waren statistisch signifikant (Kurcok, 1992; Krzeminski und Chatterjee, 1993). Am Modell des isolierten Rattenherzen wurden die Auswirkungen einer 3-monatigen Vorbehandlung mit einem Crataegus-Extrakt (2 % im Standardfutter) auf die Freisetzung der Laktat-Dehydrogenase (LDH) während einer koronaren Ischämie und nachfolgender Reperfusion untersucht. Die Zunahme der LDH-Konzentration in der Reperfusions-Phase war bei der Crataegus-Gruppe signifikant geringer (p < 0,01) als in der Kontrollgruppe, was im Sinne der kardioprotektiven Wirkung und Stabilisierung der Membranstrukturen interpretiert wurde (Al Makdessi et al., 1996 und 1999). Ergebnisse von Chatterjee et al. (1997) weisen darauf hin, daß oligomere Procyanidine als oral aktive Inhaltsstoffe von Crataegus-Extrakt in besonderem Maße an den kardioprotektiven Wirkungen beteiligt sein könnten.

Die vorbeugende Wirkung von Weißdornextrakt auf die ischämie- und reperfusionsbedingte Arrhythmie wurde von einer Arbeitsgruppe bei Untersuchungen mit Ratten am Herzen in situ und an Langendorff-Präparaten nicht bestätigt. 17 Tiere wurden über einen Zeitraum von 8 Wochen mit täglich 0,5 g/kg Weißdorn-Extrakt gefüttert. Nach 20minütiger Unterbindung der linken Koronararterie wurden im Vergleich zur unbehandelten Kontrollgruppe weder die Latenzzeit bis zum Auftreten der Rhythmusstörungen noch die Intensität der Arrhythmien beeinflusst (Rothfuß et al., 2001).

An isolierten Herzmuskelzellen von Ratten war eine Verstärkung und Verlängerung der Kontraktionsdauer nach wenigen Minuten nachweisbar. Die Wirkung begann bei Extraktkonzentrationen von 30 mg/ml und stieg proportional bis zu einer Konzentration von 120 mg/ml weiter an (Abb. 3.2). Solche wirksamen Konzentrationen würden rechnerisch bei einem Erwachsenen mit einer therapeutischen Tagesdosis von 600–900 mg erzielbar sein, wenn man davon ausginge, daß sich der Wirkstoff im Volumen des Extrazellulärraumes von etwa 15–20 l verteilt (Pöpping et al., 1995). Bei

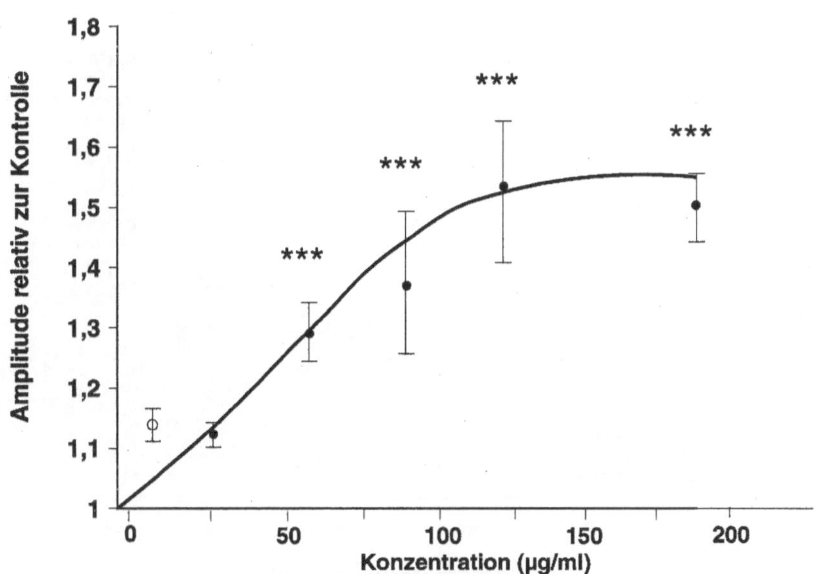

Abb. 3.2. ▲ Konzentrationsabhängige Wirkung von Crataegus-Extrakt auf die Konzentrationsamplitude isolierter Herzzellen. Fehlerbalken entsprechen den Standardfehlern der jeweiligen Mittelwerte (*** = p < 0,001; t-Test für unabhängige Stichproben) (Pöpping et al., 1995).

Konzentrationen von 90–180 µg/ml verlängerte der Extrakt die apparente Refraktärzeit signifikant von 144 auf 420 ms (Abb. 3.3). Diese Verlängerung war auch nach vorheriger Stimulierung der Zellen mit Isoprenalin nachweisbar. Sie war gegensätzlich zu entsprechenden Prüfergebnissen mit Herzglykosiden, welche die Refraktärzeit verkürzten. Dieser Unterschied ist deshalb besonders interessant, weil positiv inotrop wirkende Substanzen in der Regel arrhythmogene, antiarrhythmische Substanzen dagegen negativ inotrope Wirkungen haben. Weißdorn-Extrakt ist insofern einzigartig, weil davon sowohl positiv inotrope als wahrscheinlich auch antiarrhythmische Wirkungen ausgehen (Pöpping et al., 1995).

Die bekannte durchblutungsfördernde Wirkung auf die Herzkranzgefäße wurde auch an isolierten menschlichen Koronarien untersucht. Es wurden sowohl normale als auch arteriosklerotisch veränderte Gefäßabschnitte, die aus Herztransplantaten stammten, hinsichtlich der Kraftentwicklung und des Membranpotentiales geprüft. Beide Parameter veränderten sich annähernd proportional zur Wirkstoffkonzentration. Die Relaxation der Gefäße betrug bei normalen Abschnitten 14 % und bei arteriosklerotisch veränderten Arterien 8 % des Ruhetonus (Siegel et al., 1994; Siegel und Casper, 1995; Siegel et al., 1996). 1995; Siegel et al., 1996). Am isolierten, druckkonstant perfundierten Langendorff-Herzen der Ratte führte Weißdorn-Extrakt (WS® 1442) (1 bis 10 µg/ml) zu einem dosisabhängigen Anstieg des Koronarflusses um bis zu 100%. Eine maximale Durchflusssteigerung wurde nach ca. 2 Minuten beobachtet, die Durchflussrate war noch nach 60 Minuten erhöht. Untersuchungen weisen auf eine endothel-

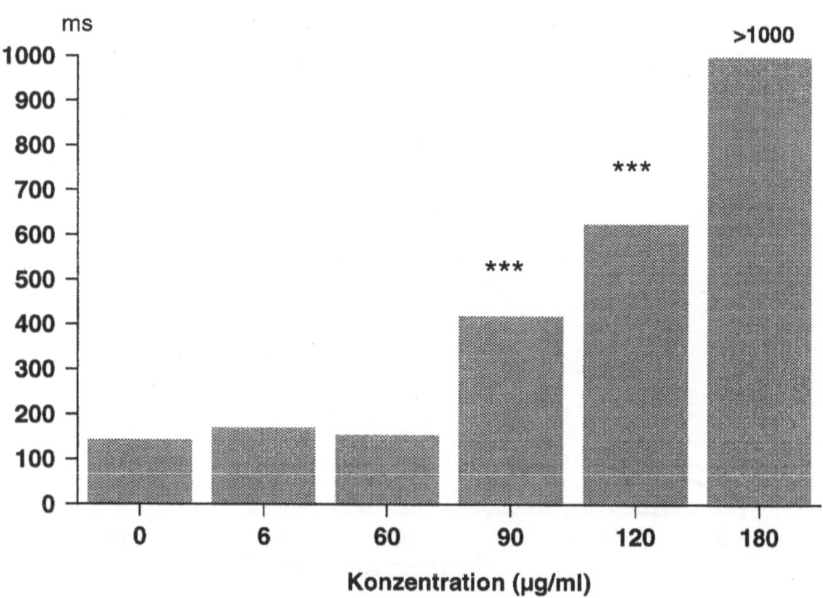

Abb. 3.3. ▲ Konzentrationsabhängige Wirkung des Crataegus-Extraktes (LI 132) auf die apparente Refraktärzeit (*** = p < 0,001; t-Test für unabhängige Stichproben) (Pöpping et al., 1995).

abhängige Relaxation der Koronargefäße infolge einer Stimulation der endothelialen NO-Freisetzung und Hemmung des NO-Abbaus durch den Extrakt hin (Koch 2000).

An isolierten, nach Langendorff perfundierten Meerschweinchenherzen wurden vergleichende Untersuchungen über die Wirkung verschiedener Inotropika – Adrenalin (ADR), Amrinon (AM), Milrinon (MIL), Digoxin (DIG) und Crataegus-Extrakt (CRA) – auf verschiedene funktionelle Parameter durchgeführt. Die gleichzeitige Registrierung von Kontraktionskraft, Spontanfrequenz, AV-Überleitungszeit, Koronarfluß und effektiver Refraktärperiode erlaubte die Erstellung substanzspezifischer kardialer Wirkprofile. Alle Substanzen – außer CRA – hatten konzentrationsabhängig neben ihren bekannten inotropen Effekten eine Verkürzung der effektiven Refraktärzeit zur Folge (max.: 1×10^{-5} mol/l ADR um 38 %, 7×10^{-7} mol/l DIG um 26 %, 1×10^{-4} mol/l MIL um 13 % und 5×10^{-4} mol/l AM um 1,6 %). Bezogen auf die positive Inotropie war die Verkürzung der Refraktärzeit am stärksten ausgeprägt unter MIL (1,32 ms/mN), gefolgt von AM (0,65 ms/mN), DIG (0,40 ms/mN) und ADR (0,28 ms/mN). Im Gegensatz hierzu bewirkte CRA eine deutliche Verlängerung der effektiven Refraktärperiode um maximal 10 % bzw. um 2,54 ms/mN. Damit weicht CRA prinzipiell vom Wirkmuster der Referenzsubstanzen ab, da seine inotrope Wirksamkeit mit einer Verlängerung der effektiven Refraktärperiode (d.h. potentiell verminderter arrthythmogener Potenz) einhergeht (Abb. 3.4, Joseph et al., 1995; Müller et al., 1996). Auf der Ebene der molekularen Physiologie wurde Weißdorn-Extrakt mittels experimenteller Untersuchungen an isolierten Papillarmuskeln vom Kaninchen und an isolierten

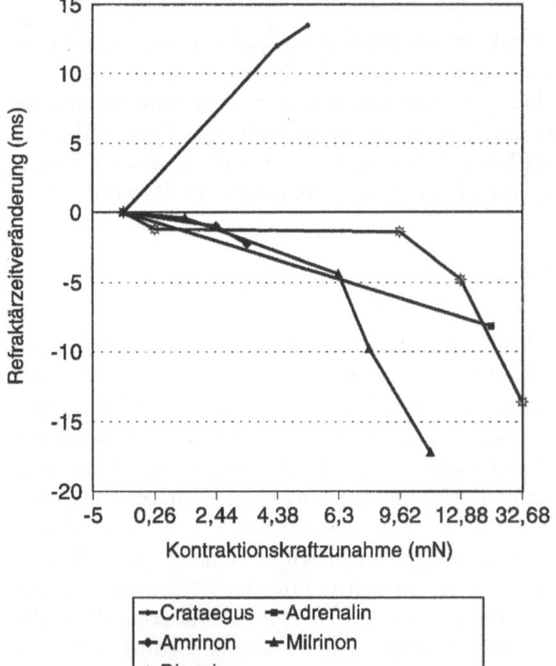

Abb. 3.4. ◀ Korrelation zwischen der Änderung der effektiven Refraktärzeit des Ventrikelmyokards und der Kontraktionskraftzunahme des Ventrikels. Dargestellt sind die Mittelwerte der Änderungen zum Ausgangswert (Joseph, Zhao und Klaus, 1995).

menschlichen Koronararterien als phytopharmakologischer Kalium-Kanal-Aktivator klassifiziert (Siegel et al., 1996).

Die inotrope Wirkung des Weißdorn-Extraktes WS 1442 wurde ex vivo an Herzmuskelgewebe (Operationsmaterial) von 8 Patienten mit Herzinsuffizienz im Stadium NYHA IV und von 8 Patienten mit nicht insuffizienten Herzen geprüft. Der Extrakt verdrängte radioaktiv markiertes Strophantin von seinen Rezeptoren, hatte aber keinen Einfluss auf die Adenylat-Cyclase. Am linksventrikulären Papillarmuskel erhöhte WS 1440 signifikant die Kraft der Kontraktion unter Verbesserung des Kraft-Frequenz-Verhältnisses. Die Autoren kamen zu dem Schluss, dass der Weißdorn-Extrakt seine positiv inotrope Wirkung ähnlich derjenigen der Herzglykoside entfaltet, jedoch mit einem günstigeren Kraft-Frequenz-Verhältnis (Schwinger et al., 2000)

3.1.1.6 Toxikologie

Zur akuten Toxizität liegen Untersuchungen mit einem wässrig-ethanolischen Extrakt (Ethanol 45% m/m, Droge-Extrakt-Verhältnis 4-6,6 : 1; Extraktbezeichnung WS® 1442) bei Mäusen und Ratten vor. Nach oraler Applikation traten bis zu einer Dosis von 3000 mg/kg Körpergewicht keine Todesfälle auf. Nach intraperitonealer Applikation wurde eine LD_{50} von 1170 mg/kg bei der Maus und von 750 mg/kg bei der Ratte ermittelt; als toxische Symptome traten Sedierung, Dyspnoe und Tremor auf. Nach oraler Verabreichung von 30, 90 und 300 mg desselben Extraktes pro Kilo Körpergewicht an Ratten und Hunden über einen Zeitraum von 26 Wochen wurden keine toxischen Effekte beobachtet.

Im Ames-Test, Chromosomenaberrationstest, Mäuselymphomtest und Mikrokerntest wurde keine genotoxische oder mutagene Wirkung des Extraktes festgestellt.

Orale Dosen bis zu 1,6 g/kg KG bei Ratte und Kaninchen zeigten keine teratogene Wirkung. Bei der Ratte beeinflusste der Extrakt weiterhin weder die Peri- und Postnatalentwicklung noch die Fertilität behandelter männlicher und weiblicher Ratten sowie ihrer F1-Nachkommen (Schlegelmilch und Heywood, 1994; ESCOP 1999).

3.1.1.7 Therapeutische Wirksamkeit

Zur Bewertung der therapeutischen Wirksamkeit wurden in der Zeit von 1981 bis 2002 die Ergebnisse von 17 klinischen Studien mit insgesamt 926 Patienten publiziert (Tabelle 3.1; Übersichtsarbeiten dazu bei Tauchert, Siegel und Schulz, 1994; Loew, 1994; Tauchert und Loew, 1995). 11 dieser Studien wurden mit alkoholischen Extrakten aus der Droge „Blätter mit Blüten" an 779 Patienten durchgeführt (Eichstädt et al., 1989; Weikl u. Noh, 1992; Leuchtgens, 1993; Bödigheimer u. Chase, 1994; Schmidt et al., 1994; Tauchert et al., 1994; Förster et al., 1994; Weikl et al., 1996; Eichstädt et al., 2001; Zapfe, 2001; Tauchert, 2002). Als Einschlußdiagnose galt mehrheitlich eine Herzinsuffizienz im Stadium NYHA II. Als optimale Zielgrößen zur Beurteilung der Wirksamkeit erwiesen sich die Arbeitstoleranz, gemessen mittels standardisierter Fahrradergometrie, die anaerobe Schwelle, gemessen mittels Spiroergometrie, die Ejektionsfraktion, gemessen mittels Radionuklid-Ventrikulographie oder Kernspintomographie (Eichstädt et al., 1989, 2001; Weikl u. Noh, 1992), aber auch die subjektiven Beschwerden der Patienten,

Tabelle 3.1.
Von 1981 bis 2002 wurden 17 mehrheitlich kontrollierte klinische Studien mit alkoholischen Crataegus-Extrakten in Tagesdosierungen zwischen 160 mg und 1800 mg und Behandlungszeiträumen von 21 bis 112 Tagen publiziert. Bei 16 Studien wurden objektivierbare Zielparameter wie die fahrradergometrische Arbeitstoleranz, das Druck-Frequenz-Produkt, die nicht invasiv gemessene Ejektionsfraktion oder die anaerobe Schwelle, gemessen mittels Spiroergometrie, als Zielparameter verwendet.

Jahr	Erstautor	Fälle	Dosis (mg/d)	Tage	Zielgrößen
1981	Iwamoto	80	180	42	B, DFP
1982	Kümmell	19	180	42	SZI
1983	Hanak	60	180	21	AT
1986	Pozenel	22	180	28	DFP
1986	O'Connolly	36	180	42	DFP
1987	O'Connolly	31	180	42	DFP
1989	Eichstädt	20	480	28	EF, AT
1992	Weikl u. Noh	7	240	28	EF
1993	Leuchtgens	30	160	56	B, DFP
1994	Bödigheimer	85	300	28	AT
1994	Schmidt	78	600	56	AT, B
1994	Tauchert	132	900	56	AT
1994	Förster	72	900	56	AS
1996	Weikl	136	160	56	DFP, B
2001	Eichstädt	40	480	28	EF
2001	Zapfe	40	240	84	AT, DFP
2002	Tauchert	209	900-1800	112	AT, B

Abkürzungen: B = subjektive Beschwerden/Befindlichkeit, **DFP** = Druck-Frequenz-Produkt, **SZI** = systolische Zeitintervalle, **AT** = fahrradergometrische Arbeitstoleranz, **EF** = Ejektionsfraktion, **HFV** = Herzfrequenz-Variabilität, **AS** = anaerobe Schwelle mittels Spiroergometrie.

beurteilt durch eine einfache Score-Bewertung oder die Beschwerdenliste (B-L) nach von Zerssen. Weniger geeignet waren dagegen Auswertungen von klinischen Befunden, EKG oder Röntgen-Thorax-Aufnahmen. Auf der Basis der ergometrischen Leistungsparameter scheint die Schwelle der Wirksamkeit bei einer Mindestdosis von 160 mg Extrakt pro Tag zu liegen; ob mit der Tagesdosis von bis zu 900 mg Extrakt bereits die optimale Wirksamkeit erreicht wird, ist nach heutigem Stand offen.

Besserungen der klinischen Symptomatik wurden bei fast allen Studien, auch bei Dosierungen von weniger als 300 mg Extrakt pro Tag, nachgewiesen. Wegen des subjektiven Charakters der Beschwerden ist hier bei der Bewertung jedoch mit erheblichen Placebo-Effekten zu rechnen. Die Abbildung 3.5 zeigt hierzu beispielhaft die Häufigkeit der Beschwerden und Symptome bei 78 Patienten, die im Rahmen einer Doppelblindstudie 8 Wochen lang entweder mit 3 × 200 mg Crataegus-Extrakt oder mit Placebo behandelt worden sind. Trotz deutlicher Placebo-Effekte geht aus der Darstellung hervor, daß unter der Weißdorn-Therapie wesentlich mehr Patienten beschwerdefrei geworden sind. Bei einer halbquantitativen Score-Bewertung ergab sich in der Verum-Gruppe eine Besserung von 0,90 auf 0,28, in der Placebo-Gruppe dagegen nur eine solche von 0,92 auf 0,69. Der Unterschied zwischen den Behandlungsgruppen war statistisch hochsignifikant (Schmidt et al., 1994).

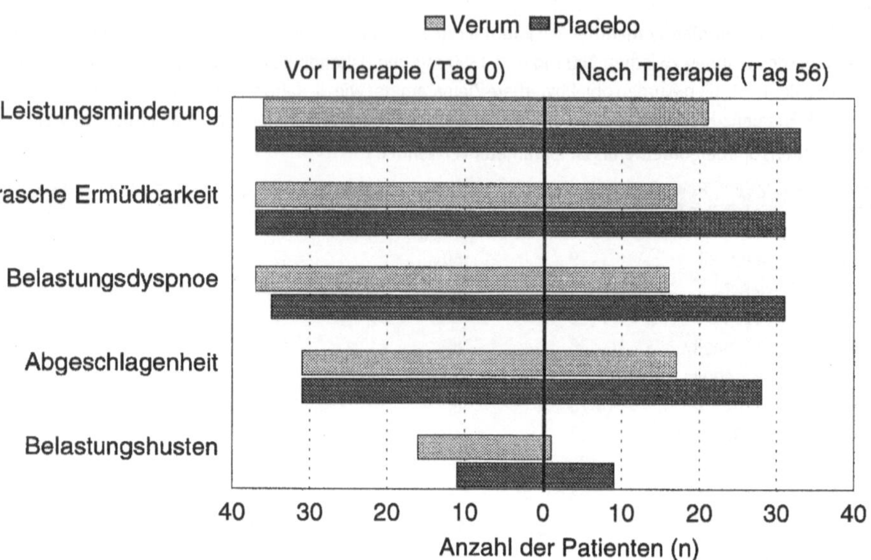

Abb. 3.5. ▲ Häufigkeit der wichtigsten Symptome vor und nach Therapie mit 600 mg Weißdorn-Extrakt/d. Nach 56 Tagen stärkere Abnahme unter dem Verum, die deutlich über den Placebo-Effekt hinausgeht (Schmidt et al., 1994).

Die objektive Verbesserung der Herzleistung wurde insbesondere in sechs klinischen Doppelblindstudien mittels Fahrradergometrie (Leuchtgens, 1993; Schmidt et al., 1994; Tauchert et al., 1994; Weikl et al., 1996; Tauchert, 2002) oder Spiroergometrie (Förster et al., 1994) nachgewiesen. In fünf der Studien erfolgte die Prüfung gegen Placebo, in einer Studie mit 132 Patienten wurde eine Vergleichstherapie mit Captopril durchgeführt.

Die Mittelwerte der Arbeitstoleranz im Verlaufe der 56tägigen Behandlung sind in der Abbildung 3.6 im Vergleich mit Placebo und in der Abbildung 3.7 im Vergleich mit der Captopril-Behandlung dargestellt. In der placebokontrollierten Studie stieg die ergometrische Belastbarkeit der Patienten im Mittel unter Verum von 79 auf 107, unter Placebo dagegen nur von 71 auf 76 Watt an. Daraus geht hervor, dass die Therapie mit dem Crataegus-Extrakt einer Placebo-Behandlung hochsignifikant überlegen ist, wobei sich die arzneimittelbedingte Verbesserung, insbesondere bei mittleren Belastungen entsprechend 100 bis 125 Watt zeigt (Schmidt et al., 1994). In der Vergleichsstudie mit Captopril stiegen in beiden Behandlungsgruppen gleichartig die Mittelwerte von 83 auf 97 bzw. von 83 auf 99 Watt an. Bei besserer Verträglichkeit hatte das Weißdorn-Präparat darüber hinaus die gleiche Wirksamkeit wie der ACE-Hemmer Captopril (Tauchert et al., 1994).

Auch bei spiroergometrischen Untersuchungen ergaben sich z. B. bei der Bestimmung des Zeitpunktes für die „anaerobe Schwelle" statistisch signifikante Vorteile für die Weißdorn-Therapie. Herzfrequenz und Blutdruck wurden unter Ruhebedingungen durch die Therapie nicht verändert; unter maximaler Belastung waren die Anstiege von

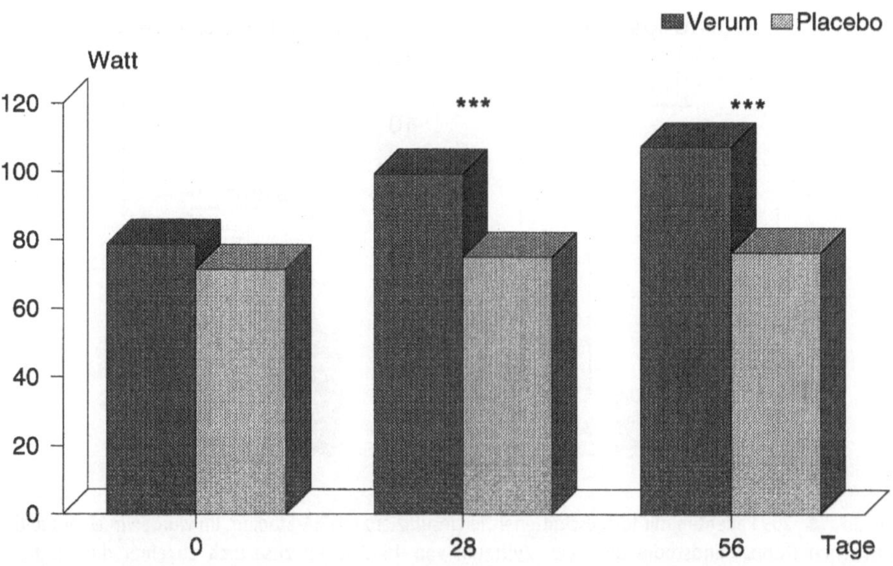

Abb. 3.6. ▲ Mittelwerte der fahrradergometrischen Arbeitstoleranz im Verlauf der 56tägigen Therapie mit 600 mg Weißdorn-Extrakt/d. Statistisch signifikante Zunahme in der Verum-Gruppe im Vergleich mit Placebo (*** = p < 0,001) (Schmidt et al., 1994).

Blutdruck und Herzfrequenz unter Verum geringer als unter Placebo, so dass sich auch signifikante Unterschiede bei dem so genannten „Druck-Frequenz-Produkt" ergaben (Förster et al., 1994).

209 Patienten mit fortgeschrittener Herzinsuffizienz (NYHA-Stadium III) wurden in einer multizentrischen Doppelblindstudie über den Zeitraum von 16 Wochen zusätzlich zu einer diuretischen Basistherapie mit 25 mg Hydrochlorothiazid und 50 mg Triamteren in randomisieter Zuordnung mit Placebo (n = 70), 900 mg/d (n = 69) oder 1800 mg/d (n = 70) eines Weißdorn-Extraktes (WS®1442) behandelt. Die Belastungstoleranz in der Fahrradergometrie stieg gegenüber Placebo nur unter der Behandlung mit 1800 mg/d signifikant an. Dagegen ergaben sich sowohl bei den für die Krankheit typischen als auch bei den allgemeinen Beschwerden (Beschwerdeliste nach Zerssen) bei beiden Dosierungen des Crataegus-Extraktes signifikante Verbesserungen gegenüber der Placebo-Gruppe (Abbildung 3.7). Unerwünschte Ereignisse, darunter vor allem Schwindel, wurden am seltensten in der Therapiegruppe mit 1800 mg/d angegeben (1,4% vs. 10% der Patienten unter Placebo), was von dem Autor als Folge der Besserung der Herzinsuffizienz erklärt wurde (Tauchert, 2002).

Mit dem Weißdorn-Extrakt WS®1442 ist gegenwärtig eine randomisierte placebokontrollierte Doppelblindstudie in Durchführung („SPICE"-Studie). Die Behandlungsdauer mit der Dosis von 900 mg/d beträgt 2 Jahre. Die Wirksamkeit wird in Bezug auf die Entwicklung der kardialen Morbidität und Mortalität (primäre Zielkriterien) sowie Belastungstoleranz, der Echocardiographie und der Lebensqualität (sekundäre Zielkriterien) geprüft. Die Studie unter Einschluss von etwa 2400 Patienten der NYHA-

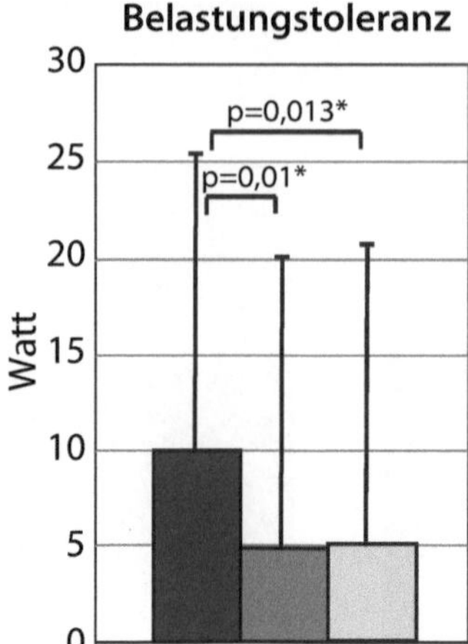

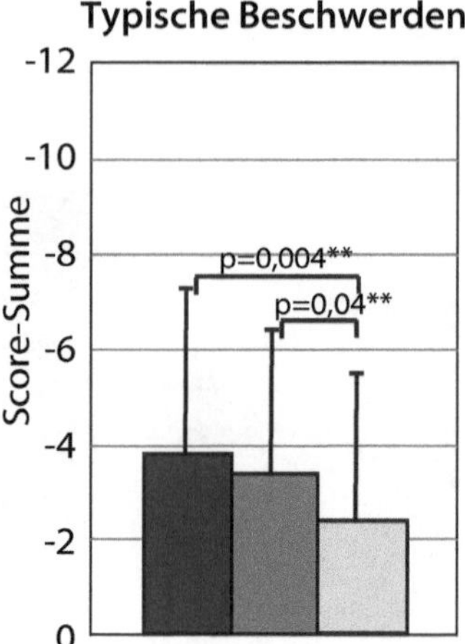

Abb. 3.7. ▲ 209 Patienten mit fortgeschrittener Herzinsuffizienz (NYHA-Stadium III) wurden in einer multizentrischen Doppelblindstudie über den Zeitraum von 16 Wochen zusätzlich zu einer diuretischen Basistherapie in randomisierter Zuordnung mit Weißdorn-Extrakt (900 mg/ oder 1800 mg/d) oder mit Placebo behandelt. Die Belastungstoleranz stieg gegenüber Placebo nur unter 1800 mg/d signifikant an; bei den subjektiven war die statistische Überlegenheit bei beiden Dosierungen nachzuweisen (nach: Tachert, 2002).

Stadien II und III aus 140 Zentren in Europa begann 1998 und wird voraussichtlich im Jahre 2004 abgeschlossen sein (Holubarsch et al., 2000).

Im Rahmen der bisherigen kontrollierten klinischen Studien wurden bei insgesamt 506 Verum-Patienten fünfmal Rückenschmerzen; je viermal Schwindel, Bronchitis oder Erkältung; je zweimal Übelkeit, Gastroenteritis, Kopfschmerzen oder Herzschmerzen und je einmal Herzklopfen, „weicher Stuhl", Flatulenz, Arthritis oder Migräne als unerwünschte Ereignisse angegeben. Die Zusammenhänge mit der Prüfmedikation wurden in allen Fällen von den Ärzten als eher fraglich oder nicht gegeben eingestuft. Die Häufigkeit ähnlicher Ereignisse unter der Placebo-Behandlung war ähnlich oder höher.

Im Rahmen einer Anwendungsbeobachtung wurden bei 940 niedergelassenen Ärzten Vertäglichkeit und Wirksamkeit eines Weißdorn-Präparates in der Dosierung 3 x 300 mg/d bei 3664 Patienten mit einer Herzinsuffizienz im Stadium I und II nach NYHA geprüft. Von 48 Patienten (1,3 %) wurden 72 unerwünschte Ereignisse angegeben, darunter insbesondere Magen-Darm-Beschwerden (24 Nennungen), Herzklopfen und Palpitationen (10), Schwindel (7), Kopfschmerzen (7) und Flush-Symptomatik (3). Ärztlicherseits wurde ein Zusammenhang mit der Therapie nur bei 7 Fällen mit Magen-Darm-Beschwerden, 3 Fällen mit Herzklopfen, 2 Fällen mit Kopfschmerzen oder Schwindel, sowie in je einem Fall Kreislaufstörungen, Schlaflosigkeit oder innerer Unruhe gesehen. Bemerkenswert vor allem im Zusammenhang mit der Anwendung von Weißdorn-Präparaten bei Patienten mit Neigung zu bradykarden oder hypotonen Kreislauf-Dysregulationen waren die Ergebnisse typer Auswertungen statistischer Subkollektive. Diese weisen darauf hin, dass Blutdrucksenkungen unter der Weißdorn-Therapie nur bei hypertoner, nicht dagegen bei normo- oder hypotoner Ausgangslage und Frequenzsenkungen nur bei tachykarder, nicht dagegen bei normfrequenter oder bradykarder Ausgangslage zu erwarten sind (Schmidt et al., 1998).

In einer Praxisforschungsstudie bei 221 Ärzten wurden 1011 Patienten mit Herzinsuffizienz im Stadium NYHA II unter der Therapie mit täglich 900 mg WS® 1442 über einen Zeitraum von 24 Wochen beobachtet. Im Therapieverlauf besserten sich die Symptome Leistungsminderung, Müdigkeit, Palpitationen und Belastungsdyspnoe, bei 83% der Patienten waren nach 24 Wochen vorher bestehende Knöchelödeme beseitigt. Eine zu Beobachtungsbeginn vorhandene Nykturie trat bei fast der Hälfte der Patienten nicht mehr auf. Die Herzfrequenz nahm um durchschnittlich 3,4 Schläge/min. ab, der systolische Blutdruck in Ruhe sank um durchschnittlich 5,9 mm Hg, der diastolische Blutdruck um 2,2 mm Hg. Die maximale Belastungsstufe erhöhte sich von anfangs 88,75 W (7,1 min. Belastungsdauer) auf 102,5 W (8,2 min. Belastungsdauer). Die mittels M-Mode-Echokardiographie ermittelte Ejektionsfraktion stieg von durchschnittlich 47,9% auf 51,1%. Es wurden insgesamt 14 unerwünschte Ereignisse beobachtet. Bei 2 der unerwünschten Ereignisse (Völlegefühl im Oberbauch von Tachykardie und Erbrechen begleitete rechtsseitige Gesichtsschmerzen) wurde der Verdacht geäußert, dass ein Zusammenhang mit der Crataegustherapie gegeben sein könnte, der von den behandelnden Ärzten jedoch als unwahrscheinlich gewertet wurde. Die Mehrzahl der Ärzte dokumentierte eine sehr gute (71,2%) oder gute (27,5%) Verträglichkeit (Tauchert et al., 1999).

3.1.1.8 Indikationen, Dosierungen, Risiken und Gegenanzeigen

Die aktualisierte Monographie „Weißdornblätter mit Blüten" der Kommission E von 1994 nennt als Anwendungsgebiet: „Nachlassende Leistungsfähigkeit des Herzens entsprechend dem Stadium II nach NYHA". Als Dosierungen werden 160–900 mg nativer, wäßrig-alkoholischer Extrakt pro Tag mit definiertem Gehalt an Flavonoiden (4–20 mg) bzw. an oligomeren Prozyanidinen (30–160 mg) genannt. Aufgrund der Ergebnisse der Therapiestudien, die unter Verwendung objektiver Zielparameter durchgeführt worden sind (Tabelle 3.1), sollte die Dosis aber eher im oberen Bereich (600 – 900 mg Extrakt pro Tag; initial auch bis 1800 mg/d, siehe Abbildung 3.7) der relativ weit gespannten Empfehlung der Monographie liegen. Weißdorn-Arzneimittel sind oral einzunehmen, die Behandlungsdauer soll mindestens 6 Wochen betragen. Risiken, Gegenanzeigen oder Wechselwirkungen wurden nicht genannt.

3.1.1.9 Therapeutischer Stellenwert

Der therapeutische Stellenwert der Weißdorn-Präparate im Vergleich mit anderen Kardiaka ergibt sich aus dem Verhältnis von Wirksamkeit und Verträglichkeit unter Berücksichtigung des Schweregrades der Erkrankung. Die Herzinsuffizienz ist definiert als unzureichende Versorgung der Körperperipherie mit Sauerstoff und Nährstoffen auf dem Boden einer Herzerkrankung. Zu den arzneilichen Behandlungsprinzipien gehören ACE-Hemmstoffe, Diuretika sowie positiv inotrope Substanzen, insbesondere die Herzglykoside. Zur Prüfung der Wirksamkeit von Digitalis wurde in einer Doppelblindstudie 3397 Patienten mit Digoxin und 3403 mit Placebo für Zeiträume im Mittel von 37 Monaten behandelt (The Digitalis Investigation Group, 1997). Unter

Tabelle 3.2.
Vergleich der Therapierisiken von Weißdorn-Extrakt und Herzglykosiden.

Therapierisiko	Crataegus	Digitalis
Therapeutische Breite	sehr groß	sehr gering
Einnahmefehler	keine Gefahr	hohes Risiko
Arrhythmogenes Potential	nicht vorhanden	relativ groß
Reduzierte Nierenfunktion	unproblematisch	Intoxikationsgefahr
Diuretica/Laxantien	unbedenklich	Kalium-Kontrollen
Toleranz bei Sauerstoff-defizit	erhöht	reduziert

Placebo traten 1263 und unter Digoxin 1274 Todesfälle auf. Es traten zwar weniger Todesfälle aufgrund einer Verschlechterung der Herzinsuffizienz (Krankenhaus-Einweisungen durch Digoxin signifikant um 19 % gesenkt), jedoch mehr tödliche Arrhythmien auf. Er erscheint daher sinnvoll, leichtere Formen der Herzinsuffizienz (NYHA II) primär nicht mit Herzglykosiden, sondern eher mit Crataegus-Extrakt zu behandeln. Dessen positiv inotroper Effekt ist im Gegensatz zu den Herzglykosiden nicht mit einer Verkürzung, sondern mit einer Verlängerung der Refraktärzeit verbunden, so dass keine arrthythmogenen, sondern rhythmusstabilisierende Begleitwirkungen zu erwarten sind (Tabelle 3.2). Die Häufigkeit unerwünschter Arzneimittelwirkungen betrug bei den kontrollierten Studien mit Weißdorn-Extrakten (Tabelle 3.1) etwa 6% und im Rahmen der vorangehend berichteten Anwendungsbeobachtung nur 1,3 % (Schmidt et al., 1998). Das untermauert das geringe Risiko dieser Therapie. Bedrohliche Herzrhythmusstörungen, die als limitierend für die Therapie mit Herzglykosiden anzusehen sind, wurden mit Weißdorn-Präparaten bisher noch nie beobachtet.

3.1.2   Digitaloid-Drogen

Digitaloide sind herzwirksame Glykoside mit digoxin-ähnlicher Wirkung, die jedoch nicht von Digitalis-Arten abstammen. Zu den Digitaloiden zählen insbesondere Convallatoxin, Cymarin, Oleandrin, g- und k-Strophanthin und Proscillaridin. Als Digitaloid-Drogen gelten insbesondere Adoniskraut (Adonidis herba), Maiglöckchenkraut (Convallariae herba), Meerzwiebel (Scillae bulbus) und Oleanderblätter (Nerii folium). Extrakte aus Digitaloid-Drogen enthalten jeweils mehr als ein herzwirksames Glykosid. Neben einem mengenmäßig dominierenden Hauptglykosid kommen bis zu 40 Nebenglykoside vor (Tabelle 3.3). Neben den Herzglykosiden werden weitere Begleitstoffe mit extrahiert, so daß die Digitaloid-Extrakte sehr kompliziert zusammengesetzt sind. Die Steuerung und Überwachung der Wirkspiegel vergleichbar der Therapie mit Digitalis-Glykosiden ist deshalb bei den Digitaloid-Extrakten nicht oder nur sehr eingeschränkt möglich, was in Anbetracht der geringen therapeutischen Breite der Herzglykoside ein gravierender Nachteil ist (Loew, 1997).

Bezüglich des pharmakologischen Wirkmechanismus und der kardialen Wirksamkeit gibt es keine qualitativen Unterschiede zwischen den Digitaloiden und den klassischen Herzglykosiden Digoxin und Digitoxin. Alle diese Verbindungen wirken am Herzen positiv inotrop, negativ chronotrop, negativ dromotrop und positiv bathmotrop. Digitaloide und Digitalis-Glykoside unterscheiden sich hingegen bezüglich ihrer

Tabelle 3.3.
Pharmakokinetische Parameter von Digitaloid-Glykosiden im Vergleich mit Digitoxin und Digoxin (nach Loew, 1997).

	Digitoxin	Digoxin	Adonis vernalis	Convallaria Majalis	Nerium Oleander	Bulbus scillae
Anzahl der Glykoside	1	1	Ca. 27	Ca. 40	Ca. 25	Ca. 30
Haupt-Glykosid	Digitoxin	Digoxin	Cymarin	Convalla-toxin	Oleandrin	Proscilla-ridin A
Absorption (%)	95–100	60–80	15–37	10	65–86	20–30
Halbwerzeit $t_{1/2}$ (h)	Ca. 200	Ca. 40	13–23	–	–	23–49
Täglicher Aktivitäts-Verlust (%)	7–10	20–25	28–39	40–50	41	30–50
Wirkdauer (d)	10–21	4–8	2,8	–	2,65	2–3
Proteinbindung (%)	90–97	20	–	16	50	85
Ausscheidung	renal und biliär	haupt-sächlich renal	haupt-sächlich renal	renal und biliär	renal und biliär	haupt-sächlich renal

Pharmakokinektik, insbesondere bezüglich der Resorptions- und Abklingquoten. Die kürzere Wirkdauer, die von Befürwortern der Digitaloid-Präparate als besonderer Vorteil herausgestellt wird, korreliert jedoch mit geringeren Resorptionsquoten. Die Therapie mit Digitaloid-Drogen birgt deshalb insgesamt ein höheres Behandlungsrisiko als diejenige mit Herzglykosiden als Reinsubstanzen. Digitaloid-Extrakte erfüllen auch nicht die von Phytopharmaka erwarteten Kriterien im Sinne einer großen therapeutischen Breite (Abschnitte 1.5.1.1 und 1.5.5). Wer als Arzt noch nicht über eigene Erfahrungen im Umgang mit solchen Präparaten verfügt, sollte deshalb besser bei dieser Zurückhaltung bleiben.

3.1.2.1 Adoniskraut

Adoniskraut (Adonidis herba) besteht aus den zur Blütezeit gesammelten und getrockneten oberirdischen Teilen von *Adonis vernalis*. Die Rohdroge kommt hauptsächlich aus Ungarn, Bulgarien und Rußland. Eingestelltes Adonispulver besteht aus dem pulverisierten Adoniskraut, dessen Wirkwert am Meerschweinchen einem Gehalt von 0,2 % Cymarin entspricht. Es enthält nach DAB 10 etwa 0,25 % herzwirksame Glykoside, die einem komplexen Gemisch aus etwa 20 Bestandteilen entsprechen. Sowohl in ihrem chemischen Aufbau als auch in bezug auf die pharmakokinetischen Eigenschaften sind diese Glykoside dem k-Strophanthin nahe. Als Anwendungsgebiete gelten laut Monographie der Kommission E von 1988 „leicht eingeschränkte Herzleistung, besonders bei nervöser Begleitsymptomatik". Gegenanzeigen, Nebenwirkungen und Risiken entsprechen denjenigen der Herzglykoside. Fertigarzneimittel mit Adonis-Extrakten als alleinigem Wirkstoff sind nicht auf dem Markt, jedoch Kombinationen mit anderen Digitaloiden wie z. B. Corguttin und Miroton.

3.1.2.2 Maiglöckchenkraut

Maiglöckchenkraut besteht aus den getrockneten, während der Blütezeit gesammelten oberirdischen Teilen von *Convallaria majalis*. Standardisiertes Maiglöckchenpulver enthält 0,2–0,3 % herzwirksame Glykoside, die sich auf mehr als 30 Vertreter verteilen. Hauptglykoside sind Convallatoxin und Convallatoxol. Convallatoxin hat eine Resorptionsquote von etwa 10 % und eine Abklingquote von etwa 50 %. Die Erhaltungsdosis beträgt bei intravenöser Injektion 0,2–0,3 mg, bei oraler Applikation 2–3 mg. Die Anwendungsgebiete laut Monographie der Kommission E von 1987 lauten: „Leichte Belastungsinsuffizienz, Altersherz, chronisches Chor pulmonale". Gegenanzeigen, Nebenwirkungen und Risiken entsprechen denen der Herzglykoside. Als Monopräparat ist Convacard im Handel. Daneben gibt es zahlreiche Kombinationspräparate mit anderen Digitaloiden sowie weiteren Wirkstoffen.

3.1.2.3 Meerzwiebelpulver

Meerzwiebel (Scillae bulbus) besteht aus den in Quer- und Längsstreifen geschnittenen und getrockneten mittleren Zwiebelschuppen der nach der Blütezeit gesammelten Zwiebel von *Urginea maritima*. Das Meerzwiebelpulver enthält je nach Herkunft 0,15–2 % herzwirksame Glykoside. Hauptglykoside sind Scillaren A und Proscillaridin, auf die rund 2/3 der Gesamtglykosidfraktion entfallen; das letzte Drittel besteht aus mindestens 25 weiteren Einzelkomponenten. Nach DAB 10 wird Meerzwiebelpulver auf einen Wirkwert entsprechend 0,2 % Proscillaridin eingestellt.

Scillaren wird zu etwa 15 %, Proscillaridin zu etwa 20–30 % aus dem Magen-Darm-Trakt resorbiert. Die Halbwertszeit von Proscillaridin beträgt etwa 48 Stunden. Die Tagesdosis liegt zwischen 0,1 und 0,5 g eingestelltem Meerzwiebelpulver.

Als Anwendungsgebiete gelten laut Monographie von 1985 „leichtere Formen der Herzinsuffizienz, auch bei verminderter Nierenleistung". Gegenanzeigen, Neben- und Wechselwirkungen sind identisch mit denen der Digitalis-Glykoside.

Als Monopräparate sind Digitalysat N Bürger und Scillamiron im Handel, daneben eine Reihe von Kombinationspräparaten mit anderen Digitaloiden.

3.1.2.4 Oleanderblätter

Oelanderblätter (Oleandri folium) bestehen aus den getrockneten Laubblättern von *Nerium oleander*. Oleander ist im Mittelmeer beheimatet. Die Blätter erinnern der Form nach an diejenigen des Ölbaumes, eine Eigentümlichkeit, an die der Artname Oleander erinnern soll. Die herzwirksame Glykosidfraktion der Oleanderblätter wird dominiert von Oleandrin, dessen Aglykon dem Gitoxin des Roten Fingerhutes nahesteht. Ausreichendes Erkenntnismaterial zur Pharmakokinetik von Oleandrin liegt nicht vor. Oleander-Extrakt wurde von der Kommission E nicht als Arzneimittel empfohlen (Monographie von 1988). Überraschenderweise hat die Kommission E jedoch 1993 eine fixe Kombination aus Adoniskraut-Flüssigextrakt, Maiglöckchenkraut-Trockenextrakt, Meerzwiebel-Trockenextrakt und Oleanderblätter-Trockenextrakt positiv bewertet. Für das betreffende Fertigpräparat (Miroton) lagen eigene klinische Studien vor. Das

Präparat erhielt als Anwendungsgebiet „leicht eingeschränkte Herzleistung mit Kreislauf-Labilität". Als Gegenanzeigen wurden genannt: Herzinsuffizienz NYHA III und IV, Therapie mit Digitalisglykosiden, Digitalis-Intoxikation, Hyperkalzämie, Kaliummangelzustände, Bradykardie, ventrikuläre Tachykardie.

3.1.3 Sonstige herzwirksame Phytopharmaka

Extrakte aus Ammi-visnaga-Früchten sowie die daraus hergestellten Reinstoffe Khellin und Visnadin erhöhen den Durchfluß der Koronargefäße und verbessern damit die Myokarddurchblutung. Auf diese Wirkungen stützte sich die Anwendung von Ammi-visnaga-Extrakt als Antianginosum bei Patienten mit koronarer Herzkrankheit. Wegen erkennbarer Risiken (in Einzelfällen sind nach Einnahme entsprechender Präparate pseudoallergische Reaktionen, reversibler cholestatischer Icterus sowie erhöhte Aktivitäten der Leber-Transaminasen aufgetreten) wurde das in der ursprünglichen Monographie von 1986 vorgesehene Anwendungsgebiet „leichte stenokardische Beschwerden" 1993 von der Kommission E zurückgenommen.

Antiarrhythmika pflanzlicher Herkunft sind die Arzneistoffe Ajmalin (Alkaloid aus der Wurzel von Rauwolfia-Arten), Chinidin (Alkaloid aus der Rinde von Cinchona-Arten) und Spartain (Alkaloid des Besenginsters). Die Therapie mit diesen Verbindungen hat ähnliche Risiken wie diejenige mit synthetischen Antiarrhythmika. Deshalb ist nur die Anwendung entsprechender Reinsubstanzen, nicht aber diejenige in Form pflanzlicher Extrakt-Präparate zu empfehlen. Bezüglich weiterer Informationen über die arzneiliche Anwendung von Ajmalin, Chinidin und Spartain als Reinsubstanzen wird auf entsprechende Lehrbücher der Pharmakologie verwiesen.

Als Mittel gegen „nervöse Herzbeschwerden" werden Extrakte aus Herzgespannkraut *(Leonurus cardiaca)* empfohlen. Laut Monographie der Kommission E von 1986 beträgt die mittlere Tagesdosis 4,5 g Droge. Als geschnittene Droge ist Herzgespannkraut Bestandteil von Herz- und Kreislauftees (z. B. Kneipp Herz- und Kreislauftee); nach Verarbeitung zum Extrakt ist es Bestandteil von einigen Kombinationspräparaten (z. B. Crataezyma und Oxacant).

Zur äußeren lokalen Anwendung werden Mischungen aus pflanzlichen Kardiaka und ätherischen Ölen angeboten. Die Präparate sind durchweg Kombinationen aus 3–12 Kombinationspartnern. Eine gewisse Rationalität lassen die Rezepturbestandteile mit lokal reizenden Eigenschaften erkennen. Sie werden in das dem Herzen zugeordnete Dermatom eingerieben (linke Brust bis etwa zum Rippenbogen und linke Rückenseite etwa vom Nacken bis zur unteren Schulterblattspitze). Fertigarzneimittel in diesem Sinne sind zum Beispiel Cor-Selekt Salbe oder Kneipp Herzsalbe.

3.1.4 Fertigarzneimittel

Die „Rote Liste 2003" enthält in der Gruppe *pflanzliche Kardiaka* insgesamt 57 Weißdorn-Monopräparate und weitere 16 Weißdorn-Kombinationspräparate. Die nachfolgende Zusammenstellung enthält nur solche Monopräparate, deren arzneilich wirksamer Bestandteil hinsichtlich der verwendeten Droge, dem Drogen-Auszugsmittel, dem Anwendungsgebiet und der Dosierung bei 2 oder 3 Einzeldosen pro Tag den Vorgaben der Monographie „Weißdornblätter mit Blüten" der Kommission E von 1994 entsprechen.

Die *Rote Liste 2003* enthält 3 Digitaloid-Monopräparate. Ein Kombinationspräparat aus D-Campher und einem Weißdornfrüchte-Extrakt gehört zu den 100 meistverordneten Phytopharmaka (siehe Anhang).

Abkürzungen: *D* = Dragee, *FT* = Filmtablette, *K* = Kapsel, *FL*= Flüssigpräparat.
Fett gedruckt: Präparate, zu denen maßgebliche klinische Studien vorliegen.

Weißdorn-Monopräparate

Bomacorin	FT:	450 mg; FL
Chronocard N	D:	80 mg
Cordapur novo	FT:	300 mg
Corocrat-biomo	D:	240 mg
Craegium	D:	240 mg; -novo FT: 450 mg; FL
Crataegus STADA	D:	240 mg
Crataegus Twardypharm	K:	80 mg
Crataegus Verla	FT:	189 mg; FL
Cragaegutt novo 450 / 80	**FT:**	**80 mg; -novo FT: 450 mg; -Tropfen FL: 94 mg/ml**
Cratae-loges	FT:	200 mg
Crataepas	FT:	100 mg
Cratecor	FT:	80 mg; FL: 94 mg/ml
Esbericard novo	D:	175 mg; FL: 75 mg/ml
Faros 300	**FT:**	**300 mg; FT: 600 mg**
Koro-Nyhadin	FT:	450 mg; FL: 250 mg/ml
Kytta Cor	D:	200 mg; -novo FT: 300 mg; FL
Lomacard	FT:	160 mg
Natucor	D:	200 mg
Orthangin	K:	214 mg; -novo FT: 145 mg; FL: 71 mg/ml
Regulator-POS	K:	200 mg
Senicor N	K:	200 mg; FL: 200 mg/ml
SE Weißdorn	FT:	300 mg
Steicorton	FT:	450 mg; FL
Valverde Weißdorn	K:	224 mg; FL
Weissdorn-ratiopharm	D:	240 mg

Digitaloid-Monopräparate

Convacard	D:	1,2 mg Convallaria-Glykoside
Digitalisat Bürger Scilla Digitaloid	FL:	18 mg / 100 ml Scilla-Gesamtglykoside
Scillase N Kapseln	K:	0,9 mg Trockextrakt aus Meerzwiebel
Valdig N Bürger	FL:	0,65 mg/g Convallaria-Gesamtglykoside

Häufig verordnetes Kombinationspräparat mit Campher

Korodin Herz Kreislauf	(FL)	D-Campher	2,5 g/100 ml
		Weißdornbeeren-Flüssigextrakt	97 g/100 ml

3.2 Hypo- und Hypertonie

Hypo- und der Hypertonie sind keine primären Indikationsgebiete für die Phytotherapie. Einige pflanzliche Arzneimittel können allerdings kurzfristig zur symptomatischen Behandlung orthostatischer Beschwerden bei der Hypotonie oder längerfristig zur unterstützenden Therapie bei Patienten mit Hypertonie eingesetzt werden.

3.2.1 Pflanzliche Mittel bei Hypotonie

Als hypoton werden üblicherweise Blutdruckwerte unter 100 mm Hg systolisch und 60 mm Hg diastolisch bezeichnet. Erniedrigte Blutdruckwerte haben für sich allein noch keinen Krankheitswert, sondern wirken sich eher vorbeugend auf die Physiosklerose der Arterien aus. Behandlungsbedürftig wird eine Hypotonie erst dann, wenn orthostatische Symptome wie Schwindel, Benommenheit, Kopfschmerzen und Müdigkeit auftreten. Physikalische Therapie (körperliches Training, Kneipp'sche Anwendungen) und Diätetik (Erhöhung der Flüssigkeits- und Kochsalzzufuhr) sind die maßgeblichen Behandlungsmethoden, Arzneimittel sind nur vorübergehend und unterstützend anzuwenden. Dihydroergotamin, welches durch Hydrierung aus Ergotamin, einem Alkaloid des Mutterkornes gewonnen wird, soll über eine Stimulation a-adrenerger Rezeptoren den Tonus der kapazitiven Gefäße erhöhen und über einen vermehrten venösen Rückfluss den Blutdruck anheben. Dihydroergotamin als abgewandelte pflanzliche Reinsubstanz zählt jedoch nicht mehr zu den Phytopharmaka, so dass bezüglich weiterer Details auf die Lehrbücher der Pharmakologie verwiesen wird.

Als pflanzliche Antihypotonika können demgegenüber Zubereitungen aus coffeinhaltigen Drogen sowie einige Ätherisch-Öl-Drogen (Riechmittel) eingeordnet werden.

Problematisch ist die Anwendung von Extrakten aus Besenginsterkraut bei Patienten mit Hypotonie. Laut Monographie von 1991 der Kommission E ist für diese Droge das Anwendungsgebiet „funktionelle Herz- und Kreislaufbeschwerden" zugelassen. Das in Besenginster enthaltene Hauptalkaloid Spartein hat jedoch nicht nur eine geringe therapeutische Breite, sondern wird von einem Prozentsatz der Bevölkerung aufgrund eines angeborenen Enzymdefizites unzureichend metabolisiert. Daraus kann sich eine zeitliche Verzögerung der Ausscheidung um den Faktor 1000 ergeben, so dass auch bei niedrigerer Dosierung ernstzunehmende Risiken bei insgesamt noch unzureichend erwiesener Wirksamkeit bestehen (Eichelbaum, 1986).

3.2.1.1 Coffeinhaltige Drogen und Getränke

Coffein und coffeinhaltige Getränke sind keine Mittel mit berechenbarer blutdrucksteigernder Wirkung. Es ist aber eine allgemeine Erfahrung, dass sich viele Hypotoniker insbesondere nach dem morgendlichen Kaffee oder Tee besser fühlen. Coffein und andere Methylxanthine haben einen direkten Effekt auf die pressorischen Kreislaufzentren sowie leichte positiv inotrope und chronotrope Wirkungen am Herzen. Die Wirkung hält etwa 1–3 Stunden an.

Für einen morgendlichen Kaffee-Aufguß verwendet man 5–8 g Röstkaffee pro Tasse zu 150 ml. Der Coffeingehalt von Röstkaffee schwankt zwischen etwa 1 und 2 %. Pro Tasse Kaffee werden somit dem Organismus etwa 100 mg Coffein zugeführt.

Getrocknete Teeblätter enthalten 2–5 % Coffein. Wegen der geringeren Mengen, die bei der Zubereitung von Schwarztee verwendet werden, enthält eine Tasse Tee jedoch nur etwa 30–50 mg Coffein. Weitere coffeinhaltige Drogen sind Guarana-Samen, Cola-Samen, Mate-Blätter und Kakaobohnen. Die Mengen der darin enthaltenen Methylxanthine gehen aus der Tabelle 3.4 hervor. Extrakte aus Guarana- und Cola-Samen werden freiverkäuflich in Form von Kautabletten oder Getränkemischungen angeboten. Wegen der unkalkulierbaren Risiken, insbesondere auch für Kinder und Jugendliche (tödliche Coffeindosis zwischen 3 und 10 g!), unterliegen Guarana-Präparate in höherer Dosierung inzwischen in Deutschland dem Arzneimittelgesetz.

Coffein ist lipidlöslich und wird deshalb gut aus dem Magen-Darm-Trakt resorbiert. Als Anwendungsgebiet für Coffein und coffeinhaltige Drogen gilt laut den Monographien die kurzfristige Beseitigung geistiger und körperlicher Ermüdungserscheinungen. Die Behandlung der Hypotonie bzw. orthostatischer Beschwerden ist in keiner der Monographien ausgewiesen, obwohl erfahrungsgemäß viele hypotone Patienten positiv darauf ansprechen. Als Nebenwirkungen von coffeinhaltigen Drogen können Magenbeschwerden, Unruhezustände und Einschlafstörungen auftreten.

Tabelle 3.4.
Gehalt pflanzlicher Drogen an Methylxanthinen in % der getrockneten Droge. n. n. = nicht nachweisbar.

Pflanzliche Droge	Coffein	Theobromin	Theophyllin
Kaffee	0,9–2,6	0,002	0,0005
Colanuß	2,00	0,05	n. n.
Teeblätter	2,5–5,5	0,07–0,17	0,002–0,013
Kakaobohne	0,2	1,2	n. n.
Mate	0,5–1,5	n. n.	n. n.
Guarana	2,95–5,8	0,03–0,17	0,02–0,06

3.2.1.2 Ätherische Öle

In der älteren Medizin verstand man unter Analeptika „Mittel gegen jene Schwächezustände, welche häufig mit Schwindelgefühl und Ohnmacht einhergehen" (Aschner, 1986). Entsprechende Rezepturen enthielten Riechstoffe, welche durch Reizung des Riechnervs und der sensiblen Trigeminus-Endigungen reflektorische Wirkungen auf Atmung und Kreislauf ausübten. Verwendet wurden u. a. ätherische Öle. Die Monographien der Kommission E empfehlen zur äußeren Anwendung in der Balneologie die Ätherisch-Öl-Drogen Rosmarinblätter (Indikation: „Kreislaufbeschwerden") und Lavendelblüten (Indikation: „funktionelle Kreislaufstörungen"). Rosmarinblätter enthalten mindestens 1,2 % ätherisches Öl. Bei Anwendung in der Balneologie sind etwa 50 g Droge heiß aufzugießen und dem Vollbad zuzusetzen. Lavendelblüten enthalten ebenfalls mindestens 1,5 % ätherisches Öl. Als Badezusatz sollen 100 g Lavendelblüten heiß aufgegossen und der Auszug dem Badewasser zugesetzt werden.

Pharmakologische und klinische Daten, die über traditionelles Erfahrungswissen hinausgehen, liegen vor allem für Campher vor. Natürlicher Campher wird seit etwa 2000 Jahren aus dem Holz des in Ostasien beheimateten Campher-Baumes *(Cinnamomum camphora)* durch Wasserdampf-Destillation gewonnen und besteht aus mindestens 96 % 2-Bornanon. Die Monographie der Kommission E *Camphora* (Campher) gibt für die innere Anwendung von 30 bis 300 mg/d die Indikation „hypotone Kreislaufregulationsstörungen" an (Anonymus, 1984). In höheren Dosierungen eingenommen führt Campher zu toxischen Symptomen wie Muskelschmerzen, Rauschzuständen und generalisierten Krämpfen. Orale Einzeldosen bis etwa 50 mg sollen bei Erwachsenen und Schulkindern unbedenklich sein (Franz und Hempel, 2000; Hempel, 2000). Die akute blutdrucksteigernde Wirksamkeit wurde in einer placebokontrollierten Doppelblindstudie bei 48 Patienten mit orthostatischer Hypotonie nachgewiesen. In der Studie wurde allerdings ein Kombinationspräparat angewendet, das neben Campher noch einen Weißdornbeerenextrakt enthielt. 1 bis 5 Minuten nach der Einnahme von eines Flüssig-Präparates entsprechend Dosierungen von 0 mg (Placebo) 5 mg, 20 mg oder 80 mg Campher konnten bei den beiden oberen Dosierungen statistisch signifikante Steigerungen des systolischen und diastolischen Blutdruckes nachgewiesen werden (Belz et al., 2002; Belz und Loew, 2003).

Die schnelle Wirkung der Ätherisch-Öl-Drogen wird möglicherweise über Geruchsrezeptoren der Nasenschleimhaut reflektorisch an die zentralen Kreislaufzentren vermittelt. Die angemessene Zubereitung war das Riechsalz, eine Arzneimittelform, die heute nicht mehr hergestellt wird. Man kann sich aber behelfen, indem 1–4 Tropfen des jeweiligen Öles auf ein Stück Würfelzucker gegeben und mit der Maßgabe genommen werden, sie möglichst langsam mit dem Zucker im Mund zergehen zu lassen. Einreibungen der Schläfenpartien mit den Ölen können ebenfalls nützlich sein. Kontraindiziert ist die Anwendung derartiger ätherischer Öle bei Säuglingen und Kleinkindern (Gefahr des reflektorischen Atemstillstandes). Ob die längerfristige orale Einnahme campherhaltiger Präparate bereits vorbeugend gegen orthostatische Beschwerden wirkt, muss durch weitere klinische Studien geklärt werden

3.2.2 Pflanzliche Mittel bei Hypertonie

Nach einer Definition der WHO liegt eine Hypertonie vor, wenn der Blutdruck systolisch 160 mmHg und diastolisch 95 mmHg überschreitet. Blutdruckwerte zwischen systolisch 140–160 und diastolisch zwischen 90 und 95 mmHg werden als Grenzwert-Hypertonie bezeichnet. Solche Patienten sind in erster Linie mit Allgemeinmaßnahmen (Abbau von Übergewicht, salzarme Kost, sportliche Bewegung) zu behandeln. Als Phytopharmakon bei leichten bis mittelschweren Hypertonien galt bisher der Gesamtextrakt aus den getrockneten Wurzeln der Indischen Schlangenwurzel *(Rauwolfia serpentina),* einem immergrünen Halbstrauch, der im tropischen Asien beheimatet ist. Der Extrakt enthält mehr als 50 verschiedene Alkaloide, darunter das sympathikolytisch wirkende Reserpin. Reserpin ist nicht nur eines der ältesten, sondern nach wie vor auch eines der preiswertesten Antihypertensiva. Wegen zahlreicher Nebenwirkungen, insbesondere bei Anwendung von mehr als 0,2 mg pro Tag (Depressionen, Müdigkeit, Potenzstörungen, verstopfte Nase) wird es mittlerweile in den Industrieländern weniger angewendet, gilt aber nach wie vor als Standard-Antihypertensivum in der WHO-Liste der essentiellen Arzneimittel. Als chemisch definierte Reinsubstanz gehört es jedoch nicht zu den Phytopharmaka.

Der Rauwolfia-Gesamtextrakt hat bei entsprechender Standardisierung und Dosierung dieselben Wirkungen und Nebenwirkungen wie Reserpin. Wegen der geringen therapeutischen Breite erfüllt dieser Extrakt jedoch nicht die Sicherheitskriterien, die von einem guten Phytopharmakon zu fordern sind (Abschnitt 1.5.2). Ein Vorteil gegenüber der besser steuerbaren Therapie mit Reserpin ist nicht ersichtlich.

Einige fiktiv in Deutschland zugelassene „Antihypertonika" enthalten darüber hinaus Zubereitungen aus Mistelkraut, Ölbaumblättern und Rhododendronblättern als wirksame Bestandteile. Bei parenteraler Anwendung von Mistel-Präparaten kann es zum vorübergehenden Blutdruckabfall kommen. Dabei handelt es sich jedoch eher um eine allergische Reaktion mit Freisetzung biogener Amine, aus der nicht auf einen therapeutischen Nutzen bei Bluthochdruck geschlossen werden kann. Die blutdrucksenkende Wirkung bei oraler Einnahme von Mistelkraut-Zubereitungen ist nicht ausreichend belegt. Über die parenterale Anwendung von Mistel-Präparaten zur palliativen Tumortherapie siehe Kapitel 9.

Die getrockneten Blätter des Ölbaumes werden in der italienischen Volksmedizin als Mittel gegen hohen Blutdruck verwendet. Klinische Studien haben jedoch bisher keinen schlüssigen Beweis für die therapeutische Wirksamkeit bei Hypertonie erbracht.

Rhododendronblätter enthalten die hypotensiv wirkenden Grayanotoxine. Diese sind jedoch stark giftig und verursachen neben Übelkeit, Erbrechen und Durchfall bei höheren Dosierungen Muskel- und Atemlähmungen. Rhododendronblätter-Extrakt ist daher als pflanzliches Antihypertensivum ungeeignet.

Der Zusatz von Knoblauchpulver zum Futter spontan hypertensiver Ratten verhindert bei diesen die Ausbildung der Hypertonie (Jacob et al., 1991). Eine Metaanalyse von 8 klinischen Studien mit Knoblauchpulver-Dragees, darunter 3 unter gezieltem Einschluß hypertensiver Patienten, zeigte bei 4 Studien eine signifikante Reduktion des diastolischen und bei 3 Studien eine solche des systolischen Blutdruckes (Silagy und Neil, 1994). Eine Anwendungsbeobachtung mit etwa 2000 Patienten unter der Therapie mit 3 × 300 mg Knoblauchpulver pro Tag ergab, daß bei 1,3 % der Patienten orthostatische Symptome neu aufgetreten sind (Beck und Grünwald, 1993). Zusammenfassend ist daraus zu schließen, daß die Therapie mit Knoblauchpulver-Präparaten bei adäquater Dosierung (600–1200 mg Wirkstoff pro Tag) milde blutdrucksenkende Effekte hat, die sowohl therapeutisch als auch im Hinblick auf mögliche Neben- und Wechselwirkungen (additive Effekte mit Antihypertensiva) zu beachten sind. Knoblauchpulver-Präparate sind daher nach heutigem Stand des Wissens die einzigen als adjuvante Therapie bei Hypertonikern empfehlenswerten Phytopharmaka. Nähere Ausführungen zu den Gefäßwirkungen des Knoblauchs finden sich in dem nachfolgenden Kapitel 3.3.

 # Literatur (zu 3.1 und 3.2)

Al Makdessi S, Sweidan H, Dietz K, Jacob R (1999) Protective effect of Crataegus oxyacantha against reperfusion arrhythmias after global no-flow ischemia in the rat heart. Basic Res Cardiol 94: 71-6.

Al Makdessi S, Sweidan H, Müllner S, Jacob R (1996) Myocardial protection by pretreatment with Crataegus oxyacantha. Arzneim Forsch/Drug Res 46 (I): 25-27.

American Herbal Pharmacopoeia (1999) Hawthorn leaf with flower. American Herbal Pharmacopoeia, Santa Cruz, USA.

Ammon HPT, Händel M (1981) Crataegus, Toxikologie und Pharmakologie. Teil l: Toxizität. Planta Med 43: 105-120.

Anonymus (1984) Camphora (Campher) Bundesanzeiger 228 vom 5.12.1984.

Beck E, Grünwald J (1993) Allium sativum in der Stufentherapie der Hyperlipidämie. Med Welt 44: 516-520.

Belz GG, Butzer R, Gaus W, Loew D (2002) *Camphor-Crataegus* berry extract combination dose-dependently reduces tilt induced fall in blood pressure in orthostatic hypotension. Phytomedicine 9: 581-8.

Belz GG, Loew D (2003) Dose-response related efficacy in orthostatic hypotension of a fixed combination of D-camphor and a fresh Crataegus Berries and the contribution of the single components. Phytomedicine 10 Suppl IV: 61-67.

Bödigheimer K, Chase D (1994) Wirksamkeit von Weißdorn-Extrakt in der Dosierung 3mal 100 mg täglich. Münch Med Wochenschr 136, Suppl. 1: 7-11.

Chatterjee SS, Koch E, Jaggy H, Krzeminski T (1997) In-vitro- und In-vivo-Untersuchungen zur kardioprotektiven Wirkung von oligomeren Procyanidinen in einem Crataegus-Extrakt aus Blättern und Blüten. Arzneim Forsch/Drug Res 47 (I): 821-825.

Eichelbaum M (1986) Pharmakogenetische Aspekte der Arzneimitteltherapie. In: Dölle W, Müller-Oerlinghausen B, Schwabe U (Hrsg) Grundlagen der Arzneimitteltherapie. Wissenschaftsverlag BI, Mannheim Wien Zürich, S 438-448.

Eichstädt H, Bäder M, Danne O, Kaiser W, Stein U, Felix R (1989) Crataegus-Extrakt hilft dem Patienten mit NYHA II-Herzinsuffizienz. Therapiewoche 39: 3288-3296.

Eichstädt H, Störk T, Möckel M, Danne O, Funk P, Köhler S (2001) Wirksamkeit und Verträglichkeit von Crataegus-Extrakt WS® 1442 bei herzinsuffizienten Patienten mit eingeschränkter linksventrikulärer Funktion. Perfusion 14: 212-217.

ESCOP (1999) Crataegi folium cum flore. Monographs on the medicinal uses of plant drugs, Fascicule 6, Exeter, UK.

Fischer K, Jung F, Koscielny J, Kiesewetter H (1994) Crataegus-Extrakt vs. Methyldigoxin. Einfluß auf Rheologie und Mikrozirkulation bei 12 gesunden Probanden. Münch Med Wschr 136 (Suppl 1): 35-38.

Förster A, Förster K, Bühring M, Wolfstädter HD (1994) Crataegus bei mäßig reduzierter linksventrikulärer Auswurffraktion. Ergospirometrische Verlaufsuntersuchung bei 72 Patienten in doppelblindem Vergleich mit Plazebo. Münch Med Wschr 136 (Suppl 1): 21-26.

Franz G, Hempel B (2000) Natürlicher D-Campher. Deutsche Apotheker Zeitung 140: 1050-56.

Hänsel R, Keller K, Rimpler H, Schneider G (Hrsg) (1992) Hagers Handbuch der Pharmazeutischen Praxis. Bd. 4, Drogen A-D. 5. Auflage. Springer Verlag, Berlin Heidelberg: 1040-1056.

Hempel B (2000) Toxikologie von D-Campher. In: Rietbrock N (Hrsg.) Phytopharmaka VI – Foerschung und Praxis. Steinkopff, Darmstadt, S.29-37.

Holubarsch CJF, Colucci WS, Meinertz T, et al. (2000) Survival and prognosis: investigation of crattaegus extract WS 1442 in congestive heart failure (SPICE) – rationale, study design and study protocol. Eur J Heart Failure 2: 431-7.

Jacob R, Ehrsam M, Ohkubo T, Rupp H (1991) Antihypertensive und kardioprotektive Effekte von Knoblauchpulver (Allium sativum). Med Welt (Suppl 7 a): 39-41.

Joseph G, Zhao Y, Klaus W (1995) Pharmakologisches Wirkprofil von Crataegus-Extrakt im Vergleich zu Epinephrin, Amrinon, Milrinon und Digoxin am isoliert perfundierten Meerschweinchenherzen. Arzneim Forsch/Drug Res 45: 1261-1265.

Kaul R (Hrsg) (1998) Der Weißdorn. Wissenschaftliche Verlagsges. MbH, Stuttgart.

Koch E, Chatterjee SS (2000) Crataegus extract WS-1442 enhances coronary flow in the isolated rat heart by endothelial release of nitric oxide. Naunyn-Schmiedeberg's Arch Pharmacol 361 Suppl., R48, Abstr. 180.

Kreimeyer J (1997) Beiträge zur Analytik von Flavon-3-olen und oligomeren Proanthocyanidinen sowie Untersuchungen zur Pharmakologie von Wirkstoff-Fraktionen und einzelnen Procyanidinen aus einem Weißdorn-Trockenextrakt. Inaugural-Dissertation, Universität Münster.

Krzeminski T, Chatterjee SS (1993) Ischemia and early reperfusion induced arrhythmias: beneficial effects of an extract of Crataegus oxyacantha L. Pharm Pharmacol Lett 3: 45–48.

Kurcok A (1992) Ischemia- and reperfusion-induced cardiac inury; effects of two flavonoids containing plant extracts possessing radical scavenging properties. Naunyn-Schmiedebergs's Arch Pharmacol 345 (Suppl RB 81) Abstr 322.

Leuchtgens H (1993) Crataegus-Spezialextrakt WS 1442 bei Herzinsuffizienz NYHA II. Fortschr Med 111: 352-354.

Loew D (1994) Crataegus-Spezialextrakte bei Herzinsuffizienz. Kassenarzt 15: 43–52.

Loew D (1997) Phytotherapy in heart failure. Phytomedicine 4: 267–271.

Müller A, Linke W, Zhao Y, Klaus W (1996) Crataegus extract prolongs action potential duration in guinea-pig papillary muscle. Phytomedicine 3: 257–261.

Pöpping S, Rose H, Ionescu I, Fischer Y, Kammermeier H (1995) Effect of a Hawthorn Extract on Contraction and Energy Turnover of Isolated Rat Cardiomyocytes. Arzneim Forsch/ Drug Res 45: 1157–1161.

Rotfuß MA, Pascht U, Kissling G (2001) Effect of long-term application of Crataegus oxyacanta on ischemia and reperfusion induced arrhythmias in rats. Arzneim-Forsch/Drug Res 51: 24-28.

Schlegelmilch R, Heywood R (1994) Toxicity of Crataegus (Hawthorn) Extract (WS 1442). J Am Coll Toxicol 13: 103–111.

Schmidt U, Albrecht M, Podzuweit H, Ploch M, Maisenbacher J (1998) Hochdosierte Crataegus-Therapie bei herzinsuffizienten Patienten NYHA-Stadium I und II. Z Phythother 19: 22–30.

Schmidt U, Kuhn U, Ploch M, Hübner WD (1994) Wirksamkeit des Extraktes LI 132 (600 mg/Tag) bei 8wöchiger Therapie. Plazebokontrollierte Doppelblindstudie mit Weißdorn an 78 herzinsuffizienten Patienten im Stadium II nach NYHA. Münch Med Wschr 136 (Suppl 1): 13–20.

Schwinger RHG; Pietsch M, Frank K, et al. (2000) Crataegus spezial extract WS 1442 increases force of contraction in human myocardium cAMP-independently. J Cardiovasc Pharmacol 35: 700-7.

Siegel G, Casper U (1996) Crataegi folium cum flore. In: Loew D, Rietbrock N (Hrsg) Phytopharmaka in Forschung und klinischer Anwendung. Steinkopff Verlag, Darmstadt: 1–14.

Siegel G, Casper U, Schnalke F (1996) Molecular physiological effector mechanisms of hawthorn extract in cardiac papillary muscle and coronary vascular smooth muscle. Phytotherapie Res 10: S195-S198.

Siegel G, Casper U, Walter H, Hetzer R (1994) Weißdorn-Extrakt LI 132. Dosis-Wirkungs-Studie zum Membranpotential und Tonus menschlicher Koronararterien und des Hundepapillarmuskels. Münch med Wschr 136 (Suppl 1): 47–56.

Silagy C, Neil A (1994) A meta-analysis of the effect of garlic on blood pressure. J Hypertension 12: 463–468.

Sticher O, Rehwald A, Meier B (1994) Kriterien der pharmazeutischen Qualität von Crataegus-Extrakten. Münch Med Wschr 136 (Suppl 1): 69–73.

Tauchert M (2002) Efficacy and safety of crataegus extract WS 1442 in comparison with placebo in patients with chronic stable New York Heart Association class-III heart failure. Am Heart J 143: 910-5.

Tauchert M, Gildor A, Lipinski J 1999) Einsatz des hochdosierten Crataegusextraktes WS 1442 in der Therapie der Herzinsuffizienz Stadium NYHA II. Herz 24: 465-474.

Tauchert M, Loew D (1995) Crataegi folium cum flore bei Herzinsuffizienz. In: Loew D, Rietbrock N (Hrsg) Phytopharmaka in Forschung und klinischer Anwendung. Steinkopff Verlag, Darmstadt: 137–144.

Tauchert M, Ploch M, Hübner WD (1994) Wirksamkeit des Weißdorn-Extraktes LI 132 im Vergleich mit Captopril. Multizentrische Doppelblindstudie bei 132 Patienten mit Herzinsuffizienz im Stadium II nach NYHA. Münch Med Wschr 136 (Suppl 1): 27–34.

Tauchert M, Siegel G, Schulz V (1994) Weißdorn-Extrakt als pflanzliches Cardiacum (Vorwort). Neubewertung der therapeutischen Wirksamkeit. Münch Med Wschr 136 (Suppl 1): 3–5.
The Digitalis Investigation Group (1997) The Effect of Digoxin on Mortality and Morbidity in Patients with Heart Failure. N Eng J Med 336 (8): 525–533.
Weikl A, Assmus KD, Neukum-Schmidt A, Schmitz J, Zapfe G, Noh HS, Siegrist J (1996) Crataegus-Spezialextrakt WS 1442. *Fortschr Med* 114(24):291–296.
Weikl A, Noh HS (1992) Der Einfluß von Crataegus bei globaler Herzinsuffizienz. Herz + Gefäße 11: 516-524.
Weiss RF (Hrsg) (1991) Lehrbuch der Phytotherapie. 7. Auflage, Hippokrates Verlag Stuttgart: 223.
Zapfe G (2001) Clinical efficacy of Crataegus extract WS® 1442 in congestive heart failure NYHA class II. Phytomedicine 8: 262-266.

3.3 Arteriosklerose und arterielle Verschlußkrankheit

Die Entwicklung der Arteriosklerose und deren Folgeerkrankungen lassen sich durch einige Phytopharmaka teils vorbeugend, teils symptomatisch beeinflussen. Vorbeugende Effekte gegen die Arteriosklerose werden vor allem einigen Laucharten (Knoblauch, Küchenzwiebel, Bärlauch) zugeschrieben. Mit Abstand am besten durch pharmakologische und klinische Untersuchungen belegt sind die Wirkungen des Knoblauchs. Dessen antiarteriosklerotischen Effekte gehen vor allem auf vasodilatorische, rheologische und lipidsenkende Wirkungen zurück. Auch der Wirkmechanismus der Lipidsenkung durch Knoblauch ist aufgeklärt (Cholesterin-Synthesehemmung). Weitere lipidsenkende Pflanzenstoffe zur Sekundär-Prophylaxe der Arteriosklerose sind Phospholipide aus Sojabohnen, Haferkleie und Guar.

Zur symptomatischen Therapie bei peripherer arterieller Verschlusskrankheit sind Spezialextrakte aus Ginkgo-biloba-Blättern geeignet. Das Hauptanwendungsgebiet dieser Ginkgo-Extrakte ist darüber hinaus die symptomatische Behandlung von hirnorganisch bedingten Leistungsstörungen (siehe Kapitel 2.1).

3.3.1 Knoblauch

3.3.1.1 Historische Einführung

Knoblauch ist eine traditionelle Droge. Zu den ältesten Berichten über diese Heil- und Gewürzpflanze zählen schriftliche Aufzeichnungen von den Sumerern, die in die Zeit zwischen 2600 bis 2100 v. Chr. datiert werden. Als Arzneimittel spielte Knoblauch in den ägyptischen Hochkulturen eine wichtige Rolle. So enthalten 22 der insgesamt etwa 800 arzneilichen Rezepturen des berühmten „Papyrus Ebers" (etwa 1550 v. Chr.) Knoblauch. Der griechische Historiker Herodot, der um 450 v. Chr. Ägypten bereist hat, berichtete darüber, dass die mit dem Bau der Pyramiden beschäftigten Arbeiter große Mengen an Rettichen, Zwiebeln und Knoblauch verzehrt hätten. Innerhalb von 20 Baujahren sei allein dafür ein Betrag von 1600 Silbertalenten (auf heutige Währung umgerechnet etwa 10 Mio.) für die etwa 360.000 Bauarbeiter aufgewendet worden. Herodot erklärte dazu weiter, dass die Zufuhr großer Mengen von Knoblauch notwendig war, um die Bauarbeiter vor fieberhaften Erkrankungen zu schützen.

Von den Ägyptern übernahmen die Israeliten den Knoblauch. Nach dem Auszug ihres Volkes aus Ägypten beklagten sie den Verlust des wertvollen Gewürz- und Heilmittels mit den Worten:

„Wir gedenken der Fische, die wir in Ägypten umsonst aßen, der Gurken, der Melonen, des Lauches, der Zwiebeln und des Knoblauchs. Und nun schmachten wir; es ist nichts da ...“ (4. Buch Mose, Kap. 11, Vers 5–6)

Bei den Völkern Europas war der Knoblauch seit dem Mittelalter als Heilmittel bekannt. Wesentlichen Anteil an seiner Verbreitung hatte der Benediktiner-Orden. In den Klostergärten wurde Knoblauch angebaut. Man glaubte, in ihm ein wertvolles Mittel gegen infektiöse Seuchen zu besitzen.

Immer wieder findet man den Hinweis auf günstige Wirkungen bei Pest-Epidemien. Als die Stadt Basel heimgesucht wurde, soll die Seuche unter den Juden, die regelmäßig Knoblauch aßen, bedeutend weniger Opfer gefordert haben als unter den übrigen Bürgern. Im Jahre 1721 wütete in Marseille die Pest. Eine Diebesbande zog während der Seuche durch die Stadt und beraubte Kranke und Tote, ohne dass sich die Bandenmitglieder selbst infizierten. Als Erklärung dafür gab ein dingfest gemachter Verbrecher zu Protokoll, man hätte regelmäßig in Wein und Essig eingeweichten Knoblauch gegessen.

Neben den antiinfektiösen Eigenschaften waren jedoch sowohl bei den Völkern des Orientes als auch bei denen Europas bereits gewisse Herz-Kreislauf-Wirkungen bekannt. So wurde Knoblauch immer wieder als Mittel gegen „Wassersucht" (Herzinsuffizienz?) empfohlen. Die heute ganz im Vordergrund des Interesses stehenden lipidsenkenden bzw. antiarteriosklerotischen Wirkungen spielten allerdings in der antiken und mittelalterlichen Medizin noch keine Rolle, weil die Arteriosklerose erst im Industriezeitalter ihren heutigen Krankheitswert bekommen hat. Ein ausführlicher Bericht zur medizinhistorischen Bedeutung von Knoblauch findet sich bei Koch und Hahn (1988).

3.3.1.2 Botanische Charakterisierung des Knoblauchs

Der Knoblauch (*Allium sativum* L., Abb. 3.8) gehört zu den Liliengewächsen und stammt ursprünglich aus Zentralasien. Er ist heute nur noch als Kulturform bekannt. Die unterirdische Knoblauchzwiebel besitzt keine Schalen wie die Küchenzwiebel, sondern besteht aus 4–20 Zehen, die jeweils von einer trockenen weißen Hülle umschlossen sind. Das Gewicht einer Zehe unterliegt beträchtlichen Schwankungen und beträgt im Mittel etwa 1 g. Aus den Zehen wachsen je nach Standort etwa 30–90 cm hohe federkielartige, unverzweigte Stengel, an deren oberen Teil sich ein kugeliger, lockerer Blütenstand entwickelt. Dieser ist von einem spitz ausgezogenen zylindrischen Hochblatt umgeben, dessen Form an eine zipfelige Kappe erinnert. Der Blütenstand, eine Scheindolde, umfaßt etwa 5–7 weißliche Blüten, die von Juni bis August blühen. Neben den Blüten entstehen im Blütenstand etwa 20–30 bis 1 cm große „Brutzwiebeln". Da die Blüten fast immer steril sind, kommt letzteren eine wichtige Funktion bei der Weiterverbreitung der Pflanze zu.

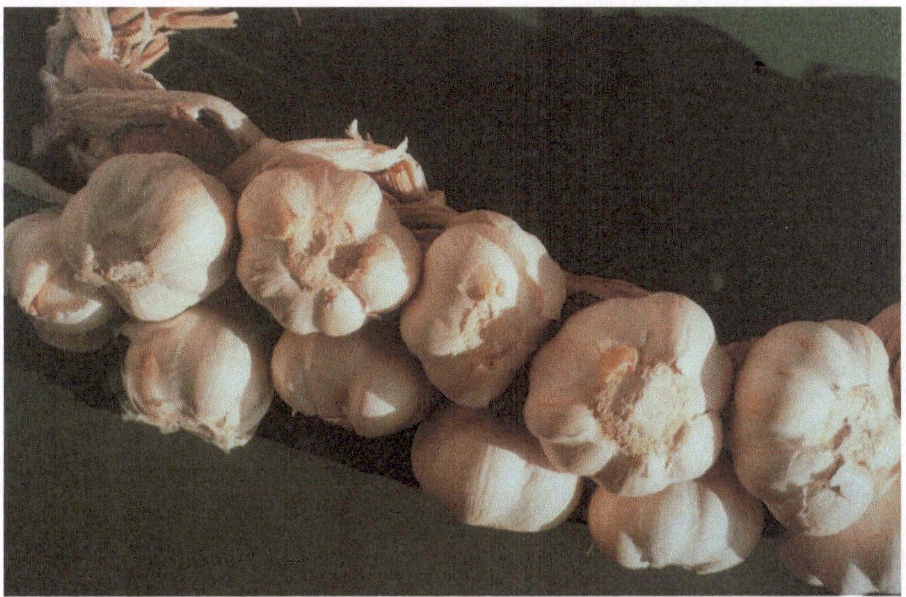

Abb. 3.8. ▲ Knoblauch (*Allium sativum* L.).

3.3.1.3 Knoblauch-Droge

Als Gewürz und zur Herstellung von Arzneimitteln findet nur die Knoblauch-Zwiebel Verwendung. Sie wird ausschließlich aus landwirtschaftlichen Kulturen gewonnen (Abb. 3.9). Die Weltproduktion beträgt etwa 2 Mio. Tonnen pro Jahr, wovon etwa 60 % in Asien, vor allem im China, 20 % in Europa und je etwa 10 % in Nordamerika und Afrika angebaut werden (Fenwick und Hanley, 1985).

Der weitaus größte Teil der produzierten Gesamtmenge wird unmittelbar nach der Ernte zu sogenanntem Knoblauchpulver weiterverarbeitet. Hierfür werden die Zehen geschält, in Scheiben geschnitten und im Luftzug bei Temperaturen von maximal 50 C innerhalb von 3–4 Tagen bis zu einer Restfeuchte von weniger als 5 % getrocknet. Dabei verliert der Knoblauch etwa 2/3 seines Gewichtes (Heikal et al., 1972). Die schwefelhaltigen Inhaltsstoffe sowie das für deren Abbau mitverantwortliche Enzym Alliinase (siehe Abschnitt 3.3.4) bleiben bei diesem Trocknungsprozeß weitgehend erhalten bzw. aktiv (Krest und Keusgen, 1998). Aufgrund der zurückbleibenden Restfeuchte vollzieht sich jedoch auch im Knoblauchpulver ein langsamer, aber kontinuierlich fortschreitender enzymatischer Abbauprozeß mit allmählicher Verflüchtigung der an den medizinischen Wirkungen beteiligten schwefelhaltigen Inhaltsstoffe. Die Haltbarkeit von Frisch-Knoblauch, aber auch die daraus hergestellter Arzneimittel, ist daher limitiert.

Neben der typischen Pulverdroge gibt es weitere Drogenzubereitungen, die in Knoblauch-Arzneimitteln Verwendung finden. Im Hinblick auf ihre praktische Bedeutung sind hier an erster Stelle die so genannten Knoblauchöl-Mazerate zu nennen, die durch kalte Extraktion (Mazeration) mit fetten Ölen gewonnen werden. Hierzu

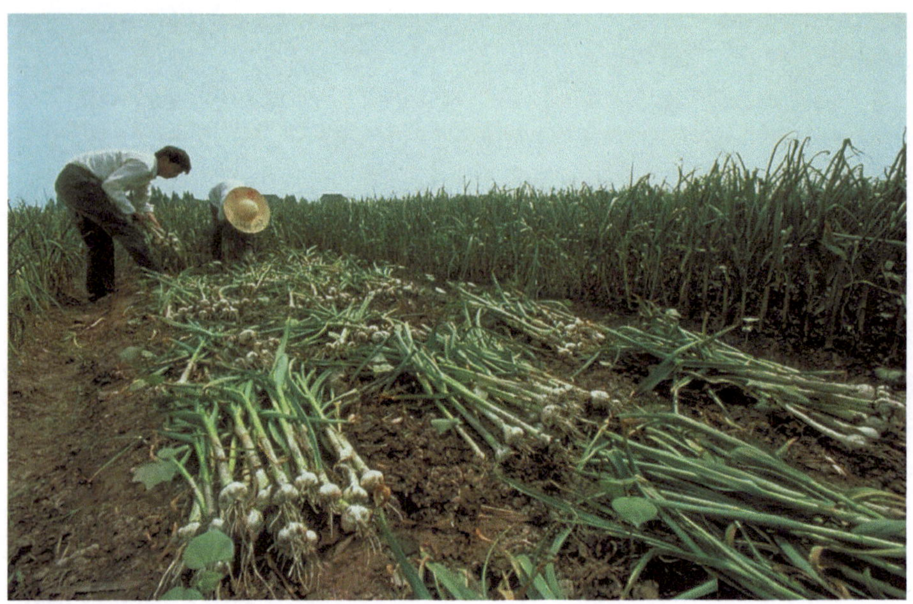

Abb. 3.9. ▲ Knoblauch wird ausschließlich durch landwirtschaftlichen Anbau gewonnen.

werden die zerkleinerten Knoblauchzehen mit Pflanzenölen wie Maisöl oder Weizenkeimöl angesetzt. Dabei gehen die lipophilen Wirkstoffe in das Öl über. Anschließend wird das Öl durch Abpressen vom festen Rückstand befreit. Die wasserlöslichen Inhaltsstoffe des Knoblauchs fehlen in derartigen Zubereitungen.

Mittels Wasserdampfdestillation lässt sich außerdem das so genannte „ätherische Knoblauchöl" aus frischem zerkleinerten Knoblauch gewinnen. Der Gehalt der Knoblauchzwiebel an wasserdampflöslichen Verbindungen beträgt etwa 0,1 bis 0,5 %. Analog zu den Knoblauchöl-Mazeraten entsprechen auch die in dem „ätherischen Knoblauchöl" enthaltenen Verbindungen nicht mehr den originalen Inhaltsstoffen der Pflanze: Vielmehr gehen aus der enzymatischen und thermischen Zersetzung, insbesondere des Alliins und anderer Thiosulfinate (siehe Abschnitt 3.3.4), schwefelhaltige Folgeprodukte hervor. Gewisse Heilwirkungen sind aber auch mit Knoblauchöl-Präparaten nachgewiesen worden, jedoch bei weitem nicht in dem Umfang wie mit Knoblauchpulver und dessen arzneilichen Zubereitungen.

Seit einigen Jahren werden außerdem fermentative Abbauprodukte von Knoblauch („aged garlic") als arzneiliche Zubereitungen angeboten. Die Herstellung dieser „geruchsfreien" Produkte basiert auf monatelanger Fermentierung unter Einwirkung von Feuchtigkeit und Luftsauerstoff, wobei alle reaktionsfähigen Knoblauch-Inhaltsstoffe in mehr oder weniger inerte Abbauprodukte überführt werden. Nennenswerte medizinische Wirkungen sind von solchen fermentierten Produkten weder zu erwarten, noch in pharmakologischen oder klinischen Studien nachgewiesen worden.

3.3.1.4 Leitsubstanzen, Analytik, Pharmakokinetik

Die Inhaltsstoffe des Knoblauchs werden üblicherweise in zwei Gruppen unterteilt, in die der schwefelhaltigen und die der nichtschwefelhaltigen Verbindungen. Den Schwefelverbindungen sowie dem alliin-spaltenden Enzym Alliinase wird der Hauptteil der medizinischen Wirkungen zugesprochen. Knoblauch-Fertigpräparate werden daher häufig auf schwefelhaltige Inhaltsstoffe, insbesondere auf die im Knoblauchpulver enthaltene Aminosäure Alliin, normiert oder standardisiert.

Knoblauchzehen enthalten typischerweise etwa 0,35 % (etwa 1 % vom Trockengewicht) Gesamtschwefel sowie etwa 1 % Gesamtstickstoff. Die schwefelorganischen Verbindungen des Knoblauchs leiten sich von der Aminosäure Cystein bzw. deren Derivaten ab und können unterteilt werden in *S*-Alkyl-Cystein-Sulfoxide und in *g*-Glutamyl-*S*-Allyl-Cysteine. Die *g*-Glutamyl-Cysteine dienen offenbar als Speicherformen für die Cystein-Sulfoxide und werden langsam hydrolytisch durch Lagerung und bei Keimbildung der Knoblauch-Knolle gespalten. Daher bestehen deutliche Unterschiede zwischen frisch geerntetem und gelagertem Knoblauch, vor allem in bezug auf den Gehalt an *g*-Glutamyl-Cysteinen.

Frischknoblauch enthält je etwa 0,5–1 % Cystein-Sulfoxide, insbesondere Alliin, und *g*-Glutamyl-Cysteine. In schonend getrocknetem Knoblauchpulver können sich diese Inhaltsstoffe gegenüber dem Frischknoblauch um etwa den Faktor 2 anreichern. Bei Knoblauchpulver-Präparaten wird üblicherweise das Alliin oder das daraus mittels enzymatischer Spaltung freigesetzbare Allicin (Abb. 3.10) zur Standardisierung der Präparate herangezogen. Alliin liegt in den Zellen der unversehrten Knoblauchzwiebel räumlich getrennt von dem Enzym Alliinase. Erst bei Beschädigung der Zellen, z. B. beim Zerschneiden oder Zerdrücken der Zehen, kommt es zum Kontakt zwischen

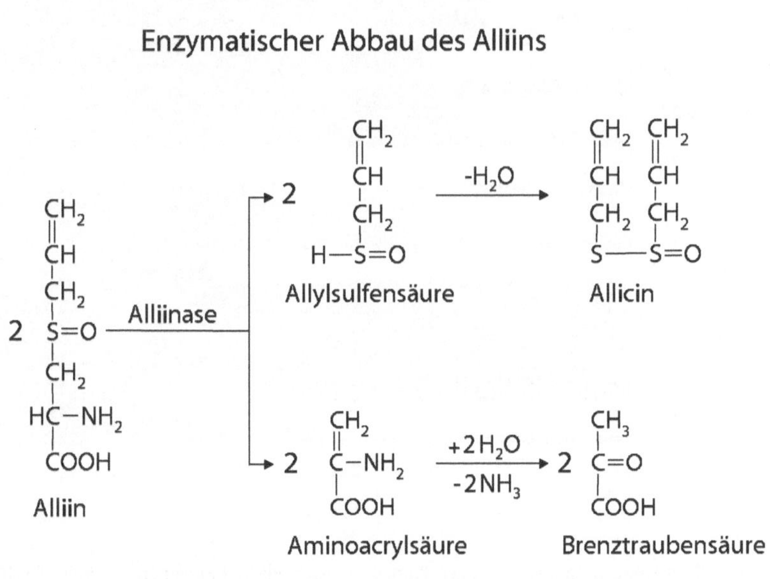

Enzymatischer Abbau des Alliins

Abb. 3.10. ▲ Alliin, der natürliche Inhaltsstoff des Knoblauchs, wird mit Hilfe des Enzyms Alliinase zu Allicin und Brenztraubensäure umgesetzt.

Alliin und Alliinase. Das Alliin wird dabei binnen weniger Minuten in das flüchtige Allicin umgewandelt. Allicin hat einen aromatischen Geruch, ist aber in wässriger und öliger Lösung instabil und zerfällt innerhalb weniger Stunden im wesentlichen in die Vinyldithiine und die Ajoene. Knoblauchöl-Mazerate und Knoblauchöl-Destillate enthalten von Anbeginn nur die Abbauprodukte des Alliins.

Der Gehalt von Frischknoblauch an schwefelhaltigen Inhaltsstoffen unterliegt einer erheblichen biologischen Variabilität (Abb. 3.11), weshalb eine Standardisierung z. B. auf bestimmte Bandbreiten im Gehalt an Alliin bei den Knoblauchpulver-Präparaten sinnvoll und notwendig erscheint. Diese Standardisierung dürfte auch eine Voraussetzung dafür gewesen sein, daß in den letzten Jahren insbesondere mit Knoblauchpulver-Dragees reproduzierbare Wirksamkeitsnachweise in kontrollierten klinischen Studien erbracht werden konnten (siehe Abschnitt 3.3.7).

Zu den nichtschwefelhaltigen Knoblauch-Inhaltsstoffen werden die Alliinase und weitere Enzyme gerechnet. Diese Enzyme dürften eine Bedeutung für die Bioverfügbarkeit der Knoblauch-Inhaltsstoffe haben. Daher wird von Knoblauchpulver-Präparaten gefordert, daß beim Trocknungsprozeß die Enzyme nicht inaktiviert werden, insbesondere dürfen die Lufttemperaturen 50 °C nicht überschreiten. Weitere nicht-schwefelhaltige Knoblauch-Inhaltsstoffe sind eine Reihe von Aminosäuren und Proteinen, Lipide, Steroide, Vitamine und 12 Spurenelemente (Block, 1992; Reuter und Sendl, 1994).

Pharmakokinetische Untersuchungen wurden mit ^{35}S-markiertem Alliin, Allicin und Vinyldithiin an Ratten durchgeführt. Die Dosis betrug jeweils 8 mg/kg, wobei die gemessene Aktivität auf ^{35}S-Alliin bezogen wurde. Es wurden die Aktivitätsverläufe im

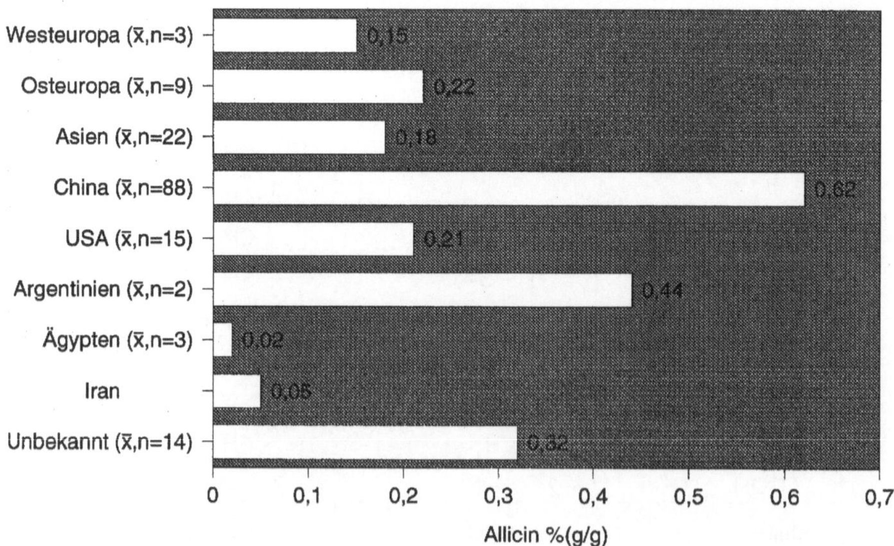

Abb. 3.11. ▲ Allicin-Freisetzung aus Knoblauch-Proben unterschiedlicher Regionen der Welt. Die Untersuchungen wurden im Zeitraum von 1984–1990 durchgeführt. Die Menge des freisetzbaren Allicins unterschied sich maximal um den Faktor 31 (Relation des chinesischen zu ägyptischem Knoblauch) (Pfaff, 1991).

Blut über 72 Stunden sowie die Ausscheidungen im Urin, in den Fäzes und in der Atemluft gemessen. Desweiteren wurden Organverteilungen durch Ganztierautoradiographie vorgenommen. Resorption und Elimination verliefen bei ^{35}S-Alliin deutlich schneller als bei den anderen Knoblauch-Inhaltsstoffen. Die Maxima der Blutkonzentrationen wurden nach oraler Applikation (Schlundsonde) innerhalb von 10 Minuten erreicht. Aufgrund der Urin-Ausscheidung ließ sich für Allicin eine Mindestresorptionsquote von 65 % und für die Vinyldithiine eine solche von 73 % ableiten. In den Fäzes wurden etwa 20 % gefunden, in der Exhalationsluft waren Spuren nachweisbar (Lachmann et al., 1994).

3.3.1.5 Experimentelle Pharmakologie

Zur experimentellen Pharmakologie der Knoblauch-Droge und daraus hergestellter Zubereitungen liegen gegenwärtig etwa 100 Originalarbeiten vor, so dass eine vollständige Auflistung und Referierung hier nicht möglich ist. Es wird in diesem Zusammenhang auf zwei aktuelle Übersichten von Reuter et al. (1994 und 1995) verwiesen.

Die pharmakologischen Studien der letzten 20 Jahre befaßten sich mehrheitlich mit den antiatherogenen sowie den lipid- und blutdrucksenkenden Effekten am Ganztier, den Hemmwirkungen auf die Cholesterinsynthese, den vasodilatorischen, fibrinolyseaktivierenden, thrombozytenaggregations-hemmenden und antioxidativen Wirkungen, die mehrheitlich mit Modellen in vitro gemessen worden sind. In der älteren Literatur lag der Schwerpunkt bei der Untersuchung der antiinfektiösen Wirkungen. Die Untersuchungen zur Pharmakodynamik, die mit einem standardisierten Knoblauchpulver (ca. 1 % Alliin) im Zeitraum von 1988 bis 2003 publiziert wurden, sind in der Tabelle 3.5 zusammengestellt. Die Ergebnisse dieser Arbeiten sind mehrheitlich geeignet, die Hemmwirkung von Knoblauch auf die Progredienz der Arteriosklerose (Abschnitt 3.3.1.7.3) zu erklären.

3.3.1.5.1 Wirkungen auf Atherogenese und Lipidstoffwechsel

6 Arbeitsgruppen (Jain, 1975 und 1977; Bordia et al., 1977; Chang et al., 1980; Kamanna et al., 1984; Mand et al., 1985; Betz et al., 1989) untersuchten die Auswirkungen der längerfristigen (2–9 Monate) Fütterung von Knoblauch und Knoblauch-Zubereitungen an Kaninchen, bei denen mittels cholesterinreicher Diät eine experimentelle Arteriosklerose erzeugt wurde. Die Untersucher kamen mehrheitlich zu dem Ergebnis, dass die atheromatösen Läsionen vor allem im Bereich der Aorten der Tiere durch die zusätzliche Aufnahme von Knoblauch mit der Nahrung statistisch signifikant im Mittel um etwa 50 % gesenkt wurden. Von wesentlicher Bedeutung war dabei die Dauer der Anwendung, die nicht zu kurz (Monate) sein durfte. Vergleichende Untersuchungen mit verschiedenen Knoblauch-Zubereitungen ergaben, dass die antiatheromatösen Effekte vorwiegend an lipophile, teilweise aber auch an hydrophile Fraktionen gebunden waren. Entsprechende Untersuchungen mit einzelnen Inhaltsstoffen (Fujiwara et al., 1972; Itokawa et al., 1973; Zhao et al., 1983) ergaben, dass den schwefelhaltigen Inhaltsstoffen des Knoblauchs eine besondere Bedeutung bei den antiatheromatösen Effekten zukommt. Darüber hinaus wurden die antiatheromatösen Effekte bei lebenden Ratten von Heinle und Betz (1994) und von Patumraj et al. (2000) sowie an arteriosklerotischen Plaques humaner Aorten von Orekhov et al. (1995) nachgewiesen. Jacob et al.

Tabelle 3.5.
Pharmakologische Untersuchungen mit einem standardisierten Knoblauchpulver (1 % Alliin). Die Ergebnisse dieser Publikationen sind mehrheitlich geeignet, die Hemmwirkung der Knoblauch-Therapie auf die Progredienz der Arteriosklerose zu begründen.

Erstautor, Jahr	Objekt	Wirkungen	Hemmung der Arteriosklerose
Betz, 1989	Kaninchen	antiatherogen	++
Heinle, 1994	Ratten	antiatherogen	++
Orekhov, 1995	Intima-Zellkultur	antiarteriosklerotisch	++
Orekhov, 1997	Intima-Zellkultur	antiatherogen	++
Abramovitz, 1999	Mäuse	antiatherogen	++
Patumraj, 2000	Diabetische Ratten	antiarteriosklerotisch	++
Siegel, 2003	Biosensor Modell	antiarteriosklerotisch	++
Brosche, 1991	Ratten	Hemmung der Cholesterin-Synthese	+
Gebhardt, 1993	Leberzellkultur	Hemmung der Cholesterin-Synthese	+
Gebhardt, 1994	Leberzellkultur	Hemmung der Cholesterin-Synthese	+
Gebhardt, 1995	Leberzellkultur	Hemmung der Cholesterin-Synthese	+
Gebhardt, 1996	Leberzellkultur	Hemmung der Cholesterin-Synthese	+
Liu, 2000	Isolierte Ratten-Leberzellen	Hemmung der Cholesterin-Synthese	+
Siegel, 1991 und 1998	Human-Koronararterien	vasodilatorisch	+
Jacob, 1991	hypertensive Ratten	blutdrucksenkend	+
Das, 1995	Thrombozyten	aggregationshemmend	+
El Sabban, 1997	Thrombozyten	aggregationshemmend	+
Brändle, 1997	hypertensive Ratten	lebenszeitverlängernd	+
Ciplea, 1988	Ratten	kardioprotektiv	(+)
Isensee, 1993	Langendorff-Herz (Ratte)	kardioprotektiv	(+)
Pedrazza, 1998	Ratten NO-Synthetase	aktivierend	+
Kourounakis, 1991	Lebermikrosomen	antioxidativ	(+)
Popov, 1994	photochemische Radikale	antioxidativ	(+)
Török, 1994	photochemische Radikale	antioxidativ	(+)
Lewin, 1994	LDL-Partikel	antioxidativ	(+)
Siegers, 1999	Granulozyten	antioxidativ	(+)

(1993) wiesen kardioprotektive Effekte nach 10wöchiger Fütterung von Knoblauchpulver bei experimentellem Herzinfarkt an Ratten nach.

Die Hemmwirkungen von Knoblauch auf die Cholesterin-Biosynthese wurden erstmals von Quereshi et al. (1983) an Hepatocyten von Hühnern und an Affenlebern nachgewiesen. Diese Arbeitsgruppe führte auch vergleichende Untersuchungen mit 3 Extraktfraktionen durch. Bei äquivalenter Dosierung führten sowohl die Gesamtdroge als auch lipophile und hydrophile Fraktionen zu einer Hemmung von 2 Schlüsselenzymen der Cholesterin-Biosynthese um 50–75 %. Gebhardt et al. (1993 und 1994) klärten in Untersuchungen mit Rattenhepatocyten auf, welche Schritte der Cholesterin-

Biosynthese durch Knoblauch und dessen schwefelhaltige Inhaltsstoffe im Einzelnen beeinflußt werden. Der molekulare Wirkmechanismus wird im Sinne einer Interaktion mit der Phosphorylierungs-Kaskade der Hydroxymethylglutaryl-CoA-Reduktase verstanden (Gebhardt, 1995). Allicin hemmte die Inkorporation von ^{14}C-Acetat in Neutralfette bereits in Konzentrationen von 10 µM, so daß Allicin unter den schwefelhaltigen Folgeprodukten von Alliin als die aktivste Verbindung anzusehen ist (Gebhardt et al., 1996). Diese Ergebnisse wurden von Liu und Yeh (2000) bestätigt und durch weitere systematische Untersuchungen mit 11 wasserlöslichen und 6 lipidlöslichen Alliin-Derivaten ergänzt.

3.3.1.5.2 Wirkungen auf Gefäßwiderstand, Fibrinolyse und Thrombozytenaggregation

Blutdrucksenkende Wirkungen von Knoblauchzubereitungen wurden von Chandorkar und Jain (1973) und von Malik et al. (1981) an Hunden nachgewiesen.

Jacob et al. (1991) prüften die Auswirkungen des Zusatzes von Knoblauchpulver zum Futter spontan hypertensiver Ratten über Zeiträume von 14 Tagen bis 11 Monaten. Die Ergebnisse dieser Studie (Abb. 3.12) belegten sehr eindrucksvoll einen antihypertensiven Effekt von Knoblauch, der sich gleichzeitig auch in einer Reduzierung der sekundären myokardialen Schäden bei den Tieren auswirkte. In einer weiteren Untersuchungsreihe derselben Arbeitsgruppe am Modell der spontan hypertensiven Ratte konnte nachgewiesen werden, daß durch die Knoblauch-Fütterung auch die Überlebenszeit der Tiere signifikant verlängert werden konnte (Brändle et al., 1997).

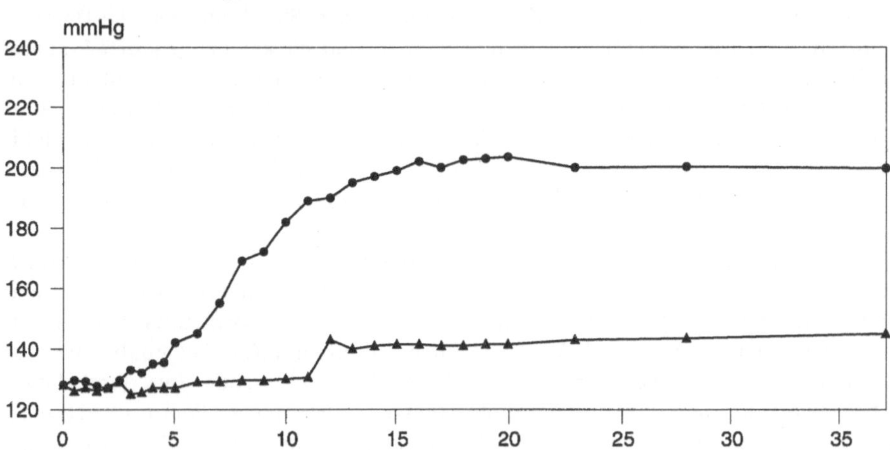

Abb. 3.12. ▲ Verlauf des Blutdruckes bei spontan hypertensiven Ratten. Der Zeitpunkt 0 entspricht dem Liefertermin der Versuchstiere, d. h. einem Lebensalter von ca. 3 Wochen. Die Tiere wurden über einen Zeitraum von etwa 9 Monaten beobachtet. Die obere Kurve entspricht den Kontrolltieren, die untere den mit der mittleren Dosis von 1 g/kg Körpergewicht Knoblauchpulver pro Tag zusätzlich zum Standardfutter ernährten Tieren (Jacob et al., 1991).

Neben den antiatheromatösen Wirkungen dürften insbesondere direkte vasodilatorische Effekte von Knoblauch-Inhaltsstoffen für die blutdrucksenkende Wirkung verantwortlich sein. Diese Effekte wurden von Siegel et al. (1991 und 1992) an isolierten Gefäßstreifen der Karotis vom Hund sowie an isolierten Gefäßmuskelzellen untersucht. Dabei wurde eine starke Membranhyperpolarisation durch wässrige Knoblauch-Extrakte und bestimmte schwefelhaltige Inhaltsstoffe nachgewiesen, aus denen hervorgeht, dass bestimmte Knoblauch-Inhaltsstoffe kaliumkanal-öffnende Eigenschaften besitzen könnten. Außerdem wurde nachgewiesen, daß Knoblauch ein potenter Aktivator der endogenen NO-Synthese ist (Das et al., 1995). Stickstoffoxid (NO) ist als potenter Vasodilatator bekannt, der beispielsweise auch die physiologische Gefäßerweiterung im Rahmen des Muskeltrainings bewirkt (Bode-Böger et al., 1994).

Die aktivierende Wirkung von Knoblauch auf die Fibrinolyse sowie die Hemmwirkung auf die Thrombozytenaggregation wurden in insgesamt 16 experimentellen Studien nachgewiesen, die teils am Ganztier, teils in vitro durchgeführt wurden. Eine Übersicht über diese Studien und deren Ergebnisse befindet sich bei Reuter et al. (1994, 1995 und 1996). In diesen Arbeiten wurde mehrheitlich nachgewiesen, daß sowohl verschiedene Knoblauch-Zubereitungen als auch bestimmte schwefelhaltige Folgeprodukte des Alliins stimulierend auf die endogene Fibrinolyse und hemmend auf die Thrombozytenaggregation wirken. Unter therapeutischer Anwendung bei Patienten mit erhöhter Thrombozytenaggregation trat ein signifikanter Effekt nicht akut, sondern erst nach 2- bis 4wöchiger Behandlung ein (Kiesewetter et al., 1993a).

3.3.1.5.3 Kardioprotektive und antioxidative Wirkungen

Die 11tägige Fütterung von Knoblauchpulver hatte bei Ratten einen protektiven Effekt auf die Isoprenalin-induzierte Myokard-Schädigung (Ciplea und Richter, 1988). In einer weiteren Untersuchungsreihe erhielten Ratten über den Zeitraum von 10 Wochen einen Zusatz von 1 % Knoblauchpulver Knoblauchpulver zum Standardfutter. Die Untersuchungen zur kardioprotektiven Wirkung wurden danach am Langendorff-Präparat nach Ischämie und Reperfusion durchgeführt. Untersucht wurde die Zeit bis zum ersten Auftreten von Herzrhythmusstörungen sowie die Größe der ischämischen Zone. Nach Abbinden des Ramus descendens der linken Koronararterie war die Latenzzeit bis zum Einsetzen der Rhythmusstörungen bei den vorbehandelten Tieren signifikant verlängert und die Größe der ischämischen Zone signifikant verringert (Isensee et al., 1993).

Die Bildung freier Sauerstoffradikale mit der Folge der Lipidperoxidation spielt möglicherweise eine Schlüsselrolle in der Pathogenese der Arteriosklerose. Antioxidative Wirkungen von Knoblauch könnten somit zum antiarteriosklerotischen Gesamteffekt beitragen. Entsprechende Wirksamkeitsnachweise mit Knoblauchpulver wurden an isolierten Lebermikrosomen (Kourounakis et al., 1991) mit Hilfe eines photochemischen Radikal-Generators mit Chemolumineszenz-Messungen (Popov et al., 1994; Török et al., 1994) sowie an isolierten LDL-Partikeln (Lewin et al., 1994) nachgewiesen.

3.3.1.5.4 Sonstige Wirkungen

Für Knoblauch und daraus hergestellte wässrige Zubereitungen sind in zahlreichen, vorwiegend älteren Publikationen ausgeprägte antibakterielle und antimykotische, in wenigen Arbeiten auch antivirale Wirkungen nachgewiesen worden. Eine Übersicht zu diesen Arbeiten befindet sich ebenfalls bei Reuter et al. (1994 und 1995). Die antiinfektiösen Effekte von Knoblauch, deren stoffliches Wirkprinzip schon 1944 aufgeklärt wurde (Cavallito und Bailey, 1944, sind zwar von besonderem medizinhistorischen Interesse sind (siehe 3.3.1), haben aber gegenwärtig keine praktische Bedeutung mehr. Zwar haben protektive Effekte gegen *Heliobacter pylori* ein erneutes Interesse an den antibakteriellen Wirkungen von Knoblauch geweckt (Sivam, 2001), die aber bisher durch klinische Studien am Menschen nicht bestätigt werden konnten (Graham et al., 1999; Aydin et al., 2000).

In verschiedenen experimentellen Modellen an Kaninchen, Ratten und Meerschweinchen wurden blutzuckersenkende Wirkungen durch Knoblauch nachgewiesen (Mathew et al., 1973; Jain, 1977; Zacharias et al., 1980; Chang et al., 1980). Die Arbeitsgruppen von Mathew und Chang schlossen aufgrund ihrer Ergebnisse auf eine Stimulation der Insulinproduktion durch Knoblauch. Bei therapeutischer Anwendung ergaben sich allerdings kaum Hinweise für eine antidiabetische Wirkung von Knoblauch am Menschen.

In 5 Publikationen wird über antitoxische Effekte von Knoblauch bei Tetrachlorkohlenstoff-, Ispoprenalin- und Schwermetall-Vergiftungen berichtet. 12 weitere Arbeitsgruppen berichteten über tumorhemmende Wirkungen, insbesondere bei Sarkomen, Blasentumoren, Leberzellkarzinomen und bei isolierten Colonkarzinom-Zellen (Übersicht bei Reuter und Sendl, 1994). Der Einfluß lauchreicher Kost auf die Inzidenz maligner Tumoren am Menschen wurde bisher in 20 epidemiologischen Studien untersucht. Die Ergebnisse deuten darauf hin, daß die reichliche Zufuhr von Allium-Arten mit der Nahrung einen protektiven Effekt im Hinblick auf bestimmt gastrointestinale Tumoren hat. Als mögliche Mechanismen wurden antibakterielle oder antimutagene Effekte diskutiert (Ernst, 1997).

3.3.1.6 Toxikologie

Die Prüfung der akuten Toxizität des Allicins ergab LD_{50}-Werte an der Maus von 60 mg/kg i.v. bzw. von 120 mg/kg s.c. (Cavallito und Bailey, 1944). Eine Untersuchung neueren Datums zur akuten Toxizität eines Knoblauch-Extraktes bei Ratten und Mäusen ergabe letale Wirkungen nach p.o., i.p. und s.c. Applikation bei Dosierungen von mehr als 30 ml/kg (Nakagawa et al., 1984).

Nach 6monatiger oraler Applikation eines Knoblauch-Extraktes an Ratten in Dosierungen bis zu 2000 mg/kg war keine Gewichtsabnahme festzustellen, obwohl die Nahrungsaufnahme bei den behandelten Tieren geringfügig niedriger war als bei den Kontrollen. Darüber hinaus wurden keine Veränderungen der Nierenfunktion, der hämatologischen und bestimmter serologischer Parameter festgestellt. Es gab keine Hinweise auf eine pathologische Veränderung an Organen und Geweben (Sumiyoshi et al., 1984).

Bei der Prüfung der Gentoxizität von peroral verabreichtem Knoblauch an den Knochenmarkzellen der Maus wurden keine signifikanten Veränderungen im Vergleich zu den unbehandelten Kontrollen gefunden (Abraham und Kesavan, 1984).

Eine Übersicht über weitere Arbeiten zur Toxikologie von Knoblauch findet sich bei Koch (1988 und 1995).

3.3.1.7 Klinische Studien

Im Zeitraum von 1986 bis 1999 sind 34 kontrollierte klinische Studien mit Knoblauch-Fertigpräparaten publiziert worden. 4 dieser Studien wurden mit Knoblauchöl bzw. Ölmazeraten durchgeführt (Lau et al., 1987; Barrie et al., 1987; Gadkari und Joshi, 1991; Berthold et al., 1998), alle übrigen mit Knoblauchpulver-Präparaten, die auf einen Alliin-Gehalt von 1,0–1,4 % eingestellt werden. Die weiteren Ausführungen in diesem Kapitel beziehen sich ausschließlich auf die Studien mit den Knoblauchpulver-Präparaten, da die wechselseitige Übertragbarkeit der Ergebnisse von den Knoblauch-pulver- auf die Öl-Zubereitungen wegen der großen Unterschiede in der pharmazeutischen Qualität nicht zulässig ist. Die früheren Studien bis etwa zum Zeitraum 1994 wurden in mehreren Übersichten und Metaanalysen zusammenfassend bewertet (Reuter und Sendl, 1994; Reuter et al., 1995; Silagy and Neil, 1994; Warshafsky et al., 1993).

Die Tabelle 3.6 enthält eine Übersicht von 30 Therapiestudien, die mit Knoblauch-pulver-Dragees durchgeführt worden sind. Insgesamt waren in diesen Studien 3724 Patienten eingeschlossen, davon wurden 2012 mit den Knoblauchpräparaten behandelt. 4 der Studien wurden ohne Kontrollgruppen, 3 gegen Vergleichstherapie, eine gegen ein Vergleichskollektiv (matched pairs), alle übrigen doppelblind gegen Placebo durchgeführt. Die Behandlungsdauer betrug in den Studien je nach Prüfziel 2-208 Wochen. Die konfirmatorischen Zielparameter waren bei der Mehrzahl der älteren Studien die Blutlipide, insbesondere das Gesamtcholesterin und die Triglyzeride im Plasma. Bei je einer Studie wurde die Wirksamkeit im Sinne der Verlängerung der Gehstrecke bei peripherer arterieller Verschlußkrankheit (Kiesewetter et al., 1993 b) und der Einfluss auf die Atherogenität von LDL (Orekhov et al., 1996), die Wirkung auf das Wachstum arteriosklerotischer Plaques in der Arteria carotis (Koscielny et al., 1999) und der Einfluß auf die Pulswellengeschwindigkeit als Meßgröße für die Elastizität der Aorta (Breithaupt-Grögler et al, 1997) geprüft. Als Begleitparameter wurden in einigen Studien geprüft: Besserung der Befindlichkeit (psychometrische Skalen), Blutdrucksenkung, Fibrinolyseaktivierung und Verringerung der Plasmaviskosität (Kiesewetter, 1993c).

3.3.1.7.1 Senkung erhöhter Blutfettspiegel

Die Ergebnisse der Studien von 1988 bis 1990 wurden von Brosche und Platt (1990) einer kritischen Bewertung unterzogen. Die Tabelle 3.7 enthält Daten dieser Übersichtsarbeit, ergänzt durch diejenigen weiterer Studien, die in den Jahren 1992 bis 2000 publiziert worden sind. Aus der Tabelle 3.7 geht hervor, daß bei 13 der insgesamt 20 Studien signifikante Senkungen des Gesamtcholesterins im Verlauf der Therapie und bei 8 Studien auch solche im Vergleich mit der Kontrollgruppe nachgewiesen wurden. Allerdings konnten bei den Studien der Jahre 1995 bis 2000 seltener signifikante lipidsenkende Effekte nachgewiesen werden als in früheren Jahren, weshalb diese Effekte von Knoblauch insgesamt in Zweifel gezogen wurden (Isaacsohn et al., 1998; Berthold et al., 1998, Superko, 2000).

Die umfänglichste placebokontrollierte Studie zur lipidsenkenden Wirkung von Knoblauchpulver ist unter Einschluß von 261 Patienten von Mader et al. (1990) durchgeführt worden. Im Verlaufe der 16 Wöchigen Therapie waren im Vergleich zu Placebo signifikante Senkungen des Gesamtcholesterins in der Verum-Gruppe festgestellt wor-

Tabelle 3.6.
Zusammenstellung von 30 klinischen Studien mit standardisierten Knoblauchpulver-Dragees bei Patienten. Insgesamt waren in diesen Studien 3724 Patienten eingeschlossen, davon wurden 2012 mit dem Verum behandelt. Die Dosierung lag zwischen 300 mg und 1400 mg Knoblauchpulver täglich. Die Therapiezeiträume betrugen 2–208 Wochen.

Erstautor, Jahr	Patientenzahl Gesamt	Patientenzahl Verum	mg/d	Wochen Therapie	Zielparameter
Ernst, 1986	20	10	600	4	CH, TG
König, 1986	53	53	600	4	CH, TG, PVD, BP
Kandziora, 1988a	40	20	600	12	CH, TG, BP
Kandziora, 1988b	40	20	600	12	CH, TG, BP
Harenberg, 1988	20	20	600	4	CH, TG, FL, BP
Schwartzkopff, 1988	40	20	900	12	Lipid-Fraktionen, BP
Auer, 1989	47	24	600	12	CH, TG, BP
Brosche, 1989	40	40	600	12	Lipid-Fraktionen
Vorberg, 1990	40	20	900	16	CH, TG, BP, B
Zimmermann, 1990	23	23	900	3	CH, TG
Mader, 1990	221	111	800	16	CH, TG, BP
Kiesewetter, 1991	60	30	800	5	THA, EF, PV, BP
Holzgartner, 1992	94	47	900	12	CH, TG, HDL, LDL, BP
Rotzsch, 1992	24	12	900	6	TG (postprandial)
De Santos, 1993	52	25	900	24	CH, TG, LDL, HDL, BP, B
Jain, 1993	42	20	900	12	CH, TG, BP, B
Kiesewetter, 1993b	64	32	800	12	PVD, THA, PV, CH, BP
Saradeth, 1994	68	31	600	15	FL, PV, HKT, CH, TG, BP
Walper, 1994	1682	917	600	6	CH (vs. Diät)
Simons, 1995	28	28	900	12	CH, LDL, HDL, TG, BP, LOS
De Santos, 1995	70	36	600	16	CH, LDL, HDL, BP, B
Neil, 1996	115	57	900	24	CH, LDL, HDL, TG
Orekhov, 1996	23	11	900	4	CAG, LOS, CH, TG
Adler, 1997	50	12	900	12	CH, LDL, HDL, TG
Breithaupt-Grögler, 1997	202	101	>300	>104	PWV, EVR
Isaacsohn, 1998	50	28	900	12	CH, LDL, HDL, TG
Lash, 1998	35	19	1400	12	CH, LDL, HDL, TG
McCrindle, 1998	30	15	900	8	CH, LDL, HDL
Koscielny, 1999	152	61	900	208	PQV
Superko, 2000	50	25	900	12	CH, LDL, HDL, TG

Die Zielparameter werden in der Tabelle mit den folgenden Abkürzungen bezeichnet: **CH** = Gesamtcholesterin, **LDL** = LDL-Cholesterin, **HDL** = HDL-Cholsterin, **TG** = Triglyzeride, **B** = Befindlichkeit, **PVD** = Gehstrecke und Symptome bei peripherer arterieller Verschlußkrankheit, **BP** = Blutdruck, **FL** = Fibrinolyse, **THA** = Thrombozytenaggregation, **PV** = Plasmaviskosität, **LOS** = Lipoproteinoxidation, **CAG** = celluläre Atherogenität, **PQV** = Plaquevolumen, **PWV** = Pulswellengeschwindigkeit, **EVR** = elastischer Gefäßwiderstand.

den. Die deutlichsten Effekte waren bei Patienten mit initialen Cholesterinspiegeln zwischen 250 und 300 mg/dl nachzuweisen. Die lipidsenkenden Wirkungen von Knoblauchpulver bei Patienten mit Hyperlipidämie wurden im Rahmen von drei Metaanalysen bewertet. Diese kamen noch zu dem Schluß, daß abzüglich des Placebo-

Effektes im Hinblick auf das Gesamtcholesterin signifikante Senkungen im Mittel um 9 % (Warshafsky et al., 1993) bzw. 12 % (Silagy und Neil, 1994 a) bzw. 6% (Stevinson et al., 2000) zu erwarten sein. Das gilt für Dosierungen entsprechend 600–900 mg Knoblauchpulver pro Tag und Behandlungszeiträumen von mindestens 4 Wochen.

Tabelle 3.7.
21 Studien entsprechend der Zusammenstellung in der Tabelle 3.6 erlauben eine Bewertung der Wirkung der Einnahme von Knoblauchpulver-Dragees auf das Gesamtcholesterin im Serum. Die Spalte 2 entspricht den Werten vor Beginn und am Ende des jeweiligen Therapiezeitraumes (Therapiedauer und Dosierung siehe Tabelle 2). Die Spalte 3 enthält die Veränderungen in % gegenüber dem Anfangswert der Verum-Gruppe; die Spalte 4 bedeutet den Unterschied der prozentualen Änderungen zwischen Knoblauch und Placebo am Ende der Behandlung.

Erstautor, Jahr	Cholesterin vor : nach (mg/dl)	Differenz (%) im Verlauf	Differenz (%) vs. Placebo
Harenberg, 1988, K	278 : 258	–7*	–
Kandziora, 1988b, K	314 : 294	–6 f	–5 ns
Schwartzkopff, 1988, R	278 : 274	–1 ns	–3 ns
Auer, 1989, R	268 : 230	–14*	–6 +
Brosche, 1989	260 : 240	–8***	–
Vorberg, 1990, R	259 : 233	–21***	–17***
Mader, 1990, R	266 : 235	–12***	–9***
Holzgartner, 1992, K	282 : 210	–25***	–
Rotzsch, 1992, K	261 : 253	–3***	–2***
De Santos, 1993, R	267 : 243	–5*	–6*
Jain, 1993, R	263 : 247	–6**	–5**
Kiesewetter, 1993b, R	267 : 234	–12***	–8*
Saradeth, 1994, R	223 : 214	–4*	–5*
Simons, 1995, R	(Cross-over-Design)		ns
De Santos, 1995, K	6,47 : 5,76 [mmol/l]	–11*	–8 ns
Neil, 1996, R	6,96 : 6,91 [mmol/l]	–1 ns	–2 ns
Orekhov, 1996, R	217 : 201	–7 ns	–7 ns
Adler, 1997, R	6,54 : 5,79 [mmol/l]	–11*	–12**
Isaacsohn, 1998, R	7,1 : ? [mmol/l]	+2 ns	+2 ns
McCrindle, 1998, R	6,86 : ? [mmol/l]	+0,6 ns	+0,1 ns
Superko, 2000, R	245 : 243	–1 ns	–2 ns

Abkürzungen: * = < 0,05; ** = < 0,01; *** = < 0,001. **ns** = nicht signifikant; **f** = Angabe zur Signifikanz fehlt; **R** = Doppelblind-Studie gegen Placebo; **K** = Verum gegen Kontrollgruppe.

3.3.1.7.2 Senkung des Blutdruckes

Die Veränderungen des Blutdruckes wurden als Begleitparameter bei insgesamt 15 Studien geprüft. Die Tabelle 3.8 enthält eine Zusammenstellung der Blutdruckmittelwerte der jeweiligen Verum-Kollektive bei Beginn und am Ende der Behandlungsperioden. Die Differenzen der Blutdruckwerte vor und nach Behandlung wurden in Prozent angegeben. In der letzten Spalte der Tabelle 3.8 wurde die statistische Signifikanz im Vergleich zu Placebo bzw. Kontrolltherapie angegeben. Aus der Tabelle geht hervor, daß, mit 2 Ausnahmen, von allen Prüfern Blutdrucksenkungen unter der Verum-Therapie beobachtet worden sind. Die Senkungen betragen je nach Studie zwischen 2 % und 27 % der Anfangswerte.

Eine Metaanalyse von 8 Studien, darunter 3 unter gezieltem Einschluß hypertensiver Patienten, zeigte bei 4 Studien eine signifikante Reduktion des diastolischen und bei 3 Studien eine solche des systolischen Blutdruckes. Nach diesen Autoren lassen sich aus diesen Ergebnissen Hinweise dafür ableiten, daß Knoblauch in der geprüften Dosierung entsprechend 600–900 mg Pulver pro Tag milde blutdrucksenkende Wirkungen haben kann, die jedoch nicht ausreichend sind zum Zwecke der gezielten antihypertensiven Therapie bei Patienten mit Hypertonie (Silagy und Neil, 1994).

Tabelle 3.8.
Mittelwerte des systolischen/diastolischen Blutdruckes vor und nach der jeweiligen Behandlungsperiode mit Knoblauchpulver-Dragees. Dosierungen und Behandlungsdauer sind der Tabelle 3.6 zu entnehmen. Der Blutdruck wurde bei den insgesamt 15 Studien mehrheitlich nur als Begleitparameter gemessen. Bei 12 von 15 Studien kam es im Verlauf der Therapie zu numerischen Senkungen des Blutdruckes. Signifikante Unterschiede im Vergleich zu Placebo wurden bei 7 Studien berichtet.

| Erstautor | Mittelwerte Verum | | | Signifikanz |
	vor	nach	Diff. %	vs. Placebo
König, 1986	167/107	156/97	−6/−5	−
Harenberg, 1988	137/86	126/81	−8/−9	−
Kandziora, 1988 a, R	174/99	158/83	−9/−16	−
Kandziora, 1988 b, K	178/100	167/85	−6/−15	−
Schwartzkopff, 1988, R	128/82	130/84	+2/+2	ns
Auer, 1989, R	171/101	151/90	−12/−11	*
Vorberg, 1990, R	144/90	138/87	−4/−3	*
Mader 1990, R	151/92	143/85	−5/−8	*
Kiesewetter, 1991, R	116/73	108/67	−7/−9	*
Holzgartner, 1992, K	143/83	135/79	−6/−5	*
De Santos, 1993, R	145/90	120/80	−17/−11	*
Kiesewetter, 1993 b, R	152/85	150/82	−2/−3	*
Saradeth, 1994, R	125/80	127/83	+2/+3	ns
Simons, 1995, R	(Cross-over-Design)			ns
De Santos, 1995, K	151/96	124/79	−27/−17	−

Abkürzungen: K = Studie gegen Kontrollgruppe, **R** = randomisierte Doppelblindstudie im Vergleich mit Placebo; * = statistisch signifikant (p < 0,05).

3.3.1.7.3 Hemmung der Arteriosklerose-Progredienz am Menschen

Der günstige Einfluß auf typische Risikofaktoren der Arteriosklerose sowie auf Rheologie und Blutgerinnungsfaktoren machen eine antiarteriosklerotische Gesamtwirkung von Knoblauch wahrscheinlich (Neil und Silagy, 1994; Siegel et al 1999). Zur direkten Prüfung solcher Effekte am Menschen wurden bisher 4 Studien durchgeführt. Bei zwei dieser Studien wurden Patienten mit peripherer arterieller Verschlußkrankheit im Stadium II nach Fontaine eingeschlossen. König und Schneider (1986) führten eine offene Studie mit 53 Patienten durch, die über einen Zeitraum von 12 Wochen mit Knoblauchpulver-Dragees (600 mg/d) behandelt worden sind. Bei diesen Patienten kam es zu einer signifikanten Verbesserung der Waden- und Zehen-Oszillographie sowie des plethysmographischen Zehendruckes. Kiesewetter et al. (1993b) führten eine placebo-kontrollierte Doppelblindstudie mit 80 Patienten durch (64 auswertbare Fälle). Die Tagesdosis betrug 800 mg Knoblauchpulver, die Behandlungsdauer 12 Wochen. Die konfirmatorische Größe war die mittels Laufbandergometrie ermittelte schmerzfreie Gehstrecke, wobei als Basistherapie in beiden Gruppen ein Gehtraining durchgeführt wurde. Die schmerzfreie Gehstrecke wurde in der Verum-Gruppe um 28 % (46 Meter) und in der Placebo-Gruppe um 18 % (31 Meter) gesteigert. Der Unterschied zwischen beiden Gruppen war signifikant auf dem 5 %-Niveau und nahm über den 12-wöchigen Therapiezeitraum kontinuierlich zu.

Dieselbe Arbeitsgruppe führte im Zeitraum von 1992 bis 1998 eine prospektive placebokontrollierte Doppelblindstudie mit insgesamt 280 Patienten durch. Konfirmatorische Zielgröße war in dieser Studie die Veränderung der Volumina arteriosklerotischer Plaques im Bereich der Arteria carotis comunis, die mittels B-Scan-Ultraschall-Technik gemessen wurden. Von den ursprünglich eingeschlossenen Patienten beendeten 152 die 48monatige Behandlungsperiode. Im Vergleich zur Placebo-Gruppe wurde unter dem Verum der Zuwachs der arteriosklerotischen Plaquevolumina signifikant um 5-18 % reduziert. Das alterkorrelierte Plaque-Wachstum zwischen 50 und 80 Jahren reduzierte sich unter Knoblauch signifikant um 6–13 %, bezogen auf die 4 jährige Behandlungsperiode. Die Ergebnisse deuten darauf hin, daß mit Knoblauch nicht nur ein prophylaktischer, sondern bei einem Teil der Patienten auch ein therapeutischer Effekt im Sinne der Regression der arteriosklerotischen Plaques erzielt werden kann (Koscielny et al., 1999; Siegel et al., 2000).

Orekhov et al. (1996) führten in einer placebokontrollierten Studie Untersuchungen bei insgesamt 23 Patienten mit fortgeschrittener Arteriosklerose der Koronararterien durch. 11 der Patienten nahmen für einen Zeitraum von 4 Wochen täglich 900 mg Knoblauchpulver in Form von Dragees ein. Zielparameter der Untersuchung waren das atherogene Potential des Serums und der daraus gewonnenen LDL-Fraktion. Die Messung erfolgte mittels subendothelialer Zellen aus der menschlichen Aorta. Die Atherogenität der LDL-Fraktion reduzierte sich unter der Therapie mit Knoblauchpulver signifikant um 38 %, während unter der Therapie mit Placebo keine wesentliche Änderung auftrat.

Breithaupt-Grögler et al. (1997) untersuchten ältere Menschen (n = 101; Alter 50–80 Jahre), die mehr als 300 mg Knoblauchpulver (Kwai) pro Tag über Zeiträume von mehr als 2 Jahren einnahmen im Vergleich mit 101 nach Alter und Geschlecht zugeordneten Kontrollpersonen (matched pairs). Die Pulswellengeschwindigkeit (PWV) und der druckstandardisierte elastische Gefäßwiderstand (EVR) wurden als Meßparameter der elastischen Eigenschaften der Aorta verwendet (Breithaupt et al., 1992). Blutdruck und Plasmalipide unterschieden sich in beiden Kollektiven nicht. Die PWV ($8,3 \pm 1,46$ versus $9,8 \pm 2,45$ m/s; $p < 0,001$) und EVR ($0,63 \pm 0,21$ versus $0,9 \pm 0,44$ m$^2 \times$ s $\times$ mmHg; $p < 0,001$) waren niedriger in der Knoblauchgruppe als in der Kontrollgruppe. Die PWV zeigte eine signifikante positive Korrelation mit dem Alter und dem systolischen Blutdruck. Mit der Zunahme des Alters und dem systolischen Blutdruck nahm die PWV signifikant weniger in der Knoblauchgruppe als in der Kontrollgruppe zu ($p < 0,001$, Abbildung 3.14). Die statistische Analyse zeigte, daß der Effekt der Knoblauchpulver-Dragees auf die PWV unabhängig von den Cofaktoren Alter und Blutdruck war. Die Autoren schlossen aus den Ergebnissen, daß die mehrjährige Einnahme von Knoblauch die altersbedingte Zunahme der Steifigkeit der Aorta verzögert.

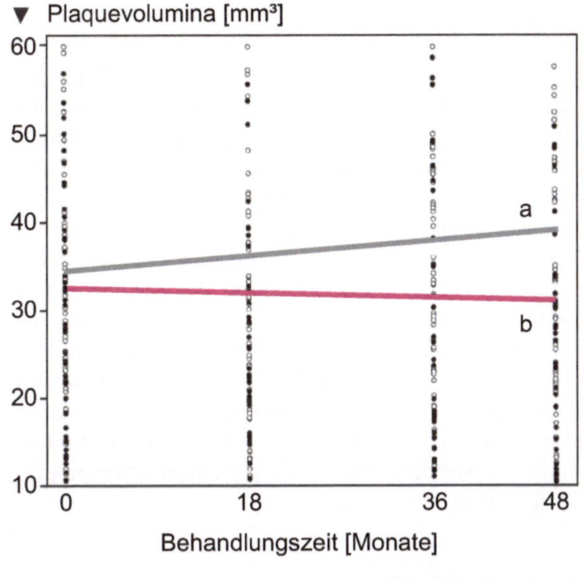

Abb. 3.13. ◄ Entwicklung arteriosklerotischer Plaques am Menschen im Verlauf einer 4-jährigen Therapie mit 900 mg/d Knoblauchpulver (●, n = 61, Regressionslinie b) im Vergleich mit Placebo (○, n = 91, Regressionslinie a) im Rahmen einer prospektiven Doppelblind-Studie. Das Plaque-Wachstum als Ausdruck der Arteriosklerose-Progression wird durch die Knoblauch-Therapie signifikant gehemmt (Koscielny et al., 1999).

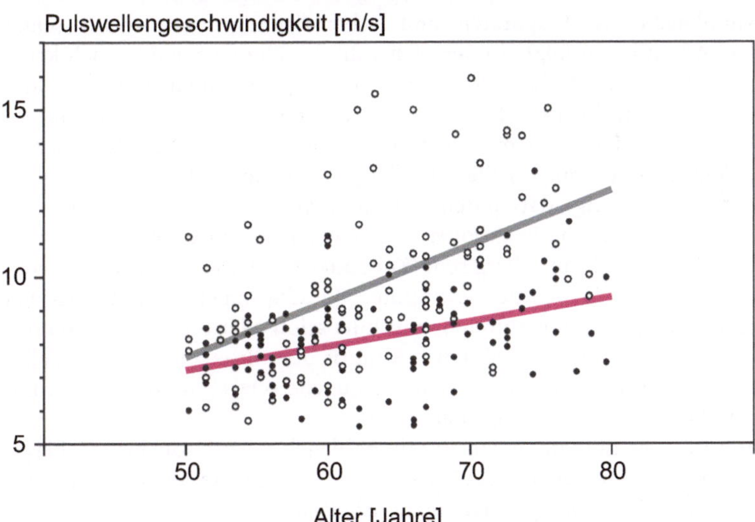

Abb. 3.14. ▲ Relation zwischen Alter und Pulswellengeschwindigkeit zwischen den Anwendern der Knoblauch-Arznei (●) und den Kontrollpersonen (○). Die Steigung der Regressionslinien ist signifikant unterschiedlich zwischen beiden Gruppen (p < 0,0001). Der altersbedingte Anstieg der Pulswellengeschwindigkeit als Maßstab für die Verhärtung der zentralen Arterien verläuft bei den Knoblauch-Anwendern wesentlich flacher als in der Kontrollgruppe (Breithaupt-Grögler et al., 1997).

3.3.1.7.4 Weitere klinische Studien

In insgesamt 8 klinisch-pharmakologischen Studien mit Probanden wurden die Effekte von Knoblauch auf die spontane Thrombozytenaggregation, endogene Fibrinolyse, die Plasmaviskosität, die Weite der Arteriolen und die Fließgeschwindigkeit des Blutes, gemessen im auflicht-mikroskopischen Verfahren an der Nagelfalz, untersucht. Bei diesen Prüfungen konnte die Dosisabhängigkeit der Wirkungen nach einmaliger Applikation in Dosierungen von 100 mg bis 2700 mg geprüft werden. Dabei wurde festgestellt, daß die Schwellendosis für signifikante pharmakodynamische Effekte 300 mg des Knoblauchpulver-Präparates betrug; bis zu 1200 mg waren dosisproportionale Steigerungen der Wirkungen nachweisbar (Kiesewetter et al., 1993b; Übersicht bei Reuter et al., 1994). Darüber hinaus wurde eine Studie mit 60 Probanden mit erhöhter Neigung zur sponanten Thrombozytenaggregation durchgeführt. Diese Probanden nahmen in einer doppelblinden placebokontrollierten Studie für die Dauer von 4 Wochen eine Dosis entsprechend 800 mg Knoblauchpulver oder Placebo ein. Die Unterschiede zwischen beiden Behandlungsgruppen waren nach 4wöchiger Therapie statistisch signifikant (Kiesewetter et al., 1993a).

3.3.1.8 Nebenwirkungen und Geruchsbildung

Im Rahmen der berichteten 30 Therapiestudien und 8 klinisch-pharmakologischen Studien mit Knoblauchpulver-Präparaten sind Nebenwirkungen nur relativ selten berichtet worden. Allerdings erfolgte in der Mehrzahl der älteren Studien auch keine systematische Befragung und Erfassung. Sofern überhaupt Angaben vorliegen, sind diese meist unspezifisch und traten gleichermaßen unter Verum und Placebo auf. In erster Linie wurde über Magen-Darm-Beschwerden und Übelkeit berichtet. Spezifischer dürften demgegenüber einige Fälle mit allergischen Hautreaktionen sein. Eine Übersicht von Koch (1996) zeigt, daß in dem Zeitraum von 1938 bis 1994 in insgesamt 39 Publikationen über allergische Reaktionen gegenüber Knoblauch berichtet wurde. Mehrheitlich handelte es sich um allergische Kontaktekzeme, die bei häufigem und intensivem Kontakt mit Knoblauch bei bestimmten Berufsgruppen berichtet worden sind. In wenigen Fällen kam es in Verbindung mit Inhalation oder Ingestion zu allergischen Reaktionen im Sinne von Conjunktivitis, Rhinitis oder Bronchiospasmus (Falleroni et al., 1981; Papageorgiou et al, 1983). Weitere Fälle von schweren Kontakt-Dermatititiden sind berichtet worden (Ehming et al, 1999).

In Verbindung mit der Einnahme von Frischknoblauch oder Knoblauch-Zubereitungen wurden in den Jahren 1990 bis 1995 insgesamt 4 Berichte über Interaktionen mit Antikoagulantien oder Thrombozytenaggregationshemmern publiziert (Rose et al., 1990; Sunter, 1991; Burnham, 1995; Petry, 1995). In allen Fällen wurde über eine Verstärkung des antikoagulativen Effektes, der in einem Falle zu einer lebensgefährlichen Blutung führte, berichtet. Aufgrund der erwiesenen fibrinolysesteigernden und der thrombozytenaggregationshemmenden Wirkungen muß es als wahrscheinlich angesehen werden, daß diese Interaktionen tatsächlich durch die Knoblauchpräparate verursacht worden sind.

Wesentlich häufiger wurde in Verbindung mit der Einnahme von Knoblauchpulver-Präparaten über die Bildung von Knoblauchgeruch geklagt. Dieser kann verstärkt nach mehrtägiger Einnahmedauer auftreten und wird sowohl mit der Exhalationsluft als auch über die Transpiration abgegeben. Zur Erfassung der Geruchsquoten in Abhängigkeit von den eingenommenen Dosierungen wurde eine Doppelblindstudie im 5 fach Cross-over-Design mit 123 Probanden durchgeführt. Die Teilnehmer nahmen jeweils für 14 Tage 0 mg, 300 mg, 600 mg, 900 mg oder 1200 mg LI 111 ein. Die Teilnehmer führten ein Geruchstagebuch, in dem genau protokolliert wurde, wann von der Umgebung (Angehörige, sonstige Personen) Knoblauchgeruch, differenziert nach den Schweregraden leicht, mittelgradig oder stark, bemerkt wurde. Die Quote leichter und mittelgradiger Geruchsbildung betrug unter Placebo 10 %, bei 300 mg/d 24 %, bei 600 mg/d 36 %, bei 900 mg/d 40 % und bei 1200 mg/d 45 %. Starker Körpergeruch wurde bei etwa 5 % der Probanden lediglich bei den Dosierungen von 900 mg und 1200 mg festgestellt (Schmidt et al., 1992; Abbildung 3.15).

Im Rahmen einer Anwenderbeobachtung wurden die Nebenwirkungen bei insgesamt 1997 Patienten unter der Therapie mit 3 x 300 mg Knoblauchpulver pro Tag, eingenommen als Dragee, gezielt erfaßt. Die Befragung erfolgte bei Beginn sowie nach 8 und 16 Wochen der Therapie. Im Sinne der Therapie-Sicherheit wurde die Differenz zwischen den Nennungen bei Aufnahme und den maximalen Nennungen nach 8 oder 12 Wochen als spezifischer Effekt der Knoblauch-Therapie ermittelt (Tabelle 3.9). Aus der Tabelle geht hervor, daß die Geruchsbildung mit 27 % an der Spitze steht, gefolgt von gastrointestinalen Beschwerden, orthostatischen Beschwerden und allergischen Reaktionen. Unter den sonstigen Nebenwirkungen wurden Blähungen, Kopfschmerzen, Schwindel und Schweißausbrüche genannt (Beck und Grünwald, 1993).

Tabelle 3.9.
Im Rahmen einer Anwendungsbeobachtungs-Studie wurden die Nebenwirkungen bei insgesamt 1997 Patienten unter der Therapie mit dem Handelspräparat Sapec (300 mg Knoblauchpulver pro Dragee) gezielt erfaßt. Die empfohlene Dosierung betrug 3 × 1 Dragee täglich. Die Befragung erfolgte bei Aufnahme sowie nach 8 und nach 16 Wochen. Im Sinne der Therapiesicherheit wurden die Differenzen zwischen den Nennungen bei Aufnahme und den häufigsten Nennungen nach 8 Wochen oder nach 12 Wochen grundsätzlich als mögliche therapiebedingte Nebenwirkungen gewertet. In diesem Sinne wurden gastrointestinale Beschwerden (6 % „Übelkeit") und allergische Reaktionen (1,1 %) als bekannte unerwünschte Knoblauch-Wirkungen bestätigt. Überraschend war dagegen die relativ häufige Nennung orthostatischer Kreislaufbeschwerden (1,3 % „Hypotonie"), was die Notwendigkeit eines Hinweises auf mögliche blutdrucksenkende Wirkungen in den Fach- und Gebrauchsinformationen der Knoblauch-Arzneimittel unterstreicht. Unter den sonstigen Nebenwirkungen wurden Blähungen, Kopfschmerzen, Schwindel und Schweißausbrüche während der Therapie geringgradig häufiger genannt als zum Zeitpunkt der Aufnahme (Beck u. Grünwald, 1993).

Unerwünschte Arzneimittelwirkungen	Zahl der Fälle (% von 2010)		
	Aufnahme (A)	Maximum (M)	Differenz (M–A)
Übelkeit	149 (7 %)	262 (13 %)	113 (6 %)
Hypotonie	28 (1,4 %)	54 (2,7 %)	26 (1,3 %)
Allergie	12 (0,6 %)	35 (1,7 %)	23 (1,1 %)
Sonstige	11 (0,5 %)	27 (1,3 %)	16 (0,8 %)

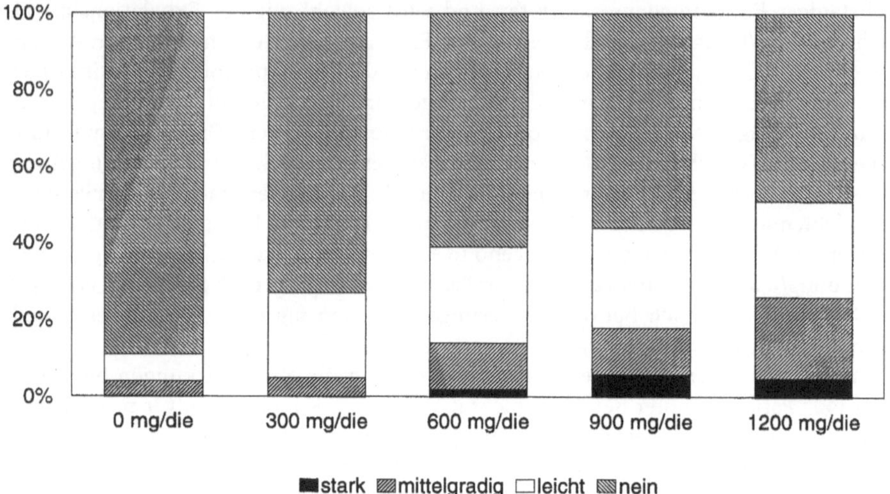

Abb. 3.15. ▲ Im 5 fachen Cross-over-Design wurde eine randomisierte Doppelblindstudie mit 123 Probanden durchgeführt, von denen 111 Protokolle statistisch auswertbar waren. Die Teilnehmer nahmen für jeweils 14 Tage 0 mg, 300 mg, 600 mg, 900 mg und 1200 mg Knoblauchpulver in Form von Dragees ein. Die Teilnehmer führten ein „Geruchstagebuch". Die Abbildung zeigt dosisabhängig den Prozentsatz derjenigen Probanden, in deren persönlicher Umgebung Knoblauchgeruch aufgefallen ist. Die Häufigkeit steigt dosisproportional und reicht bis zu etwa 50 % bei der Dosierung von 1200 mg täglich (Schmidt et al., 1992).

3.3.1.9 Indikationen, Dosierungen, Risiken und Gegenanzeigen

Die Monographie „Allii sativi bulbus" (Knoblauchzwiebel), die von der Kommission E 1988 publiziert worden ist, nennt als Anwendungsgebiete für Knoblauch-Präparate: *„Zur Unterstützung dietätischer Maßnahmen bei Erhöhung der Blutfettwerte. Zur Vorbeugung altersbedingter Gefäßveränderungen."* Seit der Veröffentlichung dieser Monographie sind die Ergebnisse von rund 40 kontrollierten klinischen Studien publiziert worden. Diese fokussierten sich zunächst auf sekundäre Surrogat-Parameter der Arteriosklerose-Entwicklung, wie Blutlipide, Blutdruck, Fibrinolyse und Thrombozytenaggregation. Bedingt durch den technischen Fortschritt sind jetzt aber direkte Messungen der Arteriosklerose-Progredienz und deren Beeinflussung der Knoblauch-Therapie am Menschen möglich. Die bereits vorliegenden Studienergebnisse auf der Basis primärer Surrogate (Breithaupt et al., 1998; Koscielny, 1999) sind wesentlich näher am pathologischen Substrat der Arteriosklerose und sollten deshalb die Grundlage für die zukünftige Formulierung der Indikation bilden. Diese wird in Deutschland voraussichtlich lauten: *„Zur Vorbeugung der allgemeinen Arteriosklerose (Gefäßverkalkung)."*

Da die Studien in ihrer überwiegenden Mehrzahl mit Knoblauchpulver-Dragees durchgeführt worden sind, wird sich die Zulassung der genannten Indikation nur noch auf diese Zubereitungen erstrecken. Die Dosierung betrug in den Studien mehrheitlich 600–900 mg pro Tag, das entspricht einem Äquivalent von etwa 2400 mg bis 3700 mg Frischknoblauch. Die in der Monographie vom 06.07.1988 vorgeschlagene „mittlere Tagesdosis" entsprechend 4 g frischer Knoblauchzwiebel ist demzufolge nach unten zu korrigieren auf etwa 900 mg Knoblauchpulver, entsprechend etwa 2700 mg Frisch-knoblauch.

Die Monographie von 1988 nennt unter der Rubrik „Nebenwirkungen": *Selten Magen-Darm-Beschwerden, allergische Reaktionen. Hinweis: Veränderung des Geruchs von Haut und Atemluft.* Diese Angaben werden durch das Ergebnis einer Anwendungsbeobachtung (Tabelle 3.9) nach Art und Reihenfolge bestätigt, sollte jedoch durch *hypotone Kreislauf-Reaktionen* ergänzt werden, da diese in der Rangfolge 4 nach den allergischen Reaktionen mit einer Inzidenz von mehr als 1 % genannt wurden. Unter den Wechselwirkungen mit anderen Mitteln (bisherige Angabe: *Keine bekannt.*) sollte die mögliche Verstärkung des Effektes blutdrucksenkender Medikamente beachtet werden.

3.3.1.10 Therapeutischer Stellenwert

Knoblauchpulver-Arzneimittel sind hinsichtlich ihres pharmakodynamischen und klinischen Gesamtprofiles geeignet, die Progredienz der arteriellen Gefäßalterung zu verlangsamen und damit als typische „Arteriosklerose-Mittel" einzustufen. Als solche sind sie nicht erstattungsfähig zu Lasten der gesetzlichen Krankenversicherung (siehe Tabelle 1.3), fallen aber hinsichtlich ihrer Wirkungen und möglichen Nebenwirkungen unbedingt unter die Beratungspflicht des niedergelassenen Arztes. Wegen der enormen Verbreitung der Selbstmedikation von Knoblaucharzneimitteln ist deren präventiver Wert nicht zu unterschätzen. Das gilt umso mehr, als es sich dabei um einen eigenverantwortliche, die Kosten des Sozialbudgets nicht belastenden Beitrag des Patienten im Sinne einer gesundheitsbewußten Lebensführung handelt, der mit hoher Wahrscheinlichkeit geeignet ist, den Verlauf und die Folgen der Arteriosklerose zu mildern.

3.3.1.11 Fertigarzneimittel

Laut „Rote Liste 2003" wurden insgesamt 8 Monopräparate angeboten, davon 5 mit Knoblauchpulver und 3 mit Knoblauchöl, -ölmazerat oder einem Extrakt als arzneilich wirksame Bestandteile. Für die Knoblauchpulver-Präparate ist der therapeutische Nutzen im Sinne der Vorbeugung der allgemeinen Arteriosklerose durch kontrollierte klinische Studien gesichert.

Abkürzungen: *D* = Dragee, *FT* = Filmtablette, *K* = Kapsel.
Fett gedruckt: Präparate, zu denen maßgebliche klinische Studien vorliegen.

Knoblauchpulver-Präparate

Ilja Rogoff forte	D:	200 mg
Kneipp Knoblauch	D:	225 mg
Knoblauch ARKOCAPS	K:	330 mg
Kwai N	**D:**	**100 mg**
Kwai forte	**FT:**	**300 mg**

Präparate auf der Basis von Knoblauchextrakt, Knoblauchöl oder -ölmazerat

Knoblauch-Kapseln N	K:	280 mg Ölmazerat
Strongus	K:	2,1 mg Knoblauchöl
Vitagutt Knoblauch	K:	1,5 mg Knoblauchöl

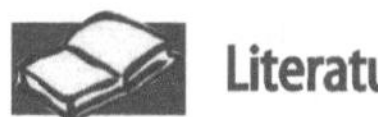 **Literatur**

Abramovitz D (1999) Allicin-induced decrease in formation of fatty streaks (atherosclerosis) in mice fed a cholesterol-rich diet. Coronary Artery Disease 10: 515–519.

Adler AJ, Holub BJ (1997) Effect of garlic and fish-oil supplementation on serum lipid and lipoprotein concentrations in hypercholesterolemic men. Am J Clin Nutr 65: 445–450.

Auer W, Eiber A, Hertkorn E, Höhfeld E, Köhrle U, Lorenz A, Mader F, Merx W, Otto G, Schmid-Otto B, Taubenheim H (1989) Hypertonie und Hyperlipidämie: In leichteren Fällen hilft auch Knoblauch. Multizentrische placebokontrollierte Doppelblind-Studie zur lipid- und blutdrucksenkenden Wirkung eines Knoblauchpräparates. Der Allgemeinarzt 10: 205 - 208.

Aydin A, Ersöz G, Tekesin O, Akcicek E (2000) Garlic oil and Heliobacter pylori infection. Am J Gastroenterol 95: 563-4.

Barrie SA, Wright JV, Pizzorno JE (1987) Effects of garlic oil on platelet aggregation serum lipids and blood pressure in humans. J Orthomolec Med 2: 15–21.

Beck E, Grünwald J (1993) Allium sativum in der Stufentherapie der Hyperlipidämie. Med Welt 44: 516–520.

Berthold HK, Sudhop T, von Bergmann, K (1998) Effect of a garlic oil preparation on serum lipoproteins and cholesterol metabolism. JAMA 279: 1900–1902.

Betz E, Weidler R (1989) Die Wirkung von Knoblauchextrakt auf die Atherogenese bei Kaninchen. In: Betz E (Ed) Die Anwendung aktueller Methoden in der Arteriosklerose-Forschung, 304–311.

Bode-Böger SM, Böger RH, Schröder EP, Frölich JC (1994) Exercise increases systemic nitric oxide production in men. J Cardio Risk 1: 173–178.

Bordia AK, Verma SK, Vyas AK, Khabya BL, Rathore AS, Bhu N, Bedi HK (1977) Effect of essential oil of onion and garlic on experimental atherosclerosis in rabbits. Atherosclerosis 26: 379–386.

Brändle M, Al Makdessi S, Weber RK, Dietz K, Jacob R (1997) Prolongation of life span in hypertensive rats by dietary interventions. Effect of garlic and linseed oil. Basic Res Cardiol 92: 223–232

Breithaupt-Grögler K, Ling M, Boudoulas H, Belz GG (1997) Protective Effect of Chronic Garlic Intake on Elastic Properties of Aorta in the Elderly. Circulation 96 (8): 2649–2655.

Brosche T (1989) Therapeutische Wirkungen einer Knoblauchzubereitung auf den Lipidstatus geriatrischer Probanden. Medwelt 40: 1233–1237.

Brosche T, Platt D (1990) Knoblauch als pflanzlicher Lipidsenker: Neuere Untersuchungen mit einem standardisierten Knoblauchtrockenpulver-Präparat. Fortschr Med 108: 703–706.

Brosche T, Siegers CP, Platt D (1991) Auswirkungen einer Knoblauch-Therapie auf die Cholesterin-Biosynthese sowie auf Plasma- und Membranlipide. Med Welt (Suppl 7a): 10–11.

Burnham BE (1995) Garlic as a possible risk for postoperative bleeding. Plast Recon Surg. 95: 213.

Cavallito CJ, Bailey JH (1944) Allicin, the antibacterial principle of Allium sativum. I.Isolation, physical properties and antibacterial action. J Am Chem Soc 66: 1950–1954.

Chandorkar AG, Jain PK (1973) Analysis of hypotensive action of allium sativum (garlic). Indian J Physiol Pharmacol 17: 132–133.

Chang MLW, Johnson MA (1980) Effect of garlic on carbohydrate metabolism and lipid syxnthesis in rats. J Nutr 110: 931–936.

Ciplea AG, Richter KD (1988) The Protective Effect of Allium sativum and Crataegus on Isoprenaline-induced Tissue Necrosis in Rats. Arzneim-Forsch/Drug Res 38 (II): 1583–1592.

Das I, Khan NS, Sooranna SR (1995) Potent activation of nitric oxide synthase by garlic: a basis for its therapeutic applications. Curr Med Res Opin 13: 257–263.

De Santos O, Grünwald J (1993) Effect of garlic powder tablets on blood lipids and blood pressure – a six month placebo controlled double blind study. Br J Clin Res 4: 37–44.

De Santos OS, Johns RA (1995) Effects of garlic powder and garlic oil preparations on blood lipids, blood pressure and well-being. Br J Clin Res 6: 91–100.

El-Sabban, F, Radwan GMH (1997) Influence of garlic compared to aspirin on induced photothrombosis in mouse pial microvessels, in vivo. Thrombosis Research 88: 193–203.

Eming SA, Piontek JO, Hunzelmann N, Rasokat H, Scharffetter-Kachanek K (1999) Severe toxic contact dermatitis caused by garlic. Br J Dermatol 141: 391–2.

Ernst E (1997) Can Allium vegetable can prevent cancer? Phytomedicine 4: 79–83.

Ernst E, Weihmayr T, Matrai A (1986) Knoblauch plus Diät senkt Serumlipide. Ärztliche Praxis 38: 1748–1749.

Falleroni AE, Zeiss CR, Levitz D (1981) Occupational asthma secondary to inhalation of garlic dust. J Allergy Clin Immunol 68: 156–160.

Fujiwara M, Itokawa Y, Uchino H, Inoue K (1972) Anti-hypercholesterolemic effect of a sulfur containing amino acid, S-methyl-L-cysteine sulfoxide, isolated from cabbage. Experientia 28: 254–255.

Gadkari JV, Joshi VD (1991) Effect of ingestion of raw garlic on serum cholesterol leve, clotting time and fibrinolytic activity in normal subjects. J Postgrad Med 37: 128–131.

Gebhardt R (1993) Multiple inhibitory effects of Garlic extracts on cholesterol biosynthesis in hepatocytes. Lipids 28 (6): 613–619.

Gebhardt R (1995) Amplification of palmitate-induced inhibition of cholesterol biosynthesis in cultured rat hepatocytes by garlic-derived organosulfur compounds. Phytomedicine 2: 29–34.

Gebhardt R, Beck H (1996) Differential Inhibitory Effects of Garlic-Derived Organosulfur Compounds on Cholesterol Biosynthesis in Primary Rat Hepatocyte Cultures. Lipids 31: 1269–1276.

Gebhardt R, Beck H, Wagner KG (1994) Inhibition of cholesterol biosynthesis by allicin and ajoene in rat hepatocytes and HepG2 cells. Biochem Biphys Acta 1213: 57–62.

Graham Y, Anderson SY, Lang T (1999) Garlic or Jalapeno pepper for treatment of Heliobacter pylori infection. Am J Gastroenterol 94: 1200–2.

Harenberg J, Giese C, Zimmermann R (1988) Effect of dried garlic on blood coagulation, fibrinolysis, platelet aggregation and cholesterol in patients with hyperlipoproteinemia. Atherosclerosis 74: 247–249.

Heikal HA, Kamel SI, Awaad KE, Khalil NF (1972) A study on the dehydration of garlic slices. Agri Res Rev 50: 243–253.

Heinle H, Betz E (1994) Effects of Dietary Garlic Supplementation in a Rat Model of Atherosclerosis. Arzneimittelforschung/Drug Res 44 (1): 614–617.

Holzgartner H, Schmidt U, Kuhn U (1992) Wirksamkeit und Verträglichkeit eines Knoblauchpulver-Präparates im Vergleich mit Bezafibrat. Arzneimittelforschung/Drug Res 42: 1473–1477.

Isaacsohn JL, Moser M, Stein EA, Dudley K, Davey JA, Liskow E, Black HR (1998) Garlic powder and plasma lipids and lipoproteins: A multicenter randomized, placebo-controlled trial. Arch Intern Med 158: 1189–1194.

Isensee H, Rietz B, Jacob R (1993) Cardioprotective Actions of Garlic (Allium sativum) Arzneim Forsch/Drug Res 43 (1): 94–98.

Itokawa Y, Inoue K, Sasagawa S, Fujiwara M (1973) Effect of S- methylcysteine sulfoxide, S-allylcysteine sulfoxide and related sulfur-containing amino acids on lipid metabolism of experimental hypercholesterolemic rats. J Nutr 103: 88–92.

Jacob R, Isensee H, Rietz B, Makdessi S, Sweidan H (1993) Cardioprotection by dietary interventions in animal experiments: Effect of garlic and various dietary oils under the conditions of experimental infarction. Pharm Pharmacol Lett 3: 131–134.

Jacob R, Rhrsam M, Ohkubo T, Rupp H (1991) Antihypertensive and kardioprotektive Effekte von Knoblauchpulver (Allium sativum). Med Welt (Suppl 7a): 39–41.

Jain AK, Vargas R, Gotzkowsky S, McMahon FG (1993) Can Garlic Reduce levels of Serum Lipids? A Controlled Clinical Study. Am J Med 94: 632–635.

Jain RC (1975) Onion and garlic in experimental cholesterol atherosclerosis in rabbits I. Effect on serum lipids and development of atherosclerosis. Atery 1: 115–125.

Jain RC (1977) Effect of garlic on serum lipids, coagulability and fibrinolytic activity of blood. Am J Clin Nutr 30: 1380–1381.

Kamanna VS, Chandrasekhara N (1984) Hypocholesteremic activity of different fractions of garlic. Indian J Med Res 79: 580–583.

Kandziora J (1988a) Blutdruck- und lipidsenkende Wirkung eines Knoblauch-Präparates in Kombination mit einem Diuretikum. Ärztliche Forschung 35 (3): 1–8.

Kandziora J (1988b) Antihypertensive Wirksamkeit und Verträglichkeit eines Knoblauch-Präparates. Ärztliche Forschung 35 (1): 1–8.

Kiesewetter H, Jung EM, Mrowietz C, Koscielny J, Wenzel E (1993a) Effect of garlic on platelet aggregation in patients with increased risk of juvenile ischaemic attack. Eur J Clin Pharmacol 45: 333–336.

Kiesewetter H, Jung F, Jung EM, Blume J, Mrowietz C, Birk A, Koscielny J, Wenzel E (1993b) Effects of garlic coated tablet in peripheral arterial occlusive desease. Clin Invest 71: 383–386.

Kiesewetter H, Jung F, Mrowietz C, Wenzel E (1993c) Wirkung von Knoblauch (Allium sativum L.), insbesondere rheologische und hämostaseologische Effekte. Hämostaseologie 13: 3–12.

Kiesewetter H, Jung F, Pindur G, Jung EM, Mrowietz C, Wenzel E (1991) Effect of garlic on thrombocyte aggregation, microcirculation, and other risk factors. Int J Clin Pharm Ther Toxicol 29: 151–155.

Koch HP, Hahn G, Lawson L, Reuter HD, Siegers CP (1996) Garlic – An Introduction to the Therapeutic Applications of Allium sativum. L. Williams & Wilkins, Baltimore.

König FK, Schneider B (1986) Knoblauch bessert Durchblutungsstörungen. Ärztliche Praxis 38: 344–345.

Koscielny J, Klüßendorf D, Latza R, Baumann-Baretti B, Mayer B Siegel G, Kiesewetter H (1999) The antiatherosclerotic effect of Allium sativum. Atherosclerosis, 144: 237–249.

Kourounakis PN, Rekka EA (1991) Effect on Active Oxygen Species of Alliin and Allium Sativum (Garlic) Powder. Res Commun Chem Pathol Pharmacol 74: 249–252.

Lash JP, Cardoso LR, Mesler PM, Walczak DA, Pollak R (1998) The effect of garlic on hypercholesterolemia in renal transplant patients. Transplantation Proceedings 30: 189–191.

Lau BHS, Lam F, Wang-Cheng R (1987) Effect of an odor-modified garlic preparation on blood lipids. Nutrition Research 7: 139–149.

Lewin G, Popov I (1994) Antioxidant Effects of Aqueous Garlic Extract 2nd Communication: Inhibition of CU2+ -initiated oxidation of low density lipoproteins. Arzneimittel-Forschung/Drug Research 44(1): 604–607.

Liu L, Yeh YY (2000) Inhibition of cholesterol biosynthesis by organosulfur compounds derived from garlic. Lipids 35: 197-203.

Mader FH, Auer W, Becker W, Böhm W, Brüchert E, Deutsch S (1990) Hyperlipidämie-Behandlung mit Knoblauch-Dragees. Der Allgemeinarzt 12: 435–440.

Malik ZA, Siddiqui S (1981) Hypotensive effect of freeze-dried garlic (Allium sativum) SAP in dog. JPMA 31: 12–13.

Mand JK, Gupta PP, Soni GL, Singh R (1985) Effect of garlic on experimental atherosclerosis in rabbits. Indian Heart J 37: 183–188.

Mathew PT, Augusti KT (1973) Studies of the effect of allicin (diallyl disulphide-oxide) on alloxan diabetes: Part I – Hypopglycaemic action & enhancement of serum insulin effect & glycogen synthesis. Indian J Biochem Biophys 10: 209–212.

McCrindle BW, Helden E, Conner WT (1998) Garlic extract therapy in children with hypercholesterolemia. Arch Pediatr Adolesc Med 152: 1089–1094.

Nakagawa S, Masamoto K, Sumiyoshi H, Harada H (1984) Acute toxicity test of garlic extract. J Toxicol Sci 9: 57–60.

Neil A, Silagy C (1994) Garlic: its cardio-protective properties. Curr Opinion Lipid 5: 6–10.

Neil A, Silagy C, Lancaster T, Hodgeman J, Moore JW, Jones L, Fowler GH (1996) Garlic powder in the treatment of moderate hyperlipidaemia: a controlled trial and meta-analysis. J Roy Coll Physicians London 30: 329–334.

Orekhof AN, Tertov VV (1997) In vitro effect of garlic powder extract on lipid content in normal and atherosclerotic human aortic cells. Lipids 32: 1055-60.

Orekhow AN, Pivovarova EM, Tertov VV (1996) Garlic powder tablets reduce atherogenicity of low density lipoprotein. A placebo-controlles double-blind study. Nutr Metab Cardiovasc Dis 6: 21–31.

Orekhow AN, Tertov VV, Sobenin IA, Pivovarova EM (1995) Direct Antiatherosclerosis-related Effects of Garlic. Ann Med 27: 63–65.

Papageogiou D, Corbet JP, Menezes-Brando F, Pecegueiro M, Benezra C (1983) Allergic: contact dermatitis to garlic (Allium sativum L.) identification of the allergens: the role of mono-, di- and trisulfides present in garlic. Arch Dermatol Res 275: 229–234.

Patumray S, Tewit S, Amatyakul S et al. (2000) Coparative effects of garlic and aspirin on diabetic cardiovascular complications. Drug Delivery 7: 91-96.

Pedraza-Chaverri J, Tapia E, Medina-Campos ON, de los Angeles Granados M, Franco M (1998) Garlic prevents hypertension induced by chronic inhibition of nitric oxide synthesis. Life Sciences 62: 71–77.

Petry JJ (1995) Garlic and postoperative bleeding. Plastic Recon Surg 96: 483–484.

Popov I, Blumstein A, Lewin G (1994) Antioxidant Effects of Aqueous Garlic Extract, 1st Communication: Direct detection using the photochemilumin-escence. Arzneimittel-Forschung/Drug Research 44 (1): 602–604.

Qureshi AA, Abiurmeileh N, Din ZZ, Elson CE, Burger WC (1983) Inhibition of cholesterol and fatty acid biosynthesis in liver enzymes and chicken hepatocytes by polar fractions of garlic. Lipids 18: 343–348.

Reuter HD (1995) Allium sativum und Allium ursinum: Part 2. Pharmacology and Medicinal Application. Phytomedicine 2: 73–91.

Reuter HD (1996) Therapeutic Effects and Applications of Garlic and its Preparations. In: Koch HP, Hahn G, Lawson L, Reuter HD, Siegers CP (Eds) Garlic – An Introduction to the Therapeutic Applications of Allium sativum. L. Williams & Wilkins, Baltimore.

Reuter HD, Sendl A (1994) Allium sativum und Allium ursinum: Chemistry, Pharmacology and Medical applications. Econo Med Plant Res 6: 56–108.

Rose KD, Croissant PD, Parliament CF, Levin MB (1990) Spontaneous Spinal Epidural Hematoma with Associated Platelet Dysfunction from Excessive Garlic Ingestion: A Case Report. Neurosurgery 26: 880–882.

Rotzsch W, Richter V, Rassoul F (1992) Postprandiale Lipämie unter Medikation von Allium sativum. Arzneimittel-Forschung/Drug Res 42 (II): 1223–1227.

Saradeth T, Seidl S, Resch KL, Ernst E (1994) Does garlic alter the lipid pattern in normal volunteers? Phytomedicine 1: 183–185.

Schmidt U, Schenk N (1992) Geruchsbildung bei repetierter Einnahme von standardisierten Knoblauchpulver-Dragees Kwai® (LI 111) in Abhängigkeit von der Tagesdosis. Wissenschaftlicher Bericht.

Schwartzkopff W, Bimmermann A, Schleicher J (1988) Klinische Studie mit Li 112-Knoblauch-dragees. Wissenschaftlicher Bericht.

Siegel G, Emden J, Schnalke F, Walter A, Rückborn K, Wagner KG (1991) Wirkungen von Knoblauch auf die Gefäßregulation. Med Welt (Suppl 7a): 32–34.

Siegel G, Emden J, Wenzel K, Mironneau J, Stock G (1992) Potassium channel activation in vascular smooth muscle. In: Frank GB (Ed) Excitation-Contraction Coupling in Skeletal, Cardiac and Smooth Muscle, Plenum Press, New York: 53–72.

Siegel G, Klüßendorf D (2000) The anti-atherosclerotic effect of Allium sativum: Statistics re-evaluated. Atherosclerosis 150: 437-8.

Siegel G, Malmsten M, Schneider W, Michel F (2003) The effect of garlic on arteriosclerotic nanoplaque formation and size. Phytomedicine 10, in press

Siegel G, Nuck R, Schnalke F, Michel F (1998) Molecular evidence for phytopharmacological K+ channel opening by garlic in human vascular smooth muscle cell membranes. Phytotherapy Research 12: 149–151.

Siegel G, Walter A, Engel S, Walper A, Michel F (1999) Pleiotrope Wirkungen von Knoblauch. Wiener Med Wschr 149.217-224.

Siegers P, Röbke A, Pentz R (1999) Effects of garlic preparations on superoxide production by phorbol ester activated granulocytes. Phytomedicine 6: 13–16.

Silagy C, Neil A (1994) A meta-analysis of the effect of garlic on blood pressure. J Hypertension 12: 463-468.

Silagy C, Neil A (1994) Garlic as a lipid lowering agent – a meta-analysis. J R Coll Physicians 28(1): 2–8.

Simons LA, Balasubramaniam S, von Konigsmark M, Parfitt A, Simons J, Peters W (1995) On the effect of garlic on plasma lipids and lipoproteins in mild hypercholesterolaemia. Atherosclerosis 113: 219–225.

Stevinson C, Pittler MH, Ernst E (2000) Garlic for treating hypercholesterolemia. Ann Intern Med 133: 420-9.

Sunter WH (1991) Warfarin and garlic. Pharm J 246: 722.

Superko R, Krauss RM (2000) Garlic powder, effect on plasma lipids, postprandial lipemia, low-density lipoprotein particle size, high-density lipoprotein subclass distribution and lipoprotein(a). JACC 35: 321-6.

Török B, Belágyi J, Rietz B, Jakob R (1994) Effectiveness of Garlic on the Radical Activity in Radical Generating Systems. Arzneimittelforschung/Drug Research 44(I): 608–611.

Vorberg G, Schneider B (1990) Therapie mit Knoblauch: Ergebnisse einer placebokontrollierten Doppelblindstudie. Natur- und Ganzheitsmedizin 3: 2–6.

Walper A, Rassoul F, Purschwitz K, Schulz V (1994) Effizienz einer Diätempfehlung und einer zusätzlichen Phytotherapie mit Allium sativum bei leichter bis mäßiger Hypercholesterinämie. Medwelt 45: 327–332.

Warshafsky S, Kamer RS, Sivak L (1993) Effect of garlic on total serum cholesterol. Ann Inter Med 119: 599–605.

Zacharias NT, Sebastian KL, Philip B, Augusti KT (1980) Hypoglycemic and Hypolipidaemic Effects of Garlic in Sucrose fed Rabbits. Ind J Physiol Pharmac 24: 151–154.

Zhao F, Chen H, Shen Y, Liu Z, Chen Y, Sun X, Cheng G, Lang L (1983) Study of synthetic allicin on the prevention and treatment of atherosclerosis. Chem Abst 98: 209.844.

Zimmermann W, Zimmermann B (1990) Senkung erhöhter Blutfette durch ein Knoblauch-Präparat: Offene Studie an stationären Patienten. Der Bayerische Internist 10: 40–43

3.3.2 Ginkgo-Spezialextrakt bei peripherer arterieller Verschlusskrankheit

Als Ginkgo-Arzneimittel werden in Deutschland laut Monographie der Kommission E von 1994 nur 2 Spezialextrakte aus Ginkgo-biloba-Blättern (Droge-Extrakt-Verhältnis im Mittel 50 : 1, extrahiert mit Aceton-Wasser) zur therapeutischen Anwendung empfohlen. Diese beiden Extrakte werden in der Fachliteratur mit den Kürzeln EGb 761 (Hersteller: Dr. Willmar Schwabe GmbH) und LI 1370 (Hersteller: Lichtwer Pharma GmbH) bezeichnet. Nähere Ausführungen zur Geschichte, Pharmazie, Pharmakologie und Klinik dieser Ginkgo-Extrakte finden sich im Kapitel 2.1. An dieser Stelle soll nur über deren Anwendung zur symptomatischen Behandlung der peripheren arteriellen Verschlusskrankheit (PAVK) berichtet werden.

Laut der Monographie der Kommission E von 1994 wird den Ginkgo-Spezialextrakten im Hinblick auf die Anwendung bei peripherer arterieller Verschlusskrankheit die folgende Indikation zuerkannt:

„Verbesserung der schmerzfreien Gehstrecke bei peripherer arterieller Verschlußkrankheit im Stadium II nach Fontaine (Claudicatio intermittens) im Rahmen physikalisch-therapeutischer Maßnahmen, insbesondere Gehtraining."

Das Stadium II der PAVK ist durch eine Verkürzung der schmerzfreien Gehstrecke in der Regel auf Werte zwischen 30 und 300 m charakterisiert. Aufgrund des Sauerstoffmangels in der Beinmuskulatur treten nach einer bestimmten Strecke Schmerzen auf, die zum intermittierenden Hinken (Claudicatio intermittens) führen. Sofern gefäßchirurgische Maßnahmen (Eröffnung oder Überbrückung der stenosierten Gefäßab-

Tabelle 3.10.
Randomisierte placebo-kontrollierte Doppelblindstudien zur Wirksamkeit von Ginkgo-Spezialextrakt bei Patienten mit peripherer arterieller Verschlußkrankheit im Stadium II nach Fontaine. * = p < 0,05; ** = p < 0,01; *** = p < 0,001.

Erstautor, Jahr	Patienten (Zahl)	Dosis (mg/d)	Dauer (Monate)	Gehstrecken-Testverfahren, Signifikanz Verum vs. Placebo
Bauer, 1984	80	120	3	10 % Steigung, 3 km/h, **
Bulling, 1991	36	160	6	10 % Steigung, 3 km/h, **
Blume, 1996	60	120	6	12 % Steigung, 3 km/h, ***
Schoop, 1997	222	120	6	12 % Steigung, 3 km/h, ns/*[1]
Peters, 1998	111	120	6	12 % Steigung, 3 km/h, *
Blume, 1998	40	160	6	12 % Steigung, 3 km/h, ***

[1] signifikanter Gruppenunterschied im Subkollektiv mit Gehstrecke über 75 m ohne „walking-through"-Phänomen.

schnitte, sofern es sich um größere Gefäße handelt) nicht möglich sind, gilt die physikalische Therapie im Sinne des regelmäßigen Gehtrainings als die wirksamste therapeutische Maßnahme. Die Trainingseffekte bestehen im Wesentlichen in einer Kaliberzunahme der Kollateralarterien und einer Erhöhung der „metabolischen Aktivitäten": Sowohl durch die Zunahme der Kapillarisierung als auch der intrazellulären Mitochondrien-Dichte kann die Sauerstoffutilisation erhöht werden.

Die medikamentöse Therapie mit durchblutungsfördernden Arzneimitteln wirkt vor allem über eine Verbesserung der Fließeigenschaften des Blutes. Solche Wirkungen sind auch von den Ginkgo-Extrakten bekannt (siehe Abschnitt 2.1.6). Das pharmakologische Wirkprofil der Ginkgo-Extrakte macht eine Wirksamkeit bei der symptomatischen Behandlung der PAVK wahrscheinlich.

Zur therapeutischen Wirksamkeit der Ginkgo-Spezialextrakte bei Patienten mit peripherer arterieller Verschlusskrankheit im Stadium II nach Fontaine liegen gegenwärtig 16 abgeschlossene Therapiestudien vor. Mehrheitlich handelt es sich dabei um randomisierte placebokontrollierte Doppelblindstudien. Die Behandlungsdauer nach 2- bis 6wöchiger „Run-in-Phase" betrug 3–6 Monate, die Dosis 120–160 mg Ginkgo-Extrakt pro Tag. Im Rahmen der Monographie-Erstellung wurde die Mehrzahl dieser Studien bis zum Juli 1994 von der Kommission E und beauftragten Gutachtern bewertet. Bei insgesamt vier der placebokontrollierten Studien mit dem Zielkriterium „Verlängerung der schmerzfreien Gehstrecke" war der Begutachtung zufolge die Verlängerung der Gehstrecke unter der Medikation sowohl statistisch signifikant als auch klinisch relevant. Im einzelnen betrugen die Verlängerungen der Gehstrecken gegenüber Placebo in den vorgelegten Studien etwa zwischen 0 und 200 m, mehrheitlich zwischen 30 und 60 m. Die älteren Studien, die auch als Bewertungsgrundlage für die Monographie der Kommission E dienten, wurden zusammenfassend in Form von 2 Metaanalysen publiziert (Schneider, 1992; Letzel und Schoop, 1992). Die Merkmale der wichtigsten Studien sind in der Tabelle 3.10 zusammengefaßt. Ein typisches Ergebnis ist in der Abbildung 3.16 dargestellt. Die Verbesserungen der Gehleistungen unter der Ginkgo-Therapie gegenüber Placebo waren bei der Mehrzahl der Studien statistisch signifikant und therapeutisch relevant.Im Vergleich mit synthetischen Arzneimitteln derselben Indikationsgruppe ist der Ginkgo-Spezialextrakt ähnlich wirksam (Letzel

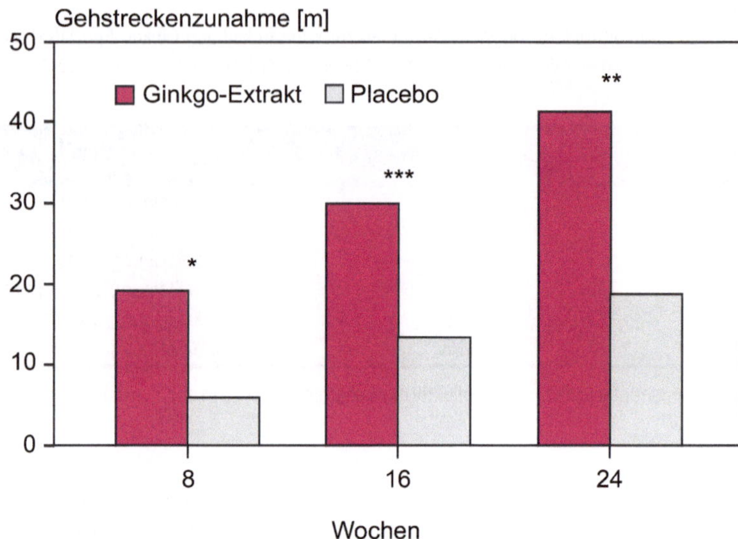

Abb. 3.16. ▲ Verlängerung der schmerzfreien Gehstrecke bei peripherer arterieller Verschlußkrankheit durch 24wöchige Therapie mit Ginkgo-Spezialextrakt im Vergleich mit Placebo. * = p < 0,05, ** = p < 0,01, *** = p < 0,001 (Peters et al., 1998).

und Schoop, 1992). Der Vorteil im Vergleich mit den Synthetika liegt darin, dass die Ginkgo-Präparate eine bessere Verträglichkeit aufweisen (siehe Tabelle 2.3). Zwei Metaanalysen mit 8 Ginkgo-Studien (Pittler und Ernst, 2000) bzw. mit 52 Therapiestudien aller zur Behandlung der Claudicatio intermittens angewendeten Arzneistoffe (Moher et al., 2000) bestätigten ebenfalls die Überlegenheit des Ginkgo-Extraktes gegenüber Placebo.

Fertigarzneimittel

Siehe 2.1.9

3.3.3 Weitere pflanzliche Antiarteriosklerotika

Die **Küchenzwiebel** (Allii cepae bulbus) ist laut Monographie der Kommission E von 1986 ähnlich wie Knoblauch „zur Vorbeugung altersbedingter Gefäßveränderungen" geeignet. Die Dosierung ist allerdings wesentlich höher als diejenige von Knoblauch. Als mittlere Tagesdosis werden 50 g frische Zwiebeln bzw. 20 g getrocknete Droge empfohlen. Es werden antibakterielle, lipid- und blutdrucksenkende sowie thrombozytenaggregationshemmende Wirkungen angegeben.

Die Chemie der Küchenzwiebel ähnelt derjenigen des Knoblauchs. Anstelle des Alliins enthält die Küchenzwiebel Methyl- und Propyl-Verbindungen des Cysteinsulfoxides. Diese werden bei der Fermentation in die bekannten tränenreizenden Stoffe (Cepaene) umgewandelt. In einem Probandenversuch konnte die durch eine fettreiche Mahlzeit verminderte fibrinolytische Aktivität durch Zwiebeln wieder erhöht werden (Menon et al., 1968). Die Thrombozytenaggregation wurde durch die Einnahme von Zwiebeln gehemmt (Baghurst et al., 1977). Neuere placebokontrollierte Studien vergleichbar mit denen zu Knoblauch liegen zu den Wirkungen der Küchenzwiebel jedoch nicht vor.

Phospholipide aus Sojabohnen bestehen aus einem angereicherten Extrakt mit 73–79 % Phosphatidylcholin und sind laut Monographie der Kommission E von 1994 zur Behandlung leichterer Formen von Hypercholesterinämien geeignet, sofern Diät und andere nichtmedikamentöse Maßnahmen (z. B. körperliches Training und Gewichtsabnahme) alleine eine ungenügende Wirkung zeigen. Darüber hinaus sind mit den Phospholipiden aus Sojabohnen in zahlreichen experimentellen Modellen der akuten Leberschädigung z. B. durch Ethanol, Tetrachlorkohlenstoff und Galaktosamin hepatoprotektive Wirkungen nachwiesen worden. Zur Pharmakokinetik von oral applizierten Phospholipiden liegen tierexperimentelle Untersuchungen mit radioaktiv markierter Substanz vor. Phospholipid wird schon im Darm zu Lyso-Phosphatidylcholin abgebaut und überwiegend in dieser Form resorbiert. Im Plasma wird Phosphatidylcholin vorwiegend an Albumin gebunden. Die verabreichten Phopholipide aus Sojabohnen dürften zum größten Teil in der Form ihrer Metaboliten innerhalb weniger Stunden in körpereigene Phospholipide integriert werden. Im Rahmen der Aufbereitung für die Monographie wurden 32 klinische Studien, davon 9 mit Placebokontrolle bei Patienten mit Hyperlipoproteinämie bewertet. Von den 9 placebokontrollierten Studien ergaben 4 Hinweise für eine Wirksamkeit im Sinne der Senkung des Gesamtcholesterins (7–19 % der Ausgangswerte). Drei Studien zeigten signifikante Senkungen des LDL-Cholesterins. Triglyceride und HDL-Cholesterin wurden nicht beeinflußt. Die Dosierung in den vorgelegten Studien betrug 1–3 g Phospholipide pro Tag. Als geeignetes Handelspräparat ist Lipostabil 300 forte zu nennen.

Haferkleie (von *Avena sativa*) hat bei täglicher Zufuhr von etwa 100 g innerhalb von 3 Wochen zu einer Senkung des Gesamtcholesterins um 13 % geführt (Gold und Davidson, 1988). In einer ähnlich angelegten Studie konnte bei der gleichen täglich verabreichten Menge innerhalb von 14 Wochen eine Gesamtcholesterin-Abnahme von 16 % bei gleichzeitiger Reduktion des LDL-Spiegels um 21 % erreicht werden (Fischer et al., 1991). Der cholesterinsenkende Effekt ist offenbar auf die gelbildenden Ballaststoffe zurückzuführen. Weizenkleie zeigt diesen Effekt nicht.

Guar-Gummi, ein aus der indischen Büschelbohne *(Cyamopsis tetragonoloba)* gewonnenes Reserve-Polysaccharid, senkte bei täglicher Zufuhr von 15 g den Cholesterinspiegel um 6–8 % und den Triglyzeridspiegel um 13–17 %. Ähnlich wie bei Haferkleie dürfte der Effekt auf eine Bindung des primär über die Leber ausgeschiedenen Cholesterins an die nicht resorbierbaren Ballaststoffe zurückzuführen sein. Infolge ihrer lipidsenkenden Wirkungen könnten beide Ballaststoffträger positive Effekte in der Sekundärprophylaxe der Arteriosklerose haben (Fischer et al., 1991).

Schwarzer Tee hat nach den Ergebnissen einer prospektiven epidemiologischen Studie mit 3454 Bewohnern der Niederlande bei täglichem Trinken von etwa 250-400 ml einen protektiven Effekt gegen Arteriosklerose und koronare Herzkrankheit. Das adaptierte Risiko gegenüber Nicht-Trinkern von Schwarzem Tee war im statistischen Mittel um 40% reduziert (Geleijnse et al., 1999).

 **Literatur (zu 3.3.2 und 3.3.3)**

Baghurst KI, Raj MI, Truswell AS (1977) Onions and platelet aggregation. Lancet 101: 1051.
Bauer U (1984) 6-month double-blind randomised clinical trial of Ginkgo biloba extract versus placebo in two parallel groups in patients suffering from peripheral arterial insufficiency. Arzneim-Forsch/Drug Res 34: 716–720.
Blume J, Kieser M, Hölscher U (1996) Placebokontrollierte Doppelblindstudie zur Wirksamkeit von Ginkgo-biloba-Spezialextrakt EGb 761 bei austrainierten Patienten mit Claudicatio intermittens. VASA 25: 265–274.
Blume J, Kieser M, Hölscher U (1998) Randomisierte placebokontrollierte Doppelblindstudie zum Nachweis der klinischen Wirksamkeit von EGb 761 bei Patienten mit peripherer arterieller Verschlußkrankheit im Stadium IIb nach Fontaine. Fortschritte der Medizin 116: 137-43.
Bulling G, von Bary S (1991) Behandlung der chronischen peripheren arteriellen Verschlußkrankheit mit physikalischem Training und Ginkgo-biloba-Extrakt 761. Med Welt 42: 702–708.
Fischer S, Berg A, Keul J, Leitzmann C (1991) Einfluß einer ballaststoffangereicherten Kost auf die Ernährungsgewohnheiten und die Blutfettwerte bei Hypercholesterinämikern. Aktuelle Ernährungsmedizin 16: 303–309.
Geleijnse JM, Launer LJ, Hoffmann A et al. (1999) Tea flavanoids may protect against atherosclerosis. The Rotterdam Study. Arch Intern Med 159: 2170-4.
Gold KK, Davidson DM (1988) Oat bran as cholesterolreducing dietary adjunct in an young healthy population. West J Med 148: 299–302.
Letzel H, Schoop E (1992) Ginkgo-biloba-Extrakt EGb 761 und Pentoxifyllin bei Claudicatio intermittens. VASA 21: 403–410.
Menon IS, Kendal RY, Dewar HA, Newell DJ (1968) Effects of onion on blood fibronolytic activity. Brit Med J 3: 351.
Moher D, Pham B, Ausejo M, et al. (2000) Pharmacological management of intermittent claudication. A metaanalysis of randomised trials. Drugs 59: 1557-70.
Peters H, Kieser M, Hölscher U (1998) Demonstration of the efficacy of ginkgo biloba special extract EGb 761on intermittent claudication – A placebo-controlled, double-blind multicenter trial. VASA 27: 106–110.
Pittler MH, Ernst E (2000) *Ginkgo biloba* extract for the treatment of intermittent claudication. A metaanalysis of randomised trials. Am J Med 108: 276-81.
Schneider B (1992) Ginkgo-biloba-Extrakt bei peripheren arteriellen Verschlußkrankheiten. Arzneim Forsch/Drug Res 42: 428–436.
Schoop W (1997) Klinische Prüfung mit Ginkgo-biloba-Spezialextrakt EGb 761 bei Patienten mit peripherer arterieller Verschlußkrankheit im Stadium IIb nach Fontaine im Vergleich zu Placebo. VASA 26: 160.

3.4 Chronische venöse Insuffizienz

Als chronische venöse Insuffizienz wird ein Syndrom bezeichnet, das infolge Verschlusses oder anhaltender Insuffizienz von tiefen Venen oder der Perforans-Venen entsteht. Je nach Ausmaß und Dauer der venösen Rückflußstörungen und der daraus resultierenden Behinderungen des Stoffaustausches reichen die Symptome von Ödemen und akraler Zyanose über Dermatosklerose und atrophische Hautveränderungen bis zum Gewebedefekt (Ulcus cruris). Entsprechend ihren Schweregraden lässt sich die chronische Veneninsuffizienz in 3 Stadien einteilen (Marshall und Loew, 1994).

Eine kausale Therapie ist nur bei einem kleinen Teil der Patienten in Form gefäßchirurgischer Maßnahmen möglich. Die konservative Behandlung besteht in der Kompression der Beine (Stützstrümpfe) sowie in einer symptomatischen Pharmakotherapie mit den sogenannten Venenmitteln.

Als pflanzliche Venenmittel sind bisher vor allem die Roßkastaniensamen-Extrakte und die darin enthaltenen Aescine pharmakologisch und klinisch untersucht worden. Sie haben ihren Angriffspunkt weniger an den Venen und Venolen, sondern im Kapillarbereich, in dem sie antiexsudativ und ödemprotektiv wirken. Die auf dem Markt befindlichen Fertigpräparate sind jedoch von sehr unterschiedlicher Qualität; nur ein Teil davon enthält antiexsudative Wirkstoffe in wirksamer Dosierung. Diese unterschiedliche Qualität der pflanzlichen Venenmittel dürfte eine der Hauptursachen dafür sein, daß deren klinische Wirksamkeit nach wie vor kontrovers beurteilt wird.

Der Nachweis von Wirksamkeit und Unbedenklichkeit durch kontrollierte klinische Studien setzt eine differenzierte Diagnostik und Verlaufskontrolle der Patienten voraus. Bei den apparativen Untersuchungsverfahren ist zu unterscheiden zwischen Methoden, die generell zur Diagnostik geeignet sind, wie z. B. Doppler- und Duplex-Sonographie, Phlebodynamometrie und Venenverschlußplethysmographie sowie Verfahren zum Nachweis von pharmakologischen Wirkungen, z. B. der Volumetrie. Da Venenpharmaka pathologisch-anatomische Veränderungen nicht rückgängig machen, sondern funktionelle Gefäßveränderungen beeinflussen, sind zum Nachweis der klinischen Wirksamkeit Verfahren zur Bestimmung der Kapillarpermeabilität wie Venenverschlußplethysmographie mit Volumetrie erforderlich. Nicht zu vernachlässigen ist daneben die Verlaufskontrolle der subjektiven Beschwerden. Müde schwere Beine, Spannungs- und Berstungsgefühl sowie Schmerzen in den Waden sind keine Befindlichkeitsstörungen, sondern Symptome von erheblichem Krankheitswert. Gelingt sowohl mit den angeführten apparativen Verfahren als auch mittels klinischer Verlaufsdiagnostik der Nachweis der Wirksamkeit von pflanzlichen Venenmitteln, dann dürfte derartigen Präparaten eine hohe Bedeutung bei der Behandlung der inzwischen als Volkskrankheit bezeichneten Beinvenenleiden zukommen (Marshall und Loew, 1994).

3.4.1 Roßkastaniensamen-Extrakt

3.4.1.1 Einführung

Die Roßkastanie, *Aesculus hippocastanus* (Familie: Hippocastanaceae), wurde im 16. Jahrhundert aus dem vorderen Orient in das nördliche Europa eingeführt. Auszüge aus den Roßkastaniensamen wurden in Frankreich bereits zu Beginn des 18. Jahrhunderts therapeutisch angewendet. Zwischen 1896 und 1909 erschienen mehrere französiche Arbeiten, in denen über Erfolge bei der Behandlung von Hämorrhoidal- und Venenleiden berichtet wurde. Zu dieser Zeit wurde bereits vermutet, daß es sich bei den wirksamen Komponenten um Glykoside mit Saponincharakter handelt (Hitzenberger, 1989).

3.4.1.2 Droge und Extrakt

Als Droge nach DAB 10 gelten die getrockneten Samen der Roßkastanie (Hippocastani semen, Abb. 3.17). Zubereitungen aus anderen Teilen des Roßkastanienbaumes (Blätter, Rinde) wurden zum Teil ebenfalls in Arzneimitteln verwendet. Die Wirksamkeit solcher Zubereitungen ist jedoch nicht hinreichend belegt. Einfachheitshalber wird fortan der Begriff „Roßkastanien-Extrakt" synonym für „Roßkastaniensamen-Extrakt" gesetzt.

Die vollreifen Samen werden in dünner Schicht an gut durchlüfteten Plätzen vorgetrocknet, anschließend gebrochen und rasch bei einer Temperatur von 60 C nachgetrocknet. Die so gewonnene Pulverdroge enthält 3–5 % Saponine. Mit Wasser-Alkohol-Gemischen werden daraus Trockenextrakte hergestellt, die gegebenenfalls durch Zugabe von Dextrinen auf einen definierten Triterpenglykosidgehalt von 16–20 % (m/m), berechnet als Aescin, eingestellt werden.

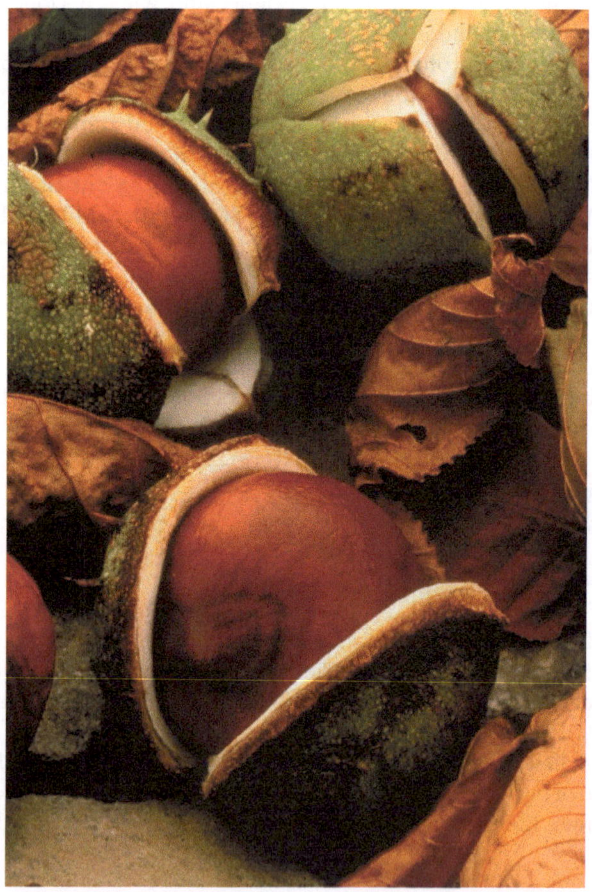

Abb. 3.17. ▶ Roßkastanie, aufspringende Früchte mit Samen.

3.4.1.3 Chemie und Pharmakokinetik von Aescin

Aescin gilt als der wirksamkeitsbestimmende Inhaltsstoff des Roßkastanien-Extraktes. Die klinische Wirksamkeit konnte auch mit isoliertem Aescin nachgewiesen werden (Fink Serralde et al., 1975). Die Triterpensaponine der Roßkastaniensamen bilden ein komplexes Gemisch von Saponinen. Der leicht kristallisierende Teil des Gemisches wird als β-Aescin bezeichnet und stellt seinerseits wieder ein Gemisch mehrerer Glykoside dar. Die im β-Aescin enthaltenen Glykoside leiten sich von zwei Aglykonen ab. Aescin ist relativ gut in Wasser und wenig in Lipoidlösungsmitteln löslich. Die Gehaltsbestimmung erfolgt nach einer 1966 entwickelten Methode, die für Arzneibuchzwecke geringfügig modifiziert wurde; sie beruht auf einer Farbreaktion der Triterpenglykoside mit Eisenchlorid.

Aescin wird nach oraler Gabe entweder nur in sehr geringem Umfange resorbiert oder es besteht ein ausgeprägter First-pass-Effekt. Die relative Bioverfügbarkeit im Vergleich zur i. v.-Applikation ist geringer als 1 %. Die Resorptionshalbwertszeit beträgt etwa 1 Stunde, die Eliminationshalbwertszeit etwa 20 Stunden. Nach der Einnahme von 50 mg Aescin in Form einer Kapsel des Fertigpräparates Venostasin retard wurden bei Probanden nach 2–3 Stunden maximale Plasmakonzentrationen von etwa 20–30 ng/ml gemessen (Hänsel, Keller, Rimpler und Schneider, 1992). Messungen zur Bioäquivalenz verschiedener galenischer Zubereitungen von Roßkastaniensamen-Extrakten wurden mit 48 gesunden Probanden durchgeführt. Die Messung der Plasmakonzentrationen von Aescin erfolgte in dieser Studie mit spezifischen Antikörpern. Nach der Einnahme verschiedener Roßkastaniensamenextrakt-Präparate entsprechend der jeweiligen Einzeldosis von 100 mg Aescin wurden maximale Plasmakonzentrationen von etwa 15 ng/ml gemessen. Die maximalen Plasmakonzentrationen wurden in den früheren Untersuchungen etwa 3 Stunden nach der Einnahme erreicht; die Eliminationshalbwertzeit betrug im Mittel ebenfalls etwa 20 Stunden. Aufgrund der hohen Variabilität der Aescin-Konzentrationen im Plasma konnte die Bioäquivalenz zu einem Referenz-Präparat nicht nach Einnahme einer Einmaldosis, wohl aber unter 6-tägiger Einnahme (Vergleich der Steady-state-Konzentration) nachgewiesen werden (Biber et al., 1996).

3.4.1.4 Pharmakologie

Am Modell des Rattenpfotenödems konnte gezeigt werden, daß genuiner Roßkastanien-Extrakt zwar 100mal wirksamer war als derselbe, jedoch von Aescin befreite Extrakt (Lorenz und Marek, 1960). Seither konnte wiederholt bestätigt werden, daß der antiexsudative Effekt von Roßkastanien-Extrakt auch bei entzündlichen und stauungsbedingten Ödemen auf Aescin zurückzuführen ist (Hitzenberger, 1989).

An isolierten Venen konnte von einigen Autoren gezeigt werden, daß Roßkastanien-Extrakt eine tonisierende Wirkung hat (Annoni et al., 1979; Locks, 1974; Longiave et al., 1978). Diese Wirkung war nicht durch Phentolamin blockierbar, so daß die Wirkung nicht über α-Adrenorezeptoren zustandekommen kann. Bei Patienten mit venöser Insuffizienz ließen sich allerdings keine signifikanten Wirkungen auf die venöse Gefäßkapazität nachweisen (Rudofsky et al., 1986; Bisler et al., 1986).

3.4.1.5   Toxikologie

Roßkastanien-Extrakt und Aescin wurden an mehreren Tierarten (Maus, Ratte, Meerschweinchen, Kaninchen, Hund) auf akute Toxizität geprüft. Die „no-effect"-Dosis beträgt etwa das 8 fache derjenigen Dosis, die bei der Therapie am Menschen empfohlen wird. Bei der Prüfung auf chronische Toxizität (Ratten, Hunde; Versuchsdauer 34 Wochen) konnten keine kumulativ-toxischen Wirkungen beobachtet werden. Auch ergaben sich keine Anhaltspunkte für embryotoxische oder teratogene Wirkungen. Im Einklang mit den tierexperimentellen Ergebnissen sind bei jahrzehntelanger Anwendung am Menschen keine Schäden durch Überdosierung bekannt geworden. Zur Mutagenität und Kanzerogenität liegen keine Untersuchungen vor (Hänsel, Keller, Rimpler und Schneider, 1992).

3.4.1.6   Wirkungen und Wirksamkeit bei Probanden und Patienten

3.4.1.6.1 Untersuchungen an gesunden Probanden

Pauschinger (1987) untersuchte die Wirkung eines standardisierten Roßkastanien-Extraktes auf die kapilläre Filtration im Doppelblindversuch an 12 kreislaufgesunden Probanden. Diese erhielten als Verum einmalig 600 mg Roßkastanien-Extrakt. Zielparameter waren Gefäßkapazität und Filtrationskoeffizient, gemessen mittels Venenverschlußplethysmographie. Während beide Parameter unter Placebo unbeeinflußt blieben, kam es nach dem Verum sowohl zu einer Abnahme der Gefäßkapazität als als auch des Filtrationskoeffizienten.

Zu den klinisch-pharmakologischen Untersuchungen an gesunden Versuchspersonen sind auch Untersuchungen von Marshall et al. (1987) zu zählen, die im Rahmen einer Doppelblindstudie die Auswirkungen eines Interkontinentalfluges auf die Bildung von Fuß- und Knöchelödemen an 19 Probanden prüften. Bei prophylaktischer Gabe von 600 mg Roßkastanien-Extrakt war die Ödembildung signifikant reduziert.

3.4.1.6.2 Therapiestudien mit Patienten

Zur therapeutischen Wirksamkeit von Roßkastaniensamen-Extrakt bei Patienten mit chronischer venöser Insuffizienz liegen 7 placebokontrollierte Doppelblindstudien mit einem normierten Monopräparat vor. Diese Studien sind in der Tabelle 3.11 zusammenstellt. Insgesamt waren darin 558 auswertbare Patienten-Behandlungszyklen eingeschlossen. Die Dosierung des Verum betrug in allen Fällen etwa 600 mg Roßkastanien-Extrakt entsprechend 100 mg Aescin pro Tag. Die Studien wurden mehrheitlich im sogenannten Cross-over-Design durchgeführt, d. h. jeder Patient erhielt in getrennten Behandlungszyklen sowohl das Verum als auch das Placebo.

Die Ergebnisse der Studie von Alter (1973) haben trotz doppelblinder Durchführung nur einen begrenzten Aussagewert, da die betreffende Arbeit erhebliche methodische und statistische Mängel aufweist. Die nachfolgenden Studien von Neiss et al. (1976) und Friedrich et al. (1978) sind dagegen gut verwertbar. Sie sind beide mit einem sehr ähnlichen Design durchgeführt worden. In beiden Studien waren Beschwerdenskalen mit Scorebewertungen zwischen 0 und 3 für typische Symptome der chronischen venösen Insuffizienz die Prüfkriterien. Die statistische Prüfung erfolgte mit dem 4-Felder-Test.

Tabelle 3.11.
Placebokontrollierte Doppelblindstudien mit einem normierten Roßkastanien-Extrakt (Handelspräparat Venostasin retard). Die Dosis entsprach in allen Studien 100 mg Aescin pro Tag. Mit der Ausnahme von Lohr et al. und Diehm et al. führten alle Untersucher die Studien im „Cross-over-Design" durch. * = p < 0,05; ** = p < 0,01; *** = p < 0,001; n. s. = nicht signifikant.

Erstautor, Jahr	Pat.-Zahl	Dauer (Tage)	Zielgrößen und statistische Ergebnisse Verum vs. Placebo
Alter, 1973	96	2 × 20	Tastbefund, Hautfarbe, Venenprominenz, Ödeme, Dermatosen, Schmerz, Schweregefühl und Juckreiz mehrheitlich signifikant besser
Neiss, 1976	212	2 × 20	Beschwerdenskala (0–3): Ödeme** Wadenkrämpfe n. s. Schmerzen** Juckreiz Schweregefühl*
Friedrich, 1978	95	2 × 20	Beschwerdenskala (0–3): Ödeme* Wadenkrämpfe** Schmerzen** Juckreiz n. s. Schweregefühl*
Steiner, 1986	20	2 × 14	Beinvolumen[1]** Subjektive Beschwerden**
Lohr, 1986	74	56	Beinvolumen[1]** Subjektive Beschwerden**
Bisler, 1986	22	2 × 1	Filtrationskoeffizient[2]*** (−22 %) Venöse Kapazität[2] n. s. (−5 %)
Rudofsky, 1986	39	28	Extravasales Volumen[1][3] *** Venöse Kapazität[2] n. s. Subjektive Beschwerden*
Diehm, 1996	240	84	Beinvolumen[1]**

[1] Wasserplethysmographie, [2] Venenverschlußplethysmographie, [3] Messung am Fuß und distalen Unterschenkel

Bei der Mehrzahl der Symptome traten im Verlauf der Therapie unter Verum signifikant stärkere Besserungen als unter Placebo auf.

4 weitere Studien wurden im Jahre 1986 publiziert. Steiner und Hillemanns (1986) behandelten 13 Patientinnen, Diagnose Schwangerschaftsvarikosis, und 7 Patientinnen, Diagnose chronisch venöse Insuffizienz. Die Beinvolumina wurden mittels Wasserplethysmographie und Beinumfängen an 3 Stellen gemessen. Die Volumenwerte änderten sich unter Placebo nicht. Unter dem Verum kam es zu einer signifikanten Abnahme von 114 bzw. 126 ml. Die subjektiven Beschwerden und das globale Arzturteil zur Wirksamkeit veränderten sich ebenfalls unter Verum signifikant besser als unter Placebo.

Lohr et al. (1986) führten eine Studie unter Einschluß von 74 Patienten mit chronischer Veneninsuffizienz und Ödemneigung durch. Zielgrößen waren die Beinvolumina,

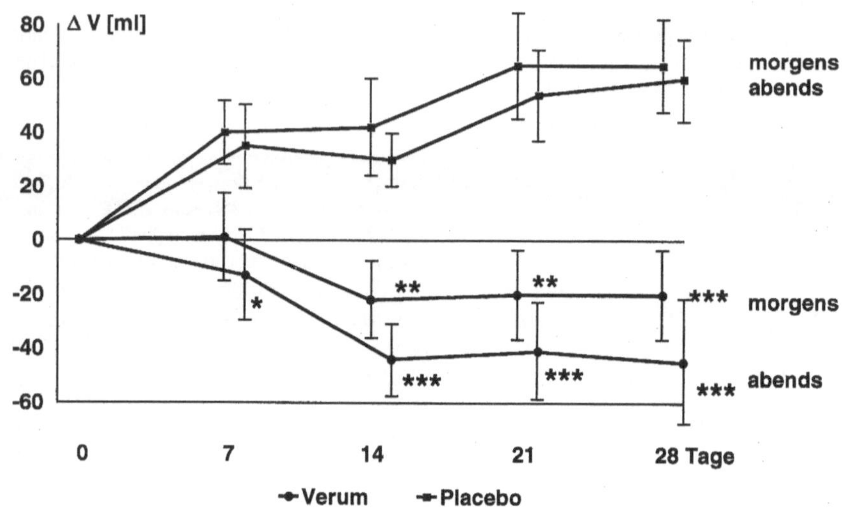

Abb. 3.18. ▲ Studie bei Patienten mit chronischer venöser Insuffizienz, Messung der Volumenänderung des Fußes und distalen Unterschenkels bei Fixierung eines reduzierten Blutvolumens (Änderung des extravasalen Volumens) mittels Flüssigkeitsplethysmographie. Mittelwerte ± SEM von n = 19 (Verum) bzw. n = 20 (Placebo) Patienten. * = p < 0,05; ** = p < 0,01; *** = p < 0,001, jeweils im Vergleich zwischen Verum und Placebo (nach Rudofsky et al., 1986).

erfaßt mit der Wasserplethysmographie und Umfangmessung vor und nach Ödemprovokation. Die unter Ödemprovokation zu beobachtende Zunahme des Beinvolumens sank in der Verum-Gruppe von 32 auf 27 und stieg in der Placebogruppe von 27 auf 31 ml an. Die subjektive Symptomatik wurde ebenfalls signifikant verbessert.

In den Studien von Bisler et al. (1986) und Rudofsky et al. (1986) wurden bei Patienten mit chronischer venöser Insuffizienz die Wirkungen sowohl auf das intravasale Volumen der Beinvenen als auch auf die interstitielle Filtration (indirekte Messung mittels Venenverschluß- bzw. Wasserplethysmographie) ermittelt.

Bisler et al. prüften die Auswirkungen nach einmaliger Einnahme von 600 mg Roßkastanien-Extrakt. Unter Placebo stieg die transkapilläre Filtration innerhalb von 3 Stunden von 8,2 auf 8,3 Skalenteile, unter dem Verum kam es zu einem Abfall von 9,4 auf 7,4. Hieraus wurde eine signifikante Reduktion des transkapillären Filtrationskoeffizienten um 22 % errechnet. Die Verminderung des intravasalen Volumens (–5 %) war dagegen nicht signifikant. Nach Auffassung der Autoren scheint daher der venentonisierenden Wirkung von Roßkastanien-Extrakt eine weitaus geringere Bedeutung zuzukommen als der kapillar abdichtenden Wirkung.

Rudofsky et al. (1986) wiesen unter 28tägiger Therapie ein ähnliches Wirkprofil nach. Während sich bei der venösen Kapazität vor und während der Therapie keine signifikanten Unterschiede zwischen Verum und Placebo ergaben, waren bei der an den Füßen und distalen Unterschenkeln gemessenen extravasalen Volumenänderung nach 14 bis 28 Tagen hochsignifikante Unterschiede zwischen Verum und Placebo nachzuweisen (Abb. 3.18). Signifikante Verbesserungen gegenüber Placebo ergaben sich nach

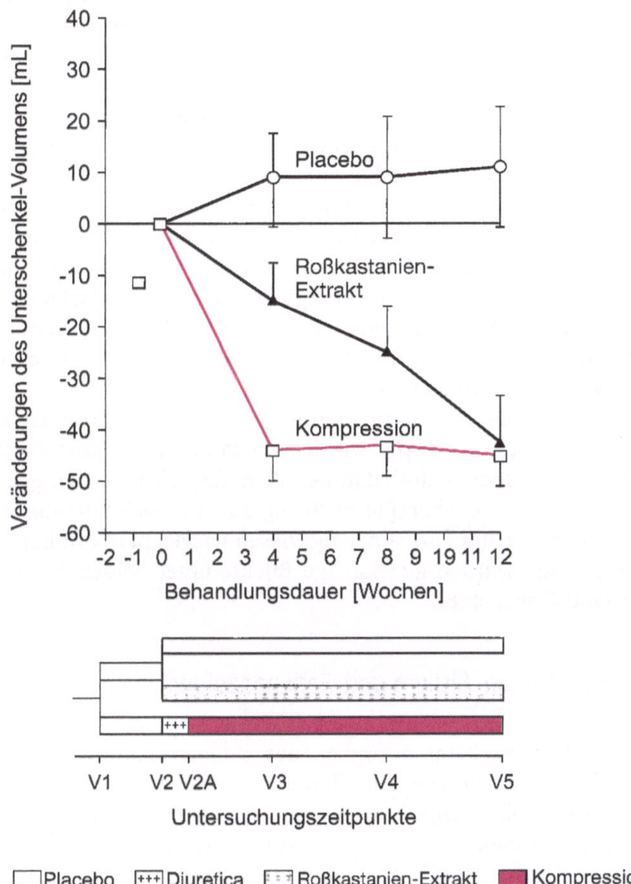

Abb. 3.19. ▲ Studiendesign (unterer Teil) und Unterschiede (Mittelwert SEM) in der Studie von Diehm et al. (1966) bei 240 Patienten mit chronischer venöser Insuffizienz. Signifikante Verringerungen der Ödem-Volumina wurden sowohl mit dem Roßkastaneinsamen-Extrakt (p = 0,005), als auch unter der Behandlung mit Kompressionsstrümpfen (p = 0,002) im Vergleich mit Placebo erzielt. Die beiden aktiven Behandlungsverfahren waren statistisch äquivalent (p = 0,001).

28tägiger Therapie auch hinsichtlich der subjektiven Symptome „Spannungsgefühl", „Schmerzen", „Beinmüdigkeit", „Juckreiz", nicht dagegen bei dem Symptom „Wadenkrämpfe". Signifikante Besserungen ergaben sich weiterhin bei dem Befund „prätibiale Impressionen".

Diehm et al. (1996) führten eine Studie zum Vergleich der Wirksamkeit (Ödemreduktion) und Sicherheit von Kompressionsstrümpfen der Klasse II und der Therapie mit Roßkastaniensamen-Extrakt (entsprechend 50 mg Aescin 2 x täglich) durch. Die Äquivalenz beider Therapien wurde nach einem hierarchischen statistischen Design bei 240 Patienten mit chronischer venöser Insuffizienz geprüft. Die Patienten wurden über eine Periode von 12 Wochen in einer randomisierten teilverblindeten placebo-kontrollierten Studie im Parallelgruppen-Design behandelt. Die Unterschenkel-Volumina des jeweils stärker betroffenen Beines verminderten sich im Mittel um 49 ml (n = 95) unter dem Roßkastaniensamen-Extrakt und um 47 ml (n = 99) unter der Behandlung mit den Kompressionsstrümpfen, während unter Placebo (n = 46) ein Anstieg im Mittel um 10 ml nach 12-wöchiger Therapie nachgewiesen wurd. Signifikante Ödemreduktionen im Vergleich mit Placebo wurden sowohl unter der Therapie mit dem Roßkastaniensamen-Extrakt (p = 0,005), als auch mit den Kompressionsstrümpfen (p = 0,002) nachgewiesen. Beide Behandlungsverfahren waren statistisch äquivalent (p = 0,001). Beide Behandlungsverfahren wurden gut toleriert, ernsthafte unerwünschte Ereignisse in Verbindung mit der Therapie wurden nicht berichtet. Die Autoren kamen zu dem Schluß, daß Kompressionsstrümpfe und Roßkastaniensamen-Extrakt alternative Behandlungsverfahren für die symptomatische Therapie bei Patienten mit chronischer venöser Insuffizienz sind (Abbildung 3.19).

Eine Meta-Analyse aller kontrollierten Studien mit Roßkastanien-Extrakten im Vergleich mit Placebo oder Referenz-Therapie wurde von Pittler und Ernst (1998) publiziert. Die Autoren kamen zu dem Schluß, daß bei allen Vergleichsstudien gegen Placebo eine Überlegenheit der Verum-Therapie in Bezug auf die Beeinflussung des Beinvolumens und des Unterschenkelumfanges nachgewiesen wurde. Bei 5 Studien im Vergleich mit Rutosid-Präparaten wurden gleichartige Effekte unter beiden Medikationen beobachtet (Pittler und Ernst, 1998).

3.4.1.7   Indikationen, Dosierungen, Risiken und Gegenanzeigen

Die therapeutische Wirksamkeit erscheint bezüglich der Ödemprotektion und der Besserung der typischen subjektiven Beschwerden bei chronischer Veneninsuffizienz ausreichend belegt. Die Monographie „Hippocastani semen" der Kommission E am früheren BGA, veröffentlicht im Bundesanzeiger Nr. 71 vom 15.04.1994, nennt deshalb für einen aus Roßkastaniensamen hergestellten, eingestellten Trockenextrakt (DAB 10) mit einem Gehalt an Triterpenglykosiden von 16–20 % (berechnet als wasserfreies Aescin) das folgende Anwendungsgebiet:

„Behandlung von Beschwerden bei Erkrankungen der Beinvenen (chronische Venen-insuffizienz), zum Beispiel Schmerzen und Schweregefühl in den Beinen, nächtliche Wadenkrämpfe, Juckreiz und Beinschwellungen."

Als Hinweis wird angegeben, daß weitere, vom Arzt verordnete nicht invasive Maßnahmen, wie z. B. Wickeln der Beine, Tragen von Stützstrümpfen oder kalte Wassergüsse, unbedingt beizubehalten sind.

Gegenanzeigen sind nicht bekannt. Als Nebenwirkungen werden genannt: in Einzelfällen Juckreiz, Übelkeit, Magenbeschwerden.

Bezüglich der guten Verträglichkeit ist jedoch ausdrücklich darauf hinzuweisen, daß diese nur für die retardierte Darreichungsform gilt, weil nichtretardierte Roßkastanien-Extraktzubereitungen aufgrund des Saponingehaltes bei der notwendigen Dosierung von 2mal täglich 250–313 mg Extrakt, entsprechend 100 mg Aescin, bei einer Mehrzahl der Patienten zu Magenbeschwerden führen würde.

3.4.1.8 Therapeutischer Stellenwert

Bei der Verordnung von oralen Venenmitteln dominieren nach definierten Tagesdosen die Ödemprotektiva vom Typ des Roßkastanien-Extraktes. Darüber hinaus werden halbsynthetische Derivate pflanzlicher Inhaltsstoffe wie Hydroxyethylrutosid, Calziumdobesilat, Troxerutin und Trimethylhesperidinchalkon einzeln oder in Kombination eingesetzt. In der überwiegenden Mehrheit werden jedoch Monopräparate, insbesondere solche auf der Basis von Roßkastaniensamen-Extrakt, verordnet (Fricke, 1998).

Die therapeutische Wirksamkeit bestimmter Venenmittel zur oralen Anwendung kann aufgrund der inzwischen vorliegenden Therapiestudien (Tabelle 3.11) nicht mehr als umstritten gelten, obwohl es nach wie vor zurückhaltende bis ablehnende Meinungen dazu gibt (Fricke, 1998). Die bedeutsamste Therapiestudie (Diehm et al., 1996) wies nach 12-wöchiger Therapie eine statistisch signifikante Ödemreduktion von etwa 50 ml nach. In früheren Studien war belegt worden, daß darüber hinaus auch die subjektiven Beschwerden effektiv verringert werden können (Hitzenberger, 1989). Seit April 1994 liegt dafür eine neue Monographie der Kommission E beim BfArM vor. Sie gilt allerdings nur für Zubereitungen mit einer Tagesdosierung von 100 mg Aescin, entsprechend etwa 300 mg Extrakt in retardierter Darreichungsform. Andere Zubereitungen wie Roßkastanienblätter, -rinde und -blüten sind dagegen negativ bewertet worden. Entsprechende Präparate sollten nicht mehr verordnet werden. Extrakte aus anderen Drogen (Mäusedornwurzelstock, Steinklee, Buchweizen, Weinlaub) sind traditionell, aber kaum durch zeitgemäße klinische Studien belegt. Im Verordnungsbereich ist hier ebenfalls Zurückhaltung geboten, was im übrigen generell auch für sämtliche Kombinationspräparate in dieser Indikationsgruppe gilt.

Hinsichtlich der chemisch modifizierten pflanzlichen Reinstoffe, die definitionsgemäß nicht Gegenstand der Phytotherapie im engeren Sinne sind (Abschnitte 1.2 und 1.3), ist für Hydroxyethylrutoside bei Patienten mit chronischer Veneninsuffizienz zumindest in Kurzzeitstudien eine Besserung subjektiver Beschwerden berichtet worden, so daß solche Präparate alternativ zu Roßkastaniensamen-Extrakt eingesetzt werden können. Unter der Therapie mit Hydroxyethylrutosiden ist es allerdings in Einzelfällen zu Haarausfall gekommen. Nach der Einnahme von Calziumdobesilat wurde ein Fall von Agranolozytose berichtet. Die Nebenwirkungen von Roßkastaniensamen-Extrakt (gastrointestinale Beschwerden, allergische Hautreaktionen) sind demgegenüber vergleichsweise harmlos.

Im Gegensatz zu den pflanzlichen bzw. halbsynthetischen Ödemprotektiva ist die Behandlung der chronischen venösen Insuffizienz mit Diuretika zur Ausschwemmung venös bedingter Ödeme nur in Ausnahmefällen indiziert. Zu beachten sind dabei eine Reihe von Kontraindikationen. Wegen der möglichen Hämokonzentration, dem dadurch erschwerten venösen Abfluß und Gefahr der Stase mit erhöhter Thromboseneigung sind Diuretika für die Dauerbehandlung venös bedingter Ödeme ungeeignet.

3.4.2 Topische Venenmittel

Bei den topischen Venenmitteln werden überwiegend heparinhaltige Präparate verordnet, daneben aber auch Kombinationen mit pflanzlichen Extrakten oder pflanzlichen Inhaltsstoffen aus der Gruppe der Saponine (z. B. Aescin) bzw. Flavonoide (z. B. Rutoside). Systemisch-therapeutische Wirkstoffkonzentrationen werden bei dieser Applikation nicht erreicht. Möglicherweise beruht der therapeutische Effekt vorwiegend auf der Salbengrundlage und der durch die Applikation der Salben ausgeübten Gewebemassage. Die Patienten erleben häufig subjektive Besserungen ihrer Beschwerden, wobei eine Zuordnung zu einzelnen pflanzlichen Wirkstoffen kaum möglich ist, da es sich bei den angebotenen Fertigarzneimitteln mit einer Ausnahme (Venostasin N Salbe; Wirkstoff: Roßkastanien-Extrakt) ausschließlich um Kombinationspräparate handelt.

Ungeklärt ist, ob und gegebenenfalls wie Extrakte aus Arnikablüten topisch wirken. Man verwendet sie als Zusatz in Form ethanolischer Auszüge (z. B. Arnika Kneipp Gel, Vasotonin Gel). Arnika-Extrakte enthalten ätherisches Öl mit bizyklischen Sesquiterpenen vom Typus des Helenalins als charakteristische Bestandteile. Helenaline wirken lokal haut- und schleimhautreizend, gelten aber andererseits als antiphlogistisch wirksam. Örtlich auf der Haut appliziert, erzeugen Arnikablüten in Form des Infuses oder der Tinktur eine Hyperämie.

Die Beurteilung der Wirksamkeit topischer Venenmittel basiert nach wie vor primär auf Erfahrungen bei der praktischen Anwendung. Eine Wirksamkeit, insbesondere im Sinne einer Prophylaxe von Thrombosen sowie einer Besserung daraus resultierender Folgezustände, ist bislang nicht ausreichend belegt worden. Dem umstrittenen Nutzen der Lokaltherapeutika bei der Behandlung chronisch venöser Erkrankungen stehen darüber hinaus Risiken in Form von Allergisierungen und Kontaktekzemen gegenüber.

3.4.3 Fertigarzneimittel

Die Indikationsgruppe „Venentherapeutika" der „*Roten Liste 2003*" enthält 30 pflanzliche Monopräparate zur inneren Anwendung, davon 23 mit Roßkastaniensamen-Extrakt, 3 mit Mäusedornwurzelstock-Extrakt und je 1 mit Steinklee-Extrakt mit Buchweizen-Droge und Weinlaub-Extrakt als arzneilich wirksame Bestandteie. Die nachfolgende Zusammenstellung enthält unter Roßkastaniensamen-Extrakt nur noch diejenigen Präparate, die gemäß den Vorgaben der Monographie von 1994 den Wirkstoff in retardierter Form mit einer Einzeldosis entsprechend 250–313 mg Extrakt entsprechend 50 mg Aescin enthalten. Alle klinischen Studien entsprechend der Tabelle 3.11 sind mit dem Präparat Venostasin retard durchgeführt worden. Kombinationspräparate in dieser Indikation befinden sich nicht mehr unter den 100 meistverordneten pflanzlichen Arzneimitteln.

Abkürzungen: *D* = Dragee, *E* = Extrakt, *FL* = Flüssigpräparat, *K* = Kapsel.

Roßkastaniensamen-Extrakt

Übereinstimmend mit der Monographie von 1994:

Aescusan retard 50
Perivar Rosskaven
SE Rosskastanie
Venalot novo Depot
Venen-Tabletten Stada retard
Venentabs retard-ratiopharm
Veno-biomo retard
Venodura retard
Venoplant retard S
Venopyronum retard
Venostasin retard
Venostasin S

Weitere pflanzliche Monopräparate

Mäusedornwurzelstock

Fagorutin Ruscus Kapseln	K:	36 mg E
Venelbin ruscus	FT:	60 mg E
Venobiase mono	K:	48 mg E

Steinklee

Meli Rephastasan	FL

Buchweizen

Fagorutin Buchweizen-Tee

Weinlaub

Antistax	K:	180 mg E; FL: 6 g E/100 ml

 ## Literatur

Alter H (1973) Zur medikamentösen Therapie der Varikosis. Z Allg Med 49 (17): 1301–1304.
Annoni F, Mauri A, Marincola 17, Resele LF: Venotonic activity of Escin on the human saphenous vein. Arzneim Forsch/Drug Res29: 672.
Biber A, Oschmann R, Lang F, Stumpf H, Kunz K (1996) Pharmakokinetik von β-Aescin nach Gabe Aesculusextrakt enthaltender Darreichungsformen. In: Loew D, Rietbrock N (Hrsg) Phytopharmaka: Forschung und klinische Anwendung. Steinkopff Verlag, Darmstadt: 49–53.
Bisler H, Pfeifer R, Klüken N, Pauschinger P (1986) Wirkung von Roßkastaniensamenextrakt auf die transkapilläre Filtration bei chronischer venöser Insuffizienz. Dtsch Med Wschr 111: 1321–1328.

Diehm C, Trampisch HJ, Lange S, Schmidt C (1996) Comparison of leg compression stocking and oral horse-chestnut seed extract therapy in patients with chronic venous insufficiency. Lancet 347: 292–294.

Fink Serralde C, Dreyfus Cortes GO, Colo Hernandez, Marquez Zacarias LA (1975) Valoracion de la escina pura en el tratamiento del sindrome des estasis venosa cro- nica. Münch Med Wschr (mex. Ausgabe) 117(1): 41–46.

Fricke U (1998) Venenmittel. In: Schwabe U, Paffrath D (Hrsg) Arzneiverordnungs-Report '98. Springer Verlag, Berlin – Heidelberg – New York: 538–544.

Friederich HC, Vogelsberg H, Neiss A (1978) Ein Beitrag zur Bewertung von intern wirksamen Venenpharmaka. Z Hautkrankheiten 53 (11): 369–374.

Hänsel R, Keller K, Rimpler H, Schneider G (1992) Hagers Handbuch der Pharmazeutischen Praxis. 5. Auflage, Drogen A-D. Springer Verlag, Berlin Heidelberg New York: 108–122.

Hitzenberger G (1989) Die therapeutische Wirksamkeit des Roßkastaniensamenextraktes. Wien Med Wschr 139 (17): 385–389.

Locks H, Baumgartner H, Konzett H (1974) Zur Beeinflussung des Venentonus durch Roßkastanienextrakte. Arzneim Forsch 24: 1347.

Lohr E, Garanin G, Jesau P, Fischer H (1986) Ödemprotektive Therapie bei chro- nischer Venen- insuffizienz mit Ödemneigung. Münch Med Wschr 128: 579–581.

Longiave D, Omini C, Nicosia S, Berti F (1978) The Mode of Action of Escin on isolated veins: Relationship with PGF_{2a}. Pharmacol Res 10: 145.

Lorenz D, Marek ML (1960) Das therapeutisch wirksame Prinzip der Roßkastanie (Aesculus hippocastanum). Arzneim Forsch 10: 263–272.

Marshall M, Loew D (1994) Diagnostische Maßnahmen zum Nachweis der Wirksamkeit von Venentherapeutika. Phlebol 23: 85–91.

Marshall M, Dormandy JA (1987) Oedema of long distant flights. Phlebol 2: 123–124.

Neiss A, Böhm C (1976) Zum Wirksamkeitsnachweis von Roßkastaniensamenextrakt beim varikösen Symptomenkomplex. Münch Med Wschr 7: 213–216.

Pauschinger P (1987) Klinisch experimentelle Untersuchungen zur Wirkung von Roßkastaniensamenextrakt auf die transkapilläre Filtration und das intravasale Volumen an Patienten mit chronisch venöser Insuffizienz. Phlebol Proktol 16: 57–61.

Pittler MH, Ernst E (1998) Horse-chestnut seed extract for chronic venous insufficiency. A criteria-based systematic review. Arch Dermatol 134: 1356–1360.

Rudofsky G, Neiß A, Otto K, Seibel K (1986) Ödemprotektive Wirkung und klinische Wirksamkeit von Roßkastaniensamenextrakt im Doppelblindversuch. Phlebol Proktol 15: 47–54.

Steiner M, Hillemanns HG (1986) Untersuchung zur ödemprotektiven Wirkung eines Venentherapeutikums. Münch Med Wschr 31: 551–552.

4 Atemwege

Pflanzliche Arzneien sind für viele Patienten Mittel der Wahl bei unkomplizierten akuten Atemwegserkrankungen. Der gezielte Einsatz, vor allem in der Form von Tees und Flüssig-Zubereitungen, wird immer mehr zu einer Domäne der Selbstmedikation. Diese Entwicklung ist problematisch, da es den medizinischen Laien häufig nicht möglich sein dürfte, zwischen harmlosen Verläufen und Komplikationen, bei denen der Arzt rasch hinzugezogen werden sollte, zu unterscheiden. Der Hausarzt, der den Arznei-Wünschen des Patienten im gebotenen Rahmen (siehe Abschnitt 4.1.2) Verständnis entgegenbringt, wird aber weiterhin um Rat gefragt werden und kann dadurch auch in Zukunft seiner Fürsorgepflicht für die Patienten gerecht werden.

4.1 Akute Infekte der oberen Atemwege

Atemwegsinfektionen sind die häufigsten Erkrankungen des Menschen. Erwachsene leiden im Mittel 2- bis 5mal im Jahr, Kinder sogar noch häufiger an einem Atemwegsinfekt (AkdÄ, 2002). Dabei kann es zum Befall der oberen Atemwege – bestehend aus Nase, Nasennebenhöhlen, Pharynx und Larynx – kommen sowie zur Beteiligung der unteren Atemwege im Sinne der Trachea und der Bronchien. Die oberen Atemwege stellen eine mechanische Barriere gegenüber inhalierten Mikroorganismen dar, die durch den immunologischen Schutzwall der Schleimhäute und der lymphoepithelialen Strukturen des Waldeyerschen Rachenringes verstärkt wird. Die Wirksamkeit bestimmter pflanzlicher Flüssig-Zubereitungen wird auch mit der Stärkung dieser immunologischen Barriere in Zusammenhang gebracht (siehe Abschnitt 4.4).

4.1.1 Missbrauch von Antibiotica

In den Praxen niedergelassener Ärzte machen Atemwegsinfekte zwei Drittel aller zu behandelnden Infektionen aus (Abbildung 4.1).Die meisten Atemwegsinfekte werden durch Viren ausgelöst, während Bakterien nur sehr selten die primäre Ursache sind. Die virale Genese der akuten Bronchitis, Pharyngitis oder Tonsillitis erlaubt aus theoretischer Erwägung nur eine symptomatische, reizlindernde Therapie. Die Praxis hält sich aber erfahrungsgemäß mit stark wirkenden Medikamenten weniger zurück. Bis zu zwei Drittel der Patienten mit akuter Bronchitis werden mit Antibiotika behandelt, obwohl erwiesen ist, dass dadurch der Krankheitsverlauf nicht wesentlich verkürzt wird (Altiner et al., 2001; Bent et al, 1999; Fahey et al., 2001; Little et al, 1997; Murray et al, 2000). Die Risiken der Antibiotika-Therapie begründen sich einerseits in möglichen allergischen Reaktionen. Andererseits treten Störungen der physiologischen Bakterienflora des Darmes und des Nasen-Rachen-Raumes sowie Resistenz-Entwicklungen bei pathogenen Keimen auf, was die Rezidiv-Gefahr erhöht.

Medizinische Fachkommissionen empfehlen daher, Patienten mit akuten Atemwegsinfekten in diesem Sinne aufzuklären und, wenn immer möglich, nur symptomatisch zu behandeln. Antibiotica sollen bestimmten Gruppen von „Risiko-Patienten" vorbehalten bleiben (z. B. solche mit chronischen Atemwegsobstruktionen), wenngleich auch dort der Nutzen nicht sicher durch kontrollierte Studien belegt ist. Andererseits räumen die Therapierichtlinien selbst ein, dass entgegen allen Ratschlägen in der Praxis etwa 75% aller Antibiotica-Verordnungen bei akuten Atemwegsinfekten erfolgen (AkdÄ, 2002). Die Schwierigkeit liegt offenbar in der praktischen Umsetzung allzu theoretischer Empfehlungen. Labor-Methoden zur „objektiven" Differenzierung zwischen viralen und bakteriellen Infekten scheitern allein schon am raschen Verlauf der

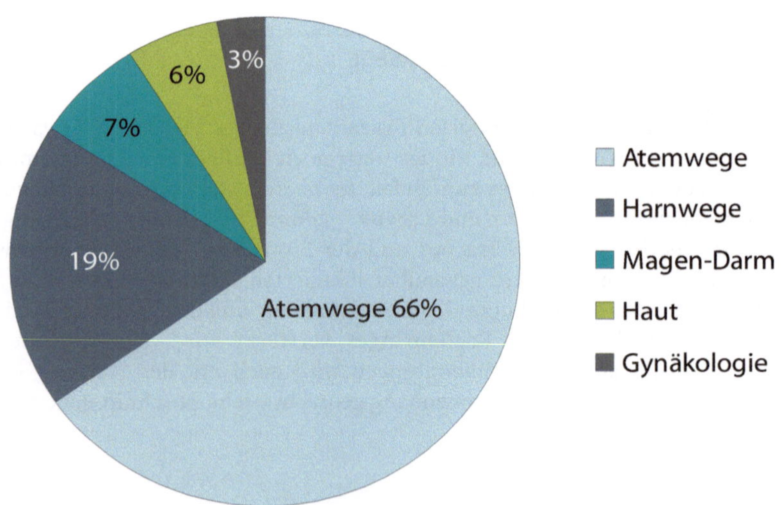

Abb. 4.1. ▲ Diagnostische Häufigkeit von Infekten in der ärztlichen Praxis (nach: Schwabe und Paffrath, 2001).

Erkrankung. Die vorwiegend klinischen Unterscheidungsmerkmale (Tabelle 4.1) sind wage und erlauben keine sichere Erkennung anibiotica-bedürftiger bakterieller Infekte.

4.1.2 Der Wille des Patienten zur Genesung

Patienten, die wegen eines akuten Atemwegsinfektes in die Praxis kommen, wollen vor allem eines, nämlich rasch wieder gesund werden. Manche können sich eine Krankheitspause „nicht leisten", andere meinen das zu mindestens von sich. Wertet man es positiv, so wollen alle diese Patienten auch selbst etwas dazu beitragen, ihre Genesung zu beschleunigen. Dieser Wille der Patienten, das Kranksein zu überwinden, verdient weitere Förderung. In welchem Ausmaß der Arzt in dieser Indikation dazu beitragen kann, die Selbstheilungskräfte des Patienten zu stärken, zeigt eine kontrollierte Studie aus England. 476 Patienten mit akuten Atemwegsinfekten wurden in randomisierter Form entweder mit (n = 246) und ohne (n = 230) ein Antibioticum behandelt. Die statistische Auswertung der Krankheitsverläufe ergab mit der Ausnahme des Symptoms Fieber keine statistisch signifikanten Differenzen beider Gruppen in Bezug auf die Beschwerden und die Krankheitsdauer. Ein wesentlicher Unterschied wurde jedoch bei einer nebenbei geführten Befragung ermittelt. Die Patienten wurden nach der Erstkonsultation von einer dritten Person auf ihre Zufriedenheit mit der ärztlichen Beratung und Verordnung befragt. Diejenigen, die „sehr" damit einverstanden waren hatten später im statistischen Mittel eine Krankheitsdauer von 4 Tagen, diejenigen, die „gar nicht" einverstanden waren, eine solche von 6,5 Tagen. Die auffällige Differenz war völlig unabhängig von der Art der eingenommenen Arzneien (Little et al., 1997).

Dieses Ergebnis spricht dafür, dass akute Atemwegsinfekte zu jener Gruppe von Indikationen zählt, bei deren Therapie mit Arzneimitteln dem „therapeutischen Umfeld", insbesondere der „Droge Arzt", eine größere Bedeutung für den Behandlungserfolg zukommt, als der Pharmakodynamik der verordneten Wirkstoffe (siehe dazu auch Abschnitt 1.5.3). Wer sich bei Therapieempfehlungen in solchen Anwendungsgebieten allein auf statistisch ermittelte Placebo-Verum-Differenzen aus artifiziellen Therapie-

Tabelle 4.1.

Differenzierung der Atemwegsinfekte in der Praxis (nach: AkdÄ, 2002).

Symptome	Eher viral	Eher bakteriell
Beginn	allmählich	plötzlich
Fieber	ansteigend	primär hoch
Eitrige Beläge	selten	häufig
Lymphknoten	„indolent"	schmerzhaft
Muskelschmerzen	häufig	selten
Gelenkschmerzen	häufig	selten
Husten	eher trocken	eitriger Auswurf
Abhör-Befund	minimal	erheblich
Röntgen: Lunge	„mehr als gehört"	„was man hört"
Leukozytose	mäßig	ausgeprägt

studien stützt, der läuft Gefahr, die Nebensache zur Hauptsache zu machen und damit nicht mehr im Sinne einer praxisnahen evidenz-basierten Medizin zu entscheiden.

4.2 Allgemeine phytotherapeutische Maßnahmen

Im richtigen Rahmen verordnet, vermögen Phytopharmaka einen nützlichen Beitrag zur Linderung der Symptome bei Erkältungen zu leisten. Unter pathophysiologischen und pharmakologischen Gesichtspunkten ist die Auswahl der Mittel so zu treffen, dass der mukoziliäre Reinigungsmechanismus des oberen Respirationstraktes nicht zusätzlich beeinträchtigt wird. Dessen Schädigung durch den Virusinfekt kann einer bakteriellen Invasion in normalerweise keimfreie Gebiete (Nasennebenhöhlen, Innenohr, Trachealschleimhaut) den Weg bereiten. Zum Schutz der Schleimhäute und zur Reizlinderung trägt auch eine ausreichende Flüssigkeitsaufnahme bei, die sich sehr gut mit medizinischen Tees gewährleisten lässt.

4.2.1 Erkältungstees

Bei den ersten Anzeichen eines Infektes mit Kratzen im Hals und Störung des Allgemeinbefindens sind heiße Tees und ansteigende Fußbäder (beginnend mit etwa 33 °C und innerhalb von 20 Minuten durch Zufließen immer mehr erwärmen, soweit dies eben vertragen wird) mit anschließendem Schwitzen im Bett bewährte und empfehlenswerte Hausmittel. Als Teedrogen sind vor allem Holunderblüten, Lindenblüten und Mädesüßblüten zu empfehlen. Viele Teerezepturen enthalten daneben noch Weidenrinde (siehe 4.2.2). Zwischen Husten- und Bronchialtees wird nicht streng unterschieden. Die Wirksamkeit von Husten- und Bronchialtees beruht auch nur zum Teil auf spezifischen pharmakodynamischen Effekten. Wesentlich ist außerdem die vermehrte Flüssigkeitszufuhr, die neben dem Feuchthalten der Atemluft entscheidend dazu beiträgt, die Bronchialsekrete relativ dünnflüssig zu halten und die Austrocknung der Schleimhäute zu verhindern. Die tägliche Menge an Flüssigkeitszufuhr soll etwa 2–3 Liter betragen. Anwendungsbeschränkungen für Tees bestehen nur bei Herz- und Niereninsuffizienz.

4.2.1.1 Holunderblüten

Holunderblüten *(Sambuci flos)* stammen von *Sambucus nigra* (Abb. 4.2), einem Strauch, der über fast ganz Europa und Mittelasien verbreitet ist. Die Blütenstände (Trugdolden) werden gesammelt, samt den Stielen getrocknet und durch Absieben in Einzelblüten und Stielteile getrennt. Neben dieser gerebelten Ware kommen auch die getrockneten und durch Schneiden zerkleinerten Blütenstände in den Handel (wegen der Stengelanteile eine Ware zweiter Qualität). Holunderblüten riechen schwach eigenartig; sie schmecken schleimig süß, später kratzend. Diaphoretisch wirksame Prinzipien konnten allerdings bisher nicht sicher nachgewiesen werden. Teebereitung (nach

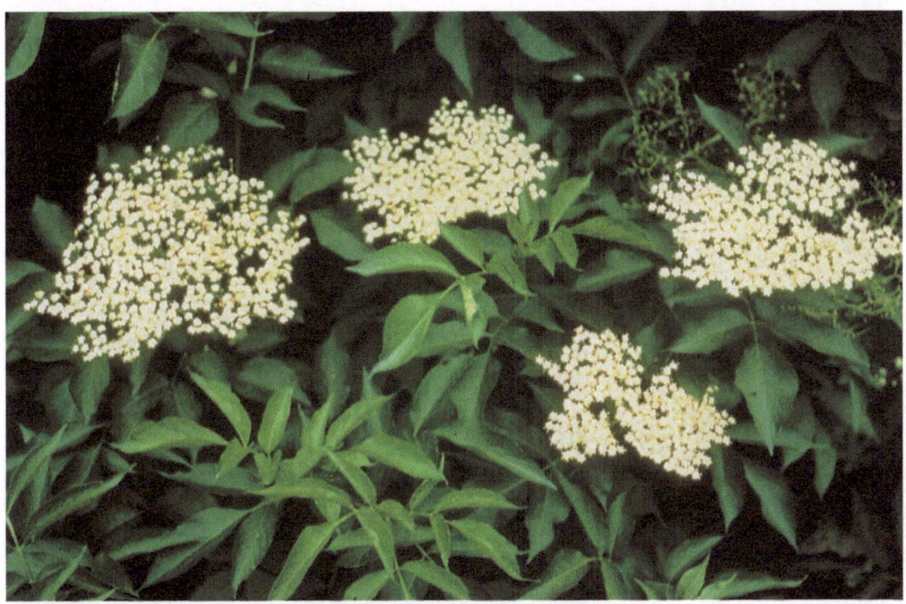

Abb. 4.2. ▲ Blütenstände des Holunders (*Sambucus nigra*).

Standardzulassung): Etwa 2 Teelöffel (= etwa 3 g) Holunderblüten werden mit siedendem Wasser (etwa 150 ml) übergossen; man läßt 5 min lang ziehen und seiht ab. 1–2 Tassen Tee so heiß wie möglich trinken.

4.2.1.2 Lindenblüten

Lindenblüten *(Tiliae flos)* stammen von den beiden als Alleebäume in Europa heimischen Lindenbäumen, der früh blühenden Sommerlinde *(Tilia platyphyllos)* (Abb. 4.3) und der etwa 2 Wochen später blühenden Winterlinde *(Tilia cordata),* ab. Von beiden werden die ganzen, voll entwickelten Blütenstände mit den Hochblättern (Brakteen) gesammelt und getrocknet.

Getrocknete Lindenblüten besitzen einen eigentümlichen, aber mit dem der frischen Blüten nicht mehr identischen, angenehmen Geruch. Sie schmecken leicht süß, schleimig, angenehm.

Der angenehme Geschmack beruht auf dem Zusammenspiel von adstringierenden Gerbstoffen (etwa 2 %) mit Schleimstoffen und Aromastoffen. Spezifisch diaphoretisch wirkende Inhaltsstoffe konnten bisher keine nachgewiesen werden. Die schweißtreibende Wirkung des Lindenblütentees – dasselbe gilt für den Holunderblütentee – beruht zumindest teilweise auch auf dem physikalischen Effekt der Wärmezufuhr (heiße Flüssigkeit) in Verbindung mit verminderter Wärmeabgabe (z. B. Schwitzpakung). Zu beachten ist bei der Applikation solcher Teezubereitungen, daß die Beantwortung des Wärmereizes einer ausgesprochenen Tagesrhythmik folgt (Hildebrandt et al., 1954):

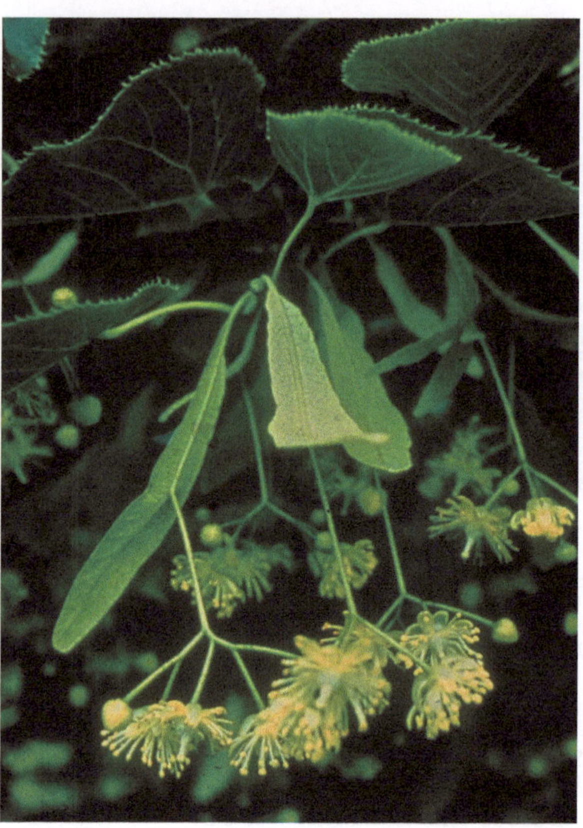

Abb. 4.3. ▶ Blütenstand der Linde *(Tilia platyphyllos).*

Am Vormittag bleibt die Zufuhr ohne Wirkung, am Nachmittag und Abend kommt es dagegen zu profusen Schweißausbrüchen.

4.2.1.3 Mädesüßblüten

Mädesüßblüten (Spiraeae flos) bestehen aus den getrockneten Blüten von *Filipendula ulmaria* (Synonym: *Spiraea ulmaria*), einer im nördlichen Europa beheimateten Staude (Familie: *Rosaceae*). In der Droge überwiegen die bräunlichgelben Kronblätter; daneben finden sich zahlreiche noch geschlossene Blütenknospen. Gute Handelsware riecht schwach nach Methylsalicylat; sie schmeckt zusammenziehend bitter. Mädesüßblüten enthalten 0,5 % Flavonolglykoside, hauptsächlich das Quercetin-4'-glucosid (Spiraeosid). Der zusammenziehende Geschmack beruht auf dem Vorkommen von Tanninen; identifiziert wurden als Bestandteile der Tanninfraktion Hexahydroxydiphensäureester der Glucose. Die Fraktion der Duftstoffe besteht aus Salicylaldehyd, Phenylethylalkohol, Anisaldehyd und Methylsalicylat (Salicylsäuremethylester).

Mädesüßblüten werden als Teeaufguß, allein oder als Bestandteil von Teemischungen, zur unterstützenden Behandlung bei Erkältungskrankheiten verwendet. Salicylate sind im Aufguß nur in Spuren enthalten; daher ist der Mädesüßtee nicht als eine Salicylatmedikation anzusehen, vielmehr steht der Aromacharakter im Vordergrund.

4.2.1.4 Teerezepte

Anwendungsgebiete: Fieberhafte Erkältungskrankheiten, Schwitzkur erwünscht.

Dosierungsanleitung und Art der Anwendung: 1 Esslöffel oder 1–2 Teelöffel voll mit siedendem Wasser (ca. 150 ml) übergießen, bedeckt etwa 10 Min. lang ziehen lassen und durch ein Teesieb geben. Mehrmals täglich 1 Tasse, jeweils frisch zubereitet, trinken.

D. S. 1–2 Teelöffel voll auf 1 Tasse (ca. 150 ml) als Aufguss, mehrmals täglich.

Species diaphoreticae DRF

Rp.	Sambuci flos		
	Tiliae flos	aa	25,0
	M.f.species		
	D. S. (siehe oben)		

Species diaphoreticae nach Meyer Camberg

Rp.	Tiliae flos		
	Sambuci flos	aa	30,0
	Matricariae flos		40,0
	M.f. species		
	D. S. (siehe oben)		

Species diaphoreticae Helv. 6

Rp.	Tiliae flos	40,0
	Sambuci flos	30,0
	Menthae pip.fol.	20,0
	Jaborandi fol.	10,0
	M.f.species	
	D. S. (siehe oben)	

Erkältungstee I nach Standardzulassung

Rp.	Tiliae flos	30,0
	Sambuci flos	30,0
	Spiraeae flos	20,0
	Cynosbati frct.	20,0
	M.f.species	
	D. S. (siehe oben)	

Erkältungstee IV nach Standardzulassung

Rp.	Salicis cort.	35,0
	Sambuci flos	30,0
	Thymi herb.	20,0

	Cynosbati frct.	5,0
	Liquiritiae rad.	5,0
	Malvae flos	5,0
	M.f.species	
	D. S. (siehe oben)	

Species diaphoreticae Erg.B.6

Rp.	Salicis cort.	20,0
	Betulae fol.	20,0
	Sambuci flos	20,0
	Tiliae flos	20,0
	Spiraeae flos	10,0
	Matricariae flos	5,0
	Jaborandi fol.	5,0
	M.f.species	
	D. S. (siehe oben)	

Anwendungsgebiete: **Bei Zeichen von Bronchitis sowie bei Katarrhen der oberen Luftwege.**

Dosierungsanleitung und Art der Anwendung: Etwa 1 Esslöffel voll Tee wird mit siedendem Wasser (ca. 150 ml) übergossen, man lässt bedeckt etwa 10 Minuten lang ziehen und seiht durch ein Teesieb ab. Mehrmals täglich eine Tasse Tee, jeweils frisch zubereitet, langsam, möglichst noch heiß trinken.

D. S. 1 Esslöffel voll auf 1 Tasse als Aufguss mehrmals täglich.

Hustentee nach Standardzulassung

Rp.	Althaeae rad.	25,0
	Foeniculi frct.	10,0
	Lichen island.	10,0
	Plant. lanc. herb.	15,0
	Liquiritiae rad.	10,0
	Thymi herb.	30,0
	D. S. (siehe oben)	

Species pectorales in Anlehnung an DAB 6 *)

Rp.	Althaeae rad.	40,0
	Althaeae fol.	20,0
	Liquir. rad.	15,0
	Verbasci flos	10,0
	Violae rad.	5,0
	Anisi frct. cont.	10,0
	D. S. (siehe oben)	

Species pectorales in Anlehnung an Helv.6 *)

Rp.	Althaeae rad.	10,0
	Liquirit. rad.	10,0
	Althaeae fol.	10,0
	Verbasci flos	15,0
	Cyani flos	5,0
	Helichrysi flos	5,0
	Malvae flos	10,0
	Frct. Anisi cont.	15,0
	Senegae rad.	10,0
	Serpylli flos	10,0

Husten- und Bronchialtee I nach Standardzulassung

Rp.	Foenic. frct.	10,0
	Plant. lanc. herb.	25,0
	Liquiritiae rad.	25,0
	Thymi herb.	20,0
	Althaeae fol.	5,0
	Cyani flos	5,0
	Malvae flos	5,0
	Primulae flos	5,0

Husten- und Bronchialtee II nach Standardzulassung

Rp.	Anisi frct.	10,0
	Tiliae flos	40,0
	Thymi herb.	20,0
	Lichen isl.	5,0
	Malvae flos	5,0
	Primulae flos	5,0
	Viol tric. herb.	5,0

Brusttee nach Hager 3 *)

Rp.	Althaeae fol.	20,0
	Urticae fol.	10,0
	Equiseti herb.	10,0
	Plant. lanc. herb.	5,0
	Malvae flos	5,0
	Tiliae flos	5,0
	Foenicul. sem.cont.	5,0
	Verbasci flos	2,5
	Foenugraeci sem.cont.	2,5

*) Originalvorschrift modifiziert; Huflattichblätter durch Eibischblätter ersetzt.

4.2.2 Weidenrinde und Salicylate

Die Behandlung entzündlicher Erkrankungen mit salizinhaltigen Pflanzenauszügen war schon in der altgriechischen Medizin bekannt. Dioskorides (um 50 n. Chr.) empfahl in seiner Arzneimittellehre „De materia medica" Zubereitungen aus der Rinde der Weide als Mittel gegen die Gicht und andere entzündliche Gelenkerkrankungen „mit etwas Pfeffer und Wein" einzunehmen. Auch in der mittelalterlichen Volksmedizin spielten Extrakte aus Teilen der Weide (*Salix*-Arten) als schmerzlindernde und fiebersenkende Mittel eine Rolle. Der französische Apotheker Leroux isolierte 1829 das Glykosid Salizin als den wirksamen Bestandteil solcher Weidenauszüge. Sechs Jahre danach gelang dem deutschen Chemiker Löwig die erste Salizylsäure-Synthese. Da er die Ausgangsverbindung dafür (Salizylaldehyd) aus Spierblumen extrahiert hatte, nannte er das Produkt „Spirsäure". Dieser Name ergab später den Wortstamm für das Präparat Aspirin (A- = Azetyl-, -spir- = Spirsäure, -in = Suffix), das 1896 auf den Markt kam. Die besser verträgliche Azetylsalicylsäure macht salizinhaltige Phytopharmaka heute überflüssig. Die Problematik der weiteren Verwendung von Weidenrinden-Präparaten wird auch aus folgender Rechnung deutlich: Die wirksame Einzeldosis von Aspirin in analgetischer Indikation beträgt mindestens 500 mg. Berücksichtigt man die unterschiedlichen Molekulargewichte, so sind 500 mg Aspirin äquivalent zu 794 mg Salizin, die in nicht weniger als 88 g Weidenrinde enthalten sind. Bei Applikation des Drogenpulvers ist darüber hinaus mit einer quantitativen Freisetzung des Salizins kaum zu rechnen. Aus der Sicht der naturwissenschaftlich orientierten Medizin wird die Bedeutung der Weidenrinde heute nur noch im medizinisch-historischen Zusammenhang gesehen. Allerdings haben neue Studien zur Wirksamkeit bei Schmerzzuständen in Frage gestellt, ob die analgetische Wirkung der von Weidenrinden-Präparaten allein auf die darin enthaltenen Salizylate zurück zu führen sind (siehe Abschnitt 8.4.2).

In der Phytotherapie verwendet man die Weidenrinde bei „fieberhaften Erkrankungen, rheumatischen Beschwerden und Kopfschmerzen" (Monographie der Kommission E von 1982). Die Droge ist entsprechend häufiger Bestandteil von schweißtreibenden Erkältungstees sowie in Rheumatees. Die Stammpflanze der Weidenrinde, Salicis cortex, ist nicht näher präzisiert. Verwendet werden Salix-Arten und -Formen mit hohen Salicingehalten wie *Salix daphnoides*, die Reifweide, *Salix fragilis*, die Knackweide, und *Salix purpurea*, die Purpurweide. Neben Salicin enthält Weidenrinde 8–20 % Gerbstoffe; der bittere Geschmack und die bekannte Reizwirkung von Gerbstoffen auf die Magenschleimhaut dürften die Einnahme hoher Dosen in Form des Drogenpulvers oder als Infus begrenzen.

4.3 Pharmazeutische Zubereitungen mit ätherischen Ölen

Subjektive Beschwerden im Bereich des Nasen- und Rachenraumes, insbesondere die behinderte Nasenatmung, können nach allgemeiner Erfahrung durch ätherische Öle, wie Pfefferminz- oder Eucalyptusöl gelindert werden. Rhinomanometrische Messungen ergaben überraschenderweise nach Mentholinhalationen keine Änderung der Luftdurchgängigkeit der Nase, was der allgemeinen Erfahrung zu widersprechen scheint. Wenn ein Patient mit verschnupfter Nase durch Einatmen von Pfefferminzöl aber das sichere Gefühl hat, besser durchatmen zu können, und als Folge dessen ruhiger und tiefer schläft, so ist das jedoch auf jeden Fall mehr als nur ein Placeboeffekt (Eccles et al., 1988).

Die Anwendung von ätherischen Ölen ist in verschiedenen Formen möglich: Als Flüssig-Zubereitung (äußerlich oder in Gurgelwässern), als Nasensalben oder Nasentropfen, als Bestandteil von Lutschtabletten, Pastillen oder durch Inhalation von Aerosolen oder mit Wasserdampf. Darüber hinaus sind ätherische Öle oder Stoffe daraus in Pflanzenextrakten enthalten, die als arzneilich wirksame Bestandteile in flüssigen oder festen Fertigarzneimitteln enthalten sind.

4.3.1 Nasensalben, Nasentropfen, Einreibungen

Menthol, Kampfer und ätherische Öle sind lipophile Arzneistoffe, die sich nur in lipophile Grundlagensysteme einarbeiten lassen. Verwendet werden weißes Vaselin (Vaselinum album) oder Wollwachsalkohole (Lanae alcoholes) für Nasensalben und fette pflanzliche Öle für Nasentropfen. Generell sollen rhinologische Präparate die physiologischen Schutzfunktionen der Nasenschleimhaut möglichst wenig beeinträchtigen. Daher liegt das Schwergewicht der Rhinologika eindeutig bei den hydrophilen Formen, da nur sie ein ungestörtes Funktionieren der Ciliarbewegung gewährleisten. Rein fettige Präparate vermischen sich nicht mit dem Nasenschleim und geben daher keinen genügenden Kontakt mit der Mukosa, vor allem aber wird die Ciliarbewegung durch die hohe Viskosität der hydrophoben Grundlagen behindert.

Die Wirkung von Menthol auf die Nasenschleimhaut scheint von der einwirkenden Konzentration abzuhängen. Höhere Konzentrationen (> 5 %), die üblicherweise nicht zur Anwendung gelangen, wirken lokal irritierend. Nach Nöller (1967) verläuft die Reaktion auf Mentholapplikation zweiphasisch; für die Dauer von etwa 30 min kommt es zunächst zu einer Volumeneinschränkung, u. U. sogar zu einer vollständigen Undurchgängigkeit, die aber dann reaktiv von einer verbesserten Luftdurchgängigkeit abgelöst wird. Trotz teilweiser Zunahme der Verschwellung gaben aber alle Versuchspersonen an, ein angenehmes Gefühl der Befreiung und Kühle zu empfinden, und dies, obwohl objektiv der Naseninnenraum eher enger geworden ist. Diese rein subjektive Besserung der Beschwerden bei Schnupfen durch Mentholeinwirkung beruht möglicherweise auch auf einer Beeinflussung der Temperatur- und Schmerzrezeptoren (Bromm, 1995; Göbel, 1995). Ähnlich wirkt kühle Luft, wenn man mit verschnupfter Nase aus einem warmen Lokal ins Freie tritt (Fox, 1977).

Ähnlich wie Menthol sollen auch Kampfer und Eucalyptusöl wirken. Nach sehr eingehenden Untersuchungen (Burrow et al., 1983; Eccles und Jones, 1982; Eccles et al., 1987, 1988) stimulieren alle drei Arzneistoffe die Kaltrezeptoren in der Nasenschleimhaut und führen zur subjektiven Besserung der Beschwerden, ohne aber objektiv die Verschwellung zu beeinflussen. Die fehlende Wirkung auf die Nasenkongestion sei aber als ein Vorteil anzusehen, denn die Entzündungsreaktion ist die natürliche Abwehrantwort des Organismus, deren Unterdrückung den Genesungsprozeß verzögern kann. Bromm (1995) und Göbel (1995) fanden allerdings signifikante Unterschiede zwischen

Pfefferminzöl (Hauptbestandteil: Menthol) und Eucalyptusöl (Hauptbestandteil: Cineol) bei der Beeinflussung der Temperatur- und Schmerzrezeptoren bei lokaler Anwendung an der Kopfhaut.

Bei den als Husteneinreibungen oder auch als Erkältungsbalsam (Anwendung z. B. am Thorax) bezeichneten Arzneiformen handelt es sich meist um Salben, seltener um Lösungen auf Öl- oder Paraffinbasis, in die ätherische Öle inkorporiert sind. Die angegebene Menge wird auf die Brust- und Rückenhaut aufgetragen. Als lipophile Stoffe gelangen Anteile der Öle durch die Haut in den Blutkreislauf und in die Bronchialschleimhaut. Ein nicht näher bekannter Prozentsatz verdampft auf der warmen Haut und kann dabei eingeatmet werden.

Ätherische Öle als Badezusatz werden in den folgenden Formen angeboten: als Badesalze, als Badeöle und als Badeessenzen, wobei letztere einfach ätherische Öle ohne Zusätze darstellen. Wegen der großen resorbierenden Hautfläche werden mehr noch als bei den Einreibemitteln Anteile resorbiert und verteilen sich im Organismus. Teile wiederum der resorbierten Bestandteile des ätherischen Öls werden mit der Atmungsluft ausgeschieden und können die Expektoration beeinflussen. Zu der perkutan resorbierten und exhalierten Menge kommt dann als weiterer Anteil das mit der Luft über dem Badewasser inhalierte ätherische Öl. Beliebt als Badezusatz bei Erkrankungen der Atemwege sind: Eucalyptusöl, Kiefernnadelöl, Fichtennadelöl, Thymianöl und Zypressenöl.

Kampfer, Menthol sowie allgemein Arzneimittel, die stark riechende Substanzen oder entsprechende ätherische Öle enthalten, dürfen wegen der Gefahr eines Glottiskrampfes oder Atemstillstandes bei Säuglingen und Kleinkindern bis zu 2 Jahren nicht im Bereich des Gesichtes, speziell nicht in der Nase, aufgetragen werden. Die Nichtbeachtung insbesondere bei der Anwendung ätherischer Öle im Rahmen der Selbstmedikation führt immer wieder zu lebensbedrohlichen Komplikationen (Lübke und Brockstedt, 2001).

4.3.2 Zubereitungen zur Inhalation

Anders als bei der lokalen Anwendung von Rhinologika ist die Konzentration von ätherischen Ölen am Wirkort Nasenschleimhaut bei der inhalativen Zufuhr wesentlich geringer. Es ist z. B. durchaus vorstellbar, daß geringe, auf die Schleimhaut gelangende Mengen von ätherischen Ölen die Zilientätigkeit aktivieren. So konnte in einer klinischen Studie gezeigt werden, daß sich bei Patienten mit chonisch obstruktiver Bronchitis eine signifikante Verbesserung der mukoziliären Clearance unter der Therapie mit Cineol einstellte (Dorow, 1989). Extrapoliert man aus Beobachtungen über die Expektoranswirkung (Boyd und Sheppard, 1970) auf Wirkungen auf die Nasenschleimhaut, dann sollte mit einer Sekretionsanregung gerechnet werden können. Sekretion hemmt das Austrocknen der Nasenschleimhaut, was deshalb wichtig ist, weil in ausgetrockneten Schleimhäuten die Ziliarbewegung völlig blockiert ist.

Für die inhalative Anwendung von ätherischen Ölen kommen grundsätzlich 2 Verfahren in Frage: die Inhalation mit Wasser und die trockene Inhalation.

Die Inhalation mit Wasser ist ebenso einfach wie zweckmäßig und kann in 3 Formen erfolgen:

▶ Überbrühen von Kamille, Pfefferminzblättern oder Anis in einem Topf und Einatmen der aufsteigenden Dämpfe unter einem Handtuch (Kopf-Dampfbad);

▶ einem einfachen Heißwasserinhalator 1 Teelöffel Melissen- oder Karmelitergeist zusetzen; auch Kamillenextrakte und Fertigarzneimittel mit ätherischen Ölen sind geeignet;

▶ ein heißes Bad nehmen und dem Badewasser ein Badesalz mit ätherischen Ölen zusetzen.

Zur trockenen Inhalation gibt es Inhalationsgeräte. Als einfachere Maßnahme kann man z. B. einige Tropfen Pfefferminzöl auf ein Taschentuch oder vor der Nachtruhe in Kopfnähe auf das Kissen tropfen und die Dämpfe durch die Nase einziehen. Nach einigen Atemzügen gewinnt man das Gefühl, dass sich die anfangs behinderte Durchgängigkeit der Nase erheblich bessert. Die Kaltrezeptoren in der Nasenschleimhaut werden durch Menthol stimuliert, wodurch das Gefühl für die durchstreichende Luft intensiviert wird. Es handelt sich um einen subjektiven Effekt, der nicht von einer objektiven Veränderung der Nasen-Luft-Passage begleitet sein muss (Burrow et al., 1983; Eccles et al., 1987, 1988). Andererseits ist aus der Physiologie bekannt, dass die Thermoregulation mit der Gefäßregulation gekoppelt ist: Kaltreize führen regelmäßig zu einer Vasokonstriktion. Somit liegt die Annahme nahe, daß ätherische Öle, die artifiziell einen Kälteeffekt hervorrufen, reflektorisch eine Vasokonstriktion und somit eine Dekongestion induzieren (Leiber, 1967). In Übereinstimmung mit dieser Überlegung konnten Hamann und Bonkowsky (1987) tatsächlich eine verbesserte Nasen-Luft-Passage nachweisen.

Asthmatiker und Patienten mit Keuchhusten können empfindlich auf Fichten- und Kiefernnadelöle sowie Terpentinöl im Sinne verstärkter Bronchospasmen reagieren.

4.3.3 Pastillen, Lutschtabletten, Gurgelwasser

Pastillen, Lutschtabletten und Gurgelwasser sollen den lokalen Entzündungsreiz im Mund- und Rachenraum sowie den Hustenreiz lindern. Der eine banale Erkältung begleitende Reizhusten kann seine Ursache in der behinderten Nasenatmung haben. Die Schleimhäute im Pharynxbereich trocknen aus und machen die dort lokalisierten Hustenrezeptoren leichter irritabel. Auch wenn objektive klinische Studien fehlen, so ist es plausibel, dass Lutschpastillen durch ihre sialagoge Wirkung die Schleimhäute feucht halten und so indirekt hustenreizlindernd wirken.

Wesentlicher Bestandteil von Hustenpastillen ist Zucker, wobei außer Saccharose und Stärkesirup (aus Maisstärke gewonnen) auch Glukose, Maltose und Fruktose und die Austauschstoffe Sorbit und Xylit eine gewisse Rolle spielen. Lutschtabletten unterscheiden sich von den üblichen Tabletten durch eine wesentlich längere Auflösungszeit, was man durch Weglassen der Sprengmittel und durch einen wesentlich stärkeren Pressdruck erreicht. Ein weiterer Unterschied besteht darin, dass der Geschmack der Arzneistoffe (z. B. Pflanzenschleime) weitgehend kaschiert wird. Zur Geschmacksverbesserung tragen außer den Zuckern auch die ätherischen Öle bei, die somit hier eine doppelte Funktion haben.

Gummipastillen haben ihren Namen von dem in ihnen verarbeiteten Rohstoff Gummi arabicum. Die Grundmasse besteht aus Zucker, Gummi arabicum und evtl.

anderen Hydrokolloiden. Die flüssige Masse wird mit festen Arzneistoffen, mit Pflanzenextrakten und ätherischen Ölen vermischt; die Formgebung erfolgt durch Ausgießen. In Hustenbonbons und in Gummipastillen können ätherische Öle die einzigen Arzneistoffe sein, die inkorporiert sind. In Frage kommen vor allem die folgenden ätherischen Öle: Anisöl, Eucalyptusöl, Fenchelöl, Menthol, Pfefferminzöl, Thymianöl und Tolubalsam (Tabelle 4.2).

Hustenbonbons und Gummipastillen sind gleichfalls zum Lutschen bestimmt, d. h. zu einer längeren Verweildauer in der Mundhöhle von 20–30 min. Innerhalb dieser Zeitspanne lösen sie sich kontinuierlich auf. Im Falle der Hustenbonbons und der Gummipastillen besteht die Funktion der ätherischen Öle auch darin, eine möglichst angenehme Geschmackssensation hervorzurufen und dadurch die Speichelproduktion zu vermehren. Die vermehrte Speichelproduktion löst den Schluckreflex häufiger aus, willkürliches Schlucken aber kann einen sich anbahnenden Hustenstoß unterdrücken.

Gurgeln ist die Aufnahme von Flüssigkeit in die Mundhöhle, ohne dabei die Flüssigkeit zu verschlucken, und Hindurchblasen von Luft, indem man entsprechend ausat-

Tabelle 4.2.
Ätherische Öle, die in hustenstillenden Mitteln bevorzugt Anwendung finden.

Ätherisches Öl (lat. Bezeichnung)	Herkunft	Hauptbestandteile	Sensorische Eigenschaften
Anisöl (Anisi aetheroleum)	Reife Früchte von Pimpinella anisum (Anis)	90 % trans-Anethol	Würzig nach Anis riechend; Geschmack süßlich
Eucalyptusöl (Eucalypti aetheroleum)	Frische Zweigspitzen cineolhaltiger Eucalyptus-Arten	70 % Cineol (= Eucalyptol)	Kampferartiger Geruch, brennender, dann kühlender Geschmack
Fenchelöl (Foeniculi aetheroleum)	Reife Früchte von süßem Fenchel, Foeniculum vulgare var. vulgare	50–70 % trans-Anethol; 10–23 % Fenchon	Ähnlich wie Anis riechend; zuerst süß, dann kampferartig und bitter schmeckend
Pfefferminzöl (Menthae piperitae aetheroleum)	Blühendes Kraut von Mentha piperita (Pfefferminze)	40–55 % Menthol; 10 % Ester des Menthols; 10–35 % Menthon	Schwach gelbliche Flüssigkeit mit dem erfrischend angenehmen Geruch der Pfefferminzpflanze und zuerst brennendem, dann kühlendem Geschmack
Thymianöl (Thymi aetheroleum)	Frisches blühendes Kraut von Thymus vulgaris (Thymian)	30–70 % Thymol; 3–15 % Carvacrol	Farblose, sich allmählich rot färbende Flüssigkeit mit phenolischer „medizinischer" Geruchsnote und scharfem Geschmack
Tolubalsam (Balsamum tolutanum)	Nach Verletzen der Stämme von Myroxylon balsamum ausfließender Harzbalsam	Ester der Benzoe- und der Zimtsäure (nicht gut analysiert)	Knetbare, rotbraune Masse mit an Vanille erinnerndem Geruch. Der Geschmack ist säuerlich und etwas kratzend-bitter

met. Gurgeln bewirkt eine Art Massage des Rachenrings; die Tonsillen werden hingegen kaum erreicht. Man wendet daher Gurgelwässer bei entzündlichen Erkrankungen des Mund- und Rachenraumes an; sie sollen zwei Aufgaben erfüllen: Mund- und Rachenraum reinigen sowie auf die entzündeten Schleimhäute eine entzündungswidrige Wirkung entfalten. Häufigster Bestandteil der Rezepte sind ätherische Öle und Ätherischöldrogen. Daneben finden auch Drogen mit antiphlogistischen Eigenschaften, in erster Linie Kamille sowie gerbstoffhaltige Drogen, Anwendung. Desinfizierende Maßnahmen im Bereich der Mundhöhle gehören in diesem Zusammenhang heute aber nicht mehr zu den Therapiezielen, seitdem man weiß, daß sich selbst bei Anwendung wirksamer Konzentrationen nachhaltige Wirkungen nicht erzielen lassen.

Die Gurgelflüssigkeit kann entweder in Form eines warmen Teeaufgusses oder unter Verwendung eines flüssigen Fertigarzneimittels hergestellt werden. Phytotherapeutische Bestandteile der Fertigpräparate sind neben ätherischen Ölen insbesondere Auszüge aus Kamille (antiphlogistische Wirkung), aus Salbei (ätherische Öle, Bitter- und Gerbstoffe) oder aus Tormentillwurzelstock (Gerbstoffe). Es werden außerdem eingedickte wässrige Extrakte aus isländischem Moos (Lichen islandicus) verwendet.

4.4 Ätherische Öle als Hustenmittel und Expektorantien

In Hustendragees, Hustenbonbons und Hustenkaramellen können bestimmte ätherische Öle allein oder in Kombination mit anderen Arzneistoffen inkorporiert sein. In Frage kommen: Anisöl, Eucalyptusöl, Fenchelöl, Menthol, Pfefferminzöl, Thymianöl und Tolubalsam (Tabelle 4.2). Die Funktion der ätherischen Öle besteht darin, beim Lutschen der Bonbons und Pastillen eine angenehme Geschmackssensation hervorzurufen und dadurch die Speichelsekretion und Speichelneubildung anzuregen. Der vermehrte Speichel löst den Schluckreflex aus, willkürliches Schlucken aber kann einen sich anbahnenden Hustenstoß unterdrücken. Hustenbonbons, Hustendragees und Hustenkaramellen erleichtern eine vom Patienten willentlich durchgeführte Hustendisziplin (Walther, 1979).

Zwischen Antitussiva und Expektoranzien kann in der praktischen Therapie nicht streng unterschieden werden. Schleim in den Bronchien reizt zum Husten; daher wirken auswurffördernde Mittel indirekt auch hustenmindernd. Umgekehrt führt jeder stärkere Husten auch zur Mehrsekretion von Schleim, so dass Antitussiva auch die Ursache für die vermehrte Schleimbildung beseitigen (Kurz, 1989). Nach ihrer pharmakologischen Definition sind Expektoranzien Arzneimittel, welche Beschaffenheit, Bildung und Transport des Bronchialsekretes zu beeinflussen vermögen.

Die pflanzlichen Expektoranzien werden seit alters her auf empirischer Grundlage angewendet. Die Vorstellungen zur Wirkweise gehen von 3 Mechanismen aus: einer Viskositätsminderung des Schleimes, bei Teezubereitungen u. a. auch durch zugeführtes Wasser, einem gastropulmonalen Reflexmechanismus und einer Sekretverflüssigung über direkte Wirkungen vor allem der ätherischen Öle auf die Bronchialdrüsen. „Bronchomucotropika" regen die Bronchialdrüsen unmittelbar zu erhöhter Aktivität an. Sie werden wirksam entweder bei inhalativer Anwendung oder nach oraler Anwendung bei Ausscheidung mit der Atemluft. Bronchomucotrop wirken die ätherischen Öle sowie die Drogen mit ätherischen Ölen (Ziment, 1985).

Tabelle 4.3.
Ätherische Öle, die als Expektoranzien in Inhalaten, Erkältungssalben oder Kapseln angewendet werden. Siehe auch Tabelle 4.1.

Ätherisches Öl (lat. Bezeichnung)	Stammpflanze (Familie)	Hauptbestandteile	Anmerkungen
Fichtennadelöl (Piceae aetheroleum)	Pinus excelsa, Abies-Arten (Pinaceae)	20–45 % Bornylacetat neben α- und β-Pinen und β-Phellanden	
Kajeputöl (Cajeputi aetheroleum rectificatum)	Blätter von Melaleuca-Arten (Myrtaceae)	65 % Cineol (= Eucalyptol)	An Eucalyptusöl erinnernd (s. Tabelle 4.2)
Kiefernnadelöl (Pini aetheroleum)	Pinus silvestris (Pinaceae)	80 % Monoterpenkohlenwasserstoffe, darunter α-Pinen und 3-Caren	
Myrtol	Angaben zur botanischen Herkunft fehlen	hauptsächlich Cineol (= Eucalyptol), α-Pinen und Limonen	
Niauliöl	Melaleuca viridiflora (Myrtaceae)	wie Kajeputöl; Hauptbestandteil Cineol (= Eucalyptol)	
Gereinigtes Terpentinöl (Terebinthinae aetheroleum rectificatum)	Pinus-Arten (Pinaceae)	90 % Monoterpenkohlenwasserstoffe, und zwar α- und β-Pinen	Ausgangsmaterial ist der als Terpentin bezeichnete Balsam der Baumstämme
Zitronellöl (Citronellae aetheroleum)	Cymbopogon winterianus (Poaceae)	Monoterpenalkohole wie Geraniol, Nerol und entspr. Aldehyde wie Citral und Citronellal	Im Handel allgemein als Melissenöl oder als Indisches Melissenöl bezeichnet

Die Tabelle 4.3 enthält eine Übersicht über diejenigen ätherischen Öle, die schwerpunktmäßig als Expektoranzien angewendet werden. Eine strenge Abgrenzung gegenüber ätherischen Ölen in antitussiver Indikation (Tabelle 4.2) ist dabei allerdings nicht möglich. Nach oraler Einnahme werden die ätherischen Öle in mehr oder weniger großem Ausmaße resorbiert und teilweise mit der Atemluft ausgeschieden. Dieser Anteil muss folglich die Bronchialschleimhaut passiert haben, so daß sowohl die Stimulation seröser Drüsenzellen als auch die Anregung des Flimmerepithels möglich erscheinen.

4.4.1 Studien mit diversen Präparaten bei Probanden und Patienten

Eine allen ätherischen Ölen gemeinsame Eigenschaft ist ihre schleimhautreizende Wirkung. Lokale Wirkungen auf Schleimhäute sind bereits in winzigen Konzentrationen nachweisbar, die noch nicht oder eben kaum Geruchssensationen hervorrufen (Boyd und Sheppard, 1970 a). Dass von einer Spezifität der Ätherischöl-Wirkungen gesprochen werden kann, zeigen Untersuchungen an Probanden mit Ozothin, einem mittels

Oxidationsmitteln gereinigten Terpenthinöls. Nach i. v.-Applikation werden die serösen Bronchialdrüsen im Sinne einer Funktionssteigerung beeinflußt, während die mukösen Drüsenzellen in der Ruhephase verharren (Bauer, 1973). Die Oberflächenspannung wird herabgesetzt (Surfactant-Effekt) (Zänker und Blümel, 1983). Die muköziliäre Aktivität und die tracheobronchiale Reinigung werden in Konzentrationen ab 10^{-7} g/ml verbessert (Iravani, 1972). Auch die direkte Wirkung auf die Bronchialdrüsen ist bei dem Terpenpräparat Ozothin eingehender studiert worden: Während die serösen Drüsen selektiv stimuliert werden, wird die Funktion der mukösen Drüsen gehemmt, so dass eine Sekretverflüssigung resultiert (Lorenz und Ferlinz, 1985).

Mit einigen Fertigarzneimitteln, die ätherische Öle enthalten, wurden kontrollierte klinische Studien zur Prüfung des Therapieerfolges durchgeführt. In einer placebokontrollierten Doppelblindstudie an Patienten mit chronisch-obstruktiver Bronchitis, die zur Basisbehandlung Theophyllin und ein Beta-Adrenergikum erhielten, wurde durch Zusatztherapie mit einer Salbe mit den Wirkstoffen Menthol, Kampfer, Eucalyptusöl und Coniferenöl eine statistisch signifikante Überlegenheit im Vergleich zu Placebo sowohl bei objektiven (Lungenfunktion, Sputummenge) als auch subjektiven Parametern (Husten, Atemnot, Lungengeräusche) nachgewiesen (Linsenmann und Swoboda, 1986). Die Einnahme ätherischer Öle in Kapselform (Anethol, Cineol und Latschenkiefernöl) führte, wie zwei placebokontrollierte Doppelblindstudien ergaben, bei Patienten mit akuter Tracheobronchitis zu verbesserter Sekretolyse, verglichen mit Placebo (Stafunsky et al., 1989; Linsemann et al., 1989). Die Steigerung der muköziliären Clearance bei Patienten mit chronisch-obstruktiver Atemwegserkrankung konnte nach oraler Anwendung einer Kombination von Pinen, Limonen und Cineol in gleicher Weise wie für Ambroxol nachgewiesen werden (Dorow et al., 1987).

Zur Prüfung der Wirksamkeit und Verträglichkeit eines Ätherisch-Öl-Destillates als Kombinationsarzneimittel bei unkomplizierten Erkältungskrankheiten im Vergleich mit dem Lösungsmittel (Ethanol) und Placebo (Wasser) wurden 2 kontrollierte klinische Studien mit insgesamt 160 Patienten durchgeführt. Zur Verblindung wurde allen Prüfpräparaten Orangen- und Vanille-Aroma beigemischt. Im Behandlungsverlauf von 7 Tagen wurden 5 subjektive Symptome mit einer Score-Bewertung durch den Arzt beurteilt. Ein gleichmäßiger Rückgang der mittleren Score-Werte wurde bei den Symptomen „allgemeines Krankheitsgefühl", „Kopf- und Gliederschmerzen", „Halsschmerzen" und „Schluckbeschwerden" beobachtet. Dieser Rückgang war in der Verum-Gruppe statistisch signifikant stärker ausgeprägt als in den beiden Vergleichsgruppen. Kein Unterschied zwischen Verum und Placebo bestand bei den Symptomen „Husten", „Heiserkeit" und „wässriger Schnupfen". Diese deskriptiven Ergebnisse konnten mit einer statistischen Faktoren-Analyse bestätigt und differenziert werden, wobei neben den subjektiven Symptomen auch die vom Arzt erfassten Lokalbefunde des Rachens mit einbezogen wurden (Schneider, 1997).

4.4.2 Cineol (Eucalyptol)

Cineol ist mit etwa 70 % der Hauptbestandteil des Eucalyptusöls (Tabelle 4.2). Die Bezeichnung Cineol wird darüber hinaus in zwei unterschiedlichen Bedeutungen gebraucht: Einmal als Name für die chemische Reinsubstanz, die aus Cineol enthaltenden Eucalyptusölen durch fraktionierte Kristallisation oder Destillation erhältlich ist; und sodann als Bezeichnung für den handelsüblichen Arzneistoff Cineol. Das pharmazeutische Handelspräparat weist einen Cineolgehalt von lediglich 80 bis 90 % auf; es wird durch bloße Behandlung von Eucalyptusölen mit Lauge erhalten. Es handelt sich um eine klare, farblose Flüssigkeit mit campherähnlichem Geruch und scharfem, kühlem Geschmack.

Cineol wirkt spasmolytisch, sekretomotorisch, sekretolytisch, antimikrobiell hyperämisierend, fungizid. Durch Inhalation von vaporisiertem Cineol wurde tierexperimentell gezeigt (Versuchstier Kaninchen), daß Cineol eine Oberflächenspannung herabsetzt, somit eine surfactantartige Wirkung auslöst (Zänker et al., 1984).

Römmelt et al. (1988) untersuchten die Pharmakokinetik von 1,8-Cineol nach einer 10 min Dampfinhalation mit terpenhaltiger Salbe (9,17 % Cineol). Nach alveolärer Resorption lag die C_{max} im venösen Blut bei 200 ng/ml die Halbwertszeit betrug 35,8 min. Die Steigerung der Zilienfrequenz wird schon ab der Konzentration 10 ng/ml beobachtet.

Als unerwünschte Wirkungen treten bei innerer Anwendung in seltenen Fällen Magenbeschwerden, bei äußerer Anwendung gelegentlich Überempfindlichkeitsreaktionen der Haut auf. Die LD_{50} (Versuchstier Ratte) beträgt 3480 mg/kg KG. Cineol hat eine große therapeutische Breite. Vergiftungen mit Cineol sind bisher kaum bekannt geworden. Ein Fall einer medizinalen Vergiftung mit Eucalyptusöl wurde von Patel und Wiggins (1980) publiziert.

Die übliche Tagesdosis bei therapeutischer Anwendung beträgt bei einem erwachsenen Patienten 0,3 bis 0,6 g Cineol. Die Monographie der Kommission E *Eucalypti aetheroleum (Eucalyptusöl)* empfiehlt zur inneren Anwendung bei Erkältungskrankheiten der Atemwege ebenfalls die mittlere Tagesdosis von 0,3 g bis 0,5 g Eucalyptusöl.

4.4.3 Anisöl und Anethol

Anisöl, Anisi aetheroleum DAB 9, ist das ätherische Öl aus den reifen Früchten von Pimpinella anisum (Familie: Apiaceae, Abb. 4.4) oder von Illicium verum (Familie: Illiciaceae). Der Hauptbestandteil (80–95 %) ist Anethol. Anethol gewinnt man durch Ausfrieren aus dem Anisöl.

Anisöl ist eine klare, farblose, in der Kälte zu einer weißen Kristallmasse erstarrenden Flüssigkeit von würzigem Geruch und aromatisch-süßlichem Geschmack. Anethol bildet weiße Kristalle, die bei 20–22C schmelzen.

Die expektorierende Wirkung von Anisöl und Anethol beruht vermutlich auf einer Förderung der Flimmertätigkeit des Bronchialepithels. Ferner wurden in vitro spasmolytische und antibakterielle Wirkungen nachgewiesen.

Anethol wird bei gesunden Probanden rasch aus dem Gastrointestinaltrakt resorbiert und ebenso schnell vorwiegend mit dem Harn (54–69 %) und mit der Ausatemluft (13–17 %) eliminiert. Hauptmetabolit ist 4-Methoxyhippursäure (etwa 56 %) neben 4-Methoxybenzoesäure und 3 weiteren bisher nicht identifizierten Metaboliten (Caldwell und Sutton, 1988; Sangister et al., 1987). Das Muster der Metabolitenverteilung wird beim Menschen durch Dosisänderung nicht verändert, im Gegensatz zu den Verhältnissen bei der Maus und bei der Ratte (Sangister et al., 1984). Diese Ergebnisse sprechen ge-

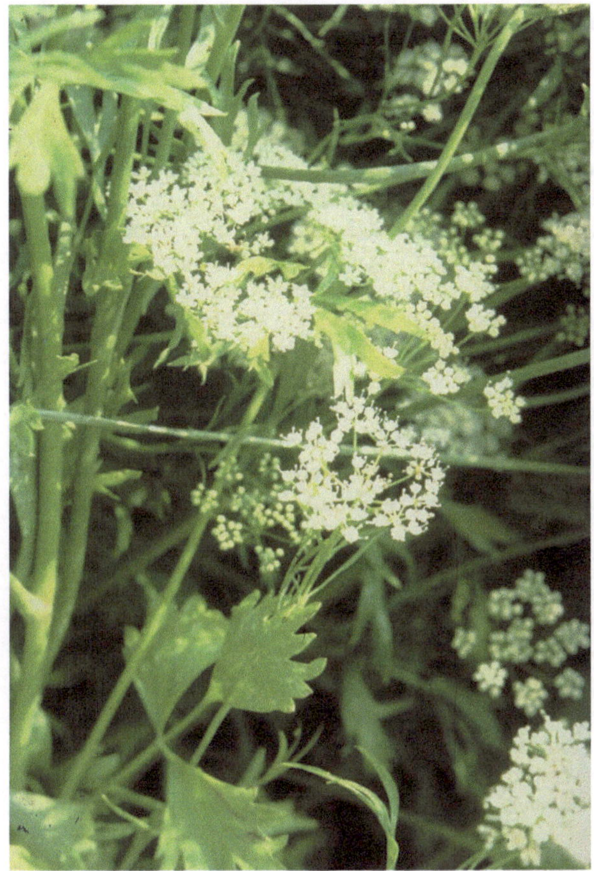

Abb. 4.4. ◄ Anispflanze (*Pimpinella anisum*).

gen die aus Tierversuchen abgeleitete Annahme, daß auch beim Menschen höhere Dosen von Anethol das für den Abbau verantwortliche Enzymsystem blockieren könnten.

Als unerwünschte Wirkungen können gelegentlich allergische Reaktionen der Haut auftreten (Opdyke, 1973). Die tierexperimentell ermittelte LD_{50} liegt je nach Species (Ratten, Mäuse, Meerschweinchen) zwischen 2090 und 3050 mg/kg KG für *trans*-Anethol. Dem *cis*-Derivat kommt eine mindestens 15mal größere Toxizität zu. Vorschriften, die einen zulässigen Maximalgehalt an *cis*-Anethol im Anethol oder Anisöl festlegen, gibt es bisher nicht. Eine vermutete kanzerogene Wirkung wurde durch tierexperimentelle Untersuchungen widerlegt (Drinkwater et al., 1976; Miller et al., 1983, Newberne et al., 1989, Truhaut et al., 1989).

Als Indikationen zur innerlichen und äußerlichen Anwendung gelten Katarrhe der Atemwege. Die Monographie der Kommission E *Anisi fructus (Anis)* empfiehlt als mittlere Tagesdosis in dieser Indikation bei oraler Anwendung 3 g Droge oder 0,3 g ätherisches Öl.

4.4.4 Myrtol (Gelomyrtol®)

Myrtol, ein ätherisches Öl mit einem angenehmen, an Terpentinöl und Eucalyptusöl erinnernden Geruch, ist Bestandteil eines Fertigarzneimittels, das nach Angaben des Herstellers die folgenden Bestandteile enthält: mindestens 25 % Limonen, 25 % Cineol und 6,7 % α-Pinen. Zur botanischen Herkunft der Bestandteile liegen in der pharmazeutischen Literatur keine Angaben vor. Aufgrund der chemischen Zusammensetzung bestehen Ähnlichkeiten vor allem zum Eucalyptusöl. Das pharmakologische Profil von Myrtol ist durch mukolytische Eigenschaften gekennzeichnet, die durch antioxidative und antiinflammatorische Eigenschaften ergänzt werden (De Mey und Wittig, 2002).

Myrtol ist im arzneimittelrechtlichen Sinne kein Phytopharmakon, gehört aber zur Gruppe der ätherischen Öle und wird als solches bei den in Deutschland zugelassenen Indikationen „Akute und chronische Bronchitis und Sinusitis" angewandt. Gelomyrtol® zählt nicht nur zu den meistverordneten Arzneimitteln in Deutschland (siehe Tabelle A3 im Anhang des Buches) sondern ist auch dasjenige Arzneimittel auf der Basis ätherischer Öle, das hinsichtlich seiner Wirksamkeit am besten durch moderne klinische Studien belegt ist.

Im Rahmen einer multizentrischen Studie bei niedergelassenen Ärzten wurde die Wirksamkeit und Verträglichkeit im Vergleich mit Placebo bei 331 Patienten mit akuter Sinusitis geprüft. Deren Scchweregrad wurde mit einem Symptomen-Gesamtscore (jeweils Schweregrad 0 – 3: Kopfschmerz, Schmerzen beim Bücken mit geneigtem Kopf, Druckempfindlichkeit der Trigeminusaustrittspunkte, Nasensekretion, Sekretmenge, Behinderung der Nasenatmung, Beeinträchtigung des Allgemeinbefindens, Fieber) bewertet. Die Medikation bestand aus 4 x 300 mg/d Myrtol oder Placebo, die Behandlungsdauer etwa 1 Woche. Der Symptomenscore reduzierte sich unter Myrtol signifikant besser als unter Placebo (10,3 vs. 9 Score-Punkte). Eine Weiterbehandlung mit Antibiotica war nach Myrtol bei 23% der Patienten notwendig gegenüber 37% nach Placebo. Als Nebenwirkungen wurden unter Myrtol in 9 Fällen abdominelle Beschwerden wie Schmerzen oder Druckgefühl im Epigastrium, Völlegefühl oder Übelkeit angegeben (Federpil et al., 1997).

In einer weiteren randomisierten multizentrischen Doppelblindstudie wurde Myrtol in der Dosierung von 3 x 300 mg/d im Vergleich mit Placebo bei 246 Patienten mit chronischer Bronchitis geprüft. Die Behandlungsdaue betrug 6 Monate. Die Wirksamkeit wurde anhand der Exazerbationsrate, dem Antibiotica-Bedarf, einem Symptomen-Score und einem solchen der Lebensqualität bewertet. Unter Myrtol hatten 53% der Patienten Exazerbationen gegenüber 72% unter Placebo (p < 0,01). Antibiotica mussten 52% der Patienten unter Myrtol und 61% unter Placebo bekommen. Lebensqualität und Allgemeinbefinden waren unter Myrtol tendenziell besser als unter Placebo. Unerwünschte Ereignisse wurden traten wiederum in erster Linie im Sinne leichter bis mittelgradiger abdomineller Beschwerden auf, wobei allerdings kein statistischer Unterschied zwischen Verum und Placebo bestand (Meister et al., 1999).

Eine weitere randomisierte Doppelblindstudie vergleicht die Wirksamkeit und Verträglichkeit einer 2-wöchigen Behandlung mit Myrtol (4 x 300 mg von Tag 1 bis 14), Cefuroxim (2 x 250 mg täglich für die Tage 1 – 6), Ambroxol (3 x 30 mg für die Tage 1 – 3 und 2 x 30 mg für die Tage 4 – 14) und Placebo. 676 männliche und weibliche ambulante Patienten mit akuter Bronchitis seit weniger als 5 Tagen, mit einer FEV_1 > 75 % und ohne klinischen Hinweis auf eine chronische Atemwegserkrankung. Kontrolluntersuchungen erfolgten zu Beginn der Behandlung (Visite 1), nach einer bzw. zwei Wochen (Visiten 2 + 3) und zwei Wochen nach Behandlungsabschluss (Visite 4). Endpunkte waren Responder und Non-Responder-Raten, klinische Untersuchungsbefunde (pathologische Auskultationsbefunde), und Symptome (Tagebuchdaten über Husten nachts und tagsüber, Sputumkonsistenz, allgemeines Wohlbefinden), FEV_1, Globalbewertung der Wirksamkeit, Fehlen eines Rezidivs, Verträglichkeit. Obwohl sich die Beschwerdesymptomatik in allen Behandlungsgruppen rasch besserte, war die Rückbildung bei den mit Placebo behandelten Patienten langsamer und weniger vollständig: unter Behandlung mit Placebo, zeigten 36 Patienten (20.9%) eine Verschlechterung der akuten Bronchitis in einem solchen Ausmaß, dass sie die Studie nach 1 Woche abbrechen mussten (Non-Responder); nach einer weiteren Woche (Visite 3) wurden 19 (11%) zusätzliche Patienten als Non-Responder betrachtet In der Patientengruppe, die mit Myrtol standardisiert behandelt wurden, lag die Non-Responder-Rate bei Visite 2 lediglich bei 5.3% bzw. bei Visite 3 lediglich bei 1.2% %. Die Responderraten waren bei Visite 2 statistisch signifikant höher (p < 0,001) für Myrtol standardisiert im Vergleich zu Placebo und ähnlich zu denen von Cefuroxim und Ambroxol. Die Überlegenheit der aktiven Behandlungen gegenüber Placebo mit geringen Unterschieden unter den einzelnen Behandlungsgruppen konnte für alle weiteren dargestellten Parameter bestätigt werden. Die Behandlungen wurden gut vertragen (Matthys et al., 2000; De Mey und Wittig, 2002).

<table><tr><td>**4.5**</td><td>**Schleimdrogen**</td></tr></table>

4.5 Schleimdrogen

Die reflektorische Auslösung des Hustens erfolgt durch mechanische Reizung der Schleimhaut der Atemwege. Im Bereich des Pharynx, Larynx und der Trachea finden sich besonders auf mechanische Reize empfindliche Rezeptoren (Gysling, 1976; Hahn, 1987). Die pflanzlichen Schleimstoffe bilden auf Schleimhäuten eine schützende Schicht, welche Reizeinwirkungen von der Schleimhaut fernhält und auf diese Weise die Auslösung von Husten hemmt (Kurz, 1989). Allerdings ist mit einer reizmindernden Wirkung pflanzlicher Schleime allenfalls im Pharynxbereich zu rechnen, da Schleime als Makromoleküle wahrscheinlich nicht resorbiert werden und deshalb bei der peroralen Anwendung die Schleimhäute von Trachea und Bronchien kaum erreichen können. Unerwünschte Wirkungen der Schleimstoffdrogen sind nicht bekannt. Allenfalls sind die Huflattichblätter mit der „Pyrrolizidin-Problematik" belastet, weshalb diese Droge auch nicht in der Tabelle 4.4 aufgeführt ist. Es trifft zwar zu, dass der Gehalt an potentiell kanzerogenen Pyrrolizidinalkaloiden sehr gering ist und daß daher das Risiko als sehr gering einzustufen ist. Es ist aber nicht auszuschließen, daß alkaloidreichere Sorten von Huflattichblättern oder Vermischungen mit pyrrolizidinalkaloidführenden Pestwurzblättern gelegentlich angeboten werden. Inzwischen stehen Zuchtsorten von Huflattich in Form von pyrrolizidinalkaloid-freier Anbaudroge zur Verfügung, so dass auf Wildsammlungen verzichtet werden kann (Kopp et al., 1997). Darüber hinaus stehen als weitere Schleimdrogen z. B. Malvenblätter, Huflattichblätter und Isländisches Moos zur Verfügung. Den Polysacchariden aus Isländischem Moos werden über

Tabelle 4.4.
Schleimdrogen, die als Tee oder als Bonbons bei Entzündungen des Pharynxgebietes husten- und schmerzlindernd wirken.

Droge (lat. Bezeichnung)	Stammpflanze (Familie)	Inhaltsstoffe	Zubereitung
Eibischwurzel (Althaeae radix)	Althaea officinalis (Malvaceae)	5–10 % Schleimstoffe	Infus 2–4 %ig oder Kaltwassermazerat (1–2 Teelöffel/150 ml)
Isländisches Moos (Lichen islandicus)	Cetraria ericetorum und C. islandica (Parmeliaceae)	Etwa 50 % Schleimstoffe vom Glucantyp, darunter das Lichenin als Hauptkomponente	Infus 1- bis 2 %ig (1–2 Teelöffel/150 ml)
Wollblumen (Verbasci flos)	Verbascum densiflorum rum und V. phlomoides (Scrophulariaceae)	3 % Schleimstoffe nicht näher bekannter Struktur	Infus 1–2 %ig (3–4 Teelöffel/150 ml)
Malvenblätter (Malvae folium)	Malva sylvestris und M. neglecta (Malvaceae)	Etwa 8 % Schleimstoffe unbekannter Tertiärstruktur; Arabinose, Glucose, Galactose und Galacturonsäure als Bausteine	Infus 2–3 %ig (3–4 Teelöffel/150 ml)
Malvenblüten (Malvae flos)	Malva sylvestris ssp. mauritiana (Malvaceae)	Etwa 10 % Schleimstoffe wie Malvenblätter	Infus 2 %ig (2 Teelöffel/150 ml)
Spitzwegerichkraut (Plantaginis lanceolatae herba)	Plantago lanceolata (Plantaginaceae)	Etwa 6 % Schleimstoffe, darunter ein Rhamnogalacturonan, ein Arabinoglactan und ein Glucomannan; Iridoidglykoside, darunter 1–2 % Aucubin	Infus 2 %ig (3–4 Teelöffel/150 ml)

die schleimbildenden Eigenschaften hinaus auch „immunmodulierende" Effekte zugeordnet (Ingolfsdottir et al., 1998).

Die Wirksamkeit und Verträglichkeit einer Zubereitung aus Spitzwegerich als Antitussivum bei akuten Infekten der oberen Atemwege wurde in einer Anwendungsbeobachtung mit 593 Patienten geprüft. Die durchschnittliche Anwendungsdauer betrug 10 Tage, das Patientenalter 6–70 Jahre. Die Bewertung des therapeutischen Effektes erfolgte mit Hilfe eines Summenscores, der sich aus 13 Einzelscores zusammensetzte. Innerhalb der Anwendungsdauer gingen der Gesamtscore um 65 % und die Teilscores in Bezug auf die Husten-Symptomatik einschließlich Schmerzen in der Brust um 70 bis 80 % zurück. Nur 7 der 593 Patienten berichteten über unerwünschte Ereignisse, darunter 5 Fälle mit Diarrhoe. Bei keinem der Patienten kam es aufgrund von Nebenwirkungen zum Abbruch der Therapie. Die Differenzierung in 7 verschiedene Altersklassen ergab ein etwa gleichmäßiges Ansprechen in allen Altersklassen (Kraft, 1997).

4.6 Saponin-Drogen

Saponine sind glykosidische Pflanzenstoffe mit terpenoider Aglykonkomponente. Sie haben Detergens-Charakter, indem sie mit Wasser schäumen. Saponine schmecken kratzend und/oder bitter; sie wirken schleimhautreizend. Als Staub lösen Sie Niesreiz, Augenentzündungen und Tränenfluß aus. Neben der Oberflächenaktivität haben Saponine permeabilitätsverändernde Eigenschaften an allen Biomembranen. Sie sind allgemeine Zellgifte, sofern sie in höherer Konzentration ins Blut oder ins Gewebe gelangen. Wegen ihrer polaren Natur werden Saponine vom Magen-Darm-Trakt aus nur in geringem Umfang resorbiert, so dass bei peroraler Gabe in der Regel nicht mit systemischen Wirkungen zu rechnen ist. Die expektorierende Wirkung soll über die Magenschleimhaut ausgelöst werden, die reflektorisch über sensorische Fasern des Parasympathikus die Schleimdrüsen in den Bronchien stimulieren. In höheren Dosierungen verursachen saponinhaltige Expektoranzien Magenbeschwerden, Brechreiz und Erbrechen. Alle Stoffe, die in höherer Dosis brecherregend wirken, können, in niederer Dosierung (1/10 der Brechdosis) angewendet, expektorierend wirken. Prototyp dieser Arzneimittelwirkung ist das Emetin, ein Alkaloid aus der Brechwurzel. Bei Patienten mit empfindlichem Magen können auch bereits die üblichen Dosen von Saponinen die unerwünschten Nebenwirkungen auslösen.

Die gebräuchlicher weise als Expektoranzien verwendeten Saponin-Drogen sind in der Tabelle 4.5 zusammengestellt. Nicht aufgenommen wurde die Süßholzwurzel, Liquiritiae radix. Das in der Süßholzwurzel enthaltene Glycyrrhizin wird oft zu den Saponinen gezählt, was aus chemischer Sicht auch durchaus gerechtfertigt ist. Es fehlen dem Süßholz aber alle aufgezählten, für Saponine typischen biologischen und pharmakologischen Eigenschaften. Es handelt sich daher bei der Süßholzwurzel und ihren Zubereitungen nicht um Arzneistoffe, die zu den Reflexexpektoranzien zu zählen sind. Wie die expektorierende Wirkung des Glycyrrhizins zustande kommt, bedarf näherer Untersuchung. Auf alle Fälle sind Süßholz und Süßholzextrakte nützliche Geschmackskorrigenzien in Tees und in Hustensäften.

Einige Kombinations-Arzneimittel enthalten als Saponin-Komponenten Zubereitungen aus *Gypsophila*-Arten. Es handelt sich um ausdauernde Kräuter oder Halbsträucher mit xerophilem Habitus (z. B. europäisches Schleierkraut). Das Gypsophila-Saponin stellt chemisch ein komplexes Gemisch dar. Es liefert das Standard-Saponin der Arzneibücher zur Bestimmung des hämolytischen Index.

Geringe Mengen von Saponinen sind außerdem auch in Grindelia-Kraut *(Grindeliae herba)* enthalten, dessen Tinktur Bestandteil einiger Kombinationspräparate ist. Die Droge besteht aus den getrockneten, zur Blütezeit geernteten *Grindelia*-Arten, die im südwestlichen Nordamerika beheimatet sind. Die Droge enthält außerdem 0,3 % ätherisches Öl. Sie soll expektorierend wirken; relevante pharmakologische Untersuchungen fehlen allerdings.

Ein Kombinationspräparat, enthaltend als arzneilich wirksame Bestandteile pro Filmtablette 60 mg Extrakt aus Primelwurzel und 160 mg Extrakt aus Thymiankraut, wurde in einer kontrollierten Studie bei 761 niedergelassenen Ärzten geprüft. Insgesamt wurden 7783 Patienten mit akuter Bronchitits eingeschlossen, darunter mehr als 2000 Kinder unter 12 Jahren. Für die Dauer von 10 Tagen nahmen 4629 Patienten das pflanzliche Kombinationspräparat und 3154 Vergleichspräparate, insbesondere N-Acetylcystein und Ambro-

Tabelle 4.5.
Saponinführende Drogen, die als Expektoranzien verwendet werden.

Droge (lat. Bezeichnung)	Stammpflanze (Familie)	Saponin-Typ	Anmerkungen
Efeublätter (Hederae folium)	Hedera helix (Araliaceae)	Als Hederacoside bezeichnete neutrale Bisdesmoside mit Oleanol- und 28-Hydroxyoleanolsäure als Aglykon; daneben als Hederine bezeichnete Monodesmoside. Gesamtgehalt 3–6 %	Nicht als Infus verwendet. Extrakte als Bestandteil von Fertigarzneimitteln: Tagesdosis entspr. 0,3 g Droge. Frische Blätter können Hautreizungen auslösen: Kontaktallergen ist das Falcarinol, ein aliphatischer C_{17}-Alkohol mit Acetylenbindungen
Primelwurzel (Primulae radix)	Primula veris und/oder P. elatior (Primulaceae)	Monodesmosidische Triterpensaponine (5–10 %), darunter als Hauptsaponin Primulasäure A	Als Infus oder Tinktur. Tagesdosis entsprechend 1 g Droge
Seifenrinde (Quillajae cortex)	Quillaja saponaria (Rosaceae)	Triterpensaponine (10 %)	Einzeldosis 0,2 g Droge, entspr. 10 g Dekokt (2 %ig) oder 1,0 g Tinktur
Seifenwurzel (Saponariae rubrae radix)	Saponaria officinalis (Caryophyllaceae)	Etwa 5 % bisdesmosidische Triterpensaponine	Einzeldosis 0,5 g Droge, entspr. 30 g Dekokt (1,5 %ig)
Senegawurzel (Polygalae radix)	Polygala senega (Polygalaceae)	6–10 % bisdesmosidische Triterpensaponine	Einzeldosis 1 g Droge, entspr. 20 g Dekokt (5 %ig) oder 2,5 g Tinktur (1 : 5)

xol ein. Zu Beginn und am Ende der 10-tägigen Therapie wurde eine definierte Befund- und Symptomen-Bewertung durch Ärzte und Patienten vorgenommen. Die statistische Bewertung ergab, dass das pflanzliche Kombinationspräparat gegenüber N-Acetylcystein und Ambroxol hinsichtlich der Wirksamkeit tendenziell und hinsichtlich der Verträglichkeit signifikant besser war. Dieses positive Gesamtergebnis fand sich gleichermaßen bei den Subkollektiven der Kinder und der Erwachsenen (Ernst et al., 1997b).

4.6.1 Efeublätter-Extrakt

Die einzige Saponin-Droge, die in der Anwendung als Mono-Therapie in bedeutsamem Umfang (siehe Tabelle A2) verordnet wird, ist Efeu (Hedera helix, Abbildung 4.5). Die Monographie „Efeublätter" der Kommission E von 1988 nennt als Anwendungsgebiete neben Kartarrhen der oberen Luftwege die symptomatische Behandlung von chronisch-entzündlichen Bronchialerkrankungen. Als mittlere Tagesdosis werden 0,3 g Droge oder Extrakt in äquivalenter Dosierung empfohlen.

Die therapeutische Wirksamkeit bei Patienten mit chronisch obstruktiver Bronchitis wurde für einen wässrig-ethanolischen Extrakt (Auszugsmittel Ethanol 30 %, DEV 5–7 : 1, Handelspräparat Prospan) in 4 kontrollierten Studien sowohl bei Erwachsenen (Meyer-Wegener et al., 1993) als auch bei Kindern (Gulyas et al., 1997; Mansfeld et al.,

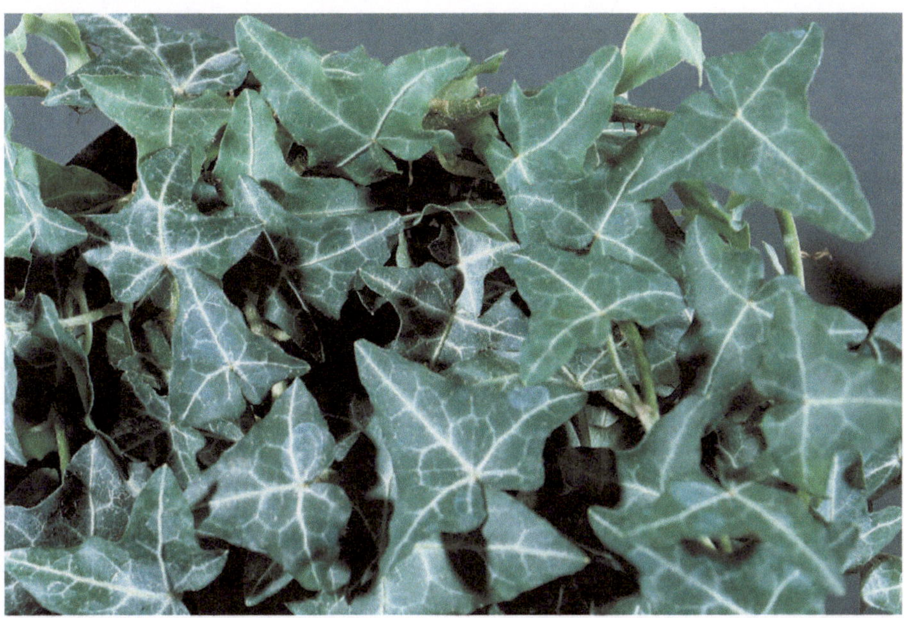

Abb. 4.5. ▲ Efeu (*Hedera helix*).

1997 und 1998) nachgewiesen. In einer prospektiven Doppelblindstudie nahmen 99 Frauen und Männer im Alter von 25 und 70 Jahren mit chronisch obstruktiver Bronchitits über den Zeitraum von 4 Wochen etwa 60 mg Efeu-Extrakt (entsprechend etwa 400 mg Efeu-Droge) im Vergleich mit 90 mg Ambroxol ein. Zielparameter für die Bewertung der therapeutischen Wirksamkeit waren die spirometrisch gemessene Vitalkapazität und Sekunden-Kapazität, der Auskultationsbefund sowie die globale Beurteilung der Wirksamkeit durch den Arzt. Bei allen Prüfkriterien waren die beiden Pharmakotherapien gleichwertig in ihrer Wirksamkeit; statistisch signifikante Unterschiede wurden nicht festgestellt. Unter dem Efeu-Präparat gaben 7 und unter Ambroxol 6 Patienten unerwünschte Ereignisse an, die jedoch nur im Falle des Ambroxols bei einem Patienten zum Studienabbruch führten (Meyer-Wegener et al., 1993).

Eine wäßrig-ethanolische Lösung desselben Extraktes wurde in einer randomisierten doppelblinden placebo-kontrollierten Crossover-Studie bei 24 Kindern im Alter von 4 bis 12 Jahren mit Asthma bronchiale geprüft. Die Behandlungsphasen erstreckten sich über jeweils 3 Tage mit zwischenzeitlichen Washout-Phasen von 3 bis 5 Tagen. Die Dosis des Verum entsprach 35 mg Extrakt entsprechend 210 mg Droge pro Tag. Die Einnahme der Medikamente und die Durchführung der Messungen erfolgten jeweils zu identischen Tageszeiten. Hauptzielparameter war der Atemwegswiderstand, Nebenzielparameter waren intrathorakales Gasvolumen und Residualvolumen sowie einige zusätzliche spirometrische Parameter. Im Vergleich mit der Placebo-Therapie ergaben sich unter dem Verum statistisch signifikante und klinisch relevante Verbesserungen, insbesondere des Atemwegswiderstandes und des intrathorakalen Gasvolumens (Mansfeld et al., 1998).

Dieselbe Studiengruppe führte in einer weiteren randomisierten Crossover-Studie einen Vergleich der Wirksamkeit zwischen der oral einzunehmenden alkoholischen Lösung und der Applikation des Wirkstoffes in Form von Zäpfchen bei 26 stationären Kindern im Alter von 5 bis 11 Jahren durch. Aus den Studienergebnissen wurde eine Wirk-Äquivalenz zwischen oraler und rektaler Applikation im Dosisverhältnis von etwa 1 : 5 ermittelt (Mansfeld et al., 1997). In einer weitern doppelblinden Crossover-Studie wurde die Dosis-Äquivalenz zwischen einer alkoholfreien Saft-Zubereitung und der wässrig-ethanolischen Lösung bei 25 Kindern im Altern von 10 bis 16 Jahren geprüft. Dabei wurde überraschenderweise gefunden, daß die wäßrig-ethanolische Lösung etwa 2,5 fach wirksamer als die alkoholfreie Saftzubereitung war (Gulyas et al., 1997). Eine Metaanalyse der kontrollierten Therapiestudien mit Efeu-Extrakten bei Kindern findet sich bei Hofmann et al. (2003).

Bei einer Anwendungsbeobachtung mit 113 Kindern beiderlei Geschlechtes wurde bei Behandlungszeiträumen von 3 bis 4 Wochen mit der Saft-Zubereitung keine einzige unerwünschte Arzneimittelwirkung festgestellt (Lässig et al., 1996). Bei eine Anwendungsbeobachtung mit 372 Kindern (mittleres Alter: 5,7 Jahre), die wegen Atemwegsinfektionen über einen Zeitraum von etwa 7 Tagen mit einem Efeu-Extrakt in typischer Dosierung behandelt wurden, fand sich nur bei einem Kind eine Nebenwirkung im Sinne von „Problemen bei der Einnahme" (Jahn und Müller, 2000).

4.7 Pelargoniumwurzel-Extrakt

Extrakte aus den Wurzelstöcken von *Pelargonium sidoides* (Abbildung 4.6) werden bei der Behandlung von Atemwegsinfektionen eingesetzt. Die aus Südafrika stammende Droge wurde bereits 1897 unter dem Namen „Umckaloabo" (das Wort stammt aus der Zulu-Sprache und bedeutet „schwerer Husten") in Europa eingeführt. Ein nach einem speziellen Verfahren hergestellter Extrakt (EPs 7630)enthält als charakteristische Stoffgruppen Cumarine, darunter auch das für diese Pflanze typische Umckalin, sowie Gerbstoffe. Diese beiden Stoffgruppen werden mit antibakteriellen und immunmodulierenden Eigenschaften des Extrakts in Verbindung gebracht. So zeigten experimentelle Untersuchungen zur antimikrobiellen Aktivität minimale Hemmkonzentrationen des Extrakts bei 5 bis 7,5 mg/ml. Das zweite Wirkprinzip wird in der Stimulierung der unspezifischen Immunabwehr gesehen. Experimentelle Belege hierfür sind: NO-induzierende Eigenschaften, die Bildung und Freisetzung des Tumor Nekrose Faktors sowie die Induktion einer Interferon-Produktion. Die Ausschüttung des mikrobiziden Effektormoleküls NO und die beobachteten zytoprotektiven Effekte als Folge einer stimulierten Zytokinsekretion in verschiedenen in vitro-Testmodellen dokumentieren eine Aktivierung von Makrophagen. Die Werte der halbmaximalen Wirkstoff-Konzentrationen des Gesamtextraktes lagen mit 0,1–3,3 µg/ml um etwa eine Zehnerpotenz niedriger als die der einzelnen Fraktionen oder Stoffgruppen. Das spricht dafür, dass es bei dem Extrakt Pelargonium sidoides wie bei vielen anderen Phytopharmaka auf das Zusammenspiel der verschiedenen Komponenten ankommt. Darüber hinaus gibt es auch Hinweise auf ein drittes Wirkprinzip. So scheint der Extrakt aufgrund seines hohen Gerbstoffgehaltes mit der Adhäsion von Bakterien oder Viren an der Oberfläche von Wirtszellen zu interferieren, und dadurch in der Lage zu sein, den Infektionszyklus zu unterbrechen. Diese so genannte Dreifach-Wirkung bildet eine rationale Grundlage für den

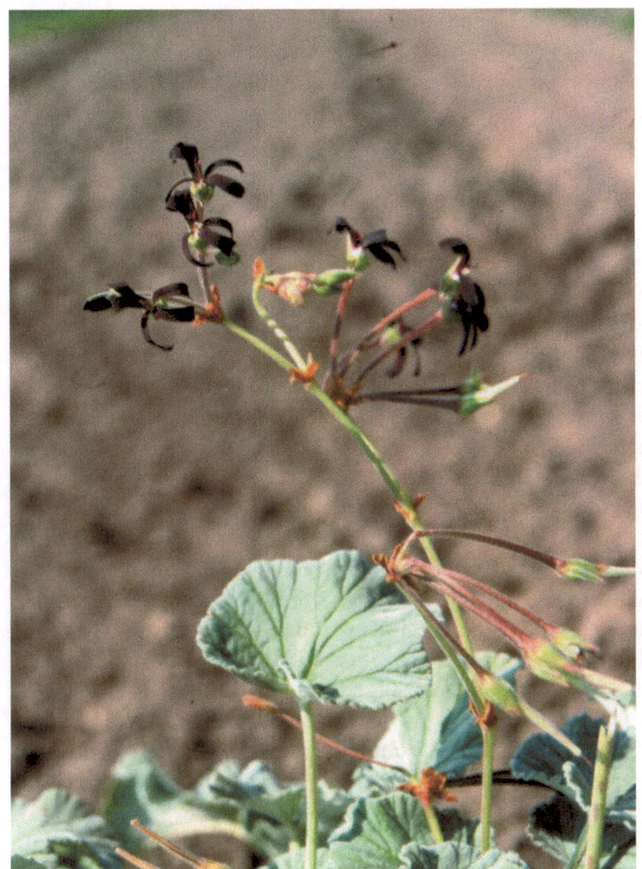

Abb. 4.6. ◄ *Pelargonium sidoides* DC.

Tabelle 4.6.
Kontrollierte klinische Studien mit dem Pelargoniumwurzel-Extrakt EPs 7630.

Erstautor, Jahr	Indikation	Patienten (EPs vs. Vergleich)	Therapie Dauer (Tage)	Therapie-Vergleich	Symptomen-Score (EPs vs. Vergleich) Vor	→	Nach
Blochin, 1999	Bronchitis	60 Kinder (30/30)	4	Azetylzystein	7/7	→	0/1
Blochin, 2000	Tonsillitis	60 Kinder (30/30)	6	Gurgeln, Prieß-nitz-Wickel	9/9	→	4/6
Heger, 2002	Tonsillitis	143 Kinder (73/70)	6	Placebo	10,3/9,7	→	0,8/6,3
Golovatiouk, 2002	Bronchitis	124 Erw. (64/60)	7	Placebo	9,0/9,1	→	1,8/4,2
Matthys, 2003	Bronchitis	467 Erw. (233/234)	7	Placebo	8,3/8,1	→	2,4/5,1

Einsatz des Extrakts Pelargonium sidoides bei Infektionen der Atemwege wie z. B. akute Bronchitis (Kayser und Kolodziej, 1997; Kolodziej und Kayser, 1998; Kayser et al., 2001).

Bis zum gegenwärtigen Zeitpunkt wurden die Ergebnisse von 5 kontrollierten klinischen Studien mit insgesamt 854 akut erkrankten Patienten, darunter 263 Kindern im Alter von 5 bis 12 Jahren, publiziert. Die randomisierten Studien wurden multizentrisch durchgeführt, drei davon doppelblind gegen Placebo (Golovatiouk et al., 2002; Heger et al, 2002 und 2003), eine im Vergleich mit symptomatischer Therapie (Gurgeln mit Obstessig, Prießnitz-Umschläge) (Blochin et al., 2000) und eine im Vergleich mit Acetylzystein (Blochin et al., 1999). Die Prüfmedikation bestand aus wässrig-alkoholische Lösungen. Die Verum- und Placebo-Lösungen waren äußerlich nicht voneinander zu unterscheiden. Acetylcystein wurde als Beutel (2 x 200 mg täglich) verabreicht. Bei Fieber über 38,5 °C war zusätzlich Paracetamol erlaubt, das als Einzeldosis von 500 mg bei Kindern als Zäpfchen und bei Erwachsenen als Tablette verabreicht wurde. Der Verbrauch an Paracetamol war ein sekundäres Zielkriterium. Die Behandlungsdauer betrug mehrheitlich 6 bis 7 Tage. Nach der Eingangs-Untersuchung erfolgten Kontrollen nach 3-5 Tagen und am Ende der Behandlung.

Die konfirmatorische Zielgröße war bei allen 5 Studien die Abnahme halbquantitativer Summenscores von jeweils fünf für die akute Bronchitis bzw. die akute Tonsillopharyngitis typischen Symptomen. Die Änderung der Symptomen-Scores war bei den 3 placebokontrollierten Studien signifikant zugunsten von EPs 7630. Die Verbesserungen der Symptomen-Scores sind für alle 5 kontrollierten Studien in der Tabelle 4.6 zusammengestellt. Unter dem Verum nahmen die Summenscores von etwa 7 bis 10 Punkten initial nach 4-7-tägiger Therapie auf 0 bis 2,4 Punkte ab. Unter Placebo lagen die Endwerte bei etwa 4 bis 6 Punkten. Im Rahmen von 2 Anwendungs-Beobachtungen wurden bei Kindern mit akuter Bronchitis unter EPs 7630 Abnahmen der Symptomenscores im Mittel von 6 auf 1,4 (Haidvogel et al, 1996) und von 6 auf 2,8 (Dorne et al, 1996) berichtet.Die Bewertung der Verträglichkeit bei therapeutischer Anwendung des Handelspräparates Umckaloabo® kann sich auf mehrere Publikationen von Anwendungsbeobachtungen stützen. Daraus geht hervor, dass die Gesamt-Quote der Meldungen „unerwünschter Ereignisse" nur bei 0,6% bis 2,3% der Behandelten lag. Mit der Ausnahme von 3 Exanthemen bei Kindern scheinen darüber hinaus die gemeldeten Ereignisse eher mit der Erkrankung als mit der Arznei assoziiert zu sein. Ernsthafte Risiken oder Beeinträchtigungen der Lebensqualität sind daher nach den bisherigen Erfahrungen von dieser Therapie nicht zu befürchten. Die Ergebnisse weiterer klinischer Studien liegen bereits vor oder sind inVorbreitung (Kolodziej und Schulz, 2003).

4.8 Phytotherapie bei Sinusitis

Unter den 100 meistverordneten Phytopharmaka in Deutschland (siehe Tabelle A3) steht an erster Stelle ein Kombinationspräparat mit der 1994 durch das Votum der Kommission E zugelassenen Indikation „Akute und chronische Entzündungen der Nasennebenhöhlen". Das Präparat wird in einer flüssigen Darreichungsform, die seit 1934 im Handel ist, und in einer Drageeform, die seit 1968 im Handel ist, angewendet. Ein Dragee enthält als wirksamen Bestandteil ein Gemisch aus 5 pulverisierten Drogen, nämlich 6 bzw. 12 mg Enzianwurzel und je 18 bzw. 36 mg Primelblüten, Sauerampferkraut,

Holunderblüten und Eisenkraut. Die flüssige Zubereitung enthält einen wässrig alkoholischen Auszug aus denselben Drogen, ebenfalls im Mengenverhältnis 1 : 3 : 3 : 3 : 3. Hinsichtlich ihrer pharmakologischen Effekte sind für die 5 genannten Drogen in den entsprechenden Monographien der Kommission E mehrheitlich sekretolytische Wirkungen beschrieben worden. Das Präparat wird deshalb in der Roten Liste der Indikationsgruppe „Pflanzliche Expektoranzien" zugeordnet.

In einer Dissertationsschrift (März, 1998) wurden für das Kombinationspräparat mehr als ein Dutzend pharmakologische und toxikologische Untersuchungen ausgewiesen. Zur therapeutischen Anwendung werden 12 kontrollierte klinische Studien berichtet, davon 4 im Vergleich mit Placebo (Tabelle 4.7) und 8 im Vergleich mit Referenz-Präparaten (Ambroxol, Myrtol, Acetylcystein und Bromexin).

Wie aus der Tabelle 4.5, Studie Neubauer (1994), hervorgeht, liegen die Placebo-Erfolgsquoten bei 14tägiger Behandlung von Patienten mit akuter Sinusitis in der Größenordnung von 70 %; die Erfolgsquoten unter dem Verum waren um etwa 20 % höher. Hohe Erfolgsquoten unter Placebo und dadurch bedingt relativ kleine Differenzen gegenüber der Verum-Therapie sind allerdings in den typischen Indikationsfeldern der Phytotherapie nicht ungewöhnlich (siehe Abschnitt 1.5.3 und Abbildung 1.6). Da in 3 der 4 placebo-kontrollierten Studien eine statistisch signifikante Überlegenheit des Verum nachgewiesen werden konnte und in 2 weiteren Doppelblindstudien im Vergleich mit Ambroxol hinsichtlich Wirksamkeit und Verträglichkeit ein gleichwertiges respektive besseres Ergebnis erzielt wurde, muss nach heutigem Wissensstand davon ausgegangen werden, daß das Präparat in der zugelassenen Indikation therapeutisch wirksam ist, auch wenn die gewählte fixe Kombination von 5 Drogenpulvern nicht einfach zu begründen ist und auch nicht mit den mehrheitlich in der traditionellen Pflanzenheilkunde üblichen Dosierungen korrespondiert (Abschnitt 1.5.4). Die Unbedenklichkeit der Zubereitung ist sowohl durch toxikologische Untersuchungen (März, 1998) als auch

Tabelle 4.7.
Placebokontrollierte Doppelblindstudien mit Sinupret (S) im Vergleich mit (vs = versus) Placebo (P). Der Vergleich der statistischen Ergebnisse bezieht sich in den beiden ersten Studien auf die Anzahl, in der letzten Studie auf den Prozentsatz der Patienten.

Erstautor, Jahr	Fallzahl (N)	Indikation	Therapie-Dauer (d)	Zielkriterien: statistisches Ergebnis
Richstein, 1980	31	Chronische Sinusitis	7	Kopfschmerzen:„beschwerdefrei" + „gebessert" S vs P = 12 vs 6 (p = 0,03); Röntgenbefund: S vs P p = 0,035
Lechler, 1986	39	Akute Sinusitis (jugendliche Asthmatiker)	?	Röntgenbefund:„normal" +„gebessert" S vs P = 16 vs 9 (p < 0,05)
Berghorn, 1991	139	Akute Sinusitis	14	Symptomen-Gesamtscore: Tendenzielle Überlegenheit von S vs P, statistischer Unterschied nicht signifikant
Neubauer, 1994	177	Akute Sinusitis (160), chronische Sinusitis (17)	14	Röntgenbefund:„normal" +„gebessert" S vs P = 87 % vs 70 % (p < 0,05). Patientenurteil „beschwerdefrei" + „gebessert" S vs P = 96 % vs 75 %

durch Anwendungsbeobachtungen gut gesichert. Die Häufigkeit leichterer Nebenwirkungen lag bei weniger als 1 % der Behandelten (Ernst et al., 1997).

4.9 Pestwurzblätter-Extrakt bei allergischer Rhinitis

Extrakte aus Blättern und Wurzeln der Pestwurz (*Petasites hybridus* L.) wurden bisher vor allem bei Spasmen im Magen-Darm und urogenitalen Bereich genutzt. Aufgrund von Kasuistiken wurde zufällig ein lindernder Effekt bei Heuschnupfen entdeckt. Zur Weiterentwicklung in dieser Indikation wurde der Blätterextrakt aus einer selektiven Anbaudroge gewählt. Aus den Blättern eines im kontrollierten Anbau geführten Klons) wird mittels unterkritischer CO_2-Extraktion der Extrakt Ze 339 gewonnen, der Petasine als wirksamkeitsmitbestimmende Inhaltsstoffe enthält. Als pharmakologische Wirkprinzipen wurden sowohl eine Leukotriensynthese-Hemmung in Neutrophilen als auch Eosinophilen von Atopikern bestätigt als auch eine Hemmung der stimulierten Freisetzung der Entzündungsmediatoren Histamin sowie Serotonin ermittelt. Pharmakokinetische Untersuchungen zeigten eine gute und rasche Bioverfügbarkeit der in dem Extrakt zu 14% enthaltenen Petasine. Die Resorptionskinetik wurde an 24 Probanden geprüft (Käufeler et al., 2000).

Die klinische Wirksamkeit wurde zunächst an einer kleinen Patientengruppe (n=6) durch Erfassung der Schweregrade der typischen Symptome ermittelt. Besonders eindrucksvoll war der rhinomanometrische Befund, dass innerhalb von 5 Tagen der Luftdurchfluss durch die Nase von unter 500 ml auf über 800 ml (Normalwert) anstieg, als deutliches Zeichen für die anti-inflammatorische Aktion des Extraktes. In einer weiteren Studie wurde nunmehr die klinische Wirksamkeit des Extraktes (standardisiert auf 8 mg Petasine pro Tablette) mit der von Cetirizin (10 mg) in einer multizentrischen, doppelblinden, randomisierten Studie verglichen. 125 Patienten mit gesicherter allergischer Rhinitis wurden in die Studie eingeschlossen (Ze 339: 61; Cetirizin: 64) und über 2 Wochen therapiert. Die Bewertung erfolgte primär mittels des „Medical Outcome Short-Form Health Survey Questionaire" (SF-36), der für allergische Rhinitis validiert ist. Sekundäre Variablen waren die Item 1-3 des Clinical Global Impression (CGI). Der therapeutische Erfolg der Behandlung war in beiden Therapiegruppen. Hauptzielparameter äquivalent, das Gleiche gilt auch für die sekundären Variablen. Die Anzahl der Adverse Events (AE) war in beiden Gruppen vergleichbar (16.4 vs. 17.2%), wobei in der Cetirizin-Gruppe auffiel, dass 2/3 der AEs aus sedativen Effekten bestanden. Der Pestwurzextrakt Ze 339 erwies sich als äquivalent wirksam im Vergleich zum „golden standard" Cetirizin bei der Behandlung von saisonaler allergischer Rhinitis (Brattström und Schapowal, 2002; Schapowal, 2002).

In einer weiteren multizentrischen, randomisierten, prospektiven wurde die dosisabhängige Wirksamkeit untersucht. Zielgrösse war die Beeinflussung des Schweregrads der Symptome. In die 3-armige, prospektive, randomisierte, Plazebo kontrollierte, multizentrische Studie wurden insgesamt 187 Patienten eingeschlossen. Einschlusskriterien waren ein zuvor für mindestens 2 bestehende allergische Rhinitis, mindesten 2 von 4 Symptomen (laufende -, juckende -, verstopfte Nase; Niesen) mussten mit gleich/grösser 2 bewertet werden (Skala: 0 – 4) sowie ein positiver Haut-Test, Prick-Test oder positiver RAST. Die Studiendauer betrug 2 Wochen. Beide Verum-Präparate waren dem

Placebo signifikant überlegen, die Dosis von 3 Tabletten war der Dosis von 2 Tabletten ebenfalls signifikant überlegen (Brattström, 2003).

4.10 Fertigarzneimittel

Die Indikationsgruppe „Antitussiva/Expektorantia" der „*Roten* Liste *2003*" enthält weit über 100 pflanzliche Präparate, vorwiegend in Form fixer Wirkstoffkombinationen. Auch in Anbetracht der Vielzahl der Einzel-Wirkstoffe (Tabellen 4.2 bis 4.5) ist eine umfassende Darstellung aller Präparate an dieser Stelle nicht möglich. Nachfolgend werden deshalb nur solche pflanzlichen Antitussiva/Expektorantia zusammengestellt, die zu den 100 meistverordneten Phytopharmaka zählen (Tabelle A3). Es handelt sich dabei um 24 Präparate, darunter 12 Mono- und 12 Kombinations-Präparate. Die Dosis-angaben in mg oder g beziehen sich auf Trockenextrakte oder ätherische Öle. Sofern zur Herstellung von Flüssigpräparaten Fluidextrakte oder Tinkturen (siehe Abbildung 1.2) verwendet wurden, sind solche Gewichts-Angaben nicht möglich.

Abkürzungen: D = Dragee, E = Extrakt, FL = Flüssigpräparat, FT = Filmtablette, K = Kapsel, P = Drogenpulver
Fett gedruckt: Präparate, zu denen maßgebliche klinische Studien vorliegen.

Ätherischöl-Präparate

Monopräparate

Aspecton	Thymian (E)	FL
Melrosum Hustensirup	Thymian (E)	FL
Soledum	Cineol	K: 100 mg
Soledum Balsam	Cineol	FL
Soledum Hustensaft	Thymian (E)	FL
Thymipin N	Thymian (E)	FL
Tussamag Hustensaft	Thymian (E)	FL

Kombinationspräparate (nur Ätherischöle)

Gelomyrtol	**„Myrtol"**	**K: 120 mg; -forte K: 300 mg**
Babix Inhalat N	Eucalyptusöl	29 g/100 g
	Fichtennadelöl	71 g/100 g
Bronchoforton N Salbe	Eucalyptusöl	10 g/100g
	Kiefernnadelöl	10 g/100 g
	Pfefferminzöl	5 g/100 g
Eucabal Balsam	Eucalyptusöl	10 g/100 g
	Kiefernnadelöl	3 g/100 g
Transpulmin Balsam	Cineol	10 g/100g
	Menthol	5 g/100g
	Campfer	2,5 g/100 g

| Transpulmin | Eucalyptusöl | 10 g/100g |
| Kinderbalsam S | Kiefernnadelöl | 3 g/100 g |

Saponindrogen-Präparate

Monopräparate Efeublätterextrakt

Hedelix	FL	
Prospan	FT:	25 mg; FL: 7 mg/ml; FL: 20 mg/ml
Sinuc	D:	25 mg; FL: 9 mg/ml; FL: 21 mg/ml
Sedotussin Efeu	FL:	8 mg/ml; FL: 20 mg/ml

Kombinationspräparate mit Saponin-Drogen

Bronchicum Elixier S (FL)	Thymian (E)	
	Primelwurzel (E)	
Bronchicum Tropfen	Thymian (E)	
	Primelwurzel (E)	
Bronchipret Saft	Thymian (E)	
	Efeublätter (E)	
Sinuforton (K)	Anisöl	K: 30 mg
	Primelwurzel (E)	60 mg
	Thymian (E)	100 mg
Sinuforton Saft	Primelwurzel (E)	
	Thymian (E)	

Sonstige Präparate

Umckaloabo (FL)	**Pelargoniumwurzel (E)**	
Sinupret/-forte (FL, D)	Enzianwuzel (P)	D: 6/12 mg
	Primelblüten (P)	18/36 mg
	Sauerampferkraut (P)	18/36 mg
	Holunderblüten (P)	18/36 mg
	Eisenkraut (P)	18/36 mg

 **Literatur**

AkdÄ - Arzneimittelkommission der deutschen Ärzteschaft: Therapieempfehlungen der Arzneimittelkommission der deutschen Ärzteschaft – Akute Atemwegsinfektionen. Deutscher Ärzte-Verlag, Köln, 2002, 17–32.

Altiner A, Abholz HH (2001) Akute Bronchitis und Antibiotika: Hintergründe für eine rationale Therapie. Z Allg Med 77: 358–362.

Bauer L (1973) Die Feinstruktur der menschlichen Bronchialschleimhaut nach Behandlung mit Ozothin. Klin Wochenschr 51: 450–453.

Bent B, Saint S, Vittinghoff E, Grady D (1999) Antibiotics in acute bronchitis: a metaanalysis. Am J Med 107: 62–67

Blochin B, Haidvogel M, Heger M (1999) Umckaloabo im Vergleich mit Acetylcystein bei Kindern mit akuter Bronchitis. Der Kassenarzt 49: 46–49.

Blochin B, Heger M (2000) Umckaloabo versus symptomatische Therapie in der Behandlung der Angina catarrhalis. Päd 6: 2–8.

Boyd EM, Sheppard E (1970 a) The effect of inhalation of ceitral and geraniol on the output and composition of respiratory tract fluid. Arch Intern Pharmacodyn Ther 188:5–13.

Boyd EM, Sheppard E (1970 b) Inhaled Anisaldehyde and respiratory tract fluid. Pharmacol 3: 345–352.

Brattström A (2003) A newly developed extract (Ze 339) from butterbur (*Petasites hybridus L.*) is clinically efficient in allergic rhinitis (Hay fever... Phytomedicine 10 Suppl IV: 50–52.

Brattström A, Schapowal A (2002) RCT Pestwurzextrakt Ze 339 vs. Cetrizin bei allergischer Rhinitis. In: Schulz V, Rietbrock N, Roots I, Loew D (Hrsg) Phytopharmaka VII – Forschung und klinische Anwendung. Steinkopff-Verlag, Darmstadt 2002.

Bromm B, Scharein E, Darsow U, Ring J (1995) Effects of menthol and cold on histamine-induced itch and skin reactions in man. Neuroscience Lett 187:157–160.

Burrow A, Eccles R, Jones AS (1983) The effects of camphor, eucalyptus and menthol vapur on nasal resistance to airflow and nasal sensation. Acta Otolaryng (Stockholm) 96:157–161.

Caldwell J, Sutton JD (1988) Influence of dose size on the disposition of trans-[methoxy-^{14}C] anethole in human volunteers. Food Chem Tox 26: 87–91.

De Mey C, Wittig T (2002) Myrtol standardisiert und Antibiotika in der Behandlung der akuten Bronchitis – Eine randomisierte, doppelblinde Vergleichsstudie. In: Schulz V, Rietbrock N, Roots I, Loew D; Phytopharmaka VII – Forschung und klinische Anwendung. Steinkopff-Verlag, Darmstadt, 27–39.

Dome L, Schuster R (1996) Umckaloabo – Eine phytotherapeutische Alternative bei akuter Bronchitis im Kindesalter. Ärztezeitschrift für Naturheilverfahren 37: 216–222.

Dorow P (1984) Pharmakotherapie der Atmungsorgane. In: Kuemmerle HP, Hitzenberger G, Spitzy KH (Hrsg) Klinische Pharmakologie, Kap IV-4.5, Ecomed, Landsberg München.

Dorow P (1989) Welchen Einfluß hat Cineol auf die mukoziliare Clearance? Therapiewoche 39:2652–2654.

Dorow P, Weiss Ph, Felix R, Schmutzler H (1987) Einfluß eines Sekretolytikums und einer Kombination von Pinen, Limonen und Cineol auf die muköziliäre Clearance bei Patienten mit chronisch obstruktiver Atemwegserkrankung. Arzneim Forsch (Drug Res) 37:1378–1381.

Drinkwater NR, Miller EC, Miller JA, Pitot HC (1976) Hepatocardinogenicity of estragole and 1'-hydroextragole in the mouse and mutagenicity of 1-acetoxystragole in bacteria. J Natl Canc Inst 57:1323–1331.

Eccles R, Jones AS (1982) The effects of menthol on nasal resistance to airflow. J Laryngology Otology 97:705–709.

Eccles R, Lancashire B, Tolley NS (1987) Experimental studies on nasal sensation of airflow. Acta Otolaryngol (Stockholm) 103:303–306.

Eccles R, Morris S, Tolley NS (1988) The effects of nasal anaesthesia upon nasal sensation of airflow. Acta Otolaryngol (Stockholm) 106:152–155.

Ernst E, März R, Sieder C (1997a) Akute Bronchitis: Nutzen von Sinupret\R. Forschritte der Medizin 115: 52–53.

Ernst E, März R, Sieder C (1997b) A controlled multi-centre study of herbal versus synthetic secretolytic drugs for acute bronchitis. Phytomedicine 4: 287–293.

Fahey T, Howie J (2001) Re-evaluation of a randomozed controlled trial of antibiotics for minor respiratory illness in general practice. Fam Pract 18: 246–248.

Federspil P, Wulkow R, Zimmermann T (1997) Wirkung von Myrtol standardisiert bei der Therapie der akuten Sunusitis – Ergebnisse einer doppelblinden, randomisierten Multicenterstudie gegen Placebo. Laryngo-Rhino-Otol 76: 23–27.

Fox N (1977) Effect of Camphor, Ecalyptol and Menthol on the vascular state of the mucos membrane. Arch Otolaryngol 6:112–122.

Göbel H, Schmidt G, Dworschak M, Stolze H, Heuss D (1995) Essential plant oils and headache mechanisms. Phytomedicine 2:93–102.

Golovatiouk A, Tschutschalin AG (2002) Wirksamkeit eines Extraktes aus *Pelargonium sidoides* (EPS 7630) versus Placebo bei akuter Bronchitis. In: Schulz V, Rietbrock N, Roots I, Loew D; Phytopharmaka VII – Forschung und klinische Anwendung. Steinkopff-Verlag, Darmstadt, 3–12.

Gulyas A, Repges R, Dethlefsen U (1997) Konsequente Therapie chronisch-obstruktiver Atemwegserkrankungen bei Kindern. Atemwegs- und Lungenkrankheiten 23: 291–294.

Gysling E (1976) Behandlung häufiger Symptome. Leitfaden zur Pharmakotherapie. Huber, Bern Stuttgart Wien, S 86.

Hahn HL (1987) Husten: Mechanismen, Pathophysiologie und Therapie. Dtsch Apoth Z 127 (Suppl 5):3–26.

Haidvogl M, Schuster R, Heger M (1996) Akute Bronchitis im Kindesalter-Multizenter-Studie zur Wirksamkeit und Verträglichkeit des Phytotherapeutikums Umckaloabo. Z Phytotherapie 17: 300–313.

Hamann KF, Bonkowsky V (1987) Minzölwirkung auf die Nasenschleimhaut von Gesunden. Dtsch Apoth Z 125:429–436.

Heger M, Bereznoy VV (2002) Nicht-streptokokkenbedingte Tonsillopharyngitis bei Kindern: Wirksamkeit eines Extraktes aus *Pelargonium sidoides* (EPs 7630) im Vergleich zu Placebo. In: Schulz V, Rietbrock N, Roots I, Loew D; Phytopharmaka VII – Forschung und klinische Anwendung. Steinkopff-Verlag, Darmstadt, 13–25.

Hofmann D, Hecker M, Völp A (2003) Efficacy of dry extract of ivy leaves in children with bronchial asthma – a review of randomized controlled trials. Phytomedicine 10: 213–220.

Ingolfsdottir K, Jurcic K, Wagner H (1998) Immunomodulating polysaccharides from aqueous extracts of Cetraria islandica (Iceland moss). Phytomedicine 5: 333–339.

Iravani J (1972) Wirkung eines Broncholytikums auf die tracheobronchiale Reinigung. Arzneim Forsch (Drug Res) 22:1744–1746.

Jahn E, Müller B (2000) Efeublättertrockenextrakt – Pädiatrische Therapiestudie zur Wirksamkeit und Verträglichkeit. Deutsche Apotheker Zeitung 140: 1349–52.

Käufeler R, Thomet OAR, Simon HU, Meier B, Brattström A (2000) Der Pestwurzextrakt Ze 339: Wirkprinzipien und klinische Pharmakologie. In: Rietbrock N (Hrsg) Phytopharmaka VI – Forschung und klinische Anwendung. Steinkopff-Verlag, Darmstadt 2000.

Kayser O, Kolodziej H, Gutmann M (1995) Arzneilich verwendete Pelargonien aus Südafrika. Deutsche Apotheker Zeitung 135: 853–864.

Kayser O, Kolodziej H, Kiderlen AF (2001) Immunmodulatory principles of Pelargonium sidoides. Phytotherapy Res 15: 122–126.

Kolodziej H, Kayser O, Radtke OA, Kiderlein AF, Koch E (2003) Pharmacological profile of extracts of Pelargonium sidoides and their constituants. Phytomedicine 10 Suppl IV: 18–24.

Kolodziej H Schulz V (2003) Umckaloabo – Von der traditionellen Anwendung zum modernen Phytopharmakon. Deutsche Apotheker Zeitung 143: 1303–12.

Kolodziej H, Kayser O (1998) Pelargonium sidoides DC. Neuste Erkenntnisse zum Verständnis des Phytotherapeutikums Umckaloabo. Z Phytotherapie 19: 141–151.

Kopp B, Wawrosch C, Lebada R, Wiedenfeld H (1997) PA-freie Huflattichblätter. Deutsche Apotheker Zeitung 137: 4066–4069.

Kraft K (1997) Therapeutisches Profil eines Spitzwegerichkraut-Fluidextraktes bei akuten respiratorischen Erkrankungen im Kindes- und Erwachsenenalter. In: Loew D, Rietbrock N (Hrsg) Phytopharmaka III: Forschung und klinische Anwendung. Steinkopff Verlag, Darmstadt: 199–209.

Kurz H (1989) Antitussiva und Expektoranzien. Wissenschaftliche Verlagsgesellschaft Stuttgart.

Lässig W, Generlich H, Heydolph F, Paditz E (1996) Wirksamkeit und Verträglichkeit efeuhaltiger Hustenmittel. TW Pädiatrie 9: 489–491.

Leiber B (1967) Dieskussionsbemerkung. In: Dost FH, Leiber B (Hrsg) Menthol and menthol-containing external remedies. Thieme Stuttgart, S 22.

Linsenmann P, Hermat H, Swoboda M (1989) Therapeutischer Wert ätherischer Öle bei chronisch-obstruktiver Bronchitis. Atemw Lungenkrankh 15:152–156.

Linsenmann P, Swoboda M (1986) Therapeutische Wirksamkeit ätherischer Öle bei chronisch-obstruktiver Bronchitis. Therapiewoche 36:1162–1166.

Little P, Williamson I, Warner G, Gould C, Gantley M, Kinmonth AI (1997) Open randomised trial of prescribing strategies in managing sore throat. BMJ 314: 722–7.

Lorenz J, Ferlinz R (1985) Expektoranzien: Pathophysiologie und Therapie der Mukostase. Arzneimitteltherapie 3:22–27.

Lübke G, Brockstedt M (2001) Vergiftungen mit ätherischen Ölen. Kinder- und Jugendarzt 32:

1024.

Mansfeld HJ, Höhre H, Repges R, Dethlefsen U (1997) Sekretolyse und Bronchospasmolyse. TW Pädiatrie 10: 155–157.

Mansfeld HJ, Höhre H, Repges R, Dethlefsen U (1998) Therapie des Asthma bronchiale mit Efeublätter-Trockenextrakt.

März RW (1998) Evaluation of a Phytomedicine. Clinical, pharmacological and toxicological data of Sinupret. Dissertation University of Utrecht.

Matthys H, de Mey C, Cars C, Rys A, Geib A, Wittig T (2000) Efficacy and tolerability of Myrtol standardized in acute Bronchitis – A multicentre, randomized, double-blind, placebo-controlled Parallel group clinical trial vs. cefuroxime and ambroxol. Arzneim-Forsch/Drug Res 50: 100–111.

Matthys H, Eisebitt R, Seith B, Heger M (2003) Efficacy and safety of an extract of Pelargonium sidoides (EPs 7630) in adults with acute bronchitis. A randomised, double-blind. placebo-controlled trial. Phytomedicine 10 Suppl IV: 7–17.

Meister R, Wittig T, Beuscher N, de Mey C (1999) Wirksamkeit und Verträglichkeit von Myrtol standardisiert bei der Langzeitbehandlung der chronischen Bronchitis – Eine placebo-kontrollierte Doppelblindstudie. Arzneim-Forsch/Drug Res 49: 351–8.

Meyer-Wegener J, Liebscher K, Hettich M (1993) Efeu versus Ambroxol bei chronischer Bronchitis. Zeitschrift für Allgemeinmedizin 68: 61–66.

Miller EC, Swanson AB, Phillips DH, Fletcher TL, Liem A, Miller JA (1983) Structure-activity studies of the carcinogenicities in the mouse and rat of some naturally occuring and synthetic alkylbenzene derivates related to safrole and estragole. Cancer Res 34:1124–1134.

Murray S Del Mar C, O'Rourke (2000) Predictors of an antibiotic prescription by GPs for respiratory tract infections: a pilot. Fam Pract 17: 386–388.

Neubauer N, März RW (1994) Placebo-controlled, randomized double-blind clinical trial with Sinupretsugar coated tablets on the basis of a therapy with antibiotics and decongestant nasal drops in acute sinusitis. Phytomedicine 1: 177–181.

Newberne PM, Carlton WW, Brown WR (1989) Histopathological evaluation of proliferative lesions in rats fed with trans-Anethol in chronic studies. Food Chem Tox 27:21–26.

Nöller HG (1967) Elektronische Messungen an der Nasenschleimhaut unter Mentholwirkung. In: Menthol and menthol-containing external remedies. Thieme, Stuttgart:146–153, 179.

Opdyke DLJ (1973) Food cosmet toxicol 11, 865 zitiert nach Leung AY Encyclopedia of common drugs and cosmetics. Wiley, Chichester Brisbane Toronto 1980, S 31–33.

Patel S, Wiggins J (1980) Eucalyptus oil poisoning. Arch Dis Childh 55:405–406.

Römmelt H, Schnizer W, Swoboda M, Senn E (1988) Pharmakokinetik ätherischer Öle nach Inhalation mit einer terpenhaltigen Salbe. Z Phytother 9:14–16.

Sangister SA, Caldwell J, Smith RL (1984) Metabolism of anethole. II. Influence of dose size on the route of metabolism of transanethole in the rat and mouse. Food Chem Tox 22:707–713.

Schapowal A (2002) Randomised controlled trial of butterbur and cetiricine for treating seasonal allergic rhinitis. BMJ 324: 144–146.

Schneider B (1997) Statistische Analyse von Erkältungskrankheiten und ihre Bedeutung. In: Loew D, Rietbrock N (Hrsg) Phytopharmaka III: Forschung und klinische Anwendung. Steinkopff Verlag, Darmstadt: 81–90.

Schwabe U, Paffrath D (Hrsg.) Arzneiverordnungsreport 2001. Springer, Berlin-Heidelberg-New York, S. 126.

Stafunsky M, Manteuffel GE, Swoboda M (1989) Therapie der akuten Tracheobronchitis mit ätherischen Ölen und mit Soleinhalationen – ein Doppelblindversuch. Z Phytother 10: 130–134.

Truhaut R, LeBourhis B, Attia M, Glomot R, Newman J, Caldwell J (1989) Chronic toxicity/carcinogenicity study of trans-anthole in rats. Food chem Tox 27:11–20.

Walther H (1979) Klinische Pharmakologie. Grundlagen der Arzneimittelanwendung. Volk und Gesundheit, Berlin: 360–364.

Zänker KS, Blümel G, Probst J, Reiterer W (1984) Theoretical and experimental evidence for the action of terpens as modulators in lung function. Prog Resp Res 18: 302–304.

Ziment I (1985) Possible mechanism of action of traditional oriental drugs for bronchitis. In: Chang HM, Yeung HW, Tso WW, Koo A (Hrsg) Advances in chinese medicinal materials research. World Scientific Publ, Singapore: 193–202.

5 Verdauungsorgane

In diesem Kapitel wird über Phytopharmaka berichtet, die bei Appetitlosigkeit, funktioneller Dyspepsie (Reizmagensyndrom), Reizdarmsyndrom (Colon irritabile), Gastritis und Ulkuskrankheit, akuter Diarrhoe, Obstipation und bei chronischen Leberschäden zur Anwendung kommen. Diesen Erkrankungen und Gesundheitsstörungen liegen nur teilweise anatomisch-pathologische Veränderungen von Organen zugrunde; mehrheitlich handelt es sich um „funktionelle" Störungen des Magen-Darm-Traktes und der Gallenwege. Die Arzneimittel, die in diesen Indikationen anzuwenden sind, werden in Deutschland nicht mehr in allen Fällen von den gesetzlichen Krankenkassen bezahlt; bestimmte Gruppen (z. B. Laxanzien) sind inzwischen weitgehend von der Erstattung ausgeschlossen. Die Folge ist eine zunehmende Anwendung der betreffenden Präparate im Rahmen der Selbstmedikation durch die Patienten. Die beratende und steuernde Mitwirkung des Hausarztes ist aber gerade bei Anwendungsgebieten wie funktioneller Dyspepsie und Reizdarmsyndrom unerlässlich.

5.1 Appetitlosigkeit

Appetitmangel kann Begleiterscheinung von Krankheiten (Infektionskrankheiten, Magen-Darm-Erkrankungen, Malignome), psychosomatischer Natur (Anorexia nervosa, emotionale Störungen) oder medikamentös bedingt sein (Zytostatika, Antibiotica). Appetitlosigkeit oder zu frühzeitiges Sättigungsgefühl können auch im Rahmen des Dyspepsiesyndroms (siehe Abschnitt 5.2) auftreten, woraus auch Überlappungen in der Therapie resultieren. Psychophysiologisch wird der Appetit als Instinktmechanismus beschrieben, dessen spezifische Steuerung vorwiegend im Hypothalamus (limbisches System) lokalisiert ist (Adler, 1979). Wichtiger zum Verständnis der Wirkweise von appetitanregenden und sekretionsfördernden Mitteln (einschließlich der pflanzlichen Cholagoga) dürften Mechanismen sein, die als antizipatorisch-metabolische Geschmacksreflexe bezeichnet werden (Nicolaidis, 1969).

5.1.1 Bitterstoffdrogen (Amara)

Im pharmakologischen Schrifttum finden sich zwei unterschiedliche, jeweils durch Versuche gestützte Interpretationen zur Wirkweise von Bittermitteln. Beide Auffassungen stimmen darin überein, daß von der Mundhöhle aus eine reflektorische Magensekretion ausgelöst werden kann. Ein Bittermittel, in Form eines Aperitifs oder Magenbitters, etwa 20–30 Minuten vor dem Essen in mäßiger Menge eingenommen, regt die Sekretion des Magens und der Galle an, die Azidität des Magensaftes ist erhöht, so dass eine bessere Verdauung resultiert (Bellomo, 1939). Nach Gabe von 200 mg Enzianwurzel oder von 25 mg Wermutkraut wurde auch bei gesunden Probanden eine deutliche Intensivierung der Magensaftproduktion nachgewiesen. Die Autoren schlossen daraus, daß Bittermittel im Vergleich mit der durch die Nahrungsreize ausgelösten üblichen Sekretion auch bei Gesunden eine erhöhte Magen- und Gallensekretion auslösen können (Glatzel und Hackenberg, 1967).

Dem stehen Untersuchungsergebnisse gegenüber, nach denen Bittermittel bei gesunden Individuen mit normalem Appetit keine erhöhte Sekretion hervorrufen, lediglich eine Sekretion, die der normalen Reflexsekretion der cephalischen Phase entspricht. Der ganze Sekretionsmechanismus arbeitet optimal und die Verabreichung von Bittermitteln kann daran nichts wesentliches verbessern. Bei Zuständen jedoch, bei denen die reflektorische Magensaftsekretion gehemmt ist, ließ sich durch Gabe von Bittermitteln der Reflex auslösen, mit dem Ergebnis, daß eine Magensaftsekretion von gleicher Stärke und Dauer (2–3 h) wie bei normaler Reflexsekretion ausgelöst wurde.

Dass die Therapie mit „Amara" eine besondere psychische Komponente hat, zeigt sich daran, daß Bitterstoffe auch bei Patienten mit Achylia gastrica eine auffallende Besserung des Appetits bewirken, obwohl sie bei diesen Patienten keine erhöhte Magensaftsekretion induzieren können (Møller, 1947).

Bitterstoffe wirken nicht in jedem Fall appetitanregend. Im Tierreich soll in der Regel süß schmeckende Nahrung bevorzugt, bittere hingegen gemieden werden (Nachmann und Cole, 1971). Beim Menschen ist die Einstellung zu bitter schmeckenden Lebens- und Genussmitteln ambivalent. Bei einer Reihe von Lebensmitteln, wie Artischocken, Bier, Grapefruits und Spirituosen, wird der bittere Geschmack geschätzt; bei anderen, wie Gurken oder den hitzekonservierten Citrussäften, stößt der bittere Geschmack auf Ablehnung. Psychologisch wird der bittere Geschmack mit einem unangenehmen Erlebnis in Beziehung gebracht, so, wenn man von einer bitteren Erfahrung spricht.

Pharmazeutisch lassen sich die Bitterstoffdrogen nach der Intensität ihres bitteren Geschmackes einordnen (Tabelle 5.1). Die medizinisch wegen ihrer appetitanregenden und sekretionsfördernden Wirkung angewendeten Bittermittel sind aber nicht beliebige Drogen mit bitterem Geschmack, sondern Drogen, die in Verbindung mit ihrem bitteren Geschmack ein angenehmes Geschmackserlebnis verschaffen können. Dazu gehört außer dem Geschmack noch, dass sie keine systemischen Nebenwirkungen entfalten dürfen und dass sie in einer angemessenen Konzentration angewendet werden. Große Dosen von Bitterstoffen setzen, auch durch direkte Wirkung auf die Magenschleimhaut, die Magensekretion herab und wirken appetithemmend. Ein zu stark angesetzter Wermut-Tee kann zum Beispiel den Appetit auch verderben. Zum angenehmen Geschmack tragen im besonderen Maße die weiteren Begleitstoffe der Drogen maßgeblich bei. In diesem Sinne lassen sich unterscheiden:

Drogen	Bitterwerte
Bitterholz	40 000–50 000
Enzianwurzel	10 000–30 000
Wermutkraut	10 000–20 000
Condurangorinde	10 000–15 000
Teufelskrallenwurzel	ca. 6000
Tausendgüldenkraut	2000–10 000
Pomeranzenschalen	600–2500
Benediktenkraut	800–1500
Chinarinde	ca. 1000

Tabelle 5.1.
Relative Bitterwerte gemäß Deutschem Arzneibuch (DAB) für die wichtigsten Bitterstoffdrogen.

Bittermittel	Schlagvolumen: Abnahme in %	
	sofortiges Schlucken	30 sec. Verweildauer im Mund
Enzian	8	12
Hopfen	7	11
Pomeranzen	5	13
Rhabarber	4	10
Wermut	2	21

Tabelle 5.2.
Abnahme des Herzschlagvolumens nach sofortigem Schlucken und nach Verweilen des Bittermittels im Mund (30 sec). Abnahme in Prozent der zugehörigen Nüchternwerte (Glatzel, 1968).

- einfache Bittermittel (Amara pura), wie Enzian, Fieberklee, Tausendgüldenkraut;
- aromatische Bittermittee (Amara aromatica), die ätherische Öle enthalten, wie Angeltkawurzel, Kardobenediktenkraut, Pomeranzenschale, Wermutkraut;
- adstringierende Bittermittel (Amara adstringentia), die Gerbstoffe enthalten, wie Chinarinde und Kondurangorinde;
- Scharfstoffe (Amara acria), wie Ingwer oder Galgant.

Außer auf die Verdauungsdrüsen wirken Bitterstoffe reflektorisch auch auf das Herz-Kreislauf-System: Es kommt zu einer Senkung der Herzfrequenz und des Schlagvolumens (Tabelle 5.2). Nach mehrwöchiger Anwendungsdauer kann sich eine Abneigung gegen bestimmte Bitterstoffdrogen ausbilden, die dann ihrerseits von Appetitschwund begleitet ist. Die Bittermittel unterscheiden sich deshalb von den anderen Antidyspeptica (Abschnitt 5.2) darin, dass sie in der Regel kurzfristiger anzuwenden sind. Der Geschmack von Bitterstoffdrogen lässt sich nicht durch Süßen, z. B. mit Rohrzucker, ausgleichen. Als unerwünschte Wirkungen treten bei empfindlichen Personen gelegentlich Kopfschmerzen, bei Überdosierung Brechreiz oder Erbrechen auf. Als Gegenanzeigen gelten wegen der sekretionsfördernden Wirkung Magen- und Zwölffingerdarm-Geschwüre.

5.1.1.1 Wermutkraut (Absinthii herba)

Die Droge stammt vom Wermutstrauch *Artemisia absinthium* (Abb. 5.1, Familie der Asterngewächse), einer in trockenen Gebieten Eurasiens heimischen Pflanze, die nach

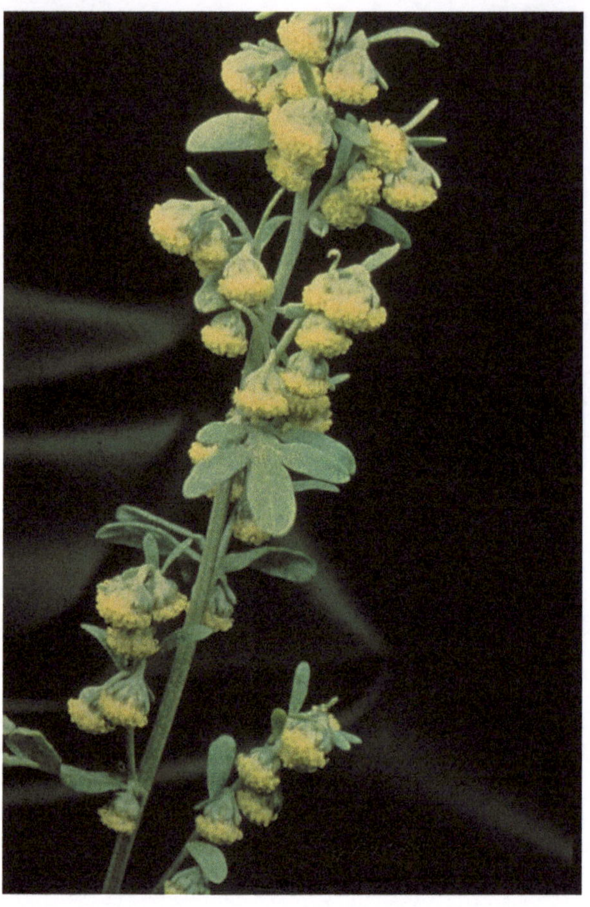

Abb. 5.1. ▶ Wermutstrauch (*Artemisia absinthium*).

Nord- und Südamerika sowie nach Neuseeland verschleppt wurde und auch dort gut gedeiht. Gesammelt werden die Blätter und die knotigen Zweigspitzen mit den Blüten wildwachsender und kultivierter Pflanzen. Wermutkraut riecht durchdringend aromatisch und schmeckt würzig und stark bitter. Die darin enthaltenen Bitterstoffe gehören zum Typus der Sesquiterpenlaktone, die als Monomere wie das Artabsin oder als Dimere wie das Absinthin vorliegen. Das ätherische Öl der Droge (Gehalt 0,3–0,5 %) enthält bis zu 70 % die beiden stereoisomeren Thujone (-)-Thujon und (+)-iso-Thujon, die dem Wermut den angenehm würzig-frischen Geruch verleihen. Zubereitungen aus dem Kraut verschiedener Wermut-Arten werden weltweit in der traditionellen Medizin nicht nur als Amarum, sondern z. B. auch zur Behandlung verbreiteter Infektionskrankheiten wie Malaria und Hepatitis verwendet. Von besonderem wissenschaftlichen Interesse ist die Vielfalt seiner biologisch aktiven Inhaltsstoffe. Eine Übersicht dazu findet sich bei Tan et al. (1998).

Kleine Dosen, wie z. B. 1,0 g Wermutkraut als Infus oder 1,0 g der Tinktur, wirken als Amarum – Aromatikum. Bei Dosiserhöhung kommt zunehmend die toxische Wirkung

der Thujone zur Geltung mit vermehrtem Speichelfluß sowie Hyperämie der Schleimhäute und der Beckenorgane. Reine Wermutschnäpse herzustellen, ist wegen der
Gefahr der Absinthsucht verboten (Gesetz über den Verkehr mit Absinth vom
27.04.1923). Die Alkoholwirkung wird durch die Thujonwirkung verstärkt und verändert; die Folge der chronischen Intoxikation sind zerebrale Störungen und epileptifor-
me Krämpfe, Delirien und Halluzinationen. Zur Herstellung der Wermutweine nimmt
man vorzugsweise den sogenannten römischen Wermut *(Artemisia pontica)*, da diese
Spezies einen wesentlich geringeren Thujongehalt aufweist, somit bekömmlicher ist,
und sich überdies durch ein feineres Aroma auszeichnet. Auch die Blätter des Strand-
wermuts *(Artemisia maritima)* dienen zur Wermutweinbereitung.

Die Monographie „Absinthii herba (Wermutkraut)" der Kommission E von 1984 fordert, daß die Droge einen Mindestgehalt von 0,3 % ätherischem Öl und einen Bitterwert
von mindestens 15.000 hat. Als Anwendungsgebiete werden Appetitlosigkeit, dyspeptische Beschwerden und Dyskinesien der Gallenwege genannt. Die mittlere Tagesdosis
soll einer Menge von 2–3 g Droge äquivalent sein.

5.1.1.2   Weitere Bitterstoffdrogen

Bitterholz (Quassiae lignum) ist eine Sammelbezeichnung für zwei Drogen. Jamaika-
Bitterholz stammt von *Picrasma excelsa*, stattlichen Bäumen der karibischen Inseln,
Surinam-Bitterholz von *Quassia amara*, Sträuchern oder Niederbäumen des nörd-
lichen Südamerika. Bitterholz besitzt einen anhaltenden, rein bitteren Geschmack; grö-
ßere Mengen als Tee reizen die Magenschleimhaut und wirken brechreizend. Das
Bitterstoffgemisch (0,1–0,2 %) aus Quassin, Neoquassin und 18-Hydroxyquassin ist ter-
penoider Natur. Bitterholz soll vorzugsweise bei dyspeptischen Beschwerden, die mit
Verstopfung einhergehen, nützlich sein. Tagesdosis: Tinktur (1 : 10) 2 bis 10 ml.

Enzianwurzel (Gentianae radix) besteht aus den Rhizomen und Wurzeln des gelben
Enzians, einer in den Gebirgen des südlichen Mitteleuropas und Südeuropas wildwachsenden, bis 1 m hoch werdenden Staude, die heute auch plantagenmäßig angebaut
wird. Enzianwurzel riecht eigenartig und schmeckt erst süßlich, dann stark und anhal-
tend bitter. Im Gemisch der Bitterstoffe dominiert mengenmäßig das Gentiopikrosid
(Synonym: Gentiopikrin, 2–3 %); Gebhard (1997) wies an kultivierten Ratten-Parietal-
zellen nach, daß ein wässriger Extrakt aus Gentianae luteae radix eine unmittelbare
Stimulation der Säuresekretion hervorruft. Laut Monographie der Kommission E gelten Appetitlosigkeit, Völlegefühl und Blähungen als Indikation; Gegenanzeigen sind
Magen- und Zwölffingerdarmgeschwüre. Die mittlere Einzeldosis soll 1 g, die mittlere
Tagesdosis 3 g Droge entsprechen.

Fieberkleeblätter (Trifolii fibrini folium) stammen von *Menyanthes trifoliata* (Familie:
Menyanthaceae, den Enziangewächsen nahestehend), einer ausdauernden Pflanze, die
an sumpfigen Standorten der nördlichen gemäßigten Zone verbreitet vorkommt. Sie
müssen während der Blütezeit, im Mai oder Juni, gesammelt werden, weil später im
Sommer die Blätter vertrocknen und absterben. Bitterklee ist geruchlos und schmeckt
stark bitter. Die Bitterstoffe der Fieberkleeblätter gehören wie die der Enzianwurzel in
die Gruppe der Secoiridoidglykoside.

Hopfenzapfen (Lupuli strobulus). Die weiblichen Pflanzen von *Humulus lupulus* werden in Kulturen gezogen und mit Sorgfalt vor Bestäubung bewahrt, indem man die in der Nähe vorkommenden männlichen Pflanzen ausrottet. Damit wird erreicht, daß sich die Blütenstände vergrößern, kräftig Bitterstoffe entwickeln und ein starkes Aroma erhalten. Die Droge riecht aromatisch und schmeckt etwas bitter und kratzend. Mit zunehmender Lagerdauer ändert sich der Geruch; alter Hopfen riecht unangenehm nach Isovaleriansäure. Der Bittergeschmack des Hopfens beruht auf den sogenannten a-Säuren, dazu zählen Humulon, Cohumulon und Adhumulon. Während der Lagerung der Droge ändern sich die oxidationsempfindlichen Bitterstoffe. Im Bier kommen die Humulone und Lupulone in der ursprünglichen Form nicht mehr vor, da sie durch den Brauprozeß zu wasserlöslichen Derivaten umgewandelt werden. In der Phytotherapie gilt Hopfen auch als pflanzliches Beruhigungsmittel (Abschnitt 2.4.2).

Kardobenediktenkraut (Cnici benedicti herba) stammt vom Echten Benediktenkraut, *Carduus benedictus* (Familie: *Asteraceae*) ab, einer im Mittelmeergebiet heimischen Staude von distelartigem Habitus. Die zu sammelnden Anteile sind die Blätter der Pflanze und die krautigen Zweigspitzen mit den Blüten. Die Droge riecht kaum und schmeckt stark bitter. Die Bitterstoffe gehören zum Typus der Sesquiterpenlaktone, mengenmäßig dominiert das Cnicin.

Kondurangorinde (Condurango cortex) besteht aus der getrockneten Rinde der Zweige und Stämme von *Marsdenia condurango*. Die Stammpflanze ist ein in Südamerika an den Westhängen der Kordilleren heimischer Kletterstrauch. Kondurangorinde riecht schwach süßlich-aromatisch und schmeckt ein wenig bitter und etwas kratzend. Der wichtigste Bitterstoff ist das Kondurangin.

Pomeranzenschalen (Aurantii pericarpium) sind die Fruchtschalen der bitteren Früchte des Pomeranzenbaumes. Das schwammige weiße Parenchym wird bei der Drogenaufbereitung weitgehend entfernt. Pomeranzenschalen sind ein Amarum-Aromaticum; sie riechen würzig-aromatisch und schmecken würzig und bitter. Für den bitteren Geschmack sind die Flavanonglykoside Naringin und Neohesperidin verantwortlich. Aroma und würziger Geschmack beruhen auf dem Gehalt an 1–2 % ätherischen Ölen mit Limonen als Hauptbestandteil; an der Geruchsbildung beteiligt sind Nebeninhaltsstoffe wie Jasmon, Linalylacetat, Geranylacetat und Citronellal. Eine Abart der Pomeranze ist die kleine „Chinotte" mit einer besonders bitteren Schale; sie dient zur Aromatisierung der in Italien beliebten Bitterlimonade „Chinotto".

Tausendgüldenkraut (Centaurii herba, Abb. 5.2) gehört ebenfalls zu den Enziangewächsen. Es kommt in Europa (besonders im Mittelmeergebiet), Nordafrika und Nordamerika vor. Die Droge besteht aus den gesamten oberirdischen Teilen der Pflanze. Tausendgüldenkraut ist fast geruchlos und schmeckt stark bitter. Die Bitterstoffe sind teils identisch mit denen des Enzians (Gentiopikrosid), teils ihnen chemisch sehr nahestehend (Swerosid, Centapikrin, Swertiamarin).

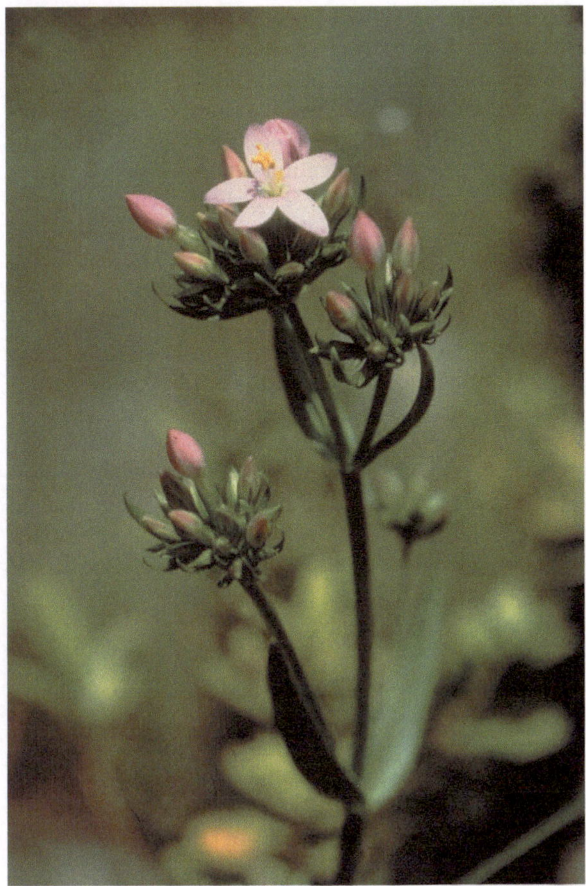

Abb. 5.2. ◀ Tausendgüldenkraut (*Centaurium minus*).

5.2 Funktionelle Dyspepsie (Reizmagensyndrom)

Während das Symptom der Appetitlosigkeit keiner näheren Erklärung bedarf, wird der Begriff „Dyspepsie" im medizinischen Sprachgebrauch unterschiedlich angewendet. In der Pädiatrie werden damit akute Ernährungsstörungen im Säuglingsalter infolge Diarrhoe bezeichnet. Im Bereich der inneren Medizin versteht man darunter ein Syndrom von funktionellen Beschwerden, die vom oberen Gastrointestinaltrakt ausgehen. Im Gegensatz dazu ist das Reizdarmsyndrom (Colon irritabile) durch Beschwerden charakterisiert, die in erster Linie vom unteren Darm, insbesondere dem Colon ausgehen. Eine strenge diagnostische Trennung ist allerdings häufig nicht möglich; etwa 30% dieser Patienten haben gleichzeitig Symptome, die beiden diagnostischen Entitäten zugeordnet werden können (Talley et al., 1999). Auch bei der Behandlung mit pflanzlichen Arzneimitteln finden sich Überlappungen zwischen beiden Syndromen: Pfefferminzöl (allein oder in Kombination mit Kümmelöl) wird sowohl bei funktioneller Dyspepsie wie auch bei Reizdarmsyndrom mit Erfolg angewandt.

Die funktionelle Dyspepsie ist insbesondere durch die folgenden Symptome gekennzeichnet: epigastrischer Schmerz, Druckgefühl im Oberbauch, retrosternales Brennen, Übelkeit, gelegentlich auch Erbrechen, frühzeitiges Sättigungsgefühl, Blähungen und krampfartigen Schmerzen im Abdomen. Nach den so genannten Rom-II-Kriterien sollen die Beschwerden über mehr als 12 Wochen persistieren oder rezidivieren (Madisch und Hotz, 2000). Als mögliche Ursachen werden auch verminderte Magensaftsekretion, verminderter Gallebildung, Gallenwegsdyskinesien oder exokriner Pankreasinsuffizienz vermutet (Fintelmann et al., 1993 und 1996). Je nach dem, welche funktionellen Defizite und Beschwerden im Vordergrund stehen, zur Therapie Phytopharmaka aus den Gruppen der „Amara" (Bittermittelstoffdrogen, siehe Abschnitt 5.1.2), der „Cholagoga" oder der „Karminativa" empfohlen. Für den Behandlungserfolg ist daneben das Vertrauen des Patienten zum Arzt und zu der anzuwendenden Arznei von ausschlaggebender Bedeutung. Die Beschwerden sind in jedem Falle ernst zu nehmen, der Patient soll jedoch vor Überdiagnostik bewahrt werden. Das ärztliche Gespräch zusammen mit der gewählten Arznei sollen vor allem die Selbsheilungskräfte wecken und fördern. Eine Metaanalyse placebokontrollierter Therapiestudien hat bereits vor Jahren gezeigt, dass die Behandlungserfolge in dieser Indikation mehr vom therapeutischen Umfeld als von den Wirkstoffen selbst abhängig sind (Dobrilla et al., 1989). In einer Metaanalyse von 17 kontrollierten Studien reduzierten pflanzliche Arzneimittel die Symptome und Beschwerden bei 60-95% der Patienten (Coon and Ernst, 2002).

5.2.1 „Gallemittel" (Cholagoga)

Einige Phytopharmaka haben erwiesene Wirkungen im Sinne einer Verstärkung des Galleflusses, so zum Beispiel Zubereitungen aus Artischocken oder Gelbwurzel. Unabhängig vom Wirkmechanismus ist deren Wirksamkeit aber vorrangig bei der symptomatischen Behandlung der funktionellen Dyspepsie durch klinische Studien belegt. Der Begriff „Gallemittel" hat sich aufgrund früherer pathogenetischer Vorstellungen für diese Gruppe von pflanzlichen Arzneimitten eingebürgert, obwohl diese heute richtiger als „Antidyspeptica" zu klassifizieren wären. Im Sinne der Differentialindikation sind Cholagoga vor allem bei solchen dyspeptischen Beschwerden einzusetzen, die vorrangig mit Druckgefühl oder Schmerzen im rechten Oberbauch einhergehen. Der Terminus „Cholagoga" wird in diesem Zusammenhang als Oberbegriff verwendet, sowohl für die sogenannten Choleretika (Mittel, welche die Gallenproduktion in der Leber anregen sollen) als auch für die Cholekinetika (Mittel, die den Entleerungsmechanismus der Gallenblase und der extrahepatischen Gallenwege in Bewegung setzen sollen).

Die Vorstellung, ein gesteigerter Gallendurchfluß spüle Kristallisationskerne bei lithogener Gallenzusammensetzung sowie auch retrograd eingewanderte Bakterien heraus, schien in Analogie zur Durchspülungstherapie bei Nierensteinleiden und rezidivierenden Harnwegsinfekten plausibel, ist aber experimentell schwer zu beweisen (Ritter, 1984). Allerdings können Steinleiden auch eine Kontraindikation für Cholagoga sein, da eine Förderung des Gallenflusses oder der Gallenblasenkontraktion ein Einklemmen von Steinen provozieren kann. Eine milde und weitgehend physiologisch wirkende Intensivierung der Gallensekretion und Gallenwegsmotorik wird im übrigen

Tabelle 5.3.
Drogen, die aufgrund choleretischer, cholekinetischer oder spasmolytischer Wirkungen als Gallenwegstherapeutika verwendet werden.

Droge	Wichtige Inhaltsstoffe	Tagesdosis
Artischockenblätter (Cynarae folium)	Cynarin und Bitterstoffe (z. B. Cynaropikrin)	6 g Droge
Javanische Gelbwurzel (Curcumae rhizoma)	> 3 % Curcumin und Desmethoxycurcumin, > 3 % ätherische Öle	1,5–3 g Droge
Schöllkraut (Chelidonii herba)	> 6 % Gesamtalkaloide, berechnet als Chelidonin	2–5 g Droge bzw. 12–30 mg Gesamtalkaloide
Boldoblätter (Boldo folium)	> 0,1 % Alkaloide, berechnet als Boldin, 2 % ätherische Öle	3 g Droge
Erdrauchkraut (Fumariae herba)	> 0,1 % Fumarin und andere Isochinolinalkaloide	6 g Droge
Löwenzahn (Taraxici radix cum herba)	Bitterstoffe wie Taraxicin sowie Phytosterine	3–4 g Droge

auch durch Bittermittel (Abschnitt 5.1.1) ausgelöst (Glatzel, 1968), wie überhaupt zwischen dem therapeutischen Einsatz von Phytopharmaka aus den Gruppen der Chologoga, Amara und Karminativa in der Praxis nicht immer streng differenziert werden kann. Alle diese Mittel sind nach heutigem Kenntnisstand vorzugsweise symptomlindernd wirksam. Daraus ergibt sich für die Praxis die Forderung, dass in solchen Präparaten keine Bestandteile enthalten sein dürfen, welche bei einer Langzeittherapie schädlich sein können.

5.2.1.1 Artischockenblätter (Cynarae folium)

Die einzige Drogenzubereitung in dieser Indikationsgruppe (Tabelle 5.3), deren choleretische Wirksamkeit auch durch placebo-kontrollierte Doppelblindstudien am Menschen nachgewiesen wurde, ist ein Extrakt aus Artischockenblättern. Die Droge besteht aus den frischen oder getrockneten Laubblättern von Cynara scolymus L. (Abb. 5.3). Als typische Inhaltsstoffe enthält sie Kaffeoylchinasäurederivate, insbesondere das Cynarin. Neben den choleretischen Effekt wurden in pharmakologischen Untersuchungen mit einem wäßrigen Artischockenblätter-Extrakt auch Hemmwirkungen auf die Cholesterin-Biosynthese, darüber hinaus protektive Wirkungen an isolierten Leberzellen nachgewiesen (Gebhardt, 1995, 1997 und 1998; Gebhard und Fausel, 1997). Die Hemmwirkung auf die Cholesterin-Biosynthese in vitro korrespondiert mit zahlreichen Erfahrungsberichten wie auch einer kontrollierten klinischen Studie (Englisch et al., 2000), aus denen hervorgeht, dass Artischocken-Zubereitungen bei dauerhafter Anwendung auch beim Menschen zur Senkung insbesondere des Cholesterin-Blutspiegels beitragen können (Fintelmann, 1996). Von Interesse sind in diesem Zusammenhang auch Untersuchungen, die darauf hinweisen, daß auch die für die Arteriosklerose-Entwicklung bedeutsame Oxidation von humanem LDL durch Artischockenblätter-Extrakt gehemmt werden kann (Brown, 1998). Eine Übersicht über die pharmakologi-

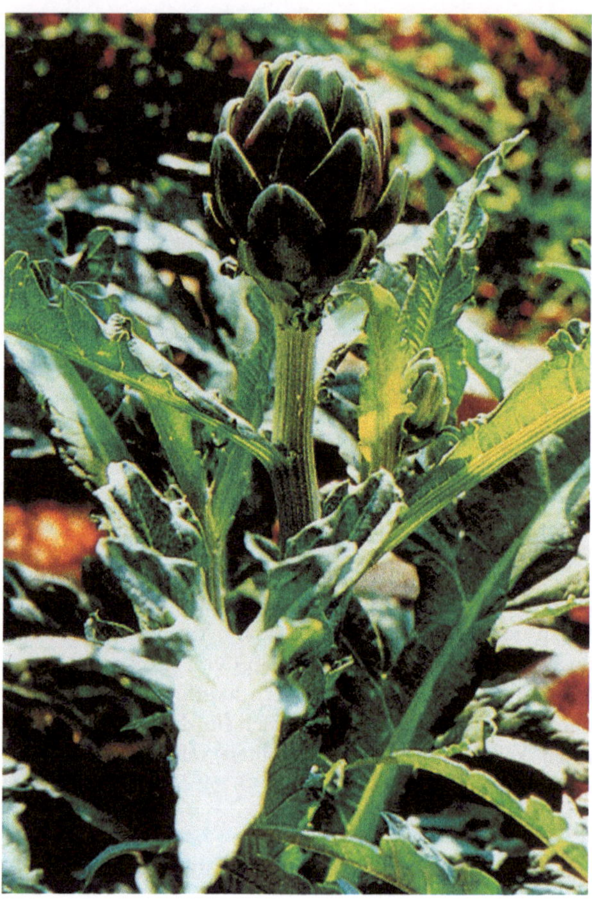

Abb. 5.3. ▶ Artischocke (*Cynara scolymus* L.).

schen Wirkungen und die wichtigsten Ergebnisse zur klinischen Wirksamkeit von Artischockenblätter-Extrakt findet sich bei Kraft (1997).

Die choleretischen Wirkungen sind belegt durch 2 placebo-kontrollierte Studien am Menschen (Kupke et al., 1991; Kirchhoff et al., 1994). 30 bzw. 60 Minuten nach intraduodinaler Applikation von 1,92 g eines standardisierten Artischockenextraktes wurden bei 20 Probanden Steigerungen des Galleflusses um 127 bzw. 152 % gemessen (Abbildung 5.4). Die Autoren schlossen daraus, daß der Artischockenextrakt zur Behandlung dyspeptischer Beschwerden, insbesondere bei Verdacht auf Funktionsstörungen der Gallesekretion geeignet ist (Kirchhoff et al., 1994).

Laut Monographie der Kommission E vom Juli 1988 gelten dyspeptische Beschwerden als Anwendungsgebiet für Zubereitungen aus Artischockenblättern. Die Wirksamkeit und Verträglichkeit in dieser Indikation wurde in zwei erweiterten Anwendungsbeobachtungen unter den Bedingungen der ambulanten Therapie beurteilt. Die Tagesdosis betrug 320 mg Trockenextrakt aus Artischockenblättern. Unter 6-wöchiger Behandlung vollzog sich ein statistisch signifikanter und klinisch relevanter Rückgang der erfaßten Dyspepsie-Symptome (Abbildung 5.5). Bei 302 von 553 Patienten, bei denen

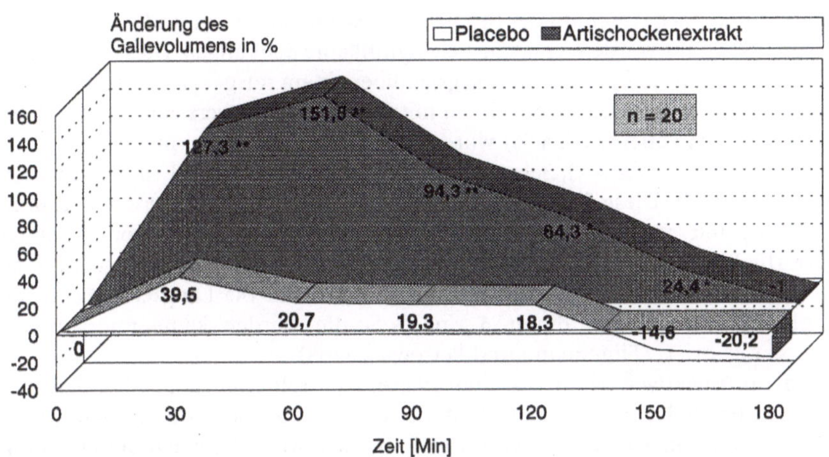

Abb. 5.4. ▲ Effekt der intraduodenalen Applikation von 1,92 g eines standardisierten Artischocken-Extraktes auf den Gallefluß. Mittelwerte-Messungen bei 20 gesunden Probanden. Die Unterschiede im Vergleich mit Placebo waren nach 120 und 150 Minuten statistisch signifikant (* = $p < 0{,}01$; ** = $p < 0{,}05$, nach Kirchhoff et al., 1994).

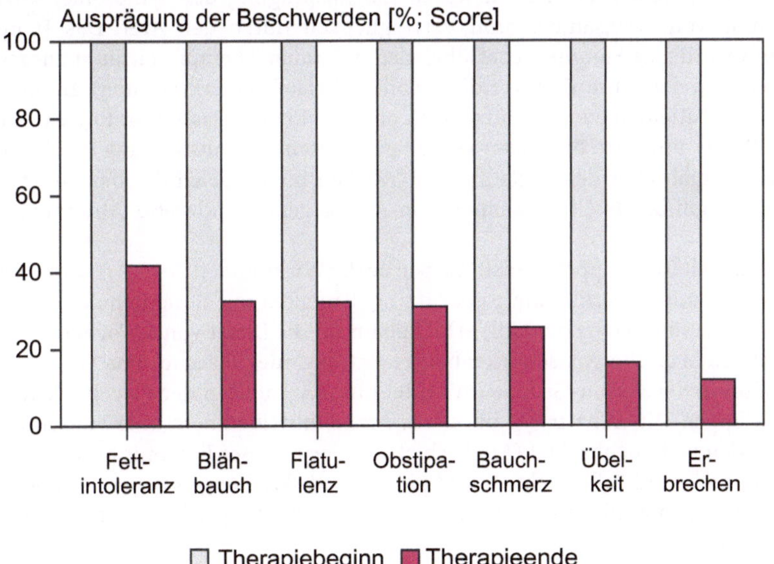

Abb. 5.5. ▲ Rückbildung typischer Symptome der Dyspepsie unter 6-wöchiger Behandlung mit einem Artischockenblätter-Extrakt in der Dosierung von 320 mg täglich. Mittelwerte einer Anwendungsbeobachtung mit 553 Patienten (Fintelmann, 1996).

bei Eintritt und nach Abschluß der Studie das Gesamtcholesterin und die Triglyzeride im Serum bestimmt wurden, ergaben sich signifikante Senkungen. Diese betrugen für das Gesamtcholesterin im Mittel 11,5 % gegenüber einem Ausgangswert von 264 mg/dl und für die Triglyzeride 12,5 % bei einem mittleren Ausgangswert von 215 mg/dl. Bei 7 der insgesamt 553 Patienten (1,3 %) wurden unerwünschte Arzneimittelwirkungen im Sinne von Blähungen (n = 5), Schwäche (n = 1) und Hungergefühl (n = 1) registriert (Fintelmann, 1996). Diese Untersuchungen wurden durcl eine weitere Anwendungsbeobachtung mit 203 Patienten über einen Behandlungszeitraum von 6 Monaten ergänzt. Die Rückbildung der Symptomatik, insbesondere die ausgeprägten antiemetischen und karminativen Effekte, blieben erhalten, so daß bei Langzeittherapie keine Tachyphylaxie eintritt. Bei dieser 6-Monats-Studie wurden keine unerwünschten Ereignisse registriert (Fintelmann und Petrowicz, 1998).

In einer prospektiven, randomisierten, plazebokontrollierten, doppelblinden, multizentrischen Parallelgruppen-Vergleichsstudie wurde untersucht, ob die Gabe von 3x2 Kapseln a 320mg eines Artischockenblätter-Extraktes (ALE) der Behandlung mit pharmakologisch inaktivem Placebo überlegen ist. Haupteinschlusskriterium war die Diagnose von chronifizierten Verdauungsbeschwerden, die hauptsächlich den Oberbauch betrafen und wenigstens mittelschwer ausgeprägt waren. Ausgeschlossen werden sollten Patienten mit Befund einer organischen Erkrankung und überwiegender Reflux- oder Reizdarmsymptomatik. Über die Therapiedauer von 6 Wochen wurde wöchentlich die Veränderung des dyspeptischen Beschwerdebildes abgefragt (Hauptzielkriterium). Nebenzielkriterien waren die Ausprägung der Symptome, sowie die Beurteilung von Wirksamkeit und Verträglichkeit durch den Arzt. Das Hauptzielkriterium wurde als Summenscore über den gesamten Therapiezeitraum ausgewertet (entsprechend dem chronisch rezidivierenden Verlauf der Erkrankung). In die Studie wurden 247 Patienten aus 30 Prüfzentren eingeschlossen. Das Intent to treat Auswertungskollektiv umfasste die Daten von 244 Patienten. Die Auswertung des Hauptzielkriteriums ergab über den Verlauf von 6 Wochen im Vergleich der beiden Therapiearme eine signifikante Überlegenheit von ALE gegenüber Placebo (Holtmann et al., 2002).

In einer weiteren Doppelblindstudie wurde die Wirksamkeit eines Artischockenblätter-Extraktes mit Hyperlipidämie geprüft. 143 Patienten mit Gesamtcholesterin im Serum von >7,3 mmol/l (>280 mg/dl) erhielten im für die Dauer von 6 Wochen 1800 mg/d Vergleich mit Placebo Artischockenblätter-Extrakt oder Placebo. Das Gesamtcholesterin nahm in der Verum-Gruppe im Mittel um 18,5% und in der Placebo-Gruppe um 8,6% (Gruppen-Differenz p < 0,0001) ab. Arzneimittelbedingte unerwünschte Ereignisse wurden nicht beobachtet (Englisch et al., 2000). Dieses Ergebnis bestätigt frühere Beobachtungen und Fallberichte über lipidsenkende Wirkungen von Artischocken, die aber bisher nur in wenigen Pilotstudien am Menschen überprüft worden waren (Pittler und Ernst, 1998).

Die Monographie Cynarae folium (Artischockenblätter) der Kommission E empfiehlt für die Indikation „dyspeptische Beschwerden" als mittlere Tagesdosis 6 g Droge bzw. das Extraktäquivalent, berechnet nach dem Droge-Extrakt-Verhältnis. Als Gegenanzeigen werden genannt: Allergie gegen Artischocken oder andere Korbblütler und Verschluss der Gallenwege. Nebenwirkungen und Wechselwirkungen mit anderen Mitteln sind laut Monographie der Kommission E nicht bekannt.

5.2.1.2 Weitere Cholagoga

Die Tabelle 5.3 gibt eine Übersicht über 6 Einzeldrogen, deren Zubereitungen häufige Bestandteile von Cholagoga sind. Besonders zu beachten im Vergleich mit den Fertigarzneimitteln sind in diesem Zusammenhang auch die von der Kommission E empfohlenen Tagesdosen (Spalte 3 der Tabelle 5.3). Geht man im Falle der mehrheitlich angebotenen Extraktpräparate vereinfachend davon aus, daß der Anteil der Extraktivstoffe bei den üblichen Herstellungsverfahren in der Größenordnung von etwa 20 % (Droge-Extrakt-Verhältnis ca. 5 : 1) liegt, so betragen die äquivalenten Dosierungen für die Extrakte etwa 300–1200 mg täglich. Im Falle der Verarbeitung von Drogenpulver entspricht die wirksame Tagesdosis sogar 1,5–6 g pro Tag.

Gelbwurz-(Curcuma-)Extrakt soll choleretische und cholezystokinetische Wirkungen haben (Maiwald und Schwantes, 1991), die teilweise auf die darin enthaltenen Curcumine zurückzuführen sind. Allerdings sollen Gesamtextrakte stärker wirken als einzelne Fraktionen. Curcumin soll zusätzlich auch antiphlogistische Wirkungen haben (Ammon und Wahl, 1990). Die Gelbwurzel hat eine lange Tradition als Gewürz- wie Arzneipflanze. Curcuma domestica wird überwiegend als Gewürz, z. B. im Curry, eingesetzt, während Curcuma xanthorrhiza eher als Arzneipflanze dient. In beiden Pflanzen finden sich gelbe Farbstoffe, die Curcuminoide, und ätherisches Öl in jeweils typischer Zusammensetzung. Bezüglich der lange bekannten cholagogen Wirkung gelten beide Drogen als gleichwertig. Daneben wurden den Curcuma-Zubereitungen verdauungsfördernde, lipidsenkende und antitumoröse Wirkungen zugeordnet. Die Curcuminoide sind hochaktive Antioxidanzien. Daraus könnten sich eventuell neuartige therapeutische Anwendungen für Curcuma ableiten. Übersichten zur Pharmazie, Pharmakologie und therapeutischen Anwendung von Curcuma finden sich bei Hänsel (1997) und bei Fintelmann und Wegener (2001).

Eine Anwendungsbeobachtung über 4 Wochen mit 162 mg/d eines Extraktes aus *Curcuma longa* zeigte kurative Effekte bei 440 Patienten mit funktioneller Dyspepsie (34%), Reizdarm (36%), funktionellen Störungen des ableitenden Gallensystem (18%) oder anderen unspezifischen Formen von Verdauungsstörungen (12%). Die Rückbildung der Dyspepsie-Symptome betrug im Mittel 68%. Die Wirkung setzte nach etwa 1 Woche ein. Unerwünschte Ereignisse wurden nicht beobachtet (Kammerer und Fintelmann, 2001).

Extrakt aus Schöllkraut *(Chelidonium majus)* bewirkt tierexperimentell eine langsame aber kontinuierliche Steigerung des Galleflusses, der mehr durch choleretische als durch cholekinetische Effekte zustandekommen soll (Baumann, 1975). Die Droge besteht aus den zur Blütezeit gesammelten getrockneten oberirdischen Teilen von *Chelidonium majus* (Familie der Mohngewächse) und enthält 0,1 bis 1 % Gesamtalkaloide, bestehend aus etwa 30 Einzelalkaloiden, darunter das dem Papaverin verwandte Chelidonin, das neben spasmolytischen auch schwache zentrale analgetische Effekte haben soll. Schöllkraut und dessen Zubereitungen können bei Überdosierung Magenschmerzen, Darmkoliken, Harndrang und Hämaturie, begleitet von Schwindel und Benommenheit, verursachen. Da Teezubereitungen nicht gut dosierbar sind, muss daher vor der Anwendung in dieser Form gewarnt werden. Abhängig vom Alkaloidgehalt ist darüber hinaus in jüngster Zeit auch bei Fertigarzneimitteln über hepatotoxische

Wirkungen berichtet worden, welche die weitere Anwendung dieser Präparate in Frage stellen könnten (Anonymus, 1999). Eine Übersicht zu den pharmazeutischen und medizinischen Aspekten der Therapie mit Schöllkraut-Zubereitungen findet sich bei Schilcher (1997).

Boldoblätter sind keine einheimische Droge, sondern entstammen einem immergrünen Strauch, *Pneumus boldus,* der in den Trockengebieten von Chile beheimatet ist und der zu den Lorbeerbaumgewächsen gehört. Die Droge riecht und schmeckt brennend aromatisch, bedingt durch ihren Gehalt an ätherischem Öl. Als eigentlichen Wirkstoff betrachtet man das Boldin, ein Aporphin-Alkaloid. Da die Droge Stoffe enthält, die toxikologisch nicht indifferent sind (Duke, 1985), sollte auf längere Anwendungen sowie auf Einnahme während der Schwangerschaft verzichtet werden.

Löwenzahn-Extrakt soll zu einer Steigerung des Galleflusses führen (Böhm, 1959; Pirtkien et al., 1960). Die Wirkung kommt möglicherweise über die vor allem in der Löwenzahnwurzel enthaltenen Bitterstoffe zustande.

Erdrauch ist eine traditionelle einheimische Droge. Daraus gewonnene Extrakte sollen spasmolytisch speziell auf den Sphincter Oddi und insgesamt „regulierend" auf die Gallenfunktion wirken (Fiegel, 1971).

5.2.2 Karminativa

Meteoristische Zustände mit Völlegefühl und Übelkeit gehören zu den typischen Beschwerden der funktionellen Dyspepsie und zu den häufigsten Befindensstörungen von Patienten der allgemeinärztlichen Praxi überhaupt. Mehrheitlich soll es sich weniger um eine Mehrbildung von Gasen als um deren ungenügende Resorption handeln. Obwohl in der Regel nicht mit Schmerzen verbunden, sind meteoristische Zustände für die Patienten sehr belästigend. Sie beeinträchtigen nicht nur Stimmung, Appetit und Schlaf, sondern können im Sinne der von Roemheld bereits um die Jahrhundertwende beschriebenen gastrokardialen Symptomenkomplexe auch negative Kreislaufwirkungen haben.

Pflanzliche Zubereitungen spielen bei der Therapie des Meteorismus eine besondere Rolle. Die Drogen, die hierfür in Frage kommen, werden als Karminativa (carminare = reinigen) bezeichnet. In der pharmakologischen Literatur (Gunn, 1920; Sigmund und McNally, 1969) sind Karminativa wie folgt charakterisiert: Ursprünglich mit der Nahrung zugeführte Produkte, die bei der Einnahme ein Gefühl der Wärme hervorrufen und die postprandial das Aufstoßen und/oder den Abgang von Flatus auslösen. Zu diesen Produkten zählen ätherische Öle sowie Zubereitungen und Extrakte aus Pflanzen, die reich an ätherischen Ölen sind, in erster Linie Kümmel, Fenchel und Anis, aber auch Pfefferminze, Kamille, Melisse und Angelikawurzel.

Als gut belegt darf gelten, dass viele der als Karminativa verwendeten ätherischen Öle spasmolytische Wirkungen aufweisen, zumindest wurde das durch In-vitro-Versuche mehrfach gezeigt (Schwenk und Horbach, 1978; Forster, 1983; Reiter und Brandt, 1985). Das gilt in besonderem Maße für Pfefferminzöl (Taylor et al., 1983; Hills und

Aaronson, 1991). Durch Versuche mit Probanden konnte gezeigt werden, daß wenige Minuten nach der Gabe von Pfefferminzöl der Ösophagussphinkter erschlafft und es in der Folge zum Druckausgleich zwischen Magenraum und Speiseröhre kommt (Sigmund und McNally, 1969). Bei den typischerweise als karminativ geltenden Drogen Kümmel, Fenchel und Anis zeigten zwar alkoholische Extrakte, nicht aber die ätherischen Öle spasmolytische Wirkungen (Forster, 1983); letztere wirkten im Gegenteil eher tonussteigernd und darmmotilitätsfördernd (Brandt, 1988). Die aus Sicht der therapeutischen Anwendung unbestreitbare Wirksamkeit der Karminativa läßt daher hinsichtlich der zugrunde liegenden Wirkmechanismen noch Fragen offen.

5.2.2.1 Typische karminative Drogen

Kümmel (*Carum carvi*, Abb. 5.6) bzw. die von diesem Doldengewächs gewonnenen reifen Früchte gelten als typischstes und wirksamstes Karminativum. Kümmel ist eine zweijährige Pflanze, die in Europa und Asien beheimatet ist und auch zu den wild wachsenden Pflanzen der heimischen Flora zählt. Die arzneilich und als Gewürz verwendete Droge stammt fast ausschließlich aus Kulturanpflanzungen. Die offizinelle Kümmelfrucht (Fructus carvi) enthält 2–7 % ätherisches Öl und etwa 10–20 % fettes Öl. Die Hauptbestandteile des ätherischen Kümmelöles sind Carvon (50–60 %) und Limonen. Alkoholische Auszüge, z. B. auch in Form kümmelhaltiger Schnäpse, gelten seit jeher als „magenstärkend".

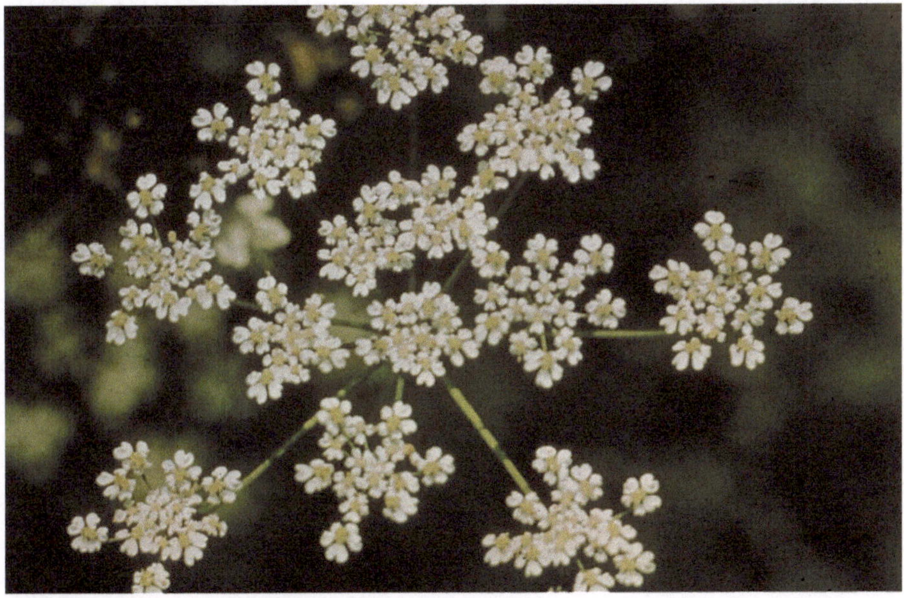

Abb. 5.6. ▲ Kümmel (*Carum carvi*), Blütenstand.

Fenchel *(Foeniculum vulgare)* ist wie Kümmel ein Doldengewächs. Die Pflanze wird 1–2 m hoch und stammt aus Südeuropa. Arzneiliche Verwendung finden ebenfalls die Früchte, die 2–6 % ätherisches Öl und 9–12 % fettes Öl enthalten. Die Hauptbestandteile des ätherischen Öles sind Fenchon und Anethol. Fenchel ist in erster Linie ein Karminativum, aber auch ein mildes Expektorans, insbesondere für Kinder. Darüber hinaus gilt Fenchel als ausgezeichnetes Geschmackskorrigenz für karminative Teegemische. Gern verwendet wird Fencheltee außerdem bei Säuglingen mit Dyspepsie und Durchfall. Sie erhalten in der initialen Fastenperiode nur Fencheltee. Er führt dabei nicht nur Flüssigkeit zu, sondern verringert durch den karminativen Effekt gleichzeitig Meteorismus und Darmspasmen.

Anis *(Pimpinella anisum)* stammt aus dem Orient, wird aber auch in Deutschland in einigen Gegenden angebaut. Auch Anis gehört wie Kümmel und Fenchel zu den Doldengewächsen. Die Pflanze riecht durchdringend und wird etwa einen halben Meter hoch. Die arzneilich verwendeten Anisfrüchte enthalten 2–3 % ätherisches Öl und etwa 10 % fettes Öl. Der Hauptbestandteil des ätherischen Öles ist Anethol. Die Stärke der karminativen Wirkung von Anis steht hinter derjenigen des Kümmels zurück. Dafür soll Anis eine stärkere expektorierende Wirkung haben. Laut Weiss (1991) soll in der Folge Kümmel – Fenchel – Anis der karminative Effekt ab und der expektorierende Effekt zunehmen.

Als weitere karminativ wirkende Drogen gelten neben Kamille, Pfefferminze und Melisse auch Angelikawurzel (Angelicae radix) und Koriander (Coriandri fructus). Die Angelika-Droge riecht unangenehm und schmeckt scharf würzig und bitter. Sie enthält etwa 0,4 bis 0,8 % ätherisches Öl. Die Früchte des im Mittelmeergebiet heimischen Korianders riechen aromatisch-gewürzhaft und schmecken etwas brennend. Geruch und Geschmack beruhen auf dem Gehalt an ätherischem Öl mit Linalool (60–70 %) als Hauptkomponente. Eine schwach karminative Wirkung soll auch Majorankraut besitzen, das jedoch hauptsächlich als Küchengewürz Verwendung findet.

5.2.2.2 Kombination aus Pfefferminzöl und Kümmelöl

Eine fixe Kombination aus Pfefferminzöl und Kümmelöl (90 mg + 50 mg pro Dosis; Enteroplant®) ist in Deutschland in Form einer Zubereitung als magensaftresistente Kapseln als Arzneimittel zur Anwendung bei „dyspeptischen Beschwerden, insbesondere mit Blähungen, Völlegefühl und leichten Krämpfen im Magen-Darm-Bereich" zugelassen. Mit diesem Präparat wurden 2 kontrollierte Studien bei gesunden Probanden und 4 Therapiestudien bei Patienten mit funktioneller Dyspepsie (im Falle einer Studie in Kombination mit Colon irritabile) durchgeführt.

Die doppelblind im Crossover-Design durchgeführten Untersuchungen mit insgesamt 30 gesunden Probanden erbrachten mit einem standardisierten manometrischen Verfahren den objektiven Nachweis spasmolytischer Wirkungen sowohl für die beiden Einzelkomponenten Pfefferminzöl und Kümmelöl wie auch deren Kombination (additiver Effekt) im Bereich des Magens und des Duodenums des Menschen (Micklefield, 2000; Micklefield et al., 2000).

Eine placebokontrollierte Doppelblindstudie wurde bei 45 Patienten mit nicht-säurebedingter Dyspepsie, teilweise in Kombination mit Colon irritabile, durchgeführt. Die

Dosierung betrug 3 x 1 Kapsel täglich, die Behandlungsdauer 4 Wochen. Primäre Zielgrößen waren die Schmerzintensität anhand einer 6-stufigen Skala und die globale Bewertung durch den Arzt (CGI-Skala). Beide Bewertungskriterien ergaben nach 2 und nach 4 Wochen Therapie die statistisch signifikante Überlegenheiten der Verum- gegenüber der Placebo-Therapie (May et al., 1996).

Eine weitere Doppelblindstudie wurde mit Enteroplant® (täglich 2 x 1 Kps. + 1 Kps. Placebo) im Vergleich mit dem Prokinetikum Cisaprid (3 x 10 mg/d) bei 118 Patienten mit funktioneller Dyspepsie durchgeführt. Zielkriterien waren u. a. ein Schmerzscore (Bewertung mit visueller Analogskala), die Schmerzhäufigkeit und ein Summenscore der Beschwerden. Die beiden Prüf-Medikationen unterschieden sich bei keinem der Zielparameter in ihrer Wirksamkeit (Madisch et al., 1999).

Eine weitere placebokontrollierte Doppelblindstudien wurden mit 96 Patienten mit funktioneller Dyspepsie durchgeführt. Das primäre Zielkriterium war die Abnahme der Intensität des epigastrischen Schmerzes im Verlaufe der 28-tägigen Therapie mit täglich 2 x 1 Kps. Enteroplant® im Vergleich mit Placebo. Auch in dieser Studie ergab sich die signifikante Überlegenheit des Verums sowohl bei dem Hauptkriterium als auch bei mehreren Nebenzielgrößen (May et al., 2000).

In vorangehend berichteten Studien bei Patienten mit funktioneller Dyspepsie fehlten noch Daten zur Lebensqualität. In einer weiteren doppelblinden Multicenterstudie wurde deshalb deren Beeinflussung untersucht. 114 Pat. wurden in die Studie aufgenommen und randomisiert. Der Schweregrad der dyspeptischen Symptome wurde mit Hilfe des validierten Nepean Dyspepsia Index (NDI) bestimmt. Zielgrößen waren die Differenz des Summenscores 1 (NDI-Subscore aus der Stärke der „Schmerzen im Oberbauch", „Beschwerden im Oberbauch", „Krämpfe im Oberbauch" und des „Gefühles im Oberbauch, aufgebläht zu sein") bzw. Summenscores 2 (NDI-Subscore aus der Stärke des „Druckgefühles im Oberbauch" und des „Völlegefühls nach dem Essen oder langsame Verdauung") zwischen Tag 0 und Tag 29. Als Begleitgrößen dienten der Symptomen- und der Gesamtscore des NDI. Die konfirmatorische Analyse wurde nach Intention-to-treat durchgeführt. Enteroplant® war auch hier der Placebo-Therapie bezüglich sämtlicher Ziel- und Begleitgrößen statistisch signifikant überlegen. Beide Summenscores konnten signifikant stärker reduziert werden (Holtmann, 2003).

5.2.3 Ingwer gegen Übelkeit und Erbrechen

Die Monographie Zingiberis rhizoma (Ingwerwurzelstock) der Kommission E bezeichnet dafür als Anwendungsgebiete bei mittleren Tagesdosen entsprechend 2-4 g Droge „dyspeptische Beschwerden" und „Verhütung der Reisekrankheit". Eine Metaanalyse zur Wirksamkeit bei Brechreiz und Erbrechen konnte sich auf 6 randomisierte Studie stützen, davon 3 bei postoperativen Brechreiz und Erbrechen und je eine bei Seekrankheit, morgentlicher Übelkeit und Brechreiz infolge Chemotherapie. Unter der Dosierung von 1 g pulverisierter Droge war die Wirksamkeit in allen Studien besser als unter Placebo oder gleichwertig mit Metoclopramid. Die Daten der 3 postoperativen Studien ergaben allerdings insgesamt noch keinen statistisch signifikanten Unterschied in der Nausea-Reduktion durch Ingwer gegenüber Placebo(Ernst und Pittler, 2000).

Eine weitere placebokontrollierte Studie wurde bei 70 schwangeren Frauen ab dem 5. Schwangerschaftsmonat durchgeführt. Frauen mit Brechreiz oder Erbrechen erhielten in randomisierter Zuordnung für die Dauer von 4 Tagen 1 g/d Ingwerwurzeldoge oder Placebo. Gemessen anhand einer visuellen Analogskala nahmen die Symptome in der Ingwer-Gruppe um 2,1 und in der Placebo-Gruppe nur um 0,9 Punkte ab (p < 0,001). Korrespondierende Unterschiede wurden auch bei Zahl der Episoden von Erbrechen festgestellt (Vutyavanich et al., 2001).

Die Ergebnisse dieser kontrollierten Therapiestudien geben deutliche Hinweise dafür, dass die seit Jahrhunderten von Seefahrern geschätzte antiemetische Wirkung von Ingwerwurzelstock auch heute noch für therapeutische Zwecke nutzbar ist.

5.2.4 *Iberis amara* – Kombination

Ein Kombinationspräparat mit 9 pflanzlichen Komponenten gehört in Deutschland zu den 10 meistverordneten pflanzlichen Arzneimitteln (Iberogast®; siehe Tabelle A3 im Anhang des Buches). Das Präparat enthält als Tinktur zwei Bitterdrogen, nämlich Bittere Schleifenblume (*Iberis amara*) und Angelikawurzel, daneben die Auszüge aus Kamillenblüten, Kümmelfrüchten, Mariendistelfrüchten, Melissenblättern Pfefferminzblättern, Schöllkraut und Süßholzwurzel. Im Rahmen der Therapie sollen je nach pathophysiologischer Ausgangslage die tonisierende Wirkung des Extraktes der Bitteren Schleifenblume und der Angelikawurzel oder die eher spasmolytische Wirkung der übrigen Drogenauszüge in den Vordergrund treten (Rösch, 2000). Aufgrund dieses Wirkungs-Profils lässt sich das Präparat zwischen den Amara und den Antidyspeptica einordnen.

Eine Übersicht zur Bewertung der Wirksamkeit von Iberogast® (Rösch, 2000) enthält die Daten von 8 kontrollierten klinischen Studien, von denen 4 ältere Studien mit insgesamt 158 Patienten bei „funktionellen oder organischen gastroenterologischen Erkrankungen" durchgeführt worden sind. Drei weitere Studien (zusammen 486 Patienten) wurden bei Patienten mit funktioneller Dyspepsie (Reizmagen), jeweils im Vergleich mit einer anderen pflanzlichen Testkombination sowie mit Placebo (2 Studien) oder der prokinetisch wirkenden Substanz Cisaprid (1 Studie) durchgeführt. Die Behandlungsdauer betrug 4 Wochen; das Prüfkriterium war ein Beschwerdescore aus 11 Symptomen. In diesen Studien war Iberogast® dem Placebo signifikant überlegen bzw. gleichwertig mit Cisaprid. Eine weitere Studie mit ähnlichem Design wurde bei 208 Patienten mit Colon irritabile durchgeführt, wobei es nach 4 Wochen Therapie zu einer signifikanten Besserung der Beschwerde- und Schmerzprofils kam, bei einer mit Placebo vergleichbaren Verträglichkeit (Rösch, 2000; Madisch et al., 2000; Madisch et al., 2001).

5.2.5 Verdauungsenzyme

Bei exkretorischer Pankreasinsuffizienz mit Maldigestion kann zur Linderung der daraus resultierenden Beschwerden eine Substitutionstherapie mit Verdauungsenzymen versucht werden. Hierbei sind jedoch Kombinationen aus Lipase, Amylase und Proteasen erforderlich. Üblicherweise werden dabei Zubereitungen aus tierischem Pankreasgewebe verwendet. In einigen Kombinationspräparaten (z. B. Esberizym) sind auch pflanzliche Proteasen enthalten. Es handelt sich dabei um Bromelain, das aus dem Preßsaft der „Mutterstümpfe" der Ananaspflanze gewonnen wird sowie um Papain, das aus dem Milchsaft der unreifen, fleischigen Früchte des Melonenbaumes gewonnen wird. Da es klinisch kein Krankheitsbild für eine reine Proteasensubstitution gibt und die Kombination der Proteasen Bromelain und Papain mit anderen Präparaten aus dieser Gruppe nicht sinnvoll erscheint, hat die Kommission E am früheren BGA die Anwendung von Bromelain und Papain über Substitutionstherapie bei Verdauungsinsuffizienz negativ bewertet. Entsprechende Präparate sollten daher nicht mehr verordnet werden.

5.2.6 Rezepturvorschläge (zu 5.1 Appetitlosigkeit und 5.2 Dyspepsie)

A) Für Magentropfen und Magentees

Anwendungsgebiete: **Appetitlosigkeit, dyspeptische Beschwerden mit Völlegfühl und Blähungen.**
Gegenanzeigen: Magen-und Darmgeschwüre.
Unerwünschte Wirkungen: Gelegentlich können bei bitterstoff-empfindlichen Personen Kopfschmerzen auftreten.

Rp.	Tinctura amara DAB 6	
	D. S. 10–20 Tropfen in einem halben Glas Wasser	
	schluckweise vor dem Essen nehmen.	

Rp.	Gentianae tinct.	10,0
	Absinthii tinct.	10,0
	Menthae pip. tinct.	10,0
	D. S. (wie bei Tinct. amara)	

Species amaricantes *)

Rp.	Absinthii herb.	20,0
	Centaurii herb.	20,0
	Menyanthid. fol.	15,0
	Gentianae rad.	15,0
	Aurantii pericarp.	20,0
	Cinnamomi cort.	10,0
	M.f.spec.	
	D. S. 2 Teelöffel voll auf 1 Tasse als Aufguß.	
	Mehrmals täglich 1/2 Stunde vor dem Essen.	

*) nach ÖAB, modifiziert ohne Kalmuswurzel.

Magentee I nach Standardzulassung

Rp.	Gentianae rad.	20,0
	Aurantii pericarp.	20,0
	Centaurii herb.	25,0
	Absinthii herb.	25,0
	Cinnamomi cort.	10,0

Magentee II nach Standardzulassung

Rp.	Angelicae rad.	25,0
	Millefolii herb.	25,0
	Centaurii herb.	15,0
	Absinthii herb.	15,0
	Anisi fruct.	5,0
	Cyani flos	5,0
	Aurantii flos	5,0
	Rosmarini fol.	5,0

Magentee III nach Standardzulassung

Rp.	Absinthii herb.	25,0
	Millefolii herb.	25,0
	Melissae fol.	25,0
	Rubi frutic. fol.	5,0
	Cyani flos	5,0
	Aurantii flos	5,0
	Calendulae flos	5,0
	Salviae fol.	5,0

Magentee IV nach Standardzulassung

Rp.	Gentianae rad.	20,0
	Taraxaci rad.c.herb.	35,0
	Centaurii herb.	30,0
	Basilici herb.	5,0
	Calendulae flos	5,0
	Salviae fol.	5,0

Hinweis: Jeweils zu ergänzen (1) M. f.spec. und 2) D.S wie bei Species amaricantes.

B) Rezepturvorschläge für Gallentees

Anwendungsgebiete: Zur Unterstützung bei der Behandlung von nichtentzündlichen Gallenblasenbeschwerden im Bereich des Gallenabflusses; Beschwerden im Bereich von Magen und Darm wie Völlegefühl, Blähungen und Verdauungsbeschwerden.
Gegenanzeigen: Entzündungen oder Verschluss der Gallenwege; Darmverschluß.
D. S. Etwa 1 Teelöffel voll auf 1 Tasse Wasser (ca. 150 ml) als Aufguß. 3- bis 4mal täglich 1 Tasse, frisch zubereitet, eine halbe Stunde vor den Mahlzeiten trinken.

Gallentee I nach Standardzulassung

Rp.	Taraxaci herb.c.rad.	30,0
	Curcumae xanthorr. rhiz.	20,0
	Menthae pip. fol.	20,0
	Cardui mar. fruct.	20,0
	Carvi fruct.	10,0

Gallentee II nach Standardzulassung

Rp.	Taraxaci herb.c.rad.	15,0
	Curcumae xanthorrh.rhiz.	20,0
	Menthae pip. fol.	20,0
	Millefolii herb.	20,0
	Foeniculi fruct.	5,0
	Matricariae flos	5,0
	Calendulae flos	5,0
	Liquiritiae rad.	5,0
	Absinthii herb.	5,0

C) Rezepturvorschläge für karminative Tees

Anwendungsgebiete: Beschwerden wie Völlegefühl, Blähungen und leichte krampfartige Magen-Darm-Störungen; nervöse Magen-Darm-Beschwerden.

Tinctura Carvi composita DRF

Rp.	Carvi aethereoleum	2,0
	Tinct. Valer. aetherea	ad 20,0

D. S. 3 mal täglich 30 Tropfen in Wasser zu nehmen.

Blähungswidrige Einreibung nach Fintelmann.

Rp.	Carvi aetheroleum	2,0
	Olivae oleum	ad 20,0

D. S. Einreibung. Bei Blähbeschwerden einige Tropfen in die Nabelgegend einreiben.

Teemischungen

Dosierungsanleitung und Art der Anwendung: 1–2 Teelöffel voll mit siedendem Wasser (ca. 150 ml) übergießen, etwa 10 Minuten lang ziehen lassen und dann durchseihen. Nach jeder Mahlzeit 1 Tasse warm trinken.

Species deflatulentes

Rp.	Chamomillae flos	
	Menthae pip. folium	
	Valerianae rad.	
	Carvi fruct.	
	Anisi fruct.	aa ad 100,0

D. S. (siehe oben)

Magen- und Darmtee I nach Standardzulassung

Rp.   Valerianae rad.
        Carvi Fruct.
        Menthae pip. fol.
        Matricariae flos   aa ad 100,0
        D. S. (siehe oben)

Magen- und Darmtee III nach Standarzulassung

Rp.   Foeniculi fruct.   30,0
        Coriandri fruct.   30,0
        Carvi fruct.   30,0
        Calendulae flos   5,0
        Cyani flos   5,0
        D. S. (siehe oben)

Magen- und Darmtee IX nach Standardzulassung

Rp.   Anisi fruct.
        Foeniculi fruct.
        Carvi fruct.
        Matricariae flos
        Millefolii herba   aa ad 100,0
        D. S. (siehe oben)

Magen- und Darmtee XII nach Standardzulassung

Rp.   Matricariae flos   30,0
        Liquiritiae radix   30,0
        Millefolii herb.   20,0
        Malvae flos   5,0
        Melissae fol.   5,0
        Calendulae flos   5,0
        Cinnamomi cort.   5,0
        D. S. (siehe oben)

5.3 Reizdarmsyndrom (Colon irritabile)

5.3.1 Krankheitsbild, Epidemiologie, Therapieansätze

Das Reizdarmsyndrom (Colon irritabile) ist ein häufiges funktionelles Krankheitsbild, definiert als eine variable Kombination von rezidivierenden gastrointestinalen Symptomen ohne strukturelle oder biochemisch-pathologische Befunde. Die Leitsymptome sind Bauchschmerzen, Verstopfung, Durchfall, gestörte Defäkation und Blähungen. Als pathophysiologische Faktoren werden funktionelle Störungen der gastrointestinalen Motorik, teilweise auch eine Hypersensibilität der glattmuskulären Organe insgesamt, sowie eine viszerale Hyperalgesie diskutiert. Darüberhinaus spielen psychopathologische Faktoren, insbesondere im Sinne von Angststörungen eine Rolle. Das Reizdarmsyndrom steht damit den somatoformen Störungen (Ziffer F45 gemäß ICD-10-Diagnoseschlüssel) nahe. Die Diagnose wird nach Ausschluß organischer Erkrankungen entsprechend den sogenannten „Manning-Kriterien" (Manning et al., 1978), oder auf der Basis der Kriterien einer Konsensus-Konferenz in Rom (Thompson et al., 1992) gestellt.

Das Reizdarmsyndrom ist sehr häufig. Die Prävalenz in den europäischen Ländern, den USA, China und Japan wird zwischen 10 % und 25 % der erwachsenen Bevölkerung angegeben (Camilleri und Choi, 1997). In gastroenterologischen Praxen und Kliniken wird die Prävalenz sogar zwischen 30 und 50 % der Patienten angegeben. Die Symptome beginnen bei etwa 50 % der Patienten vor dem 35. Lebensjahr und bei weiteren 40 % im Alter zwischen 35 und 50 Jahren. Frauen sind häufiger betroffen als Männer. Die Ethiologie ist unbekannt (Maxwell et al., 1997).

Die Therapie ist symptomatisch und hängt vom individuellen Erscheinungsbild ab. Bei vorwiegender Obstipation wurden Faser-Supplemente wie Weizenkleie, Leinsamen oder Flohsamen empfohlen, bei vorwiegender Diarrhoe eine Reduktion der Fettanteile in der Kost, sowie gegebenenfalls motilitätsmindernde Antidiarrhoika. Bei Schmerzen und Spasmen im Abdomen sind Spasmolytika vom Typ des Mebeverins indiziert; ebenso oder noch besser geeignet ist Pfefferminzöl (siehe Abschnitt 5.3.2.5). Für die Behandlung somatoformer Störungen werden insbesondere bei vermehrter Angstsymptomatik Antidepressiva empfohlen, wobei im Umfeld der Phytotherapie insbesondere auch an Hypericum-Präparate zu denken ist (siehe Kapitel 2.2). Die vertrauensvolle Führung des Patienten durch den Arzt hat bei allen pharmakotherapeutischen Maßnahmen eine maßgebliche Bedeutung. Der Anteil psychodynamischer Effekte am Gesamterfolg der Therapie des Colon irritabile wird auf 40 bis 70 % geschätzt (Friedmann, 1991; Maxwell et al., 1997; Jailwala et al., 2000). Die für den Gesamterfolg der Behandlung eher nachrangigen pharmakodynamischen Effekte werden heute für die spasmolytischen Wirkstoffe am günstigsten und für die Balaststoffe am ungünstigsten beurteilt (Camilleri, 1999; Jailwala et al., 2000).

5.3.2 Pfefferminze

Die arzneilich verwendete Pfefferminze *(Mentha piperita)* ist eine Hybride, die Ende des 17. Jahrhunderts in einer Kultur in England enstanden ist. Als Wildform kommt sie nicht vor. Züchterische Arbeit bezüglich Habitus, Wüchsigkeit, Resistenz und Gehalt an ätherischem Öl haben zu einer Reihe von Kultursorten geführt. Die bedeutsamste ist aber nach wie vor die vor mehr als 200 Jahren in England entstandene Mitcham-Minze.

Die Pfefferminze ist eine ausdauernde Pflanze, die zahlreiche unterirdische und oberirdische Ausläufer treibt und etwa 30–80 cm groß wird. Die wildwachsenden Verwandten der Pfefferminze (z. B. Wasserminze, Kräuselminze) sind in Duft, Geschmack und im Gehalt an ätherischem Öl, insbesondere aber an Menthol, der Pfefferminze weit unterlegen.

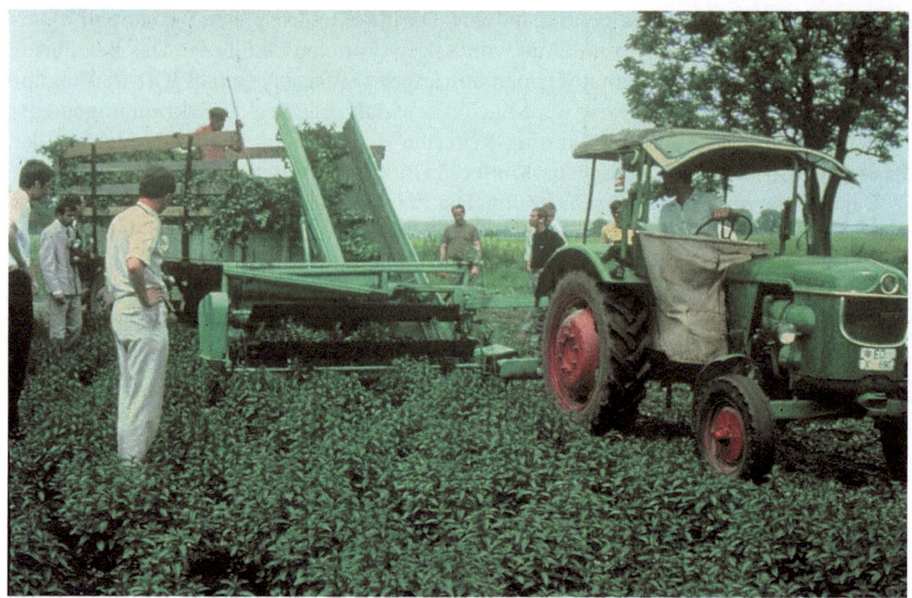

Abb. 5.7. ▲ Ernte von Pfefferminze (Foto: E. Teuscher).

5.3.2.1 Droge und Inhaltsstoffe

Das gesamte Kraut wird kurz vor der Blüte maschinell geerntet (Abb. 5.7) und bei niedrigen Temperaturen getrocknet. Die Droge soll mindestens 1,2 % ätherisches Öl enthalten; daneben kommen darin 6–12 % Gerbstoffe sowie Flavonoide, Triterpene und Bitterstoffe vor (Wichtl, 1989). Als Teedroge werden die getrockneten Pfefferminzblätter (Menthae piperitae folium) verwendet.

5.3.2.2 Pfefferminzöl

Pfefferminzöl wird aus der Droge durch Wasserdampfdestillation gewonnen und ist eine farblose bis blaßgrüne Flüssigkeit mit durchdringendem Geruch nach Pfefferminze. Der Geschmack ist brennend, hinterher kühlend, vor allem beim Durchstreichen der Luft. Bisher sind aus dem Öl 85 chemische Verbindungen isoliert worden. Hauptkomponente (etwa 50–60 %) ist Menthol, das bei niedrigen Temperaturen partiell kristallisiert. Daneben kommen Menthon (5–30 %), eine Reihe von Estern (etwa 5–10 %) sowie kleine Mengen von Cineol und anderen Terpenen vor.

5.3.2.3 Pharmakokinetik

Untersuchungen zur renalen Ausscheidung von Menthol nach Einnahme von Pfefferminzöl wurden mit insgesamt 25 Probanden und Patienten durchgeführt. In einer ersten Studie nahmen 6 gesunde Probanden und 6 Patienten mit Ileostoma jeweils 0,4 ml Pfefferminzöl in jeweils 2 verschiedenen galenischen Zubereitungen (ursprüngliche Form oder gebunden an eine makromolekulare Trägersubstanz) ein. Nachfolgend wurde die Ausscheidung von Menthol als Glucuronid im Urin über 24 Stunden gemessen. Die Gesamtausscheidung betrug bei den gesunden Probanden bei der ursprünglichen Zubereitung 35 % und bei der retardierten Form 40 % der eingenommenen Menthol-Menge, wobei die maximale Ausscheidung bei der nicht-gebundenen Zubereitung bereits nach 2 Stunden und bei der gebundenen Zubereitung erst nach 4 bis 6 Stunden erreicht wurde. Bei den Patienten mit Ileostoma wurden mit dem ursprünglichen Öl 17 % und mit der gebundenen Zubereitung 35 % der eingenommenen Menge im Urin gemessen. Daraus wird deutlich, daß ein wesentlicher Teil des eingenommenen Pfefferminzöls das untere Ileum und das Kolon erreicht (Sommerville et al., 1984). In einer 2. Studie nahmen insgesamt 13 gesunde Probanden jeweils 0,6 ml Pfefferminzöl in 2 verschiedenen matrixgebundenen galenischen Formulierungen ein. Die Ausscheidungen mit dem Urin von Menthol und seiner Glucuronid-Metaboliten wurde wiederum über den Zeitraum von 24 Stunden gemessen. Die maximalen Ausscheidungen wurden bei einer Formulierung nach 5 und bei der anderen Formulierung nach 3 Stunden erreicht; die terminale Eliminationshalbwertzeit, gemessen an den Ausscheidungen mit dem Urin, lag bei beiden Formulierungen bei etwa 4 Stunden. Während bei der schneller resorbierbaren Form 5 Probanden über Übelkeit und leichte abdominelle Beschwerden klagten, traten bei der anderen Formulierung keinerlei Nebenwirkungen auf. Letzteres könnte darauf hindeuten, daß Pfefferminzöl bei Anwendung höherer Dosierungen in retardierter Zubereitung besser verträglich ist (White et al., 1987). Ob demgegenüber der therapeutische Effekt bei Patienten mit Reizdarmsyndrom durch die teilweise Resorption im unteren Ileum bzw. oberen Kolon bei der Anwendung retardierte Zubereitungen günstig beeinflußt wird, bleibt deshalb eher zweifelhaft, weil die spasmolytische Wirkung bei akuten krampfartigen Beschwerden nach der Einnahme von Pfefferminzöl in der Regel bereits innerhalb einer halben Stunde eintritt. Pfefferminzöl soll die Aktivität des Cytochrom P 450 (CYP3A4) in der Leber hemmen und auf diese Weise die Wirkspiegel bestimmter Arzneimittel bei deren Co-Medikation im Körper erhöhen können (Dresser et al., 2002).

5.3.2.4 Pharmakologie

An isolierten Ileumsegmenten (Kaninchen und Katze) wirkt Pfefferminzöl ab einer Verdünnung 1 : 20 000 spasmolytisch: Zahl und Amplitude der Spontankontraktionen nehmen ab bis zur völligen Lähmung, die aber reversibel ist. Die spasmogene Wirkung von Bariumchlorid, Acetylcholin, Pilocarpin der Physostigmin wird antagonisiert (Gunn, 1920). Am Ileum-Längsmuskelpräparat wirkt Pfefferminzöl erschlaffend. Im Vergleich der halbmaximalen Wirkkonzentrationen erreicht das Pfefferminzöl jedoch nicht die Wirkstärke des Papaverins (Brandt, 1988). Pfefferminzöl wirkt kompetitiv zu Nifedipin; es blockiert Ca^{2+}-erregende Stimuli. Die Spasmolyse beruht somit auf Eigenschaften, wie sie die Ca^{2+}-Antagonisten auszeichnet (Taylor et al., 1983; Hawthorn et al., 1988; Hills und Aaronson, 1991; Beestley et al., 1996). Menthol-β-Glucuronid könnte als Transportform (prodrug) für die Freisetzung und den spasmolytischen Effekt von Menthol im Kolon verantwortlich sein (Nolen and Friend, 1994). Im Vergleich mit anderen pflanzlichen Ätherischöl-Drogen (Melisse, Rosmarin, Kamille, Fenchel, Kümmel und Citrus) bewirkten alkoholische Auszüge aus Pfefferminzkraut den relativ stärksten Effekt (Forster et al., 1980).

5.3.2.5 Therapeutische Wirksamkeit

Eine Injektion einer wässrigen Suspension von Pfefferminzöl entlang des Biopsiekanals bei 20 Patienten verhinderte bei endoskopischen Untersuchungen sonst auftretende Kolonspasmen (Leicester und Hunt, 1982). In einer Doppelblindstudie mit 141 Patienten wurde die Wirksamkeit von Pfefferminzöl geprüft, das einem Bariumsulfat-Kontrastbrei beigemischt war. Nach der Untersuchung hatten in der Behandlungsgruppe mit Pfefferminzöl hatten 60% der Patienten keine Rest-Spasmen gegenüber 35% in der Placebo-Gruppe (Sparks et al., 1995). Pfefferminzöl entspannt bei peroraler Gabe (15 Tropfen Öl in 30 ml Wasser suspendiert) den Ösophagussphinkter. Es kommt zum Druckausgleich zwischen Magen und Speiseröhre und in der Folge davon zum Reflux (Sigmund und McNally, 1969). Zur Prüfung der therapeutischen Wirksamkeit wurden 9 kontrollierte klinische Studien mit insgesamt 366 Patienten mit Reizdarmsymdrom durchgeführt (Tabelle 5.4). Die Tagesdosis, eingenommen in jeweils 3 Einzeldosen, betrug zwischen 0,6 ml und 1,2 ml; die Behandlungsdauer lag zwischen 14 und 180 Tagen. Während bei 3 Studien (Nash et al., 1986; Lawson et al., 1988 und Shaw et al., 1991) keine therapeutischen Vorteile gefunden wurden, waren die Ergebnisse bei den 6 weiteren Studien der Tabelle 5.4 statistisch signifikant zugunsten der Pfefferminzöl-Therapie. Eine statistische Meta-Analyse von 8 Studien führte zu dem Resultat, daß die Behandlung des Reizdarmsyndromes mit Pfefferminzöl wirksamer als diejenige mit Placebo ist. Allerdings wiesen ältere Studien zum Teil erhebliche methodische Mängel auf, darunter insbesondere unzureichende Einschlußkriterien der Patienten und zu kurze Behandlungszeiträume. Das Gesamtergebnis der Meta-Analyse spricht aber für die therapeutische Wirksamkeit von Pfefferminzöl bei Colon irritabile (Pittler und Ernst, 1998). Ein typisches Ergebnis aus einer der Therapiestudien (Liu et al., 1997) ist in der Abbildung 5.8 dargestellt.

Die Monographie „Pfefferminzöl" der Kommission E gibt außerdem eine cholagoge Wirkung an. Zu den analgetischen Wirkungen von Pfefferminzöl bei externer Anwendung siehe Abschnitt 8.5.

5.3.2.6 Risiken und Nebenwirkungen

Die Anwendung von Pfefferminztee auch über längere Perioden ist risikolos und hat kaum Nebenwirkungen.

Pfefferminzöl kann bei Kleinkindern bei lokaler Anwendung im Bereich der Nase zum Glottiskrampf und Atemstillstand führen. Bei oraler Einnahme von Überdosen von Pfefferminzöl können intestitielle Nephritis und akutes Nierenversagen auftreten. Die geschätzte lethale Dosis beim Menschen beträgt für Menthol etwa 2–9 g. Nach der Einnahme von dünndarmresistenten Kapseln mit 0,2 ml Pfefferminzöl wurden vereinzelt Exantheme, Kopfschmerzen, Bradykardie, Muskeltremor oder Diarrhöe berichtet. Mutagene oder karzinogene Effekte mit Pfefferminzöl wurden nicht berichtet.

Tabelle 5.4.
Randomisierte klinische Studien mit Pfefferminzöl bei Patienten mit Reizkolon. Mit der Ausnahme der Studien von Lech und von Liu et al. (Parallelgruppen-Design), sowie von Shaw (offene Studie im Vergleich mit „Streß-Management-Therapie") handelte es sich um placebo-kontrollierte Doppelblindstudien im Cross-over-Design (nach Pittler und Ernst, 1998).
TD = Tagesdosis

Erstautor, Jahr	Patienten	TD Öl (ml)	Behandlungsdauer (Tage)	Globale Besserung Verum vs Placebo
Rees, 1979	16	0,6–1,2	21	13/15 vs 2/16
Dew, 1984	29	0,6–1,2	14	24/29 vs 5/29
Nash, 1986	33	1,2	14	13/33 vs 17/33
Lech, 1988	42	0,6	28	13/19 vs 6/23
Lawson, 1988	25	0,6–1,2	28	n. s. vs Placebo
Carling, 1989	38	0,6–1,2	14	17/30 vs 5/13
Schneider, 1990	47	?	42	Schmerz: p < 0,01 zugunsten Verum
Shaw 1991	35	0,6	180	3/17 vs 13/181[1]
Liu, 1997	101	0,6–0,8	28	41/52 vs 21/49

[1] Pfefferminzöl vs Stress-Management-Therapie

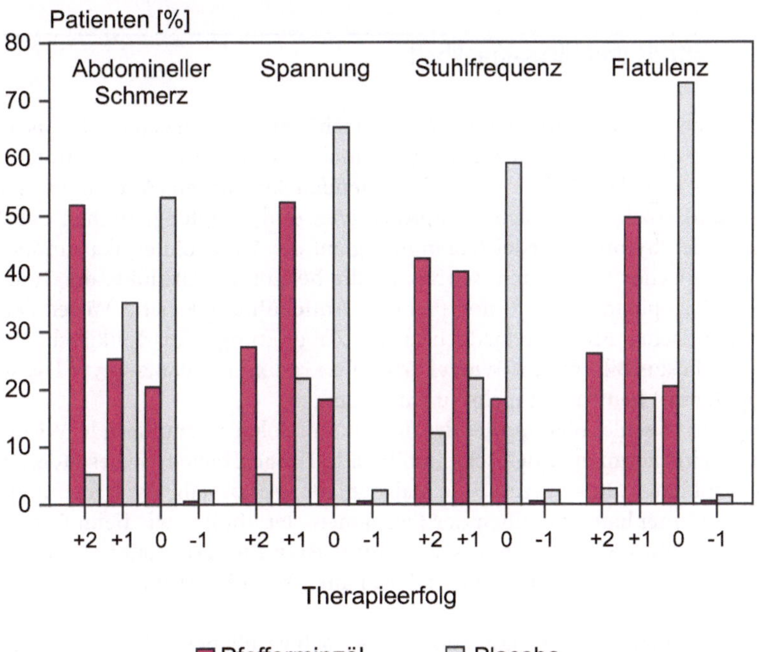

Abb. 5.8. ▲ Ansprechen der Symptome auf eine 4-wöchige Therapie mit 0,6 ml Pfefferminzöl täglich (farbige Balken) im Vergleich zu Placebo (graue Balken). + 2 = wesentliche Besserung; + 1 = mäßige Besserung; 0 = keine Änderung; –1 = Verschlechterung der Symptome. Das Gesamtergebnis beim Pfefferminzöl war statistisch signifikant besser als Placebo (p (0,05; Liu et al. 1997).

Eine Übersicht zu den Risiken und Nebenwirkungen von Pfefferminze und Pfefferminzöl befindet sich bei Bowen und Cubbin (1993).

5.3.2.7 Indikationen, Dosierungen und Gegenanzeigen

Entsprechend den beiden Monographien der Kommission E von 1986 gilt für die Droge Pfefferminzblätter die Indikation „krampfartige Beschwerden im Magen-Darm-Bereich sowie der Gallenblase und -wege" und für Pfefferminzöl bei innerer Anwendung die Indikation „krampfartige Beschwerden im oberen Gastrointestinaltrakt und der Gallenwege; Colon irritabile; Katarrhe der oberen Luftwege". Für die Droge soll die mittlere Tagesdosis 3–6 g in Form von Teezubereitungen betragen. Für Pfefferminzöl wird eine mittlere Tagesdosis von 6–12 Tropfen, bei Colon irritabile eine mittlere Einzeldosis von 0,2 ml und eine mittlere Tagesdosis von 0,6 ml empfohlen. Die Einnahme der magensaftresistenten Kapseln bei Reizkolon soll vor den Mahlzeiten erfolgen, um einer Auflösung der Kapseln mit dem Speisebrei im Magen vorzubeugen. Gegenanzeigen für die Droge werden nicht genannt. Für das Pfefferminzöl gelten Verschlüsse der Gallenwege, Gallenblasenentzündungen, schwere Leberschäden sowie Anwendungen im Bereich des Gesichtes bei Kleinkindern als Kontraindikationen.

5.4 Gastritis und Ulcus-Krankheit

Entzündungen der Magenschleimhaut unterschiedlicher Schweregrade bis hin zur Ausbildung peptischer Ulcera werden pharmakotherapeutisch mit säurebindenden Präparaten (Antacida), säuresekretionshemmenden Substanzen (Anticholinergika, H_2-Antagonisten) sowie mit schleimhautprotektiven und antiphlogistischen Substanzen behandelt. Die Phytotherapie leistete in bezug auf die Anticholinergika zumindest aus medizinhistorischer Sicht einen Beitrag, da die bekannten Alkaloide der Tollkirsche, Atropin und Scopolamin, die Prototypen aller Anticholinergika sind. Wegen der geringen therapeutischen Breite sind jedoch sowohl Zubereitungen aus Tollkirschenbeättern als auch solche aus Bilsenkraut-Wurzel (Scopoliae radix, enthält 0,2–0,3 % Hyoscyamin und Scopolamin) heute nicht mehr zu empfehlen.

Eine gewisse schleimhautprotektive und damit lokal reizmildernde Wirkung bei akuter Gastritis könnten einige schleimbildende Drogen haben, insbesondere Leinsamen, Eibischblätter und -wurzel sowie Malvenblätter. Als bewährtes „Hausmittel" gilt in diesem Zusammenhang vor allem der Leinsamen, der ähnlich wie beim Gebrauch als Laxans (Abschnitt 5.8.2.1) durch Ansetzen mit Wasser etwa erne halbe Stunde verquollen sein soll. Leinsamen kann in dieser Form auch kombiniert mit Kamillen-Zubereitungen angewendet werden.

Die eigentlichen, in dieser Indikation heute noch verbliebenen Phytopharmaka sind Kamillenblüten und deren Zubereitungen sowie Süßholzwurzel-Präparate. Als Wirkprinzip sind in beiden Fällen antiphlogistische und schleimhautprotektive Effekte anzunehmen.

5.4.1 Kamillenblüten (Matricariae flos)

Die echte Kamille *(Chamomilla recutita)* ist eine der bekanntesten und vielseitigsten Heilpflanzen. Besonders viele Anwendungsgebiete gibt es im Bereich der Dermatologie, weshalb eine ausführliche Darstellung über die Kamille im Kapitel 8 zu finden ist.

Die therapeutischen Wirkungen der Kamille werden nach heutigem Stand des Wissens vor allem auf drei Gruppen von Inhaltsstoffen zurückgeführt. Zum ersten handelt es sich dabei um die zum ätherischen Öl (0,25–1 %) zählenden Terpenoide, insbesondere das Bisabolol und Chamazulen. Beide haben im Tierversuch eine milde antiphlogistische Wirkung (Isaak, 1980). Als zweite Wirkstoffgruppe sind die im Mittel zu etwa 2,4 % enthaltenden Flavonoide zu nennen. Unter diesen hat insbesondere die Substanz Apigenin nachgewiesene spasmolytische Wirkungen. Schließlich enthalten Kamillenblüten 5–10 % pektinartige Schleimstoffe. Man darf annehmen, daß diese vorzugsweise in den Teeaufguß übergehen und nach dem Trinken einen unmittelbaren reizlindernden Effekt im Bereich der Magenschleimhaut haben können.

Kamillenblüten als Aufguß oder Extrakt-Präparat besitzen in diesem Sinne eine schwache entzündungshemmende und spasmolytische Wirkung. Die ärztliche Beobachtung, das die kurmäßige Anwendung bei jedem akuten Schub eines chronischen Ulcus-Leidens die Geschwürheilung fördert, erscheint insofern plausibel. Bei chronischer Gastritis, Morbus Crohn und Colitis ulcerosa spielt die Kamille keine Rolle mehr. Zu beachten ist, daß die pharmakologischen Wirkungen verschiedener Fertigpräparate stark vom Extraktionsmittel abhängig sein dürften. Während man z. B. durch einen wässrigen Teeaufguß höchstens 15 % des in der Droge enthaltenen ätherischen Öles extrahiert, werden auf diese Weise bestimmte Flavonolglykoside sowie die Schleimstoffe annähernd quantitativ aus der Droge herausgelöst. Bei alkoholischen Extrakten sind andere Inhaltsstoff-Spektren zu erwarten, so daß die Ergebnisse einiger klinischer Studien, die in den späten 50 er Jahren die Wirkung mit einem bestimmten Kamillenextrakt bei akuter Gastritis sowie parapylorischem Ulcus-Leiden belegt haben (Übersicht bei Schilcher, 1987), nicht ohne weiteres auf andere Präparate übertragbar sind.

5.4.2 Süßholzwurzel (Liquiritiae radix)

Süßholzwurzel besteht aus den getrockneten Wurzeln und Ausläufern von *Glycyrrhiza glabra* (Abb. 5.9). Der Gattungsname leitet sich von griechisch glykos = süß und rhiza = Wurzel ab. Die Droge enthält zwei Wirkprinzipien, nämlich das Glycyrrhizin (5–15 %) sowie die Flavonoide Liquiritin und Isoliquiritin. Glycyrrhizin soll bei oraler Anwendung im Magen antiphlogistische Wirkungen haben, die über eine Hemmung der Prostaglandinsynthese und der Lipoxigenase zustande kommen sollen (Inoue et al., 1986; Tamura et al., 1979). Wegen der mineralokortikoid-artigen Wirkung von Glycyrrhizin soll eine mittlere Tagesdosis von 5–15 g Droge, entsprechend 200–600 mg Glycyrrhizin, sowie eine Anwendungsdauer von 4–6 Wochen nicht überschritten werden. Bei längerer Anwendung und höherer Dosierung können unerwünschte Effekte in Form von Natrium- und Wasser-Retentionen, Bluthochdruck, Kaliumverlust und Ödemen auftreten. Derartige Nebenwirkungen sind mit glycyrrhizinarmen Süßholzwurzelextrakten

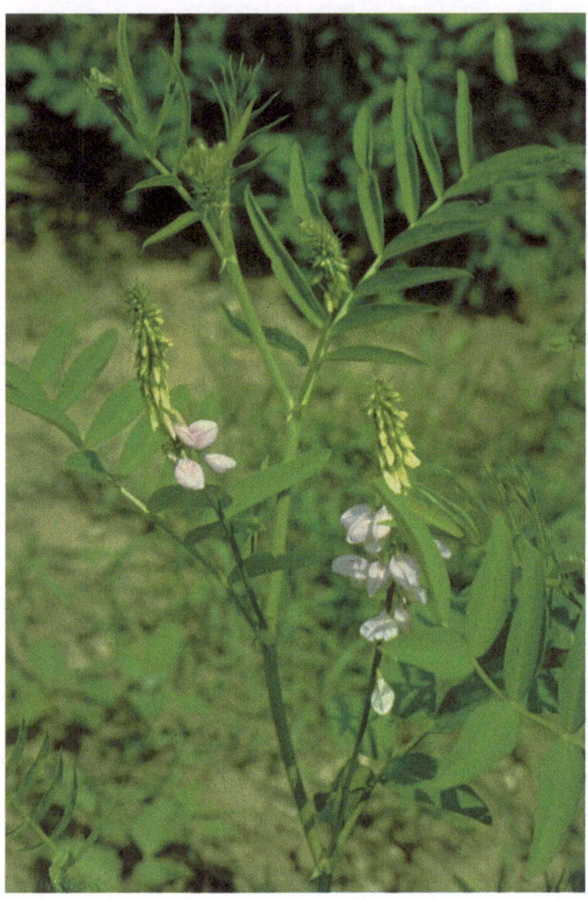

Abb. 5.9. ▶ Süßholz, blühende Pflanze.

nicht oder in geringerem Umfang zu befürchten. Eine Übersicht aller Berichte über Lakritz-Vergiftungen, sowie über weitere pharmakologische Wirkungen von Süßholzwurzel-Zubereitungen und Glycyrrhizin findet sich bei Bielenberg (1998).

Als Gegenanzeigen für Süßholzwurzel-Präparate gelten cholostatische Lebererkrankungen, Leberzirrhose, Hypertonie, Hypokaliämie, schwere Niereninsuffizienz und Schwangerschaft.

In Anbetracht der Risiken und der heute verfügbaren pharmakotherapeutischen Alternativen bei der Behandlung peptischer Ulcera (Anticholinergika, H$_2$-Antagonisten) ist die Notwendigkeit von Süßholzwurzel-Präparaten in dieser Indikation in der Regel nicht mehr gegeben.

5.4.3 Fertigarzneimittel (zu 5.1 bis 5.4)

Bittermittel sind nur als Flüssigpräparate sinnvoll anzuwenden. Alternativ zu den Fertigarzneimitteln können entsprechende Teeaufgüsse selbst zubereitet werden, sofern dadurch kein zusätzliches Therapierisiko entstehen kann (siehe Wermut). Amara, Cholagoga und Karminativa sind entsprechend dem Entwurf der Arzneimittelrichtlinien von 1999 nicht mehr erstattungsfähig (siehe Tabelle 1.3). Die Notwendigkeit der ärztlichen Beratung in diesen wichtigen Indikationsgebieten der Selbstmedikation wird dadurch nicht geringer, sondern eher größer.

Abkürzungen: E = Extrakt, FL = Flüssigpräparat, FT = Filmtablette, K = Kapsel, T = Tropfen, D = Dragee, P = Pulver.
Fett gedruckt: Präparate, zu denen maßgebliche klinische Studien vorliegen.

Bittermittel

Digestivum Hetterich S	Enzian (E)	FL

Cholagoga

Monopräparate

Aar gamma	Artischockenblätter (E)	D:	300 mg
Ardeycholan Artischocke	Artischockenblätter (E)	K:	400 mg
Artischocke Madaus	Artischockenblätter (E)	FT:	320 mg
Artischocken Tropfen V	Artischockenblätter (E)	FL	
Artischocke-ratiopharm	Artischockenblätter (E)	D:	300 mg
Bilagit Mono	Gelbwurzel (E)	K:	23 mg
Bilobene	Erdrauch (E)	FT:	250 mg
Bomagall mono	Erdrauch (E)	FL	
Carvium Tropfen	Löwenzahn	FL	
Cefacynar	Artischockenblätter (E)	K:	400 mg
Cholagogum Nattermann	Artischockenblätter (E)	K:	400 mg; FL
Choldestal	Gelbwurzel (E)	K:	35 mg
Curcumen	Gelbwurzel (E)	K:	23 mg
Curcu-Truw	Gelbwurzel (E)	K:	81 mg
Cyna Bilisan	Artischockenblätter (E)	FL	
Cynacur	Artischockenblätter (E)	D:	300 mg
Cynara aar	Artischockenblätter (E)	D:	150 mg
Cynara AL	Artischockenblätter (E)	K:	400 mg
Cynarix N	Artischockenblätter (E)	D:	200 mg
florabio Heilpflanzensaft	Artischockenblätter (PR)	FL	
florabio Heilpflanzensaft	Löwenzahn (PR)	FL	
Galle-Dragees mit Artischocke	Artischockenblätter (E)	D:	300 mg
Hepagallin N	Artischockenblätter (E)	D:	220 mg
Hepar-POS	Artischockenblätter (E)	K:	400 mg
Hepar SL forte	Artischockenblätter (E)	K:	320 mg
Heparstad Artischocken Kapseln	Artischockenblätter (E)	K:	400 mg
Hewechol	Artischockenblätter (E)	D:	232 mg

Infi-tract Kapseln	Gelbwurzel (E)	K:	100 mg
Lipei Hartkapseln	Artischockenblätter (E)	K:	400 mg
Oddibil	Erdrauch (E)	D:	250 mg
Valverde Artischocke	Artischockenblätter (E)	D:	450 mg

Karminativa

Die „*Rote Liste 2003*" enthält keine typischen Karminativa im Sinne pflanzlicher Monopräparate. Ein häufig verordnetes Kombinationspräparat ist:

Carminativum Hetterich N	Kamillenblüten (E)	FL
	Pfefferminzblätter (E)	
	Kümmel (E)	
	Fenchel (E)	
	Pomeranzenschalen (E)	

Motilität beeinflussende Mittel, Reizdarmsyndrom

Die „Rote Liste 2003" enthält unter der Rubrik „Motilität beeinflussende Magen-Darm-
Mittel" 5 pflanzliche Monopräparate und 2 häufig verordnete Kombinationen.

Agiocur Granulat	Plantago-ovata-Samen	Granulat: 3,36 g/5 g
Chiana-Kapseln	Pfefferminzöl	K: 0,2 ml
Gastrovegetalin	Melissenblätter (E)	K: 225 mg; FL
Mentacur	Pfefferminzöl	K: 0,2 ml
Me-Sabona	Melissenblätter (E)	K: 164 mg
Enteroplant	Pfefferminzöl	K: 90 mg
	Kümmelöl	50 mg
Iberogast	Bittere Schleifenblume (E)	FL
	Angelikawurzel (E)	
	Kamillenblüten (E)	
	Kümmel (E)	
	Mariendistelfrüchte (E)	
	Melissenblätter (E)	
	Schöllkraut (E)	
	Süßholzwurzel (E)	

Gastritis und Ulkuskrankheit

Kamille

Eine umfängliche Zusammenstellung der wichtigsten Kamillenpräparate findet sich im
Kapitel 8. Für arzneiliche Zwecke bei der Behandlung von Gastritis und Ulcus-Leiden
reichen zwei Typen von Präparaten aus:

▶ Kamillenblüten, sofern sie dem Arzneibuchstandard entsprechen. Anwendung als
  Infus: 1 Eßlöffel mit heißem Wasser (ca. 150 ml) überbrühen, 5–10 Minuten stehen
  lassen. Dosierung: 3- bis 4mal täglich eine Tasse jeweils frisch zubereitet langsam
  trinken.

▶ Flüssigextrakte (Extractum fluidum) und vergleichbare Handelspräparate wie z. B. Chamo Bürger, Kamillan supra, Kamillenextrakt Steierl, Kamille Spitzner, Kamillosan Konzentrat, Matmille oder Perkamillon (siehe Abschnitt 8.2.1). Zur inneren Anwendung: 30 Tropfen auf eine Tasse warmes Wasser.

Süßholzwurzel

Ulcu Pasc Tabbletten	Süßholzwurzel (E)	T:	57-83 mg
Ulcus Kapseln N	Süßholzwurzel (E)	K:	225 mg

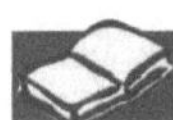 ## Literatur (zu 5.1 bis 5.4)

Adler M (1979) Physiologische Psychologie, Teil II: Spezielle Funktionssysteme, Enke Stuttgart, 177–185.

Ammon HPT, Wahl MA (1990) Pharmacology of Curcuma longa. Planta Med 57: 1–7.

Anonymus (1999) Schöllkraut – rezeptfrei und lebertoxisch. Arzneitelegramm 6/99: 65.

Baumann J (1975) Über die Wirkung von Chelidonium, Curcuma, Absinth und Carduus marianus auf die Galle- und Pankreassekr tion bei Hepatopathien. Med Mschr 29: 173.

Bellomo A (1939) Ricerche cliniche. Giorn cad Med Torino 52: 181.

Bielenberg J (1998) Die Süßholzwurzel. Wirkungen und Anwendungen unter dem Aspekt neuer pharmakologischer Erkenntnisse. Zeitschrift für Phytotherapie 19: 197–208.

Böhm K (1959) Untersuchungen über choleretische Wirkungen einiger Arzneipflanzen. Arzneim Forsch/Drug Res 9: 376.

Bowen IH, Cubbin IJ (1993) Mentha piperita and Mentha spicata. In: De Smet PAGM, Keller K, Hänsel R, Chandler RF (eds) Adverse Effects of Herbal Drugs 1. Springer Verlag, Berlin Heidelberg New York: 171–178.

Brandt W (1988) Spasmolytische Wirkung ätherischer Ole. In: Phytotherapie, Hippokrates Stuttgart, 77–89.

Brandt W (1988) Spasmolytische Wirkung ätherischer Öle. In: Phytotherapie, Hippokrates Stuttgart, S 77–89.

Braun JE, Rice-Evans CA (1998) Luteolin-rich Artichoke extract protects low density lipoprotein from oxidation in vihro. Free Radical Research 29: 247–255.

Camilleri M (1999) Therapeutic approach to the patient with irritable bowel syndrome. Am J Med 107: 27S–32S.

Camilleri M, Choi MG (1997) Review article: irritable bowel syndrome. Aliment Pharmacol Ther 11: 3–15.

Carling I, Svedberg LE, Hulten S (1989) Short term treatment of the irritable bowel syndrome: A placebo-controlled trial of peppermint oil against hyoscyamine. OPMEAR 34: 55–57.

Coon JT, Ernst E (2002) Systematic review: herbal medicinal products for non-ulcer dyspepsia. Alment Pharmacol Ther 16: 1689–99.

Dew MJ, Evans BK, Rhodes J (1984) Peppermint oil for the irritable bowel syndrome: a multicentre trial. Br J Clin Pract 38: 394–395.

Dobrilla G, Comberlato M, Steele A, Vallaperta P (1989) Drug treatment of functional dyspepsia. A meta-analysis of randomized controlled clinical trials. J Clin Gastroenterol 11: 169–77.

Dresser GK, Wacher V, Ramtoola Z, Cumming K, Bailey D (2002) Peppermint oil increases the oral bioavailability of felopidine and simvastatin. Clin Pharmacol Ther 71: P67.

Duke JA (1985) CRC Handbook of medicinal Herbs. CRC Press, Boca Raton (USA): 358–359.

Englisch W, Beckers C, Unkauf M, Ruepp M, Zinserling V (2000) Efficacy of artichoke dry extract in patients hyperlipoproteinemia. Arzneim-Forsch/Drug Res 50: 260–5.

Ernst E, Pittler MH (2000) Efficacy of ginger for nausea and vomiting: a systematic review of randomized clinical trials. Br J Anaesth 84: 367–71.

Fiegel G (1971) Die amphocholeretische Wirkung der Fumaria officinalis. Z Allg Med 34: 1819.

Fintelmann V (1996) Klinische Bedeutung der lipidsenkenden und antioxidativen Wirkung von Cynara scolymus (Artischocke). In: Loew D, Rietbrock N (Hrsg) Phytopharmaka II: Forschung und klinische Anwendung. Steinkopff Verlag, Darmstadt: 145–159.

Fintelmann V, Menßen HG, Siegers CP (1993) Phytotherapie Manual. Pharmazeutischer, pharmakologischer und therapeutischer Standard. 2. Auflage. Hippokrates Verlag Stuttgart.

Fintelmann V, Petrowicz O (1998) Langzeitanwendung von Hepar-SL forte bei dyspeptischem Symptomenkomplex: Ergebnisse einer Beobachtungsstudie. Natura med 13: 17–26.

Fintelmann V, Wegener T (2001) Curcuma longa – eine unterschätzte Heilpflanze. Deutsche Apotheker Zeitung 141: 3735–43.

Forster H (1983) Spasmolytische Wirkung pflanzlicher Carminativa. Allgemeinmedizin 59: 1327–1333.

Forster HB, Niklas H, Lutz S (1980) Antispasmodic effects of some medicinal plants. Planta med 40: 309–319.

Friedman G (1991) Treatment of the irritable bowel syndrome. Gastroenterology Clinics of North America 20: 325–333.

Gebhardt R (1997 a) Stimulation of acid secretion by extracts of Gentiana lutea L. in cultured cells from rat gastric mucosa. Pharm Pharmacol Lett 7: 106–108.

Gebhardt R (1997 b) Antioxidative and protective properties of extracts from leaves of the artichoke (Cynara scolymus L.) against hydroperoxide-induced oxidative stress in cultured rat hepatocytes. Toxicol Appl Pharmacol 144: 270–286.

Gebhardt R (1998) Inhibition of cholesterol biosynthesis in primary cultured rat hepatocytes by artichoke (Cynara scolymus L.) extracts. J Pharmacol Exp Ther 286: 1122–1128.

Gebhardt R, Fausel M (1997) Antioxidant and hepatoprotective effects of artichoke extracts and constituents in cultured rat hepatocytes. Toxicology in Vitro 11: 669–672.

Glatzel H (1968) Die Gewürze. Ihre Wirkungen auf den Menschen. Nicolaische Verlagsbuchhandlung, Herford: 170.

Glatzel H, Hackenberg K (1967) Röntgenuntersuchungen der Wirkungen von Bittermitteln auf die Verdauungsorgane. Planta Med 15: 223–232.

Gunn JWC (1920) The carminative action of volatile oils. J Pharmacol Exp Ther 6: 93–143.

Gunn JWC (1920) The carminative action of volatile oils. J Pharmacol Exp Ther 16:93–143.

Guttenberg A (1926) Das Cholagogum Curcumen. Klin Wschr 5: 1998–1999.

Hänsel W (1997) Die Gelbwurzel – Curcuma domestica Val., Curcuma xanthorrhiza Roxb. Portrait zweier Arzneipflanzen. Zeitschrift für Phytotherapie 18: 297–306.

Hawthorn M, Ferrante J, Luchowski E, Rutledge A, Wei XY, Triggle DJ (1988) The actions of peppermint oil and menthol on calcium channel dependent processes in intestinal, neuronal and cardiac preparations. Aliment Pharmacol Therap 2: 101–118.

Hills JM, Aaronson PI (1991) The mechanism of action of peppermint oil on gastrointestinal smooth muscle. Gastroenterology 101: 55–65.

Hills JM, Aaronson PI (1991) The mechanisms of action of peppermint oil on gastrointestinal smooth muscle. Gastroenterol 101: 55–65.

Holtmann G, Collet W, Windeck T (2002) Therapie der funktionellen Dyspepsie mit Artischockenblätter-Trockenextrakt (ALE) – Eine randomisierte, placebokontrollierte Doppelblindstudie. Abstract. Phytopharmaka und Phytotherapie, 10–12. Oktober 2002, Berlin.

Holtmann G, Haag A, Adam B, Funk P, Wieland V, Heydenreich CJ (2003) Effects of a fixed combination of peppermint oil and caraway oil on symptoms and quality of life in patients suffering from functional dyspepsia. Phytomedicine, 10 Suppl IV: 56–57.

Inoue H, Saito K, Koshihara Y, Murota S (1986) Inhibitory effect of glyzyrrhetinic acid derivatives of lipoxygenase and prostaglandin synthetase. Chem Pharm Bull 34: 897.

Isaac D (1980) Die Kamillentherapie – Erfolg und Bestätigung. Dtsch Apoth Ztg 120: 567–570.

Jailwala J, Imperiale TF, Kroenke K (2000) Pharmacologic treatment of the irritable bowel syndrome: a systematic review of randomized, controlled trials. Ann Intern Med 133: 136–47.

Jenss H (1985) Zur Problematik funktioneller Magen-Darm-Krankheiten am Beispiel des Colon irritabile. In: Oepen I (Hrsg) An den Grenzen der Schulmedizin, eine Analyse umstrittener Methoden. Deutscher Ärzte-Verlag Köln: 197–212.

Kammerer E, Fintelmann V (2001) Curcuma-Wurzelstock bei dyspeptischen Beschwerden –

Ergebnisse einer Anwendungsbeobachtung an 440 Patienten. NaturaMed 16: 18–24.

Kirchhoff R, Beckers CH, Kirchhoff GM, Trinczek-Gärtner H, Petrowicz O, Reimann HJ (1994) Increase in choleresis by means of artichoke extract. Phytomedicine 1: 107–115.

Kohlstaedt E (1947) Choleretika, Cholekinetika und Cholagoga. Pharmazie 2: 529–536.

Kraft K (1997) Artichoke leaf extract – Recent findings reflecting effects on lipid metabolism, liver and gastrointestinal tracts. Phytomedicine 4: 369–378.

Kupke D, Sanden H, Trinczek-Gärtner H, Lewin J, Blümel G, Reimann HJ (1991) Prüfung der choleretischen Aktivität eines pflanzlichen Cholagogums. Z Allg Med 67:1046–1058.

Lawson MJ, Knight RE, Tran K, Walker G, Roberts-Thomson IC (1988) Failure of enteric-coated peppermint oil in the irritable bowel syndrome: a randomized, double-blind crossover study. J Gastroenterol Hepatol 3: 235–238.

Lech AY, Olesen KM, Hey H et al. (1988) Behandling af colon irritable med pebermynteolie. Ugeskr Laeger 150: 2388–2389.

Leicester RJ, Hunt RH (1982) Peppermint oil to reduce colonic spasm during endoscopy. Lancet: 989.

Liu JH, Chen GH, Yeh HZ, Huang CK, Poon SK (1997) Enteric-coated peppermint-oil capsules in the treatment of irritable bowel syndrome: A prospective, randomized trial. J Gastroenterol 32: 765–768.

Madisch A, Heydenreich CJ, Wieland V, Hufnagel R, Hutz J (1999) Treatment of functional dyspepsia with a fixed peppermint oil and caraway oil combination preparation as compared to cisapride. Arzneim-Forsch/Drug Res 49:925–32.

Madisch A, Hotz J (2000) Therapie von Reizmagen- und Reizdarmsyndrom aus klinischer Sicht. In: Rietbrock N (Hrsg.) Phytopharmaka VI – Foerschung und Praxis. Steinkopff, Darmstadt, S.193–200.

Madisch A, Melderis H, Mayr G, Sassin I, Hotz J (2001) Ein Phytotherapeuticum und seine modifizierte Rezeptur bei funktioneller Dyspepsie. Ergebnisse einer doppelblinden placebokontrollierten Vergleichsstudie. Z Gastroenterol 39: 511–7.

Madisch A, Plein K, Mayr G, Burchert D, Hotz J (2000) Benefit of a herbal preparation in patients with irritable bowel syndrome: results of a blind, randomized, placebo-controlled multicenter trial. Gastroenterology 118: A4440.

Maiwald L, Schwantes PA (1991) Curcuma xanthorrhiza Roxb., eine Heilpflanze tritt aus dem Schattendasein. Z Phytother 12: 35–445.

Manning AP, Thompson WG, Heaton KW, Morris AF (1978) Towards positive diagnosis of the irritable bowel. BMJ 2: 653–654.

Maxwell PR, Mendall MA, Kumar D (1997) Irritable bowel syndrome. The Lancet 350: 1691–1695.

May B, Köhler S, Schneider B (2000) Efficacy and tolerability of a fixed combination of peppermint oil and caraway oil in patients suffering from functional dyspepsia. Aliment Pharmacol Ther 14: 1671–7.

May B, Kuntz HD, Kieser M, Köhler S (1996) Efficacy of a fixed peppermint oil/caraway oil combination in non-ulcer dyspepsia. Arzneim-Forsch/Drug Res 46: 1449–53.

May B, Kuntz HD, Kieser M, Köhler S (1996) Efficacy of a fixed peppermint oil/caraway oil combination in non-ulcer dyspepsia. Arzneim-Forsch/Drug Res 46: 1149–1153.

Micklefield GH (2000) Fixe Kombination aus Pfefferminzöl und Kümmelöl: Übersicht zur Pharmakologie und Klinik. In: In: Rietbrock N (Hrsg.) Phytopharmaka VI – Foerschung und Praxis. Steinkopff, Darmstadt, S.209–217

Micklefield GH, Greving I, May B (2000) Effects of peppermint oil and caraway oil on gastroduodemal motility. Phytother Res 14: 20–23.

Möller K (1947) Pharmakologie, Benno Schwabe + Co Verlag Basel, 133–136.

Nachmann M, Cole LP (1971) Role of taste in specific hungers. In: Beidler LM (ed) Handbook of Sensory Physiology, Vol IV, Chemical Senses 2, Taste, Springer. Berlin Heidelberg New York: 337–362.

Nash P, Gould SR, Barnardo DE (1986) Peppermint oil does not relieve the pain of irritable bowel syndrome. Br J Clin Pract 40: 292–293.

Nicolaidis S (1969) Early systemic responses in the regulation of food and water balance: functional and electrophysiological data. In: Neurol regulation of food and water intake. Ann NY Acad Sci 157: 1176–1203.

Nolen HW, Friend DR (1994) Menthol-β-Glucuronide: A potential prodrug for treatment of the irritable bowel syndrome. Pharmaceutical Research 11: 1707–1711.

Pirtkien R, Surhe E, Seybold G (1960) Vergleichende Untersuchungen über die choleretischen Wirkungen verschiedener Arzneimittel bei der Ratte. Med Welt 1: 1417.

Pittler MH, Ernst E (1998) Artichoke leaf extract for serum cholesterol reduction. Perfusion 11: 338–40.

Pittler MH, Ernst E (1998) Peppermint oil for irritable bowel syndrome: a critical review and metaanalysis. The American Journal of Gastroenterology 93: 1131–1135.

Rees WDW, Evans BK, Rhodes J (1979) Treating irritable bowel syndrome with peppermint oil. Brit med J II: 835–838.

Reiter M, Brandt W (1985) Erschlaffende Wirkungen auf die glatte Muskulatur von Trachea und Ileum des Meerschweinchens. Arzneim-Forsch/Drug Res 35: 408–415.

Ritter U (1984) Therapie mit Choleretika und Cholekinetika. Med Mo Pharm 7: 99–104.

Rösch W (2000) Stellenwert von Iberogast® beim Reizmagen- und Reizdarmsyndrom. In: Rietbrock N (Hrsg.) Phytopharmaka VI – Foerschung und Praxis. Steinkopff, Darmstadt, S.201–207.

Schilcher H (1987) Die Kamille. Handbuch für Ärzte, Apotheker und andere Naturwissenschaftler. Wissenschaftliche Verlagsgesellschaft, Stuttgart.

Schilcher H (1997) Schöllkraut – Chelidonium majus L. Portrait einer Arzneipflanze. Zeitschrift für Phytotherapie 18: 356–366.

Schneider MME, Otten MH (1990) Efficacy of Colpermin in the treatment of patients with irritable bowel syndrome. Gastroenterology 98: A389.

Schwenk HU, Horbach L (1978) Vergleichende klinische Untersuchung über die Wirksamkeit von Carminativum-Hetterich bei Kindern mittels wiederholter Sonographie des Abdomens. Therapiewoche 28: 2610–2615.

Shaw G, Scrivastava ED, Sadlier M et al. (1991) Stress management for irritable bowel syndrome: a controlled trial. Digestion 50: 36–42.

Sigmund ChJ, McNally EF (1969) The action of a carminative on the lower esophageal sphincter. Gastroenterol 56: 13–18.

Sigmund ChJ, McNally EF (1969) The action of a carminative on the lower esophageal sphincter. Gastroenterol 56: 13–18

Sommerville KW, Richmond CR, Bell GD (1984) Delayed release peppermint oil capsules (Colpermin) for the spastic colon syndrome: a pharmacokinetic study. Br J Clin Pharmac 18: 638–640.

Talley NJ, Stanghellini V, Heading RC et al. (1999) Functional gastroduodenal disorders. Gut 45 (Suppl II) II37–II42.

Tamura Y, Nishikawa T, Yamada K, Yamamoto M, Kumagai A (1979) Effects of glyzyrrhetinic acid and its derivatives on D^4-5a- and 5b-reductase in rat liver. Arzneimittel Forsch/Drug Res 29: 647.

Tan RX, Zheng WF, Tan HQ (1998) Biologically active substances from the genus Artemisia. Planta Med 64: 295–302.

Taylor BA, Luscombe DK, Duthie HL (1983) Inhibitory effect of peppermint on gastrointestinal smooth muscle. Gut 24, A 992 T (Abstract).

Taylor BA, Luscombe DK, Duthie HL (1983) Inhibitory effect of peppermint on gastrointestinal smooth muscle. Gut 24: A992 (Abstract).

Thompson WG, Creed F, Drossman DA, Heaton KW, Mazzacca G (1992) Functional bowel disease and functional abdominal pain. Gastroenterology International 5: 75–91.

Vutyavanich T, Kraisarin T, Ruangsri RA (2001) Ginger for nausea and vomiting in pregnancy: randomized, double-masked placebo-controlled trial. Obstet Gynecol 97: 577–82.

Weiß RF (1991) Lehrbuch der Phytotherapie. 7. Auflage. Hippokrates Verlag Stuttgart.

White DA, Thompson SP, Wilson CG, Bell GD (1987) A pharmacokinetic comparison of two delayed-release peppermint oil preparations, Colpermin and Mintec, for treatment of the irritable bowel syndrome. Int J Pharmaceutics 40: 151–155.

Wichtl M (Hrsg) (1989) Teedrogen. Wissenschaftliche Verlagsgesellschaft mbH Stuttgart: 372–374.

5.5 Akute Diarrhoe

Als Durchfall (Diarrhoe) werden gehäufte Entleerungen (mehr als dreimal täglich) von wässrigen oder breiigen Stühlen bezeichnet. Die akute Diarrhoe beginnt abrupt, hält meistens nur drei bis vier Tage an, ist häufig infektiöser Genese und zeigt eine hohe Selbstheilungsrate. Die chronische Diarrhoe ist eine länger als vier Wochen persistierende Durchfallerkrankung, die zugleich Symptom bei chronischen Grundkrankheiten sein kann, wie z. B. Collitis ulcerosa, Morbus Crohn oder Hyperthyreose. Bei chronischen Verläufen der Diarrhoe ist eine kausale Therapie der jeweiligen Grundkrankheit unabdingbar. Vor allem bei kurzfristigen akuten Durchfällen sind daneben symptomatische Maßnahmen indiziert, die teils diätetischer, teils medikamentöser Natur sein können. Phytopharmaka spielen dabei sowohl als traditionelle Hausmittel als auch in Form galenischer Fertigpräparate eine bedeutsame Rolle. Es handelt sich dabei in erster Linie um drei Gruppen von Präparaten, zu denen die Gerbstoffdrogen, Quellstoffe und Pektine sowie ein spezieller Stamm lebender Trockenhefe zu rechnen sind.

5.5.1 Gerbstoffdrogen

Die Gerbstoffe haben eiweißfällende Eigenschaften. Auf die Schleimhäute gebracht, kommt es an der Epitheloberfläche zu einer Ausfällung von Eiweiß, wobei das Präzipitat eine feste zusammenhängende Membran bildet. Speziell im Intestinaltrakt könnte sich entlang des Darmlumens eine Art von Schutzfilm ausbilden und auf diese Weise die Resorption von Toxinen erschweren, das Wirksamwerden lokal reizender Stoffe abmildern und die übererregte Peristaltik normalisieren (Sollmann, 1948). Diese alte Hypothese zum Wirkmechanismus ist zwar plausibel; sie sollte aber dennoch in Zukunft auch durch kontrollierte klinische Studien verifiziert werden. Verläßliche Daten dieser Art stehen bisher aus.

Die Tabelle 5.5 gibt eine Übersicht über die meistverwendeten Gerbstoffdrogen oder -zubereitungen zur Behandlung der akuten Diarrhoe. Die meisten Gerbstoffe

Tabelle 5.5.
Gerbstoff-Drogen oder -Zubereitungen zur Behandlung akuter Diarrhoe

Droge oder Zubereitung	Wirksame Inhaltsstoffe	Mittlere Tagesdosis
Grüner oder Schwarzer Tee	5–20 % Gerbstoffe 2–5 % Coffein 1 % Ätherisches Öl	3–10 g Droge[1]
Heidelbeeren	5–10 % Gerbstoffe 1 % Fruchtsäuren	20–60 g Beeren[2]
Hamamelisblätter und -rinde	5–15 % Gerbstoffe	0,1–1 g Droge[3]
Tormentill-Wurzel	15–20 % Gerbstoffe	2–6 g Droge[1]
Eichenrinde	10–20 % Gerbstoffe	2–6 g Droge[1]
Tannalbuminat	ca. 50 % Gerbstoffe	2–4 g

[1] zubereiten als Teeaufguß; [2] Trockenbeeren; Frischbeeren in ca. 5facher Menge; [3] nur externe Anwendung.

(Tannine) dieser Reihe leiten sich chemisch von dem Pentahydroxyflavanol Catechin ab. Sie stellen wasserlösliche, nicht mit Säuren hydrolysierbare Oligomer- bzw. Polymer-Produkte dar. Einige Drogen enthalten sowohl Catechin- als aus Gallo-Tannine. Gerbsäure (Acidum tannecum), ein Gerbstoffgemisch der Eichenrinde, ist ein reines Gallo-Tannin. Die reinen Gallo-Tannine werden im oberen Dünndarm weitgehend hydrolysiert, so daß sie im Kolon kaum noch adstringierend wirken können. Durch die Bindung an Albumin (Tannalbin) soll die Bioverfügbarkeit auch im Kolon gewährleistet sein.

5.5.1.1 Grüner und Schwarzer Tee

Die weitaus angenehmste Weise, Gerbstoffe einzunehmen, besteht darin, Grünen oder Schwarzen Tee zu trinken. Um ausreichend wirksam zu sein, muß der Tee allerdings lange (15–20 Minuten) ziehen, um möglichst viele der in der Droge enthaltenen Gerbstoffe freizusetzen; letztere führen unvermeidlich zum bitteren Geschmack der Teezubereitung.

Schwarzer und Grüner Tee stammen beide vom Teestrauch (*Camellia sinensis*; Synonym: *Thea sinensis*), einer immergrünen Holzpflanze, die vor allem in Südostasien beheimatet ist und bis zu 9 m hoch werden kann (Abb. 5.10). Wegen der besseren Erntebedingungen wird die Pflanze strauchartig kultiviert. Als Droge werden die Blätter (Theae folium) geerntet. Von der Provenienz und dem Alter der Blätter hängen die

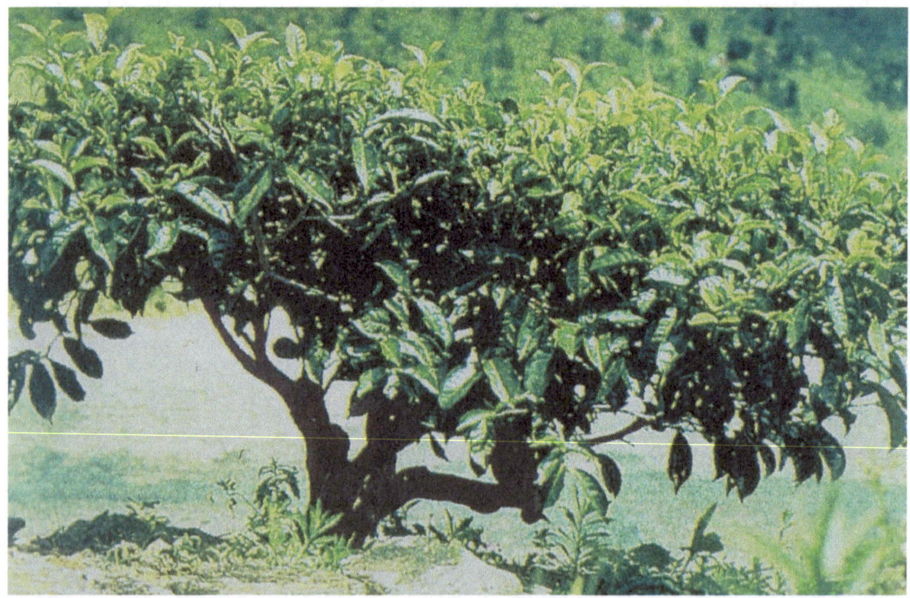

Abb. 5.10. ▲ Teestrauch (*Camellia sinensis*).

Qualität (Triebspitzen > jüngere > ältere Blätter) bzw. die Wirkungen des Tees ebenso ab wie von der Art der Vorbehandlung:

▶ Grüner Tee besteht aus Blättern, die gleich nach der Ernte erhitzt und dann gerollt (maschinell gequetscht), anschließend getrocknet und so enzymatischen Veränderungen entzogen werden. Die natürlichen Inhaltsstoffe bleiben ebenso wie die Farbe auf diese Weise im wesentlichen erhalten. Deswegen gilt der Grüne Tee (z. B. als Haysan, Gunpowder, Imperial) als besonders gerbstoffreich und adstringierend.

▶ Schwarzer Tee dagegen entsteht durch einen Fermentationsprozeß, für den die Blätter zunächst angewelkt und gerollt werden, um sie dann bei hoher Luftfeuchtigkeit einige Stunden lang ihrer eigenen Enzymwirkung zu überlassen. Dabei verfärben sie sich rotbraun. Erst beim anschließenden Trocknen nehmen sie die charakteristische schwarze Farbe an und vermitteln später den typischen Geschmack der verschiedenen Sorten (z. B. Pekoe, Souchong oder Congo).

In einer Studie an 12 gesunden Versuchspersonen mit einer Dosis von 2 l Tee pro Tag (8 g Teedroge) erwies sich nach 4 Tagen die Transitzeit im Darm gegenüber einer Placebogruppe signifikant verlängert (Hojgaard, 1981). Die Ausscheidung der Gallensäuren im Stuhl nahm ab, diejenige der Oxalsäure im Urin zu. Bei einer Interpretation der Ergebnisse wurde die obstipierende Wirkung allerdings nicht nur dem Gerbstoffgehalt, sondern mehr noch dem Theophyllingehalt zugeschrieben mit der Begründung, daß durch die verstärkte glomeruläre Filtration und der dadurch bedingten extrazellulären Dehydratisierung eine vermehrte Flüssigkeitsresorption aus dem Darm eintreten würde. In Anbetracht der sehr geringen Theophyllinmenge (5–10 mg pro l) erscheint diese Interpretation allerdings eher zweifelhaft, so daß die hier getroffene Zuordnung des Wirkprinzips im Sinne einer Gerbstoffdroge (Tabelle 5.5) sachgerechter erscheint.

Bei Beachtung des in der Teedroge enthaltenen Coffeins (Abschnitt 2.2.1.1) sind die Risiken des Teegenusses gering. Allein bei exzessiver Zufuhr in Verbindung mit möglicherweise vorbestehendem Leberschaden können die im Tee enthaltenen Gerbstoffe hepatotoxisch wirken. Beispielsweise entwickelte sich bei einer Frau, die täglich Teemengen entsprechend 65 g Teeblättern konsumierte, nach 5 Jahren eine Leberdysfunktion. Splenomegalie und Ascites gingen jedoch nach Absetzen der Teemedikation wieder zurück (Martindale, 1989).

Aktuelle Übersichten über die Wirkungen und Nebenwirkungen von Schwarzem und Grünem Tee als Genuß- und Heilmittel finden sich bei Ludewig (1995) und bei Scholz und Bertram (1995).

5.5.1.2 Weitere Gerbstoffdrogen

Heidelbeeren (Myrtilli fructus) sind die reifen getrockneten Beeren von *Vaccinium myrtillus*, einem Zwergstrauch aus der Familie der Heidekrautgewächse. Get ocknete Heidelbeeren enthalten 5–10 % Catechin-Gerbstoffe, etwa 30 % Invertzucker sowie kleine Mengen von Flavonglykosiden und Anthocyanen, insbesondere Glykoside des Malvidins, Zyanidins und Delphinidins.

Die Anwendung erfolgt entweder dadurch, daß man 20–60 g getrocknete Beeren (Tagesdosis) in Wasser oder in Rotwein quellen läßt, danach gut kaut und schluckt, oder durch den Genuß frischer oder frisch konservierter Beeren in 5- bis 10 facher Menge gegenüber der Trockendroge. Heidelbeeren sind ein „Hausmittel" zur Behandlung akuter, unspezifischer Durchfallerkrankungen, insbesondere auch bei Schulkindern.

Tormentillwurzelstock (Tormentillae rhizoma). Diese auch als Blutwurz, Ruhrwurz oder Tormentill bezeichnete Droge besteht aus dem von den Endwurzeln befreiten und getrockneten Wurzelstock von *Potentilla erecta,* einem krautigen Rosengewächs, das in Europa und Nordamerika verbreitet vorkommt. Tormentillwurzelstock ist geruchlos und schmeckt stark zusammenziehend. Die Droge enthält sowohl Catechin-Gerbstoffe (15–20 %) als auch Tannine (1–2 %), darunter Agrimoniin als Hauptkomponente (Lund und Rimpler, 1985). Die Anwendung erfolgt vorzugsweise als Teeaufguß (2–3 g auf eine Tasse Wasser = ca. 150 ml). Bei akuten, unspezifischen Durchfallerkrankungen 2- bis 3mal eine Tasse täglich zwischen den Mahlzeiten trinken. Bei empfindlichen Personen können Übelkeit bis Erbrechen auftreten.

Eichenrinde (Quercus cortex) besteht aus der im Frühjahr gesammelten getrockneten Rinde junger Zweige von *Quercus robur* und enthält 10–20 % Gerbstoffe, darunter im besonderen Maße Gallo-Tannine. Die Monographie der Kommission E nennt als Indikation und zur äußeren Anwendung entzündliche Hauterkrankungen und zur inneren Anwendung unspezifische akute Durchfallerkrankungen sowie lokale Behandlungen leichter Entzündungen im Mund-, Rachen, Genital- und Analbereich. Die Anwendung bei Durchfallerkrankungen sollte nicht länger als 3–4 Tage erfolgen. Außer einer adstringierenden wird der Eichenrinde auch eine antivirale Wirkung zugeschrieben.

5.5.1.3 Gerbsäure und Tannalbuminat

Gerbsäure (Acidum tannicum) ist ein aus Galläpfeln gewonnenes uneinheitliches Gemisch verschiedenartig mit Gallussäure veresterter Glucosemoleküle. Das braungelbliche Pulver, das schwach aber charakteristisch riecht und zusammenziehend schmeckt, ist sehr leicht (kolloidal) in Wasser löslich. Bei lokaler Anwendung wirkt Gerbsäure in einer Konzentration von 1 : 20.000 bis 1 : 50.000 adstringierend. Bei höheren Konzentrationen kann es zellschädigend wirken; bei oraler Zufuhr können Magenschleimhautreizungen und Erbrechen auftreten.

Gallo-Tannine werden im Dünndarm hydrolysiert unter Bildung freier Gallussäure, die nicht mehr adstringierend wirkt. Deshalb wird nur Tannalbuminat therapeutisch verwendet, eine Eiweiß-Gerbsäure-Verbindung mit einem Tanningehalt von etwa 50 %. Durch Erhitzen des Umsetzungsproduktes auf 110 bis 120 C ist es für den Magensaft schwer löslich und gibt erst im alkalischen Darmsaft das Tannin allmählich wieder frei, so daß die adstringierende Wirkung auch das Kolon erreicht. Während nach oraler Gabe in den Faeces kein Tannin mehr nachweisbar ist, wird nach Gabe von Tannalbuminat freies Tannin gefunden. Die mittlere Einzeldosis beträgt für Tannalbuminat 0,5–1 g, die Tagesdosis für einen Erwachsenen 2–4 g.

5.5.2 Pektine

Pektine sind Biopolymere mit Molekulargewichten zwischen 60.000 und 90.000. Das Grundgerüst wird von Galakturonsäuremolekülen gebildet. Der hohe Anteil von Säuregruppen bedingt die Eigenschaft, in Gegenwart von Wasser zu quellen und Gele zu bilden. Diese werden von den Verdauungsenzymen nicht angegriffen und gelangen unverändert bis ins Kolon, wo sie jedoch von der Bakterienflora weitgehend abgebaut werden. Im Dünndarm können die Pektin-Gele eine Schutzschicht für die Schleimhaut bilden; wegen des bakteriellen Abbaues im Dickdarm müßte jedoch der antidiarrhoische Wirkmechanismus dort ein anderer sein. Möglicherweise wirken kurzkettige Fettsäuren, die aus den Pektinen im Zusammenhang mit den mikrobiellen Abbau im Kolon gebildet werden, hemmend auf die Kolonmotilität (Yajima, 1985).

Pektine bilden als stetige Begleiter der Zellulose einen wesentlichen Teil des Zellgerüstes und der Stützsubstanz der Pflanzen. Mit ihrem Vorkommen ist somit in allen pflanzlichen Produkten zu rechnen. Besonders pektinreich sind fleischige Früchte und Speicherwurzeln. Für die technische Gewinnung eignen sich vor allem Zuckerrübenschnitzel, Apfeltrester, Orangen- und Zitronenabfälle sowie Möhren und Karotten. Als „Hausmittel" bzw. Diätbestandteile zur Behandlung der Diarrhoe sind geeignet:

- 1–1,5 kg rohe geriebene Äpfel über den Tag verteilt;
- Bananen, fein zerkleinert, beliebig wiederholt einnehmen, besonders geeignet für Kinder;
- für Säuglinge und Kleinkinder geeignet sind Karottenzubereitungen wie folgende: 500 g geschälte Karotten in 1 l Wasser 1 bis 11/2 Stunden kochen, durchsieben und im Mixer pürrieren. Die Gesamtmenge auf 1 l auffüllen, 3 g Kochsalz zusetzen (Schulte und Spranger, 1988).

5.5.3 Lebende Trockenhefe

Im Jahre 1923 bereiste der französische Mykologe Henri Boulard Indochina und beobachtete, daß die einheimische Bevölkerung die Schalen von tropischen Früchten als Antidiarrhoikum verwendete. Von der Oberfläche dieser Früchte isolierte Boulard eine Hefe, die die antidiarrhoische Eigenschaft aufwies. Diese erhielt die internationale Bezeichnung *Saccharomyces boulardii*; das Centraalbureau voor Schimmelcultures (Netherlands) klassifiziert diese tropische Wildhefe als *Saccharomyces cerevisiae* HANSEN CBS 5926.

Hefen finden sich in der Natur überall, wo vergärbare, zuckerreiche Säfte vorhanden sind. Am bekanntesten ist die Bäckerhefe *(Saccharomyces cerevisiae)*. Anders als Bakterien haben Hefen einen echten Zellkern, werden den Pilzen und damit dem Pflanzenreich zugerechnet. Die arzneiliche Anwendung von *S. boulardii* gehört deshalb zur Phytotherapie.

Zur Herstellung der Fertigarzneimittel wird der Hefestamm großtechnisch in Flüssigkulturen vermehrt und gefriergetrocknet. Durch die Lyophilisation bleibt die Lebensfähigkeit der Zellen erhalten. Die optimale Entwicklungstemperatur liegt bei 30 bis 40 °C, also bei Temperaturen, wie sie auch im Darm anzutreffen sind. Aus technischen Gründen (Genauigkeit der Füllmenge der Kapseln) wird dem Lyophilisat Laktose zugesetzt. Die Qualitätskontrolle in bezug auf die Reinheit der Kultur und Lebensfähigkeit der Zellen erfolgt mikrobiologisch bzw. mikroskopisch.

5.5.3.1 Pharmakologie und Toxikologie

Die antidiarrhoische Wirkung von *S. boulardii* wird einerseits durch antagonistische Effekte gegenüber pathogenen Keimen, andererseits durch stimulierende Wirkungen auf das enterale Immunsystem erklärt. Die Wirksamkeit ist an die Lebensfähigkeit der Zellen gebunden (Massot et al., 1982), die im Verlauf der Dünndarmpassage erhalten bleiben soll. Im Dickdarm werden die Zellen allerdings bakteriell abgebaut, so daß lediglich 0,05 % der eingenommenen Hefezell-Dosis wieder ausgeschieden werden. *Saccharomyces boulardii* wirkt antagonistisch gegen eine Anzahl pathogener Keime, die bei Anwesenheit der Hefezellen mit Zellschäden bis zum Zelluntergang reagieren (Böckeler und Thomas, 1989). Aufgrund von Mannosestrukturen auf der Zelloberfläche vermochte die Hefezelle fimbrientragende pathogene *E. coli* an sich zu binden (Gedek, 1989). Bakterielle Toxine wurden durch *S. boulardii* in ihrer Wirksamkeit beeinträchtigt (Czerucka et al., 1994). Weitere experimentelle Untersuchungen ergaben, daß *S. boulardii* einen stimulierenden Effekt auf das darmständige Immunsystem hat (Jahn und Zeitz, 1991).

Laut Monographie der Kommission E von 1994 wurden bei einmaliger oraler Gabe von 3 g/kg bei Mäusen und Ratten keine toxischen Reaktionen beobachtet. Bei Gabe von ca. 330 mg/kg für 6 Wochen an Hunde bzw. 100 g/kg über 6 Monate an Ratten und Kanninchen wurden ebenfalls keine substanzspezifischen Veränderungen beobachtet. Im Ames-Test ergaben sich keine Hinweise für mutagene Effekte.

5.5.3.2 Therapeutische Wirksamkeit

Zur Prüfung der therapeutischen Wirksamkeit bei verschiedenen Formen der akuten Diarrhoe liegen mit dem Präparat Perenterol 5 publizierte Doppelblindstudien aus den Jahren 1983–1993 vor.

Tempé et al. (1983) prüften bei 40 Patienten die Wirksamkeit bei ernährungsbedingter (Sondenkost) Diarrhoe. Bei prophylaktischem Zusatz des Hefepräparates zu den Nährlösungen betrug die Häufigkeit der beobachteten Passage-Störungen im Mittel 8,7 % gegenüber 16,9 % unter Placebo. Der Unterschied zwischen beiden Behandlungsgruppen war statistisch signifikant.

Kollaritsch et al. (1988) überprüften die Wirksamkeit von *S. boulardii* als Prophylaktikum gegen Reisediarrhoe. 1231 Reisende erhielten entweder Placebo (n = 406), 250 mg (n = 426) oder 500 mg (n = 399) des Hefepräparates pro Tag. Die Einnahme wurde 5 Tage vor Reiseantritt begonnen und während des gesamten Aufenthaltes im tropischen oder subtropischen Land fortgeführt. Die Häufigkeitsrate der Diarrhoe lag in der Placebogruppe bei 42,6 %, in der niedrigdosierten Therapiegruppe bei 33,6 % und in der höher dosierten Therapiegruppe bei 31,8 %. Die Reduktion gegenüber Placebo war in beiden Behandlungsgruppen statistisch signifikant.

Surawicz et al. (1989) prüften die Wirksamkeit von *S. boulardii* zur Prophylaxe der antibiotika-assoziierten Diarrhoen. In die Studie wurden 180 Patienten aufgenommen. Die Verum-Gruppe erhielt 500 mg *S. boulardii;* die Antibiotika-Behandlung mußte mindestens 3 Tage dauern. Unter Placebo trat bei 22 % der Patienten Diarrhoe auf, unter *S. boulardii* nur bei 9,5 %. Der Unterschied war ebenfalls statistisch signifikant (p < 0,04).

Höchter et al. (1990) führten eine Studie bei 92 ambulanten Patienten mit akuter Diarrhoe durch. In der Verum-Gruppe betrug die Tagesdosis 300–600 mg *Saccharomyces boulardii.* Unter Verum trat nach 2tägiger Therapie eine signifikant stärkere Reduktion des Scores aus Stuhlfrequenz und -qualität (Hauptzielkriterium) auf als unter Placebo (–17,2 resp. – 13.6; p < 0,04).

Plein und Hotz (1993) führten eine Pilotstudie mit 20 Patienten mit Morbus Crohn durch. Zunächst erhielten alle Patienten 14 Tage lang 750 mg *S. boulardii* täglich. Die Stuhlfrequenz reduzierte sich in dieser Zeit von 5 auf 4,4 pro Tag. Nach 14 Tagen erhielt die Hälfte der Patienten weiterhin das Verum, die andere Hälfte Placebo. Während in der ersten Gruppe die Stuhlfrequenz weiter auf 3,3 pro Tag sank, stieg sie in der Kontrollgruppe wieder auf den Ausgangswert an.

5.5.3.3 Indikationen, Dosierungen, Risiken und Gegenanzeigen

Die Monographie der Kommission E von 1994 nennt als Anwendungsgebiete für Trockenhefe aus *Saccharomyces boulardii* die symptomatische Behandlung akuter Durchfallerkrankungen und die Vorbeugung und symptomatische Behandlung von Reisediarrhoen sowie Diarrhoen unter Sondennahrung. Als zusätzliche Indikation wird die adjuvante Therapie bei chronischen Formen der Akne genannt.

Als Tagesdosis werden 250–500 mg täglich, bei sondennahrungsbedingter Diarrhoe 500 mg täglich empfohlen. Zur Prophylaxe der Reisediarrhoe sollte die Behandlung 5 Tage vor Abreise begonnen werden; im Falle der akuten Diarrhoe noch einige Tage nach dem Sistieren fortgesetzt werden.

Als Nebenwirkungen werden Blähungen genannt und in Einzelfällen Unverträglichkeitsreaktionen in Form von Juckreiz, Urticaria und generalisierten Exanthemen. Als Gegenanzeige gilt die Hefeempfindlichkeit. Als Wechselwirkung ist bei gleichzeitiger Einnahme von Monoaminooxidase-Hemmstoffen eine Blutdrucksenkung möglich.

5.5.4 Weitere pflanzliche Anti-Diarrhoika

Opium, der an der Luft getrocknete Milchsaft aus unreifen Früchten von Schlafmohn *(Papaver somniferum),* hat eine starke obstipierende Wirkung. Opium enthält 20–25 % Alkaloide, darunter 7–20 % Morphin. Die obstipierende Wirkung geht im wesentlichen auf das Morphin zurück. Der Darm wird nicht eigentlich ruhig gestellt, vielmehr wird die Kontraktion (segmentale Einschnürungen) gesteigert, was zu einer „spastischen Obstipation" (Ewe, 1983) führt. Opium, ebenso wie das besser dosierbare Morphin, gehört nicht mehr zur Phytotherapie im engeren Sinne (Abschnitt 1.2) und wird deshalb hier nicht ausführlicher besprochen.

Kolombowurzel (Colombo radix) stammt von einer im tropischen Ostafrika heimischen Liane. Teile der rübenförmig verdickten fleischigen Nebenwurzeln werden ausgegraben, gewaschen, in Scheiben geschnitten und getrocknet. Die so gewonnene Droge enthält 1–2 % Alkaloide vom Berberin-Typ, daneben auch Bitterstoffe. Im Hinblick auf die therapeutische Anwendung sind ältere pharmakologische Ergebnisse von Interesse, denen zufolge die Droge ähnlich wie Morphin ruhetonussteigernd wirkt. Wegen vergleichbarer Nebenwirkungen wie durch Morphin hat Kolombowurzel als Anti-Diarrhoikum in Deutschland keine Bedeutung mehr.

Uzarawurzel (Uzarae radix) ist eine aus dem südlichen Afrika stammende Droge, die dort offenbar seit Jahrhunderten als Antidiarrhoikum dient. Verwendet werden die getrockneten unterirdischen Teile 2- bis 3-jähriger Pflanzen. Alkoholisch-wäßrige Extrakte aus Uzarawurzeln wurden 1911 in Deutschland als pflanzliche Arzneimittel zur Behandlung akuter Durchfallerkrankungen eingeführt. Die Droge enthält mindestens 6 % Glykoside, darunter insbesondere das Uzarin und das Uzarigenin, das hinsichtlich seiner chemiscren Struktur dem Digitoxigenin nahesteht. Das Grundprinzip der Wirkung von Uzarawurzel-Extrakten ist die Hemmung aller Bewegungsvorgänge der glattmuskulären Organe, wahrscheinlich hervorgerufen durch eine lokale Stimulation sympathischer Nerven. Die Wirkung ähnelt qualitativ derjenigen des Papaverins. In höheren Dosierungen haben die Uzara-Glykoside digitalisartige Wirkungen am Herzen. Die letale Dosis des Trockenextraktes beträgt beim Hund etwa 100 bis 200 mg/kg Körpergewicht (Schmitz et al., 1992). Die Monographie der Kommission E aus dem Jahre 1990 nennt für Uzarawurzel-Zubereitungen als Anwendungsgebiete „unspezifische akute Durchfallerkrankungen" und als Gegenanzeigen „Therapie mit herzwirksamen Glykosiden". Die Einzeldosis beim Erwachsenen soll 50 bis 100 mg Gesamtglykosiden entsprechen. Eine vom Hersteller eines Uzara-Präparates vordelegte Anwendungsbeobachtung mit 552 Patienten ergab bei einer Behandlungsdauer von 2 bis 6 Tagen und einer mittleren Gesamtdosis von 200 mg Extrakt, entsprechend etwa 60 mg Gesamtglykosiden, eine überraschend gute Verträglichkeit: Unerwünschte Arzneimittelwirkungen wurden nur von einer Patientin (0,18 %) angegeben, nämlich Pruritus am Körper, der zur Unterbrechung der Behandlung führte. Gemessen an einem Summenscore der Diarrhoe-Symptomatik war die Therapie bei ca. 80 % aller Patienten gut wirksam (Anonymus, 1994).

Johannisbrotsamen sind die Samen des Johannisbrotbaumes, der im Mittelmeergebiet wächst. Als nebenwirkungsarmes, natürliches Anti-Diarrhoikum zur Behandlung von Durchfallerkrankungen, vor allem bei Säuglingen, Kleinkindern und Kindern, kann Johannisbrotkernmehl verwendet werden. Dieses Mehl wird nach einem speziellen Aufschlußverfahren aus Teilen des Johannisbrotsamens gewonnen. Es setzt sich zusammen aus Galaktomannoglykanen (etwa 88 %) und anderen Polysacchariden (5 %) sowie Proteinen und Mineralstoffen. Das Molekulargewicht liegt bei 310.000 Dalton, entsprechend einem Polymerisationsgrad von etwa 19.000. Es gehört zu den verzweigtlinearen Hetero-Polysacchariden. Es bindet bereits in niedrigen Konzentrationen große Wassermengen (50- bis 100 faches des Trockengewichtes). Außer als Anti-Diarrhoikum verwendet man Johannisbrotkernmehl als Bestandteil kalorienarmer Diäten.

5.5.5 Rezepturvorschläge

Stopftee

Rp.   Theae nigrae fol.   40,0
       Melissae folium   20,0
       Foeniculi fruct. cont.   20,0
       Centaurii herb.   20,0
       M.f.species
D. S. 2 Teelöffel voll aus 1 Tasse als Infus. 10–20 Minuten ziehen lassen.

5.5.6 Fertigarzneimittel
(Stand: Rote Liste 2003)

Abkürzungen: *Btl* = Beutel, *E* = Extrakt, *FL* = Flüssigpräparat, *FT* = Filmtablette, *K* = Kapsel, *T* = Tropfen.

Monopräparate

Aplona	Apfelpulver	Btl:	4,9 g
Hamadin	Saccharomyces boulardii	K:	250 mg
Omniflora Akut Hefekapseln	Saccharomyces boulardii	K:	250 mg
Perenterol	Saccharomyces boulardii	K:	50 mg; -forte K 250 mg
Perocur forte	Saccharomyces boulardii	K:	250 mg
RatioGast Durchfallkapseln	Tormentillwurzel (E)	K:	200 mg
Santax S	Saccharomyces boulardii	K:	250 mg
Traxaton	Eichenrinde (E)	FT:	140 mg
Uzara	Uzarawurzel (E)	D:	45–55 mg; FL: 44-55 mg/ml

Häufig verwendetes Kombinationspräparat:

Diarrhoesan (FL)	Apfelpektin	FL:	3,2 g/ 100 ml
	Kamillenblüten (E)		2,5 g/ 100 ml

 Literatur

Anonymus (1994) Anwendung von Uzarabei unspezifischen Durchfallerkrankungen. Wissenschaftlicher Abschlußbericht, STADA Arzneimittel AG.

Böckeler W, Thomas G (1989): In-vitro-Studien zur destabilisierenden Wirkung lyophilisierter Saccharomyces cerevisiae Hansen CBS 5926-Zellen auf Enterobakterien. Läßt sich diese Eigenschaft biochemisch erklären? In: Müller J, Ottenjann R, Seifert J (Hrsg) Ökosystem Darm, Springer Verlag: 142–153.

Czerucka D, Roux l, Rampal P (1994) Saccharomyces boulardii Inhibits Sectretagogue-Mediated Adenosin 3', 5'-Cyclic Monophosphate Induction in Intestinal Cells. Gastroenterology 106: 65–72.

Ewe K (1983) Obstipation – Pathophysiologie, Klinik, Therapie. Int Welt 6: 286–292.

Gedek B, Hagenhoff G (1989) Orale Verabreichung von lebensfähigen Zellen des Hefestammes Saccharomyces cerevisiae Hansen CBS 5926 und deren Schicksal während der Magen-Darm-Passage. Therapiewoche 38 (Sonderheft): 33–40.

Höchter W, Chase D, Hagenhoff G (1990) Saccharomyces boulardii bei akuter Erwachsenendiarrhoe. Münch Med Wschr 132: 188–192.

Hojgaard L, Arffmann S, Jorgeasen M, Krag E (1981) Tea consumption: a cause of constipation. Br Med J 282: 864.

Jahn HU, Zeitz M (1991) Immunmodulatorische Wirkung von Saccharomyces boulardii beim Menschen. In: Seifert J, Ottenjann R, Zeitz M, Bockemühl J (Hrsg.) Ökosystem Darm III. Springer-Verlag: 159–164.

Kollaritsch HH, Tobüren D, Scheiner O, Wiedermann G (1988) Prophylaxe der Reisediarrhoe. Münch Med Wschr 130: 671–673.

Ludewig R (1995) Schwarzer und Grüner Tee als Genuß- und Heilmittel. Dtsch Apoth Z 135: 2203–2218.

Lund K, Rimpler H (1985) Tormentillwurzel. Dtsch Apoth Z 125: 105–107.

Reynolds JEF (ed) (1989) Martindale. The Extra Pharmacopoeia. 29th Edition. The Pharmaceutical Press, London: 1535.

Massot J, Desconclois M, Astoin J (1982) Protection par Saccharomyces boulardii de la diarrhée \lquote a Escherichia coli du souriceau. Ann Pharm Fr 40: 445–449.

Plein K, Hotz J (1993) Therapeutic effect of Saccharomyces boulardii on mild residual symptoms in a stable phase of Crohn's disease with special respect to chronic diarrhea – a pilot study. Z Gastroenterol 31: 129–134.

Schmitz B, El Agamy R, Lindner K (1992) Uzarawurzel – seit 80 Jahren bewährt bei akuten Durchfallerkrankungen. Pharmazeutische Zeitung 137: 1697–1713.

Scholz E, Bertram B (1995) Camellia sinensis (L.) O. Kuntze – Der Teestrauch. Z Phytother 17: 235–250.

Schulte FJ, Spranger J (1988) Lehrbuch der Kinderheilkunde. Fischer, Stuttgart: 320.

Sollmann T (1948) A manual of pharmacology, 7th ed. Saunders Company Philadelphia London: 110.

Surawicz Ch, Elmer GW, Speelman P, McFarland LV, Chinn J, van Belle G (1989) Die Prophylaxe Antibiotika-assoziierter Diarrhöen mit Saccharomyces boulardii. Eine prospektive Studie. Gastroenterol 96: 981–988.

Tempé JD, Steidel AL, Blehaut H, Hasselmann M, Lutun Ph, Maurier F (1983) Prévention par Saccharomyces boulardii des diarrhées de l'alimentation entérale \lquote a débit continu. La Semaine des H\'f4pitaux de Paris 59: 1409–1412.

Yajima T (1985) Contractile effect of shortchain fatty acids an the isolated colon of the rat. J Physiol 368: 667–678.

5.6 Obstipation

5.6.1 Krankheitsbild, Ursachen, allgemeine Maßnahmen

Die Obstipation ist durch Befunde und Beschwerden charakterisiert. Die Befunde orientieren sich an der Stuhlfrequenz. Als obstipiert gilt, wer seinen Darm seltener als alle 2–3 Tage entleert. Ihren Krankheitswert erhält die Obstipation aber im wesentlichen durch die subjektiven Beschwerden im Sinne der Notwendigkeit zu starkem Pressen, durch schmerzhaften Stuhlgang und das Gefühl, sich nicht richtig entleeren zu können (Tabelle 5.6). Die Obstipation ist häufig von weiteren Befindensstörungen begleitet wie obdominellen Krämpfen, Völlegefühl oder vegetativen Dysregulationen.

Tabelle 5.6.
Syndrom der Obstipation (Ewe, 1988).

Befunde und Beschwerden	Erläuterungen
Frequenz („zu selten")	weniger als 3 Stuhlentleerungen pro Woche
Stuhlgang („zu schwer")	starkes Pressen bei der Defäkation
Konsistenz („zu hart")	harter Stuhl („Schafskotstuhl")
Stuhlmenge („zu wenig")	geringes Stuhlvolumen (unter 50 g)
Empfinden des Patienten	stark behinderte und verzögerte Entleerung

Im Wechsel mit Phasen der Diarrhoe gehört die Obstipation zum Bild des irritabelen Kolons (Abschnitt 5.4).

Eine akut auftretende Verstopfung kann banale Ursachen haben, z. B. Kostwechsel, Reisen, fieberhafte Erkrankungen mit Bettlägerigkeit. Zahlreiche Medikamente, darunter Antacida und Anticholinergika, können ebenfalls zur Obstipation führen. Neu auftretende Stuhlunregelmäßigkeiten ohne erkennbaren Anlaß sind wegen des Malignom-Risikos immer abklärungsbedürftig. Zum überwiegenden Teil sind die Ursachen der chronischen Verstopfung jedoch funktioneller Natur. Hinsichtlich der Pathogenese sind die folgenden Faktoren wichtig:

- falsche Lebensweise (Bewegungsmangel) und falsche Eßgewohnheiten (schlackenarme Kost, hastiges und/oder unregelmäßiges Essen);
- psychische Faktoren, z. B. Mißachtung der Defäkationsreize infolge psychischer Belastung oder übertriebener Reinlichkeitserziehung;
- Furcht vor Krankheit und Selbstvergiftung („Horror autotoxicus") führt zur Pseudoobstipation (Ewe, 1983).

Jede Behandlung einer chronischen Obstipation muß deshalb primär mit einer diätetischen und gegebenenfalls auch psychotherapeutischen Beratung beginnen. Hierzu gehören konkrete Empfehlungen zur Umstellung auf faserreichere Kost, Zufuhr ausreichender Flüssigkeitsmengen (4–6 Glas Wasser im Laufe des Vormittages), Essen abführend wirkender Früchte und Obstsorten wie Backpflaumen, Datteln, Feigen und Rhabarber. Als physikalische Maßnahmen kommen Gymnastik zur Stärkung der Bauchmuskulatur, gegebenenfalls Bauchdeckenmassage sowie die Empfehlung zu vermehrter Bewegung hinzu. Die eigentliche Phyto-Pharmakotherapie beginnt mit der Empfehlung und Verordnung von Füll- und Quellstoffen, während stimulierende Laxantien, insbesondere Anthranoiddrogen, Präparate der 2. Wahl sind.

5.6.2 Füll- und Quellstoffe

Füll- und Quellstoffe (Tabelle 5.7) sind mild wirkende und risikoarme Laxanzien, die der physiologischen Wirkung ballaststoffreicher Nahrung am nächsten kommen. Infolge ihrer wasserbindenden Wirkung können sie teilweise auch zur symptomatischen Durchfallbehandlung verwendet werden. Sie sind auch allgemein anerkannt zur Dauertherapie bei Colon irritabile und bei chronischer Divertikulitis.

Tabelle 5.7.
Füll- und Quellmittel.

Drogen	Tagesdosis[1]	Besonderheiten
Leinsamen	30–50 g	Ganze, jedoch „angebrochene" Körner einnehmen
Weizenkleie	20–40 g	Nicht bei Kleinkindern und gluteninduzierter Enteropathie
Flohsamen	5–10 g	Schalen haben 3fachen Wirkwert (TD 3 g!)
Agar-Agar	5–10 g	„Füllperistaltikum", Wirkung nur über Volumenreiz

[1] einzunehmen mit etwa der 10fachen Flüssigkeitsmenge

5.6.2.1 Wirkungsweise

Der Terminus Füllstoff wird im folgenden synonym zu den im Schrifttum daneben noch verwendeten Termini Ballaststoff und Nahrungsfaser gebraucht. Füllstoffe werden üblicherweise mit der Nahrung zugeführt. Sie bestehen aus unverdaulichen Kohlenhydraten, die jedoch ganz (Pektine) oder teilweise (Kleie) durch die Dickdarmflora abgebaut werden können. Ihre physiologische Funktion besteht darin, durch ihr Volumen die Darmtätigkeit anzuregen und eine raschere Passage des Speisebreies durch den Darmtrakt zu bewirken. Die Füllstoffe sind alle mehr oder weniger quellfähig, so daß nur eine quantitative Abgrenzung zu den Quellstoffen besteht. Bei den Quellstoffen im engeren Sinne steht die Fähigkeit zur Schleim- oder Gelbildung stärker im Vordergrund. In der Lebensmitteltechnologie ist der Ausdruck Quellstoff praktisch gleichbedeutend mit Dickungsmittel, in Pharmazie und Medizin mit Muzilaginosum (Hutz und Rösch, 1988). Quellstoffe im Sinne von Muzilaginosa sind nicht üblicherweise Bestandteile der Nahrung, sondern sie sind als Arzneidrogen (z. B. Flohsamenschalen) oder als ungeformte Drogen (z. B. Karaya) Bestandteile von Arzneimitteln. Sie bestehen ebenfalls aus unverdaulichen Kohlenhydraten, die jedoch im Unterschied zu den Füllstoffen durch die Darmflora nicht oder nur partiell abbaubar sind.

Zum Verständnis der Wirkweise von Füll- und Quellstoffen sind Kenntnisse über die Zusammenhänge zwischen Stuhlgewicht, intestinaler Transitzeit und über die quantitative Zusammensetzung der Faeces nützlich. Unter intestinaler Transitzeit versteht man die Zeit, die zwischen der Aufnahme der Nahrung und der Ausscheidung der in ihr enthaltenen unverdaulichen Bestandteile als Faeces verstreicht. Beeinflußt wird die Transitzeit vor allem durch den Gehalt an unverdaulichen Nahrungsbestandteilen. Dabei beeinflussen die „Ballaststoffe" weniger die Transitzeit im Dünndarm, als vielmehr die Passagezeit im Kolon. Je höher das Stuhlgewicht, um so kürzer die Transitzeit. Es kommt aber nicht nur auf die absolute Menge an unverdaulichen Stoffen an, sondern auch auf deren Zusammensetzung. Überraschenderweise soll nicht die Volumenzunahme durch Bindung von Wasser der ausschlaggebende Parameter sein, sondern der Gehalt an Pentosanen. Beispielsweise erhöhen 20 g Weizenkleie das Stuhlgewicht um 127 %, die Gabe von 5 g Guar, das sich durch gutes Wasserbindungsvermögen auszeichnet, aber nur um 20 % (Cummings, 1978).

Allem Anschein nach ist also die durch Volumenvermehrung angeregte Darmmotilität nicht der alleinige Maßstab für die Wirksamkeit. Ein weiterer wichtiger Faktor ist die Umstimmung der Darmflora. Es leben im Kolon über 400 Bakterienarten, deren nähere Zusammensetzung sich nach dem Substratangebot richtet. Die Gesamttrockenmasse der Faeces wird zu mehr als 50 % aus Bakterien gebildet (Stephen und Cummings, 1980). Indem man der Bakterienflora in Form der „Ballaststoffe" Substrat für ihre Vermehrung anbietet, vergrößert man die Zahl der Bakterien und damit das Stuhlgewicht. Da die Bakterien jeweils auf bestimmte Substrate spezialisiert sind, muß man mit einer Latenzperiode von 4–6 Wochen rechnen, ehe sich eine geeignetere Darmflora durchsetzen kann. Diese Vorstellung stimmt mit Untersuchungen an gesunden Probanden überein, wonach sich erst nach der 3wöchigen Ballaststoffgabe Transitzeit und Stuhlgewicht signifikant ändern (Cummings et al., 1978).

Die in den Füll- und Quellstoffen enthaltenen Zellulosen, Hemizellulosen, Lignine und Pektine werden durch die menschlichen Verdauungsenzyme nicht gespalten und gelangen somit unverdaut durch den Dünndarm ins Kolon. Die Dickdarmflora ist in der Lage, die Ballaststoffe partiell oder auch ganz abzubauen, wobei vor allem kurzkettige Fettsäuren – insbesondere Essigsäure, Propionsäure und Buttersäure – neben Methan, Kohlendioxid und molekularem Wasserstoff entstehen. Es wird diskutiert, daß dem Stoffwechsel kurzkettiger Fettsäuren in der Kolonmukosa eine Art Schutzfunktion für die Aufrechterhaltung der normalen Schleimhautfunktion zukommt (Literatur bei Kasper, 1985). Vor allem aber fördern die kurzkettigen Fettsäuren die Resorption von Salzen und Wasser (Ruppin et al., 1980); auch regen sie über osmotische Reize die Kolonmotilität an (Yajima, 1985). Quellstoffe machen den Stuhl weicher und verbessern seine Gleitfähigkeit. Ferner wird postuliert, daß Quellstoffe den Darm ausdehnen, wodurch dieser zu vermehrter Eigentätigkeit angeregt wird.

Als unerwünschte Wirkungen können aufgrund der bakteriellen Spaltung in den unteren Darmabschnitten vermehrt Völlegefühl und Flatulenz auftreten, selbst verstärkte Obstipation ist während der ersten beiden Wochen möglich. In der Regel tritt spontane Besserung mit der Umstellung der Darmflora ein. Es kann nützlich sein, mit einer halben Dosierung zu beginnen. In einzeln>n Fällen wird es notwendig sein, das Präparat zu wechseln (Fingl, 1980).

Füll- und Quellstoffe müssen unbedingt mit reichlich Flüssigkeit eingenommen werden. Das Flüssigkeitsvolumen orientiert sich am Quellvermögen des jeweiligen Präparates und entspricht im Regelfalle dem 5- bis 10 fachen des Trockengewichtes. Stenosierende Veränderungen im Magen-Darm-Trakt sind Kontraindikationen. Selbst ohne vorbestehende Stenosen, kam es unter der Therapie mit Füllstoffen in seltenen Fällen zum Ilius, was die besondere Dringlichkeit der ausreichenden Flüssigkeitszufuhr unterstreicht. Füll- und Quellmittel sollen außerdem nicht unmittelbar vor dem Zubettgehen und nicht im Liegen eingenommen werden. Sie sollen nicht zusammen mit Motilitätshemmern (z. B. Loperamid) angewendet werden.

5.6.2.2 Leinsamen

Leinsamen (Lini semen) besteht aus den getrockneten reifen Samen des Leins (Abb. 5.11). Der Lein oder Flachsdist eine der ältesten Kulturpflanzen. Er wird zur Gewinnung der Ölsaat und zur Fasergewinnung angebaut. Die Samen der einjährigen Pflanze sind geruchlos und nehmen im Munde langsam einen schleimigen Geschmack an. Die wesentlichen Inhaltsstoffe sind Schleimbildner (7–12 %), fettes Öl (etwa 40 %), Eiweiß (etwa 23 %) sowie Rohfaser, Mineralstoffe und zyanogene Glykoside (etwa 1 %).

Abb. 5.11. ▶ Leinpflanze mit Blüte.

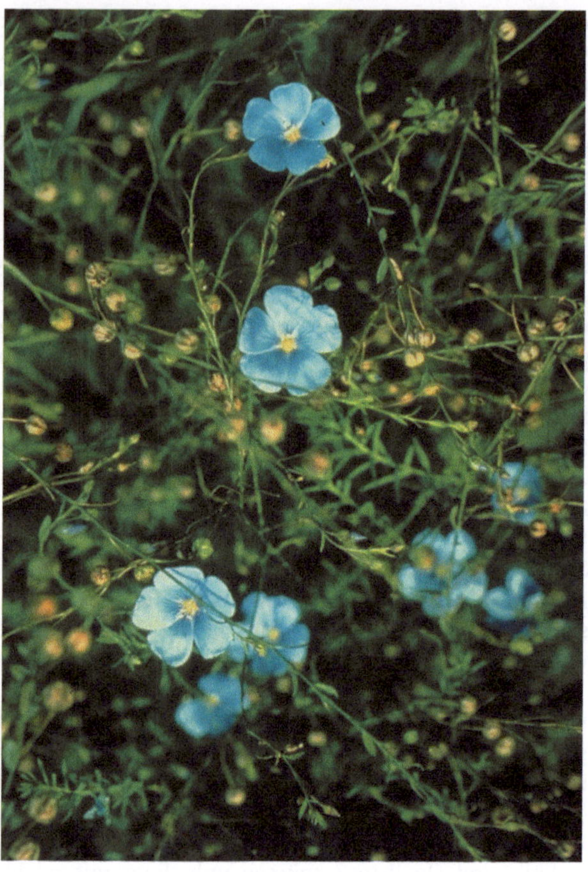

Der wichtigste Bestandteil für die Anwendung als Quellmittel sind die Schleimstoffe, die in der Epidermis der Samenschale lokalisiert sind. Um zu quellen, ist es daher nicht notwendig, den Samen zu schroten. Vielmehr ist es vorteilhaft, ihn nur zu quetschen („Anbrechen"). Auf diese Weise tritt die Quellung schnell ein, ohne daß größere Mengen des fetten Öles (100 g Leinsamen entsprechen etwa 500 kcal) zur Resorption gelangen. Darüber hinaus haben die ganzen Körner eine wesentlich bessere Lagerungsstabilität, da die hoch ungesättigten Fettsäuren im Leinsamenschrot bei Luftsauerstoff schnell ranzig werden.

Leinsamen quellen auf das Mehrfache ihres Volumens. Selbst im sauren Milieu des Magens wird die Kolloidstruktur des Schleimes nicht zerstört; im schwach alkalischen Medium des Dünndarmes behält der Schleim seine volle Quell- und Gleitfähigkeit. An der Stimulation der Peristaltik sollen auch die Ballaststoffe beteiligt sein. Mit Wirkungseintritt ist erst nach einer Latenzzeit von mehreren Tagen zu rechnen (Sewing, 1986).

Risiko durch Blausäure

Leinsamen galt wegen seines Gehaltes an dem zyanogenen Glykosid Linamarin neben den Bittermandeln lange Zeit als potentielle Quelle für nahrungsassoziierte Blausäure-

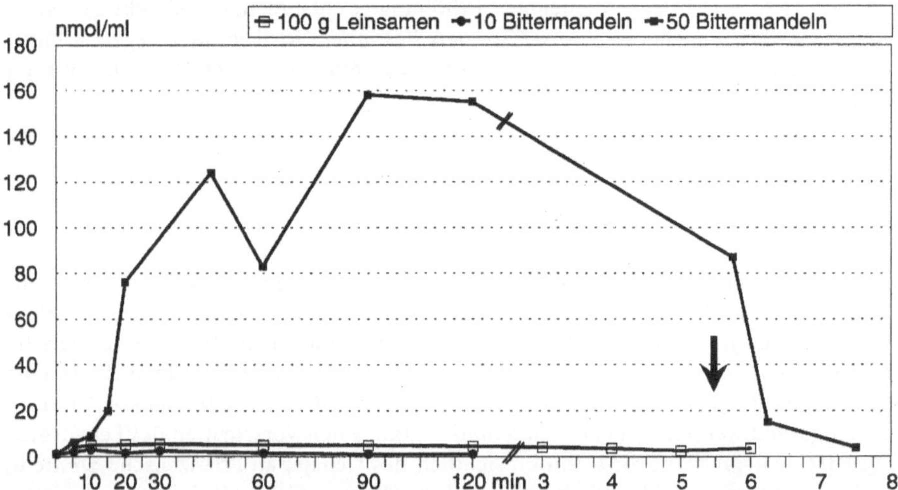

Abb. 5.12. ▲ Zyanidspiegel bei einem Probanden nach der Einnahme von Leinsamen und Bittermandeln. Nach 5,5 Stunden (↓) intravenöse Infusion von 1 g Natriumthiosulfat als Antidot (Schulz et al., 1983).

Vergiftungen. 100 g Leinsamen enthalten umgerechnet etwa 30 mg, 100 g Bittermandeln etwa 250 mg Blausäure; die tödliche Blausäure-Dosis für einen Menschen beträgt etwa 50–100 mg. Während jedoch die Resorption von Blausäure z. B. nach der Einnahme zyanogener Salze wie Kaliumzyanid in Minutenschnelle bereits über die Magenschleimhaut erfolgt, konnten nach der Einnahme von 100 g Leinsamen nur sehr geringe Konzentrationen von Blausäure im Blut nachgewiesen werden. Ähnlich niedrige Spiegel fanden sich nach dem Essen von 10 Bittermandeln; dagegen traten nach 50 Bittermandeln lebensbedrohliche Blutkonzentrationen bei einem Probanden auf (Abbildung 5.12).

Die Ursache für die nichtlineare Kinetik der Resorption und Elimination von Blausäure im Körper liegt einerseits in der enzymabhängigen Freisetzungsreaktion der Blausäure aus ihrer glykosidischen Bindung. Im Falle des Leinsamens wird diese Abspaltung katalysiert durch das pflanzliche Enzym Linamarase, die im sauren Magensaft teilweise inaktiviert wird, so daß die Freisetzung nur langsam erfolgen kann. Nach ihrer Resorption unterliegt die Blausäure der Umwandlung durch das Enzym Rhodanase, das in den Mitochondrien aller Körperzellen enthalten ist und kleine Mengen Blausäure rasch in die ungefährliche Verbindung Thiozyanat umwandelt. Die Kapazität des Rhodanase-Entgiftungssystems ist jedoch limitiert; bei plötzlichem Anfluten größerer Mengen von Blausäure kann es deshalb sehr schnell zur tödlichen Vergiftung kommen (Schulz, 1984).

In einer kontrollierten Studie nahmen 20 gesunde Probanden akut 30 g bzw. 100 g und über einen Zeitraum von 5 Wochen 45 g aufgebrochenen Leinsamen täglich ein. Eine bedeutsame Erhöhung der Blausäurespiegel im Blut trat in keinem Falle ein. Die Serumspiegel des Blausäure-Metaboliten Thiozyanat erhöhten sich im Verlaufe der Behandlungsperiode ebenso wie die Thiozyanat-Ausscheidung mit dem Urin im Mittel um etwa 75 %, was in etwa denjenigen Erhöhungen entsprach, wie sie üblicherweise auch bei starken Rauchern gemessen werden. Besondere Risiken oder Gegenanzeigen konnten aus dieser mäßiggradigen Thiozyanat-Kumulation nicht abgeleitet werden (Schulz et al., 1983).

5.6.2.3 Weizenkleie

Weizenkleie ist ein Nebenprodukt bei der Herstellung von Weizenmehl. Sie besteht vorwiegend aus den äußeren Schichten des Weizenkorns einschließlich der Aleuronschicht, somit aus der Fruchtschale, der Samenschale und dem Keimling. Zwischen dem stärkehaltigen Endosperm und der Kleie besteht keine natürliche Trennung, so daß die Zusammensetzung der Kleie je nach Mahlprozessen etwas unterschiedlich ist. An eine Diätkleie, die ja über lange Zeit hin eingenommen wird, müssen besondere Anforderungen gestellt werden. In erster Linie muß Diätkleie den Vorschriften des Lebensmittelgesetzes entsprechen, vor allem hinsichtlich des Gehalts an Pflanzenschutzmitteln; sie darf nicht mit Strahlenpilzen oder anderen Bakterien kontaminiert sein. Ferner sollte die Größe der Kleiepartikel definiert und standardisiert sein: Der Wassergehalt soll gegenüber nativer Kleie deutlich herabgesetzt sein. Schließlich sind Kleieprodukte nur dann als einwandfrei zu bewerten, wenn die in der nativen Kleie vorhandenen Trypsininhibitoren inaktiviert sind.

Die Zusammensetzung geht aus der Tabelle 5.8 hervor. Der Einweißanteil enthält Gluten (Klebereiweiß), weshalb Weizenkleie nicht zur Anwendung bei Patienten mit gluteninduzierten Enteropathien geeignet ist. Ebenfalls wegen des Glutengehaltes soll Kleie nicht bei Kleinkindern bis zu 2 Jahren angewendet werden. Ein Teil der Kleiebestandteile ist verdaulich. Der Brennwert ist jedoch mit 150–175 kcal gering. Der Rest gelangt unverändert in den Dickdarm, wo insbesondere die Pentosane und andere Hemizellulosen dem mikrobiellen Abbau unterliegen. Die Vermehrung des Stuhlvolumens beruht auf 3 Faktoren: der Quellfähigkeit der Pentosane, dem Füllstoffcharakter unverdaulicher Stoffe (Fasern und Lignin) und der Vermehrung der Darmbakterien. Daneben entstehen kurzkettige Säuren, die einen chemischen Reiz auf die Darmschleimhaut ausüben.

Kleie ist auch zur Prophylaxe von Entzündungen bei Divertikulose geeignet. In einer Studie erhielten 70 Patienten zu einer ballaststoffarmen Diät 12–14 g Kleie täglich. Nach einer Latenzzeit von 2–4 Wochen waren 62 der Patienten beschwerdefrei (Weinreich,

Tabelle 5.8.
Chemische Zusammensetzung von Weizenkleie (Huth et al., 1980).

Bestandteile	%
Wasser	10
Protein	15
Fett	5
Kohlenhydrate	55
– Stärke	12
– Zellulose	21
– Hemizellulosen	22
Lignin	8
Mineralstoffe und Vitamine	7

1980). Die erwünschten therapeutischen Effekte, insbesondere im Sinne einer Verkürzung der Passagezeit, scheinen in erheblichem Maße von der Partikelgröße der Kleie abhängig zu sein. Grobe Partikel von mehr als 1 mm Durchmesser haben die beste Wirkung (Smith et al., 1981).

Nach langfristiger Gabe von Kleie (2 × 15 g/Tag) konnten bei gesunden Versuchspersonen nach 6 Wochen signifikante Änderungen in der Relation der einzelnen Gallensäuren untereinander (Abfall der Desoxycholsäure und Anstieg der Chenodesoxycholsäure) nachgewiesen werden (Kasper, 1980). Die klinische Relevanz dieser Beobachtung ist jedoch unklar. Risiken (Ilius) ergeben sich mit Weizenkleie allenfalls bei unzureichender Flüssigkeitszufuhr.

5.6.2.4 Flohsamen und Flohsamenschalen

Flohsamen (Psyllii semen) sind die reifen Samen mehrerer Plantago-Arten. Es sind 2–3 mm lange elliptische Gebilde, die geruchlos sind, fade schmecken und beim Kauen schleimig werden. Bei den indischen Flohsamen läßt sich die schleimige Samenschale relativ leicht von den übrigen Teilen des Samens trennen; sie bilden deshalb ein eigenes Handelsprodukt, die Flohsamenschalen. Die für die Verwendung wichtigen Quellstoffe (Schleimstoffe, Hemizellulosen) sind in der Epidermis der Samenschale lokalisiert, so daß der Wirkwert der Flohsamenschalen den Flohsamen um etwa das 5 fache übertrifft.

Die ganzen Samen oder Samenschalen läßt man vor der Einnahme mehrere Stunden im Wasser quellen und nimmt sie dann mit viel Flüssigkeit ein. Der Schleim hält während der Magen-Darm-Passage die Feuchtigkeit fest, so daß nach einer Passagezeit von 6–12 Stunden ein weichgeformter Stuhl ausgeschieden wird. Diskutiert wird auch eine rein mechanische Reizung, die zu einer reflektorischen Anregung der Peristaltik führt (USD, 1967).

Als unerwünschte Wirkungen können in seltenen Fällen allergische Reaktionen auftreten. Nach Verfütterung von pulverisiertem Flohsamen kam es bei Ratten innerhalb von 18 Wochen, bei Hunden innerhalb von 4 Wochen zur Ablagerung eines braunschwarzen Pigmentes in den proximalen Nierentubuli, ohne die Nierenfunktion zu beeinflussen. Nach Langzeitgabe von ganzem Flohsamen wurden ähnliche Phänomene nicht beobachtet (Leng-Peschlow und Mengs, 1990).

5.6.2.5 Agar-Agar und Karaya

Als Agar-Agar oder einfach als Agar bezeichnet man eine Gallerte, die man durch Auskochen verschiedener Rotalgen erhält. Hauptbestandteil des Produktes sind zwei Polysaccharide, nämlich

▶ Agarose, die kettenförmig aufgebaut ist. Die Ketten sind zu etwa 10 % mit Schwefelsäure verestert.
▶ Agaropektin, das sich von der Agarose dadurch unterscheidet, daß der Veresterungsgrad mit Schwefelsäure wesentlich höher ist. Außerdem kommt zusätzlich im Molekül Brenztraubensaure in ketalischer Bindung vor.

Agar als Handelsprodukt wird in Form weißer bis gelblicher Streifen oder Stäbchen geformt oder auch als gelbliches Pulver angeboten. Die Produkte sind geruch- und geschmacklos. Agar ist unverdaulich und passiert den Magen-Darm-Trakt praktisch unverändert. Auch von Mikroorganismen der Intestinalflora scheint es kaum abgebaut zu werden, womit möglicherweise seine vergleichsweise geringe darmregulierende Wirksamkeit zusammenhängt. Es wirkt lediglich aufgrund der Volumenzunahme durch Einlagerung von Wasser.

Karaya, genauer Karaya-Gummi oder indischer Tragant, ist ein Produkt, das aus Baumstämmen von *Sterculia urens* und verwandten Arten nach deren Verletzung austritt. Die Rohdroge besteht aus graubraunen, gelblichen oder rötlichen Stücken, die nach der Pulverisierung deutlich nach Essigsäure riechen. Karaya besteht ebenfalls aus Polysacchariden; der Aufbau der Makromoleküle weist eine Verwandtschaft zu demjenigen der Pektine auf. Das Produkt hat großes Quellvermögen; noch eine 10 %ige Lösung quillt zu einer homogenen, klebrig gelatinösen Masse auf.

5.6.3 Osmotisch wirkende Mittel

Prototyp der Osmoselaxantien sind bestimmte Salze, die gut wasserlöslich, aber schwer resorbierbar sind, wie Glaubersalz (Natriumsulfat) oder Bittersalz (Magnesiumsulfat). Diese Salze halten das Wasser allein durch ihre osmotische Wirkung im Darm zurück und vermehren dadurch dessen Inhalt. Werden sie in hypotonischer Lösung verabreicht, so wird rasch Wasser resorbiert, bis die eingegebene Lösung isotonisch ist. Verabreicht man hypertonische Lösungen, so wird zusätzliches Körperwasser im Darm gebunden.

Der gleiche Wirkungsmechanismus liegt auch den nicht resorbierbaren Zuckern (Mannose) und Zuckeralkoholen (Mannit und Sorbit) pflanzlicher Herkunft zugrunde. Allerdings überlagert sich ein zweiter Mechanismus: Die nicht resorbierten Zucker gelangen unverändert ins Kolon, wo sie zu kurzkettigen Fettsäuren abgebaut werden. Die dabei entstehenden Essig-, Milch- und Buttersäuren stimulieren die Peristaltik und retinieren osmotisch Wasser. Wahrscheinlich trägt auch die Vermehrung der physiologischen Darmflora über die dadurch vermehrte Faeces-Masse zur Darmregulation bei.

Prototyp dieser Laxanziengruppe ist die Laktulose, ein partialsynthetisches Umwandlungsprodukt des Milchzuckers, somit aber kein Pflanzenstoff.

Pflanzlicher Herkunft ist dagegen Mannitol, das im Pflanzenreich verbreitet vorkommt. Beträchtliche Mengen sind in Meeresalgen (bis zu 20 %) enthalten; bis zu 13 % in Manna, dem eingetrockneten Saft der Manna-Esche. Das arzneilich verwendete Mannitol wird allerdings partialsynthetisch durch Hydrierung von Invertzucker hergestellt.

Sorbit ist ein Zuckeralkohol, der ebenfalls im Pflanzenreich vorkommt. Es ist in höheren Konzentration in Äpfeln, Birnen, Pflaumen, Aprikosen, Kirschen und vor allem den Vogelbeeren *(Sorbus aucuparia)* enthalten. Das Handelsprodukt gewinnt man allerdings wiederum partialsynthetisch durch Reduktion von Glucose. In Dosierungen von 20–30 g per os wirkt Sorbit als schwaches Laxans.

5.6.4 Anthranoiddrogen

Während Füll- und Quellstoffe hauptsächlich innerhalb des Darmlumens durch physikalische Effekte wirksam werden, wirken die sogenannten stimulierenden Laxanzien, dazu zählen in erster Linie die Anthranoiddrogen, erst nach Kontakt mit der Darmschleimhaut. Sie werden deshalb auch als Kontakt-Laxanzien bezeichnet und führen in der Regel zu einer unphysiologischen Defäkation mit durchfallähnlichen Stühlen sowie relativ oft zu Bauchschmerzen (Gysling, 1976).

Dieser Effekt kommt durch mehrere Mechanismen zustande:

- Reflexe, ausgelöst durch Stimulierung der in der Mukosa und Submukosa gelegenen Rezeptoren; dadurch verstärkte propulsive Kolonmotilität, verkürzte Passagezeit und verminderte Nettoresorption von Wasser und Elektrolyten;
- Zunahme der cyclischen AMP (cAMP) in den Enterozyten. Über eine Veränderung der intrazellulären Calciumkonzentration gelangt Chlorid in das Darmlumen; Natrium und Wasser folgen aus osmotischen bzw. aus Gründen der Elektronenneutralität (= sekretagoge Wirkung);
- Undichtwerden der Kittleisten (= Schlußleisten) zwischen den Endothelzellen des Dickdarms. Bereits resorbiertes Natrium und Wasser können durch die geschwächten Kittleisten wieder in das Lumen zurückgelangen;
- Blockade der Natriumpumpe (Natrium-Kalium-ATPase) auf der lumenabgewandten Seite des Darmepithels; dadurch Hemmung der Resorption von Natrium und Wasser (= antiresorptive Wirkung).

Die laxierende Wirkung der Anthranoiddrogen wird durch die darin enthalten chemisch definierten Anthranoide verursacht. Fertigarzneimittel sind demzufolge auf den Anthranoidgehalt normiert. Die Dosierung darf bei dieser Gruppe von Phytopharmaka nicht entsprechend der Menge der Droge bzw. der daraus gewonnenen nativen Extrakte, sondern nur nach der Menge der wirksamkeitsbestimmenden Inhaltsstoffe, d. h. der Anthranoide, bemessen werden. Die entsprechenden pharmazeutischen Dosisäquivalente gehen aus der Tabelle 5.9 hervor.

Die Kenntnisse zut Pharmakokinetik der Anthranoiddrogen sind lückenhaft; lediglich zu den Sennosiden liegen einige Studien vor. Die an Zucker gebundenen Anthranoide sind pharmakologisch inert und gelangen unverändert in den Dickdarm, wo sie

Droge	Gesamtanthranoide (%)	Tagesdosis (g)
Rhabarberwurzel	2–3	1
Sennesblätter	2–3	1
Kreuzdornbeeren	3–4	1
Sennesfrüchte	3–6	0,5–1
Faulbaumrinde	6–9	0,5
Cascara	> 8	0,5
Kap-Aloe	20–40	0,1

Tabelle 5.9.
Die Dosierung der Anthranoiddrogen bemißt sich an der Menge der darin enthaltenen Gesamtanthranoide, deren Tagesdosis 20–30 mg nicht überschreiten soll.

durch die Darmbakterien metabolisch verändert werden. Unter anderem bilden sich durch Abspaltung der Zucker und/oder Reduktion freie Anthrone, die als die eigentlich wirksamen Prinzipien gelten. Ein Hauptteil der Metabolite wird mit dem Stuhl ausgeschieden; ein bisher nicht quantitativ festgelegter Anteil wird resorbiert und erscheint als Glukuronid- oder Sulfatpaarling im Harn, der durch sie dunkelgelb, bei alkalischer Reaktion rot, gefärbt wird. Bei stillenden Müttern gelangen Metabolite von Anthranoiden in die Milch, die sich dadurch bräunlich verfärben kann. Ob die Dosis aktiver Stoffe in der Muttermilch ausreicht, beim Saugling Diarrhoe hervorzurufen, wird kontrovers beurteilt (Curry, 1982). Zur Prüfung der Resorption von Aloe-Emodin und -Rhein nach einmaliger und mehrtägiger Einnahme von Senna-Extrakt wurde eine Studie mit 12 Probanden durchgeführt. Die Einzeldosis entsprach 20 mg Hydroxyantracenderivaten, berechnet als Sennosid B. Während sowohl nach einmaliger als auch 4-tägiger Einnahme maximale Rhein-Konzentrationen im Plasma zwischen 60 und 90 ng/ml gemessen wurden, konnte das potentiell mutagene Aloe-Emodin (Mengs, 1996) zu keinem Zeitpunkt und bei keinem der 12 Probanden im Plasma nachgewiesen werden (Schulz et al., 1998).

Als unerwünschte Wirkungen treten bei nur gelegentlicher Anwendung in erster Linie kolikartige abdominelle Beschwerden auf. Die individuelle Empfindlichkeit variiert dabei in weiten Grenzen. Auf reflektorischem Wege können Anthranoide, vor allem Aloe, eine kräftige Blutfüllung der Abdominalgefäße im ganzen Becken, vor allem im Uterus und in den Adnexen, bewirken. Dadurch kann eine Menstruationsblutung verstärkt werden; in der Schwangerschaft besteht die Gefahr des Aborts. Langzeitgabe von Anthranoiddrogen führt in etwa 5 % der Fälle innerhalb eines Zeitraumes von 4 bis 13 Monaten zu einer Melanosis coli, die aber klinisch ohne besondere Bedeutung ist und innerhalb von 6–12 Monaten nach Absetzen der Laxanzien verschwindet (Weber, 1988).

Die eigentlichen schädlichen Nebenwirkungen resultieren fast ausschließlich aus langfristigem Abusus mit schweren Elektrolyt- und Wasserverlusten und konsekutivem Hyperaldosteronismus (Ewe, 1988). Die chronische Hypokaliämie verstärkt die Obstipation und kann auch zu einer Schädigung der Nierentubuli führen. Diese toxischen Nebenwirkungen sind bei niedriger Dosierung und intermittierender An- wendung nicht zu erwarten. Auch die Ansicht, daß chronischer Laxanzienabusus zu irreversiblen Schäden intramuraler Ganglien und Nerven des intrinsischen mukosalen Plexus führt, wurde in neueren Untersuchungen in Frage gestellt (Dufour und Gendre, 1988).

Als Gegenanzeigen für Anthranoidpräparate gelten neben Subilius und Ilius auch Schwangerschaft
und Stillzeit. Wechselwirkungen, z. B. mit Herzglykosiden, sind indirekt durch die Störungen des Elektrolythaushaltes (Hypokaliämie) möglich.

Die länger dauernde Verabreichung von Laxanzien ist zwar grundsätzlich unerwünscht, doch ist die ärztlich überwachte und gesteuerte Anwendung (Kaliumsubstitution) bei schweren Formen der Obstipation gerechtfertigt (Ewe, 1988). Das gilt auch für die „Darmträgheit" im Alter. Es ist kein Grund zu erkennen, dem Einsatz von Laxanzien eine geringere Bedeutung zuzugestehen als anderen symptomatisch wirkenden Medikamenten (Müller-Lissner, 1987). Die Befürchtung, daß die in Verbindung mit den Anthranoiddrogen beobachtete Melanosis coli eine Präkanzerose sei, bzw. die längerfristige Einnahme von Anthranoid-Laxantien das Auftreten von colorektalen Tumoren fördert, konnte durch neue klinische und epidemiologische Studien weitgehend ausgeräumt werden (Nusko et al., 1996; Loew et al., 1996). Eine Übersicht der Untersuchungen zur Frage des mutagenen Risikos der Senna-Extrakte, der Sennoside A, B, C und D und des Rheins sowie des Aloe-Emodins ergab über einige positiven Befunden im AMES-Test hinaus keine Hinweise für mutagene oder kanzerogene Effekte an Säuger-Zellen. Die Autoren schlossen daraus, dass insbesondere die Anwendung von Senna-Laxantien für den Menschen kein erhöhtes Risiko in Bezug auf Mutagenität und Kanzerogenität in sich birgt (Brusick und Mengs, 1997).

5.6.4.1 Rhabarberwurzel (Rhei radix)

Rhabarberwurzel besteht aus den getrockneten unterirdischen Teilen des Medizinalrhabarbers (Abb. 5.13), der in den Hochgebirgen Westchinas beheimatet ist und in Europa in Kulturen angebaut wird. Die Droge riecht schwach aromatisch und schmeckt bitter, leicht adstringierend. Beim Kauen bemerkt man ein Knirschen zwischen den

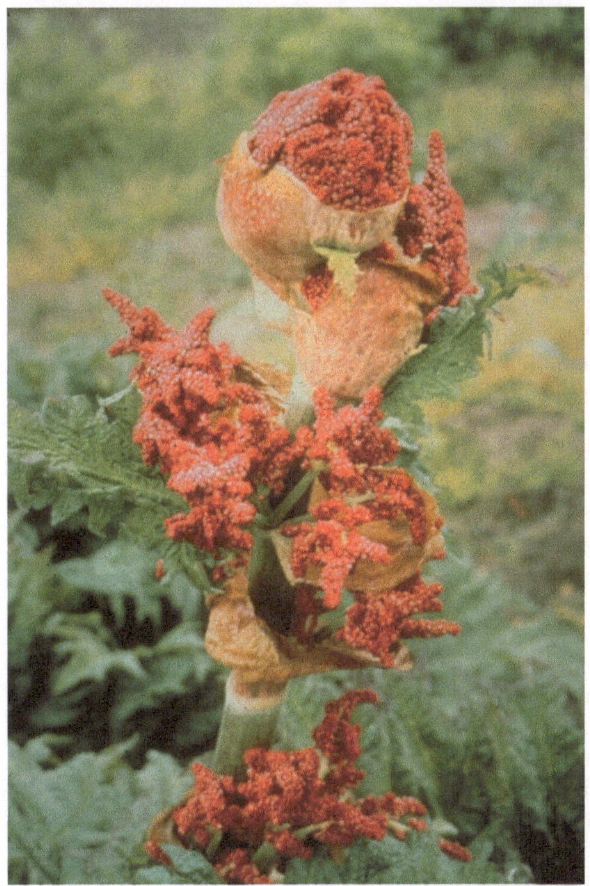

Abb. 5.13. ◀ Medizinal-Rhabarber, Blütenstand.

Zähnen, das von großen Kalziumoxalat-Kristallen herrührt. Der Speichelsaft verfärbt sich gelb. Die Droge enthält etwa 2,5 % Anthranoide, berechnet als Rhein, davon verteilen sich 60–80 % auf Anthrachinonglykoside, 10–25 % auf Anthronglykoside und etwa 1 % auf freie Anthrachinone. Daneben enthält der Rhabarber etwa 5 % Gerbstoffe vom Gallotannin- und Cathechin-Typ sowie Flavonole, Pektine und Mineralstoffe.

Rhabarberwurzel enthält sowohl laxierend wirkende Anthranoide als auch antidiarrhoisch wirkende Gerbstoffe und Pektine. Bei der Anwendung überlagern sich die beiden Effekte. Die Gesamtwirkung ist dosisahhängig, da offenbar Emodine und Gerbstoffe unterschiedliche Dosis-Wirkungs-Relationen aufweisen. In kleineren Dosen (Dosis 0,1–0,3 g) wirkt Rhabarber bei Gastritis und dyspeptischen Beschwerden adstringierend sowie bei leichten Diarrhoen stopfend. In höheren Dosen (1,0–4,0 g) wirkt er mild abführend. Da die relativen Gehalte Emodine zu Gerbstoffen nicht konstant sind, ist die laxierende Wirkung etwas unsicher. Aus Rhabarberwurzel wird gemäß dem Deutschen Arzneibuch mit 70 %igem Alkohol ein Extrakt hergestellt. Dieser wird, sofern notwendig, mit Laktose auf einen Gehalt zwischen 4 und 6 % Anthranoiden eingestellt. Rhabarberextrakt stellt eine braune, hygroskopische, pulverisierte Masse dar mit dem eigenartigen Geruch und bitteren Geschmack von Rharbarberwurzel.

5.6.4.2 Faulbaumrinde (Frangulae cortex)

Faulbaumrinde besteht aus der getrockneten Rinde der Stämme und Zweige des Faulbaumes. Der zur Familie der Kreuzdorngewächse gehörende Strauch bis kleiner Baum ist in Europa und Westasien weit verbreitet. Der deutsche Artname erinnert an den unangenehmen Geruch des leicht brechenden (frangere = brechen) Holzes, aus dem früher Holzkohle zur Herstellung von Schießpulver gewonnen wurde (daher auch die volkstümliche Bezeichnung „Pulverholz“).

Die Faulbaumrinde enthält als wirksamkeitsbestimmende Inhaltsstoffe 6–9 % Anthrachinonglykoside, vor allem die beiden Glucofranguline A und B. Von den übrigen Anthranoiddrogen unterscheidet sich die Faulbaumrinde dadurch, daß die Wirkstoffe vorwiegend als Anthrachinone vorliegen, die weniger stark antiabsorptiv und hydragog wirksam sind, wodurch die relativ milde Wirkung der Faulbaumrinde ihre Erklärung findet.

Die geschnittene Droge ist häufiger Bestandteil von industriell hergestellten Teespezialitäten. Außerdem werden Trockenextrakte für Instanttees sowie Spissum- und Trockenextrakte als Bestandteile von Kombinationspräparaten verwendet, die meist in Dragee- oder Tablettenform angeboten werden.

In frischem Zustand enthält die Droge drastisch wirkende Anthrone und muß deshalb vor Verwendung mindestens 1 Jahr gelagert oder unter Luftzutritt und Erwärmen künstlich gealtert werden. Bei nicht bestimmungsgemäßem Gebrauch von z. B. frischer Droge: starkes Erbrechen, eventuell mit Spasmen einhergehend.

Verwandt mit der Faulbaumrinde ist die Cascararinde, die von einem dem Faulbaum ähnelnden, im westlichen Nordamerika beheimateten Baum stammt. Cascararinde enthält mindestens 8 % Gesamtanthranoide, von denen etwa 2/3 auf die sogenannten Cascaroside entfallen. Zubereitungen in Form von Trockenextrakten sind Bestandteil von Fertigarzneimitteln. Wegen des unangenehmen Geschmackes eignet sich Cascararinde nicht für Teezubereitungen. In den USA gehört Cascararinde zu den gebräuchlichsten Abführmitteln.

5.6.4.3 Sennesfrüchte und Sennesblätter

Sennesfrüchte und Sennesblätter werden von zwei verschiedenen Senna-Spezies gewonnen, nämlich *Cassia senna* und *Cassia angustifolia*. Die zuerst genannte Spezies ist ein 60 cm hoher Halbstrauch, der botanisch zu den Schmetterlingsblütern zählt. Die Heimat ist das mittlere Nilgebiet (Ägypten und Sudan). Die davon gewonnenen Früchte (Hülsenfrüchte) schmecken süßlich bitter und schleimig; sie enthalten 3,5 bis 5,5 % Anthranoide, vor allem die Sennoside A und B. Früchte dieser Spezies werden auch Alexandriner Sennesfrüchte genannt.

Cassia angustifolia ist ein bis 2 m hoher Strauch, der im Gebiet um das Rote Meer beheimatet ist. Dessen Früchte werden Tinnevelly-Sennesfrüchte genannt und werden heute in Indien und Indonesien kultiviert. Das Anthranoidspektrum ist weitgehend identisch mit dem von *Cassia senna;* jedoch ist der Gesamtgehalt an Anthranoiden mit 2–3 % wesentlich geringer, so daß eine höhere Dosierung erforderlich ist. Sennesblätter können gemäß Arzneibuch von beiden *Senna*-Arten gewonnen werden. Die Droge besteht nicht aus dem gesamten Blatt, sondern lediglich aus den abgestreiften Fiederblättern und soll mindestens 3 % Gesamtanthranoide, darunter als Hauptwirkstoffe die Sennoside A und B enthalten. Sennesblätter werden insbesondere in Form von Tees aber auch in Fertigarzneimitteln verwendet.

5.6.4.4 Aloe

Die Gattung Aloe umfasst mehr als 300 Arten, die in tropischen Ländern, vor allem in Ost- und Süd-Afrika beheimatet sind. Für arzneiliche Zwecke wird vor allem die Spezies *Aloe barbadensis* Mill. (synonym *Aloe vera* L.) verwendet. Als Handelprodukt wird unter Aloe zum Teil auch der eingetrocknete Zellsaft verstanden. Es handelt sich nicht um eine Droge im üblichen Sinne, sondern um eine Drogenzubereitung, der in Europa wegen seiner Herkunft aus dem südlichen Afrika auch als Kap-Aloe bezeichnet wurde. Zur Gewinnung von Kap-Aloe werden die Blätter abgeschnitten und mit der Schnittfläche nach unten gerichtet, um sie abtropfen zu lassen. Der gesammelte Saft wird auf zwei verschiedene Arten eingedickt, entweder am offenen Feuer oder man läßt die halbfeste Masse später in Kanistern erstarren. Dabei erhält man eine homogene glasige Masse, die als „Lucida"-Sorte in den Handel kommt. Außerdem kann man den Saft langsam eindunsten lassen, etwa durch Stehenlassen in der Sonne, wobei das Aloin auskristallisiert. Die so enthaltene Aloe hat ein mattes Aussehen und wird als „Hepatica"-Sorte bezeichnet. Pulverisierte Aloe ist grünlichbraun, hat einen durchdringenden Geruch und einen bitteren unangenehmen Geschmack. Hauptwirkstoffe der Droge sind die Anthrachinoide Aloin A und B, Barbaloin und Emodin, zusammen 20-40% der Zubereitung. Das medizinische Anwendungsgebiet dieser Zubereitung ist die Obstipation. Zur Dosierung und zu den Risiken der Therapie siehe Abschnitt 5.6.4.

Von der Drogenzubereitung im vorangehend berichteten Sinne (englisch: Latex) ist das Aloe-Gel zu unterscheiden. Das Gel wird auf andere Weise, z. B. aus den gemahlenen Blättern gewonnen. Hauptinhaltstoffe des Gels sind Polisaccharide wie Gluko-mannan und Azemannan. Demgegenüber ist das Gel nahezu frei von Anthranoiden. Das Gel gilt als entzündungshemmend und wird vor allem als Externum bei Wundhei-lungsstörungen oder Psoriasis eingesetzt (siehe Abschnitt 8.2.4).

5.6.5 Rizinusöl (Ricini oleum)

Rizinusöl ist das aus dem Samen von *Ricinus communis* (Abb. 5.14, Familie der Wolfsmilchgewächse) durch Pressen ohne Wärmezufuhr erhaltene Öl. Die Herstellung durch Kaltpressung soll sicherstellen, daß das hochgiftige Toxalbumin Ricin im Preßkuchen verbleibt. Rizinusöl weist einen sehr schwachen, aber charakteristischen Geruch auf; der Geschmack ist zunächst mild, später kratzend.

Im Unterschied zu den meisten fetten Ölen, die sich aus gemischtsäurigen Trigly-zeriden zusammensetzen, besteht das Rizinusöl bis zu 80 % aus einem einheitlichen

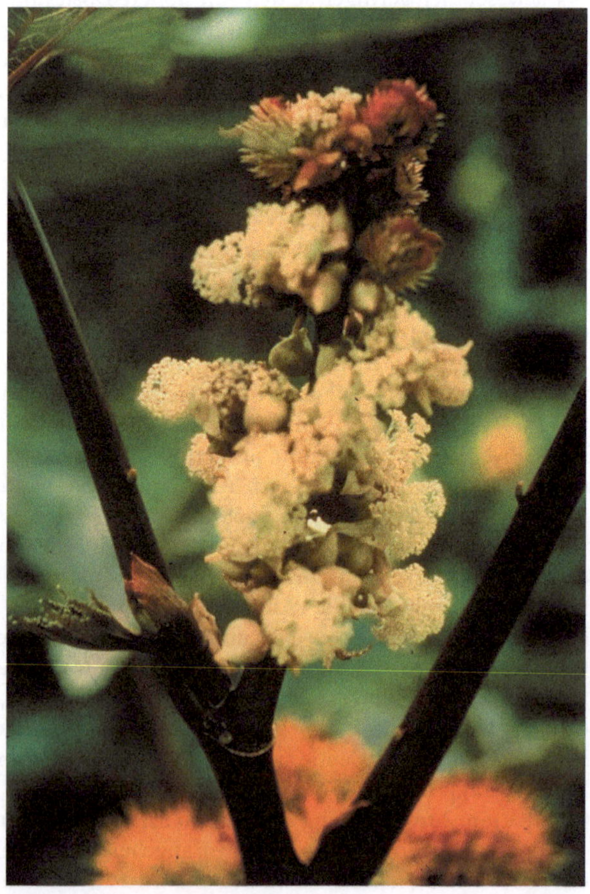

Abb. 5.14. ▶ *Ricinus communis,* Blütenstand.

Triricinolein, das bei Verseifung in Glycerol und Ricinolsäure zerfällt. Die Ricinolsäure bzw. das daraus entstehende Natriumsalz ist das eigentlich laxierend wirkende Agens. Da Rizinusöl wie andere Triglyzeride durch Lipasen unter Mitwirkung von Gallensäure gespalten wird, betrifft die laxierende Wirkung sowohl den Dünndarm als auch den Dickdarm. Aufgrund der hohen Polarität gelangen im Gegensatz zu anderen Fettsäuren größere Anteile der Säure ins Kolon.

Als drastisch wirkendes Laxans wird Rizinusöl von Erwachsenen in einer Dosis von 5–10 g (1–2 Teelöffel) eingenommen. Die Wirkung tritt nach etwa 8 Stunden ein. Wird eine schnellere Entleerung gewünscht, kann die Dosis bis auf maximal 30 g erhöht werden. Rizinusöl soll am besten auf leeren Magen eingenommen werden. Bei Einnahme in Form von Gelatine-Kapseln läßt sich zwar der unangenehme Geschmack ausschalten, es muß jedoch eine größere Zahl von Kapseln eingenommen werden.

Die Gegenanzeigen und Risiken sind ähnlich wie bei anderen Laxanzien. Zusätzliche Kontraindikationen für Rizinusöl sind Verschlüsse der Gallenwege und andere Gallenleiden, da es gleichzeitig zu einer starken Anregung des Galleflusses führt. Darüber hinaus ist es als Laxans bei Vergiftungen durch lipidlösliche Stoffe ungeeignet, da Rizinusöl für solche Substanzen resorptionsverbessernd wirken kann.

5.6.6 Rezepturvorschläge

Abführtee I nach Standardzulassung

Rp.	Sennae fol.	60,0
	Foeniculi fruct.	10,0
	Matricariae flos	10,0
	Menthae pip. fol	20,0
	M.f.species	

D. S. Abführtee. 1–2 Teelöffel voll als Infus, 10 Minuten ziehen lassen. Täglich 1 Tasse abends trinken.

Abführtee nach R. F. Weiss

Rp.	Sennae fol.	25,0
	Frangulae cort.	25,0
	Matricariae flos	25,0
	Foeniculi fruct. cont.	25,0
	M.f.species.	

D. S. Abführtee. 1–2 Teelöffel voll als Infus. Täglich abends 1 Tasse.

5.6.7 Fertigarzneimittel

Nachfolgend werden in alphabetischer Reihenfolge die pflanzlichen Monopräparate genannt, die in der Roten Liste 2003 enthalten sind. Die Füll- und Quellstoffe, die auch die Motilität des Darmes beeinflussen, sind primär und bevorzugt anzuwenden. Bei den Anthranoid-Drogen bemisst sich die Dosierung der einzelnen Präparate an den Mengen der darin enthaltenen Hydroxyanthracenderivate (HA). Entsprechend den Empfehlungen der Kommission E von 1993 soll deren Tagesdosis 20 bis 30 mg nicht überschreiten.

Abkürzungen: E = Extrakt, FL = Flüssigpräparat, GR = Granulat, K = Kapsel, D = Dragee, P = Pulver, HA = Hydroxyanthracenderivate, Btl = Beutel, Pck = Packung, T = Tablette, W = Würfel.

Füll- und Quellstoffe

Agiolax	Flohsamen	GR
Flosa	Flohsamenschalen	GR
Flosine	Flohsamen	GR
Granamon	Karaya	GR
Kneipp Psyllum Pulver	Flohsamenschalen	P
Mucofalk	Flohsamenschalen	GR
Pascomucil	Flohsamenschalen	GR

Anthranoid-Laxantien

Alasenn	Sennesblätter und –früchte (P)	GR:	23 mg HA/1 g
Depuran N	Sennesfrüchte (E)	K:	10 mg HA
Dr. Janssens Teebohnen	Aloe (E)	D:	0,1 g; 0,15 g HA
Heverto Kräutertabletten	Sennesfrüchte (E)	FT:	15 mg HA
Kneipp Wörisetten S	Sennesfrüchte (E)	D:	10 mg HA
Kräuterlax 15 Kräuterdragees	Aloe (E)	D:	15 mg HA
Legapas	Cascararinde (E)	T:	20 mg HA;
		FL:	20 mg HA/g
Liquidepur Tabletten	Sennesfrüchte (E)	T:	18 mg HA
Liquidepur N	Sennesfrüchte (E)	FL:	20 mg HA/g
Midro Abführ Tabletten	Sennesfrüchte (E)	T:	7 mg HA
Neda Früchtewürfel	Sennesblätter und –früchte (P)		
Ramend Abführ-Tabletten	Sennesfrüchte (E)	T:	20 mg HA
Regulax N	Sennesfrüchte (P)	W:	30 mg HA
Rhenogen	Aloe (E)	D	
X-Prep*	Sennesfrüchte (E)	FL (75 ml): 150 mg HA	

Sonstige Wirkstoffe

Laxopol mild	Rizinusöl	K:	0,5 g/1 g/ 2 g

* nur als Diagnostikum vor Darmuntersuchungen

Literatur

Brusick D, Mengs U (1997) Assessment of the genotoxic risk from laxative senna products. Environ Mol Mutagen 29: 1–9.

Cummings JH, Southgate DAT, Branch W, Houston H, Jenkins DJA, James WPT (1978) Colonic response to dietary fibre from carrot, cabbage, apple, bran, and guar gum. Lancet I: 5.

Curry CE (1982) Laxative products. In: Handbook of Nonprescription Drugs, Am Pharmac Assoc, Washington: 69–92.

Dufour P, Gendre P (1988) Long-term mucosal alterations by sennosides and related compounds. Pharmacology 36 (Suppl 1): 194–202.

Ewe K (1983) Obstipation – Pathophysiologie, Klinik, Therapie. Int Welt 6: 286–292.

Ewe K (1988) Schwer therapierbare Formen der Obstipation. Verhandl dtsch Ges Inn Med 94: 473–480.

Fingl E (1980) Laxatives and cathartics. In: Goodman AF, Goodman L, Gilman A (eds) The Pharmacological Basis of Therapeutics. 6th ed Macmillan, New York Toronto London: 1004.

Gysling E (1976) Behandlung häufiger Symptome. Leitfaden zur Pharmakotherapie. Huber, Basel Bern Stuttgart Wien.

Huth K, Pötter C, Cremer HD (1980) Füll- und Quellstoffe als Zusatz industriell hergestellter Lebensmittel. In: Rottka H (Hrsg) Pflanzenfasern-Ballaststoffe in der menschlichen Ernährung. Thieme, Stuttgart New York: 39–53.

Hutz J, Rösch W (Hrsg) (1987) Funktionelle Störungen des Verdauungstrakts. Springer Verlag, Berlin Heidelberg New York: 200, 222.

Kasper H (1980) Der Einfluß von Ballaststoffen auf die Ausnutzung von Nährstoffen und Pharmaka. In: Rottka H (Hrsg) Pflanzenfasern-Ballaststoffe in der menschlichen Ernährung. Thieme, Stuttgart New York: 93–112.

Kasper H (1985) Ernährungsmedizin und Diätetik. 5. Aufl. Urban + Schwarzenberg, München Wien.

Leng-Peschlow E, Mengs U (1990) No renal pigmentation by plantago ovata seeds or husks. Med Sci Res 18: 37–38.

Loew D, Bergmann U, Dirschedl P, Schmidt M, Melching K, Hues B, Überla K (1996) Retro- und prospektive Fall-Kontroll-Studien zur Anthranoidlaxanzien. In: Loew D, Rietbrock N (Hrsg) Phytopharmaka II, Forschung und klinische Anwendung. Steinkopff, Stuttgart: 175–184.

Mengs U (1996) Zur Sicherheit von Sennalaxanzien. In: Loew D, Rietbrock N (Hrsg) Phytopharmaka II, Forschung und klinische Anwendung. Steinkopff, Stuttgart: 161–166.

Müller-Lissner St (1987) Chronische Obstipation. Dtsch Med Wschr 112: 1223–1229.

Nusko G, Schneider B, Schneider I, Wittekind CH, Hahn EG (1996) Prospektive klinische Studie zur Sicherheit von Anthranoidlaxanzien. In: Loew D, Rietbrock N (Hrsg) Phytopharmaka II, Forschung und klinische Anwendung. Steinkopff, Stuttgart: 167–174.

Ruppin H, Bar-Meir S, Soergel KH, Wood CM, Schmitt MG (1980) Absorption of short chain fatty acids by the colon. Gastroenterol 78: 1500–1507.

Schulz HU, Schürer M, Silber W (1998) Pharmakokinetische Untersuchungen eines Sennes-früchte-Extraktes. Zeitschrift für Phytotherapie 19: 190–194.

Schulz V (1984) Clinical Pharmacokinetics of Nitroprusside, Cyanide, Thiosulphate and Thiocyanate. Clinical Pharmacokinetics 9: 239–251.

Schulz V, Löffler A, Gheorghiu Th (1983) Resorption von Blausäure aus Leinsamen. Leber Magen Darm 13: 10–14.

Sewing KFR (1986) Obstipation. In: Fülgraff G, Palm D (Hrsg) Pharmakotherapie, Klinische Pharmakologie, 6. Auflage. Fischer, Stuttgart: 162–168.

Smith AN, Drummond E, Eastwood MA (1981) The effect of coarse and fine wheat bran on colonic motility in patients with diverticular disease. Am J Clin Nutr 34: 2460–2464.

Stephen AM, Cummings JH (1980) The microbial contribution to human faecal mass. J Med Microbiol 13: 45–66.

USD (1967) The United States Dispensatory and Physicians' Pharmacology. In: Osol R, Pratt R, Altschule MD (eds) Lippincott, Philadelphia Toronto: 917.

Weber E (1988) Taschenbuch der unerwünschten Arzneiwirkungen. Fischer, Stuttgart New York.

Weinreich J (1980) Therapy of colon disease with a dietary fibre rich cost. In: Rottka H (Hrsg) Pflanzenfasern-Ballaststoffe in der menschlichen Ernährung. Thieme, Stuttgart: 154–157.
Yajima T (1985) Contractile effect of short chain fatty acids on the isolated colon of the rat. J Physiol 368: 667–678.

5.7 Leberschäden

Die meisten Lebertherapeutika sind in die Therapie eingeführt worden, weil in bestimmten tierexperimentellen Modellen eine Schutzwirkung beobachtet wurde. Der Prüfstoff (Arzneistoff) wurde eine Zeit lang dem Versuchstier appliziert; nach dieser Prämedikation wurde das leberschädigende Agens gegeben. In einigen Modellen wurden Schutzstoff und schädliches Agens gleichzeitig appliziert. Wurde hingegen als erstes eine Leberschädigung gesetzt und der Arzneistoff, vergleichbar einer kurativen Situation, nachträglich gegeben, dann blieb eine günstige Wirkung auf den Verlauf der Leberintoxikation mehrheitlich aus. Aber selbst wenn kurative Effekte nachweisbar waren: Die Versuchsanordnungen durch Gabe einer lebertoxischen Substanz (Tetrachlorkohlenstoff, Galactosamin, Thioacetamid, Phalloidin) sind kein Modell für Lebererkrankungen am Menschen. Vor allem können die für den Menschen charakteristischen alkoholbedingten Leberveränderungen im Tierexperiment, mit der Ausnahme einzelner Spezies von Menschenaffen, nicht hinreichend reproduziert werden (Bode, 1981). Aus Schutzwirkungen für toxische Leberschäden in tierexperimentellen Untersuchungen lassen sich daher therapeutische Wirkungen bei Leberveränderungen des Menschen nicht sicher vorhersagen, weder für alkoholbedingte Leberleiden noch für Hepatitiden oder für Fettleber. Wesentlich aussagekräftiger ist der Nachweis regenerationsfördernder Wirkung von Arzneistoffen, worauf am Beispiel der Silymarinwirkung näher eingegangen wird (5.7.1.4).

Für die klinische Prüfung von Arzneimitteln bei Lebererkrankungen sind die folgenden Therapieziele formuliert worden (Bode, 1986):

- Beeinflussung von subjektiven Symptomen,
- Verkürzung der Krankheitsdauer und
- Verminderung der Zahl tödlicher Abläufe.

Die Abnahme von Beschwerden – Appetitlosigkeit, Übelkeit, Brechreiz, Druckgefühl und/oder Schmerzen im Oberbauch, Meteorismus, Juckreiz – ist für den Patienten selbst sehr wichtig. Für die objektive Beurteilung von Arzneimittelwirkungen ist dies ein kritischer Punkt, da eine Abnahme der Beschwerden keineswegs immer mit einer objektiven Besserung des Krankheitsprozesses verbunden ist. Erschwert ist die Beurteilung zusätzlich dadurch, daß der Spontanverlauf von Lebererkrankungen außerordentlich stark variiert.

Für die objektive Beurteilung eines Therapieerfolges werden herangezogen (Bode, 1986): Rückbildung klinischer Symptome einer funktionellen Dekompensation und zahlreiche klinisch-chemische Meßgrößen (Laborbefunde).

Im allgemeinen wird die Ansicht vertreten, Krankheiten der Leber seien durch keine Therapie in ihrem Verlauf entscheidend zu beeinflussen (Dölle und Schwabe, 1988;

Martini, 1988). Molekular-biochemische Untersuchungen über die regenerationsfördernde Wirkung des Silybinins (Sonnenbichler et al., 1984, 1987, 1988) sowie damit übereinstimmende klinische Aussagen (Übersicht bei Reuter, 1992) lassen es aber für adäquat dosierte Silymarinpräparate als wahrscheinlich erscheinen, daß die Progredienz der Erkrankungen gehemmt werden kann, natürlich nur in Verbindung mit den bekannten Allgemeinmaßnahmen.

5.7.1 Mariendistelfrüchte, Silymarin

Der überwiegende Teil aller biochemischen, pharmakologischen und klinischen Prüfungen von pflanzlichen Lebertherapeutika sind mit einer Extraktfraktion durchgeführt worden, die aus den Früchten von Mariendistel gewonnen wird. Die Fraktion besteht zu 70 % aus Silymarin, das wiederum ein Gemisch aus 4 Isomeren darstellt, darunter als wirksamer Hauptbestandteil das Silybinin.

5.7.1.1 Arzneipflanze und Droge

Die Mariendistel (*Silybum marianum*, Abb. 5.15) ist eine ein- bis zweijährige Pflanze (in unseren Breiten vorwiegend einjährig), die eine Höhe bis zu 2 m erreicht. Sie gehört zur Familie der Asterngewächse, ist vor allem im Südeuropa und Nordafrika beheimatet und wächst an warmen, trockenen Standorten. Die Mariendistel steht in Deutschland unter Naturschutz und wird zu arzneilichen Zwecken hauptsächlich in Nordafrika und Südamerika kultiviert. Sie blüht in unseren Breiten im Juli und August.

Die Droge besteht aus den reifen, vom Pappus befreiten Früchten. Die 6–7 mm langen und bis etwa 3 mm breiten Früchte haben eine glänzende braunschwarze bis graubraune Fruchtschale. Die frisch vermahlenen Früchte haben einen kakao-ähnlichen Geruch und einen öligen Geschmack.

5.7.1.2 Inhaltsstoffe und Wirksubstanzen

Mariendistelfrüchte enthalten 15–30 % fettes Öl und etwa 20–30 % Proteine. Der eigentliche Wirkstoffkomplex macht nur etwa 2–3 % der getrockneten Droge aus. Der Komplex wird als Silymarin bezeichnet und besteht aus den 4 Isomeren Silybinin, Isosilybinin, Silydianin und Silychristin (Arnone et al., 1979; Wagner, 1976). Das Isomerengemisch, in dem das Silybinin mit ca. 50 % vorherrscht, findet sich angereichert in der Proteinschicht unter der Samenschale.

5.7.1.3 Pharmakokinetik

Nach oraler Applikation wird Silybinin beim Menschen zu etwa 20–50 % resorbiert. Sowohl nach oraler als auch nach intravenöser Applikation werden etwa 80 % der resorbierten bzw. injizierten Dosis mit der Galle ausgeschieden (Mennicke, 1975). Etwa

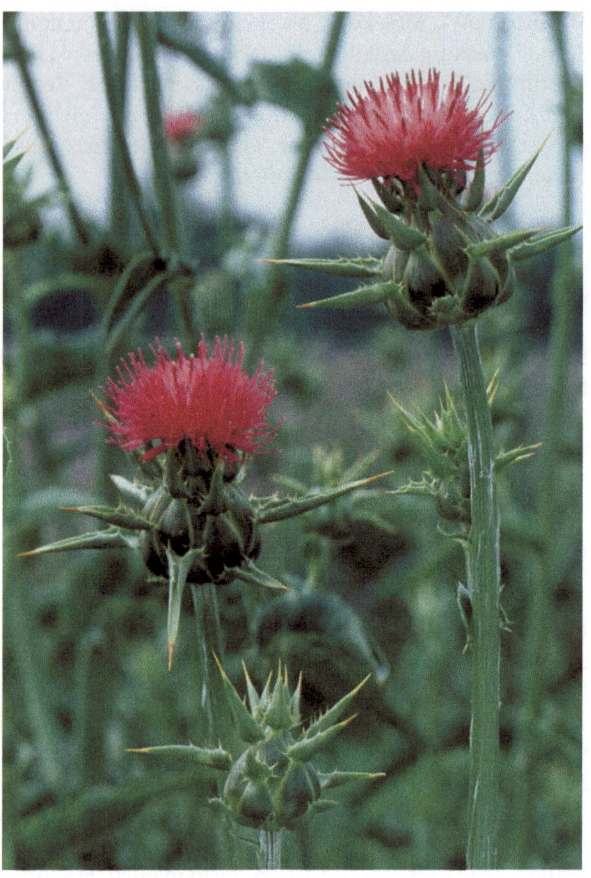

Abb. 5.15. ▶ Mariendistel (*Silybum marianum*).

10 % unterliegen einem enterohepatischen Kreislauf. Bei wiederholter Einnahme wird bereits am zweiten Tag das Fließgleichgewicht erreicht (Lorenz et al., 1982). Die Resorptionsquote ist von der galenischen Zubereitung des Präparates abhängig und kann zwischen verschiedenen Handelsprodukten um mindestens den Faktor 2 variieren (Schulz et al., 1995).

5.7.1.4 Pharmakologie und Toxikologie

Pharmakologische Untersuchungen sind mit dem Isomerengemisch Silymarin und dessen Hauptkomponente Silybinin durchgeführt worden. Dabei wurden in erster Linie antitoxische und die Regeneration von Lebergewebe fördernde Wirkungen nachgewiesen. Die antitoxischen Wirkungen werden zum Teil mit membranstabilisierenden und radikalantagonisierenden Wirkungen in Zusammenhang gebracht. Die regenerationsfördernden Effekte werden auf eine Stimulierung der Proteinbiosynthese zurückgeführt (Übersicht bei Reuter, 1992).

Antitoxische Wirkungen: Eine Vorbehandlung mit Silymarin hebt bei Ratten die schädigenden Effekte verschiedener Lebergifte wie Tetrachlorkohlenstoff, Galactosamin, Thioacetamid und Praseodym auf (Hahn et al., 1968; Rauen und Schriewer, 1971). Auch arzneimittelbedingte Intoxikationen werden antagonisiert (Martines et al., 1980; Leng-Peschlow et al., 1991). Besonders eindrucksvoll sind die experimentell nachweisbaren protektiven Effekte gegen die Gifte des grünen Knollenblätterpilzes, Phalloidin und a-Amanitin, die durch unterschiedliche Angriffspunkte in der Leber charakterisiert sind und zur Grundlage der einzigen Antidotbehandlung wurden (5.7.1.6).

Die Antidotwirkung gegenüber Phalloidin, hepatotoxischen Chemikalien oder Alkohol soll im wesentlichen darauf beruhen, daß sich Silymarin an Proteine und Rezeptoren der Zellmembranen binden und dadurch Toxine verdrängen bzw. deren Penetration in die Zellen hemmen kann.

Regenerationsfördernde Wirkung: Die kurativ-therapeutische Wirkung des Silymarins könnte außerdem damit zusammenhängen, daß insbesondere die Komponente Silybinin die Leberzellregeneration anregt (Sonnenbichler und Zetl, 1988). Biochemisch beruht die Regenerationskraft eines Gewebes auf einer Stimulierung des Zellstoffwechsels und der Makromolekülsynthese. Silybinin erhöht die gesamte zelluläre Proteinsynthese (Sonnenbichler und Zetl, 1986, 1987). Der Mechanismus der Proteinsynthesestimulation besteht darin, daß sich Silybinin an Stelle eines zelleigenen Regulators an eine Untereinheit der RNA-Polymerase des Zellkerns binden kann. Durch die Anlage von Silybinin wird die Polymerase zu einer vermehrten und schnelleren Bildung von ribosomaler RNA angeregt, ihre Transskriptionsrate wird erhöht. In der Folge kommt es zu einer verstärkten Bildung von Ribosomen und als Sekundärreaktion zu einer Steigerung der zellulären Eiweißsynthese (Sonnenbichler und Zetl, 1988).

Wichtig für die Beurteilung silybinin-haltiger Arzneimittel ist es, daß die regenerationsfördernde Wirkung von Silybinin nicht nur bei prophylaktischer Gabe, sondern auch an vorgeschädigten Zellen nach kurativer Gabe soweit angehoben wird, daß sie Normalwerte erreicht. Bedeutsam ist ferner: Die regenerationsfördernde Wirkung von Silybinin wird bereits durch eine um eine Zehnerpotenz niedrigere Konzentration ausgelöst als die antitoxischen Membranwirkungen, die überdies weniger strukturspezifisch sind. Die klinisch beobachtete Beschleunigung der Leberzellregeneration unter dem Einfluß von Silymarinpräparaten (Fintelmann und Albert, 1980) dürfte in der regenerationsfördernden Wirkung des Silybinins ihre Erklärung finden.

Antifibrotische Wirkung: Fibrotische Umbauprozesse spielen eine maßgebliche Rolle in der Pathogenese der Leberzirrhose. Die antifibrotische Wirkung von Silymarin, einem standardisierten Pflanzenextrakt, welcher 60 % Silybinin enthält, wurde von 2 Arbeitsgruppen an Ratten geprüft. In beiden Untersuchungen wurde eine experimentelle Zirrhose mittels kompleter Gallengangsokklusion durch die Injektion von Natriumamidotrizoat (Ethibloc\R) erzeugt. Durch die periductale Entzündung entsteht eine progrediente fibrotische Verbreiterung der Portalfelder, an deren Ende eine sekundäre biliäre Zirrhose steht. Schuppan et al. (1994) untersuchten in diesem Modell Silymarin im Vergleich mit D-Penicillamin und Colchicin auf ihre antifibrotische Wirksamkeit. Nur die mit Silymarin behandelten Tiere hatten nach 6 Wochen einen um 50 % geringeren Kollagengehalt der Leber, und zwar unabhängig davon, ob Silymarin von der 1. bis zur 6. (prophylaktisch) oder von der 4. bis zur 6. Woche (therapeutisch) verabreicht wurde. Diese Ergebnisse wurden von Boigk et al. (1997) in einer weiteren Versuchsreihe im Vergleich mit einer scheinoperierten Kontrollgruppe von Wistarratten bestätigt. Bei dieser Untersuchung wurde außerdem die Dosisabhängigkeit der antifibrotischen Wirkung geprüft. Dabei ergab sich, daß eine hochsignifikante Reduktion beim Anstieg des Gesamtkollagens der Leber bei einer Dosis von 50 mg Silybinin/kg/Tag, nicht dagegen bei einer solchen von 25 mg/kg/Tag nachweisbar war.

5.7.1.5 Therapeutische Wirksamkeit bei chronischen Leberschäden

Die bei weitem häufigste Ursache für die Entwicklung chronischer Leberschäden ist übermäßiger Alkoholgenuß. Das Risiko steigt bei5regelmäßigem Konsum von mehr als 50 g Alkohol pro Tag steil an. Die wirksamste therapeutische Maßnahme ist die Alkoholabstinenz, unter der sich z. B. die alkoholbedingte Fettleber mehrheitlich innerhalb weniger Monate zurückbildet.

Bei Patienten mit alkoholtoxischen Leberschäden sind mit einem standardisierten Wirkstoff (Handelspräparat Legalon) 7 kontrollierte klinische Studien durchgeführt worden (Varis et al., 1978; Fintelmann und Albert, 1980; Benda et al., 1980; Salmi und Sarna, 1982; Feher et al., 1988; Feher et al., 1989; Ferenci et al., 1989). Die Studien wurden mehrheitlich mit etwa 50–100 Patienten, eine Studie wurde mit 170 Patienten (Ferenci et al., 1989) durchgeführt. Zwei Studien (Benda et al., 1980; Ferenci et al., 1989) wurden über Behandlungszeiträume bis zu 4 Jahren mit der Überlebensquote als konfirmatorischem Zielparameter durchgeführt. Im beiden Studien ergab sich für die Verumgruppe eine signifikant (p < 0,05) verbesserte Überlebensquote (Abbildung 5.16). Auch in den

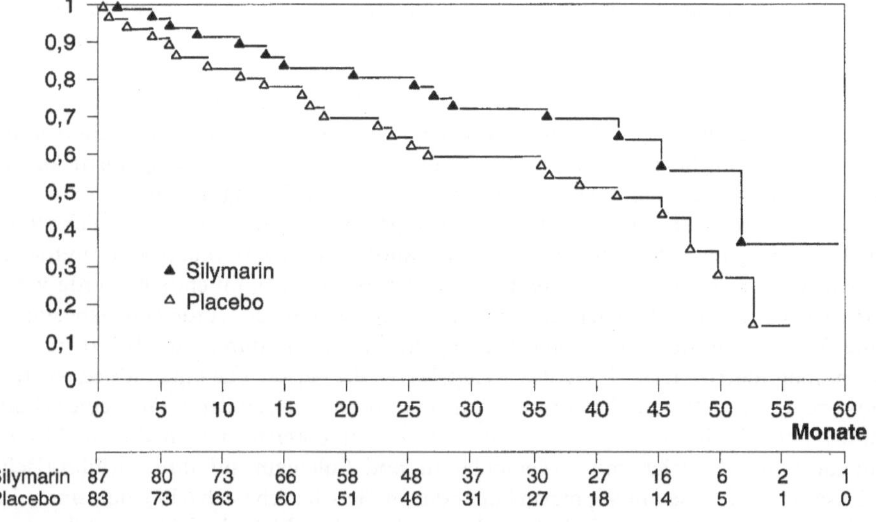

Abb. 5.16. ▲ Überlebenskurven von 170 mit Silymarin bzw. Placebo behandelten Leberzirrhose-Patienten. Statistische Bewertung nach der Kaplan-Meier Analysenmethode. Signifikant (p < 0,05) bessere Überlebensquote in der Behandlungsgruppe mit Silymarin (Ferenci et al., 1989).

anderen Studien wurden mehrheitlich statistisch signifikante Vorteile für die Therapiegruppe mit dem Mariendistelpräparat nachgewiesen. Eine systematische Daten-Erfassung ergab insgesamt 14 placebo-kontrollierte Doppelblindstudien und 15 Studien ohne Placebo-Kontrolle. Von 7 Studien bei chronischem alkoholischem Leberschaden ergaben 5 Besserungen unter der Therapie bei wenigstens einem Parameter. Von 4 Studien bei Leberzirrhose zeigten 3 positive Trends und 2 signifikante Überlegenheit. 4 Studien bei Patienten mit Virus-Hepatitis ergaben dagegen nur widersprüchliche Resultate (Ernst et al., 2001).

Die Verträglichkeit der Mariendistelpräparate ist sehr gut. Eine Anwendungsbeobachtung unter Einschluß von 2.169 Patienten ergab nur in 21 Fällen (1 %) Meldungen von Nebenwirkungen, wobei es sich mehrheitlich um vorübergehende gastrointestinale Beschwerden handelte (Reuter, 1992).

Eine weitere Anwendungsbeobachtung wurde mit dem Präparat Legalon 140 bei 998 Patienten mit chronischen Lebererkrankungen (Fettleber, Fettleber-Hepatitis, Zirrhose unterschiedlicher Etiologie) durchgeführt. Im Behandlungszeitraum von 3 Monaten gaben 20 Patienten (2 %) insgesamt 32 unerwünschte Ereignisse an. 8 Nennungen entfielen auf Durchfall, 6 auf Flatulenz, je 4 auf Völlegefühl oder abdominelle Schmerzen, sowie eine Nennung auf Schwindel, Übelkeit, Erbrechen, Schwitzen, Hitzewallungen oder allergische Reaktionen. Der Zusammenhang mit der Prüfmedikation wurde von den behandelnden Ärzten bei 12 Nennungen als möglich, bei 9 als wahrscheinlich und bei 6 als unwahrscheinlich eingestuft. Ärztlicherseits wurde die Verträglichkeit bei 98 % der behandelten als „sehr gut" bis „gut" eingestuft (Schuppan et al., 1998).

5.7.1.6 Anwendung bei Knollenblätterpilzvergiftungen

Mehr als 90 % aller tödlich verlaufenden Pilzvergiftungen werden durch Knollenblätterpilze verursacht. Ein mittelschwerer Pilz enthält etwa 10 mg Amanitin, eine potentiell tödlichen Menge für einen Erwachsenen. Die Knollenblätterpilzgifte blockieren insbesondere die RNA-Polymerase der Leberzellen, so daß es nach einer typischen Latenzphase von etwa 12–24 Stunden zum Tod der Zellen kommt. Die Wirkung von Silybinin soll darin bestehen, daß es das Amanitin kompetitiv von dem Enzym verdrängt und dadurch die Proteinbiosynthese wieder in Gang gesetzt wird (Sonnenbichler, 1988).

Placebokontrollierte Doppelblindstudien am Menschen verbieten sich in dieser Indikation. Bisher liegen etwa 150 Fallberichte über Behandlungsverläufe bei Patienten mit Knollenblätterpilzvergiftungen unter der Therapie mit Silybinin vor. Während nach älteren Publikationen die Mortalitätsrate der Knollenblätterpilzvergiftungen mit 30–50 % beziffert wurde, starben unter der Infusionsbehandlung mit Silybinin ein Patient von 18 (Hruby et al., 1983) bzw. ein Patient von 13 Vergiftungsfällen (Marugg und Reutter, 1985).

5.7.1.7 Indikationen, Dosierungen, Risiken und Gegenanzeigen

Die Monographie der Kommission E vom März 1986 nennt als Indikation für die Mariendistel-Droge „dyspeptische Beschwerden". Als Indikationen für die Silymarin-Zubereitungen werden genannt: „Toxische Leberschäden; zur unterstützenden Behandlung bei chronisch-entzündlichen Lebererkrankungen und Leberzirrhose".

Gegenanzeigen, Nebenwirkungen sowie Wechselwirkungen mit anderen Mitteln sind bisher nicht bekannt. Als mittlere Tagesdosis für die Droge werden 12–15 g, für die Zubereitungen 200–400 mg Silymarin, berechnet als Silybinin, empfohlen.

Bei Knollenblätterpilzvergiftungen wird eine Infusionstherapie mit einem Silybinin-Derivat (Handelspräparat: Legalon SIL) empfohlen. Nach den Angaben des Herstellers soll die Tagesdosis 20 mg Silybinin pro Kilo Körpergewicht in 24 Stunden, verteilt auf 4 Infusionen von jeweils 2 Stunden Dauer, betragen.

5.7.2 Sojaphospholipide

Unter der Bezeichnung „essentielle" Phospholipide (Abkürzung: EPL) wird eine aus Sojabohnenlecithin hergestellte Lecithinfraktion bezeichnet, die vom Hersteller wie folgt deklariert wird: „Cholinphosphorsäureglyceridester natürlicher Herkunft mit überwiegend ungesättigten Fettsäuren, speziell Linolsäure (ca. 70 %), Linolen- und Ölsäure." Phospholipide sind ein integraler Bestandteil von Biomembranen und an zahlreichen membranabhängigen Stoffwechselvorgängen beteiligt. Phospholipide mit mehrfach ungesättigten Fettsäuren sollen aufgrund der *cis*-Doppelbindungen ihrer mehrfach ungesättigten Fettsäuren eine parallele Ausrichtung der Kohlenwasserstoffketten der Membranphospholipide verhindern. Dadurch soll es zur Auflockerung der Packungsdichte der mizellären Phospholipidstruktur kommen, was eine höhere transmembranöse Austauschgeschwindigkeit zur Folge hätte. Aus dieser Hypothese wurde die Vorstellung abgeleitet, daß die biochemische Leistungsfähigkeit des Leberparenchyms gesteigert wird (Vogel und Görler, 1981; Peeters, 1976).

Bei peroraler Applikation sollen die EPL-Stoffe unverändert resorbiert werden (Koch, 1980). Pharmakologische Untersuchungen an Ratten ergaben binnen 24 h eine 100 %ige Resorption oral verabfolgter EPL, welche die Leber nahezu ausschließlich auf dem Lymphweg erreichten. Die Leber nimmt zwischen 10–25 % der zugeführten EPL auf; die Ausscheidung erfolgt sehr langsam über Harn und Galle.

Bei Patienten mit chronischen Lebererkrankungen wurden insgesamt 10 kontrollierte Therapiestudien durchgeführt. Eine Bewertung dieser Studien durch die Kommission E im Mai 1994 ergab, daß bei vier der zehn Studien statistisch signifikante Vorteile zugunsten der Behandlung mit dem Verum nachgewiesen werden konnten. Den betreffenden Präparaten wurde daher die Indikation „Zur Verbesserung des subjektiven Beschwerdebildes, wie Appetitlosigkeit, Druckgefühl im rechten Oberbauch bei toxisch-nutritiven Leberschäden und bei chronischer Hepatitis" zuerkannt. Die empfohlene Dosierung beträgt 1,5–2,7 g Phospholipide aus Sojabohnen, darin 73–79 % Phosphatidylcholin. Als Nebenwirkungen sind in seltenen Fällen gastrointestinale Beschwerden zu beachten. Gegenanzeigen und Wechselwirkungen sind nicht bekannt.

5.7.3 Fertigarzneimittel

Die „Rote Liste 2003" enthält unter der Rubrik „Hepatica/Lebertherapeutika" 28 pflanzliche Monopräparate, davon 27 normierte Silymarin- und ein Sojaphospholipid-Präparat sowie eine Reihe von Kombinationen. Von den letzteren gehört jedoch kein Präparat zur Gruppe der 100 meistverordneten Phytopharmaka (siehe Anhang), so dass an dieser Stelle keines der Kombinationspräparate genannt wird.

Abkürzungen: *FL* = Flüssigpräparat, *FT* = Filmtablette, *K* = Kapsel, *D* = Dragee, *P* = Pulver, *Sil* = Silymarin, *Btl* = Beutel.

Mariendistelextrakt, normiert auf Silymarin

Alepa forte	K:	350 mg – 245 mg Sil
Ardeyhepan N	D:	250 mg – 100 mg Sil
Carduus marianus Kapseln	K:	61–67 mg
Cefasilymarin 140	FT:	200 mg – 140 mg Sil
durasilymarin	K:	88 mg – 35 mg Sil; 175 mg – 70 mg Sil; 375 mg – 88 mg Sil
HepaBesch S	K:	150 mg – 83 mg Sil
hepa-loges	D:	150 mg – 110 mg Sil
Hepa-Merz Sil	K:	239 mg – 67 mg Sil
Hepar-Pasc 100	FT:	135–152 mg – 100 mg Sil
Heparsyx N	FL:	49 mg Sil/ml
Hepatos Mariendisteldragees	D:	147–270 mg – 100 mg Sil
Heplant	FT:	125–155 mg – 84 mg Sil
Legosa	D:	240 mg – 150 mg Sil
Legalon	K:	90 mg – 70 mg Sil; 180 mg – 140 mg Sil
Legalon SIL		350 mg Sil/Flasche*
Lomacholan	FT:	133 mg – 100 mg Sil
Phytohepar	K:	276–296 mg – 200 mg Sil
SE Mariendistel	FT:	125-155 mg – 84 mg Sil
Silibene 140	FT:	220–308 mg – 140 mg Sil; 243–286 mg – 200 mg Sil
Silicur 140	K:	170–200 mg – 140 mg Sil; 243–286 mg – 240 mg Sil
Silimarit	K:	203–239 mg – 140 mg Sil
Silvasan	K:	136-160 mg – 110 mg Sil
Silymarin 70 von ct	FT:	110–154 mg – 70 mg Sil; 220–308 mg – 140 mg Sil
Silymarin 70 „Ziethen"	K:	103-175 mg – 70 mg Sil
Silymarin AL	D:	71–77 mg – 50 mg Sil; 136-160 mg – 110 mg Sil
Silymarin Stada 70	K:	170–200 mg – 140 mg Sil; 243-286 mg – 200 mg Sil
Sili-Sabona	K:	170-200 mg – 140 mg Sil

Soja-Phospholipide

Essentiale forte N	essentielle Phospholipide	K:	300 mg

* pro infusione bei Knollenblätterpilzvergiftungen

 **Literatur**

Arnone A, Merlini L, Zanarotti A (1979) Constituents of Silybum marianum. Structure of isosity-bin and stereochemistry of isosilybin. J Chem Soc (Chem Commun): 696–697.

Benda L, Dittrich H, Ferenzi P, Frank H, Wewalka F (1980) The influence of Therapy with sily-marin on the survial rate of patients with liver chirrhosis. Wien Klin Wschr 92 (19): 678–683.

Bode JCh (1981) Die alkoholische Hepatitis, ein Krankheitsspektrum. Internist 220: 536–545.

Bode JCh (1986) Arzneimittel für die Indikation „Lebererkrankungen". In: Dölle W, Müller-Oerlingshausen B, Schwabe U (Hrsg) Grundlagen der Arzneimitteltherapie. Entwicklung, Beurteilung und Anwendung von Arzneimitteln. B. I.-Wissenschaftsverlag, Mannheim Wien Zürich: 202–211.

Boigk G, Stroedter L, Herbst H, Waldschmidt J, Riecken EO, Schuppan D (1997) Silymarin retards collagen accumulation in early and advanced biliary fibrosis secondary to complete bile duct obliteration in rats. Hepatology 26: 643–649.

Dölle W, Schwabe U (1988) Leber- und Gallenwegstherapeutika. In: Schwabe U, Paffrath D (Hrsg) Arzneiverordnungsreport '88, Gustav Fischer, Stuttgart New York: 242–253.

Ernst E, Pittler MH, Stevinson C, White A (2001) The Desktop Guide to Complementary and Alter-native Medicine – an evidence-based approach. Mosby, Edingurgh London New York, pp. 134–5.

Feher J, Deak G, Muezes G, Lang I, Niederland V, Nekam K, Karteszi M (1989) Hepatoprotective activity of silymarin legalon therapy in patients with chronic alcoholic liver disease. Orv Hetil 130 (51): 2723–2727.

Ferenci P, Dragosics B, Dittrich H, Frank H, Benda L, Lochs H, Meryn S, Base W, Schneider B (1989) Randomized controlled trial of silymarin treatment in patients with cirrhosis of the liver. J Hepatol 9 (1): 105–113.

Fintelmann V, Albert A (1980) Nachweis der therapeutischen Wirksamkeit von Legalon bei toxis-chen Lebererkrankungen im Doppelblindversuch. Therapiewoche 30 (35): 5589–5594.

Hahn G, Lehmann HD, Kürten M et al. (1968) Zur Pharmakologie und Toxikologie von Silymarin, des antihepatotoxischen Wirkprinzips aus Silybum marianum (L.) Gaertn. Arzneim Forsch/Drug Res 18: 698–704.

Hruby K, Fuhrmann M, Csomos G, Thaler H (1983) Pharmakotherapie der Knollenblätterpilz-vergiftung mit Silibinin. Wien Klin Wschr 95 (7): 225–231.

Koch H (1980) Leberschutz-Therapeutika. Pharmazie in unserer Zeit 9: 33–44, 65–74.

Leng-Peschlow E, Strenge-Hesse A (1991) Die Mariendistel (Silybum marianum) und Silymarin als Lebertherapeutikum. Z Phytother 12: 162–174.

Lorenz D, Mennicke WH, Behrendt W (1992) Untersuchungen zur Elimination von Silymarin bei cholecystektomierten Patienten. Planta Med 45: 216–233.

Martines G, Copponi V, Cagnetta G (1980) Aspetti del danno epatico dopo somministrazione sper-imentale di alcuni farmaci. Arch Sci Med 137: 367–386.

Martini GA (1988) Hepatozelluläre Erkrankungen, Leberkrankheiten. In: Riecker G (Hrsg) Therapie innerer Krankheiten, Springer, Berlin Heidelberg New York: 638–652.

Marugg D, Reutter FW (1985) Die Amanita-phalloides-Intoxikation. Moderne therapeutische Maßnahmen und klinischer Verlauf. Schweiz Rundschau Med (Praxis) 14 (37): 972–982.

Mennicke WH (1975) Zur biologischen Verfügbarkeit und Verstoffwechselung von Silybin. Dtsch Apoth Z 115 (33): 1205–1206.

Peeters H (ed) (1976) Phosphatidylcholine. Biochemical and Clinical Aspects of Essential Phospholipids. Springer Verlag, Berlin Heidelberg New York.

Rauen HM, Schriewer H (1971) Die antihepatotoxische Wirkung von Silymarin bei experi-mentellen Leberschäden der Ratte durch Tetrachlorkohlenstoff, D-Galaktosamin und Allylalkohol. Arzneim Forsch/Drug Res 21: 1194–1201.

Reuter HD (1992) Spektrum Mariendistel und andere leber- und gallewirksame Phytopharmaka. In: Bundesverband Deutscher Ärzte für Naturheilverfahren (Hrsg) Arzneimitteltherapie heute. Aesopus Verlag, Basel.

Salmi HA, Sarna S (1982) Effect of silymarin on chemical, functional and morphological alter-ations of the liver. A double-blind controlled study. Scand J Gastroenterol 17 (4): 517–521.

Schulz HU, Schürer M, Krumbiegel G, Wächter W, Weyhenmeyer R, Seidel G (1995)

Untersuchungen zum Freisetzungsverhalten und zur Bioäquivalenz von Silymarin-Präparaten. Arzneim Forsch/Drug Res 45: 61–64.

Schuppan D, Lang T, Gerling G, Leng-Peschlow E, Krumbiegel G, Riecken EO, Waldschmidt J (1994) Antifibrotic effect of silymarin in rat secondary biliary fibrosis induced by bile duct obliteration with ethibloc. Z Gastroenterol 32: 45–46.

Schuppan D, Strösser W, Burkard G, Walosek G (1998) Verminderung der Fibrosierungsaktivität durch Legalonbei chronischen Lebererkrankungen. Z Allg Med 74: 577–584.

Sonnenbichler J, Zetl I (1984) Untersuchungen zum Wirkungsmechanismus von Silibinin, Einfluß von Silibinin auf die Synthese ribosomaler RNA, mRNA und tRNA in Rattenlebern in vivo. Hoppe-Seyler's Physiol Chem 365: 555–566.

Sonnenbichler J, Zetl I (1987) Stimulating influence of a flavonolignane on proliferation, RNA synthesis and protein Synthesis in liver cells. In: Okolicz yi L, Csom_ G, Crepaldi G (eds) Assessment and management of hepatobiliary disease. Springer, Berlin Heidelberg New York: 265–272.

Sonnenbichler J, Zetl l (1986) Biochemical effects ot the flavonolignane silibinin in RNA, protein and DNA synthesis of rat livers. Prog Clin Biol Res 213: 319–331.

Sonnenbichler l, Zetl I (1988) Specific binding of a flavonolignane to an estradiol receptor. In: Plant flavonoids in Biology and Medicine II: Biochemical, cellular, and medicinal properties. Alan R Liss, New York: 369–374.

Varis K, Salmi HA, Siurala M (1978) Die Therapie der Lebererkrankung mit Legalon; eine kontrollierte Doppelblindstudie. In: Aktuelle Hepatologie, III. Internationales Symposium Köln 15.–17. November 1978. Hanseatisches Verlagskontor. Lübeck: 42–43.

Vogel G (1980) The anti-amanita effect of silymarin. In: Faulstich et al. (eds.) Amanita toxins and poisoning. Witzstrock, Baden-Baden Köln New York: 180–187.

Vogel G, Görler K (1981) Lebertherapeutika. In: Ullmanns Enzyklopädie der technischen Chemie. Band 18, 4. Auflage. Verlag Chemie, Weinheim New York: 132–136.

Vonnahme FJ (1996) Der antifibrotische Effekt des Silymarins in der Therapie chronischer Lebererkrankungen. In: Loew D, Rietbrock N (Hrsg) Phytopharmaka II, Forschung und klinische Anwendung. Steinkopff, Stuttgart: 139–143.

Wagner H, Seligmann O, Seilz M, Abraham D, Sonnenbichler J (1976) Silydianin und Silychristin, zwei isomere Silymarine aus Silybum marianum L. Gaertn. (Mariendistel). Z Naturforsch 31 b: 876–584.

6 Harnwege

Pflanzliche Arzneimittel finden in zwei urologischen Indikationsbereichen verbreitet Anwendung, nämlich bei entzündlichen Erkrankungen der Harnwege und bei benigner Prostatahyperplasie (BPH). Dem ersten Indikationsgebiet sind auch Behandlungen bei Nierengries und Steinleiden zuzuordnen. Seitens der Phytotherapie werden hier vor allem Nieren- und Blasentees angewendet, die mehrheitlich aus einer Vielzahl von Drogen in relativ heterogener Mischung zusammengesetzt sind. Demgegenüber werden zur Behandlung der BPH im wesentlichen nur drei Drogen (Sägepalmenfrüchte, Brennesselwurzeln und Kürbiskerne) sowie β-Sitosterin pflanzlichen Ursprunges (Hypoxis rooperi) angewendet. In Deutschland erfolgt die konservative Behandlung der BPH überwiegend mit Phytopharmaka (Schmitz, 1998).

6.1 Entzündliche Erkrankungen der Harnwege

Bei entzündlichen Erkrankungen der Harnwege werden vor allem medizinische Tees verwendet. Die hierfür gewählte Bezeichnung „Nieren- und Blasentee" ist allerdings insofern etwas mißverständlich, als den darin enthaltenen Drogen ein eigener diuretischer Effekt zwar häufig unterstellt, aber niemals sicher belegt werden konnte. Lediglich bei der Anwendung von Wacholderbeeren ist eine direkte Wirkung auf das Nierenparenchym als wahrscheinlich anzusehen. Bei den übrigen urologischen Teedrogen entsprechend der Tabelle 6.1 ist wohl eher davon auszugehen, daß der „aquaretische Effekt" (Schilcher, 1987 und 1992) vorwiegend oder ganz auf die mit den Tees zugeführte Flüssigkeit zurückzuführen ist. Die in der älteren Literatur für eine diuretische Wirkung verantwortlich gemachten Inhaltsstoffe dieser Drogen (Flavanoide, Phenole, ätherische Öle, Kieselsäure) dürften dafür allein mengenmäßig gar nicht ausreichend sein (Nahrstedt, 1993; Veit, 1994).

Die in der Tabelle 6.1 aufgelisteten Drogen sind aufgrund der Aufbereitung des fast ausschließlich traditionellen Erkenntnismateriales durch die Kommission E zur Behandlung entzündlicher Erkrankungen der Harnwege und mehrheitlich auch zur

Tabelle 6.1.
Teedrogen, die von der Kommission E zur Anwendung bei entzündlichen Erkrankungen der Harnwege und Nierengries anerkannt wurden.

Teedroge	Lat. Bezeichnung	Tagesdosis (g)
Ackerschachtelhalm	Equiseti herba	6
Bärentraubenblätter	Uvae ursae folium	3
Birkenblätter	Betulae folium	12
Brennesselkraut	Urticae herba	8–12
Goldrutenkraut und Riesengoldrutenkraut	Virgaureae herba und Virgaureae giganteae herba	6–12
Hauhechelwurzel	Ononidis radix	12
Liebstöckelwurzel	Levistici radix	4–8
Löwenzahnwurzel mit Kraut	Taraxaci herba cum radice	3
Orthosiphonblätter	Orthosiphonis folium	6–12
Pestwurzwurzelstock	Petasitidis rhizoma	5–7
Petersilienkraut und -wurzel	Petroselini herba cum radice	6
Queckenwurzelstock	Graminis rhizoma	6–9
Sandelholz	Santali lignum rubri	10

Anwendung bei Nierengries anerkannt worden. Die positiven Erfahrungen bei der Anwendung solcher Teezubereitungen, insbesondere zur Milderung dysurischer Beschwerden bei entzündlichen Erkrankungen der Harnwege und bei Harnwegsinfektionen, findet sich offenbar auch in der ärztlichen Praxis der Gegenwart bestätigt, so daß diese Präparate nach wie vor in wesentlicher Zahl ärztlich verordnet und empfohlen werden (siehe Anhang Seite 361).

Bei urologischen Infekten ebenso wie bei steinbedingten oder sonstigen entzündlichen Reizungen der Harnwege erscheint die vermehrte Bildung eines hypoosmolaren Urins sinnvoll, um aufsteigende Bakterien, Kristallisationskerne von Steinen oder sonstige inflammatorisch wirkende Stoffe von dem geschädigten Epithel wegzuspülen. Im Falle der Steinprophylaxe ist dieses pharmakodynamische Prinzip zwar in Frage gestellt worden (Ljunghall, 1988), was aber an der generellen Plausibilität der „Durchspülungstherapie" bei entzündlichen Erkrankungen der Harnwege nichts ändert. Für den Therapieerfolg nachrangig ist auch die Frage, ob der Effekt in erster Linie durch das mit der Teezubereitung zugeführte Wasser oder durch spezifische „aquaretische" Wirkungen der verwendeten Drogen verursacht wird, solange von den letzteren kein zusätzliches Risiko ausgeht und die Therapiekosten relativ niedrig bleiben.

Wegen des Verdachtes auf ein erhöhtes Therapierisiko ist jedoch 1992 die früher vor allem zur Prophylaxe von Steinleiden empfohlene Droge Krappwurzel (Rubiae tinctorum radix) von der Kommission E negativ bewertet worden. Krappwurzel enthält Lucidin. Für Lucidin haben sich bei einer Reihe von experimentellen Prüfungen, darunter im Ames-Test, starke Verdachtsmomente auf mutagene und kanzerogene Wirkungen ergeben.

Zwei Drogen aus dieser Gruppe (Tabelle 6.1) haben spezifischere Wirkungen. Es handelt sich dabei um Bärentraubenblätter, die aufgrund ihres Gehaltes an Hydrochinonderivaten nachweisbare antibakterielle Wirkungen haben, sowie um Pestwurzwurzelstock, dem spasmolytische Wirkungen bei krampfartigen Schmerzen im Bereich der ableitenden Harnwege, insbesondere bei Steinleiden, zuerkannt werden. Auf diese beiden Drogen soll im folgenden noch näher eingegangen werden.

6.1.1 Bärentraubenblätter

Die Droge besteht aus den getrockneten Laubblättern von *Arctostaphylos uva-ursi* (Abb. 6.1), einer zur Familie der Heidekrautgewächse zählenden Art. Die Bärentraube, die im Aussehen an die Preiselbeere erinnert und wie diese Rasen bildet, kommt weitverbreitet in der kühl gemäßigten Nadelwaldzone der nördlichen Halbkugel vor. Bärentraubenblätter sind geruchlos; sie schmecken zusammenziehend und bitter.

Die wesentlichen Inhaltsstoffe der Droge sind Phenolheteroside wie Arbutin (5–12 %), in geringen Mengen das freie Aglykon Hydrochinon (0,2–0,5 %) sowie Gerbstoffe (10–20 %) und Flavonoide. Der relativ hohe Gehalt an Gerbstoffen bedingt für sich allein eine begrenzte Therapiezeit von etwa 2–3 Wochen. Als antibakterielles Prinzip gilt das Arbutin bzw. das daraus teilweise entstehende Hydrochinon. Zur Pharmakokinetik des Arbutins ist relativ wenig bekannt; alle Daten basieren im Wesentlichen auf Arbeiten von Frohne (1986). Arbutin selbst wird schlecht aus dem Gastrointestinaltrakt resorbiert. Das Aglykon-Hydrochinon wird nach hydrolytischer Spaltung der glykosidischen Bindung durch die Darmflora gut aufgenommen. Hydrochinon wird wahrscheinlich in der Darmmukosa oder der Leber konjugiert und als Konjugat renal aus-

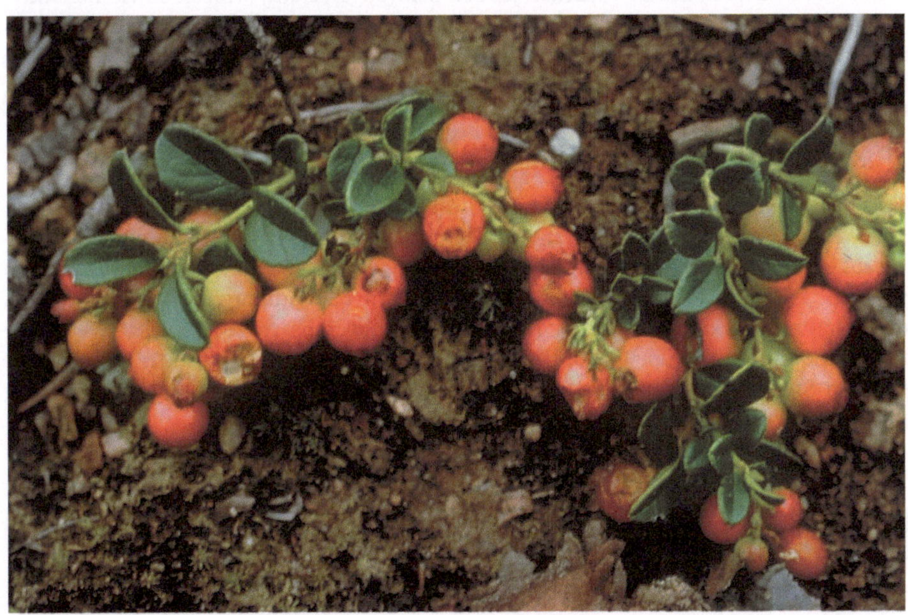

Abb. 6.1. ▲ Bärentraube: Beerenfrüchte.

geschieden. Bei alkalischer Reaktion des Harnes soll aus den Konjugaten Hydrochinon zurückgebildet werden, das antimikrobiell wirkt, wenn es in ausreichender Menge vorliegt. Der Harn soll für die Freisetzung durch dietätische Maßnahmen alkalisch (pH ca. 8) eingestellt werden. Diese Vorstellungen werden allerdings nur durch wenige experimentelle Daten gestützt. Es kommt hinzu, daß Phenole üblicherweise undissoziiert antimikrobiell wirken, wozu ein saurer pH notwendig wäre (Nahrstedt, 1993). Nach neuen Erkenntnissen werden die Hydrochinone in konjugierter Form von den Bakterien aufgenommen und erst in den Bakterien dekonjugiert, weshalb eine Alkalisierung des Urins für die Wirksamkeit des Arbutins nicht erforderlich ist (Siegers et al., 2003).

Studien zur klinischen Anwendung von Bärentraubenblätter als Monopräparat, gegen die keine statistischen oder medizinischen Einwände erhoben werden können, liegen bisher nicht vor. Dringend wünschenswert wären kontrollierte klinische Studien nach dem heutigen Stand der Wissenschaft mit einem hochdosierten Monopräparat. Die dokumentierten Erfahrungen, einige klinische Arbeiten sowie eine Reihe von experimentellen Untersuchungen lassen jedoch eine Wirksamkeit der Droge bei bakteriell bedingten entzündlichen Erkrankungen der ableitenden Harnwege plausibel erscheinen.

Zur akuten und chronischen Toxizität sowie zur Mutagenität und Kanzerogenität von Bärentraubenblättern bzw. daraus hergestellten Zubereitungen liegen keine Untersuchungen vor. Für das teilweise aus dem Arbutin entstehende Hydrochinon besteht allerdings der begründete Verdacht auf mutagene und kanzerogene Wirkungen. Im Rahmen eines Stufenplanes zu hydrochinonhaltigen Arzneimitteln wurde die Droge Bärentraubenblätter deshalb 1993 von der Kommission E neu bewertet. Das Indikationsgebiet „entzündliche Erkrankungen der ableitenden Harnwege" wurde zwar bestätigt. Als Gegenanzeigen wurden jedoch Schwangerschaft, Stillzeit sowie Behandlungen bei Kindern unter 12 Jahren verfügt. Die Tagesdosis soll bis zu 4mal täglich 3 g Droge bzw. 400–840 mg Hydrochinonderivate betragen. Wegen des nicht auszuschließenden Risikopotentiales sollen Bärentraubenblätter und deren Zubereitungen ohne ärztlichen Rat nicht länger als jeweils eine Woche und höchstens 5mal jährlich eingenommen werden.

Einige Therapiestudien liegen in gleicher Indikation mit dem Saft der verwandten Preiselbeere vor. In einer randomisierten Studie haben 150 Frauen mit rezidivierenden Harnwegsinfekten über den Zeitraum von 12 Monaten täglich 50 ml Preiselbeerensaft, 100 ml eines Getränkes mit Lactobacillus oder keine Testsubstanz getrunken. Von den Kontroll- bzw. den Lactobacillus-Guppen hatten im Behandlungszeitraum 36% bzw. 39% der Frauen Harnwegsinfekte, mit dem Preiselbeerensaft dagegen nur 16%. Der Unterschied war signifikant (Kontiokari et al., 2001). Eine Conchrane-Analyse von 4 weiteren Studien mit Preiselbeerensaft in dieser Indikation kam allerdings nicht zu einer positiven Gesamtbewertung (Jepson und Mihaljewic, 2000).

6.1.2 Pestwurzwurzelstock, Ammi visnaga

Pestwurzwurzelstock (Petasitidis rhizoma) besteht aus den getrockneten, unterirdischen Teilen der Pestwurz, einer einheimischen Pflanze, die in großen Mengen an Ufern von Flüssen und in Feuchtgebieten zu finden ist. Die Droge enthält als wirksames

Prinzip eine Gruppe von Sesquiterpenverbindungen, die Petasine, die nach älteren Untersuchungen (Bucher, 1951) spasmolytisch und analgetisch wirken sollen. Außerdem sind in der Droge Pyrrolizidinalkaloide enthalten.

Aufgrund ärztlichen Erfahrungswissens sowie einiger experimenteller Untersuchungsergebnisse wurde der Droge von der Kommission E im Jahre 1990 die Indikation „unterstützende Behandlung akuter krampfartiger Schmerzen im Bereich der ableitenden Harnwege, insbesondere Steinleiden" zuerkannt. Die Tagesdosis soll etwa 5–7 g Droge entsprechen. Wegen des möglicherweise damit verbundenen Therapierisikos darf jedoch die Tagesdosis nicht mehr als 1 μg Pyrrolizidinalkaloide enthalten und die Anwendungsdauer 4 bis 6 Wochen pro Jahr nicht überschreiten. Zur Wirksamkeit von Pestwurz-Blätterextrakt bei allergischer Rhinitis siehe Abschnitt 4.9.

Eine weitere Droge, die bisher zur Schmerzlinderung bei Nierenkoliken und Krämpfen im Bereich der Harnwege Anwendung fand, nämlich Ammi-visnaga-Früchte, wurde 1994 wegen erhöhtem Therapierisiko bei nicht sicher nachgewiesener Wirksamkeit von der Kommission E negativ bewertet, so daß Zubereitungen aus Ammi-visnaga-Früchten in dieser und in anderen Indikationen nicht mehr verordnet werden dürfen.

6.2 Benigne Prostatahyperplasie

Die benigne Prostatahyperplasie (BPH) ist das wichtigste urologische Leiden des Mannes. Sie beginnt etwa ab dem 40. Lebensjahr und kommt bei Männern über 65 in mehr als 90 % vor. Allerdings kommt es nur etwa bei der Hälfte der Fälle zu Symptomen und Beschwerden. Die obstruktiven Zeichen der BPH sind in erster Linie ein langsamer („zögernder") Miktionsbeginn, ein schwacher und/oder intermittierender Harnstrahl und ein terminales Harnträufeln. Bei bis zu 80 % der Patienten finden sich zusätzlich irritative Symptome wie Pollakisurie, Harndrang, Nykturie, „Druck über der Blase" und „Restharngefühl" (Dreikorn et al., 1990). Die anatomische Ursache ist eine Größenzunahme der Prostata infolge Wucherung der periurethralen Drüsen mit Einengung der Urethra und Erschwerung der Harnpassage. Für diagnostische und therapeutische Zwecke haben sich verschiedene Stadieneinteilungen bewährt; in Deutschland ist derzeit die Stadieneinteilung nach Vahlensieck (1985) am geläufigsten (Tabelle 6.2).

Die Äthiopathogenese der BPH ist nicht vollständig geklärt, so daß bisher auch keine kausale medikamentöse Therapie zur Verfügung steht. Allgemein wird die BPH als Endokrinopathie des alternden Mannes betrachtet, die durch Umstellungen des Hormonaushaltes mit fortschreitendem Alter ausgelöst wird (Ekman, 1989). Im einzelnen werden mehrere Hypothesen diskutiert, von denen drei kurz darstellt werden sollen, um die nachfolgenden Ausführungen zu den Wirkmechanismen der Drogen verständlich zu machen.

Die favorisierte Hypothese geht von einer erhöhten Bildung von Dihydrotestosteron in der Prostata aus sowie von einer Verschiebung des Androgen-Östrogen-Verhältnisses zugunsten der Östrogene. Der bekannteste therapeutische Ansatz ist danach die Hemmung der beiden Prostata-Enzyme 5α-Reduktase (bewirkt Umwandlung von Testosteron zu Dihydrotestosteron) und der Aromatase (bewirkt Umwandlung von Testosteron in Östrogene). Daneben trägt möglicherweise eine vermehrte Bildung von Prolaktin zur Prostata-Hyperplasie bei (Costello und Franklin, 1994; Nevalainen et al.,

Tabelle 6.2.
Stadien der benignen Prostatahyperplasie (Vahlensiek, 1985).

Stadium I	Stadium II
▸ Keine Miktionsstörungen	▸ Zeitweise Miktionsstörungen
▸ Urinfluß > 15 ml/s	▸ Urinfluß > 10–15 ml/s
▸ Kein Restharn	▸ Keine oder beginnende Trabekelblase
▸ Keine Trabekelblase	
Stadium III	**Stadium IV**
▸ Permanente Miktionsstörungen	▸ Permanente Miktionsstörungen
▸ Urinfluß < 10 ml/s	▸ Urinfluß < 10 ml/s
▸ Restharn > 50 ml	▸ Restharn > 100 ml
▸ Trabekelblase	▸ Dilatationsblase
	▸ Harnstauung obere Harnwege

1997). Schließlich werden erhöhte Konzentrationen an Entzündungsmediatoren (Prostaglandine und Leukotriene) für die Entstehung der BPH mitverantwortlich gemacht. Demzufolge könnten pflanzliche Inhaltsstoffe mit antiinflammatorischen und ödemprotektiven Wirkungen im Rahmen der multifaktoriellen Entwicklung der BPH nützliche Komponenten in der Therapie sein (Koch, 1995).

Die BPH bedarf keiner Therapie, solange sie nicht mit irritativen (Harndrang, Pollakisurie, Nykturie) oder obstruktiven (schwacher und verzögerter Harnfluß, unvollständige Entleerung) Symptomen einhergeht. Jenseits des 70. Lebensjahres wird die BPH bei etwa 40 % der Männer symptomatisch. Während bisher in den USA die Prostata-Resektion als Behandlungsmethode der Wahl galt (Flanigan et al., 1998), werden die Stadien II und III der BPH (Tabelle 6.2) insbesondere in Deutschland, Österreich, der Schweiz und Italien vorwiegend konservativ mit pflanzlichen Präparaten behandelt. In den letzten Jahren hat allerdings auch in den USA die Anwendung von Sägepalmen-Präparaten bei dieser Indikation sprunghaft zugenommen (Wilt et al., 1998). Alternativ zu den pflanzlichen Prostata-Mitteln stehen inzwischen auch 2 Gruppen von synthetischen Präparaten, nämlich die 5-α-Reduktasehemmer und die Alpha$_1$-Rezeptorenblocker, zur Verfügung. Die Wirksamkeit der synthetischen Prostata-Mittel ist denen der pflanzlichen Präparate vergleichbar. Die unerwünschten Arzneimittelwirkungen, insbesondere in Bezug auf die Sexualfunktionen, sind jedoch bei den pflanzlichen Mitteln wesentlich geringer (Bach et al., 1996; Carraro et al., 1996).

Neben den pharmakodynamischen Effekten der Wirkstoffe hat das therapeutische Umfeld („Droge Arzt") auch bei der BPH einen erheblichen Einfluss auf den Behandlungserfolg. Dessen Anteil liegt bei placebokontrollierten Studien je nach Zielparameter in der Größenordnung von 30–60% der erzielbaren Effektstärke der Therapie (Nickel, 1998). Neben der Anwendung von Arzneimitteln wird daher auch die ärztliche Beratung des Patienten in Bezug auf seine Lebensgewohnheiten maßgeblich zur Besserung der Beschwerden beitragen. Um Kongestionen und Reizzustände zu vermeiden, sollte der Patient rechtzeitig Wasser lassen, die Harnblase nicht überfüllen, also auch nicht rasch große Mengen trinken, nicht zu lange sitzen und sich vor Kältereizen schützen. Außerdem sollte auf eine geregelte Darmtätigkeit und reichlich körperliche Bewegung geachtet werden; konzentrierter Alkoholgenuß, kohlensäurehaltige, kalte Getränke und scharfe Gewürze sind zu meiden (Sökeland, 1987). Zu beachten ist ferner, dass sympathikomimetisch wirkende Arzneimittel, wie z. B. Ephedrin in Hustensäften und Phenylephrin in Nasentropfen, ebenso wie Anticholinergika und Anithistaminika die Miktionsstörungen verstärken können.

6.2.1 Sägepalmenfrüchte

Die Verwendung von Zubereitungen aus den Früchten der amerikanischen Zwergpalme oder Sägepalme (*Sabal serrulata*, Abb. 6.2) zur Behandlung der BPH läßt sich bis ins 19. Jahrhundert zurückverfolgen (Harnischfeger und Stolze, 1989). Die Droge besteht aus den etwa 1–2 cm langen Früchten und wird vorwiegend aus Wildbeständen gewonnen. Hauptlieferant sind die USA. In Fertigpräparaten werden ausschließlich die lipophilen Auszüge verwendet, die aus der pulverisierten Droge durch Extraktion mit Hexan, flüssigem Kohlendioxid oder Ethanol gewonnen werden. Die wesentlichen Inhaltsstoffe in diesen Extrakten sind gesättigte und ungesättigte Fettsäuren, die vorwiegend in freier Form vorkommen. Als weitere wichtige Bestandteile der Extrakte werden freie und konjugierte Phytosterole angesehen.

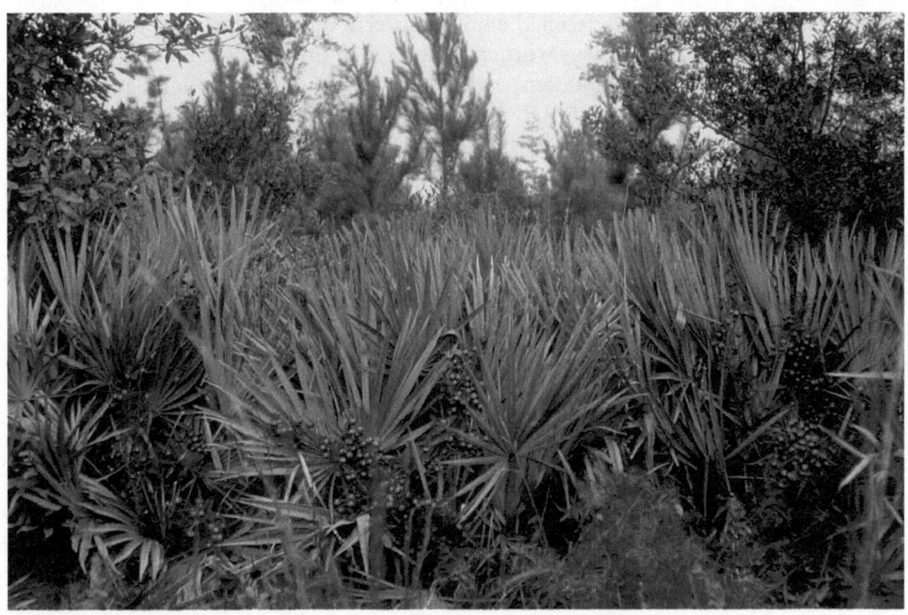

Abb. 6.2. ▲ Sägepalme *(Sabal serrulata)* mit Früchten.

6.2.1.1 Pharmakologie

Die Ergebnisse von tierexperimentellen und In-vitro-Untersuchungen mit Sägepalmenextrakten wurden in zahlreichen Originalarbeiten publiziert (Übersichten bei Hänsel, Keller, Rimpler und Schneider, 1994; Koch, 1995; Plosker und Progden, 1996; Coppenolle et al., 2000)). Bei Mäusen und Ratten wurden in verschiedenen Modellen antiandrogene Wirkungen nachgewiesen. An Modellen in vitro konnten von mehreren Arbeitsgruppen Hemmeffekte auf die 5α-Reduktase belegt werden. Ein Vergleich der relativen Wirksamkeit ergab jedoch, daß der Sägepalmenextrakt gegenüber dem synthetischen Hemmstoff Finasteride auf Gewichtsbasis etwa 6000 fach schwächer wirksam war (Rohdes et al., 1993); unter Berücksichtigung der therapeutischen Dosis beider Wirkstoffe reduzierte sich der Potenzunterschied allerdings auf den Faktor 100 (Koch, 1995). An lebenden Ratten war eine äquivalente Hemmung des hormon-induzierten Wachstums der lateralen Prostata durch Sägepalmanextrakt im Vergleich mit Finasteride jedoch in proportionaler Dosierung zur Anwendung am Menschen zu erzielen (Coppenolle et al., 2000). Die Hemmung der 5α-Reduktase durch Sägepalmenextrakt wird teilweise auf die darin enthaltenen freien Fettsäuren zurückgeführt. Eine kürzlich publizierte Studie untersuchte daher den Einfluß von freien Fettsäuren mit verschiedenen Kettenlängen vergleichend mit Sägepalmenextrakt. Dabei wurde deutlich, dass einige verbreitete Nahrungsfettsäuren (z. B. Linolsäure) bezogen auf die Konzentration im Versuchsansatz ausgeprägtere Hemmeffekte auf die 5α-Reduktase ausübten als die Sägepalmenextrakte (Niederprüm et al., 1994), so dass in Bezug auf diesen Wirkmechanismus offene Fragen bestehen bleiben. Von den Sägepalmenextrakten gehen allerdings noch weitere Wirkungen aus. So wurde mit Sägepalmenextrakt bei Ratten eine Hemmung der durch Sulpirid erzeugten Hyperprolaktinamie und der damit verbundenen Prostata-Hyperplasie nachgewiesen, die mit Finasterid nicht zu erzeugen war (Coppenolle et al., 2000). Darüber hinaus wurden an typischen Entzündungsmodellen (carragenin-induziertes Rattenpfotenödem) sowohl für Fraktionen aus der Sägepalmenfrucht als auch für die therapeutisch verwendeten Extrakte entzündungshemmende und antioxidative Wirkungen nachgewiesen (Koch, 1995).

6.2.1.2 Therapeutische Wirksamkeit

Im Zeitraum von 1983 bis 1998 wurden die Ergebnisse von mindestens 19 randomisierten kontrollierten klinischen Studien unter Einschluss von insgesamt 3129 Patienten publiziert (Tabelle 6.3). 16 dieser Studien wurden doppelblind durchgeführt, 11 mit einem identischen Extrakt (Wilt et al 1998 und 2001; Boyle et al., 2000). 5 Studien, die seit 1996 publiziert worden sind (Carraro et al., 1996; Metzker et al., 1996; Sökeland und Albrecht, 1997, Bauer et al., 1999, Bondarenko et al., 2003), stützen sich auf ein validiertes urologisches Bewertungsverfahren, das von der WHO empfohlen wurde. Die Beurteilung erfolgt auf der Grundlage mehrerer Summen-Scores. Der 1. Score, welcher dem „Internationalen Prostata-Symptomenscore" (IPSS) entspricht, enthält Fragen zu den 7 häufigsten subjektiven Beschwerden (Restharngefühl, Pollakisurie, Miktionsstakkado, Harndrang, abgeschwächter Harnstrahl, verzögerter Miktionsbeginn, Nykturie), die jeweils in der Graduierung von 0 bis 5 zu beantworten sind. Ein IPSS-Score zwischen 10 und 20 entspricht einer mäßigen, ein solcher zwischen 20 und 30 einer schweren Symp-

Tabelle 6.3.
Übersicht zu 19 randomisierten kontrollierten Studien, die mit Präparaten mit Sägepalmenextrakten bei insgesamt 3129 Männern durchgeführt worden sind. Bei den Studien Metzger, 1996, Sökeland, 1997 und Bondarenko, 2003 wurde ein Kombinationspräparat aus Sägepalmensamen- und Brennesselwurzel-Extrakt, bei der Studie von Carbin, 1990 ein Kombinationspräparat aus Sägepalmensamen- und Kürbiskern-Extrakt geprüft. Die Dosierungen unter „Vergleichstherapie" betrugen: bei Pygeum 100 mg Extrakt/d; bei Depostat® 200 mg/d Gestonoron intramuskulär; bei „Rektal" 640 mg/d Sägepalmenextrakt rektal; bei Finasteride 5 mg/d.

Erstautor	Jahr	Fälle (N)	Dauer (d)	Extraktdosis (mg/d)	Vergleichstherapie	Zielparameter
Emili	1983	30	28	320	Placebo	UF, PV, RU, N
Boccafoschi	1983	22	60	320	Placebo	UF, Symptome
Madressi	1983	60	28	320	Placebo, Pygeum	RU, N, Symptome
Champault	1984	110	28	160	Placebo	UF, RU, N
Tasca	1985	30	56	320	Placebo	UF, N, Symptome
Reece	1986	80	84	320	Placebo	UF, RU, Symptome
Cukier	1985	168	69	320	Placebo	RU, N, Symptome
Pannuzio	1986	60	56	320	Depostat®	UF, PV, N, Symptome
Carbin	1990	55	84	80 + 80	Placebo	UF, RV, N, Symptome
Mattei	1990	40	91	320	Placebo	PV, RU, N, Symptome
Löbelenz	1992	60	35	300	Placebo	UF
Roveda	1994	30	28	640	Rektal	PV, RU, Symptome
Descotes	1995	215	28	320	Placebo	UF, N, Symptome
Carraro	1996	1098	180	320	Placebo, Finasteride	IPSS, QLS, SES, UF, RU, RV
Metzker	1996	40	336	320 + 240	Placebo	IPSS, UF, RU
Sökeland	1997	543	336	320 + 240	Placebo, Finasteride	IPSS, QLS, UF, PV, RU
Braeckman	1997	238	84	320	Placebo	UF, PV, RU
Bauer	1999	101	168	320	Placebo	IPSS, QLS, UF, PV
Bondarenko	2003	140	420	320 + 240	Tamsulosin	IPSS, QLS

Abkürzungen: IPSS = International Prostate Symptom Scale; **QLS** = Quality of Life Score; **SFS** = Sexual Function Score; **N** = Nykturie; **UF** = Urinfluß; **PV** = Prostata Volumen; **RU** = Restharn.

tomatik. Zu den weiteren Summenscores gehört auch ein solcher zur Bewertung der Lebensqualität, der mit dem Schweregrad 0 (keine Beeinträchtigung) bis 6 (schwere Beeinträchtigung) zu bewerten ist, sowie ein solcher zur Beeinträchtigung der Sexualfunktion, der 4 maßgebliche Kriterien jeweils in der Graduierung von 0 bis 5 erfaßt (Barry et al., 1992). Die entsprechenden Ergebnisse einer 6-monatigen doppelblinden randomisierten Äquivalenz-Studie zur Bewertung der Wirksamkeit von 320 mg/d Sägepalmen-Extrakt und 5 mg/d Finasterid (5-α-Reduktasehemmer) bei insgesamt 1098 Männern mit BPH sind in der Tabelle 6.4, sowie in den Abbildungen 6.3 und 6.4 dargestellt. Aus der Tabelle 6.3 geht hervor, daß in dieser Studie eine Äquivalenz der Wirksamkeit zwischen dem pflanzlichen und dem synthetischen Präparat für die Parameter IPSS, Lebensqualität und mittlerer Urinfluß, eine grenzwertig signifikante (p < 0,05) Überlegenheit von Finasterid beim maximalen Urinfluß und eine hochsignifikante Überlegenheit des Sägepalmen-Extraktes (p < 0,001; Abbildung 6.4) bei der Sexualfunktion nachgewiesen wurden (Carraro et al., 1996).

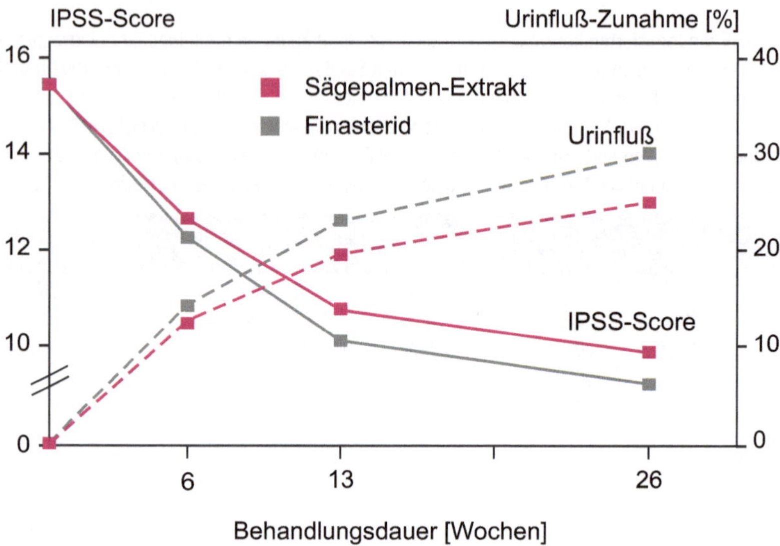

Abb. 6.3. ▲ Studie entsprechend der Tabelle 6.4 mit Darstellung der Mittelwerte von 553 (Sägepalmen-Extrakt) bzw. 545 (Finasterid) Patienten für den Internationalen Prostata-Symptomenscore (IPSS) und die prozentuale Zunahme des Harnflusses im Verlauf der 26-wöchigen Therapie (nach Carraro et al., 1996).

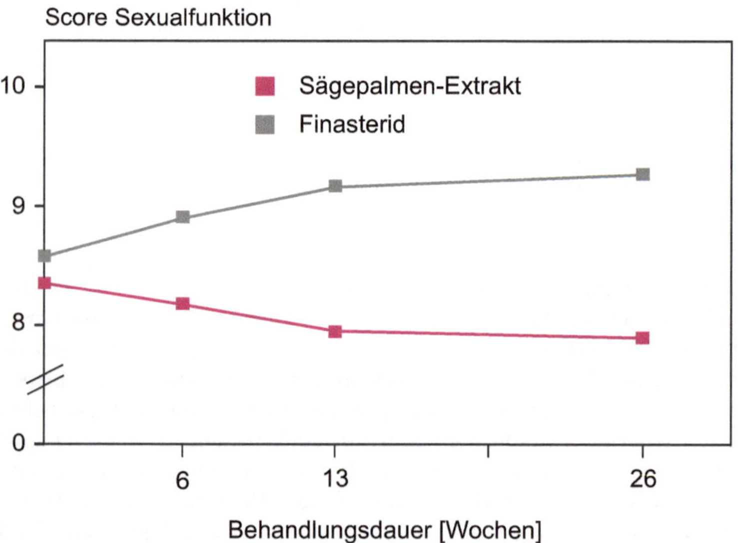

Abb. 6.4. ▲ Studie wie Abbildung 6.3, jedoch Darstellung der Verlaufsentwicklung der mittleren Scorewerte für die Beeinträchtigung der Sexualfunktion (nach Carraro et al., 1996).

Tabelle 6.4.
Ergebnisse einer randomisierten Doppelblindstudie zur Bewertung der Wirksamkeit von 320 mg Sägepalmen-Extrakt im Vergleich mit 5 mg Finasterid bei 1098 Patienten mit BPH. Die Zahlen sind bei IPSS, Lebensqualität und Sexualfunktion im Sinne von Score-Werten, bei dem Urinfluß im Sinne von ml/sec zu verstehen. Bei den 3 Score-Skalen ist die Reduktion der Zahlenwerte gleichbedeutend mit einer Besserung (nach Carraro et al., 1996).

Parameter	Beginn	26 Wochen	% Änderung	Gruppenvergleich
IPSS				
Sabal-Extrakt	15,7	9,9*	−37	n.s.
Finasterid	15,7	9,5*	−39	
Lebensqualität				
Sabal-Extrakt	3,63	2,25*	−38	n.s.
Finasterid	3,66	2,15*	−41	
Sexualfunktion				
Sabel-Extrakt	8,4	7,9 n.s.	−6	p < 0,001
Finasterid	8,6	9,3**	+9	
Maximaler Urinfluß				
Sabal-Extrakt	10,6	13,3*	+25	p < 0,05
Finasterid	10,8	14,0*	+30	
Mittlerer Urinfluß				
Sabal-Extrakt	5,4	6,2*	+15	n.s.
Finasterid	5,5	6,6*	+20	

Abkürzungen: IPSS = Internationaler Prostata-Symptomenscore, * = p < 0,05, ** = p < 0,01, n.s. = nicht signifikant.

Eine weitere randomisierte Doppelblindstudie zum Nachweis der therapeutischen Äquivalenz mit Finasterid wurde mit einem Präparat durchgeführt, das neben Sägepalmen-Extrakt (Prüfdosis ebenfalls 320 mg/d) auch einen kleineren Anteil Brennnesselwurzel-Extrakt (Prüfdosis 240 mg/d) enthält. Diese Studie wurde mit insgesamt 543 Patienten über einen Zeitraum von 48 Wochen durchgeführt. Der IPSS-Score reduzierte sich unter dem Sägepalmen-Präparat von 11,3 auf 8,2 (Woche 24) bzw. 6,5 (Woche 48) und in gleichen Zeiträumen unter Finasterid von 11,8 auf 8,0 bzw. 6,2. Der Lebensqualität-Score (Verringerung = Besserung) änderte sich unter der Therapie mit dem Sägepalmen-Präparat von 7,5 auf 4,3 und mit Finasterid von 7,7 auf 4,1. Das maximale Harnsekunden-Volumen nahm unter dem Sägepalmen-Präparat um 1,9 ml/s und unter Finasterid um 2,4 ml/s zu. Der statistische Vergleich ergab bei den Zielparametern zur Wirksamkeit eine therapeutische Äquivalenz zwischen den beiden Prüfpräparaten. Deutliche Unterschiede ergaben sich dagegen bei der Häufigkeit bestimmter unerwünschter Ereignisse (Sägepalmen-Präparat versus Finasterid): Verringertes Ejakulationsvolumen 0 vs. 5, erektile Dysfunktion 1 vs. 7, Gelenkschmerzen 1 vs. 5, Kopfschmerzen 2 vs. 6 und Magen-Darm-Beschwerden 10 vs. 13 (Sökeland und Albrecht, 1997). Diese Ergebnisse waren unabhängig vom initialen Prostata-Volumen (Sökeland, 2000).

Eine weitere prospektiven, randomisierten, referenzkontrollierten, multizentrischen Doppelblindstudie wurde mit dem Kombinationspräparat aus Sabal- und Urtica-Extrakt (PRO), vs. Tamsulosin bei 140 Patienten mit symptomatische BPH durchgeführt. Nach einer 2wöchigen Placebo-Run-in-Phase folgte eine 60wöchige Therapie mit täglich 2x1 Kps. PRO 160/120 mg (n=71) bzw. 1 Kps. Tamsulosin (TAM; n=69) im Double-Dummy-Verfahren unterzogen. Zielgröße war der International Prostate Symptom Scores (I-PSS). Als Responder wurden Patienten definiert, dieam Ende der Therapie nur noch eine milde Symptomatik (I-PSS $\leq$ 7 Pkt.) aufwiesen. Ein weiterer Zielparameter war die Lebensqualität (QoL). Alle 140 Patienten konnten im Intention-to-treat-Kollektiv ausgewertet werden. Der I-PSS verbesserte sich während der 60wöchigen Therapie in beiden Gruppen bei einem Baselinewert von jeweils 20 Pkt. um 9 Pkt. (Mediane). Am Studienende (n=136) zeigten 22 (32,4%) PRO- und 19 (27,9%) TAM-Patienten nur noch eine milde Symptomatik (p=0,03; Test auf Nichtunterlegenheit; Schranke: 10%). Hinsichtlich der QoL konnte sich die PRO-Gruppe bei einem Baselinewert von 3 Pkt. um 2 Pkt., die TAM-Gruppe bei einem Baselinewert von 4 Pkt. um 1 Pkt. verbessern (Mediane). Unter TAM traten geringfügig häufiger unerwünschte Ereignisse auf als unter PRO (Bondarenko et al., 2003).

Eine Metaanalyse von 18 kontrollierten klinischen Studien mit Sägepalmen-Extrakten mit Behandlungszeiträumen von mindestens 4 und maximal 48 Wochen ergab als Gesamtergebnis eine statistisch signifikante Überlegenheit der therapeutischen Wirksamkeit im Vergleich mit Placebo und eine vergleichbare Wirksamkeit gegenüber Finasterid (Wilt et al., 1998 und 2001). Eine weitere Metaanalyse von 11 dieser Studien, die alle mit einem identischen Extrakt durchgeführt worden sind, führte zu einem ähnlichen Ergebnis, wobei die besten Erfolge bei der Steigerung des maximalen Harnflusses und weniger ausgeprägte Unterschiede gegenüber Placebo bei der Nykturie-Frequenz beobachtet wurden (Boyle et al, 2000). Die Verteilung der Tagesdosis (2 x 160 mg morgens und abends oder 320 mg Extrakt als Einzeldosis am Morgen genommen) scheint ohne Einfluss auf das Behandlungsergebnis zu sein (Stepanov et al., 1999).

6.2.1.3 Verträglichkeit

Unerwünschte Ereignisse, die den Sägepalmen-Präparaten zuzuordnen waren, verliefen generell mild und waren in ihrer Häufigkeit vergleichbar mit Placebo. Therapieabbrüche erfolgten unter Placebo von 7 %, mit dem Sägepalmenextrakt von 9,1 % und unter Finasteride von 11,2 % der Patienten. Erektile Dysfunktionen wurden unter Placebo von 0,7 %, unter Sägepalmen-Extrakt von 1,1 % und mit Finasterid von 4,9 % der Patienten genannt. Gastrointestinale Beschwerden traten unter Placebo bei 0,9 %, unter Sägepalmenextrakt bei 1,3 % und mit Finasterid bei 1,5 % der Patienten auf (Wilt et al., 1998 und 2001). Im Rahmen einer prospektiven 3-Jahres-Studie mit 435 Patienten wurden von 34 Patienten (7 %) insgesamt 46 unerwünschte Ereignisse leichten Grades, davon etwa ein Drittel gastrointestinale Störungen, angegeben. Unerwünschte Ereignisse urologischer Art wurden bei insgesamt 9 Patienten beobachtet, nämlich 4 x Prostatakarzinom, 3 x Harnwegsinfekte sowie je 1 x Impotenz und Ejakulationsstörungen (Bach, 1996). Ein einzelner Fallbericht liegt von einem 53-jährigen Patienten vor, bei dem es im Rahmen einer Meningeom-Resektion zu einer starken intraoperativen Blutung kam. Die präoperative Diagnostik hatte normale Werte der Blutgerinnungs-Parameter erbracht; postoperativ wurde eine auf 21 min verlängerte Blutungszeit festgestellt. Da der Patient über längeren Zeitraum einen Sägepalmenextrakt eingenommen hatte, wurde vermutet, dass davon die Thrombozytenaggregation infolge inhibitorischer Einflüsse auf die Cyclooxigenase beeinträchtigt war (Cheema et al., 2001).

Die Monographie „Sabal fructus (Sägepalmenfrüchte)" der Kommission E mit letzter Korrektur im Januar 1991 erkennt für bestimmte Zubereitungen aus Sägepalmenfrüchten die Anwendungsgebiete „Miktionsbeschwerden bei benigner Prostatahyperplasie, Stadium I – II" an. Als Tagesdosis werden 1–2 g Droge oder 320 mg eines mit lipophilen Lösungsmitteln hergestellten Extraktes festgelegt. Als Nebenwirkungen wurden in seltenen Fällen Magenbeschwerden angegeben.

6.2.2 Brennesselwurzel

Die Brennessel (Urtica dioica) ist als Pflanze jedermann geläufig. Sie gehört zu den traditionellen Heilpflanzen. Die Anwendung z. B. als „wassertreibendes" Mittel oder bei Gelenkleiden wird bereits in mittelalterlichen Kräuterbüchern erwähnt. Zur Behandlung der benignen Prostatahyperplasie werden Brennesselwurzeln und daraus hergestellte Zubereitungen jedoch erst seit etwa 15 Jahren angewendet (Nöske, 1994).

Für pharmakologisch-experimentelle Untersuchungen und für einige klinische Studien wurden seither ausschließlich wässrig-alkoholische Extrakte eingesetzt, die unter Verwendung von Methanol und Ethanol in Konzentrationen von 20–60 %, also mit relativ hydrophilen Lösungsmitteln, hergestellt worden sind. Zu den wichtigsten Inhaltsstoffen dieser Extrakte zählen Phytosterole, Triterpensäuren, Lignane, Polysaccharide und einfache Phenolverbindungen.

In einer Reihe von pharmakologisch-experimentellen Untersuchungen (Übersicht bei Koch, 1995) konnten mit derartigen Extrakten aus Brennesselwurzel Hemmeffekte auf die Prostata-Aromatase, die 5-α-Reduktase, Wechselwirkungen mit dem sexualhormonbindenden Globulin sowie eine Reihe von Hemmeffekten auf inflammatorisch wirkende Mediatoren nachgewiesen werden (Hryb et al., 1995; Hartmann et al., 1996). Im carrageninduzierten Pfotenödem der Ratte konnte für einen wässrigen Auszug aus Brennesselwurzeln eine schwache antiphlogistische Wirkung nachgewiesen werden. Dieselbe Arbeitsgruppe führte die entzündungshemmenden Aktivitäten von Brennesselwurzelextrakt auf eine Fraktion von sauren Polysacchariden zurück (Wagner et al., 1994).

Die Wirkungen bei Patienten mit BPH sind zum Teil mit Verdrängungseffekten am sexualhormonbindenden Globulin (SHBG) erklärt worden (Schmidt, 1983). Allerdings sind dafür Extraktkonzentrationen in der Größenordnung von 1–10 mg/ml erforderlich (Hryb, 1995), die therapeutisch kaum erreichbar sein dürften.

Zur Prüfung der therapeutischen Wirksamkeit liegen neben 8 offenen Studien und Anwendungsbeobachtungen insgesamt 4 placebo-kontrollierte Doppelblindstudien vor (Vontobel et al., 1985; Dathe und Schmidt, 1987; Fischer und Wilbert, 1992; Engelmann et al., 1996). Alle 4 Studien wurden mit einem methanolisch-wäßrigen (20 % V/V, DEV ca. 10:1) Brennesselwurzel-Extrakt durchgeführt.

Vontobel et al. (1985) führten eine Studie bei 50 Patienten mit BPH (25 Verum, 25 Placebo) durch. Die Tagesdosis betrug 600 mg Extrakt, die Behandlungsdauer 9 Wochen. Im Vergleich mit Placebo wurde eine statistisch signifikante Senkung des sexualhormonbindenen Globulins und eine signifikante Steigerung des Miktionsvolumens (44 %) sowie des maximalen Harnflusses (9 %) nachgewiesen.

Dathe und Schmidt (1987) führten eine Doppelblindstudie mit insgesamt 79 Patienten über einen Zeitraum von 4 bis 6 Wochen durch. Die Patienten erhielten dasselbe

Präparat in gleicher Dosierung (600 mg Extrakt/d) wie in der Studie von Vontobel et al. Eingeschlossen wurden Patienten mit BPH (ohne Angabe des Stadiums). Konfirmatorischer Parameter war die Harnflußmessung. Diese nahm im Verlauf der Behandlung signifikant gegenüber Placebo um 2 ml/s (14 %) zu.

Fischer und Wilbert (1992) führten eine Studie mit 40 Patienten mit BPH durch. Nach einer 4-wöchigen Placebo-Therapie erfolgte die Randomisierung. Die Verum-Gruppe erhielt danach für einen Zeitraum von 24 Wochen die Tagesdosis von 1200 mg Brennesselwurzel-Extrakt. Die Wirksamkeit wurde anhand eines Symptomen-Scores nach Boyarski bewertet. Außerdem erfolgten laborchemische Messungen, darunter diejenige des sexualhormonbindenden Globulins (SHBG). Im Vergleich mit Placebo ergaben sich in Bezug auf den Boyarski-Score signifikante Verbesserungen ab der 4. Behandlungswoche. Außerdem wurde eine signifikante Abnahme des SHBG unter dem Verum nachgewiesen.

Engelmann et al. (1996) führten eine Studie bei 41 Patienten mit BPH durch. In dieser Studie wurde eine flüssige Extraktzubereitung verwendet. Die Tagesdosis entsprach etwa 5 bis 6 g Brennesselwurzel-Droge, die Behandlungsdauer 12 Wochen. Hauptzielgröße war der Internationale Prostata-Symptomen-Score (IPSS) sowie der Score zur Bewertung der Lebensqualität, der maximale Harnfluß und die Restharnmenge. Der IPSS-Score reduzierte sich unter der Verum-Therapie um 9,5 Einheiten von 18,2 auf 8,7, während unter Placebo nur eine mittlere Reduktion von 4,7 Einheiten nachgewiesen wurde. Die Differenz zwischen Verum und Placebo war statistisch signifikant (p < 0,002). Eine tendenzielle, aber nicht statistisch signifikante Überlegenheit zugunsten der Verum-Therapie konnten bei der Lebensqualität, dem Restharn und dem maximalen Urinfluß nachgewiesen werden.

Zur Beurteilung der Verträglichkeit sind die Ergebnisse einer Anwendungsbeobachtung bei 4087 Patienten geeignet, die wegen einer BPH für den Zeitraum von 6 Monaten in Dosierungen des Extraktes von 600–1200 mg/d behandelt worden sind. Nebenwirkungen wurden nur von 35 Patienten gemeldet, darunter 33 Nennungen (0,65 %) gastrointestinaler Beschwerden, 9 Nennungen (0,19 %) von Hautallergien und 2 Nennungen von Hyperhidrose (Sonnenschein, 1987).

Die Mongraphie „Urticae radix (Brennesselwurzel)" der Kommission E mit drei Korrekturen bis zum Jahre 1991 nennt als Anwendungsgebiete „Miktionsbeschwerden bei Prostataadenom, Stadium I – II" bei einer empfohlenen Tagesdosis entsprechend 4–6 g Droge, Zubereitungen entsprechend. Gegenanzeigen werden nicht angegeben, als Nebenwirkungen werden gelegentliche, leichte Magen-Darm-Beschwerden genannt.

6.2.3 Kürbissamen

Die volksmedizinische Anwendung von Kürbissamen bei Reizblase und benigner Prostatahyperplasie ist vor allem in Südosteuropa seit langem bekannt. Von den zahlreichen Sorten werden speziell die weichschaligen Sorten empfohlen. Nur für diese liegt einiges wissenschaftliches Erkenntnismaterial vor.

Die ölig-süßlich schmeckenden Samen enthalten fettes Öl mit bis zu 64 % Linolsäure sowie Phytosterole, Tocopherole, Carotinoide und Mineralstoffe. Welche der Inhaltsstoffe für die therapeutische Wirksamkeit verantwortlich zu machen sind, ist jedoch noch nicht sicher geklärt (Schilcher, 1987 und 1992).

Arzneilich werden verschiedene Darreichungsformen angeboten. Am meisten verbreitet ist die Einnahme ganzer oder zerkleinerter Samen. Daneben finden auch ausgepreßte Öle oder Trockenextrakt Anwendung. Vorwiegend in den Kombinationspräparaten wird außerdem ein isoliertes Protein, das sogenannte Kürbisglobulin, angeboten. Inwieweit diese unterschiedlichen Zubereitungen gleiche oder unterschiedliche pharmakologische Effekte haben, ist nicht bekannt (Koch, 1995).

Die Anwendung von Kürbissamen bei benigner Prostatahyperplasie beruht auf Erfahrungswissen. In einem einzelnen experimentellen Versuchsansatz konnte rein qualitativ nachgewiesen werden, daß die in den Kürbissamen enthaltenen Δ-7-Sterole in der Lage sind, das Dihydrotestosteron von Androgenrezeptoren an menschlichen Fibroblasten zu verdrängen. In einer offenen klinischen Studie erhielten 6 Patienten mit BPH jeweils 3 und 4 Tage vor einer offenen Prostatektomie 90 mg isoliertes Kürbissterolgemisch. Gegenüber einer unbehandelten Kontrollgruppe kam es im Prostatagewebe zu einer hochsignifikanten Verringerung der Konzentration an Dihydrotestosteron (Schilcher, 1987 und 1992).

Die Wirksamkeit und Verträglichkeit eines ethanolischen Kürbissamenextraktes wurde in einer randomisierten Doppelblindstudie bei 476 Patienten (233 Verum, 243 Placebo mit benigner Prostatahyperplasie geprüft. Über einen Zeitraum von 12 Wochen nahmen die Patienten täglich 2 x 1 Kapsel a 500 mg des Extraktes (entsprechend ca. 20 g/d Kürbissamen) oder Placebo. Die Wirksamkeit wurde anhand des IPSS-Scores (siehe Abschnitt 6.1.2.2) geprüft, wobei eine Reduktion um mindestens 5 Punkte als Response-Kriterium definiert worden war. Dieses Kriterium wurde nach 3 Monaten Therapie von 65% der Patienten mit dem Kürbissamenextrakt und 54% derjenigen unter Placebo erfüllt. Der Unterschied war signifikant ($p < 0,02$). Als unerwünschte Ereignisse, die unter dem Verum in möglichem Zusammenhang mit der Therapie auftraten wurden von je einem Patienten genannt: Hitzewallungen, Kopfschmerz, Bauchschmerz, gastrointestinale Beschwerden, Gicht (Bach, 2000).

Die Monographie der Kommission E von 1985 erkennt für Kürbissamen die Indikationen „Reizblase, Miktionsbeschwerden bei Prostataadenom Stadium I bis II" an. Als Tagesdosis werden 10 g zerkleinerte Samen oder entsprechende Zubereitungen empfohlen. Die Nebenwirkungen und Wechselwirkungen mit anderen Arzneimitteln sind bisher nicht bekannt.

6.2.4 Gräserpollen

Die Kommission E hat 1994 ein Präparat zur Behandlung der BPH positiv bewertet, dessen Wirkstoff ein kompliziert zusammengesetzter und hergestellter Extrakt aus Roggenpollen (92 %), Timothygras-Pollen (5 %) und Maispollen (3 %) ist. Als Extraktionsmittel werden Wasser und Aceton verwendet. Das Droge-Extrakt-Verhältnis des Endproduktes beträgt 2,5 : 1.

Mit dem so hergestellten Extrakt wurde eine Reihe von pharmakologischen Untersuchungen durchgeführt. Dabei wurden u. a. eine dosisabhängige In-vitro-Hemmung der Aktivität von Entzündungsmediatoren (Loschen und Ebeling, 1991) sowie wachstumshemmende Wirkungen an kultivierten Prostataepithel- und Fibroplastenzellen (Habib et al., 1992) nachgewiesen. Sicherheitspharmakologische und toxikologische Untersuchungen ergaben keine Hinweise auf erhöhte Therapierisiken oder mutagene Wirkungen.

Zum Nachweis der therapeutischen Wirksamkeit bei benigner Prostatahyperplasie wurden zwei placebokontrollierte Doppelblindstudien bei Patienten im Stadium II und III nach Vahlensieck durchgeführt. Die erste Studie wurde multizentrisch in 6 urologischen Praxen mit insgesamt 103 Patienten durchgeführt. Die Prüfdauer betrug 12 Wochen, die Tagesdosis 138 mg des Extraktes. Untersuchungsparameter waren nach der FDA-Empfehlung klassifizierte Miktionsbeschwerden (Restharnvolumen, Harnfluß, Palpationsbefund und Gesamtbeurteilung durch Arzt und Patient). Unter der Verumtherapie besserten sich die Nykturie in 69 % gegenüber 37 % unter Placebo (p < 0,005) sowie das Restharnvolumen (Verumgruppe 24 ml, Placebogruppe 4 ml) statistisch signifikant, nicht dagegen der Harnfluß (Becker und Ebeling, 1988 und 1991). In der zweiten placebokontrollierten Doppelblindstudie wurden 60 Patienten mit BPH in einem Zeitraum von 6 Monaten mit einer Tagesdosis entsprechend 92 mg des Pollenextraktes behandelt. Prüfparameter waren Harnfluß, Miktionsvolumen, sonographisch bestimmtes Restharnvolumen, transrektale Messung der Prostatagröße sowie die klinische Symptomatik. 53 Patientenprotokolle waren vollständig auswertbar. Statistisch signifikante Unterschiede zugunsten der Verumgruppe ergaben sich im Gesamtscore der Beschwerden (69 % gegenüber 29 % unter Placebo, p < 0,01) sowie beim Restharn und beim Prostatavolumen. Die Änderungen der Harnflußrate waren im Gruppenvergleich nicht signifikant (Buck et al., 1990)

Eine Metaanalyse von 4 Studien (davon 2 im Vergleich mit Placebo) mit insgesamt 444 Patienten ergab signifikante Verbesserungen der subjektiven Symptome jedoch nicht des Urinflusses; die Verträglichkeit war in allen Studien gut (MacDonald et al, 2000).

Insbesondere aufgrund der beiden placebokontrollierten Doppelblindstudien, die die heute gültigen Mindestanforderungen an solche Studien erfüllen, wurde dem Präparat die Indikation „Miktionsbeschwerden bei gutartiger Prostatavergrößerung (BPH) Statium I bis II nach Alken" zuerkannt. Die empfohlene Tagesdosis beträgt 80–120 mg Extrakt in 2–3 Einzeldosen. Als Nebenwirkungen werden in seltenen Fällen Magen-Darm-Beschwerden oder allergische Hautreaktionen genannt, Gegenanzeigen bestehen nicht. Die Anwendungsdauer beträgt mindestens 3 Monate.

6.2.5 Phytosterine aus Hypoxis rooperi

Die Wurzelknolle der in Südafrika beheimateten Pflanze *Hypoxis rooperi* (botanisch verwandt mit den Spargelgewächsen) wurde von den dortigen Ureinwohnern und später von eingewanderten Europäern als traditionelle Medizin bei Blasen- und Prostatabeschwerden verwendet. Durch Extraktion mit lipophilen Lösungsmitteln wurde eine β-Sitosterin-Fraktion gewonnen, die 10 % β-Sitosterolin (glykosidisch gebundenes Sitosterin) enthält.

β-Sitosterin ähnelt im chemischen Aufbau dem Cholesterin und interferiert im Darm mit dessen Resorption, so daß es auch zur Behandlung der Hypercholesterinämie verwendet wird. In pharmakologischen Untersuchungen konnte nachgewiesen werden, daß Prostatagewebe vermehrt Sitosterin bindet, welches dort den Prostaglandinstoffwechsel beeinflußt (Pegel und Walker, 1984). Neben dem β-Sitosterin wird auch β-Sitosterolin als wirksamkeitsbestimmender Inhaltsstoff der Hypoxis-rooperi-Präparation angesehen.

Eine placebokontrollierte Doppelblindstudie zeigte eine günstige Wirkung von β-Sitosterin auf Restharn und Harnfluß (Ebbinghaus und Baur, 1977). Mit Ultraschall-Technik konnte in einer weiteren Doppelblindstudie eine signifikante Verbesserung der Echostruktur des Prostataadenoms nachgewiesen werden, die als Reduktion der interstitiellen Ödembildung durch β-Sitosterin gedeutet wurde (Szutrely, 1982).

Eine weitere placebokontrollierte Doppelblindstudie wurde in Übereinstimmung mit den Prüfkriterien der internationalen Konsensuskonferenz zur Therapie der BPH (Aso et al., 1993) durchgeführt. In die Studie wurden 200 Patienten eingeschlossen. Nach einem Therapiezeitraum von 6 Monaten waren in der Verumgruppe die Protokolle von 96 und in der Placebogruppe diejenigen von 91 Patienten auswertbar. Die Tagesdosis des Verums betrug 60 mg β-Sitosterol. Der konfirmatorische Parameter zur Bewertung der Wirksamkeit war ein modifizierter Symptomenscore nach Boyarsky (1977), weitere Parameter waren Urinfluß und Prostatavolumen. Der Symptomenscore verbesserte sich im Mittel unter dem Verum um 6,7 Punkte, unter Placebo um 2,1 Punkte. Der Gruppenunterschied war statistisch signifikant (p < 0,01). Ebenfalls signifikante Gruppenunterschiede ergaben sich beim maximalen Urinfluß und beim Restharnvolumen, nicht dagegen beim Prostatavolumen. Unter der 6monatigen Therapie wurden keine ernsthaften Nebenwirkungen beobachtet (Berges et al., 1995). Eine weitere placebo-kontrollierte Doppelblindstudie wurde mit 177 Patienten und der Tagesdosis von 130 mg Sitosterin über einen Zeitraum von 24 Wochen durchgeführt. Alle 3 Zielparameter (IPSS-Score, Score zur Lebensqualität, Restharnmenge) wurden unter Verum gegenüber Placebo signifikant verbessert (Klippel et al., 1997).

Eine Metaanalyse von 4 Doppelblindstudien mit insgesamt 519 Patienten ergab eine mittlere Verbesserung des IPSS-Scores gegenüber Placebo von 4,9 Punkten (35%), eine Zunahme des Harnflusses um 34% und eine Reduzierung des Urin-Restvolumens um 24% (Wilt et al., 1999).

Die arzneilichen Zubereitungen, die in den vorangehend genannten Studien verwendet worden sind, enthalten jedoch ebenso wie die in Deutschland im Handel befindlichen Fertigpräparate keine eigentlichen Extrakte aus Hypoxis rooperi mehr, sondern isoliertes β-Sitosterin. Reinsubstanzen, auch wenn sie pflanzlichen Ursprungs sind, zählen jedoch nicht mehr zu den Phytopharmaka im hier definierten Sinne. Kritiker halten den im Rahmen der klinischen Studien nachgewiesenen therapeutischen Effekten außerdem entgegen, daß Sitosterin in der bei uns üblichen Nahrung in Mengen von 150 bis 300 mg/Tag enthalten ist, was das 2- bis 10-fache derjenigen Dosierungen ausmacht, die bei marktführenden Präparaten empfohlen werden (Schmitz, 1998).

6.2.6 Pygeum africanum

Der Gebrauch der Pygeum-africanum-Rinde bei Blasen- und Miktionsbeschwerden kommt aus dem südlichen und zentralen Afrika, wo man ursprünglich die Droge fein pulverisiert und in Milch eingerührt als Suspension einnahm. Der heute gültige botanische Artname der Stammpflanze lautet Prunus africana, nicht Pygeum africanum. Es handelt sich um einen immergrünen Baum, der mit unseren einheimischen Prunus-Arten (Aprikose, Kirsche, Mandelbaum, Pflaume, Pfirsiche, Schlehdorn) botanisch verwandt ist. Lipophile Extrakte aus der Rinden-Droge enthalten mindestens 3 verschiedene Klassen aktiver Verbindungen, die für diese Wirkung verantwortlich sein könnten: Phytosterole in freier und konjugierter Form, pentazyklische Terpene und Ferulasäureester (Hass et al., 1999). Ein lipophiler Extrakt aus Pygeum-Rinde bewirkt im pharmakologischen Experiment in relativ niedriger Dosierung eine Hemmung der 5-α-Reduktase aus Prostata-Homogenat der Ratte und der Aromatase aus menschlicher Plazenta (Hartmann et al., 1996). Mit einem Pygeum-Extrakt wurde eine Studie im Vergleich mit 320 mg/d eines lipophilen Sägepalmenextraktes und Placebo durchgeführt. 60 Patienten mit BPH wurden eingeschlossen und 4 Wochen behandelt. Die Wirksamkeit wurde anhand einzelner klinischer Symptome bewertet, wobei vor allem bei der Nykturiefrequenz eine Überlegenheit gegenüber Placebo, aber keine Unterschiede zwischen Pygeum- und Sägepalmenextrakt festgestellt wurden (Mandressi et al., 1983). Mit einem Kombinationspräparat, enthaltend einen lipophilen Pygeum- und einen hydrophilen Urtica-Extrakt, wurde eine kontrollierte Doppelblindstudie mit 134 Patienten mit BPH durchgeführt und ergab signifikante Verbesserungen bei einer Reihe von Symptomen sowie in Bezug auf das Restharn-Volumen (Krzeski et al., 1993).

Eine Metaanalyse schloss 18 randomisierte , davon 17 doppelblinde Studien mit insgesamt 1562 Patienten ein, die mittlere Dosierungen der angewendeten Pygeum-Extrakte betrug 75 bis 200 mg/d (zum Teil in Kombination mit anderen Phytopharmaka). Die mittlere Dauer aller Studien lag bei 64 Tagen. 6 Studien, die mit einem identischen Extrakt im Vergleich mit Placebo durchgeführt worden sind ergaben mittlere Reduzierungen der Nykturie-Frequenz um 19%, des Restharns um 24% sowie Zunahmen des Harnflusses um 23% (Ishani et al., 2000).

Zubereitungen aus Pygeum africanum wurden von der Kommission E nicht bewertet; entsprechende Fertigarzneimittel sind in Deutschland nicht auf dem Markt. In Italien, der Schweiz und in Frankreich sind Pygeum-Extrakte insbesondere in Kombination mit Extrakten aus Brennesselwurzeln und Sägepalmenfrüchte als arzneiliche Zubereitungen zur Behandlung der BPH im Handel. In den USA werden diese Präparate als „food supplements" ebenfalls angeboten.

<h2>6.3 Therapeutischer Stellenwert</h2>

Pflanzliche Arzneimittel nehmen bei der Verordnung von Urologika eine Spitzenstellung ein; bei den Prostatamitteln werden sogar überwiegend Phytotherapeutika eingesetzt (Schmitz, 1998).

Bei leichten Formen entzündlicher Erkrankungen der Harnwege hat die unterstützende Behandlung mit Teezubereitungen, sei es der Flüssigkeit oder eigener pharmakodynamischer Wirkungen wegen, ihre Berechtigung, um einzelne Symptome zu lindern. Zur Behandlung von Schmerzen, Spasmen und bakteriellen Infekten gibt es allerdings wesentlich wirksamere synthetische Arzneimittel, deren bevorzugter Einsatz in jedem einzelnen Falle vom Arzt zu prüfen ist. Darüber hinaus gibt es zu keiner der im

Abschnitt 6.5 gelisteten Teedrogen therapeutische Wirksamkeitsnachweise, wie sie nach heutigem Stand der Wissenschaft zu fordern sind. Die Anwendung im o. g. Sinne ist daher nur unter der Voraussetzung gerechtfertigt, daß mit dieser Therapie kein zusätzliches Risiko einhergeht. Das schließt die Anwendung der Tee-Therapie bei Patienten mit fortgeschrittener kardialer oder renaler Insuffizienz aus. Darüber hinaus war in diesem Sinne auch die vollständige Rücknahme zweier Drogen aus diesem Umfeld (Krappwurzel und Ammi-visnaga-Früchte) durch die Kommission E gerechtfertigt.

Bei der Therapie der benignen Prostatahyperplasie (BPH) ist der Stellenwert der Phytopharmaka im Vergleich mit den synthetischen Mitteln höher anzusehen. Die Indikationsstellung und die Erfolgsbeurteilung der medikamentösen und aber auch der operativen Behandlung der BPH wird jedoch durch die Tatsache erschwert, daß die rein obstruktiven Symptome, die heute durch urodynamische Untersuchungen verifiziert werden können, in der Regel mit subjektiv geprägten Beschwerden gesellschaftet sind, die nur sehr schwer objektivierbar sind. Im Rahmen der Studien behilft man sich mit Score-Bewertungen (Boyarsky, 1977; Barry et al., 1992; Aso et al., 1993), wobei sich der „Internationale Prostata-Symptomen-Score" entsprechend den Empfehlungen der WHO auch bei den Studien mit pflanzlichen Prostata-Mitteln am besten bewährt hat (Wilt et al., 1998). Bei ordnungsgemäßer Durchführung der Studien ist dabei mit Placeboeffekten von 30–60 % zu rechnen. Um eine therapiespezifische Änderung nachweisen zu können, sollte das Verum Besserungsraten in der Größenordnung von wenigstens 70–80 % haben (Dreikorn et al., 1990). Darüber hinaus besteht inbesondere bei der Beurteilung der subjektiven Symptomatik in den ersten Monaten der Therapie eine erhebliche spontane Variabilität, so daß für die Studien heute Mindestzeiträume von 6, besser von 12 Monaten gefordert werden (Aso et al., 1993).

Als Alternativen zur Phytotherapie in den Stadien I bis III der BPH stehen synthetische Präparate zur Verfügung, nämlich α-Rezeptoren-Blocker und 5α-Reduktase-Hemmstoffe (z. B. Finasteride). Beim Vergleich aktueller Studienergebnisse der typischen synthetischen mit einem typischen pflanzlichen Prostatamittel lassen sich bezüglich der therapeutischen Wirksamkeit bisher noch keine grundsätzlichen Unterschiede erkennen (Wilt et al., 1998 und 2001). Die Verträglichkeit vor allem der der Sägepalmen-Extrakte war besser als mit den synthetischen Mitteln, insbesondere in Bezug auf Störungen der Sexualfunktion. Eine kausale Therapie kann gegenwärtig weder mit der einen noch mit der anderen Arzneimittelgruppe betrieben werden. Die Behandlungskosten mit den beiden alternativ zur Verfügung stehenden synthetischen Wirkstoffgruppen sind um den Faktor 3 höher als diejenigen mit den pflanzlichen Prostatamitteln (Mühlbauer und Oßwald, 2002). Diese Rahmenbedingungen begründen ausreichend die Priorität vieler Ärzte für die pflanzlichen Prostatamittel. Seitens der Hochschulmedizin wird an diesem Pragmatismus niedergelassener Ärzte aber dauerhaft Kritik geübt (Dreikorn et al., 1990, 1995, 2002; Mühlbauer und Oßwald, 2002). Dabei geht es gar nicht so sehr um die Beweise der Wirksamkeit und Unbedenklichkeit als um ein grundsätzliches Unbehagen mit der stofflichen Definition und Zusammensetzung, den wirksamen Bestandteilen und den Wirkmechanismen der Phytopharmaka, die insgesamt nach Ansicht der Kritiker eine homogene Wirksamkeit dieser Präparate gar nicht erlauben könnten. Inkonsequenter Weise werden andererseits die pflanzlichen Mittel unter der Vorraussetzung empfohlen, dass der Patient sie selbst bezahlt (Dreikorn, 2002). Man vermisst bei allem Respekt vor solchen Bedenken dieselbe kritische Auseinandersetzung mit der Wertigkeit der synthetischen Mittel bei der

Behandlung von Beschwerden der BPH. Welcher Anteil des unter der Führung des Hausarztes erzielbaren Therapieerfolges ist dabei überhaupt der Pharmakologie moderner Wirkstoffe zu verdanken, und wie viel mehr an Nebenwirkungen und Kosten lässt sich mit diesem kleinen Anteil gegenüber den Patienten und den Krankenkassen noch rechtfertigen?

6.4 Fertigarzneimittel außer Teezubereitungen

Die „Rote Liste 2003" enthält pflanzliche Arzneimittel zur Anwendung bei entzündlichen Erkrankungen der Harnwege unter den Rubriken „Urologica/Harnwegsinfektionstherapeutika" und „Urolithiasismittel". In diesen Indikationsbereichen finden sich insgesamt 23 Monopräparate, darunter 14 mit Goldrutenkraut-, 3 mit Bärentraubenblätter-, 3 mit Orthosiphonblätter-, 2 mit Birkenblätter- und 1 Präparat mit und Queckenwurzel-Extrakt. Wegen der großen Bedeutung der Flüssigkeitszufuhr in dieser Indikation (siehe Abschnitt 6.1) wären hier Teezubereitungen (siehe Abschnitt 6.5) empfehlenswerter als Extrakt-Präparate. Der Entwurf der „Arzneimittelrichtlinien" vom Januar 1999 schließt die letzteren aber leider aus der Erstattungsfähigkeit aus (siehe Tabelle 1.3).

Für die Indikationsbereiche „pflanzliche Prostatamittel" und „miktionsbeeinflussende Mittel" werden in der „Rote Liste 2003"insgesamt 51 pflanzliche Monopräparate genannt, davon 19 auf der Basis von Sägepalmenfrüchten, 21 auf der Basis von Brennnesselwurzel, 9 auf der Basis von Kürbissamen und je 1 auf der Basis von Gräserpollen und Hypoxis rooperi/Sitosterin. Unter den 100 meistverordneten Phytopharmaka (siehe Anhang) finden sich außerdem je 2 Kombinationspräparate aus dem Bereich „entzündliche Erkrankungen der Harnwege" und „benigne Prostatahyperplasie". Diese 2 Präparate sind in die nachfolgende Liste ebenfalls aufgenommen worden.

Abkürzungen: *E* = Extrakt, *FL* = Flüssigpräparat, *D* = Dragees, *K* = Kapsel, *FT* = Filmtablette, *T* = Tablette.
Fett gedruckt: Präparate, zu denen maßgebliche klinische Studien vorliegen.

Entzündliche Erkrankungen der Harnwege

Bärentraubenblätter-Extrakt

Arctuvan Bärentraubenblätter	FT:	425 mg = 105 mg Arbutin
Cystinol akut	D:	200–500 mg = 70 mg Arbutin
Uvalysat Bürger	D:	228 mg = 63 mg Arbutin; FL: 2 g Arbutin/100 ml

Goldrutenkraut-Extrakt

Cerenephron S Solidago	FT:	280 mg
Calcufel Aqua	D:	350 mg
Cystinol long	K:	425 mg
Cystium Solidago	FL; K:	360 mg
Cysto Fink Mono	K:	425 mg
Goldruten-Tropfen	FL	

Kalkurenal Goldrute	FL	
Nephrisol mono	FL	
Nephrolith mono	D:	265 mg
Nieral 100	T:	116 mg; FL
Solidago Steiner	T:	300 mg
Stromic	K:	342 mg
Uroplant biomo	FT:	350 mg
Urol mono	K:	186 mg

Orthosiphonblätter-Extrakt

Carito mono	K:	250 mg
Diurevit Mono	K:	278 mg
Nephronorm med	FT:	100 mg

Extrakte aus Birkenblättern oder Queckenwurzelstock

Acorus Tropfen	Queckenwurzelstock (E)	FL	
Kneipp Birke	Birkenblätter (P)	FT:	500 mg
Urorenal	Birkenblätter (E)	BT:	500 mg

Häufig verordnetes Kombinationspräparat

Cystinol	Birkenblätter (E)	FL:	1 ml/10 ml
	Schachtelhalm (E)		1 ml/10 ml
	Goldrutenkraut (E)		1 ml/10 ml
	Bärentraubenblätter (E)		2 ml/10 ml

Benigne Prostatahyperplasie

Sägepalmenfrüchte-Extrakt

Azuprostat Sabal	K:	320 mg
Eviprostat-S Sabal serrulatum	K:	160 mg; K: 320 mg
Prostagutt mono/uno	K:	160/320 mg
Prostaplant	K:	320 mg
Prosta Urgenin uno	K:	320 mg
Prostess/-uno	K:	160/320 mg
Remiprostan uno	K:	320 mg
Sebacur uno	K:	320 mg
Sebal 2000	K:	160mg
Sabal STADA uno	K:	320 mg
Sabal uno Apogepha	K:	320 mg
Sabalvit/uno	K:	160 mg/ 320 mg
Sabonal uno	K:	320 mg
Serenoa rationpharm/-uno	K:	160/320 mg
SE Sägepalme	K:	320 mg
Sita	K:	320 mg
Steiprostat/ uno	K:	160 mg/ 320 mg
Strogen S/-uno	K:	160/320 mg
Talso N/-Uno N	K:	160/320 mg

Brennesselwurzelextrakt-Präparate

Asendra	FT:	460 mg
Azuprostat Urtica	FT:	460 mg
Bazoton N	K:	150 mg
Bazoton uno	FT:	459 mg
Natu-prostata	FT:	600 mg
Normurol	K:	320 mg
Planturol	K:	320 mg
Pro-Sabona uno	FT:	460 mg
Prostaforton	K:	240 mg
Prostagalen	FL	
Prostaherb N	D:	161 mg
Prostata Stada	FT:	125 mg
Prostawern Urtica Liquidum	FL	
SE Brennnessel	K:	240 mg
Serless	K:	240 mg
Uro POS	T:	151 mg
Urtica APS	FT:	125 mg
Urtica N	K:	189 mg
Urtipret	K:	115 mg
utk/-uno	K:	200 mg/460 mg
Winar	D:	475 mg

Kürbissamen-Präparate

Cysto-Urogenin	K:	583 mg Öl
Granulofink Kürbiskerne	Kürbiskerne	
Granulofink Kürbiskerngranulat	Granulat	
Granufink Kürbiskernkapseln N	K:	340 mg P
Nomon mono	K:	175 mg E
Prosta Fink forte	**K:**	**500 mg E**
Urgenin Cucurbitae oleum	K:	583 mg Öl
Uvirgan mono	K:	123 mg E
Vesiherb	FT:	152 mg E

Sonstige Monopräparate

Cernilton	Gräserpollen (E)	K:	23 mg
Harzol	Hypoxis rooperi (E)	K:	10 mg Sitosterin

Häufig verordnetes und klinisch geprüftes Kombinationspräparat

Prostagutt forte	**Sägepalmenfrüchte (E)**	**K:**	**160 mg**
	Brennesselwurzeln (E)		**120 mg**

6.5 Blasen- und Nierentees

Mehr als 100 Arzneidrogen sind bekannt, denen nachgesagt wird, daß sie in Form von Infus oder Dekokt den Harnfluß fördern, darunter die in der Tabelle 6.1 aufgeführten Drogen. Um zu vermeiden, daß dem Patienten die medizinischen Tees mit der Zeit

Tabelle 6.5.
Industriell hergestellte Teezubereitungen (nach „Rote Liste 1998").

Fertigarzneimittel	Art des Tees	Arzneilich wirksame Bestandteile	Extraktgehalt (EG), wichtige Hilfsstoffe	Bärentraubenblätter als Bestandteil?
Bad Heilbrunner Harntee 450	Teepulver	3	EG = 21,4 %	Nein
Cysto Fink Durchspülungs-Tee	Tee	5	Entfällt	Ja
Harntee 400	Granulat	12	EG = 5,2 %	Ja
Harntee-Steiner	Granulat	3	EG = 44,2 %	Nein
Hernia-Tee	Tee	3	Entfällt	Ja
Heumann Blasen- und Nierentee Solubitrat N	Teepulver	4	EG = 15 %, Fenchelöl mikroverkapselt; Maltodextrin, Siliciumdioxid, Saccharin-Natrium, Aromastoffe, Zuckercouleur als Farbstoff	Nein
Hevert-Blasen- und Nieren-Tee	Tee	9	Entfällt	Nein
Hewerberol-Tee	Tee	6	Entfällt	Nein
Kneipp Blasen- und Nieren-Tee	Tee	4	Entfällt	Nein
Nephro-Pasc	Teepulver	3	EG = 20,47 %, Maltodextrin, Dextrin, Lactose	Nein
Nierentee 2000	Teepulver	4	EG = 17,5 %	Nein
Nieron Blase- und Nieren-Tee VI	Tee	6	Entfällt	Nein
Nieron-Tee N	Teepulver	4	EG = 25,7 %; Arabisches Gummi, Polysorbat 20, Maltodextrin, Natriumcyclamat, Gelatine, Glucosesirup, Trockensubstanz	Nein
Nieroxin N Harntee	Tee	3	Entfällt	Nein
Orthosiphonblätter Indischeer Nierentee Fides	Tee	1	Entfällt	Nein
Renob Blasen- und Nierentee I	Tee	5	Entfällt	Nein
Repha-Orphon	Tee	1	Entfällt	Nein
Ullus Blasen- Nieren-Tee N	Tee	3	Entfällt	Nein

widerstehen, sollte eine Teekur mit mehr oder weniger längeren Unterbrechungen durchgeführt werden. Alternativ kann auch die Tagesdosis reduziert und durch Zufuhr anderer Flüssigkeiten ergänzt werden. In Frage kommen Aufgüsse aus Schwarzem oder Grünem Tee, aus Maté oder aus Hibiscusblüten; natürlich läßt sich die notwendige Flüssigkeit auch mittels Mineralwasser ergänzen.

Von magenempfindlichen Patienten werden vor allem gerbstoffreiche Tees schlecht vertragen, zu denen der Bärentrauberblättertee gehört. In der Tabelle 6.5 sind Tees, die Bärentraubenblätter enthalten, gekennzeichnet.

Rezepturvorschläge für Tees. Basis auch dieser Tees sind Drogen, denen antibakterielle und/oder harnvermehrende Wirkungen nachgesagt werden (Remedia Cardinalia). Um das Aussehen der Teemischungen gefälliger zu machen oder um den Geschmack des Aufgusses zu verbessern, nimmt man in Blasen- und Harntees als „Remedia Corrigentia" eine oder mehrere der folgenden Drogen: Calendulae flos (Ringelblumenblüten), Cynosbati fructus (Hagebutten), Foeniculi fructus (Fenchelfrüchte), Menthae piperitae folium (Pfefferminzblätter) und Liquiritae radix (Süßholzwurzel).

Rezeptvorschläge

Hinweis: In den Vorschriften der Standardzulassung ist das Mengenverhältnis zwischen wirksamkeitsbestimmenden Bestandteilen und Korrigenzien festgelegt: Die Menge an Korrigenzien darf höchstens 30 % betragen, auch darf ein einzelner Korrigenzbestandteil 5 % nicht übersteigen.

Allgemeine Angaben

Dosierungsanleitung und Art der Anwendung: 2 bis 3 Teelöffel voll Tee werden mit siedendem Wasser (ca. 150 ml) übergossen; man läßt ihn bedeckt etwa 10 Minuten lang ziehen und seiht dann ab. Den Tee jeweils frisch zubereiten.

D. S. Tee 3- bis 4mal täglich eine Tasse zwischen den Mahlzeiten trinken.

Species urologicae DRF

Rp.	Mate fol.	10,0
	Orthosiphonis fol.	10,0
	Uvae ursi fol.	20,0
	Phaseoli pericarp.	20,0
	Equiseti herb.	20,0
	Betulae fol.	20,0
	D. S. (siehe oben)	

Species anticystiticae Helv 6

Rp.	Uvae ursi fol.	40,0
	Betulae fol.	20,0
	Liquiritiae rad.	25,0
	Graminis rhiz.	15,0
	D. S. (siehe oben)	

Species urologicae ÖAB

Rp.	Uvae ursi fol.	35,0
	Betulae fol.	30,0
	Herniariae herb.	35,0

Blasen- und Nierentee I nach Standardzuzlassung

Rp.   Betulae fol.
      Graminis rhiz.
      Solidag. gig. herb.
      Ononidis rad.
      Liquiritiae rad. aa ad 100,0

Blasen- und Nierentee II nach Standardzulassung

Rp.   Uvae ursi fol.   35,0
      Betulae fol.   20,0
      Phaseoli pericarp.   20,0
      Equiseti herb.   15,0
      Urticae herb.   5,0
      Liquiritiae rad.   5,0
      D. S. (s. oben)

Nieren- und Blasentee III nach Standardzulassung

Rp.   Betulae fol.   20,0
      Soldidaginis herb.   20,0
      Ononidis rad.   20,0
      Equiseti herb.   20,0
      Foeniculi fruct.   5,0
      Liquiritiae rad.   5,0
      Cynosbati fruct.   5,0
      Calendulae flos   5,0
      D. S. (siehe oben)

Nieren- und Blasentee IV nach Standardzulassung

Rp.   Betulae fol.   20,0
      Solidag. gig. herb.   20,0
      Ononidis rad.   20,0
      Orthosiphonis fol.   30,0
      Menthae pip. fol.   5,0
      Santali lign. rubr.   5,0
      D. S. (siehe oben)

Nieren- und Blasentee V nach Standardzulassung

Rp.   Uvae ursi fol.   35,0
      Phaseoli pericarp.   20,0
      Solid. gig. herb.   25,0
      Orthosiphonis fol.   20,0
      D. S. (siehe oben)

Blasen- und Nierentee nach Pahlow

Rp.	Taraxaci rad.c.herb.	30,0
	Equiseti herb.	20,0
	Ononidis rad.	20,0
	Betulae flos	20,0
	Solidag. herb.	20,0
	D. S. (siehe oben)	

Blasentee nach W. Zimmermann

Rp.	Althaeae flos	10,0
	Uvae ursi fol.	20,0
	Veronicae herb.	20,0
	Salviae fol.	20,0
	Equiseti herb.	30,0
	D. S. (siehe oben)	

Wassertreibender Tee nach W. Zimmermann

Rp.	Callunae herb.	20,0
	Phaseoli pericarp.	10,0
	Levistici rad.	10,0
	Petroselini fruct.	20,0
	Equiseti herb.	20,0
	Solidag. gig. herb.	10,0
	Lupuli strob.	10,0
	D. S. (siehe oben)	

oder

Rp.	Levistici rad.	20,0
	Calami rhiz.	20,0
	Pruni spinosi flos	20,0
	Solidag. virg.	40,0
	D. S. (siehe oben)	

 **Literatur**

Aso Y, Boccon-Gibob L, Brendler CB, et al. (1993) Clinical research criteria. In: Cockett AT, Aso Y, Chatelain C, Denis L, Griffith K, Murphy G (eds) Proceedings of the second international consultation on benign prostatic hyperplasia (BPH). Paris, SCI: 345–355.

Bach D (2000) Placebokontrollierte Langzeittherapiestudie mit Kürbissamenextrakt bei BPH-bedingten Miktionsbeschwerden. Urologe 40: 437–43.

Bach D, Ebeling L (1996) Long-term drug treatment of benign prostatic hyperplasia – results of a prospective 3-year multicenter study using Sabal extract IDS 89. Phytomedicine 3: 105–111.

Bach D, Schmitt M, Ebeling L (1996) Phytopharmaceutical and synthetic agents in the treatment of benign prostatic hyperplasia (BPH). Phytomedicine 3: 309–313.

Barry MJ, Fowler FJ Jr, O'Leary MP, Bruskewitz RC, Holtgrewe HL, Mebust WK, Cockett ATK (1992) Measurement Committee of the American Urological Association: The American Urological Association symptom index for benign prostatic hyperplasia. J Urol 148: 1549–1557.

Bauer HW, Casarosa C, Cosci M, Fratta M, Blessmann G (1999) Wirksamkeit und Verträglichkeit von Sabalfrucht-Extrakt in der Behandlung der benignen Prostatahyperplasie. Fortschr Med 117: 127–132.

Becker H, Ebeling L (1988) Konservative Therapie der benignen Prostata-Hyperplasie (BPH) mit Cernilton– Ergebnisse einer placebokontrollierten Doppelblindstudie. Urologe [B] 28: 301.

Becker H., Ebeling L. (1991): Phytotherapie der BPH mit Cernilton– Ergebnisse einer kontrollierten Verlaufsstudie. Urologe [B] 31: 113.

Berges RR, Windeler J, Trampisch HJ, Senge Th (1995) Randomised, placebo-controlled, double-blind clinical trial of b-sitosterol in patients with benign prostatic hyperplasia. Lancet 345: 1529–1532.

Boile P, Robertson C, Lowe F, Roehrborn C (2000) Meta-analysis of clinical trials of permixon in the treatment of symptomatic benign prostatic hyperplasia. Urology 55: 533–9.

Bondarenko B, Walther C, Schläfke S, Engelmann U (2003) Long-term efficacy and safety of PRO 166/120 (a combination of Sabal and Urtica extract) in patients with lower urinary tract symptoms (LUTS). Phytomedicine 10 Suppl IV: 53–55.

Boyarsky S (1977) Guidelines for investigation of benign Prostatic hypertrophy. Trans Am Assoc Gen Urin Surg 68: 29–32.

Bucher K (1951) Über ein antispastisches Prinzip in Petasites officinalis Moendi. Arch Exp Path Pharmacol 213: 69.

Buck AC, Cox R, Rees RWM, Ebeling L, John A (1990) Treatment of Outflow Tract Obstruction due to Benign Prostatic Hyperplasia with the Pollen-Extract „Cernilton". A Double-blind, Placebo-controlled Study. Br J Urol 66: 398.

Carraro JC, Raynaud JP, Koch G, Chisholm GD, Di Silverio F, Teillac P, Da Silva FC, Cauquil J, Chopin DK, Hamdy FC, Hanus M, Hauri D, Kalinteris A, Marencak J, Perier A, Perrin P (1996) Comparison of Phytotherapy (Permixon) with finasteride in the treatment of benign prostate hyperplasia: a randomized international study of 1,098 patients. The Prostate 29: 231–240.

Casarosa C, Cosci M, o di Coscio, Fratta M (1988) Lack of effects of a lyposterolic extract of Serenoa repens on plasma levels of testosterone, follicle-stimulating hormone and luteinizing hormone. Clin Ther 10: 5.

Cheema P, El-Mefty O, Jazieh AR (2001) Intraoperative haemorrhage associated with the use of extract of Saw Palmetto herb: a case report and review of literature. J Intern Med 250: 167–9.

Coppenolle FV, Bourhis XL, Carpentier F et al. (2000) Pharmacological effects of the lipidosterolic extract of Serenoa repens (Permixon®) on rat prostate hyperplasia induced by hyperprolactinemia: comparison with finasteride. Prostate 43: 49–58.

Costello LC, Franklin RB (1994) Effect of prolactin on the prostate. Prostate 24: 162–6.

Cukier J, Ducassou J, Le Guillou M et al. (1985) Permixon versus placebo : resultats d#une etude multicentrique. C R Ther Pharmacol Clin 4: 15–21.

Dathe G, Schmid H (1987) Phytotherapie der benignen Prostatahyperplasie (BPH). Doppelblindstudie mit Extraktum Radicis Uricae (ERU). Urologe [B] 27: 223–226.

Dreikorn K (2002) The role of phytotherapy in treating lower urinary tract symptoms and benign prostatic hyperplasia. World J Urol 19: 426–35.

Dreikorn K, Richter R, Schönhöfer PS (1990) Konservative, nicht-hormonelle Behandlung der benignen Prostatahyperplasie. Urologe [A] 29: 8–16.

Dreikorn K, Schönhöfer PS (1995) Stellenwert der Phytopharmaka bei der Behandlung der benignen Prostatahyperplasie (BPH). Urologe 34: 119–29.

Ebbinghaus KD, Baur MP (1977) Ergebnisse einer Doppelblindstudie über die Wirksamkeit eines Medikaments zur konservativen Behandlung des Prostata-Adenoms. Z Allg Med 53: 1054–1058.

Ekman P (1989) BPH epidemiology and risk factors. Prostate (Suppl 2): 3–31.

Engelmann U, Boos G, Kreis H (1996) Therapie der benignen Prostatahyperplasie mit Bazoton Liquidum. Urologe [B] 36: 287–291.

Fischer M, Wilbert D (1992) Wirkprüfung eines Phytopharmakons zur Behandlung der benignen Prostatahyperplasie (BPH). In: Rutishauser G (Hrsg) Benigne Prostatahyperplasie III / 3. Klinisch-Experimentelle Konferenz zu Fragen der Benignen Prostatahyperplase. W. Zuckschwerdt Verlag: 79–84.

Flanigan RD, Reda DJ, Wasson JH, Anderson RJ, Abdellatif M, Bruskewitz RD (1998) 5-year outcome of surgical resection and watchful waiting for men with moderately symptomatic benign prostatic hyperplasia: a Department of Veterans Affairs cooperative study. J Urol 160: 12–16.

Frohne D (1986) Arctostaphylos uva-ursi: Die Bärentraube. Z Phytother 7: 45.

Habib FK (1992) Die Regulierung des Prostatawachstums in Kultur mit dem Pollenextrakt Cernitin T60 und die Wirkung der Substanz auf die Verteilung von EGF im Gewebe. In: Vahlensieck W, Rutishauser G (Hrsg) Benigne Prostatopathien. Thieme, Stuttgart: 120.

Hänsel R, Keller K, Rimpler H, Schneider G (Hrsg) (1994) Hagers Handbuch der Pharmazeutischen Praxis. 5. Auflage, Band 6, Drogen P-Z. Springer Verlag, Berlin Heidelberg New York: 680–687.

Harnischfeger G, Stolze H (1989) Serenoa repens – Die Sägezahnpalme. Z Phytother 10: 71–76.

Hartmann RW, Mark M, Soldati F (1996) Inhibition of 5α-reductase and aromatase by PHL-00 801 (Prostatonin), a combination of PY 102 (Pygeum africanum) and UR 102 (Urtica dioica) extracts. Phytomedicine 3: 121–128.

Hass MA, Nowak DM, Leonova E, Levin RM, Longhurst PA (1999) Identification of components of Prunus africana extract that inhibit lipid peroxidation. Phytomedicine 6: 379–388.

Hryb DJ, Khan MS, Romas NA, Rosner W (1995) The Effect of Extracts of the Roots of the Stinging Nettle (Urtica dioica) on the Interaction of SHBG with its Receptor on Human Prostatic Membranes. Planta Med 61: 31–32.

Ishani A, MacDonald R, Nelson D, Rutks I, Wilt TJ (2000) *Pygeum africanum* for the treatment of patients with benign prostatic hyperplasia: a systematic review and quantitative meta-analysis. Am J Med 109: 654–64.

Jepson RG, Mihaljewic L (2000) Cranberries for preventing urinary tract infections. The Conchrane Library 2000;1;1–13.

Klippel KJ, Hiltl DM, Schipp B (1997) A multicentric, placebo-controlled, double-blind clinical trial of β-sitosterol (phytosterol) for the treatment of benign prostatic hyperplasia. Brit J Urol 80: 427–432.

Koch E (1995) Pharmakologie und Wirkmechanismen von Extrakten aus Sabalfrücten (Sabal fructus), Brennesselwurzeln (Urticae radix) und Kürbissamen (Cucurbitae peponis semen) bei der Behandlung der benignen Prostatahyperplasie. In: Loew D, Rietbrock N (Hrsg) Phytopharmaka in Forschung und klinischer Anwendung. Steinkopff Verlag, Darmstadt: 57–79.

Kontiokari T, Sundquist K, Nuutinen M et al. (2001) Randomized trial of cranberry-lignonberry juice and *Lactobacillus* GG drink for the prevention of urinary tract infections in woman. BMJ 322: 1571–3.

Krzeski T, Kaz_ M, Borkowski A, Witeska A, Kuczera J (1993) Comparison of efficacy and tolerability of two dosages of a combined preparation of extracts of stinging nettle root (UR 102) and Pygeum africanum (PY 102): a double blind study in 134 patients with benign prostatic hyperplasia. Clinical Therapeutics 15: 1011–1020.

Ljunghall S, Fellström B, Johansson G (1988) Prevention of Renal Stones by a High Fluid Intake? Eur Urol 14: 381–385.

Loschen G, Ebeling L (1991) Hemmung der Arachidonsäure-Kaskade durch einen Extrakt aus Roggenpollen. Arzneim Forsch/Drug Res. 41 (I) 2: 162.

MacDonald R, Ishani A, Rutks I et al. (2000) A systematic review of cernilton for the treatment of benign prostatic hyperplasia. BJU Int 85: 836–41.

Mandressi S, Tarallo U, Maggioni A (1983) Terapia medica dell'adenoma prostatico: confronto della efficacia dell'estratto di Serenoa repens (Permixon) versus l'estratto di Pigeum Africanum e placebo: Valutazione in doppio cieco. Urologia 50: 752–8.

Metzker H, Kieser M, Hölscher U (1996) Wirksamkeit eines Sabal-Urtica-Kombinationspräparates bei der Behandlung der benignen Prostatahyperplasie (BPH). Urologe (B) 36: 292–300.

Mühlbauer B, Osswald H (2002) Urologica. In: Schwabe U, Paffrath D (Hrsg) Arzneiverordnungsreport 2002. Springer Berlin Heidelberg New York, S.734–41.

Nahrstedt A (1993) Pflanzliche Urologica – eine kritische Übersicht. Pharm Z 138: 1439–1450.

Nevalainen MT, Valve EM, Ingleton PM et al. (1997) Prolactin and prolactin receptors are expressed and functioning in human prostate. J Clin Invest 99: 618–27.

Nickel JC (1998) Placebo therapy of benign prostatic hyperplasia: a 25 month study. Brit J Urol 81: 383–7).

Niederprüm HJ, Schweikert HU, Zänker KS (1994) Testosteron 5α-reductase inhibition by free fatty acids from Sabal serrulata fruits. Phytomedicine 1: 127–133.

Nöske HD (1994) Die Effektivität pflanzlicher Prostatamittel am Beispiel von Brennesselwurzel-extrakt. ÄrzteZ Naturheilverfahren 35 (1): 18–27.

Pegel KH, Walker H (1984) Neue Aspekte zur benignen Prostatahyperplasie (BHP). Die Rolle der Leukotriene und Prostaglandine bei der Entstehung sowie bei der konservativen Therapie der durch sie verursachten Symptome. Extr Urologica 7 (Suppl 1): 91–104.

Plosker GL, Brogden RN (1996) *Serenoa repens* (Permixon®). Drugs & Aging 9: 379–91.

Rhodes L, Primka RL, Berman Ch, Vergult F, Gabriel M, Pierre-Malice M, Gibelin B (1993) Comparison of Finasteride (Proscar), a 5a Reductase Inhibitor, and Various Commercial Plant Extracts in In Vitro and In Vivo 5a Reductase Inhibition. Prostate 22: 43–51.

Schilcher H (1987 a) Pflanzliche Diuretika. Urologe [B] 27: 215–222; (1987 b) Möglichkeiten und Grenzen der Phytotherapie am Beispiel pflanzlicher Urologika. Urologe [B] 27: 316–319.

Schilcher H (Hrsg) (1992) Phytotherapie in der Urologie. Hippokrates Verlag Stuttgart.

Schmidt K (1983) Die Wirkung eines Radix Urticae-Extrakts und einzelner Nebenextrakte auf das SHGB des Blutplasmas bei der benignen Prostatahyperplasie. Fortschr Med 101: 713–716.

Schmitz W (1998) Urologika. In: Schwabe U, Paffrath D (Hrsg) Arzneiverordnungs-Report '98. Springer Verlag: 534–537.

Siegers JP, Bodinet C, Syed AS, Siegers CP (2003) Bacterial deconjugation of arbutin by *Escherichia coli*. Phytomedicine 10 Suppl IV: 58–60

Sökeland J (1987) Urologie. Thieme, Stuttgart: 258, 260.

Sökeland J (2000) Combined sabal and urtica extract compared with finasteride in men with benign prostatic hyperplasia: analysis of prostate volume and therapeutic outcome. BJU International 86: 439–442.

Sökeland J, Albrecht J (1997) Kombination aus Sabal- und Urticaextrakt vs. Finasterid bei BPH (Stad. I bis II nach Alken). Vergleich der therapeutischen Wirksamkeit in einer einjährigen Doppelblindstudie. Urologe (A) 36: 327–333.

Sonnenschein R (1987) Untersuchung der Wirksamkeit eines prostatotropen Phytotherapeuti-kums (Urtica plus) bei benigner Prostatahyperplasie und Prostatitis – eine prospektive multizentrische Studie. Urologe [B] 27: 232–237.

Stepanov VN, Siniakova LA, Sarrazin B, Raynaud JP (1999) Efficacy and tolerability of the lipi-dosterolic extract of *Serenoa repens* (Permixon®) in benibn prostatic hyperplasia: a double-blind comparison of two dosage regimens. Advances in Therapy 16: 231–41.

Szutrely HP (1982) Änderung der Echostruktur des Prostataadenoms unter medikamentöser Therapie. Med Klin 77: 42–46.

Vahlensiek W (1985) Konservative Behandlung der benignen Prostatahyperplasie (BPH). Therapiewoche 35: 4031–4040.

Veit M (1994) Probleme bei der Bewertung pflanzlicher Diuretika. Z Phytother 16: 331–341.

Vontobel HP, Herzog R, Rutishauser G, Kres H (1985) Ergebnisse einer Doppelblindstudie über die Wirksamkeit von ERU-Kapseln in der konservativen Behandlung der benignen Prostatahyperplasie. Urologe [A] 24: 49.51.

Wagner H, Willer F, Samtleben R, Boos G (1994) Search for the antiprostatic principle of stinging nettle (Urtica dioica) roots. Phytomedicine 1: 213–224.

Wilt TJ, Isahni A, Stark G, MacDonald R, Lau J, Mulrow C (1998) Saw palmetto extracts for treatment of benign prostatic hyperplasia. A systematic review. JAMA 280: 1604–1609.

Wilt TJ, Ishani I, Stark G et al. (2001) Serenoa repens for benign prostatic hyperplasia (Conchrane Review). In: The Conchrane Library, Issue 1, 2001, Oxford: update software.

Wilt TJ, MacDonald R, Ishani A (1999) β-Sitosterol for the treatment of benign prostatic hyperplasia: a systematic review. BJU Int 83: 976–83.

7 Pflanzliche Gynäkologika

Pflanzliche Arzneimittel werden bei Regeltempoanomalien, prämenstruellem Syndrom, Dysmenorrhoe und klimakterischen Ausfallerscheinungen angewendet, wenn stark wirkende Arzneimittel nicht angezeigt sind oder von den Patientinnen abgelehnt werden. Hinsichtlich der Häufigkeit ihrer Verordnung stehen mit weitem Abstand zwei pflanzliche Drogen, nämlich Mönchspfeffer (vorwiegend eingesetzt bei „prämenstruellem Syndrom") und Traubensilberkerzenwurzelstock (vorwiegendes Indikationsgebiet: klimakterische Beschwerden) an der Spitze (Schwabe und Rabe, 1998). Die Tabelle 7.1 enthält darüber hinaus 4 weitere Drogen, denen von der Kommission E Indikationen im gynäkologischen Bereich zugeordnet wurden. Auffällig ist die Spanne der empfohlenen Dosierungen (Tabelle 7.1, 3. Spalte), die bei keiner anderen Gruppe von Phytopharmaka so weit auseinanderdriftet wie bei den pflanzlichen Gynäkologika. Die traditionellerweise angewendete Einzeldosis im Sinne einer Tasse Medizinaltee, entsprechend etwa 1–4 g der Droge, wird bei den Fertigpräparaten dieser Gruppe um bis zu 2 Zehnerpotenzen unterschritten. Pharmakologische und klinische Studien zur Prüfung der Dosisabhängigkeit von Wirkungen und Wirksamkeit sind hier dringend erforderlich.

Historisch gesehen, spielten die sogenannten Emenagoga eine größere Rolle. Bereits Hippokrates nannte eine Reihe pflanzlicher Mittel, die die Menstruation auslösen oder verstärken sollen. Seit ältesten Zeiten betrachtete man eine regelmäßige Menstruation als wichtig für die Aufrechterhaltung der Gesundheit; umgekehrt schrieb man eine Vielzahl von Leiden einer unregelmäßigen oder ausbleibenden Regelblutung zu. Zu den pflanzlichen Emenagoga wurden neben den lokal reizenden ätherischen Ölen auch eine Reihe von Abführmitteln gezählt. Aufgrund der heute verfügbaren Östrogene und Gestagene haben Phytopharmaka in dieser Indikation aber ihre Bedeutung verloren. Wegen nicht unerheblicher Risiken (bei unerkannter Schwangerschaft Gefahr des Abortes) sind entsprechende Präparate heute weder notwendig noch empfehlenswert.

Eine Domäne der Phytotherapie ist dagegen das prämenstruelle Syndrom, das bei sehr vielen Frauen einige Tage vor Eintritt der Periodenblutung auftritt. Es handelt sich dabei um Symptome im somatischen und psychischen Bereich, die mit Regelbeginn im allgemeinen abklingen. Im körperlichen Bereich stehen Stauungsbeschwerden im Vor-

Tabelle 7.1.
Pflanzliche Drogen mit Indikationen im gynäkologischen Bereich.

Drogen	Indikationen*	Dosierung pro Tag*
Mönchspfeffer (Agni casti fructus)	Regeltempoanomalien, prämenstruelle Beschwerden, Mastodynie	30–40 mg
Traubensilberkerzen-Wurzelstock (Cimicifugae racemosae rhizoma)	Prämenstruelle, dysmenorrhoische sowie klimakterisch bedingte neurovegetative Beschwerden	40 mg
Wolfstrappkraut (Lycopi herba)	Spannungsgefühl und Schmerzen in der Brustdrüse; leichte Schilddrüsenüberfunktion mit vegetativ-nervösen Störungen	0,02–2 g
Gänsefingerkraut (Potentillae anserinae herba)	Leichte dysmenorrhoische Beschwerden	4 g
Hirtentäschelkraut (Bursae pastoris herba)	Symptomatische Behandlung leichterer Menorrhagien und Metrorrhagien	5–15 g
Schafgarbe (Achilleae millefolii herba)	In Sitzbädern: schmerzhafte Krampfzustände psychovegetativen Ursprungs im kleinen Becken der Frau	100 g pro 20 l Wasser

* entsprechend den publizierten Monographien der Kommission E aus den Jahren 1985–1992

dergrund: schmerzhafte Brustschwellung mit Spannungsgefühl (Mastodynie), Abdominalbeschwerden mit Völlegefühl, Blähungen und Obstipation; Ödeme, besonders an Fußknöcheln, im Bereich um die Augen und an den Händen. Hinzu kommen psychische Störungen.

Die schmerzhafte Mastodynie wird mit einer latenten Hyperprolactinaemie in ursächlichen Zusammenhang gebracht (Halbreich et al., 1976; Schneider und Bohnet, 1981). Abnehmende Östradiol- und Progesteron-Spiegel sowie Streßsituationen können bei diesen Patientinnen zu einer vermehrten Prolaktin-Ausschüttung aus der Hypophyse führen. Dopaminerge Substanzen hemmen diese Ausschüttung, woraus sich ein experimenteller Ansatz zur Begründung der Wirksamkeit z. B. von Mönchspfeffer-Präparaten ergibt (Wuttke et al., 1995).

Das Erlöschen der Ovarialfunktion bei Frauen um das 50. Lebensjahr ist durch eine Reihe von somatischen und psychischen Beschwerden gekennzeichnet, die mit dem Begriff „Menopausen-Syndrom" beschrieben werden. Das charakteristischste und häufigste Symptom sind Hitzewallungen, die bei etwa 3/4 der betroffenen Frauen auftreten. Etwa 50 % der Frauen leiden außerdem unter psychischen Störungen wie Nervosität, Reizbarkeit, Schlaflosigkeit oder Depression (Bates, 1981). Da die klimakterischen Beschwerden die Folge der sinkenden Hormonproduktion sind, ist eine wirksame Hormonsubstitution möglich, die aber ihrerseits Nebenwirkungen und Risiken birgt und von vielen Frauen nicht gewünscht wird. Für eine alternative Therapie mit mild wirkenden Phytopharmaka besteht in der ärztlichen Praxis ein hoher Bedarf, woraus sich die zweite wichtige Indikationsgruppe für pflanzliche Gynäkologika ergibt.

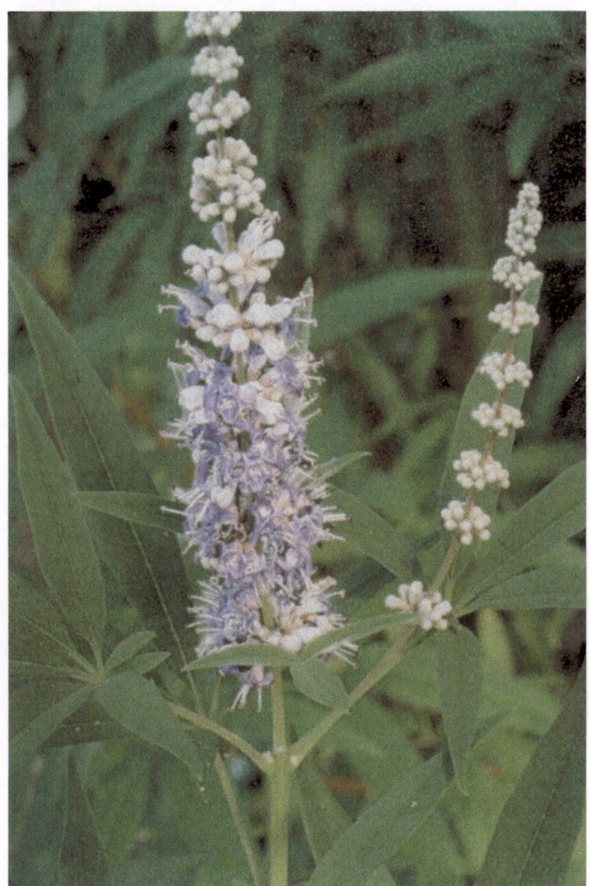

Abb. 7.1. ◄ Mönchspfeffer *(Vitex agnus-castus).*

7.1   **Mönchspfeffer**

Mönchspfeffer oder Keuschlammfrüchte sind die reifen getrockneten Früchte von *Vitex agnus-castus* (Abb. 7.1), einem im Mittelmeergebiet beheimateten Strauch aus der Familie der Eisenkrautgewächse. Die Früchte sind etwa 0,5 cm große, schwarze, kugelige Steinbeeren mit 4 Samen. Sie riechen aromatisch und schmecken scharf, etwas pfefferartig. Mönchspfeffer enthält etwa 0,5 % ätherisches Öl, ferner als charakteristische Verbindungen die Iridoidglykoside Agnusid und Aucubin. Welche Inhaltsstoffe für Wirkungen und Wirksamkeit verantwortlich sind, ist nicht bekannt.

Die mediterrane Arzneipflanze wurde schon vor 2000 Jahren von Dioskurides erwähnt: „Sie wird Agnos (die Unfruchtbare) genannt, weil der Samen der Pflanze als Trank genommen den Drang zum Beischlaf mäßige". Im Mittelalter soll die Droge das schwere Gelübde des Zölibats in den Klöstern (daher „Mönchspfeffer" oder „Keuschlamm") erleichtert haben.

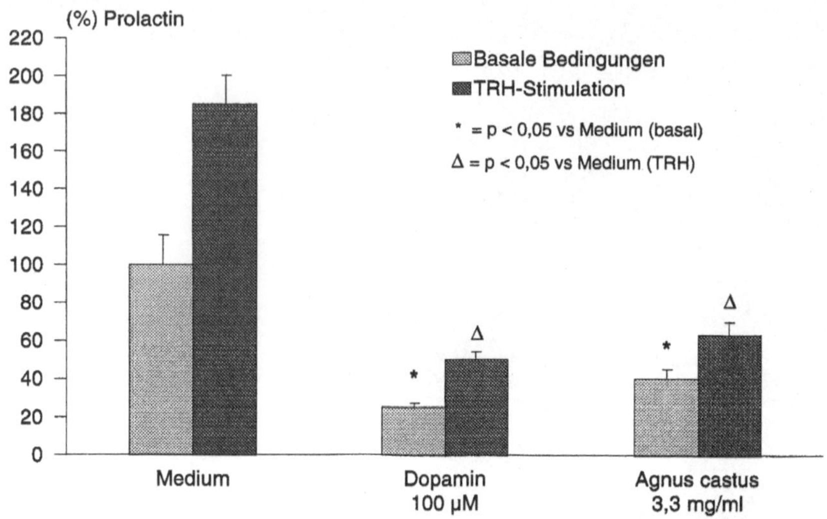

Abb. 7.2. ▲ Prolaktinfreisetzung aus kultivierten Hypophysenzellen unter basalen Bedingungen und nach Stimulation mit Thyreotropin-Freisetzungsfaktor (TRH) sowie nach Inkubation mit Dopamin und Agnus-castus-Extrakt (nach Wuttke et al., 1995).

Aufgrund experimenteller Untersuchungen in vitro und am Tier ist für Agnus-castus-Extrakt eine prolaktininhibitorische Aktivität gezeigt worden, wobei es sich um eine dopaminerge Wirkung infolge selektiver Stimulation von Dopaminrezeptoren (D_2-Typ) handeln soll (Jarry et al., 1991 und 1994; Winterhoff, 1993). Beachtenswert in bezug auf die am Menschen angewendete Dosis (siehe Tabelle 7.1) ist in diesem Zusammenhang, daß z. B. bei den In-vitro-Experimenten Extraktkonzentrationen von 3,3 mg/ml im Versuchsansatz (Abbildung 7.2) bzw. bei intravenöser Applikation an Ratten Einzeldosen von 60 mg Extrakt (Abbildung 7.3) erforderlich waren, um signifikante Wirkungen nachzuweisen (Wuttke et al., 1995).

Zur Prüfung der Wirkung auf die Prolaktinspiegel beim Menschen wurde eine placebokontrollierte Doppelblindstudie mit 20 gesunden männlichen Probanden durchgeführt. Diese nahmen im Cross-over-Design jeweils über Zeiträume von 14 Tagen Agnus-castus-Extrakt entsprechend 120 mg, 240 mg oder 480 mg Droge ein. Eindeutige dosisabhängige Veränderungen im 24-h-Profil des Serum-Prolaktins konnten in der Studie nicht nachgewiesen werden. Die Veränderungen im Verlauf der Einnahmeperiode waren stark von den individuellen Anfangswerten abhängig (Merz et al., 1995; Vogel, 2001). Eine placebokontrollierte Pilotstudie bei 56 Patientinnen mit Mastodynie mit einem Agnus-castus-Kombinationspräparat ergab dagegen nach einer Behandlungsdauer von drei weiblichen Zyklen im statistischen Mittel eine signifikante Verringerung des Serum-Prolaktins unter dem Verum im Vergleich mit Placebo (Wuttke et al., 1995). Eine Doppelblindstudie mit 52 Patientinnen mit Regeltempoanomalien bei latenter Hyperprolaktinämie ergab unter 3-monatiger Einnahme von 20 mg Extrakt gegenüber Placebo signifikante Senkungen der Prolaktin- und Steigerungen der lutealen Progesteron-Spiegel im Serum (Milewicz et al., 1993). Die therapeutische Wirksamkeit

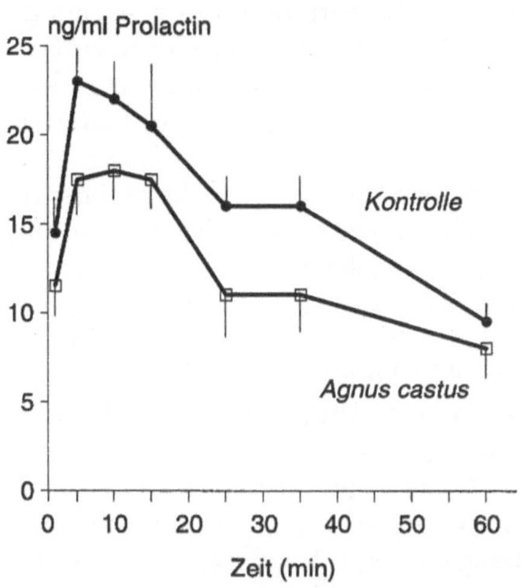

Abb. 7.3. ◄ Prolaktin-Blutspiegel männlicher Ratten nach einer Streßsituation mit und ohne Vorbehandlung mit 60 mg Agnus-castus-Extrakt pro Versuchstier (nach Wuttke et al., 1995).

bei Patientinnen mit prämenstruellem Syndrom konnte in einer ersten randomisierten Studie nicht nachgewiesen werden (Turner and Mills, 1993). Weitere Studien in derselben Indikation führten danach aber zu positiven Ergebnissen.

In einer multizentrischen Doppelblindstudie wurden 4 mg/d eines ethanolischen Mönchspfeffer-Extraktes, entsprechend einem Äquivalent von 40 mg Droge, im Vergleich mit 200 mg Pyridoxin bei insgesamt 175 Patientinnen über einen Zeitraum von etwa 3 Monaten geprüft. In die Studie wurden Frauen im Alter von 18 bis 45 Jahren mit der Diagnose „prämenstruelles Syndrom" eingeschlossen. Konfirmatorischer Zielparameter war die Veränderung eines Gesamt-Symptomenscores (PMTS-Skala). Unter dem Mönchspfeffer-Präparat ging der Gesamtscore von 15 auf 5, unter dem Vitamin-Präparat von 12 auf 5 Punkte zurück. Als sekundäre Zielvariable diente die Clinical Global Impressions-Scale (CGI). Gemessen an dieser Skala ergaben sich bei 77 % der Patienten unter der Behandlung mit Agnus castus und bei 61 % unter der Behandlung mit Pyridoxin Verbesserungen. Die Autoren schlossen daraus, daß die Wirksamkeit von Agnus castus bei prämenstruellem Syndrom zumindest gleichwertig mit derjenigen von Pyridoxin ist, wiesen allerdings darauf hin, daß aufgrund einer Placebo-Responder-Quote bei prämenstruellem Syndrom von bis zu 70 % die therapeutische Wirksamkeit auch im Falle des Pyridoxins noch in Frage steht (Lauritzen et al., 1997).

In einer weiteren Studie waren 170 Patientinnen mit prämenstruellem Syndrom eingeschlossen, die mit 20 mg/d eines ethanolischen Mönchspfeffer-Extraktes (n = 86) oder Placebo (n = 84) behandelt wurden. Das Haupzielkriterium war ein Summenscore aus 6 charakteristischen Einzelsymptomen (Reizbarkeit, Stimmungsschwankungen, Anspannung/Wut, Kopfschmerzen, weitere prämenstruelle Symptome wie Aufgeblähtsein oder Brustspannungen) einer Selbstbeurteilungsskala zwischen dem Beginn und dem Ende der 3-monatigen Behandlungsphase. Die Bewertung jedes Symptoms erfolgte mit einer visuellen Analogskala von 0 (nicht vorhanden) bis 10 (unerträglich). Sekundäre Zielgrößen waren die Beurteilung des klinischen Gesamteindruckes (CGI) bezüglich des Schweregrades der Beschwerden und deren Verbesserung unter der Therapie sowie die Responderrate, die als >50% Reduktion der Beschwerden im

Behandlungsverlauf definiert wurde. Die statistische Auswertung ergab eine signifikante (p < 0,001) Überlegenheit des Beschwerden-Summenscores, der Scores der einzelnen Symptome mit Ausnahme der „weiteren" Symptome und der CGI. Unter dem Verum waren 52%, unter Placebo 24% der Patientinnen als Responder zu bewerten (Schellenberg, 2001).

Zwei weitere Studien wurden mit 104 bzw. 97 Patientinnen durchgeführt, bei denen Beschwerden im Sinne der prämestruellen Mastodynie im Vordergrund standen. Die Behandlung mit 20 mg/d eines ethanolischen Mönchspfeffer-Extraktes wurde über 3 Zyklen fortgeführt. Auch in diesen Studien wurde eine visuelle Analogskala zur Bewertung des Schweregrades der Mastodynie angewendet. Die Abbildung 7.4 zeigt die Ergebnisse. Die Unterschiede zwischen Verum und Placebo waren in der ersten Studie von Wuttke et al. (1997) zu allen 3 Kontroll-Zeitpunkten und bei der Studie von Halaska et al. (1999) am Ende der Zyklen 2 und 3 statistisch signifikant (p < 0,05).

Eine placebokontrollierte Pilotstudie bei 96 Frauen mit Fertilitätsstörungen (38 Frauen mit sekundärer Amenorrhoe, 31 mit Lutealinsuffizienz, 27 mit idiopathischer Sterilität) ergab unter der 3-monatigen Behandlung mit 3 x 20 Tropfen eines Agnus castus-Präparates bei 58% der Verum- gegenüber 36% der Placebo-Patientinnen signifikante Besserungen. Von den Patientinnen mit Amenorrhoe und Lutealinsuffizienz wurden im Behandlungszeitraum unter Agnus castus 8, unter Placebo dagegen nur 3 schwanger (Gerhard et al., 1998).

Untersuchungen zur Pharmakokinetik und zur Toxikologie von Agnus-castus-Präparaten liegen nicht vor. Im Rahmen der vorliegenden Studien und der weiteren therapeutischen Anwendung sind bisher keine ernsten Nebenwirkungen berichtet worden. Bei der klinisch-pharmakologischen Studie unter Anwendung wesentlich höherer Dosierungen wurden zwar eine Reihe nicht dosisabhängiger Nebenwirkungen genannt,

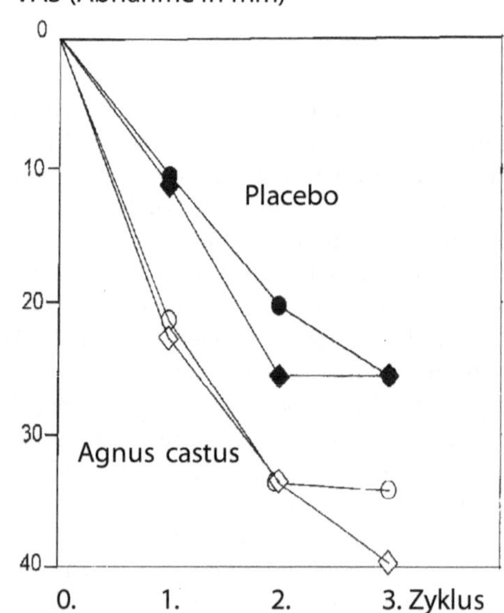

Abb. 7.4. ▶ Ergebnisse zweier placebo-kontrollierter Studien mit 104 bzw. 97 Patientinnen mit Beschwerden im Sinne der prämestruellen Mastodynie. Behandlung mit 20 mg/d eines Mönchspfeffer-Extraktes über 3 Zyklen. Bewertung des Schweregrades der Mastodynie mit visueller Analogskala. Die Unterschiede zwischen Verum und Placebo waren bei einer der Studien (Wuttke et al., 1997: ◆) zu allen 3 Kontroll-Zeitpunkten, bei der anderen (Halaska et al., 1999: ●) am Ende der Zyklen 2 und 3 statistisch signifikant (p < 0,05) (nach: Wuttke et al., 2003.

die jedoch hinsichtlich ihres Schweregrades nach Meinung der Autoren Verträglichkeitsprobleme mit Agnus-castus-Extrakt bei therapeutischen Dosierungen nicht erwarten lassen (Merz et al., 1995; Vogel, 2001). Neben den Resultaten kontrollierter klinischer Studien liegen in größerer Zahl auch Einzelfallberichte sowie Ergebnisse von Anwendungsbeobachtungen mit Agnus-castus-Extrakt vor, die für deren therapeutische Wirksamkeit sprechen. Eine Übersicht über diese Untersuchungen findet sich bei Gorkow (1999). Der gegenwärtige Stand des Wissens zur Pharmakologie und Klinik wurde in einer Übersicht von Wuttke et al. (2003a) dargestellt.

7.2 Traubensilberkerzenwurzelstock

Die Traubensilberkerze (Abb. 7.5), deutsch auch Wanzenkraut genannt, ist eine in Nordamerika heimische Staude aus der der Familie der Hahnenfußgewächse. Die Droge besteht aus dem getrockneten Wurzelstock mit den anhängenden Nebenwurzeln. Sie ist fast geruchlos; der Geschmack ist bitter und scharf. Als typische Inhaltsstoffe gelten Triterpenglykoside, darunter Actaein und Cimicifugosid, die als Leitsubstanzen anzusehen sind. In sehr geringen Mengen wurde ein endokrin aktives Wirkprinzip in Form des Isoflavonoides Formononetin isoliert (Jarry et al., 1995). Übersichten zur Heilpflanze, zur Pharmakologie und zur therapeutischen Anwendung finden sich bei Beuscher (1995) und bei Foster (1999).

Das endokrine Wirkprofil von Extrakten aus *Cimicifuga racaemosa* mit mutmaßlichem Wirkort in der Hypophyse ist experimentell in vitro bzw. in vivo an ovarektomierten Ratten und in vivo an Patientinnen mit klimakterischen Beschwerden untersucht worden. Im Gegensatz zu synthetischen Östrogenen, welche FSH, LH und die Prolaktinfreisetzung beeinflussen, reduzierte der untersuchte Traubensilberkerzen-Extrakt nur die LH-Serumkonzentration. Für einen Einfluß auf die hormonelle Regulation sprachen Östrogen-Bindungsuntersuchungen in vitro und Hinweise auf antiproliferative Wirkungen auf das Wachstum von Mammakarzinomzellen. Nach Untersuchungen verschiedener Auszüge ist das endokrine Wirkprinzip in der lipophilen Fraktion der Inhaltsstoffe zu suchen (Jarry et al., 1985; Düker et al., 1991; Winterhoff, 1993; Jarry et al., 1995). Während sich bisher keine Hinweise für estrogenartige Effekte am Uterus von Versuchstieren ergeben haben, wurden mit alkoholischen Extrakten von Cimicifuga racemosa zum Teil ausgeprägte zentrale Effekte, wie Senkungen der Körpertemperatur und Verlängerungen der Ketaminschlafzeit beobachtet. Beide Effekte waren mit dem Rezeptorantagonisten Sulpirid aufzuheben (Löhning et al., 1998). Eine lipophile Fraktion des Extraktes beeinflußte in einem anderen Modell das Uterusgewicht nicht, senkte aber den LH-Spiegel signifikant. Außerdem wurde eine signifikante Zunahme der Expression von Estrogenrezeptoren im ZNS und im Knochen beobachtet. Daraus wurde geschlossen, daß Inhaltsstoffe von Cimicifuga racemosa als selektive Estrogen-Rezeptor-Modulatoren am ZNS und im Knochengewebe wirken (Jarry et al., 1999).

In Verbindung mit den Einflüssen auf die hormonelle Regulation wurden die Wirkungen von Extrakten aus Cimicifuga-Wurzelstock auf die mineralische Knochendichte untersucht. Hierfür wurden weibliche Ratten ovarektomiert oder scheinoperiert. Ein Teil der ovarektomierten Tiere erhielten Cimicifuga-Extrakte in Dosierungen von

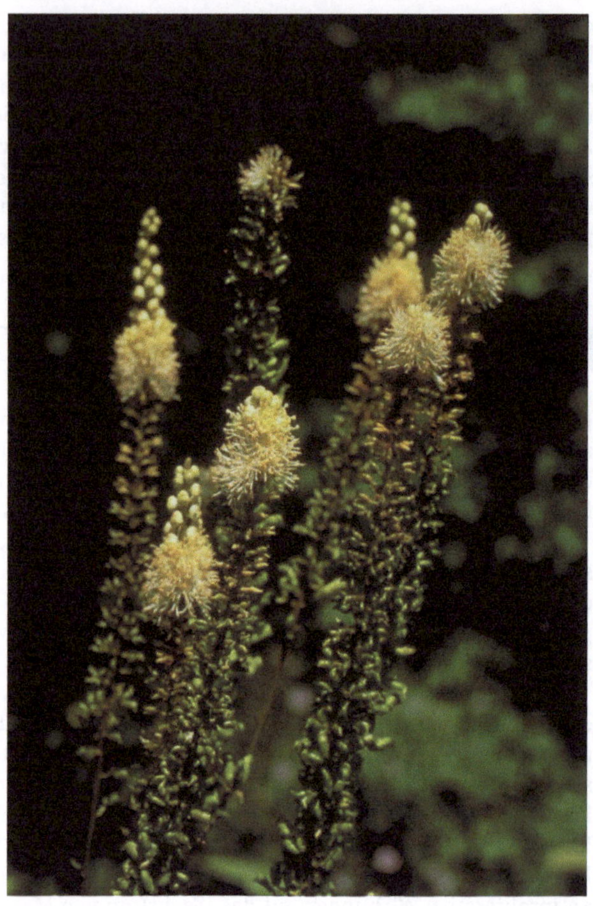

Abb. 7.5. ▶ Traubensilberkerze *(Cimicifuga racaemosa).*

50 bis 200 mg/kg/d für die Dauer von 6 Wochen. In diesem Zeitraum bewirkte die Ovarektomie ohne zusätzliche Behandlung im Vergleich mit den scheinoperierten Tieren eine signifikante Abnahme der mineralischen Knochendichte. Diese Dichteminderung konnte durch die Applikation der Cimicifuga-Extrakte teilweise (statistisch signifikant gegenüber den unbehandelten orarektomierten, jedoch geringer als bei den scheinoperierten Tieren) wieder aufgehoben werden. Die Autoren empfahlen die Prüfung der therapeutischen Wirksamkeit solcher Extrakte zur Vorbeugung und Behandlung der postmenopausalen Osteoporose (Li et al., 1996). Einschränkend muß erwähnt werden, daß die hier verwendeten Extrakte nicht von der Spezies Cimicifuga racemosa, sondern von C. heracleifolia und C. foetida stammten und nur bei sehr hohen pharmakologischen Dosierungen wirksam waren.

Zur klinischen Wirksamkeit von Cimicifuga-Extrakten liegen neben älteren Studien und Erfahrungsberichten 5 kontrollierte Studien im Vergleich zu Placebo bzw. zur Östrogentherapie bei Patientinnen mit somatischen, psychischen und neurovegetativen klimakterischen Beschwerden vor (Vorberg, 1984; Warnecke, 1985; Stoll, 1987; Lehmann-

Willenbrock und Riedel, 1988; Düker, 1991). Leider wurde keine dieser Studien doppelblind durchgeführt. Anhand signifikanter Veränderungen des Kupperman-Index sowie einer Reihe validierter psychometrischer Skalen (CGI, POMS, HAMA, STS) ist die Wirksamkeit des Extraktes in dieser Indikation aber zu einem gewissen Grade belegt. Alle Studien wurden mit Dosierungen entsprechend 40 mg Drogenäquivalent pro Tag durchgeführt.

In einer Studie mit 140 Patientinnen mit klimakterischen Beschwerden wurde anhand des Kuppermann-Menopause-Index (erfasst aufgrund eines Interviews mit dem Arzt den Schweregrad von 10 Symptomen) geprüft, ob sich nach 24-wöchiger Behandlung Unterschiede in der Wirksamkeit bei täglicher Einnahme von 40 mg gegenüber 127 mg eines Cimicifugawurzel-Extraktes ergaben. Letzteres war nicht der Fall: in beiden Behandlungsgruppen fiel der Index von anfangs etwa 30 nach 4 bis 8 Wochen Therapie auf Werte unter 10. Eine Placebo-Gruppe wurde nicht mitgeführt (Liske et al., 2000).

In einer dreiarmigen Doppelblindstudie wurde die Wirksamkeit auf die Linderung postmenopausaler Beschwerden bei 62 Frauen unter 12-wöchiger Therapie mit Cimicifugawurzel-Extrakt im Vergleich mit konjugierten Östrogenen oder Placebo geprüft. Häufigkeit und Schweregrad der Symptome wurden anhand einer Menopause-Rating-Scale (MRS) beurteilt. Daneben wurden die Dicke des Endometriums und Einflüsse auf den Knochenstoffwechsels gemessen. In Bezug auf die MRS-Skala unterschieden sich Cimicifugawurzel-Extrakt und konjugierte Östrogene nicht, bei signifikant besserem Therapieerfolg beider Behandlungsprinzipien gegenüber Placebo ($p < 0.05$). Die Dicke des Endometriums nahm nur unter den konjugierten Östrogenen signifikant zu. Der Knochenstoffwechsel wurde durch den Cimicifugawurzel-Extrakt günstig beeinflusst (Wuttke et al, 2003b).

In zwei der vorliegenden Studien wurden leichte Nebenwirkungen beobachtet (gastrointestinale Beschwerden, Kopfschmerzen, Schwindel, Gewichtszunahme). Die Toxikologie der Cimicifuga-Extrakte ist teilweise untersucht; die 6-monatige Behandlung von Ratten mit etwa dem 100-fachen der therapeutisch am Menschen angewandten Dosierung ergab keine Hinweise auf Toxizität. Hinweise auf Mutagenität und Kanzerogenität sollen ebenfalls nicht bestehen. Auch lassen die bisher bekannten Inhaltsstoffe eine spezifische Toxizität nicht erwarten. (Liske und Wüstenberg, 1998). Kürzlich wurde jedoch über den Fall einer Patientin berichtet, die nach einwöchiger Einnahme eines nicht näher beschriebenen Traubensilberkerzen-Präparates eine nekrotisierende Hepatitis bekam, die zur Transplantation des Organs zwang. Hinweise auf infektiöse oder toxische Ursachen und wurden nicht gefunden (Whiting et al., 2002). Bei einer nochmaligen Bewertung der Daten dieser Publikation wurde jedoch der Schluss gezogen, dass der Kausalzusammenhang nicht ausreichend begründet sei (Thomsen und Schmidt, 2003). Die Monographie „Cimicifugawurzelstock" der Kommission E nennt bei einer Tagesdosis entsprechend 40 mg Droge als Nebenwirkungen gelegentliche Magenbeschwerden und empfiehlt die Therapie nicht über 6 Monate hinaus anzuwenden.

7.3 Phytoöstrogene

Eine Reihe von Pflanzen enthalten Isoflavone mit östrogenartigen Wirkungen (Kitaoka et al., 1998). Besonders reich an solchen Stoffen sind bestimmte Leguminosen, darunter Sojabohnen und Rotklee (Zava et al., 1998). Die Aufnahme von Phytoöstrogenen mit der Nahrung weist starke regionale Unterschiede auf. Im Raum von Ostasien wird deren Zufuhr mit der Nahrung um bis zu 30 fach höher eingeschätzt als in Europa und Nordamerika. Da es sich dabei um Substanzen mit relativ schwacher Rezeptor-Affinität handelt, wird davon ausgegangen, daß sie ihre hormonartigen Wirkungen solange nicht entfalten können, wie bei den Frauen die körpereigenen Östrogene und Gestagene dominieren. Bei nachlassender Produktion mit beginnender Menopause könnten sie jedoch den Hormonausfall abpuffern und dadurch die Entzugssymptome lindern. Daraus könnte sich erklären, warum beispielsweise in Japan nur 25 %, in den USA dagegen etwa 85 % der Frauen im Klimakterium unter Hormonentzugserscheinungen leiden (Notelovitz, 1989).

Zur Überprüfung dieser Hypothese wurde eine placebokontrollierte Doppelblindstudie mit 104 Frauen in der frühen Post-Menopause durchgeführt. 51 Patientinnen nahmen täglich 60 g eines Soja-Extraktes und 53 Patientinnen 60 g Placebo (Casein-Zubereitung) über einen Zeitraum von 12 Wochen ein. Konfirmatorischer Zielparameter war die Häufigkeit von Hitzewallungen. Diese nahmen im Vergleich mit Placebo unter der Soja-Zubereitung statistisch signifikant stärker ab, als unter der Vergleichstherapie mit Casein. Hinsichtlich der Verträglichkeit und der Therapieabbrüche unterschieden sich beide Behandlungsgruppen nicht voneinander (Albertazzi et al., 1998).

Sojabohnen-Zubereitungen der geprüften Art sind in Deutschland und Europa als diätetische Lebensmittel im Handel. In Australien und Nordamerika werden darüber hinaus Extrakte aus Rotklee in Form von Tabletten zu 500 mg mit relativ hohem Gehalt (40 mg pro Tablette) an östrogenartig wirkenden Isoflavonen angeboten (Kelly et al., 1997). Eine zuverlässige Bewertung der Wirksamkeit solcher Zubereitungen ist gegenwärtig noch nicht möglich. Dasselbe gilt auch für die mutmaßliche Minderung des Brustkrebs-Risikos durch Phytoöstrogene (Dallacker, 1995; Davis, 2001). Eine zusammenfassende Bewertung von insgesamt 74 Studien führte zu der Schlussfolgerung, dass die Evidenz der Daten gegenwärtig nicht ausreicht, um die Einnahme von Phytoöstrogenen anstelle der Hormonersatz-Therapie zu empfehlen (Glacier und Bowman, 2001).

Eine randomisierte, placebo-kontrollierte Doppelblindstudie wurde mit 252 Patientinnen in der frühen Post-Menopause durchgeführt. Die Patientinnen erhielten über einen Zeitraum von 12 Wochen in Form von 2 Tabletten entweder 57 mg Isoflavone resp. 82 mg Isoflavone resp. Placebo täglich. Die Häufigkeit der Hitzewallungen (hot flashes) verminderte sich im Mittel von anfangs 8,1 auf 5,1 resp. 5,3 resp. 5,0 täglich. Signifikante Unterschiede zwischen den 3 Behandlungsgruppen konnten nicht nachgewiesen werden (Tice et al., 2003).

7.4 Sonstige Drogen

Einige weitere Drogen, die bei gynäkologischen Indikationen angewendet werden, gehen aus der Tabelle 7.1 hervor. Als Fertigarzneimittel werden sie nur noch teilweise angeboten (Abschnitt 7.5).

Wolfstrappkraut (Lycopi herba) gehört zur Familie der Lippenblütler. Die Droge wird kurz vor der Blütezeit geerntet. In den USA galten Tinkturen und Infuse im vorigen Jahrhundert als bewährtes Mittel gegen Blutungen, insbesondere gegen Nasenbluten und Menorrhagie. In experimentell-pharmakologischen Untersuchungen wurden anti-gonadotrope (Gumbinger et al., 1981; Winterhoff et al., 1983), antithyreotrope Wirkungen (Frömblin-Borges, 1987) sowie Senkungen des Prolaktin-Spiegels (Sourgens et al., 1982) nachgewiesen. Die klinische Relevanz dieser Untersuchungen ist offen. Therapiestudien bei Patienten wurden nicht durchgeführt. Vorwiegend aufgrund der pharmakologischen Untersuchungen wurden von der Kommission E 1990 als Anwendungsgebiete „leichte Schilddrüsenüberfunktionen mit vegetativ nervösen Störungen sowie Spannungsgefühl und Schmerzen in der Brustdrüse (Mastodynie)" als Indikationen anerkannt. Bei Langzeittherapie kann es in seltenen Fällen zur Vergrößerung der Schilddrüse kommen. Plötzliches Absetzen könnte mit vermehrter Prolaktinsekretion einhergehen und ist deshalb zu vermeiden. Die Spanne der empfohlenen Dosierungen ist extrem breit und reicht von 0,02 bis 2 g Drogenäquivalent pro Tag.

Gänsefingerkraut (Potentillae anserinae herba) enthält als Droge mindestens 2 % Gerbstoffe und ist deshalb zur unterstützenden Therapie bei unspezifischen Durchfallerkrankungen sowie zur lokalen Anwendung bei Entzündungen im Mund- und Rachenbereich zugelassen. Daneben wurde 1985 von der Kommission E das Anwendungsgebiet „leichte dysmenorrhoische Beschwerden" anerkannt. Die Tagesdosis soll 4–6 g Droge entsprechen. Als Nebenwirkungen werden Magenreizungen genannt. Pharmakologisch wurden Tonussteigerungen am isolierten Uterus verschiedener Tierspezies nachgewiesen, woraus die gynäkologische Indikation resultiert.

Hirtentäschelkraut (Bursae pastoris herba) gilt in der Volksmedizin als blutstillende Droge. Laut Monographie der Kommission E von 1986 werden bei leichten gynäkologischen Blutungen Tagesdosen zur oralen Anwendung entsprechend 10–15 g Droge empfohlen. Das haemostyptische Wirkprinzip soll ein in Hirtentäschel enthaltenes Peptid noch unbekannter Struktur sein.

Schafgarbe (Achilleae millefolii herba) wird in der Volksmedizin zur externen Anwendung auch bei gynäkologischen Leiden verwendet. Die Monographie der Kommission E vom Februar 1990 läßt die Anwendung in Form von Sitzbädern bei Pelvipathia vegetativa (schmerzhafte Krampfzustände psychovegetativen Ursprungs im kleinen Becken der Frau) neben der oralen Anwendung bei dyspeptischen Beschwerden zu. Die Droge soll spasmolytische Wirkungen haben.

Rhapontik-Rhabarber-Wurzel enthält neben abführend wirkenden Anthrachinonglykosiden 4 bis maximal 11 % Stilbenderivate, darunter als charakteristische Verbindung das Rhapontizin, das schwache Östrogen-Wirkungen haben soll. In Anbetracht der Risiken durch Stilbenderivate kann die therapeutische Anwendung nicht mehr empfohlen werden. Gegenwärtig wird noch ein Fertigpräparat angeboten (Abschnitt 7.5).

Hopfenzapfen (Lupuli strobulus) zeigten bei früheren Untersuchungen an kleinen Nagetieren gewisse Östrogen-Aktivitäten (Koch und Heim, 1953). Die Autoren erklärten damit eine alte Beobachtung, daß Hopfenpflückerinnen während der Hopfenernte unter menstruellen Störungen leiden. Die Versuche von Koch und Heim konnten allerdings nicht reproduziert werden. Es darf heute als gesichert gelten, daß Hopfenzapfen keine östrogenen Wirkungen haben (Fenselau et al., 1973). Bezüglich der psychotropen Wirkungen von Hopfenzapfen siehe Abschnitt 2.4.2.

Johanniskraut (Hyperici herba). In einer Pilotstudie wurden 19 Frauen mit prämenstruellem Syndrom über 3 Zyklen hinweg mit 300 mg/d Johanniskraut-Extrakt behandelt. Zwei Drittel der Patientinnen hatten nach dieser Behandlung eine mehr als 50%ige Besserung ihrer Beschwerden. Die Autoren empfahlen, die Wirksamkeit von Johanniskrautextrakt der Behandlung des prämenstruellen Syndroms in einer randomisierten Studie zu prüfen (Stevinson und Ernst, 2000).

7.5 Therapeutischer Stellenwert

Pflanzliche Gynäkologika sind nicht geeignet, indizierte Anwendungen von Sexualhormonen, gynäkologischen Antiinfektiosa oder Spasmolytika zu ersetzen. Der Nachweis der therapeutischen Wirksamkeit nach heutigem Standard steht bei allen Präparaten noch aus. Bei prämenstruellem und klimakterischem Syndrom sind aber insbesondere die Zubereitungen aus Mönchspfeffer und Traubensilberkerzenwurzelstock als Alternative für die nach heutigem Wissensstand risikoreicheren Hormonbehandlungen für eine Reihe von Fällen geeignet, zumal die Placebo-Response-Rate, insbesondere im Hinblick auf die subjektiven Beschwerden bei beiden Syndromen in der Größenordnung von 50 % liegt. Nicht zuletzt wegen der erheblichen praktischen Bedeutung dieser Präparate sind weitere qualifizierte Nachweise zu deren Wirksamkeit und Unbedenklichkeit notwendig.

7.6 Fertigarzneimittel

Die „Rote Liste 2003" enthält unter „Gynäkologica/Mittel bei prämenstruellem Beschwerden" sowie „Mittel bei klimakterischen Beschwerden insgesamt 36 pflanzliche Monopräparate in diesem Indikationsbereich, davon entfallen 17 auf Zubereitungen aus Mönchspfeffer, 18 auf solche mit Traubensilberkerzenwurzelstock, 1 auf Gänsefingerkraut-Extrakt. Drei der genannten Monopräparate sowie ein Kombinationspräparat gehören zur Liste der 100 meistverordneten Phytopharmaka (siehe Tabelle A 3 im Anhang).

Abkürzungen: E = Extrakt, FL = Flüssigpräparat, FT = Filmtablette, K = Kapsel, D = Dragee, $D\ddot{A}$ = Drogenäquivalent. ..
Fett gedruckt: Präparate, zu denen maßgebliche klinische Studien vorliegen.

Mönchspfeffer-Extrakt

Agnolyt	K:	40 mg DÄ; FL
Agno-Sabona	K:	4 mg E
Agnucaston	**FT:**	**40 mg DÄ; FL**
Agnufemil	K:	40 mg DÄ; FL
Agnus castus AL	FT:	4 mg E
Agnus cactus Stada	FT:	4 mg E; FL
Biofem	FT:	4 mg E
Castufemin	K:	4 mg E; FL
Cefanorm	K:	4 mg E; FL
Femicur	K:	4 mg E
Feminon A	K:	4 mg E
Gynocastus-Lösung	FL	
Hevertogyn	FT:	4 mg E
Kytta Femin	K:	1,2 mg E
Seral	K:	4 mg E
Strotan	FT:	3 mg E
Valverde Mönchspfeffer	K:	4 mg E

Traubensilberkerzenwurzelstock-Extrakt

Cefakliman mono	K:	5,0 mg E; FL
Cimicifuga AL	FT:	6,5 mg E
Cimicifuga-ratiopharm	FT:	7,5 mg E
Cimicifuga STADA	FT:	6,5 mg E
Cimisan	FT:	8,0 mg E
Femikliman uno	FT:	6,5 mg E
Femilla N Tinctur	FL	
Feminon C	K:	6,5 mg E
Femi-Sabona	K:	6,5 mg E
Femisana gyn	FT:	6,5 mg E; FL
Indianische Frauenwurzel	K:	6,5 mg E
Jinda	FT:	4,5 mg E
Klimadynon	**FT:**	**20 mg DÄ; FL**
Natu-fem	K:	6,5 mg E
Remifemin	FT:	20 mg DÄ; FL
Sinei	K:	6,5 mg E
Solcosplen C Cimicifuga	K:	6,5 mg E
Valverde Traubensilberkerze	K:	6,5 mg E

Sonstige Präparate

Notudolor	Gänsefingerkraut (E)	D:	300 mg

Häufig verordnetes Kombinationspräparat

Remifemin plus	Johanniskraut	D:	? mg E
	Traubensilberkerzenwurzelstock		1 mg E

 **Literatur**

Albertazzi P, Pansini F, Bonaccorsi G, Zanotti L, Forini E, De Aloysio D (1998) The effect of dietary soy supplementation on hot flushes. Obstetrics + Gynecology 91: 6–11.

Bates GW (1981) On the nature of the hot flash. Clinical Obstetrics and Gynecology 24: 231–241.

Beuscher N (1995) *Cimicifuga racemosa* L. – Die Traubensilberkerze. Z Phytother 16: 301–310.

Dallacker F (1995) Brustkrebs, Förderung und Hemmung durch Lebensgewohnheiten und Umweltfaktoren. Wissenschaft und Umwelt 2: 99–117.

Davis SR (2001) Phytooestrogen therapy for menopausal symptoms? There's no good vidence that it's better than placebo. BMJ 323: 354–5.

Düker EM, Kopanski L, Jarry H, Wuttke W (1991) Effects of extracts from cimicifuga racemosa on gonadotropin reIease in menopausaI women and ovariectomized rats. PIanta Med 57: 420–424.

Fenselau C, Talalay P (1973) Is oestrogenic activity in hops? Fd Cosmet Toxicol 11: 597–603.

Foster S (1999) Black cohosh: a literature review. Herbalgram 45: 35–49.

Frömbling-Borges A (1987) Intrathyreoidale Wirkung von Lycopus europaeus, Pflanzensäuren, Tyrosinen, Thyroninen und Lithiumchlorid. Darstellung einer Schilddrüsensekretionsblockade. Inauguraldissertation, Westfälische Wilhelms-Universität Münster.

Gerhard I, Patek A, Monga B, Blank A, Gorkow C (1998) Mastodynon ® bei weiblicher Sterilität. Randomisierte, placebokontrollierte, klinische Doppelblindstudie. Forsch Komplementärmed 20: 272–8.

Glazier MG, Bowman MA (2001) Review of the evidence fort he use of phytoestrogens as a replacement for traditional estrogen replacement therapy. Arch Intern Med 151: 1161–72.

Gorkow C (1999) Klinischer Kenntnisstand von Agni-casti fructus. Klinisch-pharmakologische Untersuchungen und Wirksamkeitsbelege. Zeitschrift für Phytotherapie 20: 159–168.

Gumbinger HG, Winterhoff H, Sourgens H, Kemper FH, Wylde R (1981) Formation of compounds with antigonadotropic activity from inactive phenolic precursors. Contraception 23: 661–666.

Halaska M (1999) Treatment of cyclical mastalgia with a solution containing a Vitex agnus castus extract: Results of a placebo controlled double blind study. Breast 8: 175–181.

Halbreich U, Assad M, Ben-David M, Bornstein R (1976) Serum-prolactin in women with premenstrual syndrome. Lancet: 654–656.

Jarry H, Gorkow Ch, Wuttke W (1995) Treatment of Menopausal Symptoms with Extracts of Cimicifuga Racemosa: In vivo and in vitro Evidence for Estrogenic Activity. In: Loew D, Rietbrock N (Hrsg) Phytopharmaka in Forschung und klinischer Anwendung. Steinkopff Verlag, Darmstadt: 99–112.

Jarry H, Harnischfeger G (1985) Studies on the endocrine effects of the contents of Cimicifuga racemosa: 1. Influence on the serum concentration of pituitary hormones in ovariectomized rats. Planta Med 51: 46–49.

Jarry H, Harnischfeger G, Düker, E (1985) Studies on the endocrine effects of the contents of Cimicifuga racemosa: 2. In vitro binding of compounds to estrogen receptors. Planta Med 51: 316–319.

Jarry H, Leonhardt S, Düls C, Popp M, Christoffel V, Spengler B, Theiling K, Wuttke W (1999) Organ-specific effects of Cimicifuga racemosa (CR) in brain and uterus. Poster-Abstract. 23rd International LOF-Symposium „Phyto-Östrogens", Gent 1999.

Jarry H, Leonhardt S, Gorkow C, Wuttke W (1994) In vitro prolactin but not LH and FSH release is inhibited by compounds in extracts of Agnus castus: direct evidence fur a dopaminergic principle by the dopamine receptor assay. Exp Clin Endocrinol 102: 448–454.

Jarry H, Leonhardt S, Wuttke W, Behr B, Gorkow C (1991) Agnus castus als dopaminerges Wirkprinzip in Mastodynon N. Z Phytother 12: 77–82.

Kelly G, Husband A, Waring M (1997) Promensil[TM]: Hormone supplement designed by nature. Company Monograph of Novogen Limited, Australien.

Kitaoka M, Kadokawa H, Sugano M, Ichikawa K, Taki M, Takaishi S, Iijima Y, Tsutsumi S, Boriboon M, Akiyama T (1998) Prenylflavonoids: A new class of non-steroidal phytoextrogen (part 1). Isolation of 8-isopentenylnaringenin and an initial study on ist structure-activity relationship. Planta Med 64: 511–515.

Lauritzen CH, Reuter HD, Repges R, Böhnert KJ, Schmidt U (1997) Treatment of premenstrual tension syndrome with Vitex agnus castus. Controlled, double-blind study versus pyridoxine. Phytomedicine 4: 183–189.

Lehmann-Willenbrock E, Riedel HH (1988) Klinische und endokrinologische Untersuchungen zur Therapie ovarieller Ausfallserscheinungen nach Hysterektomie unter Belassung der Adnexe. Zent Gynäkol 110: 611–618.

Li JX, Kadota S, Li HY, Miyahara T, Wu YW, Seto H, Namba T (1996/97) Effects of Cimicifugae rhizoma on serum calcium and phosphate levels in low calcium dietary rats and on bone mineral density in ovariectomized rats. Phytomedicine 3: 379–385.

Liske E Wüstenberg P (1998) Therapy of climacteric complaints with *Cimicifuga racemosa:* herbal medicine with clinically proven evidence. Menopause 5:250.

Liske E, Boblitz N, von Zeppelin HHH (2000) Therapie klimakterischer Beschwerden mit *Cimicifuga racemosa* – Daten zur Wirkung und Wirksamkeit aus einer randomisierten kontrollierten Doppelblindstudie. In: Rietbrock N (Hrsg) Phytopharmaka VI – Forschung und Praxis. Steinkopff-Verlag, Darmstadt, S.247–257.

Löhning A, Verspohl EJ, Winterhoff H (1998) Pharmacological studies on the central activity of Cimicifuga racemosa in mice. Abstract J10. 46th Annual Congress of the Society of Medicinal Plant Research, Vienna 1998.

Merz PG, Schrödter A, Rietbrock S, Gorkow Ch, Loew D (1995) Prolaktinsekretion und Verträglichkeit unter der Behandlung mit einem Agnus-castus-Spezialextrakt (B1095E1). Erste Ergebnisse zum Einfluß auf die Prolaktinsekretion. In: Loew D, Rietbrock N (Hrsg) Phytopharmaka in Forschung und klinischer Anwendung. Steinkopff Verlag, Darmstadt: 93–97.

Milewicz A, Gejdel E, Sworen H et al. (1993) Vitex agnus cactus extract in the treatment of luteal phase defects due to latent hyperprolactinemia: results of a randomised, placebo-controlled, double-blind study. Arzneim-Forsch/Drug Res 43: 752–6.

Notelovitz M (1989) Estrogen replacement therapy indications, contraindications, and agent selection. Am J Ostet Gynecol 161: 8–17.

Schellenberg R for the study group (2001) Treatment for the premenstrual syndrome with agnus castus fruit extract: prospective, randomised, placebo controlled study. BMJ 322: 134–7.

Schneider HPG, Bohnet HG (1981) Die hyperprolaktinämische Ovarialinsuffizienz. Gynäkologe 14: 104–118.

Schwabe U, Rabe T (1998) Gynäkologika. In: Schwabe U, Paffrath D (Hrsg) Arzneiverordnungs-Report '98. Springer Verlag: 299–302.

Sourgens H, Winterhoff H, Gumbinger HG, Kemper FH (1982) Antihormonal effects of plant extracts. THS- and prolactin-supressing properties of Lithospermum officinale and other plants. Planta Med 45: 78–86.

Stevinson C, Ernst E (2000) A pilot study of Hypericum perforatum for the treatment of premenstrual syndrome. Br J Obstet Gynecol 107: 870–6.

Stevinson C, Ernst E (2000) A pilot study of *Hypericum perforatum* for the treatment of premenstrual syndrome. Br J Obstet Gynecol 107: 870–6.

Stoll W (1987) Phytotherapeutikum beeinflußt atrophisches Vaginalepithel: Doppelblindversuch Cimicifuga vs. Östrogenpräparat. Therapeutikum 1: 23–32.

Tice JA, Ettinger B, Ensrud K, Wallace R, Blackwell T, Cummings SR (2003) Phytoestrogen supplements for the treatment of hot flashes: The isoflavone clover extract (ICE) study. A randomized controlled trial. JAMA 290: 207–214.

Thomsen M, Schmidt M (2003) Hepatotoxizität durch Cimicifuga racemosa? Z Phytother 24: 11–14.

Turner S, Mills S (1993) A double blind clinical trial on a herbal remedy for premenstrual syndrome: a case study. Complement Ther Med 1: 73–77.

Vogel G (2001) Vergleichende Untersuchungen eines Agnus castus-Spezialextraktes und Bromocriptin auf Prolaktin, Gonadotropine und Sexualhormone bei männlichen Versuchspersonen. Inaugural-Dissertation, Universität Frenkfurt am Main.

Warnecke G (1985) Beeinflussung klimakterischer Beschwerden durch ein Phytotherapeutikum. Erfolgreiche Therapie mit Cimicifuga-Monoextrakt. Med Welt 36: 871–874.

Whiting PW, Clouston A, Kerlin P (2002) Black cohosh and other herbal remedies associated with acute hepatitis. MJA 177: 432–4.

Winterhoff H (1993) Arzneipflanzen mit endokriner Wirksamkeit. Z Phytother 14: 83–94.

Winterhoff H, Sourgens H, Kemper FH (1983) Pharmacodynamic effects of Lithospermum officinale on the thyroid gland of rats; comparison with the effects of iodide. Horm metabol Res 15: 503–507.

Wuttke W, Jarry H, Christoffel V, Sprengler B, Seidlova-Wuttke D (2003a) Chaste tree (*Vitex agnus-castus*) – Pharmacology and clinical indications. Phytomedicine 10: 348–357.

Wuttke W, Gorkow C, Christoffel V, Jarry H, März RH (2003b) The Cimicifuga preparation BNO 1055 vs. conjugated estrogens and placebo in a double-blind placebo controlled study - clinical results and additional pharmacological data. Maturitas 2003: 1–11.

Wuttke W, Gorkow Ch, Jarry J (1995) Dopaminergic Compounds in Vitex Agnus Castus. In: Loew D, Rietbrock N (Hrsg) Phytopharmaka in Forschung und klinischer Anwendung. Steinkopff Verlag, Darmstadt: 81–91.

Wuttke W, Splitt G, Gorkow C, Sieder C (1997) Behandlung zyklusabhängiger Brustschmerzen mit einem Agnus castus-haltigen Arzneimittel. Ergebnisse einer randomisierten, placebokontrollierten Doppelblindstudie. Geb Fra 57: 569–74.

Zava DT, Dollbaum CM, Blen M (1998) Estrogen and progestin bioactivity of foods, herbs, and spices. Proc Soc Exp Biol Med 217: 369–378.

8 Haut, Traumata, Rheuma und Schmerz

In diesem Kapitel werden zuerst pflanzliche Zubereitungen behandelt, die in typischer Weise bei dermatologischen Indikationen (lokale Entzündungen, Ekzem/Neurodermatitis, Akne, schlecht heilende Wunden) angewendet werden. In einem separaten Abschnitt werden pflanzliche Arzneimittel zusammengefaßt, die bei Verletzungs- und Unfallfolgen (Prellungen, Quetschungen, Hämatome, Frakturödeme) sowie bei Arthrosen und rheumatischen Beschwerden zur äußeren, teilweise aber auch zur inneren Anwendung empfohlen werden. Abschließend werden in diesem Kapitel die Möglichkeiten der externen Behandlung von Schmerzzuständen mit Zubereitungen von ätherischen Ölen dargestellt. In Anbetracht der medizinischen und volkswirtschaftlichen Bedeutung der Schmerzmitteleinnahme verdienen phytotherapeutische Alternativen dieser Art besondere Aufmerksamkeit.

8.1 Arzneiformen zur lokalen Anwendung

Jedes Arzneimittel besteht aus dem Arzneistoff und aus formgebenden Füll- und Hilfsstoffen (siehe Abschnitt 1.4). Bei den äußerlich anzuwendenden Mitteln hängt die Wirkung des Arzneimittels in viel stärkerem Maße als bei den Peroralia vom Arzneistoffträger (Vehikel) ab. Zum einen kann der Träger eine ausgesprochene Eigenwirkung haben (kühlend, trocknend, fettend, okkulsiv), so daß u.U. das Vehikel mehr zur Gesamtwirkung beiträgt als der eigentliche Arzneistoff; zum anderen hängt die perkutane Resorption des Arzneistoffes wesentlich von der Art des Vehikels ab (Abb. 8.1). Beispielsweise übt Vaseline einen stark okkulsierenden Effekt aus, wodurch über den zunehmenden Hydratationsgrad der Epidermis die Resorption verbessert wird. Andere Vehikel wie Puder oder Detergenzien, die das Stratum corneum entquellen, beeinflussen Penetrationsvorgänge negativ. Ethanol fördert Penetrationsvorgänge; letzteres erklärt beispielsweise, warum die Sensibilisierungspotenz der Arnikatinktur erheblich größer ist als die einer Arnika-Creme.

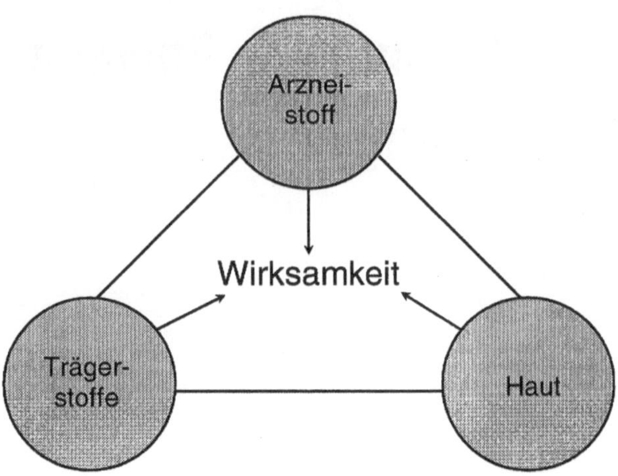

Abb. 8.1. ▲ Die Wirksamkeit von Arzneimitteln zur topischen Anwendung hängt nicht allein vom Arzneistoff ab.

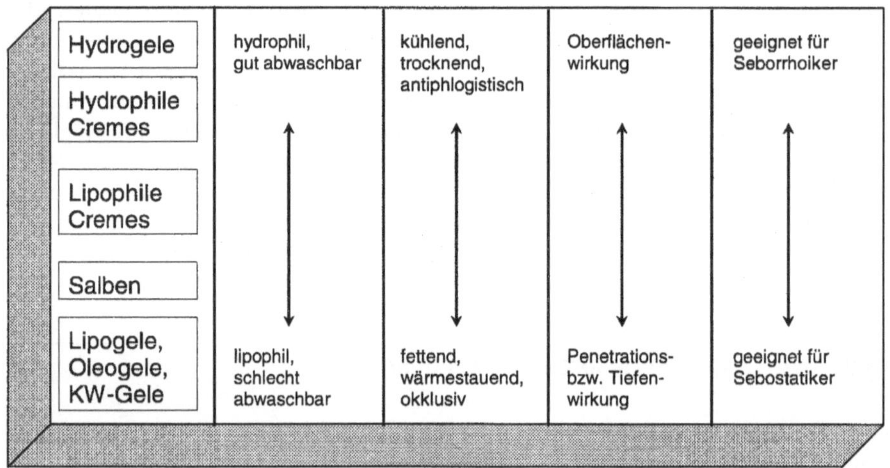

Abb. 8.2. ▲ Differenzierung der Träger- und Hilfsstoffe für topische Arzneimittel (nach Beck, 1991).

Über das Vehikel kann, wie erwähnt, der Feuchtigkeitsgehalt der Hornschicht massiv verändert werden. Aufgrund dieser physikalisch-chemischen Eigenwirkungen sind bei verschiedenen Hauttypen und bei verschiedenen Stadien einer Hauterkrankung unterschiedliche Dermatikagrundlagen indiziert. Dabei gilt als Grundregel: Formulierungen mit hohem Wassergehalt, die kühlend wirken und einen austrocknenden Effekt haben, sind bei seborrhoischer Haut und akuten Entzündungsformen angezeigt, fettende okklusiv wirkende Grundlagen hingegen beim Sebostatiker sowie bei subkutanen und chronischen Dermatosen (Abb. 8.2).

Bei der Behandlung der entzündlichen Hautkrankheiten besteht ein wichtiges Moment im Fernhalten aller äußeren Schädlichkeiten. Insbesondere gilt das für die verschiedenen Ekzemkrankheiten, denen trotz ursächlicher Unterschiede die zunehmende Schädigung der Hornschicht gemein ist, somit der Verlust der epidermen Schutzfunktion mit zunehmender Irritabilität. Deck- und Hautschutzmittel sollen die Haut, insbesondere die der Hände, gegen chemische Substanzen, wie z.B. Tensidlösungen, schützen: Pflanzenöle, meist im Gemisch mit Vaseline oder Wollwachs in Form fetthaltiger Cremes, sind hierfür geeignet. Als Schutz gegen organische Lösungsmittel kommen Filmbildner in Frage, zu denen als pflanzliche Produkte Tragant und Alginate zählen. Die galenischen Darreichungsformen für pflanzliche Externa entsprechen im übrigen solchen Zubereitungen, die auch bei synthetischen Arzneimitteln in topischer Indikation Verwendung finden. Pflanzliche Extrakte sind allerdings in der Regel empfindlicher gegen Umwelteinflüsse als synthetische Arzneistoffe, so daß die Gewährleistung der notwendigen Stabilität bei topisch anzuwendenden Phytopharmaka besonders hohe Ansprüche an das Können des Galenikers stellt. Häufig sind jahrelange Erfahrungen und Entwicklungsschritte notwendig, so daß hier der Rückgriff auf „altbewährte" Zubereitungen empfehlenswert ist, sofern diese hinsichtlich ihrer arzneilich wirksamen Bestandteile und deren Dosierungen den Grundsätzen der rationalen Phytotherapie gerecht werden.

8.2 Entzündungen und Verletzungen der Haut

Einige Dermatotherapeutika enthalten Wirkstoffe pflanzlicher Abstammung, die heute jedoch als Reinsubstanzen isoliert oder in modifizierter Form synthetisch hergestellt werden können. Dazu zählen Verbindungen wie β-Carotin, Chrysarobin, Dithranol, Methoxypsoralen sowie die Salicylate. Entsprechende Präparate zählen definitionsgemäß nicht mehr zur Phytotherapie (Kapitel 1).

Von den 380 von der Kommission E beurteilten pflanzlichen Drogen und Drogenzubereitungen beanspruchten 47 dermatologische Anwendungsgebiete. 25 davon wurden von der Kommission E positiv bewertet, wovon wiederum nur etwa die Hälfte in der therapeutischen Praxis eine namhafte Rolle spielen. 10 wichtige Drogen und Drogenzubereitungen zur Anwendung bei dermatologischen Indikationen sind in der Tabelle 8.1 zusammengestellt. Für Nachtkerzenöl wurde keine Monographie der Kommission E erstellt, sondern eine präparatespezifische Zulassung für die Indikation *atopisches Ekzem* erteilt.

Sieben Drogen mit traditionell ausgewiesenen Anwendungsgebieten im Bereich der Dermatologie wurden wegen ernsthafter Risiken und Nebenwirkungen von der Kommission E negativ beurteilt. Es handelt sich dabei im einzelnen um Hundszungenkraut (enthält lebertoxische Pyrrolizidinalkaloide), Walnußschalen (enthalten das potenziell kanzerogene Juglon), Küchenschellenkraut (kann zu heftigen Reizungen der Haut führen), Heidelbeer- und Oleanderblätter (in hoher Dosierung Vergiftungserscheinungen) und Immergrünblätter (Blutbildveränderungen). Diese Drogen oder deren Zubereitungen dürfen nicht mehr anwendet werden. 15 weitere traditionelle Drogen mußten

Tabelle 8.1.
10 wichtige Drogen und Drogenzubereitungen für pflanzliche Dermatologika in Verbindung mit dem Publikationsjahr der Monographie der Kommission E und den dort genannten Indikationsgebieten. Nachtkerzenöl hat keine Monographie, sondern wurde präparatespezifisch zugelassen.

Monographie/Stammpflanze	Jahr	Dermatologische Anwendungsgebiete
Kamillenblüten (Matricariae flos)	1984	Haut- und Schleimhautentzündungen sowie bakterielle Hauterkrankungen. Erkrankungen im Anal- und Genitalbereich (Bäder und Spülungen)
Hamamelisblätter und -rinde (Hamamelidis folium et cortex)	1985	Leichte Hautverletzungen, lokale Entzündungen der Haut und Schleimhäute; Hämorrhoiden, Krampfaderbeschwerden
Nachtkerzenöl (Oenotherae seminis oleum)	-	Atopisches Ekzem (Neurodermatitis)
Bittersüßstengel (Dulcamarae stipides)	1990	Zur unterstützenden Therapie bei chronischem Ekzem
Ringelblumenblüten (Calendulae flos)	1986	Wunden, auch mit schlechter Heilungstendenz; Ulcus cruris
Purpursonnenhutkraut (Echinacea purpurea herba)	1989	Schlecht heilende, oberflächliche Wunden
Johanniskrautöl (Oleum Hyperici)	1984	Zur Behandlung und Nachbehandlung von scharfen und stumpfen Verletzungen, Myalgien und Verbrennungen I. Grades
Arnikablüten (Arnicae flos)	1984	Zur äußerlichen Anwendung bei Verletzungs- und Unfallfolgen; bei rheumatischen Muskel- und Gelenkbeschwerden
Beinwell-Kraut/Blätter/Wurzel (Symphyti herba/folium/radix)	1990	Prellungen, Zerrungen, Verstauchungen
Bromelain (aus Ananas comosus)	1994	Akute postoperative und posttraumatische Schwellungszustände

mangels wissenschaftlichen Erkenntnismateriales hinsichtlich ihrer Wirksamkeit als nicht belegt eingeordnet werden (sogenannte „Null-Monographien"). Darüber hinaus gibt es einige Drogen, die zwar positiv bewertet wurden, die aber in der therapeutischen Praxis nur eine untergeordnete Rolle spielen. Bezüglich weiterer Informationen über Phytopharmaka in der Dermatologie, insbesondere über diejenigen Drogen, die hier nicht ausführlicher dargestellt werden, wird auf drei aktuelle Übersichtsarbeiten verwiesen (Hörmann und Korting, 1994; Mennet-von Eiff und Meier, 1995; Willuhn, 1995).

8.2.1 Kamillenblüten

Die arzneiliche Anwendung von Kamillenblüten (Matricariae flos) ist seit dem Altertum bekannt. Sie finden bei Hippokrates, Dioskurides, Galen und Asclepeios Erwähnung. Die Wertschätzung setzte sich im Mittelalter bis in die Gegenwart fort (Schilcher, 1987). In den letzten Jahrzehnten wurden eine Reihe von Untersuchungen zur Pharmakologie, insbesondere zu den antiphlogistischen und spasmolytischen Wirkungen, durchgeführt (Ammon und Kaul, 1992). Demgegenüber liegen zur klinischen Wirksamkeit bis heute nur ganz wenige kontrollierte Therapiestudien vor. Die kaum angezweifelte Wirksamkeit bei einer Reihe von dermatologischen Indikationen wird daher nach wie vor in erster Linie durch ärztliches Erfahrungswissen gestützt.

8.2.1.1 Droge, Inhaltsstoffe und Zubereitungen

Die zu den Astergewächsen gehörende Gattung *Matricaria* umfaßt 5 Arten. Es handelt sich um einjährige Kräuter. Im mitteleuropäischen Raum wird die echte Kamille (*Matricaria recutita* L., Abb. 8.3) bevorzugt, in anderen Ländern wird vermehrt auch die sogenannte römische Kamille (größere Blütenköpfe) verwendet. Die echte Kamille stammt ursprünglich aus Vorderasien und Osteuropa. Sie ist heute in ganz Europa, Australien und Nordamerika verbreitet. Das wichtigste Unterscheidungsmerkmal, insbesondere gegenüber den ungenießbaren und allergen wirkenden Hundskamillen, ist der kegelförmige, hohle Blütenboden, der bei anderen Kamillen markig gefüllt ist.

Die als Wirkungsträger geltenden Inhaltsstoffe lassen sich in zwei Gruppen teilen: eine lipophile und eine hydrophile Stoffgruppe. Zur lipophilen Gruppe gehören vor allem die Bestandteile des ätherischen Öles, das in der Droge zu 0,3 bis 1,5% enthalten ist. Das ätherische Öl besteht wiederum bis zu etwa 15 % aus dem dunkelblau gefärbten Chamazulen, das in der Pflanze selbst nur in geringen Mengen vorkommt, jedoch bei

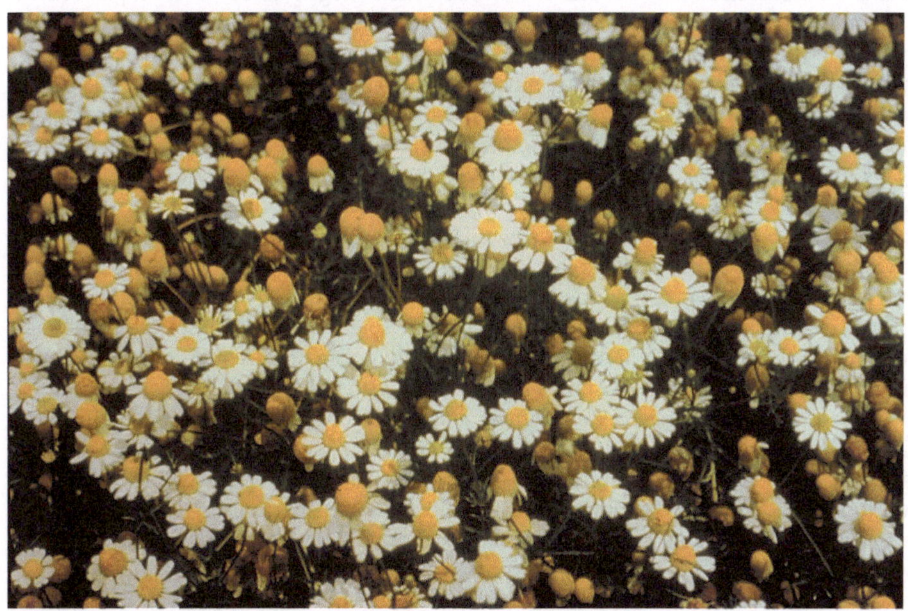

Abb. 8.3. ▲ Echte Kamille (*Matricaria recutita*).

der Wasserdampfdestillation aus der farblosen Vorstufe Matricin entsteht. Weitere wesentliche Bestandteile des Kamillenöles ist α-Bisabolol, das neben den sauerstoffreicheren Derivaten Bisabololoxid A, B und C vorkommt. Verschiedene Zuchtsorten der Kamille sind durch unterschiedliche Gehalte der Bisabolol-Abkömmlinge charakterisiert (Mennet-von Eiff und Meier, 1995).

Unter den hydrophilen Inhaltsstoffen sind vor allem Flavonoide und Schleimstoffe bedeutsam. Der Gesamtflavonoidgehalt verschiedener Kamillendrogen schwankt zwischen 1 und 3 %. Die Flavonoide, darunter insbesondere das Apigenin, sind aufgrund pharmakologisch-experimenteller Untersuchungen am isolierten Darm, vor allem mit den spasmolytischen Wirkungen von Kamille-Zubereitungen, in Verbindung zu bringen.

Kamillenblüten werden heute fast ausschließlich durch Feldanbau von Zuchtsorten gewonnen. Der Weltanbau wird auf ca. 5000 t jährlich geschätzt, davon sollen etwa 3000 t nach Deutschland importiert werden. Hauptanbaugebiet ist Argentinien. In Europa wird die Droge u.a. in Spanien angebaut. Laut Deutschem Arzneibuch ist ein Mindestgehalt von 0,4% ätherischem Öl für die Trockendroge vorgeschrieben. Sie wird entweder in Form wässriger Zubereitungen (Kamillentee: 1–2 Teelöffel Kamillenblüten auf 200 ml siedendes Wasser, 10 Minuten ziehen lassen) oder in Form alkoholischer Auszüge angewendet. Die alkoholischen Extrakte enthalten einen wesentlich höheren Anteil der in pharmakologischen Modellen besonders wirksamen lipophilen Inhaltsstoffe (Schilcher, 1987; Hänsel, Keller, Rimpler und Schneider, 1992 a).

8.2.1.2 Pharmakologie und Toxikologie

Kamillen-Zubereitungen werden im wesentlichen wegen ihrer antiphlogistischen, spasmolytischen und karminativen Wirkungen therapeutisch angewendet. Für die dermatologischen Indikationen dürften daneben auch in vitro nachgewiesene bakteriostatische und fungistatische Effekte eine Bedeutung besitzen.

Antiphlogistische Wirkungen wurden sowohl für alkoholische Gesamtextrakte als auch für daraus isolierte Inhaltsstoffe nachgewiesen. Die Substanzen wurden in einer Reihe von typischen pharmakologischen Entzündungsmodellen geprüft: im UV-Erythem-, Carragenin-Pfotenödem-, Cotton-pellet-Granulom- und Adjuvans-Arthritis bei Ratten. Die Applikation erfolgte sowohl lokal als auch oral. Mehrheitlich waren die Gesamtextrakte stärker wirksam als einzelne Inhaltsstoffe; unter den letzteren zeigten vor allem Chamazulen, α-Bisabolol, aber auch Flavone wie Apigenin entzündungshemmende Wirkungen. Die Kamillen-Zubereitungen sowie die daraus isolierten Inhaltsstoffe beeinflußten vor allem die Entzündungsmediatoren der Arachidonsäurekaskade. Sie hatten eine hemmende Wirkung auf die 5-Lipoxygenase und die Cyclooxygenase.

Neben den antiphlogistischen wurden auch spasmolytische Wirkungen, z. B. am Darm des Meerschweinchens, nachgewiesen und zwar sowohl mit alkoholischen Gesamtauszügen als auch mit isolierten Flavonoiden. Bezüglich der muskelrelaxierenden Wirkung auf den durch Bariumchlorid ausgelösten Darmspasmus am isolierten Meerschweinchen-Ileum entsprachen beispielsweise 10 mg Apigenin in etwa der Wirkstärke von 1 mg Papaverin.

Als weitere Effekte wurden antibakterielle und fungizide Wirkungen vor allem gegen grampositive Keime bzw. gegen *Candida albicans* in mikrobiellen Platten-Testen nachgewiesen. Kamillenöl war wirksam ab einer Konzentration von 25mg/ml, Bisabolol in einer Konzentration von 1 mg/ml. Daraus könnten sich positive therapeutische Effekte bei der lokalen Anwendung von Kamille-Zubereitungen, z. B. bei infizierten Wunden, erklären lassen.

Übersichten zu den pharmakologischen Wirkungen von Kamille und deren Zubereitungen finden sich bei Schilcher (1987), Ammon und Kaul (1992) und bei Hänsel, Keller, Rimpler und Schneider (1992 a).

Für Kamillenöl wurde am Kaninchen eine akute orale LD50 und eine akute dermale LD50 von mehr als 5 g/kg gefunden; ähnlich gut verträglich war der Inhaltsstoff a-Bisabolol (Jakovlev et al., 1983). Phototoxische Effekte, Hautirritationen und Sensibilisierungen wurden nicht beobachtet. Kamillenöl ist deshalb in den USA seitens der FDA auch als Lebensmittel zugelassen.

8.2.1.3 Therapeutische Wirksamkeit

Kamillen-Zubereitungen werden innerlich bei entzündlichen Erkrankungen und krampfartigen Beschwerden des Magen-Darm-Traktes (siehe Abschnitt 5.4.1) sowie in Form von Inhalationen bei entzündlichen Erkrankungen und Reizzuständen der Atemwege (siehe Abschnitt 4.3.2) angewendet. Äußerlich finden Kamillen-Zubereitungen vor allem bei bakteriellen und nichtbakteriellen Entzündungen der Haut, schlecht heilenden Wunden, Abszessen und Fisteln sowie bei Entzündungen der Mundhöhle und des Zahnfleisches Anwendung. Daneben werden viele Präparate bei Dermatitis als Folge von Bestrahlungen, ferner bei dermatologischen Indikationen in der Pädiatrie angewendet.

Gezielte Bewertungen der Wirksamkeit im Sinne schriftlicher Fallberichte, Anwendungsbeobachtungen und einiger kontrollierter klinischer Studien wurden bisher vorwiegend nur mit einem Präparat durchgeführt, das seit 1921 unter der Bezeichnung Kamillosan im Handel ist. In diesem Sinne wurde z. B. über erfolgreiche Behandlungen bei akuten nässenden Dermatosen, Dekubitalgeschwüren und Dermatitiden verschiedener Genese berichtet (Schilcher, 1987).

Mit demselben Präparat wurden auch mehrere kontrollierte Therapiestudien durchgeführt (Albring et al., 1983; Aertgeerts et al., 1985; Nissen et al., 1988, Maiche et al., 1991, und Korting et al., 1993). Im Rahmen dieser Studien, die nur teilweise doppelblind und mit statistischer Analyse erfolgt sind, konnte die therapeutische Wirksamkeit einer Creme-Zubereitung des standardisierten Präparates bei gesunden Probanden (Haut-Stripping-Test) sowie bei Patienten mit Kontakt-Dermatitis, verschiedenen Formen von Ekzemen und bei Strahlen-Dermatitis mehrheitlich nachgewiesen werden (Übersicht bei Hörmann und Korting, 1994).

8.2.1.4 Indikationen, Dosierungen, Nebenwirkungen und Risiken

Die Monographie der Kommission E von 1984 nennt als Indikationen zur äußerlichen Anwendung: „Haut- und Schleimhautentzündungen sowie bakterielle Hauterkrankungen einschließlich der Mundhöhle und des Zahnfleisches. Entzündliche Erkrankungen und Reizzustände der Luftwege (Inhalationen). Erkrankungen im Anal- und Genitalbereich (Bäder und Spülungen)".

In einer Ergänzung der Monographie von 1990 wird zur Dosierung empfohlen: 3- bis 10 %ige Aufgüsse für Spülungen; als Badezusatz 50 g Droge auf 10 l Wasser; halbfeste Zubereitungen entsprechend 3–10 % Droge.

Gegenanzeigen, Nebenwirkungen und Wechselwirkungen werden nicht genannt. Aufgrund einer Auswertung von 50 wissenschaftlichen Publikationen (Hausen et al., 1984) wurde das Risiko allergischer Reaktionen näher bewertet. Daraus geht hervor, daß insbesondere Verunreinigungen durch Hundskamille (sensibilisierender Inhaltsstoff: Anthecotulid) für eine ganze Reihe literaturbekannter Fälle von „Kamille-Allergien" ursächlich sein könnten. In einigen Fällen sind aber auch Sensibilisierungen durch echte Kamille dokumentiert. Das Allergierisiko scheint jedoch insbesondere bei der Anwendung von Zubereitungen aus speziellen Sorten (z.B. Degumille) insgesamt sehr gering zu sein (Schilcher, 1987; Hörmann und Korting, 1994).

8.2.2   Hamamelis und weitere Gerbstoffdrogen

Hamamelis virginiana (deutsch: Zaubernuß; Abb. 8.4) ist ein sommergrüner Strauch, der gewöhnlich eine Höhe von 2–3 m, selten auch bis zu/m erreicht. Der Strauch war ursprünglich in den atlantischen Regionen von Nordamerika beheimatet. 1736 wurde er nach England eingeführt und ist seither als winterblühender Strauch auch in Mitteleuropa in Gärten und Parkanlagen angepflanzt. Zur Droge werden Blätter, Rinde und

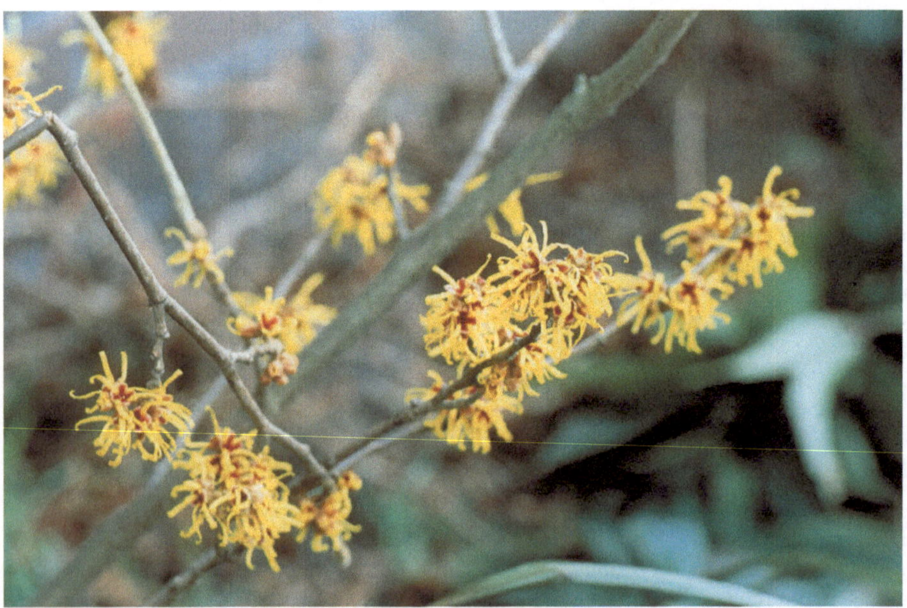

Abb. 8.4. Zaubernuß (*Hamamelis virginiana*). Blütenstand.

Zweige verarbeitet. Insbesondere die Rinde ist reich an Gerbstoffen (Hamamelitannin, Gallotannine); der Gehalt beträgt bis zu 12%.

Gerbstoffe wirken als Adstringenzien und schaffen bei lokaler Anwendung auf Wundflächen oder Schleimhäuten infolge Eiweißfällung eine dichte Lage oberflächlicher Zellschichten. Es kommt zur Schrumpfung des kolloidalen Gefüges und zum Verschluß der Kapillaren (haemostyptische Wirkung). Die verminderte Gefäßpermeabilität ist gleichbedeutend mit einem lokalen entzündungshemmenden Effekt. Aufgrund der Verdichtung des Gewebes finden Bakterien keinen günstigen Nährboden mehr, woraus eine indirekte antibakterielle Wirkung resultiert. Die Stoffe haben darüber hinaus eine milde oberflächenanaesthesierende und juckreizstillende Wirkung. Neben Hamamelis finden eine Reihe weiterer Gerbstoffdrogen therapeutische Anwendung, z.B. bei der Behandlung der Diarrhöe (siehe Abschnitt 5.5.1 und Tabelle 5.5). Die üblichen Zubereitungen zur externen Anwendung (Tabelle 8.1) werden durch Gerbstoffe gelb bis braun gefärbt. Je höher der Gehalt an Gerbstoffen, um so intensiver ist die Verfärbung. Das mag der Grund dafür sein, daß die angebotenen Fertigpräparate von Hamamelis (siehe 8.7) überwiegend von der Basis sogenannter Hamamelis-Destillate („Hamamelis-Wasser") angefertigt werden. Es handelt sich dabei um Mazerate mit Wasser, die nach ca. 24 Stunden destilliert und mit Ethanol aufbereitet werden. Leider fehlen in diesen Destillaten die wirksamen Gerbstoffe fast vollständig (Hänsel, Keller, Rimpler und Schneider, 1993 a). Überraschenderweise wurden dennoch mit Zubereitungen aus solchen Destillaten bei experimenteller Anwendung am Kaninchen Verkürzungen der Blutungszeit sowie vasokonstriktorische Effekte nachgewiesen (Hänsel et al., 1993 a).

An 22 gesunden Probanden und 5 Patienten mit atopischer Neurodermatitis wurden mit derselben Zubereitung antiphlogistische Effekte sowie Verminderungen der Hautdurchblutung nachgewiesen (Sorkin, 1980). In zwei randomisierten Doppelblindstudien wurden auf der Rückenhaut von je 24 gesunden Probanden nach UV-Bestrahlung bzw. im „Stripping-Test" mit einer Hamamelis-Destillat-Creme signifikante Hemmeffekte auf die Erythembildung nachgewiesen (Korting et al., 1993). Dieselbe Arbeitsgruppe führte eine dreiarmige randomisierte Doppelblindstudie mit 72 Patienten mit atopischem Ekzem durch. Alle Patienten erhielten für 14 Tage eine Creme mit einem Hamamelis-Destillat als arzneilich wirksamen Bestandteil (5,35 g/100 g) einseitig am Körper. Auf der anderen Seite des Körpers wurden je 36 Patienten mit einer Hydrocortison-Creme respektive der Trägersubstanz der Creme behandelt. Die Bewertung des Therapieerfolges erfolgte mit einem halbquantitativen klinischen Score-Verfahren, jeweils nach 7 und nach 14 Tagen. In der Gesamtbewertung erwies sich Hydrocortison als signifikant besser wirksam im Vergleich mit dem Hamamelis-Destillat, das sich in dieser Studie nicht signifikant von der Basis-Creme unterschied (Korting et al., 1995).

Eine typische Indikation für Hamamelis-Extrakte und weitere Zubereitungen aus Gerbstoffdrogen sind Hämorrhoidalleiden im Stadium I bis II. Die Wirksamkeit eines Kombinationspräparates mit hohem (10%) Hamamelisrinden-Extrakt-Anteil (Handelspräparat Eulatin-Salbe) wurde in zwei kontrollierten klinischen Studien bei 75 bzw. 90 Patienten mit Hämorrhoidalleiden im Stadium I geprüft. Im Verlauf der dreiwöchigen Behandlung gingen die typischen Symptome (Blutung, Wundgefühl, Juckreiz, Brennen) bei 70–90 % der Patienten weitgehend zurück. Die Wirkstärke der Hamamelissalbe entsprach in etwa derjenigen einer vergleichend (doppelblind) geprüften Corticoid-Salbe (Knoch, 1991; Knoch et al., 1992).

Die Monographie der Kommission E von 1985 mit einer Ergänzung von 1990 nennt für Zubereitungen aus Hamamelis-Blättern, -Rinde und -Zweigen die folgenden Anwendungsgebiete: „Leichte Hautverletzungen, lokale Entzündungen der Haut und Schleimhäute; Hämorrhoiden, Krampfaderbeschwerden." Es wird empfohlen, die Zubereitungen lokal auf Haut und Schleimhäute mehrfach täglich in Mengen aufzutragen, die etwa 0,1 bis 1 g Droge äquivalent sind. Gegenanzeigen, Neben- oder Wechselwirkungen werden nicht genannt.

8.2.3 Nachtkerzenöl

Die Nachtkerze (*Oenothera biennis*) ist eine zweijährige bis 1 m hohe Pflanze, die im ersten Jahr nur eine unfruchtbare, dem Boden angedrückte Laubrosette bildet. Die im zweiten Jahr gebildeten Samen bestehen zu etwa 25 % aus fetten Öl, das zu medizinischen Zwecken mit Hexan extrahiert wird. Dieses Öl enthält neben 60–80 % Linolsäure, 8–14% γ-Linolensäure. Dabei handelt es sich um eine Omega-6-Fettsäure, die im menschlichen Körper durch Desaturierung von Linolsäure gebildet wird. Das entsprechende Enzym (Δ-6-Desaturase) soll bei Patienten mit Neurodermitis vermindert sein, womit die therapeutische Wirksamkeit von Nachtkerzenöl in dieser Indikation erklärt wird (Manku et al., 1984; Morse et al., 1989).

10 placebo-kontrollierte Studien, davon 5 im Parallelgruppen- und 5 im Cross-over-Design wurden in einer Meta-Analyse zusammenfassend bewertet. Insgesamt waren in diesen Studien etwa 200 Patienten mit atopischem Ekzem eingeschlossen. Die Behandlungsdauer betrug mehrheitlich 8 bzw. 12 Wochen, die Tagesdosis 2 bis 6 g Nachtkerzenöl (Handelspräparate Epogam®), entsprechend 160 bis 480 mg Gamma-Linolensäure. Die Wirksamkeit wurde anhand eines klinischen Gesamtscores, beruhend auf Entzündungsgrad, Trockenheit, Schuppigkeit, Juckreiz und Gesamtzustand der Haut beurteilt. In 4 der 5 Parallelgruppen-Studien zeigten die Bewertungen sowohl der Patienten als auch der Ärzte hochsignifikante Verbesserungen der ausgewerteten Symptome in der Verum- gegenüber der Placebo-Gruppe. Besonders ausgeprägt waren die Verbesserungen bei dem Symptome Juckreiz. Eine Differenzierung des Gesamtkollektives nach der Menge des täglich eingenommenen Nachtkerzenöles wiesen auf eine Dosisabhängigkeit des Therapieerfolges hin (Abbildung 8.5). Im Sinne des vermuteten biochemischen Wirkmechanismus konnte darüberhinaus eine positive Korrelation zwischen der Verbesserung der klinischen Symptome und dem Anstieg der Plasmaspiegel von Dihomo-γ-Linolensäure und Arachidonsäure nachgewiesen wurden. Zwei später durchgeführte placebokontrollierte Therapiestudien bei Patienten mit chronischer Dermatitis konnten die positiven Ergebnisse der früheren Jahre allerdings überhaupt nicht mehr bestätigen, so dass die Wirksamkeit in dieser Indikation wieder in Frage steht (Berth-Jones and Brown, 1993; Whitaker et al., 1996).

In einer multizentrischen nicht-kontrollierten Langzeitstudie wurden 179 Patienten mit atopischem Ekzem über Zeiträume von 3 Monaten bis zu 4 Jahren mit der Tagesdosis von 4 g Nachtkerzenöl entsprechend 320 mg γ-Linolensäure behandelt. Bei 111 der 179 Patienten besserte sich unter der Therapie das Krankheitsbild. In dieser Studie wurden insgesamt nur 2 unerwünschte Ereignisse festgestellt: ein Patient bekam unter der

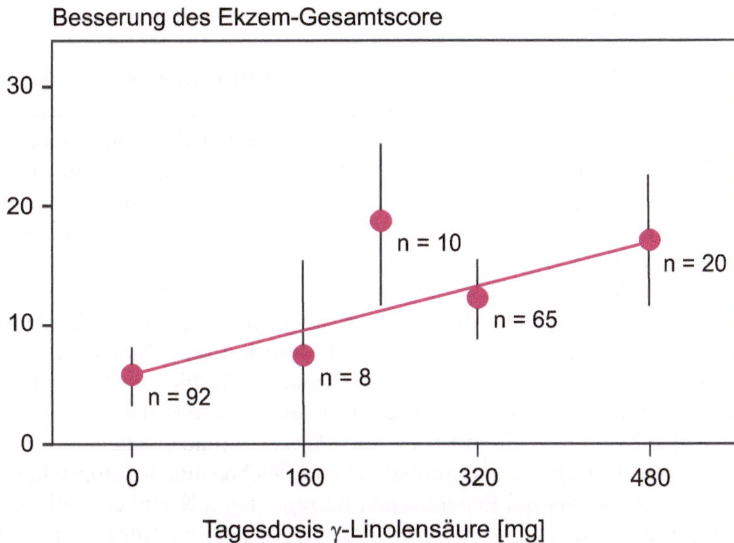

Abb. 8.5. ▲ Klinische Besserung bei Ekzem-Patienten in Abhängigkeit von der mit Nachtkerzenöl eingenommenen Dosis von γ-Linolensäure. Ergebnis einer Meta-Analyse von 4 klinischen Studien (nach Morse et al., 1989).

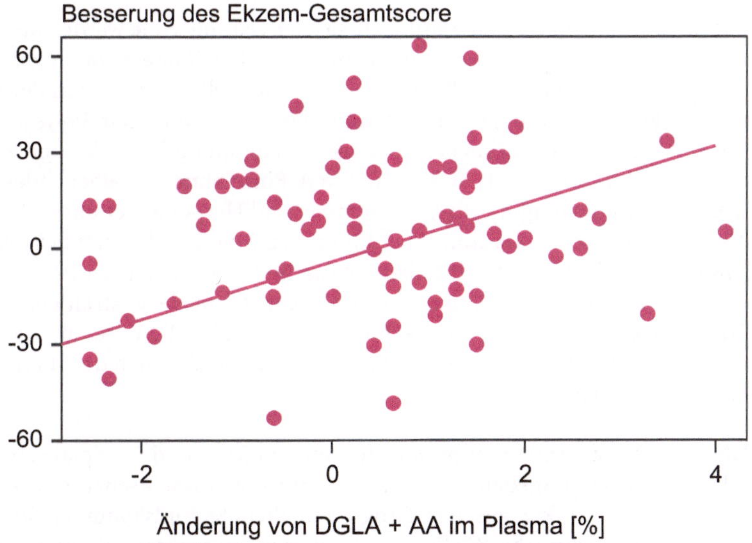

Abb. 8.6. ▲ Relation zwischen klinischer Besserung und Änderung der Plasmakonzentrationen von Dihomo-γ-Linolensäure (DGLA) und Arachidonsäure (AA). Identische Patienten wie in Abbildung 8.5 (nach Morse et al., 1989).

Therapie Magenbeschwerden, bei einem anderen wurde eine leichte Flüssigkeitsretention beobachtet (Stewart et al., 1991).

Im Hinblick auf die sich anbietende topische Applikation wurde bei 20 Patienten mit atopischer Dermatitis mit verschiedenartigen Zubereitungen das Eindringen des Wirkstoffes in die Haut geprüft. Nachtkerzenöl hatte einen eher stabilisierenden Einfluss auf die Barrierefunktion des Stratum comeum, allerdings nur in der stabilen Wasser-in-ÖI- nicht dagegen in amphiphiler Emulsion. Die Auswahl des Trägers ist daher ein wichtiger Faktor für die Wirksamkeit von Nachtkerzenöl bei topischer Applikation (Gehring et al., 1999).

Außerhalb der dermatologischen Indikation wird neben einer Reihe weiterer Indikationen aufgrund pathogenetischer Überlegungen die prophylaktische Anwendung von γ-Linolensäure bei prämenstruellem Syndrom diskutiert (König et al., 1999). Eine Metaanalyse kontrollierter klinischer Studien in dieser Indikation hatte aber bereits 1996 zu einem wenig überzeugenden Ergebnis geführt (Budeiri et al., 1996).

In Deutschland sind Kapseln mit 0,5 g Nachtkerzenöl (entsprechend 40 mg γ-Linolensäure) zur Behandlung und symptomatischen Erleichterung des atopischen Ekzems zugelassen. Die Dosierung bei Erwachsenen beträgt 2–3 g Nachtkerzenöl täglich. Als Nebenwirkungen werden gelegentlich Übelkeit, Verdauungsstörungen und Kopfschmerzen angegeben (Hänsel, Keller, Rimpler und Schneider, 1993 b).

8.2.4 Weitere pflanzliche Dermatologica (alphabetisch)

Aloe: Unterschiedliche Drogen-Zubereitungen aus der Gattung Aloe werden als Laxans (Aloe-Latex) oder zur topischen Behandlung entzündlicher Hauterkrankungen (Aloe-Gel) angewendet. Zur Herkunft der Pflanze und den Herstellungsverfahren der beiden Zubereitungen siehe Abschnitt 5.6.4.4. Das anthranoid-freie, vor allem Polysaccharide enthaltende Aloe-Gel hat experimentell nachgewiesene antimikrobielle und entzündungshemmende Wirkungen. Als Bestandteil von Einreibungen, Salben oder Gelen wird es z. B. bei Wundheilungsstörungen, Psoriasis und Herpes angewendet. Eine systematische Übersicht von 10 kontrollierten klinischen Studien (davon 7 bei topischer Anwendung) ergab Hinweise für eine therapeutische Wirksamkeit bei Psoriasis und genitalem Herpes. Bei Wundheilungsstörungen zur Prophylaxe strahlenbedingter Hautschäden eingesetzt, ergaben sich keine überzeugenden Beweise für die Wirksamkeit. Als unerwünschte Ereignisse wurden allergische Reaktionen der Haut berichtet (Vogler und Ernst, 1999).

Bittersüßstengel (Dulcamara) stammt von den im Frühjahr und im Spätherbst nach Abfallen der Blätter gesammelten Stengeln des bittersüßen Nachtschattens *(Solanum dulcamara)* ab. Die Extrakte aus der Droge enthalten Steroidsaponine, für die in Tierversuchen cortisonähnliche Wirkungen nachgewiesen wurden (Frohne, 1992). In einer multizentrischen klinischen Prüfung bei Patienten mit chronischen Ekzemen und juckenden Dermatosen zeigten sich deutliche Rückgänge der Krankheitssymptome (Hölzer, 1992). Die Monographie „Dulcamarae stipites (Bittersüßstengel)" der Kommission E von 1990 nennt als Anwendungsgebiet „zur unterstützenden Therapie bei chronischem Ekzem". Bei oraler Anwendung soll die Tagesdosis 1–3 g Droge entsprechen;

zur topischen Anwendung in Form von Salben werden in der Monographie keine speziellen Dosisangaben gemacht. Neben- und Wechselwirkungen werden nicht genannt.

Johanniskrautöl (Oleum Hyperici) wird durch Zerquetschen von Johanniskrautblüten und sofortiges Übergießen mit Olivenöl (Verhältnis 25 : 100) mit anschließender Gärung an einem warmen Ort unter regelmäßigem Umschütteln sowie unter Sonnenexposition bis zum „Leuchtendrot-Werden" des Öles (Zeitdauer: ca. 6 Wochen) hergestellt. Die genaue Zusammensetzung des so gewonnenen Öles ist nicht bekannt; die leuchtendrote Farbe wird nicht mehr durch die ursprünglichen Hypericine, sondern durch Naphthodianthron-Verbindungen mit dem Olivenöl verursacht.

Johannisöl wird traditionell bei Verbrennungen der Haut angewendet und war früher in jeder Dorfschmiede vorrätig. Die Monographie „Hyperici herba" der Kommission E von 1984 nennt als Indikation zur äußerlichen Anwendung von Johannisöl: „Nachbehandlung von scharfen und stumpfen Verletzungen, Myalgien und Verbrennungen ersten Grades". Die Behandlung von Verbrennungen mit fettem Öl muss heute jedoch als obsolet bezeichnet werden.

Johanniskraut-Salbenzubereitung: Eine Salbenzubereitung mit einem alkoholischen Johanniskraut- Extrakt im Verhältnis 1 : 9 wurde auf seine immunmodulatorischen Eigenschaften bei topischer Applikation auf der Haut bei 8 Probanden geprüft. Sowohl der Extrakt als auch der Inhaltstoff Hyperforin wirkten hemmend auf die Lymphozytemeaktion der Epidermis und die Proliferation der lokalen T -Zellen. Die Autoren werteten das als Rationale für die Anwendung von Johanniskraut- Zubereitungen bei entzündlichen Erkrankungen der Haut (Schempp et al., 2000). Darauf aufbauend wurde in einer prospektiven, randomisierten, plazebokontrollierten, doppelblinden Studie untersucht, ob eine auf Hyperforin standardisierte Johanniskrautcreme bei der Behandlung der subakuten atopischen Dermatitis im Halbseitenvergleich gegenüber Plazebo. wirksam ist. Patienten mit leichter bis mittelschwerer atopischer Dermatitis (mittlerer SCORAD 44,5) erhielten über 4 Wochen Verum (Creme mit Hypericum-Extrakt standardisiert auf 1,5% Hyperforin) und Plazebo (farblich angeglichene Grundlage) auf der rechten bzw. linken Körperseite. Die Behandlung der jeweiligen Körperseite wurde randomisiert zugeordnet. Von 21 in die Studie eingeschlossenen Patienten konnten 18 ausgewertet werden. Die Beurteilung des Hautzustandes erfolgte für jede Körperseite getrennt, mittels eines modifizierten SCORAD-Index (Hauptzielkriterium). Der Hautzustand besserte sich auf beiden Körperseiten, wobei die Hyperforincreme dem Plazebo signifikant überlegen war. Diese Überlegenheit der Hyperforincreme war zu allen Untersuchungszeitpunkten (7, 14, 28 Tage) nachweisbar (p<0,05). Die Kolonisation der Haut durch *Staphylokokkus aureus* wurde durch Verum und Plazebo reduziert, mit einem Trend zur Überlegenheit der Hyperforincreme gegenüber Plazebo (p=0,064). Die Verträglichkeit und die kosmetische Akzeptanz der Cremes wurde für Verum und Plazebo als gut bis sehr gut eingestuft (Schempp et al., 2003).

Zur Anwendung alkoholischer Johanniskraut-Extrakte zur Behandlung von Depressionen siehe Abschnitt 2.2.

Mahonia-Rinde/-Wurzel (Mahoniae cortex/radix) gehört zu den Berberis-Gewächsen. Verschiedene Teile der Pflanze, insbesondere die Wurzel, wurden in der Volksmedizin

u. a. bei Psoriasis angewendet. Extrakte und einzelne Inhaltsstoffe haben antiphlogistische Wirkungen, was die Anwendung in dieser Indikation begründen würde. 2 placebokontrollierte Studien mit homöopathischen Urtinkturen (Lampert et al., 1998), sowie eine Studie mit einer salbenförmigen Mahonia-Rinden-Zubereitung (Wiesenauer und Lüdtke, 1996) bei Patienten mit Psoriasis führten jedoch zu keinen eindeutigen Ergebnissen im Sinne der therapeutischen Wirksamkeit der dieser Zubereitungen. Berberin erwies sich als mutagen. Wegen der unzureichend gesicherten Wirksamkeit und Unbedenklichkeit sind allopathische Mahonia-Präparate in Deutschland nicht zugelassen (Hänsel et al., 1993 d).

Medizinische Hefe (Faex medicinalis) besteht aus den frischen oder getrockneten Zellen von *Saccharomyces cerevisiae*. Laut Monographie der Kommission E von 1988 ist medizinische Hefe als Adjuvans bei chronischen Formen von Akne und Furunkulose zugelassen. Die mittlere Tagesdosis soll 6 g betragen. Als Nebenwirkungen können bei empfindlichen Patienten migräneartige Kopfschmerzen sowie Blähungen auftreten.

Zur Anwendung lebender Trockenhefe bei Durchfallerkrankungen siehe Abschnitt 5.5.3.

Melissenblätter (Melissae folium) waren bei einer Untersuchung von wässrigen Extrakten aus 178 Arzneipflanzen aus Gewebekulturen in besonders starkem Maße virostatisch wirksam (May und Willuhn, 1978). Das wirksame Prinzip sollen die Lamiaceen-Gerbstoffe sein. Basierend auf diesen Untersuchungen wurde ein Melissenblätter-Extrakt in Form einer Creme zubereitet und in einer Studie bei Patienten mit Herpes simplex geprüft (Vogt et al., 1991). Die Monographie „Melissae folium (Melissenblätter)" der Kommission E von 1984 mit einer Ergänzung von 1990 sieht eine Anwendung bei dieser Indikation allerdings nicht vor.

Podophyllin oder Podophyllum-Harz wird aus dem Wurzelstock von *Podophyllum peltatum*, einer Pflanze aus der Familie der Berberitzen-Gewächse, gewonnen, die in den Laubwäldern des östlichen Nordamerikas zuhause ist. Die bis zu 1 m langen Wurzeln enthalten mindestens 4 % Harz mit Podophyllotoxin als Hauptinhaltsstoff. Podophyllotoxin wirkt abführend und im Tierexperiment stark embryotoxisch, aber nicht teratogen. Laut Monographie der Kommission E von 1986 ist Podophyllum-Harz zur externen Anwendung zwecks Entfernung von spitzen Kondylomen indiziert. Die Anwendung soll ein- bis zweinal wöchentlich in Form einer 5- bis 25 %igen alkoholischen Lösung oder in Form entsprechender Salben durch lokale Auftragung erfolgen. Die behandelte Hautfläche darf 25 qcm nicht überschreiten. Die angrenzenden Hautpartien sind sorgfaltig abzudecken. Möglicherweise sind wesentlich geringer konzentrierte Zubereitungen lokal ebenso wirksam (Edwards et al., 1988).

Ringelblumenblüten (Calendulae flos) werden in Form von Aufgüssen, Tinkturen, Fluidextrakten, Auszügen mit fettem Öl („Calendula-Öl") sowie Salben als granulationsförderndes Wundheilmittel bei Hautentzündungen, schlecht heilenden Wunden, Verbrennungen und Ekzemen angewendet. An verschiedenen Wundmodellen konnten insbesondere für einen wässrig alkoholischen Auszug signifikante Wundheilungseffekte nachgewiesen werden. Diese lassen sich u. a. durch eine Stimulation der Gefäß-Neubildung durch Calendula erklären (Patrick et al., 1996). Über das für die

Wundheilung verantwortliche stoffliche Prinzip besteht keine Klarheit. Vermutet wird u. a., dass die wundheilende Wirkung auf synergistischen Effekten des ätherischen Öls und der in der Droge in vergleichsweise hoher Konzentration auftretenden Xanthophylle beruht. Laut Monographie der Kommission E von 1986 sind Ringelblumenblüten-Zubereitungen innerlich bei entzündlichen Veränderungen der Mund- und Rachenschleimhaut und äußerlich bei Wunden mit schlechter Heilungstendenz sowie bei Ulcus cruris anzuwenden. Die innere Anwendung soll 1 bis 2 g Droge, die topische Anwendung z. B. in Form von Salben entsprechend 2 bis 5 g Droge in 100 g Salbe erfolgen. Gegenanzeigen, Neben- und Wechselwirkungen sind nicht bekannt.

Eine umfassende Übersicht zur Pharmazie, Pharmakologie und therapeutischen Anwendung von Ringelblumen-Zubereitungen findet sich bei Isaac (1992).

Sonnenhut (Echinacea) ist eine ursprüngliche in Nordamerika beheimatete Staudenpflanze aus der Familie der Asterngewächse. Die traditionelle Anwendung zur Behandlung schlecht heilender Wunden geht auf die nordamerikanischen Indianer zurück. Der deutsche Siedler Dr. H. F. Meyers stellte nach deren Rezepten 1885 ein erstes Echinacea-Fertigpräparat her. Zu Beginn des 20. Jahrhunderts wurde Echinacea auch in Europa bekannt. Da die ursprüngliche Art *{Echinacea pallida}* schwer zu kultivieren war, wurde in Europa der rot blühende Purpursonnenhut gezüchtet und in verschiedenen pharmazeutischen Produkten verwendet. Entsprechend der Monographie der Kommission E von 1989 ist der Presssaft aus Purpursonnenhutkraut in halbfesten Zubereitungen mit mindestens 15 % Presssaft-Anteil zur äußeren Anwendung bei schlecht heilenden, oberflächlichen Wunden indiziert. Ähnlich wie bei der inneren Anwendung von Echinacea-Zubereitungen als Immunstimulans (siehe Abschnitt 9.2) gelten progrediente Systemerkrankungen wie Tuberkulose, Leukosen, Collagenosen und multiple Sklerose als Gegenanzeigen. Außerdem soll die Anwendung nicht länger als 8 Wochen erfolgen.

Teebaumöl ist das ölige Destillationsprodukt von Blättern des Teebaumes *(Melaleuca altemifolia)*. Der Baum ist in den Küstenregionen Australiens beheimatet Sein Name stammt angeblich daher, dass die europäischen Siedler seine Blätter für die Zubereitung eines Tees verwendeten. Die australischen Ureinwohner schätzten den Teebaum als Heilmittel für Wunden, Verbrennungen und Insektenstiche. Bei Versuchen in vitro ließ sich später zeigen, dass Teebaumöl das Wachstum zahlreicher Bakterien und Pilze hemmt. (Saller et al., 1998). Der Nachweis war Anlass für die heute weltweite Verbreitung von Teebaumöl in Kosmetica und medizinischen Externa. 1995 wurde ein australischer Standard für Teebaumöl festgelegt: Mindestens 30% Terpinen-4-01 und 15% Cineol sollen darin enthalten sein. Eine Metaanalyse der relativ wenigen klinischen Studien, die bisher mit Teebaumöl durchgeführt wurden (bei 3 Studien waren Patienten mit Mykosen der Haut, bei einer Studie solche mit Akne eingeschlossen) bewertete die Ergebnisse als viel versprechend, aber noch nicht überzeugend (Ernst und Hantley, 2000). Das Risiko der externen Anwendung besteht im Wesentlichen in allergischen Hautreaktionen; von 28 Test-Personen reagierten 3 deutlich positiv (Rubel et al., 1998). Bei oraler Applikation ist Teebaumöl toxisch und sollte daher niemals eingenommen werden (Del Beccaro, 1994).

8.3 Unfall- und Operationsfolgen

Leichte Verletzungen infolge Einwirkung stumpfer Gewalt (Prellungen, Quetschungen, Zerrungen, Verstauchungen) führen zu Gefäß- und Nervenverletzungen, Hämatomen und Ödembildungen und in der Folge zu schmerzhaften Bewegungseinschränkungen. Die physikalische Therapie besteht in Ruhigstellungen und Hochlagerungen sowie in eventuell kühlenden Verbänden. Zur Beeinflussung der Ödeme und der Entzündung können Analgetika-Antiphlogistika anwendet werden. In der europäischen Volksmedizin spielen traditionell zwei pflanzliche Drogen zur externen Anwendung bei der Behandlung von Unfallfolgen eine Rolle, nämlich Arnika und Beinwell. Zur inneren Anwendung, insbesondere bei postoperativen Schwellungszuständen, werden außerdem pflanzliche Enzympräparate, in erster Linie das aus den Ananas-Mutterstümpfen gewonnene Roh-Bromelain angewendet.

8.3.1 Bromelain

Roh-Bromelain ist ein Gemisch proteolytischer Enzyme, das aus der Ananaspflanze, insbesondere aus den Fruchtstümpfen gewonnen wird. Entgegen der Lehrmeinung, daß großmolekulare Proteine aus dem Magen-Darm-Trakt nur in degradierter Form resorbiert werden können, gelangen offenbar bestimmte Prozentsätze des peroral zugeführten Bromelains in intakter Form in die Lymphe und das Blut von Ratten, Hunden und Menschen (Seifert, 1983; Steffen und Menzel, 1983). Bei der Ratte beträgt die Resorptionsquote etwa 50 %. Zur absoluten Bioverfügbarkeit beim Menschen liegt jedoch bisher kein Erkenntnismaterial vor.

In experimentellen Untersuchungen (Pfotenödem der Ratte) wurden nach oraler Applikation entzündungshemmende und antiexsudative Wirkungen nachgewiesen. Am Kaninchen und beim Menschen wurden Verlängerungen der Prothrombin- und der Blutungszeit beobachtet (Hansel, Keller, Rimpler und Schneider, 1992c). Die Kommission E wertete 1993 insgesamt 9 kontrollierte klinische Studien aus, die bei Patienten mit posttraumatischen und postoperativen Ödemen durchgeführt worden sind. 5 dieser Studien waren statistisch bewertbar, davon ergaben 3 ein positives und weitere 2 ein negatives Resultat. Insgesamt kam die Kommission zu dem Resultat, daß eine therapeutische Wirksamkeit bei der Indikation „akut postoperative und posttraumatische Schwellungszustände, insbesondere der Nase und der Nasennebenhöhlen" ausreichend gesichert ist. Die Tagesdosis soll 80 bis 320 mg Bromelain, einzunehmen in 2 bis 3 Einzeldosen, betragen. Die Dauer der Anwendung soll im Regelfall 8 bis 10 Tage nicht überschreiten.

Als Gegenanzeige wird eine Überempfindlichkeit gegen Bromelain, als Nebenwirkungen werden Magenbeschwerden, Durchfall und gelegentlich allergische Reaktionen genannt. Wechselwirkungen können mit Antikoagulanzien und Thrombozytenaggregationshemmern im Sinne einer Wirkungsverstärkung auftreten. Eine Übersicht zur Biochemie, Bioverfügbarkeit und klinischen Anwendung von Bromelain und anderen Enzympräparaten findet sich bei VanEimeren et al. (1994).

8.3.2 Beinwell

Beinwell (Symphytum officinale) ist eine einheimische, auf Wiesen wild wachsende, 50–100 cm hoch werdende Staude mit rauhhaarigen Blättern und großen rotvioletten Blüten. Kraut und Wurzel enthalten einen hohen Anteil an Schleimstoffen sowie als charakteristischen Inhaltsstoff Allantoin (in der Wurzel bis 1,5%). Die Schleimstoffe wirken lokal reizmindernd. Allantoin fördert die Wundheilung und beschleunigt die Zellregeneration. Die Monographie der Kommission E von 1990 nennt für Beinwell-kraut und -wurzel als Anwendungsgebiete Prellungen, Zerrungen und Verstauchungen. Die Salben oder anderen Zubereitungen zur äußeren Anwendung sollen 5 bis 20 % getrockneter Droge oder entsprechende Mengen von Extraktzubereitungen enthalten. Beinwell enthält Pyrrolizidinalkaloide, die sich an Ratten als hepatotoxisch, kanzerogen und mutagen erwiesen haben. Deshalb schreibt die Monographie vor, daß nicht als mehr als 1 mg Pyrrolizidinalkaloide pro Tag angewendet und nicht länger als 4 bis 6 Wochen pro Jahr behandelt werden darf. Da der Gehalt an Pyrrolizidinalkaloiden sehr unterschiedlich sein kann und allein schon in der Droge einer natürlichen Variabilität um etwa den Faktor 10 unterliegt (Michler und Arnold, 1996), sollten nur noch solche Symphytum-Fertigarzneimittel zur Anwendung kommen, bei denen der Pyrrolizidin-alkaloid-Gehalt deklariert ist.

8.3.3 Arnika

Die Stammpflanze der Arnika-Blüten ist *Arnica montana* (deutsch: Bergwohlverleih; Abb. 8.7), eine 30 bis 60 cm hoch werdende krautige Staude, die in Europa in höheren Gebirgslagen beheimatet ist und von Juni bis August ihre großen orangefarbenen Blüten entfaltet. Anstelle der geschützten und nicht kultivierbaren *A. montana* dürfen nach dem DAB 1996 die Blüten der amerikanischen Wiesenarnika, *A. chamissonis* ssp. *foliosa*, verwendet werden. Die Droge enthält 0,2 bis 0,3% ätherisches Öl sowie als charakteristische Inhalts- und möglicherweise auch Wirkstoffe Sesquiterpenlaktone, darunter insbesondere das Helenalin. Außerdem enthält die Droge etwa 0,4 bis 0,6% Flavone. Arnika wurde traditionell in Form äthanolischer Tinkturen, insbesondere für Einreibungen verwendet. Als Fertigarzneimittel sind einige Salben verfügbar (siehe Abschnitt 8.7).

Zu den Wirkungen von Arnika-Zubereitungen liegen einige experimentelle Untersuchungen vor. Es wurden antimikrobielle, antiphlogistische, atemanaleptische, positiv inotrope und tonussteigernde (Uterus) Wirkungen nachgewiesen. Für die therapeutische Anwendung sind die antiphlogistischen Wirkungen bedeutsam. Sie werden auf das in den Arnika-Zubereitungen enthaltene Helenalin zurückgeführt, das z. B. im Carageenin-Pfotenödem und bei der Adjuvans-Arthritis bei Ratten ausgeprägte ödem-hemmende Wirkungen aufweist. Externa mit Arnika-Zubereitungen können Kontakt-allergien auslösen. Als sensibilisierend gelten die Sesquiterpene vom Helenalin-Typ. Die allergene Potenz von Fertigarzneimitteln hängt außer von der Konzentration an Helenalin stark vom Arzneistoffträger ab. Übersichten zur Pharmakologie und Toxikologie von Arnika-Zubereitungen finden sich bei Hänsel, Keller, Rimpler und

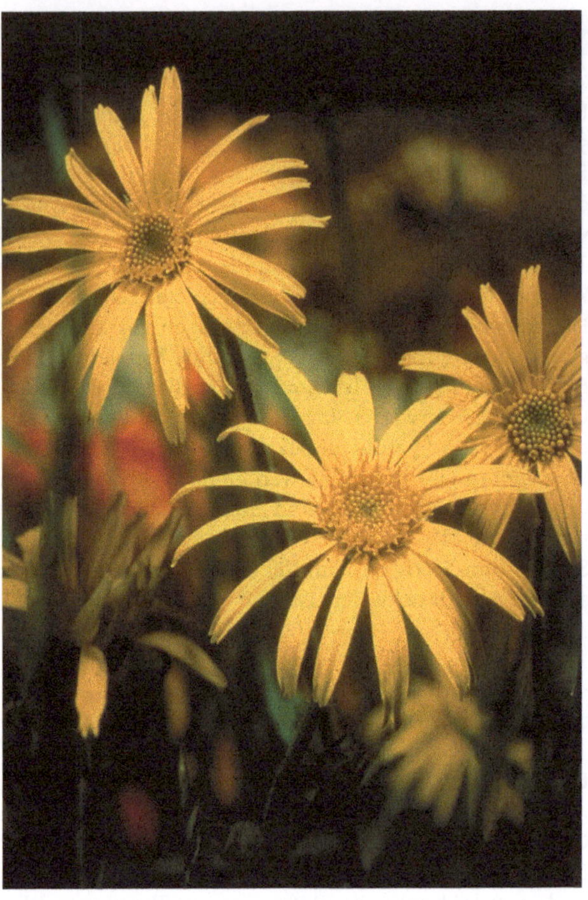

Abb. 8.7. ▶ Bergwohlverleih (*Arnica montana*).

Schneider (1992 b) und bei Hörmann und Korting (1995). Unter Abschätzung des Nutzen-Risiko-Verhältnisses werden Arnika-Zubereitungen heute eher kritisch bewertet (Hörmann und Korting, 1994).

Die Monographie „Arnicae flos (Arnikablüten)" der Kommission E von 1984 nennt als Indikationen zu äußerlichen Anwendung Verletzungs- und Unfallfolgen, z.B. bei Hämatomen, Distorsionen, Prellungen, Quetschungen, Frakturödemen, bei rheumatischen Muskel- und Gelenkbeschwerden. Außerdem werden Entzündungen der Schleimhäute von Mund- und Rachenraum, Furunkulose und Entzündungen als Folge von Insektenstichen sowie Oberflächenphlebitis genannt. Als Gegenanzeigen werden Arnika-Allergie, als Nebenwirkungen ödematöse Dermatosen und Ekzeme bei längerer Anwendung genannt. Für Umschläge sollen Tinkturen drei- bis zehnfach verdünnt werden, Salben sollen maximal 20 bis 25 % Tinktur bzw. 15 % Arnikaöl enthalten.

Hinweis: Innerlich sollten Arnika-Zubereitungen heute nicht mehr angewendet werden. Die Wirkungen auf Atemzentrum, Herz und Uterus sind nicht hinreichend geprüft, um die mit oraler Applikation verbundenen Risiken zu rechtfertigen. In der Literatur ist eine tödliche Vergiftung nach Einnahme von 70 g Arnika-Tinktur beschrieben.

8.4 Rheumatische Erkrankungen und Arthrosen

Neben den steroidalen und den nichtsteroidalen Antiphlogistika spielen Phytopharmaka nur eine sehr untergeordnete Rolle bei der Behandlung rheumatischer Erkrankungen und Arthrosen. Mit einigen pflanzlichen Zubereitungen wurden ausgeprägte Wirkungen bei pharmakologischen Entzündungsmodellen sowohl in vitro als auch in vivo nachgewiesen. Von den europäischen Drogen gilt das insbesondere für Zubereitungen aus Weiden-, Pappel- und Eschenrinde sowie für solche aus Brennesselkraut. Unter den außereuropäischen Drogen liegen sowohl pharmakologische als auch teilweise klinische Wirkungs- bzw. Wirksamkeitsnachweise für die Afrikanische Teufelskralle und den Indischen Weihrauch vor. Eine Übersicht der pharmazeutischen, pharmakologischen und klinischen Daten zur Rheumatherapie mit Phytopharmaka findet sich bei Chrubasik und Wink (1997). Die Reihenfolge der nachfolgenden Darstellung erfolgt in etwa der Bedeutung dieser Produkte in Deutschland.

8.4.1 Afrikanische Teufelskralle

Teufelskralle (*Harpagophytum procumbens*, Abb. 8.8) ist eine im südlichen Afrika beheimatete Pflanze aus der Familie der Sesamgewächse. Sie bildet zentrale und periphere Speicherwurzeln; die letzteren, die bis zu 3 cm dick und 20 cm lang werden, bilden den Rohstoff für die Droge. Die Wurzeln werden zerschnitten und etwa 3 Tage lang in der Sonne getrocknet. Von den Einheimischen Südafrikas wurde die Droge u. a. als

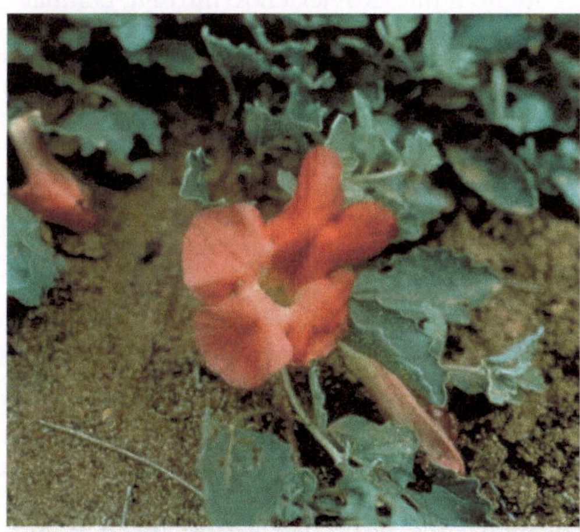
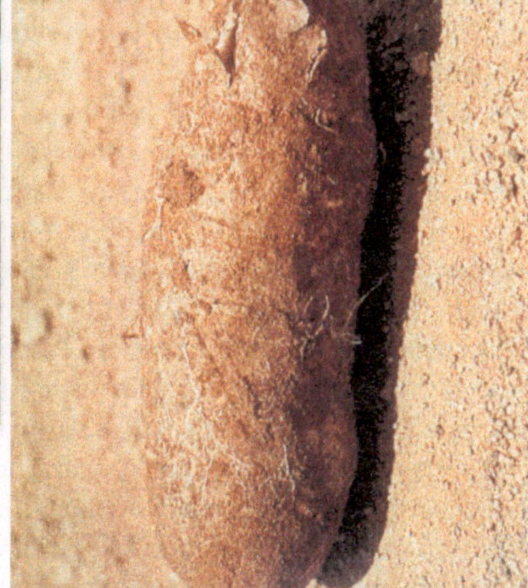

Abb. 8.8.
▲ Blühende Teufelskralle (Harpagophytum procumbens).
▶ Speicherwurzel der Teufelskralle (Arzneidroge).

bitteres Tonikum (Bitterwert: 6000, siehe Kapitel 5.1.1) sowie als Fieber- und Schmerzmittel verwendet. Charakteristische Inhaltsstoffe sind insbesondere die Iridoidglykoside, darunter vor allem das als Leitsubstanz geltende Harpagosid, das in der Droge zu 0,5 bis 1,6 % enthalten ist. Das Deutsche Arzneibuch 10 schreibt einen Mindestgehalt von 1 % Harpagosid, bezogen auf die getrocknete Droge vor.

Die Toxizität sowohl von Drogenzubereitungen als auch von Harpagosid ist gering. Die akute und subakute Toxizität von hydrophilen und lipophilen Gesamtextrakten wurden, an Ratten und Mäusen geprüft (LD_{50} > 5 bis 10 g/kg KG). Nach intraperitonealer Applikation von isoliertem Harpagosid an Mäusen lag die LD50 bei 1 bis 3 g/kg KG (Erdös et al., 1978). Zu den pharmakologischen Wirkungen von Harpagophytum-Zubereitungen liegen etwa 10 Originalarbeiten vor. Zusammenfassende Darstellungen finden sich bei Wenzel und Wegener (1995), Fleurentin und Mortier (1997) und bei Wegener (1998). Die Prüfungen auf analgetische und antiinflammatorische Wirkungen wurden mit bekannten Tiermodellen wie Brennstrahl-Test, Rattenpfoten-Ödem, Adjuvans-Arthritis, UV-Erythem und Granulombeutel durchgeführt. Mehrheitlich waren die Nachweise der analgetischen und antiphogistischen Wirkungen positiv, wenngleich die antiphogistischen Effekte bezogen auf die applizierte Dosis um wenigstens eine Zehnerpotenz schwächer ausgeprägt waren als bei Indomethazin (Fleurentin und Mortier, 1997).

Die Pharmakokinetik der Leitsubstanz Harpagisid wurde bei 10 Probanden geprüft. 7 Probanden nahmen einmalig 400 mg oder 600 mg eine Spezialextraktes mit 25% Harpagosid, 3 weitere 600 mg, 1200 mg oder 1800 mg eines Extraktes mit 9% Harpagosid ein. Die Maximalspiegel im Serum (dosisabhängig etwa 10 bis 50 ng/ml) wurden 1,3 bis 3,5 Stunden nach der Einnahme erreicht; die Eliminations-Halbwertzeit mit 3,7 bis 6,4 h errechnet. Im Plasma der Probanden wurde eine biphasische dosisunabhängige Hemmung spezifischer Entzündüngsmediatoren nachweisbar (Loew et al., 2001).

Zur therapeutischen Wirksamkeit bei Patienten mit aktivierten Arthrosen, Lumbalgien und rheumatischen Beschwerden liegen etwa 10 Publikationen über klinische Erfahrungsberichte, Anwendungsbeobachtungen und nicht-kontrollierte Studien, sowie 4 Publikationen über placebo- kontrollierte Doppelblindstudien vor (Übersichten bei Wegener, 1998 und Chrubasik und Wink, 1998). Die 4 placebo-kontrollierten Studien sind bisher nur zum Teil in den Einzelheiten publiziert worden. In einer Studie erhielten 89 Patienten mit rheumatischen Beschwerden für einen Zeitraum von 2 Monaten 2 g Drogenpulver pro Tag. Die Zielkriterien waren Schmerzempfindlichkeit (Score 0 bis 10) und Abstand Fingerspitze – Boden (in cm). Beide Zielparameter waren nach 30 und nach 60 Tagen im Vergleich Verum – Placebo signifikant verbessert (Lecomte und Costa, 1992). In einer weiteren placebo-kontrollierten Doppelblindstudie wurden 118 Patienten mit chronischen Rückschmerzen mit 2,4 g Harpagophytum-Extrakt entsprechend 50 mg Harpagosid täglich über den Zeitraum von 4 Wochen behandelt. Die Protokolle von 109 Patienten waren statistisch auswertbar. Konfirmatorischer Parameter war der „Arhuser-Rückenschmerz-Index". In beiden Behandlungsgruppen kam es zu einer Verbesserung des Index, und zwar unter Verum um 20 % und unter Placebo um 8 %. Der statistische Vergleich der Behandlungsgruppen verfehlte jedoch knapp das vorgegebene Signifikanz-Niveau (p < 0,05). Signifikant war jedoch der Unterschied bei einem Nebenparameter, nämlich der Zahl der schmerzfreien Patienten (9 von 54 unter Harpagophytum und einer von 54 unter Placebo (p < 0,01; Chrubasik et al., 1996). Eine weitere placebo-kontrollierte Doppelblindstudie wurde bei

100 Patienten mit verschiedenen Indikationen des rheumatischen Formenkreises (aktivierte Arthrosen, Lumbalgien, weichteilrheumatische Affektionen). Die Tagesdosis betrug 2,5 g Extrakt, entsprechend etwa 5 g Droge pro Tag. Nach 30 Tagen Therapie klagten in der Placebo-Gruppe noch 9 respektive 32 Patienten über starke respektive mittelstarke Beschwerden, während es in der Verum-Gruppe nur noch 1 respektive 6 Patienten waren (Schmelz et al., 1997). Eine weitere placebo-kontrollierte Doppelblindstudie wurde bei 197 Patienten mit chronischen Lumbalgien durchgeführt. Die Verum-Gruppe erhielt über einen Zeitraum von 4 Wochen einen Spezialextrakt in der Tagesdosierung von 600 mg bzw. 1200 mg entsprechend 50 mg bzw. 100 mg Harpagosid. Hauptzielkriterium war die Zahl der Patienten mit völliger Schmerzfreiheit ohne analgetische Zusatzmedikation. Am Ende der Behandlungsperiode waren unter Placebo 3, unter 600 mg Extrakt/d 6 und unter 1200 mg Extrakt/d 10 Patienten schmerzfrei (p > 0,05; Chrubasik et al., 1999). Eine Übersicht aller Therapiestudien mit Teufelskrallenwurzel-Extrakten findet sich bei Ernst und Chrubasik, 2000).

Die Monographie „Harpagophyti radix (südafrikanische Teufelskrallenwurzel)" von 1989 nennt als Anwendungsgebiete „Appetitlosigkeit und dyspeptischen Beschwerden" (Bittermittel!) sowie „unterstützende Therapie degenerativer Erkrankungen des Bewegungsapparates". Als Gegenanzeigen wurden Magen- und Zwölffingerdarmgeschwüre genannt. Die Tagesdosis soll bei Appetitlosigkeit 1,5 g, bei Gelenkbeschwerden 4,5 g Droge entsprechen. Die europäische Monographie (ESCOP, 1996) nennt als Indikationen schmerzhafte Arthrose und Tendinitis, Appetitlosigkeit und Dyspepsie. Die in der erstgenannten Indikation bei ESCOP empfohlene Dosis, entsprechend 3mal täglich einem Äquivalent von 1 bis 3 g Droge, ist etwa doppelt so hoch wie diejenige, die in der deutschen Monographie empfohlen wurde.

8.4.2 Rinden der Weide, Esche und Pappel

Zur Anwendung von Weidenrinden-Präparaten bei Infekten der oberen Luftwege wurde im Abschnitt 4.2.2 eine kritische Bewertung vorgenommen. Zur Anwendung in antiphlogistischer Indikation wurde eine bemerkenswerte placebo-kontrollierte Doppelblindstudie bei 78 Patienten mit aktivierten Cox- und Gonarthrosen durchgeführt. Nach einer Auswaschphase nahmen die Verum-Patienten täglich 1400 mg eines Weidenrinden-Extraktes, entsprechend 240 mg Salicin ein. Die Einnahme von anderen Analgetika oder anderen Rheumatika war untersagt. Hauptzielkriterium war die Verbesserung des international verwendeten „WOMAK"-Schmerzscores zwischen Beginn und Ende der 14-tägigen Behandlungsperiode. Die Analyse des Hauptzielkriteriums zeigte bei der „Intention-to-treat"-Analyse eine signifikante (p < 0,05) Überlegenheit der Weidenrinden-Therapie gegenüber Placebo. Ein entsprechendes Ergebnis ergab sich bei einer Reihe von WOMAK-Subscores, einer Schmerzskala und einer Bewegungseinschränkungs-Skala. Die Anzahl der unerwünschten Ereignisse war in der Verum-Gruppe geringer als in der Placebo-Gruppe (17/28). In einer begleitenden Untersuchung an 10 Probanden wurde 4 Stunden nach der Einnahme von 1,4 g Weidenrinden-Extrakt eine Maximalkonzentration von 9,8 µmol/l Salicylsäure im Serum ermittelt; ähnliche Werte wären nach der Einnahme einer einmaligen oralen Dosis von 40 mg Acetylsalicylsäure zu erwarten gewesen. Der Autor schloss daraus, dass die beobachtete Wirkung des Weidenrinden-Extraktes nicht allein mit dem Salicylat-Anteil zu erklären ist, so dass davon ausgegangen werden muss, dass in der Weidenrinde weitere antiphlogistische und analgetische Wirkprinzipien enthalten sind (Schmidt, 1998).

Zwei weitere Studien wurden bei Patienten mit unspezifischen Rückenscbmerzen durchgeführt. In einer offenen Studie wurde die Wirksamkeit eines Weidenrinden-extraktes bei je 114 Patienten geprüft, die über einen Zeitraum von 4 Wochen in randomisierter Zuordnung entweder einen Weidenrindenextrakt entsprechend einer Dosis von 240 mg Salizin oder 12,5 mg eines COX-2-Hemmers (Refecoxib) einnahmen. Das Zielkriterium war der Arhus-lndex. Nach 4-wöchiger Therapie war der Gesamt-Index um 20%, der scherzrelevante Teil um 30% reduziert. Statistische Unterschiede zwischen den Behandlungsgruppen bestanden nicht (Chrubasik et al., 2001). In einer Doppel-blind- Studie nahmen 210 Patienten von demselben Extrakt tägliche Mengen entsprechend 240 mg, 120 mg oder 0 mg (Placebo) ein. Bei starken Schmerzen durfte außerdem Tramadol genommen werden. Zielkriterien waren die Zahl der schmerzfreien Patienten nach 4 Wochen Therapie und die Häufigkeit der Tramadol-Einnahme. Schmerzfrei wurden unter Placebo 4 (6%), unter 120 mg/d 15 (21%) und unter 240 mg/d 27 (39%) der Patienten (p < 0,001). In der Placebo-Gruppe nahmen signifikant mehr Patienten Tramadol als unter beiden Dosierungen des Verum (Chrubasik et al., 2000).

Die Blätter und die Rinde der Zitterpappel (*Populus tremula*) enthalten ähnlich wie die Rinde von Esche (*Fraxinus excelsior*) und Weide Salicylate. Extrakte aus Pappel-blättern und Pappelrinde, sowie eine kombinierte Zubereitung aus Pappelblättern, Pappelrinde, Eschenrinde und Goldrutenkraut zeigten an typischen Tiermodellen analgetische und antiphlogistische Effekte. Klinische Untersuchungen liegen nur mit einem Kombinationspräparat (Phytodolor®) vor. Mit diesem Präparat wurden insgesamt 25 klinische Prüfungen, davon 4 placebo-kontrollierte Studien bei Patienten mit degenerativen und rheumatischen Gelenkerkrankungen durchgeführt, wobei mehrheitlich Wirksamkeitsnachweise erbracht werden konnten. Die Häufigkeit unerwünschter Arzneimittelwirkungen lag bei den insgesamt 1100 beteiligten Patienten um etwa den Faktor 3 niedriger als bei Vergleichsgruppen, die mit synthetischen Antirheumatika behandelt worden sind (Jorken und Okpanyi, 1996). Wegen methodischer Mängel und mangels Abgrenzbarkeit der Beiträge der einzelnen Wirkstoffkomponenten kam die Kommission E in der Monograpie „Populi cortex" von 1992 insgesamt zu einem negativen Urteil bezüglich der therapeutischen Wirksamkeit. Für das erwähnte Kombinationspräparat wurde bisher weder eine bewertende Monographie der Kommission E, noch eine kritische Metaanalyse zu den Therapiestudien publiziert.

Zur Bewertung der analgetischen Wirkungen von Weidenrinde bei grippalen Infekten siehe Abschnitt 4.2.2.

8.4.3 Brennesselkraut

Gemäß einer Monographie der Kommission E von 1987 wurde für Zubereitungen aus Brennesselkraut und Brennesselwurzel das Anwendungsgebiet „zur unterstützenden Behandlung rheumatischer Beschwerden" zugelassen. Als mittlere Tagesdosis wurden 8–12 g Droge, oder Extrakte in entsprechender Dosierung, empfohlen. Ein Fertigarzneimittel mit einem solchen Wirkstoff gehört mittlerweile zu den 100 meistverordneten

Phytopharmaka mit deutlichen Zuwachsraten in den zurückliegenden Jahren (siehe Tabellen A2 bis A4). Der betreffende Brennesselblätter-Extrakt wurde in einer Ex-vivo-/In-vitro-Untersuchung bei 20 Osteoarthrose-Patienten und 20 gesunden Probanden geprüft. Im heparinisierten Vollblut wurde jeweils die Cytokin-Sekretion stimuliert und danach die Cytokin-Konzentration im Überstand ermittelt. Die Patienten und die Probanden nahmen 21 Tage lang ca. 1,4 g des Brennesselblätter-Extraktes ein. Nach 7 und nach 21 Tagen wurde die stimulierte Cytokin-Konzentration sowohl in den Blutproben der Patienten als auch denjenigen der Probanden signifikant gegenüber den Anfangswerten erniedrigt, was von den Autoren im Sinne einer entzündungshemmenden Wirkung interpretiert wurde (Obertreis, 1997). Mit demselben Fertigarzneimittel wurde eine dreiwöchige Anwendungsbeobachtung bei 8955 Patienten über einen Zeitraum von 3 Wochen durchgeführt. Unerwünschte Arzneimittelwirkungen wurden nur bei 1,2 % der behandelten Patienten festgestellt, davon 57mal (0,64%) gastrointestinale Beschwerden, 12mal (0,13%) allergische Reaktionen und 6mal (0,07%) Juckreiz (Ramm und Hansen, 1997). Darüberhinaus wurde in einer offenen Pilotstudie die therapeutische Wirksamkeit von Brennesselblätter-Pulver bei akuter Arthritis geprüft. Je 20 Patienten erhielten für einen Zeitraum von insgesamt 2 Wochen entweder 200 mg Diciofenac oder 50 mg Diciofenac zusammen mit 50 g Brennesselpulver pro Tag. Zielparameter waren das Akute-Phase-Protein im Plasma (CRP), sowie eine Selbst- und Fremdbeurteilungs-Skala zum klinischen Beschwerdebild. Gemessen an diesen Kriterien waren die Behandlungserfolge in beiden Therapiegruppen nahezu identisch. Die Autoren schlossen daraus, daß Zubereitungen aus Brennesselblättern die Wirksamkeit nicht-steroidaler Antiphlogistika verstärken (Chrubasik et al., 1997).

8.4.4 Indischer Weihrauch

Boswellia serrata ist ein Baum mittlerer Größe, der in Bergregionen Indiens wächst. Ein Gummiharz aus *Boswellia serrata* (Indischer Weihrauch) wird in Indien als Bestandteil der ayurvedischen Volksmedizin zur Behandlung von Arthrosen und rheumatischen Beschwerden, der Gicht und der Psoriasis verwendet. Die in dem Harz enthaltenen Boswelliasäuren haben entzündungshemmende Eigenschaften, welche in einer Vielzahl von Tiermodellen nachgewiesen werden konnten (Ammon, 1996; Singh et al., 1996; Shao et al., 1998; Wildfeuer et al., 1998). Mit einem speziellen Extrakt aus dem Gummiharz von Boswellia serrata wurden im Zeitraum von 1985 bis 1990 zusammen 11 klinische Studien bei insgesamt 260 Patienten mit rheumatischer Arthritis (Übersicht bei Etzel, 1996). Darüber hinaus wurde eine Studie bei 50 Patienten mit Colitis ulcerosa (Gupta et al., 1997) publiziert. Wegen methodischer Mängel reichten jedoch die Ergebnisse dieser Studien bisher nicht aus, um ein entsprechendes Fertigpräparat als Arzneimittel in Deutschland zuzulassen. Die bisherigen Ergebnisse sollten jedoch Anlaß für die Durchführung qualifizierter klinischer Studien ein. Eine kontrollierte Doppelblindstudie im Crossover-Design unter jeweils 8-wöchiger Einnahme von 1000 mg/d eines *Boswellia serrata* Extraktes oder Placebo führte kürzlich bei 30 Patienten mit Gonarthritis zu signifikanten Verbesserungen der Schmerzen, Schwellungen und Bewegungseinschränkungen, nicht dagegen der radiologischen Befunde (Kimmatkar et al., 2003).

8.5 Schmerzbehandlung

Die Behandlung von Schmerzen durch Einreiben bestimmter Hautregionen mit ätherischen Ölen und hyperämisierenden Mitteln ist in der Volksmedizin tief verwurzelt. Besonders bekannt sind in diesem Zusammenhang Coniferen-Öle, Campher, Capsaicin-Zubereitungen, Pfefferminzöl, Wintergrünöl oder Franzbranntwein. Kontrollierte Therapiestudien mit solchen Zubereitungen lagen bis zum Zeitpunkt der Erstellung der entsprechenden Monographien durch die Kommission E nicht vor. Basierend auf der Erfahrungsheilkunde war davon ausgegangen worden, daß diese Mittel mehr oder weniger ähnlich, z. B. im Sinne der „Gegenreizung" organassoziierter Hautregionen (Headsche Zonen) über die zugeordneten spinalen Neurone schmerzlindernd wirken würden. Im Zeitraum nach 1990 sind jedoch insbesondere mit Pfefferminzöl und mit Capsaicin-Zubereitungen eine größere Zahl kontrollierter Studien mit Probanden und Patienten durchgeführt worden. Die Ergebnisse dieser Studien erlauben für diese beiden pflanzlichen Wirkstoffe spezifischere Aussagen sowohl zum Wirkmechanismus als auch zur therapeutischen Wirksamkeit.

8.5.1 Pfefferminzöl bei Spannungskopfschmerz

Eine doppelblinde Vergleichsstudie im Cross-over-Design wurde mit ethanolischen Lösungen, enthaltend 10 % Pfefferminzöl oder Eukalyptusöl, im Vergleich mit geeigneten Placebo-Lösungen bei 38 Probanden durchgeführt. Nach lokaler Applikation im Bereich der Stirn wurde der zeitliche Verlauf der Kälteempfindung, jeweils im internen Vergleich mit der kontralateralen Schläfenseite, mittels Thermo-Elektroden, sowie mit Hilfe einer visuellen Analogskala gemessen. Nur das Pfefferminzöl, nicht dagegen das Eukalyptusöl führten zu einer mehr als 30 Minuten anhaltenden Stimulation der kutanen Kaltrezeptoren. Der Effekt wurde als Aktivierung der sogenannten A-Delta-Fasern interpretiert, die zu einer Hemmung des durch sogenannte C-Fasern ermittelten tiefen Schmerzes führen kann, der bei Patienten mit Kopfschmerzen eine entscheidende Rolle spielen könnte (Bromm et al., 1995; Göbel et al., 1995 b).

Basierend auf diesen neurophysiologischen Untersuchungen wurde von einer anderen Arbeitsgruppe eine placebo-kontrollierte Doppelblindstudie zur Prüfung der Wirksamkeit derselben Pfefferminzöl- und Eukalyptus-Zubereitungen bei experimentellem Ischämie- und Hitzeschmerz durchgeführt. An dieser Studie, die ebenfalls im Cross-over-Design durchgeführt worden ist, nahmen 32 gesunde Probanden teil. Die 4 verschiedenen Prüfpräparationen wurden großflächig auf Stirn- und Schläfenhaut mit einem Dosierschwämmchen aufgetragen. Ein signifikanter Effekt auf die experimentell induzierte Schmerzempfindlichkeit wurde wiederum nur mit der ethanolischen Pfefferminzlösung, nicht dagegen mit der Eukalyptus-Lösung nachgewiesen (Göbel et al., 1994 und 1995 a).

Dieselbe Arbeitsgruppe (Göbel et al., 1996 und 1998) führte nachfolgend 4 placebo-kontrollierte Doppelblindstudien im Cross-over-Design zur Prüfung der Wirksamkeit von Pfefferminzöl „LI 170" im Vergleich mit Paracetamol und Acetylsalicylsäure durch. Bei 3 dieser Studien wurden Patienten mit Spannungskopfschmerz (häufigste

Kopfschmerzform, Lebenszeitprävalenz etwa 30% der Bevölkerung) und bei einer Studie Patienten mit Migräne eingeschlossen. Bei allen Studien wurden die Kopfschmerzepisoden doppelblind nach einer im Randomisierungsplan festgelegten Behandlungssequenz therapiert. Jede Kopfschmerzattacke wurde durch die Einnahme von 2 Kapseln einer oralen Medikation (Placebo oder 1 g Paracetamol oder 1 g Acetylsalicylsäure) und durch die kutane Applikation einer 10 %igen Pfefferminzöl-Präparation bzw. einer mit geringen Mengen Pfefferminzöl markierten Placebo-Lösung behandelt. Das Hauptzielkriterium der Untersuchung stellte die klinische Schmerzintensität in Abhängigkeit vom Zeitverlauf nach Applikation bzw. Einnahme der Prüfmedikationen dar. Die Schmerzintensität wurde mit einer ordinal skalierten Selbstbeurteilungsskala in standardisierter Form mittels eines Patienten-Kopfschmerz-Tagebuches erfaßt. Für die statistische Auswertung wurde die Hauptzielvariable „bedeutsame klinische Besserung" eingeführt. Diese war als Reduktion der Kopfschmerzintensität von „schwer" (Grad 4), „mittel" (Grad 3) oder „leicht" (Grad 2) auf „sehr leicht" (Grad 1) oder „kein Kopfschmerz" (Grad 0) definiert. Als Nebenzielkriterien wurden die Kopfschmerzintensität, die kopfschmerzbedingte Behinderung und die Einnahme von Ersatzmedikamenten beurteilt.

Die wesentlichen Ergebnisse der 4 Studien sind in der Tabelle 8.2 zusammengefaßt. Insgesamt konnten 190 Protokolle von Patienten mit Spannungskopfschmerz und 102 Protokolle von Patienten mit Migräne bewertet werden. Während bei den Patienten mit Spannungskopfschmerz mehrheitlich statistisch signifikante Besserungen der Therapie mit Pfefferminzöl im Vergleich mit Placebo bzw. keine Unterschiede im Vergleich mit Paracetamol bzw. Acetylsalicylsäure nachgewiesen werden konnten, wurde bei den Patienten mit Migräne keine signifikanten Unterschiede zwischen den Behandlungen mit Placebo, Pfefferminzöl und Paracetamol festgestellt. Aus diesen Untersuchungen geht hervor, daß Pfefferminzöl in 10%iger ethanolischer Lösung bei topischer Applikation im Bereich der Stirn und der Schläfen eine vergleichbare Wirksamkeit im Sinne

Tabelle 8.2.
Studien von Göbel et al. (1996,1998 a und 1998 b) zur Prüfung der Wirksamkeit von Pfefferminzöl bei Spannungskopfschmerz und bei Migräne. Alle Studien wurden placebo-kontrolliert im Cross-over-Design durchgeführt.

Anzahl der Patienten	Indikationen	Prüfsubstanzen	Zielparameter
41	Spannungskopfschmerz	10% Pfefferminzöl vs 1 g Paracetamol	SI ***, SB *
105	Spannungskopfschmerz	10% Pfefferminzöl vs 1 g Paracetamol	BKS **, SI **, BSI ***, ERS n.s.
102	Migräne	10% Pfefferminzöl vs 1 g Paracetamol	BSI n.s., SI n.s., SB n.s., ERS n. s.
44	Spannungskopfschmerz	10% Pfefferminzöl vs 1 g Acetylsalicylsäure	BSI ***, SI ***, SB n.s., ERS n. s.

Abkürzungen: SI = Schmerzintensität, **BSI** = bedeutsame klinische Besserung der Schmerzintensität, **SB** = schmerzbedingte Behinderung, **ERS** = Einnahme von Ersatzmedikamenten. * = p < 0,01; ** = p < 0,01; *** = p < 0,001 (Vergleich Pfefferminzöl vs Placebo).

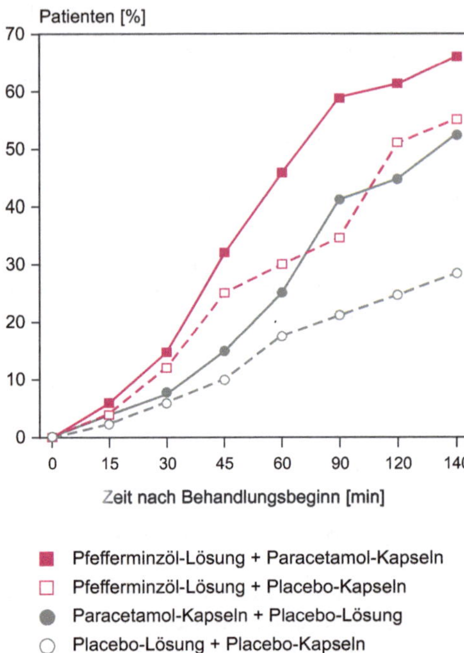

Abb. 8.9. ▲ Relative Häufigkeiten (%) von 105 Patienten mit Spannungskopfschmerz, die zu den angegebenen Untersuchungszeitpunkten nach Behandlungsbeginn eine „bedeutsame klinische Besserung" der Kopfschmerzintensität (= Reduktion der Kopfschmerzintensität von Schmerzintensitäts grad 4, 3 oder 2 auf Schmerzintensitätsgrad I oder 0) aurwiesen (Göbel et al., 1998 a).

der Verringerung der Schmerzintensität bei Spannungskopfschmerz wie Paracetamol und Acetylsalicylsäure hat, jedoch nicht zur Behandlung der Kopfschmerzen bei Migräne geeignet ist. Ein typisches Verlaufsdiagramm aus den Studien von Göbel et al. ist in der Abbildung 8.9 dargestellt.

8.5.2 Capsicum (Paprika) bei lokalen Schmerzzuständen

Wäßrige alkoholische oder ölige Zubereitungen aus Capsici fructus (Paprika) und Capsici fructus acer (Cayenne-Pfeffer) werden insbesondere in Form von alkoholischen Extrakten traditionell als Externa bei Arthritis, rheumatischen Beschwerden und Schmerzzuständen verschiedenster Art angewendet. Als wirksamkeitsbestimmende Inhaltsstoffe gelten die Capsaicinoide, insbesondere das Capsaicin, die im Paprika zu etwa 0,01 bis 0,2% und im Cayenne-Pfeffer zu etwa 0,3 bis 1% enthalten sind. Bei lokaler Applikation von Capsaicin-Zubereitungen folgt auf eine initiale Erregungsphase mit Erythem, Schmerz und Wärmegefühl eine Phase der Unempfindlichkeit. Dabei kommt es zu einer reversiblen Ausschaltung von afferenten Nervenfasern. Während das Erythem sowie das Schmerz- und Wärmegefühl nach wenigen Stunden abklingen, können die antinociceptiven Effekte Stunden bis Wochen anhalten. Bei wiederholter Anwendung entwickelt sich eine Tachyphylaxie, d.h. eine Abschwächung und schließlich Aufhebung der vaskulären und sensorischen Reaktionen gegenüber Capsaicin (Hänsel et al., 1992 d, Baron, 2000).

Basierend auf dem damals vorliegenden Erkenntnismaterial sind in der 1990 von der Kommission E verabschiedeten Monographie „Capsicum (Paprika)" für halbfeste Zubereitungen (0,02 bis 0,05% Capsaicinoide), flüssige Zubereitungen (0,005 bis 0,01%,Capsaicinoide), sowie für Capsicum-Pflaster die folgenden Anwendungsgebiete definiert worden: „Schmerzhafter Muskelhartspann im Schulter-Arm-Bereich sowie im Bereich der Wirbelsäule bei Erwachsenen und Schulkindern". Als Gegenanzeigen wurden Anwendungen auf geschädigte Haut, sowie Überempfindlichtkeit gegen Paprika-Zubereitungen genannt. Die ausschließlich externe Anwendung sollte wegen des Risikos der Schädigung sensibler Nerven nicht länger als 2 Tage und das Anwendungsintervall zwischen 2 Behandlungen mindestens 14 Tage dauern.

Seit der Bewertung des Erkenntnismateriales für die Monographie der Kommission E ist jedoch eine größere Zahl kontrollierter klinischer Studien mit capsaicinhaltigen Zubereitungen zur externen Anwendung bei neuralgieformen und rheumatischen Beschwerden, sowie bei Pruritus verschiedener Genese publiziert worden. Die Anwendungsdauer betrug in diesen Studien 2 bis 8 Wochen. Die Ergebnisse von 10 placebo-kontrollierten Studien sind in der Tabelle 8.3 dargestellt. Mehrheitlich wurde in diesen Studien eine 0,075%ige Capsaicin-Creme verwendet. Insbesondere bei diabetischer Polyneuropathie sowie postherpetischer und postoperativer Neuralgie scheint

Tabelle 8.3.

Placebo-kontrollierte Studien mit Capsaicin-Creme (0,025% [a] oder 0,075% [b] Capsaicinoide, 4mal täglich) bei Patienten mit diabetischer Polyneuropathie, postherpetischer und postoperativer Neuralgie sowie bei rheumatischen Erkrankungen.

Erstautor, Jahr (Prüfpräparat)	Patienten (Verum/Placebo)	Dauer (Wochen)	Ergebnisse
Diabetische Polyneuropathie			
Chad, 1990 (b)	24/22	4	ÄGU n.s., SI n.s.,SL *
Scheffler, 1991 (b)	28/26	8	SI *, SL *
Capsaicin study group, 1991 (b)	138/139	8	ÄGU *, SI *, SL **
Tandan, 1991 (b)	11/11	8	ÄGU *, SI n. s., SLn.s.
Postherpetische Neuralgie			
Bernstein, 1989 (b)	16/16	6	ÄGU *, SI *, SL **
Drake, 1990 (a)	15/15	4	SL n.s.
Watson, 1993 (b)	75/69	6	ÄGU *, SI *, SL *
Ellison, 1997 (b)	99/99 (c)	8	SL **, ÄGU ***
Rheumatische Erkrankungen			
Deal, 1991 (a)	52/50	4	ÄGU *, SL *
Schnitzer, 1992 (a)	23/28	9	SI *

Abkürzungen: AGU = Ärztliches Gesamturteil, **SI** = Schmerzintensität, **SL** = Schmerzlinderung, **(a)** bzw. **(b)** = Creme mit Capsaicin-Gehalt von 0,025% bzw.0,075%, * = p < 0,05, ** = p < 0,01, *** = p < 0,001, n. s. = nicht signifikant, **(c)** = crossover.

Capsaicin der Placebo-Behandlung überlegen zu sein. In den Studien entsprechend der Tabelle 8.4 traten schwerwiegende Nebenwirkungen, die zum Abbruch der Therapie geführt hätten, nicht auf. Nur gelegentlich wurde über Brennen, Stechen und entzündliche Reaktionen im Bereich der Auftragungsstellen geklagt. Diese Beschwerden hielten etwa 2 Wochen an und klangen danach folgenlos ab. Hinweise auf neurotoxische Schädigungen haben sich im Rahmen dieser Studien nicht ergeben. Die 4- bis 8-wöchige Anwendung entsprechender Zubereitungen bei Indikationen wie diabetischer Polyneuropathie und postherpetischer Neuralgie, wurde daher als gerechtfertigt angesehen (Loew, 1997).

8.5.3 Mutterkraut (*Tanacetum*) und Pestwurz (*Petasites*) bei Migräne

Mutterkraut *(Tanacetum perthenium)* ist eine 30–80 cm hoch wachsende, stark aromatisch nach Campher riechende Pflanze aus der Familie der Asterngewächse. Die ursprüngliche Herkunftsregion ist wahrscheinlich das östliche Mittelmeergebiet; die Pflanze wird seit Jahrhunderten in Europa und seit dem 19. Jahrhundert auch in Nord- und Südamerika kultiviert. Als Leitsubstanz der Droge gilt das Parthenolid (Mindestgehalt 0,2%). Mutterkraut wurde bereits von Dioscurides als Fiebermittel empfohlen; seit dem 18. Jahrhundert nahm man es in England als Mittel bei Zahn- und Kopfschmerzen. Mutterkorn gilt heute als Migräneprophylaktikum. Die Wirksamkeit in dieser Indikation wurde in insgesamt 4 kontrollierten Studien aus den Jahren 1985, 1988, 1996 und 1997 bei 17, 72, 50 bzw. 57 Patienten geprüft. Drei der Studien, darunter die beiden aus den Achzigerjahren, bestätigten die Wirksamkeit im Hinblick auf Haüfigkeit und Schwere der Migräne-Anfälle, eine dagegen nicht. Zwei Bewertungen aller Studien kamen zu dem Schluss, dass eine Wirksamkeit von Mutterkraut bei Migräne möglich, aber in weiteren klinischen Studien zu prüfen ist (Vogler et al., 1998; Pittler et al., 2000)

60 Patienten mit rezidivierenden Migräneanfällen erhielten über den Zeitraum von 12 Wochen in randomisierten doppelblinder Zuordnung 50 *mg/d* eines CO_2-Extraktes aus Pestwurz-Wurzeln oder Placebo. Zielparameter waren die Häufigkeit, die Intensität und die Dauer der Migräne-Attacken. Nur die Häufigkeit der Migräne-Anfälle nahm nach 3 und 4 Monaten unter dem Pestwurz-Präparat signifikant ($p < 0,05$) stärker ab als unter Placebo (Grossmann und Schmidrams, 2000).

8.6 Rezepturen

Rezidivierender Herpes-Simplex

Mehr oder weniger sind alle Substanzen mit eiweißkoagulierender und austrocknender Wirkung im Stande, die Symptomatik einer Herpes-Läsion zu verbessern. Folglich sind Nachrichten wie „Kölnisch Wasser wirkt Wunder bei beginnendem Herpes labialis" (Medical Tribüne vom 24.01.1992) durchaus glaubwürdig. Kölnisch Wasser (Spiritus coloniensis) besteht zur Hauptsache aus 90%igem Alkohol.

Rp.	Spir. coloniensis EB 6	30,0 ml
	D. S. Äußerlich. Zum Betupfen.	

Alternativ:

Rp.	Ethanol 90%	30,0
	Citronellae aetherol	gtt. I
	D. S. Äußerlich. Zum Betupfen.	

Nichtinfektiöse Dermatitiden

Bei akuten Entzündungen und kleinen Wundflächen bewirken adstringierende Mittel infolge Koagulation und Austrocknung der oberen Zellschichten sowohl eine Schutzbarriere gegen Bakterien als auch eine Linderung der entzündungsbedingten Beschwerden. Pflanzliche Adstringenzien enthalten Gerbstoffe als Wirkprinzip (siehe Tabelle 5.4), allen voran die Tannine.

Rezepturbeispiel bei akutem Ekzem:

Rp.	Acidi tannici	1,0 (bis 3,0)
	Aqu. purif.	ad 100,0
	D. S. Äußerlich. Mit Wasser verdünnt zu Umschlägen.	

Als Sitzbäder bei Hämorrhoidalleiden sowie Erosionen und Fissuren im anogenitalen Bereich (bequem ist die Verwendung von Sitzbadfolien) ist die folgende Rezeptur geeignet:

Rp.	Acidi tannici	5,0
	Glycerol	ad 100,0
	D. S. Äußerlich. Bis 1:10 mit Wasser verdünnen.	

Deck- und Kühlsalbe

Anstelle des nicht mehr erhältlichen Walrats kann das pflanzliche Jojobawachs verwendet werden, was durch Auspressen aus reifen Samen des Jojobastrauches *(Simmondsia chinensis)* in Form einer klaren, hellgelben, öligen Flüssigkeit gewonnen wird. Eine modifizierte Deck- und Kühlsalbe als Ersatz für die früher verwendete Unguentum leniens DAB 10 wäre wie folgt zu rezeptieren:

Rp.	Cerae flavae	3,5
	Cerae Simmondsiae liqu.	4,0
	Arachidis oleum	30,0
	Aqu. purific.	ad 50,0
	M. D. S. Äußerlich.	

Schmerzen und Verspannungen

Franzbranntwein (Spiritus vini gallici), früher ein Nebenprodukt der Cognac-Herstellung, heute durch Vermischung von verdünntem Alkohol und ätherischen Ölen oder aromatischen Tinkturen hergestellt, ist bei Schmerzen und Verspannungszuständen der Muskulatur vielseitig anwendbar.

Eine alte Apotheker-Rezeptur lautet wie folgt:

Rp.	Tinctura aromaticae	0,4
	Spiritus Aetheris nitrosi	0,5
	Tinctura Ratanhiae	gtts. VI
	Spiritus (90 Vol. %)	100,0
	Aqua dest.	ad 200,0

Die Ratanhiatinktur färbt das Produkt cognacfarben. Die modernen Markenartikel, die unter der Bezeichnung Franzbranntwein angeboten werden, sind entweder farblos oder grün gefärbt. Sie enthalten vorzugsweise Wacholderbeeröl, Fichtennadelöl, Latschenkiefernöl, Menthol, Campher und Thymol. Hyperämisierend wirksam sind einmal die ätherischen Öle, aber auch der Alkohol: Alkohol wirkt in Konzentrationen über 50 % leicht hautreizend und zugleich desinfizierend. Franzbranntwein ist ein Einreibemittel zur lokalen Hyperämisierung bei Muskel- und Gelenkschmerzen, bei Muskelkater, Zerrungen und Prellungen, auch für Sport und Bindegewebsmassagen geeignet. Über die Apotheken erhältlich ist:

- Spiritus Vini gallici rein 38–40% (V/V) DAC,
- Spiritus Vini gallici rein 45% (V/V) DAC,
- Spiritus Vini gallici mit Campher DAC,
- Spiritus Vini gallici mit Fichtennadelöl
  48% (V/V) Standardzulassung.

8.7 Fertigarzneimittel

Pflanzliche Fertigarzneimittel, entsprechend den in diesem Kapitel zusammengefassten Anwendungsbereichen, finden sich in der „Rote Liste 2003" unter verschiedenen Indikationsgruppen, nämlich „Analgetika/Antirheumatika", „Antiphlogistika", „Dermatika", und „Wundbehandlungsmittel". Wegen der überlappenden Indikation werden die Kamillenpräprate in der „Roten Liste" teilweise auch unter „Magen-Darrn-Mittel" geführt.

Abkürzungen: P = Puder, S = Salbe, C = Creme, FL = Flüssigpräparat, K = Kapsel, T = Tabletten, E = Extrakt, PR = Preßsaft, OE = Destillat, GA = γ-Linolensäure, FIP = F.I.P.- Einheiten Bromelain.

Kamillenblütenextrakt-Präparate

Azulon Kamillen-Puder	P:	10 mg/ g
Azulon Kamillen-Creme	C:	20 mg/g
Chamo Bürger	P:	620–880 mg/100 g; S: 400–600 mg /100 g
Chamo S Bürger	FL; D:	30–45 mg
Eukamillat	FL	
Hewekzem novo	S:	1g/100g
Kamillan Supra	FL	
Kamilloderm Salbe plus	S:	ca. 12 g/100 g
Kamillosan	C:	20 mg/g; S: 10 mg/g
Kamillopur	FL	
Kamillosan Konzentrat	FL	
Kamillencreme Ratiopharm N	C:	2 g /100 g
Kamille Madaus	FL	
Kamille Spitzner N	FL	
Kamillin Konzentrat	FL	
Matmille	FL	
Matmille Salbe	S:	5 g/100 g
PC 30 N	FL:	0,5 g/100 g

Hamamelis-Extrakt (Blätter, Rinde, Zweige)

Fiamelis Fettcreme	C:	1 g/ 100 g
Hametum Creme/Salbe	C:	5 g /100 g; S: 6g/100g
Hametum Extrakt	FL:	25 g/100 g
Hamamelis Salbe N LAW	S:	5 g /100 g
Hamasana Salbe	S:	20 g /100 g

Nachtkerzenöl

Epogam/-1000	K:	500 mg (40 mg GA)/1000 mg (80 mg GA)
Gammacur	K:	500 mg
Neobonsen	K:	500 mg (40 mg GA)
Unigamol	K:	382–518 mg (40 mg GA)
Linola Gamma Creme	C:	20 g/ 100 g

Bittersüßstengel-Extrakt

Cefabene	S:	10 g E/ 100 g; FT: 200 mg E; FL
Salapsor Bürger	D:	50 mg E

Sonnenhut, Johanniskrautöl

Echinacin Salbe Madaus	Purpursonnenhut (PR)	S: 16 g/100 g	
Johanniskrautöl Bio-Diät	Johanniskraut (Öl)	FL	
Kneipp Johanniskraut-Blütenöl	Johanniskraut (Öl)	FL	

Bromelain

Bromelain-POS	T:	67–100 mg = 500 FIP
Dontisanin	FT:	10–20 mg = 50 FIP
Mucozym	FT:	160–200 mg = 800 FIP
Proteozym	D:	45 mg = 225 FIP
traumanase torte	D:	40 mg = 100 FIP

Beinwellwurzel-Extrakt

Kytta Plasma f	Paste:	30 g/100 g
Kytta Salbe f	S:	35 g/100 g
Traumaplant Salbe	S:	10 g/100 g

Arnikablüten-Extrakt

Arnikatinktur Hetterich	FL	
Arthrosenex AR Salbe	S:	5 g/100g
Docane Salbe	S:	20 g/100g
Enelbin Salbe	S:	25 g/100g
Hyzum N	FL	
Kneipp Arnika KühlGel		25 g/100 g

Teufelskrallenwurzel-Extrakt

Ajuta	FT:	450 mg
Allya	FT:	240 mg
Arthrosetten H	K:	200 mg
Arthrotabs	T:	410 mg
Cefatec	T:	480 mg
Dolo-Arthrodynat	K:	250 mg
Dolo-Arthrosetten H	K:	400 mg
Doloteffin	T:	400 mg
Flexi-loges	FT:	480 mg
Harpagoforte ASmedic	K:	375 mg
HarpagoMega	K:	240 mg
Harpagophytum Arcocaps	K:	500 mg Wurzelpulver
Jucurba	forte	FT: 480 mg
Matei	FT:	480 mg
Rheuma-Sern	K:	400 mg
Rivoltan	FT:	480 mg
Sogoon	FT:	480 mg
Teltonal	FT:	480 mg
Teufelskralle dura	FT:	480 mg
Teufelskralle-ratipharm	FT:	480 mg
Teufelskralle Stada	FT:	480 mg

Weidenrinden-Extrakt

Assalix	D:	393 mg
Assplant	D:	393 mg
Rheumakaps	K:	480 mg
Rbeumatab Salicis	T :	85–97 mg
Salix Bürger	FL	

Brennesselblätter-Extrakt

Arthrodynat N Tropfen	FL	
Hox alpha	K:	145 mg
Natu-lind	FT	600 mg
Rheuma-Hek	K:	268 mg
Rheuma Kapseln Stada	K:	400 mg
Urtica-Hevert Tropfen	FL	

Cayennpfefferextrakt, Pfefferminzöl

Capsamol-Salbe	Cayennpfefferextrakt	S:	5 mg/10g
Dolenon Liniment	Cayennpfefferextrakt	S:	50mg/100g
Euminz	Pfefferminzöl	FL:	10 g/100 g
Thermo Bürger Salbe	Cayennpfefferextrakt	S:	2 g/100g

Häufig verwendetes Kombinationspräparat

Phytodolor	Zitterpappelrinde und -blätter (E) FL:	60 ml
	Goldrutenkraut (E)	20 ml
	Eschenrinde (E)	20 ml

 **Literatur**

Aertgeerts P, Albring M, Klaschka F, Nasemann T, Patzelt-Wenczler R, Rauhut K, Weigl B (1985) Vergleichende Prüfung von Kamillosan Creme gegenüber steroidalen (0,25% Hydrocortison, 0,75% Fluocortinbutylester) und nichtsteroidalen (5% Bufexamac) Externa in der Erhaltungstherapie von Ekzemerkrankungen. Z Hautkr 60: 270–277.

Ammon HPT (1996) Salai Guggal - Boswellia serrata: from a herbal medicine to a specific inhibitor of leukotriene biosynthesis. Phytomedicine 3: 67–70.

Ammon HPT, Kaul R (1992) Pharmakologie der Kamille und ihrer Inhaltsstoffe. Dtsch Apoth Z 132 (Suppl 27): 3–26.

Bamford JTM (1985) Atopic eczema unresponsive to evening primrose oil (Linoleic and Gammalinolenic acids. J Am Acad Dermatol 13: 959–965.

Baron R (2000) Capsaicin and nociception: from basic mechanisms to novel drugs. Lancet 356: 785–6.

Bernstein JE (1989) Topical capsaicin treatment of chronic postherpetic neuralgia. J Am Acad Dermatol 21:265–270.

Berth-Jones J, Brown A (1993) Placebo-controlled trial of essential fatty acid supplementation in atopic dermatitis. Lancet 341: 1557–60.

Bromm B, Scharein E, Darsow U, Ring J (1995) Effects of menthol and cold on histamine-induced itch an skin reactions in man. Neurosci Lett 187: 157–160.

Budeiri D, Li Won Po D, Donan JC (1996) Is evening primrose oil of value in the treatment of premenstrual syndrome? Controlled Clin Trials 17: 60–8.

Capsaicin Study Group (1991) Treatment of painfui diabetic neuropathy with topical Capsicain. A multicenter, double-blind, vehicle-controlled study. Arch Intern Med 151: 2225–2229.

Chad DA (1990) Does capsaicin relieve the pain of diabetic neuropathy? Pain 42: 387–388.

Chrubasik S, Eisenberg E, Balan E et al. (2000) Treatment of low back pain exacerbations with willow bark extract: a randomised double-blind study. Am J Med 109: 9–14.

Chrubasik S, Enderlein W, Bauer R, Grabner W (1997) Evidence for antirheumatic effectiveness of Herba Urticae dioicae in acute arthritis: A pilot study. Phytomedicine 4: 105–108.

Chrubasik S, Junck H, Breitschwerdt H, Conradt Ch, Zappe H (1999) Effectiveness of Harpagophytum extract WS 1531 in the treatment of exacerbation of low back pain: a randomized, placebocontrolled, double-blind study. European Journal of Anaesthesiology 16: 118–129.

Chrubasik S, Künzel O, Model A, Conradt C, Black A (2001) Treatment of low back pain with a herbal or synthetic anti-rheumatic: a randomised controlled study. Willow bark extract for low back pain. Rheumatology 40: 1388–93.

Chrubasik S, Wink M (1998) Traditional herbai therapy for the treatment of rheumatic pain: preparations from devil's claw and stinging nettle. Pain Digest 8: 94–101.

Chrubasik S, Wink M (Hrsg) (1997) Rheumatherapie mit Phytopharmaka, Hippokrates Verlag

Stuttgart.

Chrubasik S, Zimpfer CH, Schutt U, Ziegler R (1996) Effectiveness of Harpagophytum procumbens in treatment of acute low back pain. Phytomedicine 3: 1–10.

Deal CL (1991) Treatment of arthritis with topical Capsaicin - a double-blind trial. Clinical Therapeutics 13: 383–395.

Del Beccaro MA (1994) Malaleuca oil poisoning. J Toxicol Clin Toxicol 32: 461–4.

Drake HF, Harries AJ, Gamester RE, Justin D (1990) Randomised double-blind study of topical capsaicin for treatment of postherpetic neuralgia. Pain 5 (Suppl.): 58.

Edwards A, Atma-Ram A, Thin RN (1988) Podophyllotoxin 0,5% VS. podophyllin 20% to treat penile warts. Genetnourin Med 64: 263–265.

Ellison N, Loprinzi CL, Kugler J, Hatfield AK, Miser A, Sloan JA, Wender DB, Rowland KM, Molina R, Cascino TL, Vukov AM, Dhaliwal HS, Ghosh C (1997) Phase III placebo-controlled trial of capsaicin cream in the management of surgical neuropathic pain in cancer patients. Journal of Clinical Oncology 15: 2974–2980.

Erdös A, Fontaine R, Friehe H, Durand R, Pöppinghaus T (1978) Beitrag zur Pharmakologie und Toxikologie verschiedener Extrakte sowie des Harpagosids aus Harpagophytum procumbens DC. Planta Med 34: 97–108.

Ernst E, Chrubasik S (2000) Phyto-antiinflammatories. A systematic review of randomised, placebo- controlled, double-blind trials. Rheumatic Disease Clinics of North America 1: 13–27.

Ernst E, Huntley A (2000) Tea tree oil: a systematic review of randomised clinical trials. Forsch Komplementärmed 7: 17–20.

ESCOP (1996) Monography Harpagophyti radix. In: ESCOP (Hrsg) Monographs on the medicinal uses of plant drugs, Vol. 2. Centre of Complementary Health Studies, University of Exeter, Exeter 1996:1–7.

Etzel R (1996) Special extract of Boswellia serrata (H 15) in the treatment of rheumatoid arthritis. Phytomedicine 3: 91–94.

Fleurentin J, Mortier F (1997) Entzündungshemmende und analgetische Wirkungen von Harpagophytum procumbens und H. zeyheri. In: Chrubasik S, Wink M (Hrsg) Rheumatherapie mit Phytopharmaka, Hippokrates Verlag Stuttgart: 68–76.

Frohne D (1992) Solanum dulcamara L. - Der Bittersüße Nachtschatten. Portrait einer Arzneipflanze. Z Phytother14:337–342.

Gehring W, Bopp R, Rippke F, Gloor M (1999) Effect of topically applied evening primrose oil on epidermal barrier function in atopic dermatitis as a function of vihicle. Arzneim-Forsch/Drug Res 49(II): 635–642.

Göbel H (1998 a) Wirksamkeit und Verträglichkeit von ätherischen Pflanzenölpräparationen bei primären Kopfschmerzerkrankungen. Sektion A: Kopfschmerz vom Spannungstyp; Sektion B: Migräne. Wissenschaftlicher Bericht, Förderkennzeichen 01KT/940/6, Bundesministerium für Bildung und Wissenschaft, Forschung und Technologie.

Göbel H (1998 b) Placebokontrollierte, randomisierte und doppelblinde Double-Dummy Studie (Phase III) zur Wirksamkeit und Verträglichkeit einer externen Applikation von 10 %iger ethanolischer Pfefferminzöl-Lösung (LI 170) versus orale Acetylsalicylsäure in der Therapie des Kopfschmerzes vom Spannungstyp. Abschlußbericht, Lichtwer Pharma AG, Berlin.

Göbel H, Fresenius J, Heinze A, Dworschak M, Soyka D (1996) Effektivität von Oleum menthae piperitae und von Paracetamol in der Therapie des Kopfschmerzes vom Spannungstyp. Nervenarzt 67: 672–681.

Göbel H, Schmidt G, Dworschak M, Stolze H, Heuss D (1995 a) Essential plant oils and headache mechanisms. Phytomedicine 2: 93–102.

Göbel H, Schmidt G, Soyka D (1994) Effect of peppermint and eucalyptus oil preparations on neurophysiological and experimental algesimetric headache parameters. Cephalalgia 14: 228–234.

Göbel H, Stolze H, Dworschak M, Heinze A (1995 b) Oelum menthae piperitae: Wirkmechanismen und klinische Effektivität bei Kopfschmerz vom Spannungstyp. In: Loew D, Rietbrock N (Hrsg) Phytopharmaka in Forschung und klinischer Anwendung. Steinkopff Verlag, Darmstadt: 177–184.

Grossmann M, Schmidrams H (2000) An extract of Petasites hybridus is effective in the prophylaxis of migraine. Int J Clin Pharmacol Ther 38: 430–5.

Gupta I, Parihar A, Malhotra P, Singh GB, Lüdtke R, Safayhi H, Ammon HPT (1997) Effects of

Boswellia serrata gum resin in patients with ulcerative colitis. Eur J Med Res 2: 37–43.

Hänsel R, Keller K, Rimpler H, Schneider G (1992) Hagers Handbuch der pharmazeutischen Praxis. 5. Auflage, Band 4, Drogen A-D. Springer Verlag, Berlin Heidelberg New York: 817–831 (a); 342–357 (b); 272–280 (c); 660–680 (d).

Hänsel R, Keller K, Rimpler H, Schneider G (1993) Hagers Handbuch der pharmazeutischen Praxis. 5. Auflage, Band 5, Drogen E-o. Springer Verlag, Berlin Heidelberg New York: 367–384 (a); 929–936 (b); 476–479 (c); 747–750 (d).

Hausen HM, Busker E, Carle R (1984) Über das Sensibilisierungsvermögen von Compostitenarten. VII. Experimentelle Untersuchungen mit Auszügen und Inhaltsstoffen von Chamomilla recutita L. Rauschert und Anthemis cotula L. Planta Med 50: 229–234.

Hölzer I (1992) Dulcamara-Extrakt bei Neurodermitis und chronischem Ekzem. Ergebnisse einer klinischen Prüfung. Jatros Dermatologie 6: 32–36.

Hörmann HP, Korting HC (1994) Evidence for the Efficacy and Safety of Topical Herbai Drugs in Dermatology: Part I: Anti-inflammatory agents. Phytomedicine l: 161–171.

Hörmann HP, Korting HC (1995) Allergie acute contact dermatitis due to Arnica tincture self-medication. Phytomedicine 4: 315–317.

Isaac o (1992) Die Ringelblume. Botanik, Chemie, Pharmakologie, Toxikologie, Pharmazie und therapeutische Verwendung. Wissenschaftliche Verlagsgesellschaft mbH Stuttgart.

Jakovlev V, Isaac o, Flaskamp E (1983) Pharmakologische Untersuchungen von Kamillen-Inhaltsstoffen. VI. Untersuchungen zur antiphlogistischen Wirkung von Chamazulen und Matricin. Planta Med 49: 67–73.

Jorken S, Okpanyi SN (1996) Pharmakologische Grundlagen pflanzlicher Antirheumatika. In: Loew D, Rietbrock N (Hrsg) Phytopharmaka II, Forschung und klinische Anwendung. Steinkopff, Stuttgart: 115–126.

Kimmatkar N, Thawani V, Hingorani L, Khiyani R (2003) Efficacy and tolerability of Boswellia serrata extract in treatment of osteoarthritis of knee – A randomized double blind placebo controlled trial. Phytomedicine 10: 3–7.

Knoch HG (1991) Hämorrhoiden I. Grades: Wirksamkeit einer Salbe auf pflanzlicher Basis. Münch Med Wschr 31/32: 481–484.

König D, Berg A, Keul J, Schäfer W, Zahradnik HP (1999) Prävention und Therapie mit essentiellen Fettsäuren. Bedeutung der Gamma-Linolensäure für die Pathogenese von prämenstruellem Syndrom, Migräne und Präeklampsie. Schweiz Zschr GanzheitsMedizin 11: 130–139

Korting HC, Schäfer-Korting M, Klövekorn W, Klövekorn G, Martin C, Laux P (1995) Comparative efficacy of hamamelis distillate and hydrocortisone cream in atopic eczema. Eur J Clin Pharmacol 48: 461–465.

Korting HC, Schäfer-Korting M, Hart H, Laux P, Schmid M (1993) Anti-inflammatory activity of hamamelis distillate applied topically to the skin. Influence of vehicle and dose. Eur J Clin Pharmacol 44: 315–318.

Lampert ML, Andenmatten C, Schaffner W (1998) Mahonia aquifolium (Pursh) Nutt. Zeitschrift für Phytotherapie 19: 197–118.

Laux P, Oschmann R (1993) Die Zaubernuß - Hamamelis virginiana L. Z Phytother 14: 155–166.

Lecomte A, Costa JP (1992) Harpagophytum dans l'arthrose. Etude en double insu contre placebo. 37° 2 Le Magazine: 27–30.

Loew D (1997) Capsaicinhaltige Zubereitungen - Pharmakologie und klinische Anwendung. In: Chrubasik S, Wink M (Hrsg) Rheumatherapie mit Phytopharmaka, Hippokrates Verlag Stuttgart: 149–160.

Loew D (1997) Pharmakologie und klinische Anwendung von capsaicinhaltigen Zubereitungen. Zeitschrift für Phytotherapie 18: 332–340.

Loew D, Möllerfeld J, Schrödter A et al. (2001) Investigations on the pharmacokinetic properties of Harpagophytum extracts and their effect on eicosanoid biosynthesis in vitro ex vivo. Clin Pharmacol Ther 69: 356–64.

Maiche AG, Gröhn P, Mäki-Hokkonen H (1991) Effect of chamomile cream and almond ointment of acute radiation skin reaction. Acta Oncol 30: 395–396.

Manku MS, Horrobin DF, Morse NL et al. (1984) Essential fatty acids in the plasma phospholipids of patients with atopic eczema. Br J Dermatol 110: 643–648.

Mennet-von Eiff M, Meier B (1995) Phytotherapie in der Dermatologie. 9. Schweizerische Tagung für Phytotherapie. Z Phytother 17: 201–210.

Michler B, Arnold CG (1996) Pyrrolizidinalkaloide in Beinwellwurzeln. Deutsche Apotheker Zeitung 136: 2447–2452.

Morse PF, Horrobin DF, Manku MS, Stewart JCM, Allen R, Littlewood S, Wright S, Burton J, Gould DJ, Holt PJ, Jansen CT, Mattila L, Meigel W, Dettke TH, Wexler D, Guenther L, Bordoni A, Patrizi A (1989) Meta-analysis of placebo-controlled studies of the efficacy of Epogam in the treatment of atopic eczema. Relationship between plasma essential fatty acid changes and clinical response. Br J Dermatol 121: 75–90.

Nissen HP, Blitz H, Kreysel HW (1988) Profilometrie, eine Methode zur Beurteilung der therapeutischen Wirksamkeit von Kamillosan*-Salbe. Z Hautkr 63: 184–190.

Obertreis B, Teuscher T, Behnke B, Schmitz H (1997) Pharmakologische Wirkungen des Brennnesselblätterextraktes IDS 23. In: Chrubasik S, Wink M (Hrsg) Rheumatherapie mit Phytopharmaka, Hippokrates Verlag Stuttgart: 90–96.

Patrick KFM, Kumar S, Edwardson PAD, Hutchinson JJ (1996) Induction of vascularisation by an aqueous extract of the flowers of Calendula officinalis L. the European marigold. Phytomedicine 3: 11–18.

Pittler MH, Vogler BK, Ernst E (2000) Efficacy of feverfew for the prevention of migraine (Conchraine Review). In: The Conchrane Library Issue 3, 2000. Oxford: Update Software.

Ramm S, Hansen C (1997) Brennesselblätter-Extrakt: Wirksamkeit und Verträglichkeit bei Arthrose und rheumatischer Arthritis. In: Chrubasik S, Wink M (Hrsg) Rheumatherapie mit Phytopharmaka, Hippokrates Verlag Stuttgart: 97–106.

Rubel DM, Freeman S, Southwell IA (1998) Tea tree oil allergy: What is the offending agent? Report of three cases of tea tree oil allergy and review of the literature. Aust J Dermatol39: 244–7.

Saller R, Berger T, ReicWing J, Harkenthal M (1998) Pharmaceutical and medicinal aspects of Australian tea tree oil. Phytomedicine 5: 489–95.

Scheffler NM (1991) Treatment of painful diabetic neuropathy with Capsaicin 0,075 %. J Am Ped Med Ass 8l: 288–293.

Schempp CM, Windeck T, Hezel S,. Simon JC (2003) Topical treatment of atopic dermatitis with St. John's wort cream - a randomized, placebo controlled, double blind half-side comparison. Phytomedicine 10 Suppl 4: 31–37

Schempp CM, Winghofer B, Lütke R et al. (2000) Topical application of St. John's Wort (Hypericum perforatum L.) and of its metabolite hyperforin inhibits the allostimulatory capacity of epidermal cells. Br J Dermatol142: 979–84.

Schilcher H (Hrsg) (1987) Die Kamille. Handbuch für Ärzte, Apotheker und andere Naturwissenschaftler. Wissenschaftliche Verlagsgesellschaft mbH Stuttgart.

Schmelz H, Hämmerle HD, Springorum HW (1997) Analgetische Wirkung eines Teufelskrallenwurzel-Extraktes bei verschiedenen chronisch-degenerativen Gelenkerkrankungen. In: Chrubasik S, Wink M (Hrsg) Rheumatherapie mit Phytopharmaka, Hippokrates Verlag Stuttgart: 86–89.

Schmid BM (1998) Behandlung von Cox- und Gonarthrosen mit einem Trockenextrakt aus Salix purpurea x daphnoides. Placebokontrollierte Doppelblindstudie zur Kinetik, Wirksamkeit und Verträglichkeit von Weidenrinde. Dissertation der Fakultät für Chemie und Pharmazie der Eberhard-Karls-Universität Tübingen.

Schnitzer TH, Morton C, Coker S, Flynn P (1992) Effectiveness of reduced applications of topical capsaicin (0.025 %) in osteoarthritis. Arthritis and Rheumatism 35: 123.

Shao Y, Ho CT, Chin CK, Badmaev V, Ma W, Huang MT (1998) Inhibitory activity of boswellic acids from Boswellia serrata against human leukemia HL-60 cells in culture. Planta Med 64: 328–331.

Singh GB, Singh S, Bani S (1996) Anti-inflammatory actions of boswellic acids. Phytomedicine 3: 81–85.

Sorkin B (1980) Hametum-Salbe, eine kortikoidfreie antiinflammatorische Salbe. Phys Med Rehab 21: 53–57.

Steffen C, Menzel J (1983) Enzymabbau von Immunkomplexen. Z Rheumatol 42: 249–255.

Stewart JCM, Morse PF, Moss M, Horrobin DF, Burton JL, Douglas WS, Gould DJ, Grattan CEH, Hindson TC, Anderson J, Jansen CT, Kennedy CTC, Lindskov R, Strong AMM, Wright S (1991) Treatment of severe and moderately severe atopic dermatitis with evening primrose oil (Epogam): a multi-centre study. Journal of Nutritional Medicine 2: 9–15.

Tandan R (1992 a) Topical Capsaicin in painfui diabetic neuropathy. Diabetes Care 15: 8–18.

VanEimeren W, Biehl G, Tuluweit K (Hrsg) (1994) Therapie traumatisch verursachter Schwellungen. Adjuvante systemische Therapie mit proteolytischen Enzymen. Georg Thieme Verlag Stuttgart - New York.

Vogler BK, Ernst E (1999) Aloe vera: a systematic review 'of its clinical effectiveness. Br J Gen Pract 49: 823–8.

Vogler BK, Pittler MH, Ernst E (1998) Feverfew as a preventive treatment for migraine: a systematic review. Cephalgia 18: 704–8.

Vogt HJ, Tausch I, Wöbling RH, Kaiser PM (1991) Melissenextrakt bei Herpes Simplex. Allgemeinarzt 14: 832–841.

Watson CPN, Evans RJ, Watt VR (1988) Postherpetic neuralgia and topical capsaicin. Can J Neurol Sei 15: 197.

Wegener T (1998) Die Teufelskralle (Harpagophytum procumbens DC.) in der Therapie rheumatischer Erkrankungen. Zeitschrift für Phytotherapie 19: 284–294.

Wenzel P, Wegener T (1995) Teufelskralle. Ein pflanzliches Antirheumatikum. Dtsch Apoth Z 135 (13): 1131–1144.

Whitaker DK, Cilliers J, de Beer C (1996) Evening primrose oil (Epogam) in the treatment of chronic hand dermatitis: disappointing therapeutic results. Dermatology 193: 115–20.

Wiesenauer M, Lüdtke R (1996) Mahonia aquifolium in patients with Psoriasis vulgaris - an intraindividual study. Phytomedicine 3: 231–235.

Wildfeuer A, Neu IS, Safayhi H, Metzger G, Wehrmann M, Vogel U, Ammon HPT (1998) Effects of boswellic acids extracted from a herbal medicine on the biosynthesis of leukotrienes and the course of experimental autoimmune encephalomyelitis. Arzneimittel-Forschung/Drug Res 48: 668–674.

Willuhn G (1995) Phythopharmaka in der Dermatologie. Z Phytother 16: 325–342.

9 Mittel zur Steigerung der Abwehrkräfte

Pflanzliche Arzneimittel werden gern in Therapiekonzepte im Sinne einer „Natur- und Ganzheitsmedizin" eingebunden. Die streng organbezogene Zuordnung der einzelnen Phytopharmaka bzw. deren Indikationen, wie sie in diesem Buch vorgenommen worden sind, wird daher nicht von allen Ärzten und Anwendern geteilt. Bei zwei Präparategruppen ist eine solche anatomisch geprägte Zuordnung überhaupt nicht möglich. Es handelt sich dabei um Phytopharmaka, die adaptogen bzw. immunstimulatorisch wirken sollen. Unter Adaptogenen versteht man vorzugsweise Präparate, die einen Organismus gegenüber physikalischen, chemischen und biologischen (nicht infektiösen) „Stressoren" widerstandsfähiger machen sollen, während die so genannten „Immunstimulanzien" vor allem die unspezifischen körpereigenen Abwehrmechanismen gegen Krankheitserreger, insbesondere gegen virale und bakterielle Infekte, aktivieren sollen.

9.1 Adaptogene

Zum Leben jedes Menschen gehören Phasen erhöhter physischer und psychischer Anforderungen. Wiederkehrende Belastungen dieser Art schaden in der Regel nicht, sondern dienen eher der Gesundheit, solange bestimmte Intensitäten nicht überschritten werden. Das individuelle Maß der Belastbarkeit weist aber bekanntlich große Unterschiede auf. Darüber hinaus besteht bei jedem einzelnen ein Lebenszyklus mit maximaler Vitalität um das 20. bis 30. Lebensjahr. Bis zum 70. Lebensjahr ist die maximale Belastbarkeit in etwa halbiert (Hofecker, 1987). Kritische Belastungsspitzen, die von jungen Gesunden problemlos kompensiert werden, können bei Älteren oder Kranken zum Zusammenbruch führen. Sekundärerkrankungen wie Reizmagen, Magenulcus und irritables Colon können die Folge davon sein.

„Anpassungssyndrome" können nicht nur in der alltäglichen ärztlichen Praxis beobachtet werden, sondern wurden auch in zahlreichen Tierexperimenten geprüft. Nach Untersuchungen von Selye (1946) kann die Vorbehandlung mit einem „Stressor" die Resistenz nicht nur gegen diesen selbst erhöhen, sondern auch gegen andere schädliche Noxen. Beispielsweise verhütete bei Ratten eine Vorbehandlung mit verschiedenen Stressoren wie Hitze, Kälte, Muskelarbeit oder Trauma eine normalerweise durch intravenöse Injektion von Histamin hervorgerufene Entzündung des Coecums. Auch Vorbelastungen durch psychischen Streß machten Ratten widerstandsfähiger, z. B. gegen die nach Papain-Injektion auftretenden tödlich verlaufenden Myokardnekrosen (Bajusz und Selye, 1960).

Im pathophysiologischen Konzept der Adaptationserkrankungen spielen hormonale Einflüsse eine maßgebliche Rolle, was wiederum auch im Experiment nachweisbar ist: Beispielsweise sind Ratten gegen Infektionen mit Mycobacterium tuberculosis normalerweise vollständig resistent. Nach immunsupprimierenden Cortisondosen (20 mg pro Tag) infizierten sich jedoch die Tiere. Durch gleichzeitig mit dem Cortison verabreichtes somatotropes Hormon (6 mg pro Tag) ließ sich die Infektion wiederum vollständig verhindern. Daraus wurde die Schlußfolgerung gezogen, daß Hormone wie Cortison, die in Stressituationen vermehrt ausgeschüttet werden, in einem bestimmten Konzentrationsverhältnis zu anderen Hormonen stehen müssen, um durch synergistisches Zusammenwirken bei äußerer Belastung die Homöostase aufrechtzuerhalten (Schole et al., 1978).

Für eine Reihe von Stoffen mikrobiologischer (Farrow et al., 1978; Kaemmerer und Kietzmann, 1983) und pflanzlicher (Brekhman und Dradymov, 1969; Ciplea und Richter, 1988; Wagner et al., 1994) Herkunft wurden im Tierexperiment arzneiliche Wirkungen im Sinne von „Adaptogenen" nachgewiesen. Die Effekte wurden mehrheitlich an gesunden Ganztieren gemessen und waren im Vergleich zu den Kontrollgruppen nur dann signifikant unterschiedlich, wenn die Versuchstiere verschiedenen Belastungen ausgesetzt waren. Hinsichtlich der Art der Belastungen war der Antistreßeffekt unspezifisch, d. h. unabhängig davon, ob die Stressoren Infektionen, Vergiftungen, Strahlen, Verletzungen, körperliche oder psychische Belastungen darstellten. Der zugrundeliegende Wirkmechnismus ist weder am Tier noch am Menschen geklärt. Im Sinne Selyes wird davon ausgegangen, daß solche Stoffe generell bei Streßsituationen die „Anpassungsphase" erweitern und damit die „Erschöpfungsphase" hinausschieben oder verhindern.

9.1.1 Ginseng-Wurzel

Ginseng-Wurzel und daraus hergestellte Drogen haben seit etwa 2000 Jahren einen festen Platz in der traditionellen Heilkunde Ostasiens. Darüber hinaus liegt für kaum eine Droge so umfängliche wissenschaftliche Fachliteratur vor wie für Ginseng. In zwei zusammenfassenden Übersichtsarbeiten wurden nicht weniger als 482 (Ploss, 1988) bzw. 151 (Sonnenborn und Proppert, 1990) wissenschaftliche Arbeiten zur Anwendung von Ginseng zitiert und referiert.

9.1.1.1 Pflanze, Droge und Inhaltsstoffe

Die Stammpflanze der als Droge verwendeten Ginseng-Wurzel (Ginseng radix, Abb. 9.1) ist *Panax ginseng* C. H. Meyer. Wildwachsender Ginseng ist heute praktisch nicht mehr

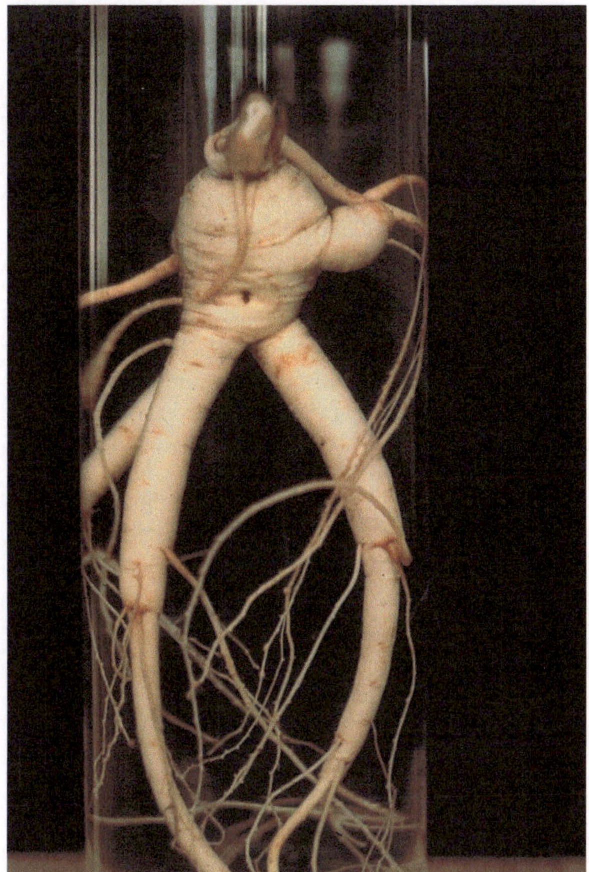

Abb. 9.1. ◀ Ginseng-Wurzel (*Ginseng radix*), nach etwa 6-jähriger Vegetationszeit.

aufzufinden; früher war er in Höhen von etwa 1000 m in Korea und China beheimatet. Aufgrund der hohen Nachfrage, u. a. vom kaiserlichen Hof in China, hat der Plantagenanbau jedoch bereits vor 800 Jahren begonnen (Hyo-Won et al., 1987). Die Anbaugebiete befinden sich heute in Korea, China und im östlichen Sibirien. Panax ginseng ist eine mehrjährige Staudenpflanze mit fleischigen, hellgelblichen braunen und häufig geteilten Wurzeln, die aromatisch duften und bittersüß schmecken. Der Stengel erreicht eine Höhe von 60–80 cm. Die Stammpflanze gehört zu den Efeugewächsen. Die zur Herstellung von Extrakt- und Pulverpräparaten verwendete Droge besteht aus den getrockneten Haupt- und Nebenwurzeln der etwa 6 jährigen Pflanzen. Die Droge enthält 2–3 % Saponine in glykosidischer Bindung (Ginsenoside), von denen 9 hinsichtlich ihrer Struktur aufgeklärt und mit Kurzbezeichnungen (Ro bis Rh_2) benannt werden. Anhand des Saponinmusters kann man Drogen verschiedener Herkunft unterscheiden. Daneben enthält die Droge etwa 0,05 % in Ether lösliche, leicht flüssige Stoffe („ätherisches Öl") (Obermeier, 1980; Youn, 1987; Sonnenborn und Proppert, 1990).

9.1.1.2 Pharmakologie und Toxikologie

Es existiert ein außerordentlich umfangreiches Schrifttum über Wirkungen sowohl von Ginseng-Extrakten als auch von Ginsengsaponinen (= Ginsenosiden). Nachgewiesen wurden: ZNS-stimulierende Effekte; Schutzeffekte gegen die unterschiedlichsten Noxen wie gegenüber ionisierenden Strahlen, Infektionen und Giften (Bleisalzen, Alloxan), gegen die schädlichen Auswirkungen von erschöpfendem, körperlichem und physischem Streß; Beeinflussung des Kohlenhydrat- und Lipidstoffwechsels, der RNA- und Proteinbiosynthese; immunstimulierende Wirkungen. Schlußfolgerungen über die Wirksamkeit beim Menschen können aus diesen experimentellen Untersuchungen nur mit großen Einschränkungen gezogen werden. Weder die Anwendungsart (meist peritoneal), noch die Dosis entsprechen der Situation beim Menschen. Ginseng-Extrakte wirken fördernd auf Bifidusbakterien der menschlichen Darmflora und selektiv hemmend auf bestimmte Clostridienstämme (Ahn et al., 1990). Die in Tierversuchen beobachteten anabolen (wachstumsfördernden) Effekte können vielleicht auch indirekt über eine Beeinflussung der Darmflora zustandekommen.

Untersuchungen zur akuten Toxizität wurden an Maus und Ratte, solche zur akuten bis chronischen Toxizität (20–180 Tage) an Ratten, Hühnern und Zwergschweinen durchgeführt. Untersuchungen zur Teratologie wurden an trächtigen Ratten und Kanninchen durchgeführt; die Mutagenität wurde im AMES-Test geprüft. Bei diesen Untersuchungen ergaben sich keine Hinweise für erhöhte toxikologische Risiken (Ploss, 1988).

9.1.1.3 Klinische Studien am Menschen

Von 1968–1990 wurden die Ergebnisse von insgesamt 37 klinischen Studien mit Probanden und Patienten publiziert, davon 22 im Zeitraum von 1980–1985. 15 der Studien wurden kontrolliert, 8 doppelblind durchgeführt. Von insgesamt 2562 Behandlungsfällen waren 973 (19 Studien) gesunde Probanden, davon 238 Spitzensportler. 943 geriatrische Fälle wurden in 7 Studien geprüft. In 5 weiteren Studien waren insgesamt 527 Patienten mit diversen Stoffwechselerkrankungen eingeschlossen. Zwei weitere Studien fanden mit insgesamt 159 Frauen nach der Menopause statt. Die Behandlungsdauer betrug mehrheitlich 60–120 Tage. Die Dosierung betrug bei Wurzelpulver-Präparaten 400–1200 mg/d, bei Extrakt-Präparaten 200–600 mg/d.

Die Auswertung dieser Studien im Hinblick auf meßbare Effekte ergab, daß in 13 Studien (1572 Fälle) Besserungen der Befindlichkeit unter dem Ginseng-Präparat berichtet wurden. In 17 Studien (846 Fälle) wurden darüber hinaus Besserungen der physischen Leistungsfähigkeit berichtet; eine Besserung der intellektuellen Leistungsfähigkeit wurde in 11 Studien und Verbesserungen diverser Stoffwechselparameter in weiteren 10 Studien berichtet. In allen Studien wurde die Nebenwirkungsfreiheit oder -armut der Therapie betont. Lediglich in einem Falle wurde über eine Tachykardie berichtet. Eine statistische Bewertung der Ergebnisse wurde allerdings nur in etwa der Hälfte der Studien vorgenommen. Heutigen Anforderungen an Planung und Durchführung würden diese Studien insgesamt kaum noch standhalten (Übersichten zu den älteren Studien bei Sonnenborn und Proppert, 1990, und WHO, 1999). Eine systematische Erfassung und Bewertung fand nur wenige hochwertige Studien, aus denen sich

Beweise für die Steigerung der physischen und kognitiven Leistungen durch Ginseng ableiten ließen (Vogler und Pittler, 1999). Dem stehen neuere Studien gegenüber, in denen Steigerungen der physischen Leistungsfähigkeit durch Ginseng zu mindestens bei jungen gesunden Probanden nicht nachgewiesen werden konnten (Engels et al., 1996; Morris et al., 1996; Allen et al., 1998; Bahrke und Morgan, 2000).

9.1.1.4 Indikationen, Dosierungen, Risiken und Gegenanzeigen

Die Monographie „Ginseng radix (Ginseng-Wurzel)" der Kommission E von 1991 nennt als Anwendungsgebiete „Als Tonikum zur Stärkung und Kräftigung bei Müdigkeits- und Schwächegefühl, nachlassender Leistungs- und Konzentrationsfähigkeit sowie in der Rekonvaleszenz." Als Dosis werden 1–2 g Droge empfohlen. Bei Extrakt-Präparaten empfehlen sich aufgrund der Ergebnisse der klinischen Studien Dosierungen von 200–600 mg pro Tag. Die Anwendungsdauer wurde auf 3 Monate beschränkt, was aufgrund nicht auszuschließender hormonartiger oder hormoninduzierender Wirkungen begründet ist. Als weitere Risiken wurden mögliche Suchtprobleme, Blutdrucksteigerungen, Unruhezustände, Schlaflosigkeit und Libidosteigerung (Palmer et al., 1978; Siegl, 1979, 1980) berichtet. Diese Berichte sollen allerdings ausschließlich aus angelsächsischen Ländern stammen, wo Ginseng-Präparate als Lebensmittel, unkontrolliert im Hinblick auf die pharmazeutische Qualität und in viel zu hoher Dosierung, eingenommen wurden (Sonnenborn und Proppert 1990, WHO, 1999).

9.1.2 Eleutherococcus-Wurzel

Die auch als „sibirischer Ginseng" bezeichnete Droge besteht aus den getrockneten Wurzelteilen von *Eleutherococcus senticosus,* einem in Sibirien und dem nördlichen China vorkommenden und bis etwa 2–3 m hoch werdenden Strauch aus der Familie der Efeugewächse, der mit dem asiatischen Ginseng verwandt ist. Der schlanke Strauch fällt durch die sehr dünnen verholzten, etwa 5 mm langen Stachelborsten auf, die zur Namensbezeichnung beitrugen. Die Droge weist einen aromatischen, etwas beißenden, leicht süßlichen Geschmack auf. Als wesentliche Inhaltsstoffe werden Lignanglykoside vom Typus des Liriodendrins und Cumarine, darunter Isofraxidin, genannt. Im Gegensatz zum koreanischen Ginseng kommen Saponine jedoch nur in geringer Konzentration vor. Eine zusammenfassende Übersicht zu den Inhaltsstoffen und deren Analytik findet sich bei Bladt et al. (1990).

Eleutherococcus-Wurzel wurde in den 6oiger Jahren in der damaligen Sowjetunion als Ersatzdroge für Ginseng-Wurzel geprüft und entwickelt. Aufgrund pharmakologischer Untersuchungen wurde festgestellt, daß die Wirkung derjenigen von Ginseng-Wurzel entspricht bzw. diese sogar übertreffen soll (Brekhman und Dardymov, 1969). Eleutherococcus-Wurzel steht deshalb seit den 6oiger Jahren als Stärkungsmittel im russischen Arzneibuch; seit etwa 1975 hat es als Stärkungsmittel auch in westlichen Ländern Eingang gefunden.

Die mit Eleutherococcus-Extrakt durchgeführten tierexperimentellen Studien entsprechen nach Anlage und Ergebnissen den mit Ginseng-Extrakt durchgeführten

Untersuchungen. Belegt ist die eiweißanabole Wirkung von Extrakten (Kaemmerer und Fink 1980; Zorikov et al., 1974) und vom Reinstoff Liriodendrin (Ro et al., 1977). Bei gesunden Probanden kam es unter der Medikation (4 Wochen lang, 3mal täglich 10 ml Extrakt des Fertigarzneimittels Eleu-Kokk) zu einer hochsignifikanten Zunahme immunkompetenter Zellen, vornehmlich der T-Lymphozyten vom Helfer/Induktor-Typ, aber auch von zytotoxischen und natürlichen Killerzellen (Bohn et al., 1987). Die Relevanz dieses mittels durchflußzytometrischer Untersuchungen (Lovett et al., 1984; Pichler et al., 1985) erzielten Versuchsergebnisses für die klinische Anwendung von Eleutherococcus-Extrakten ist bisher ungeklärt. Bei jungen Athleten führte die Einnahme von Eleutherococcus-Extrakt über einen Zeitraum von 8 Tagen im Falle einer Studie (Asano et al., 1986; n = 6) zu signifikanten Steigerungen physischer Leistungsparameter, im Falle einer anderen Studie (Dowling et al., 1996; n = 20) dagegen nicht. In zwei weiteren kontrollierten Studien wurden Steigerungen der kognitiven Leistungen (Winther et al., 1997) sowie protektive Wirkungen gegen Herpes-simplex-Infektionen (Williams, 1995) gefunden. Eine systematische Auswertung aller kontrollierten Studien fand allerdings für keine dieser Indikationen genügend Material, das die Wirksamkeit hinreichend sicher belegt (Vogler et al., 1999). Eine Übersicht über zahlreiche Publikationen zur Pharmazie, Pharmakologie und Klinik von Eleutherococcus findet sich bei Betti (2002).

Die Monographie „Eleutherococci radix (Eleutherococcus-senticosus-Wurzel)" empfiehlt folgende Anwendungsgebiete: „Als Tonikum zur Stärkung und Kräftigung bei Müdigkeits- und Schwächegefühl, nachlassender Leistungs- und Konzentrationsfähigkeit sowie in der Rekonvaleszenz." Als Tagesdosis werden 2–3 g Droge empfohlen; Extrakt-Präparate sollen entsprechend ihrem Drogenäquivalent dosiert werden. Ähnlich wie bei Ginseng soll die Behandlungsdauer in der Regel 3 Monate nicht überschreiten. Als Gegenanzeige wird Bluthochdruck genannt, Neben- und Wechselwirkungen sind nicht bekannt.

9.1.3 *Rhodiola rosea*

Rhodiola rosea ist eine mehrjährige, im nördlichen Polarkreis und in höheren Bergregionen Europas, Asiens und Nordamerikas beheimatete, bis etwa 60 cm hoch wachsende Pflanze. Zubereitungen aus der Wurzel von *Rhodiola rosea* werden traditionell in Sibirien und bestimmten Regionen Skandinavies als Mittel zur Stärkung und zur Erhöhung der Widerstandskraft gegen Infektionen verwendet. In der früheren Sowietunion wurde die Droge systematisch beforscht; seit 1960 sollen mehr als 180 Publikationen über phytochemische, pharmakologische und klinische Studien erschienen sein. Ähnlich Eleutherococcus soll *Rhodiola rosea* vor allem stressmindernde und leistungssteigernde Eigenschaften, daneben aber auch antioxidative und kardioprotektive Wirkungen haben. In einer kürzlich erschienenen Übersichtsarbeit (Brown et al., 2003) wird über etwa 20 neuere Therapiestudien am Menschen berichtet. Zum Beispiel nahmen in einer randomisierten Doppelblindstudie 20 Studenten während ihrer 3-wöchigen Examensperiode 2 x 550 mg/d Rhodeola-Wurzelextrakt oder Placebo ein. Zu Beginn und am Ende der Behandlungsphase wurde mit validierten Testverfahren die psychomotorische Funktion, und die mentale Arbeitskapazität sowie mit einer Selbstbeurteilungsskala das allgemeine Wohlbefinden geprüft. Bei allen 3 Prüfkriterien ergaben sich signifikante Unterschiede zu Gunsten der Verum Gruppe (Spasov et al., 2000). Eine weitere randomisierte placebo-kontrollierte Studie wurde mit 161 Kadetten im Alter von 19 bis 21 Jahren durchgeführt, von denen 61 das Verum (einmalig am Morgen 370 mg oder 555 mg Trockenextrakt) und 40 das Placebo erhielten; 20 Kadetten bildeten eine unbehandelte Kontrollgruppe. Gemessen an einem Vigilanz-Index, der sich summarisch aus mehreren kognitiven und physiologischen Testverfahren zusammensetzte, ergab sich eine signifikante Überlegenheit der Verum- gegenüber der Placebo- und der unbehandelten Kontrollgruppe (Shevtsov et al., 2003).

Rhodiola rosea wurde nicht von der Kommission E bewertet. Entsprechende Fertigarzneimittel sind gegenwärtig in Deutschland nicht im Handel.

9.2 „Immunstimulanzien"

„Immunstimulanzien" sind Substanzen, welche die Aktivität des Immunsystems steigern sollen. Im Gegensatz zu den Impfstoffen besitzen sie jedoch keine Antigenverwandtschaft mit spezifischen Krankheitserregern. Die Wirkung ist daher unspezifisch und soll in erster Linie auf einer Stimulation der zellvermittelnden Abwehr (Makrophagen, Granulo- und Leukozyten) sowie daraus freigesetzter Mediatoren bestehen (Abbildung 9.2). Bei der Anwendung von Immunstimulantien ist daher immer auch das

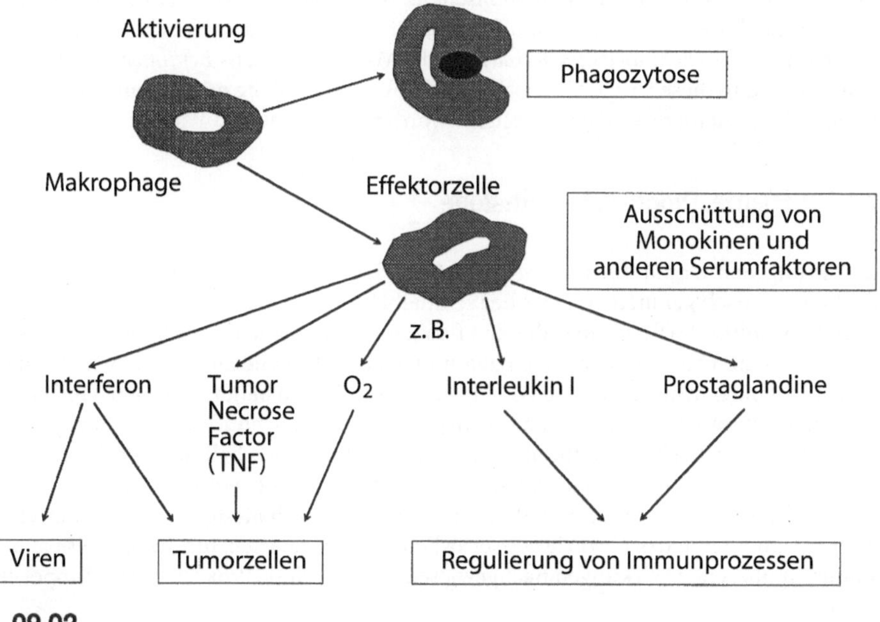

09.02

Abb. 9.2. ▲ Unspezifische Stimulierung der zellvermittelten Abwehr.

Risiko der Manifestation physiologischerweise unterdrückter Immunreaktionen zu bedenken, die sich in einer Exazerbation chronisch-entzündlicher Prozesse manifestieren könnte. Die angestrebte Steigerung der körpereigenen Im-munabwehr könnte somit auch bisher ruhende Autoimmunprozesse aktivieren (Haustein, 1998).

In der Phytotherapie wird der Begriff Immunstimulation zum Teil anstelle der traditionell gebrauchten Bezeichnung „Reizkörper- und Umstimmungstherapie" verwendet. Unspezifische Reizkörpertherapie besteht in der Provokation einer Herd- oder Allgemeinreaktion (Entzündung, Fieber), Anregung der Immunität und/oder zur vegetativen „Umstimmung"; sie zielt auf eine günstige Beeinflussung natürlicher Regulationen ab.

In der Praxis der Behandlung mit pflanzlichen Immunstimulantien stehen Zubereitungen aus zwei Gattungen ganz im Vordergrund, nämlich solchen aus Sonnenhut *(Echinacea)* und aus Mistelkraut *(Viscum)*. Ausschließlich in Kombinations-Präparaten mit Echinacea haben außerdem Wasserhanf *(Eupatorium)*, Wilder Indigo *(Baptisia)* und Lebensbaum *(Thuja)* eine gewisse Bedeutung. Früher angewendete Zubereitungen aus Osterluzei *(Aristolochia)* und Venusfliegenfalle *(Dionaea)* dürfen wegen kanzerogener Risiken nicht mehr ärztlich verordnet oder empfohlen werden.

9.2.1 Sonnenhut (Echinacea)

Auf der Grundlage von insgesamt 4 Monographien der Kommission E aus den Jahren 1989 und 1992 können heute noch 2 Drogenzubereitungen aus Sonnenhut empfohlen und verordnet werden, nämlich alkoholische Extrakte aus der Wurzel des schmalblättrigen Sonnenhutes *(Echinacea pallida)* und Preßsäfte aus dem frischen Kraut von Purpursonnenhut *(Echinacea purpurea)*. Zu der Wurzeldroge aus *Echinacea pallida* ist anzumerken, daß diese Droge bis etwa 1990 offenbar regelmäßig mit derjenigen aus der Spezies *Echinacea angustifolia* verwechselt worden ist (Bauer und Wagner, 1988).

9.2.1.1 Pflanze, Droge und Inhaltsstoffe

Die Gattung Sonnenhut *(Echinacea)* umfaßt 9 Spezies in mehreren Varietäten. Die zuerst medizinisch genutzte Art war der schmalblättrige Sonnenhut *(Echinacea angustifolia* resp. *pallida)*. Die Heimat dieser Pflanzen ist das östliche Nordamerika, wo sie eine Wuchshöhe von 40–60 cm erreichen und als traditionelle Droge zur Behandlung schlecht heilender Wunden von den dortigen Ureinwohnern benutzt wurden. Von europäischen Siedlern wurde die Pflanze zu Beginn des 20. Jahrhundert nach Europa gebracht. Der Versuch, sie in Kulturen anzusiedeln, mißlang, weshalb die Spezies *E. purpurea* gezüchtet und für pharmazeutische Produkte verwendet wurde (Abb. 9.3).

Echinaceae pallidae radix enthält charakteristische Inhaltsstoffe wie Echinacein, Echinolon und Echinacosid sowie wasserlösliche Polysaccharide, für die teilweise auch immunstimulierende Wirkungen nachgewiesen worden sind (Proksch, 1982; Stimpel et al., 1984).

Der Preßsaft auf *Echinacea purpurea* wird aus den ganzen frischen blühenden Pflanzen gewonnen. Hundert Teile Preßsaft enthalten wasserlösliche Extraktivstoffe aus

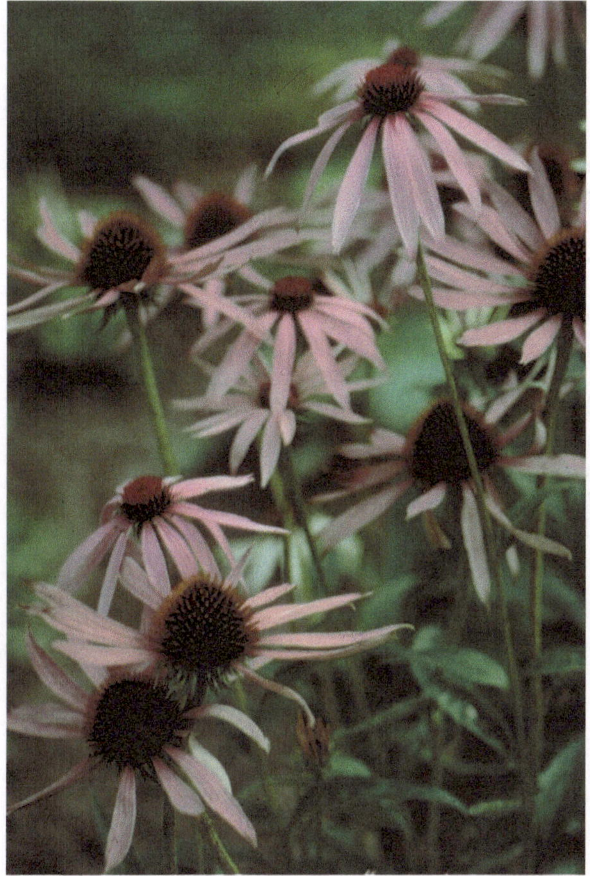

Abb. 9.3. ◄ Purpursonnenhut (*Echinacea purpurea*).

40 Teilen Frischpflanze. Genaue Angaben über die chemische Zusammensetzung der Preßsäfte liegen nicht vor. Es ist aber anzunehmen, daß die wasserlösliche Polysaccharidfraktion darin ebenfalls enthalten ist.

Eine umfassende Übersicht über die Inhaltsstoffe wie auch zur Pharmakologie der Echinacea-Drogen findet sich bei Bauer und Wagner (1990).

9.2.1.2 Pharmakologie und Toxikologie

Zu pharmakologischen Effekten mit Echinacea-Zubereitungen liegen insgesamt etwa 70 Publikationen vor. Die Untersuchungen haben mehrheitlich die stimulierenden Wirkungen auf immunkompetente Zellen bei Tier und Mensch zum Inhalt. So wurden die Phagozytoseaktivität menschlicher Granulozyten bei Inkubation mit Hefepartikeln in vitro sowie die Phagozytose von Kohlepartikeln durch Leber- und Milzmakrophagen in vivo geprüft. Verschiedene Echinacea-Präparationen allein oder in Kombination mit weiteren Drogenauszügen (Wasserhanf, Wilder Indigo, Thuja) führten ebenso wie eine

Reihe isolierter Stoff-Fraktionen oder Reinsubstanzen aus den Echinacea-Drogen zu Aktivierungen der Phagozytoseaktivität. Außerdem wurde gezeigt, daß bestimmte Echinacea-Polysaccharide eine vermehrte Freisetzung von Interleukin 1, Tumor-Nekrose-Faktor und Interferon verursachen (Bauer und Wagner, 1990; Wagner und Jurcic, 1991; Bauer, 1997).

Untersuchungsergebnisse zur akuten und chronischen Toxizität von Echinacea-Extrakten wurden bisher nicht publiziert. Isolierte Echinacea-Polysaccharide hatten bei intraperitonealer Applikation an Mäusen LD_{50}-Werte von) 2500 mg/kg, so daß auf eine sehr geringe Toxizität geschlossen werden kann (Bauer und Wagner, 1990). Untersuchungen zur Gentoxizität von Echinacea-Zubereitungen wurden für 2 Handelspräparate, darunter ein Kombinationspräparat, das Echinacea zusammen mit anderen immunstimulierenden Pflanzenauszügen enthält, durchgeführt. Die Ergebnisse, die bisher nicht in publizierter Form vorliegen, wurden 1992 in einem zusammenfassenden Bericht für das Bundesgesundheitsamt bewertet. Der Gutachter kam zu dem Schluß, daß Mutagenitätstests insbesondere für Zubereitungen aus Echinacea purpurea in ausreichendem Umfang durchgeführt worden sind und diese in vitro negative Ergebnisse zeigten. Die Wahrscheinlichkeit von tumor-initiierenden Wirkungen wurde deshalb als sehr gering eingeschätzt. Für die Risikoabschätzung tumor-promovierender Wirkungen fehlten geeignete Untersuchungen in vivo (Schulte-Hermann, 1992).

9.2.1.3 Studien zur therapeutischen Wirksamkeit

Eine Metaanalyse bewertete 26 kontrollierte klinische Studien, von denen 18 randomisiert und 11 doppelblind durchgeführt worden sind. 6 dieser Studien wurden mit insgesamt 3 Mono-Extrakten, 20 mit insgesamt 4 Kombinations-Präparaten durchgeführt. Bei allen 4 Kombinations-Präparaten war allerdings der Echinacea-Extrakt (E. angustifolia/pallida) die quantitativ dominierende und damit wahrscheinlich die therapeutisch bedeutsame Komponente. Die methodische Bewertung der Studien erfolgte auf der Basis eines Summenscores von insgesamt 16 Bewertungskriterien. Nur 8 Studien erreichten mehr als 50 % des möglichen Gesamtscores. Die beste Studie, die 70 % des möglichen Gesamtscores erreichte, war mit einem Kombinations-Präparat (Resistan) durchgeführt worden (Melchart et al., 1994).

Für den Indikationsbereich „Infektionen der oberen Luftwege" lagen die meisten Studien und die besten Ergebnisse vor. 6 Studien, alle randomisiert und placebo-kontrolliert, zeigten signifikante Besserungen von Symptomen, eine Studie auch eine Verkürzung der Krankheitsdauer. Design und Behandlungsdauer waren untereinander relativ ähnlich, so daß an dieser Stelle beispielhaft über die Ergebnisse der am höchsten bewerteten Studie (Dorn, 1989) berichtet werden soll. Doppelblind wurden von 100 Patienten mit akuten grippalen Infekten am ersten und zweiten Behandlungstag je 30 ml, vom 3. bis 6. Tag je 15 ml des Echinacea-Präparates bzw. zugehörigen Placebos eingenommen. Die Kontrolluntersuchungen erfolgten bei Aufnahme (1. Termin) sowie nach 2–4 Tagen (2. Termin) und nach 6–8 Tagen (3. Termin). Die Ausprägung von 7 Erkältungssymptomen (Mattigkeit, Gliederschmerz, Kopfschmerz, Schnupfen, Husten, Halsschmerzen und Rachenrötung) wurden halbquantitativ nach einem Scoresystem bewertet. Wie nicht anders zu erwarten, nahmen die Scorewerte sowohl in der Verum- als auch in der Placebogruppe innerhalb des etwa 8tägigen Beobachtungszeitraumes rasch ab. Die Scoredifferenz gegenüber den Anfangswerten waren bei der 3. Kontrolle unter dem Verum bei allen 7 Symptomen, unter Placebo dagegen nur bei 3 Symptomen statistisch signifikant (p < 0,01 bis 0,001). Aus den Ergebnissen ließe sich in etwa ableiten, daß ein banaler Infekt der oberen Luftwege bei Einnahme eines geeigneten Echinacea-Präparates vom Beginn der Symptome an optimalerweise um etwa 1/4 bis 1/3 (von ca. 10 auf ca. 7 Tage) verkürzt werden könnte.

Mit demselben Kombinationspräparat, das in der oben berichteten Studie von Dorn (1989) zur Anwendung kam, wurde der mögliche Nutzen der prophylaktischen Einnahme eines pflanzlichen Immunstimulanz geprüft. In einer placebokontrollierten Doppelblindstudie wurde bei 646 Studenten der Universität Köln im Winterhalbjahr 1989/90 die Wirkungen einer mindestens 8wöchigen prophylaktischen Einnahme auf die Erkrankungshäufigkeit an grippalen Infekten geprüft. 609 Probanden (303 Verum und 306 Placebo) beendeten die Studie. Insgesamt 363 der Studienteilnehmer hatten in der anamnestisch zurückliegenden 12-Monats-Periode mehr als 3 grippale Infekte und wurden protokollgemäß dem Teilkollektiv „Infektanfällige" zugeordnet. Im Vergleich mit der Placebo-Behandlung traten unter Verum im Gesamtkollektiv insgesamt 15 % weniger Erst- und 27 % weniger Rezidiv-Infekte auf. Im Teilkollektiv der „infektanfälligen" Probanden wurde die Gesamtzahl der Infekte gegenüber Placebo um knapp 20 % gesenkt. Im Gegensatz zum Gesamtkollektiv war der Gruppenunterschied bei den „Infektanfälligen" auch statistisch signifikant (p < 0,05; Schmidt, 1990).

Seit der Publikation der Metaanalyse von Melchart et al. (1994) wurde noch eine weitere placebo-kontrollierte Doppelblindstudie mit einem Echinacea-purpurea-Preßsaft (Handelspräparat Echinacin) bei 120 Patienten mit akuten Infekten der oberen Luftwege publiziert. Die Behandlungsdauer betrug ebenfalls 10 Tage. Auch in dieser Studie waren die Besserungsquoten sowohl in Bezug auf die Symptomatik als auch in Bezug auf die Krankheitsdauer unter der Einnahme des Echinacea-Präparates der Placebo-Therapie signifikant überlegen (Hoheisel et al., 1997). Eine weitere Studie bei akuten Infekten der oberen Luftwege wurde mit 3 verschiedenen Extraktzubereitungen aus Echinacea purpurea bei insgesamt 59 Patienten durchgeführt. Die Behandlungsdauer betrug 1 Woche. Die Tagesdosis entsprach 40 mg bzw. 280 mg eines Extraktes aus der Gesamtpflanze oder 180 mg eines Wurzelextraktes. Die Wirksamkeit der 3 Präparationen wurde im Vergleich mit Placebo auf der Basis eines Beschwerden-Gesamtscores aus 12 Symptomen bewertet. Dieser sank im Verlauf der Therapie in der Placebo-Gruppe um 29 %, mit dem Wurzelextrakt um 45 % und mit den beiden Dosierungen des Gesamtpflanzenextraktes um 63 % bzw. 64 %. Die Ergebnisse mit dem Gesamtpflanzenextrakt waren der Placebo-Therapie signifikant überlegen (Brinkeborn et al., 1999).

Demgegenüber führten 2 weitere placebo-kontrollierte Studien zur prophylaktischen Wirksamkeit von Echinacea-Präparaten zu keinen positiven Ergebnissen. In einer Studie wurden 300 Probanden über einen Zeitraum von 12 Wochen entweder mit einem Extrakt aus Echinacea angustifolia oder einem solchen aus Echinacea purpurea oder Placebo behandelt. Die mittlere Zeit bis zum Auftreten des 1. Infektes der oberen Luftwege betrug in den 3 Gruppen 66 bzw. 69 bzw. 65 Tage. Lediglich bei der subjektiven Bewertung des Therapieerfolges durch die Probanden ergaben sich signifikante Unterschiede zugunsten der beiden Verum-Präparate (Melchart et al., 1998). Eine weitere Studie wurde mit einem Fluidextrakt aus Echinacea purpurea bei 109 infektgefährdeten Patienten (mehr als 3 Atemwegsinfekte im zurückliegenden Jahr) durchgeführt. Die Behandlungsperiode betrug 8 Wochen. In dieser Zeit bekamen 65 % der

Patienten aus der Echinacea-Gruppe und 74 % der Patienten unter Placebo akute Infekte der oberen Luftwege (Grimm und Müller, 1999).

Weitere Studien wurden teilweise bereits in den 50 er Jahren bei Patientinnen mit gynäkologischen sowie bei urologischen Infektionen durchgeführt. Gemessen an den Maßstäben heute gültiger Prüfrichtlinien weisen diese Studien hinsichtlich der Beurteilung der Wirksamkeit zum Teil erhebliche methodische Mängel auf. Aufgrund der relativ hohen Patientenzahlen waren sie aber für eine zusammenfassende Bewertung der Unbedenklichkeit geeignet. Eine zu diesem Zweck durchgeführte Metaanalyse kam zu dem Ergebnis, dass insbesondere die Präparate mit Echinacea-purpurea-Preßsaft als arzneilich wirksamem Bestandteil bei oraler Einnahme von allen Altersgruppen sehr gut toleriert werden. Bei einer multizentrischen Studie mit insgesamt 1231 Patienten gaben beispielsweise in einem Therapiezeitraum von 4 bis 6 Wochen nur etwa 5 % der Teilnehmer unspezifische und relativ unbedeutende Nebenwirkungen, wie unangenehmen Geschmack oder gelegentliche Übelkeit oder Bauchschmerzen an (Parnham, 1996). Die gute Verträglichkeit wurde in zwei neueren Übersichten über die kontrollierten klinischen Studien bestätigt, die Wirksamkeit dagegen als unzureichend gesichert eingestuft. Giles et al (2000) werteten 12 Studien zur Therapie oder Vorbeugung von Infektionen der oberen Atemwege aus. Die Studien vor 1997 hatten die Wirksamkeit vorwiegend bestätigt, waren jedoch mit teilweise erheblichen methodischen Mängeln behaftet. Von 5 Studien ab 1997 waren 3 bestätigend, zwei weitere, darunter die größte Studie (Melchert et al., 1998), dagegen nicht bestätigend. In dem aktuellen Conchrane Review (Melchert et al., 2001) werden 16 Studien bewertet (8 mit therapeutischer, 8 mit prophylaktischer Behandlung; insgesamt 3396 Patienten). Eine klare Empfehlung für die Anwendung von Echinacea-Präparaten an Patienten geht auch aus dieser Bewertung nicht hervor. Barrett (2003) kommt in einem weiteren Review zur Pharmakologie und Klinik zu einem ähnlichen Ergebnis.

9.2.1.4 Indikationen, Dosierungen und Risiken

Die Monographien der Echinacea-Präparate wurden von der Kommission E 1992 überarbeitet. Positive Bewertungen erhielten nur noch alkoholische Wurzel-Extrakte des schmalblättrigen Sonnenhutes (Echinaceae pallidae radix) und Preßsäfte des Purpursonnenhutkrautes (Echinaceae purpureae herba). Bei den Wurzel-Extrakten lautet die Indikation „Zur unterstützenden Therapie grippeartiger Infekte"; bei den Preßsaft-Präparaten lautet das Anwendungsgebiet „Unterstützende Behandlung rezidivierender Effekte im Bereich der Atemwege und der ableitenden Harnwege". Bei beiden Zubereitungen soll die Dauer der Anwendung nicht länger als 8 Wochen betragen. Die Tagesdosis soll im Falle des Wurzel-Extraktes (Tinktur 1 : 5 mit 50 % Ethanol) einem Drogenäquivalent von 900 mg entsprechen; im Falle des Preßsaftes sollen 6–9 ml pro Tag eingenommen werden. Wegen der möglicherweise bereits im Mund- und Rachenbereich stattfindenden Wirkung (Immunstimulation im Bereich des Waldeyerschen Rachenringes) soll die Anwendung in Form von Flüssig-Präparaten oder Lutschtabletten erfolgen. Als Gegenanzeigen gelten aus grundsätzlichen Erwägungen (Stimulation autoimmunologischer Prozesse) Systemerkrankungen wie Tuberkulose, Leukosen, Multiple Sklerose, Kollagenosen und andere Autoimmunerkrankungen.

9.2.2 Mistelkraut

Die Anwendung von Mistelkraut-Extrakten zur Krebstherapie wurde 1916 von Rudolf Steiner eingeführt. Steiner ist der Begründer der Anthroposophie, die eine Geistes- und keine Naturwissenschaft ist. Aufgrund dieses historischen Hintergrundes wäre die Behandlung mit Mistelpräparaten nicht Gegenstand einer naturwissenschaftlich begründeten Phytotherapie. Andererseits sind jedoch sowohl im pharmakologischen als auch im klinischen Bereich Anstrengungen unternommen worden, Wirkungen und Wirksamkeit von Mistel-Zubereitungen mit den in der Schulmedizin üblichen Methoden zu prüfen. Nur auf diese Untersuchungs- und Bewertungsverfahren beziehen sich die nachfolgenden Ausführungen.

9.2.2.1 Pflanze, Inhaltsstoffe und Wirkungen

Die europäische Mistel, *Viscum album* (Abb. 9.4), ist ein immergrüner Halbschmarotzer. Sie entnimmt der Wirtspflanze Wasser und Mineralsalze, ist aber hinsichtlich der CO_2-Verwertung autotroph. Es gibt 3 Unterarten, die sich durch die Wirtsspezifität unterscheiden, nämlich die Laubholzmistel, die auf allen europäischen Laubbäumen mit Ausnahme der Buche, aber besonders gern auf Apfelbäumen und Pappeln wächst; die Tannenmistel, die auf Weißtannen wächst und die als Kiefernmistel bezeichnete Subspezies, die neben den Kiefern allerdings auch Lärchen und gelegentlich Fichten als Wirtsbaum hat.

Von den charakteristischen Inhaltsstoffen wird vor allem den Mistellektinen aufgrund immunpharmakologischer Untersuchungen eine Bedeutung als Wirkstoff, z. B. im Sinne einer Stimulation von T-Lymphozyten, gegeben. Das „Lektin I" stimulierte im Tierversuch natürliche Killerzellen zur Zytoxizität. Außerdem wurde die Phagozytose verschiedener Immunzellen angeregt (Hajto et al., 1989, 1990 a). Der Gehalt verschiedener Mistel-Drogen und -Zubereitungen an Lektinen ist jedoch sehr unterschiedlich, so daß der weitere Fortschritt auf diesem Gebiet von der Herstellung optimierter Zubereitungen abhängig war. Ein auf das Mistel-Lektin normierter Extrakt, der aus Pappelmistel gewonnen wird, ist inzwischen als Fertigarzneimittel verfügbar (Handelspräparat Lektinol). Mit diesem Extrakt wurden in vitro und in vivo dosisabhängige Wirkungen im Sinne der Stimulation von Immunzellen, der gesteigerten Zytokin-Sekretion und zytotoxischer Wirkungen auf verschiedene Arten von Tumorzellen nachgewiesen (Joller, 1996; Beuth et al., 1997; Mengs, 1997; Vehmeyer, 1998; Weber et al., 1998). Der lektin-optimierte Mistel-Extrakt, mit dem inzwischen auch erste Wirksamkeitsnachweise bei der Therapie von Tumor-Patienten vorliegen (siehe 9.2.2.2) ist geeignet, die Mistel-Therapie auf eine solide naturwissenschaftliche Grundlage zurückzuführen. Eine gewissen Bedeutung wird neben den Lektinen auch den in der Mistel enthaltenen sauren Polysacchariden zugeordnet, die in vitro eine aktivierende Wirkung u. a. auf das Komplement-System hatten (Wagner und Jordan, 1986; Beuth et al., 1992; Gabius et al., 1994).

Als Droge wird bei den in Deutschland im Handel befindlichen Mistel-Präparaten das frische Mistelkraut verwendet. Die technische Zubereitung geschieht jedoch bei den einzelnen Präparaten sehr unterschiedlich, offenbar auch mit stark anthroposophischem Einschlag. Bei einigen Präparaten (z. B. Plenosol, Helixor) erscheint die Her-

Abb. 9.4. ▶ Mistelstrauch (*Viscum album*).

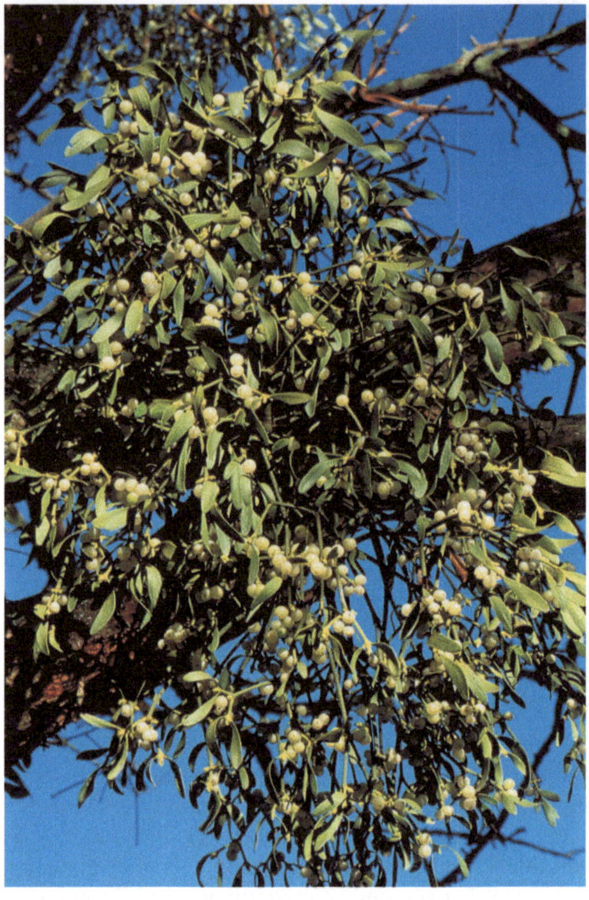

stellung noch relativ einfach, wobei im wesentlichen ein wässriger Gesamtpflanzenextrakt gewonnen wird. Bei anderen Präparaten (z. B. Iscador) ist der anthroposophische Rahmen unverkennbar: Die ein- bis zweijährigen Triebe der Mistelbüsche mit Stengeln, Blättern, Knospen, Blüten und Beeren werden in noch frischem Zustande – innerhalb von 24 h nach der Ernte – verarbeitet. Zunächst wird eine Art Pflanzensaft hergestellt: Die Pflanzenteile werden zerkleinert und unter Zusatz von destilliertem Wasser mit Walzen zerquetscht, so daß ein Aquosum-Extrakt entsteht, von dem 1 Teil Extraktgewicht 1 Teil Mistelgewicht entsprechen. Dieser Extrakt wird für die Dauer von 4–6 Wochen einer anaeroben Milchsäuregärung unterworfen; durch Verdünnen im Verhältnis 1 : 5 und nach Mischen von „Viscum-Sommer- und Viscum-Wintersaft" erhält man die 10 %ige Iscador-Ursubstanz, die durch weiteres Verdünnen zu Präparationen unterschiedlicher Wirkungsstärke verarbeitet wird. Zur Sterilisierung werden die Ampullen, je nach Vorschrift der einzelnen Länder, entweder hitzesterilisiert oder keimfiltriert.

Tabelle 9.1.
Metaanalyse der 11 kontrollierten klinischen Studien mit Mistel-Präparaten (nach Kleijnen und Knipschild, 1994).

Erstautor	Einschlußdiagnose	Handelspräparat	Statistisches Ergebnis	Gesamtscore
Dold, 1991	Bronchialkarzinom	Iscador	0	8,5
Douwes, 1986	Colorektale Karzinome	Helixor	Trend	6,0
Salzer, 1991	Bronchialkarzinom	Iscador	Trend	5,5
Douwes, 1988	Colorektale Karzinome	Helixor	signifikant	5,0
Salzer, 1978, 1980	Bronchialkarzinom	Iscador	signifikant	5,0
Salzer, 1979, 1983, 1988	Magenkarzinom	Iscador	Trend	4,5
Fellmer, 1966, 1968	Cervixkarzinom	Iscador	Trend	4,0
Gutsch, 1988	Mammakarzinom	Helixor	signifikant	4,0
Heiny, 1991	Mammakarzinom	Eurixor	signifikant	3,5
Salzer, 1987 a	Mammakarzinom	Iscador	Trend	3,0
Majewski, 1963	Genitalkarzinom bei Frauen	Iscador	Trend	1,0

9.2.2.2 Klinische Studien zur Wirksamkeit

In den letzten 30 Jahren sind fast 50 klinische Studien mit Mistel-Präparaten durchgeführt worden. Dabei handelt es sich ausschließlich um parenterale Anwendungen, insbesondere zur subkutanen Injektion. Wegen der Heterogenität der Herstellungsverfahren dürften eigentlich nur die Ergebnisse mit einzelnen Präparaten zusammengefaßt werden. Entsprechende Übersichten finden sich bei Kiene (1989) und Hauser (1993).

11 kontrollierte klinische Studien mit Mistel-Präparaten wurden einer zusammenfassenden Metaanalyse unterzogen (Kleijnen und Knipschild, 1994). Die Studien wurden aufgrund von 10 Qualitätskriterien mit einem Scoresystem bewertet. Das Ergebnis dieser Metaanalyse einschließlich der Benennung der Einschlußdiagnosen, der verwendeten Handelspräparate und der statistischen Resultate ist in der Tabelle 9.1 zusammengefaßt. Die Autoren bewerteten die wissenschaftliche Qualität der Studien insgesamt als schwach. Keine einzige Studie war doppelblind durchgeführt worden. Bei einer Studie lag eine adäquate Randomisation vor. Die insgesamt am besten bewertete Studie (Dold et al., 1991) war eine im Auftrag der Bundesversicherungsanstalt für Angestellte durchgeführte multizentrische Prüfung, bei der der Effekt von Iscador mit einem Multivitamin-Präparat als Placebo verglichen wurde. An der Studie nahmen 408 Patienten mit fortgeschrittenem, nicht-kleinzelligem Bronchialkarzinom teil. Die Diagnose war histologisch gesichert. Die mittlere Überlebenszeit betrug 9,1 Monate für das Mistel-Präparat gegenüber 7,6 Monaten unter Placebo. Nach 2 Jahren lebten 11,5 % der Patienten mit dem Mistel-Präparat gegenüber 10,1 % derjenigen mit Placebo-Therapie. In beiden Fällen waren die Unterschiede statistisch nicht signifikant. Die Bewertung der Lebensqualität ergab ebenfalls keine statistischen Unterschiede zwischen den Behandlungsgruppen. Allerdings gaben die Iscador-Patienten signifikant häufiger eine Verbesserung des Gesamtbefindens an. Die Autoren dieser Studien hielten das Gesamtergebnis dennoch nicht für ausreichend für eine generelle Empfehlung dieser Therapie bei Patienten mit nicht-kleinzelligem Bronchialkarzinom.

Mit einem auf das Mistel-Lektin 1 normierten Extrakt wurden 2 Studien durchgeführt. Eine prospektive Kohorten-Studie an 884 Patienten mit malignen Tumoren unterschiedlicher Entitäten, darunter insbesondere Mamma- und Colon-Karzinome, ergab über einen Prüfzeitraum von 3 Monaten bei einer Dosierung von nur 2,5 µg/kg Körpergewicht subcutan signifikante Verbesserungen bei einer validierten Score-Bewertung zur Lebensqualität. Die Verträglichkeit des Prüfpräparates wurde von 92 % der Patienten und 94 % der Ärzte als „sehr gut" bis „gut" beurteilt. Als unerwünschte Begleiterscheinungen traten in jeweils 4 Fällen erythematöse Ausschläge, Hautjucken oder Entzündung der Injektionsstellen auf (Finelli et al., 1998). In einer offenen Studie wurden 477 Patienten mit resezierten Kopf- und Nackentumoren in 2 Gruppen randomisiert, von denen die eine für die Dauer von etwa 4 Jahren zusätzlich zu weiteren therapeutischen Maßnahmen ein standardisiertes Mistelpräparat, die andere Gruppe keine Zusatztherapie erhielt. Primärer Zielparameter war die Überlebenszeit, sekundäre Parameter waren die Rezidiv-Quoten und die Lebensqualität. Die Studie ergab bei keinem der geprüften Kriterien einen signifikanten Gruppenunterschied (Steuer-Vogt, 2001).

9.2.2.3 Indikationen, Dosierungen und Risiken

Die Monographie „Visci albi herba (Mistelkraut)" wurde von der Kommission E im Jahre 1984 verabschiedet. Die Mehrzahl der kontrollierten klinischen Studien (Tabelle 9.1) ist zwar erst im Zeitraum danach durchgeführt worden, jedoch haben sich dabei keine grundlegenden neuen Kenntnisse ergeben. Als Anwendungsgebiete wurden von der Kommission E 1984 festgelegt: „Zur Segmenttherapie bei degenerativ entzündlichen Gelenkerkrankungen, durch Auslösung cuti-visceraler Reflexe, nach Setzen lokaler Entzündungen durch intrakutane Injektionen. Zur Palliativtherapie im Sinne einer unspezifischen Reiztherapie bei malignen Tumoren." Diese Anwendungsgebiete beziehen sich ausschließlich auf die intra- oder subkutane Applikation. Die Dosierungen sollen nach den Angaben der Hersteller erfolgen. Dabei ist zu beachten, daß die Injektionsampullen in bis zu 10 unterschiedlichen Konzentrationen angeboten werden (innerhalb eines Behandlungszyklus stufenweise Steigerung beginnend mit der niedrigsten Konzentration) und darüber hinaus für die Anwendung Folgeprogramme unter Einbeziehung mehrerer Subspezies (Tannen-, Apfelbaum-, Kiefern-, Eichen-Mistel) empfohlen werden. Das erinnert an den anthroposophischen Ursprung dieser Therapie, die mit der naturwissenschaftlichen Medizin nur grenzwertig verbunden ist.

Wegen der parenteralen Applikation sind Eiweiß-Überempfindlichkeit, wegen möglicher Immunwirkungen chronisch progrediente Infektionen wie Tuberkulose Kontraindikationen. Als Nebenwirkungen werden in der Monographie genannt: Schüttelfrost, hohes Fieber, Kopfschmerzen, pektanginöse Beschwerden, orthostatische Kreislaufstörungen und allergische Reaktionen.

9.2.3 Medizinische Hefen

Hefe wurde schon von den Ägyptern als Arzneimittel benutzt, ebenso von Griechen und Römern. Die pharmazeutische Bezeichnung Faex ist aus dem klassischen Latein entlehnt und bedeutet das Unreine, den Bodensatz bei der Gärung. In der Volksmedizin biererzeugender Länder war Hefe immer ein viel verwendetes Mittel: bei Verstopfung als mildes Laxans; bei enteralen Infekten und Intoxikationen gegen Durchfall; gegen Neigung zu Furunkulose, Akne und Ekzem.

Getrocknete Bierhefe (Faex medicinalis) gemäß dem Deutschen Arzneibuch ist eine untergärige Hefe, bestehend aus nicht mehr vermehrungsfähigen Zellen, jedoch mit weitgehend erhaltenen Enzymaktivitäten. Wegen der Herkunft aus Pilzkulturen *(Saccharomyces cerevisiae)* können Bierhefe-Präparate der Phytotherapie zugeordnet werden. Rohe untergärige Bierhefe enthält allerdings reichlich Hopfenbestandteile, weshalb sie vor der Weiterverarbeitung für medizinische Zwecke entbittert werden muß. Bezüglich der Trockensubstanz besteht die Bierhefe zu 50–60 % aus Stickstoff-verbindungen (Proteine, Nukleinsäuren, freie Aminosäuren und biogene Amine), zu 15–37 % aus Kohlenhydraten, zu 4–7 % aus Fetten und Lipiden, hauptsächlich Phosphatiden.

Die therapeutische Anwendung von Bierhefe beruht im wesentlichen auf Volksmedizin und Erfahrungsheilkunde. Einige pharmakologische Untersuchungen wiesen einen gesteigerten Phagozytoseindex der Peritonealmakrophagen bei der Maus (Schmidt, 1977) sowie eine Abschwächung experimenteller Infektionen bei Mäusen und bei Rhesus-Affen (Sinai et al., 1974) nach. Bei Kindern mit Kwaskiorkor bildeten sich bei Zusatznahrung mit Hefe die Ödeme schneller zurück, was auf die darin enthaltenen B-Vitamine zurückzuführen sein dürfte (Gervais, 1973).

Die von der Kommission E im Jahre 1988 erstellte Monographie „Faex medicinalis (Medizinische Hefe)" nennt als Anwendungsgebiete „Appetitlosigkeit; als Adjuvans bei chronischen Formen von Akne und Furunkulose." Die mittlere Tagesdosis soll 6 g betragen. Unter „Nebenwirkungen" wird angegeben, daß bei empfindlichen Patienten in Einzelfällen Migräneanfälle ausgelöst und durch die Einnahme gärfähiger Hefe Blähungen verursacht werden können.

9.3 Therapeutischer Stellenwert

Pflanzliche Mittel zur unspezifischen Steigerung der Abwehrkräfte füllen therapeutische Lücken, vor allem in der ambulanten ärztlichen Praxis in Fällen, bei denen es wenige oder keine Behandlungsalternativen gibt. Das gilt insbesondere für Sonnenhut- und Mistel-Präparate. Die Sonnenhut-Präparate zählen mit insgesamt 1 Million Verordnungen pro Jahr nach wie vor zu den besonders häufig eingenommenen Phytopharmaka. Verordnet wurden sie bisher an Patienten, darunter häufig auch Kindern, mit häufig rezidivierenden Infekten, insbesondere solchen der oberen Luftwege. Da bei Kindern bis zum 2. Lebensjahr keine klare Diagnose über rezidivierende Infektionen gestellt werden kann und auch das angeborene Immunsystem noch nicht voll ausdifferenziert ist, sollten Kinder generell nicht vor dem 2. Lebensjahr mit Immunstimulanzien behandelt werden. Bei Patienten mit rezidivierenden Infekten sollte in erster Linie mit nichtmedikamentösen Verfahren (z. B. Kneippsche Anwendungen, sportliche Bewegung, Ausschaltung von Noxen) eine langfristige Resistenzsteigerung versucht werden, was allerdings in der Praxis in nicht wenigen Fällen mißlingt. Da es kaum pharmakotherapeutische Alternativen gibt und die Echinacea-Präparate nach den bisherigen Erfahrungen nur ein geringes Risikopotential zu haben scheinen, ist der Versuch mit entsprechenden Präparaten gerechtfertigt. Die Datenlage, insbesondere in bezug auf die klinischen Studien, läßt ein gewisse Wirksamkeit wahrscheinlich erscheinen. Da immunologische Abwehrreaktionen ihrer Natur nach schubweise verlaufen, erscheint eine kontinuierliche Einnahme solcher Präparate wenig sinnvoll. In den Monographien wird deshalb die Einnahmedauer auf maximal 8 Wochen beschränkt.

Die therapeutische Wirksamkeit der herkömmlichen Mistelkraut-Zubereitungen gilt im naturwissenschaftlichen Sinne auf der Basis der bisher vorliegenden Daten als nicht ausreichend belegt. Dennoch ist aufgrund zahlreicher positiver Einzelfallberichte zur palliativen Therapie bei malignen Tumoren die Behandlung mit Mistel-Präparaten gerechtfertigt, da die naturwissenschaftlich orientierte Medizin keine geeigneten therapeutischen Alternativen anbieten kann. Das in der klinischen Prüfung befindliche, auf Mistel-Lektin-1 normierte Präparat erscheint jedoch sehr aussichtsreich und bietet die Chance, diese für die Praxis sehr bedeutsame Therapie auf eine sichere naturwissenschaftliche Grundlage zurückzuführen.

Im Gegensatz zur palliativen Therapie maligner Tumore mit Mistel-Zubereitungen sind pflanzliche Immunstimulanzien bei anderen Indikationen gemäß den neuen Arzneimittelrichtlinien nicht mehr erstattungsfähig (siehe Tabelle 1.3). Dasselbe gilt weiterhin auch für die pflanzlichen Adaptogene (Ginseng und Eleutherococcus). Im Rahmen der arztgestützten Selbstmedikation spielen Ginseng-Präparate aber durchaus eine Rolle. Die fernöstliche Erfahrungsmedizin sowie die inzwischen weltweite Verbreitung dieser Präparationen zusammen mit der relativ umfänglichen naturwissenschaftlichen Datenbasis zu Wirkungen und Wirksamkeit sprechen insgesamt dafür, daß die vorübergehende Anwendung von Ginseng-Präparaten in der Rekonvaleszenz und bei anderen physischen Schwächezuständen insbesondere auch bei älteren Patienten nützlich sein kann. Die Präparate sollen ausreichend hoch dosiert (1–2 g Droge bzw. 300–600 mg Extrakt täglich) und nur über Zeiträume weniger Wochen eingenommen werden.

9.4 Fertigarzneimittel

Die nachfolgende Zusammenstellung enthält für den hier besprochenen Indikationsbereich pflanzliche Monopräparate, die in der Roten Liste 2003 unter 3 verschiedenen Hauptgruppen (Roborantia-Tonika, Immunmodulatoren und Zytostatika) verzeichnet wurden. Im Falle der Sonnenhut-Präparate wurde außerdem ein häufig verordnetes (siehe Tabelle A3) Kombinationspräparat aufgenommen. Wegen der speziellen Wirkungsweise (Immunmodulation infolge lokaler Reaktion im Bereich des lymphatischen Rachenringes) erscheinen im Falle der Echinacea-Präparate die Flüssig-Zubereitungen und Lutschpastillen zweckmäßiger als Kapsel, Tabletten und Dragees.

Abkürzungen: *Amp* = Ampulle, *D* = Dragee, *DÄ* = Drogenäquivalent, *E* = Extrakt, *FL* = Flüssigpräparat, *FT* = Filmtablette, *K* = Kapsel, *ML1* = Mistel-Lektin 1, *P* = Pulver, *Past* = Pastillen, *PR* = Preßsaft.

Ginseng-Wurzel

Ardey aktiv	Past:	100 mg E
Coriosta Vitaltonicum	FL	
Ginsana	K:	100 mg E; FL: 13 mg E / ml
Ginseng Arkokaps	K:	300 mg P
Ginseng Curarina	K:	250 mg P
Ginseng Tinktur N Gelfert	FL	
Ginseng Twardypharm	K:	100 mg E
Hevert-Aktivon mono	D:	150 mg E
IL HWA Ginseng	K:	500 mg P; FL
Kneipp Ginseng	D:	250 mg P
Orgaplasma	D:	125 mg E
Roter Ginseng von Gintec	K:	300 mg P
Sam Ginseng-Kapseln	K:	90 mg E

Eleutherococcuswurzel-Extrakt

Eleu Curina	FL	
Eleu-Kokk	D:	65 mg; FL
Eleutherococcus-Kapseln Bio Diät	K:	50 mg
Eleutherococcus Lomapharm	D:	42 mg
Eleutheroforce Kapseln	K:	120 mg
Eleutherokokk Arkokaps	K:	70 mg
Eleu-Twardypharm	K:	140 mg
Energotin aktiv	K:	120 mg
Konstitutin forte	K:	100 mg
Vital-Kapseln ratiopharm	K:	50 mg

Purpursonnenhutkraut-Preßsaft

Echan	FL:	80 g/100 g
Echift	FL:	76 g/100 g
Echiherb	T:	143 mg; FL: 80 g/100 g
Echinacea Hevert purp. forte	FL:	80 g/100 g
Echinacea Mega Kapseln gegen Erkältung	K:	176 mg
Echinacea-ratiopharm	T:	100 mg; FL: 80 g/100 g
Echinacea Stada	FL:	80 g/100 g
Echinacin Capsetten Madaus	Past:	89 mg
Echinacin Tabletten Madaus	T:	100 mg
Echinacin Liquidum Madaus	FL:	80 g/100 g
Echinaforce Preßsaft	FL:	77 g/100 g
Echinapur	FL:	76 g/100 g
Episcorit	FL:	76 g/100 g
Esberitox mono	T:	50–60 mg; FL
Florabio naturreiner Heilpflanzensaft	FL:	100g/100 g
Resiatan mono	FL:	76 g/100 g
Resplant	FL:	60 g/100 g
Wiedimmun Phyto-Tropfen	FL:	76 g/100 g

Sonnenhutwurzel-Extrakt [1]

Aar vir	D:	100 mg
Echinacea-ratiopharm	T:	8 mg; FL
Echinacea Tropfen	FL	
Lymphozil Lutschtabletten	T:	30 mg
Lymphozil pro	T:	12 mg
Pascotox mono	T:	9 mg; FL

Sonnenhut-Kombinationspräparat

Esberitox N	Sonnenhut-Wurzel (E)	T:	7,5 mg
	Lebensbaumspitzen (E)		2 mg
	Wilder Indigo, Wurzel (E)		10 mg

Mistelkraut

Anobaviscum	Amp:	0,015–15 mg PR/ml
Cephalektin	Amp:	1 mg
Eurixor	Amp:	1 mg
Helixor[2]	Amp:	0,01–100 mg E/ml
Iscador[3]	Amp:	0,0001–25 mg E/ml
Lektinol	Amp:	15 ng ML1

 **Literatur**

Ahn Y-J, Kim M-J, Yamamoto T, Fujisawa T, Mitsouka T (1990) Selective growth responses of human intestinal bacteria to Araliaceae extracts. Microbial Ecol Health Disease 3: 223–229.

Allen JD, McLung J, Nelson AG, Welsch M (1998) Ginseng supplementation does not enhance healthy young adults' peak aerobic exercise performance. J Am Coll Nutr 17: 462–6.

Asano K, Takahashi T, Miyashita M et al. (1986) Effect of *Eleutherococcus sentiosus* extract on human physical working capacity. Planta Med 3: 175–7.

Bahrke MS, Morgan WP (2000) Evaluation of the ergogenic properties of ginseng. Sports Med 29: 113–33.

Bajusz E, Selye H (1960) Über die durch Streß bedingte Nekroseresistenz des Herzens. Ein Beitrag zum Phänomen der „gekreuzten Resistenz". Naturwissenschaft 47: 520–521.

Barrett B (2003) Midicinal properties of *Echinacea:* A critical review. Phytomedicine 10: 66–86.

Bauer R (1997) Echinacea – Pharmazeutische Qualität und therapeutischer Wert. Zeitschrift für Phytotherapie 18: 207–214.

Bauer R, Wagner H (Hrsg) (1990) Echinacea. Wissenschaftliche Verlagsgesellschaft mbH Stuttgart.

Betti G (2002) Taigawurzel (*Eleutherococcus sentiosus*) – das pflanzliche Adaptogen zur Steigerung der psychomotorischen, mentalen und physischen Leistungsfähigkeit. J Pharmakol Ther 6: 167–78.

---

[1] E. pallida/angustifolia
[2] Formen: Tannen-, Apfelbaum- und Kiefern-Mistel
[3] Formen: Apfelbaum-, Kiefern- und Eichen-Mistel

Beuth J, Ko HL, Gabius HJ, Burrichter H, Oette K, Pulverer G (1992) Behavior of lymphocyte subsets and expression of activation markers in response to immunotherapy with galactoside-specific lectin from mistletoe in breast cancer. Clin Invest 70: 658–661.

Beuth J, Lenartz D, Uhlenbruck G (1997) Lektinoptimierter Mistelextrakt. Experimentelle Austestung und klinische Anwendung. Zeitschrift für Phytotherapie 18: 85–91.

Bladt S, Wagner H, Woo WS (1990) Taiga-Wurzel. Dtsch Apoth Z 27: 1499–1508.

Bohn B, Nebe Cr, Birr C (1987) Flow-cytometric studies with Eleutherococcus senticosus extract as an immunomodulatory agent. Arzneim Forsch (Drug Res) 37: 1193–1196.

Brekhman II, Dardymov IV (1969) New substances of plant origin which increase non-specific resistance. Ann Rev Pharmacol 9: 419–430.

Brinkeborn RM, Shah DV, Degenring FH (1999) Echinaforceand other Echinacea fresh plant preparations in the treatment of the common cold. Phytomedicine 6: 1–5.

Brown RP, Gerbarg PL, Ramazanov Z (2003) Rhodiola rosea – a phytomedicinal overview. HerbalGram 56: 40–52.

Dold U, Edler L, Mäurer HC, Müller-Wening D, Sakellariou B, Trendelenburg F, et al (1991) Krebszusatztherapie beim fortgeschrittenen nicht-kleinzelligen Bronchialkarzinom. Georg Thieme Verlag, Stuttgart.

Dorn M (1989) Milderung grippaler Effekte durch ein pflanzliches Immunstimulans. Natur- und Ganzheitsmedizin 2: 314–319.

Dowling EA, Redondo DR, Branch JD et al. (1996) Effect of Eleutherococcus sentiosus on submaximal exercise performance. Med Sci Sports Exerc 28: 482–9.

Engels HJ, Said JM, Wirth JC (1996) Failure of chronic ginseng administration to affect work performance and energy metabolism in healthy adult females. Nutr Res 16: 1295–1305.

Farrow JM, Leslie GB, Schwarzenbach FH (1978) The in vivo protective effect of a complex yeast preparation (Bio-Strath) against bacterial infections in mice. Medita (Solothurn) 8: 37–42.

Finelli A, Limberg R, Scheithe K (1998) Mistel-Lektin bei Patienten mit Tumorerkrankungen. Diagnostik und Therapie im Bild 1998: 2–5.

Gabius HJ, Gabius S, Joshi SS, Koch B, Schroeder M, Manzke WM, Westerhausen M (1994) From ill-defined extracts to the immunomodulatoty lectin: Will there be a reason for oncological application of mistletoe? Planta Med 60: 2–7.

Gervais C (1973) Profitable effect of a lactic yeast in nutritient deficient Biafran children. Bull Soc Pathol exot 66: 445–447.

Giles JT, Palat CT, Chien SH et al. (2000) Evaluation of echinacea treatment of the common cold. Pharmacotherapy 20: 690–7.

Grimm W, Müller HH (1999) A randomized controlled trial of the effect of fluid extract of Echinacea purpurea on the incidence and severity of colds and respiratory infections. Am J Med 106: 138–143.

Hajto T, Hostanka K, Frei K, Rordorf Chr, Gabins H-J (1990 a) Increased secretion of tumor necrosis factor a, interleukin 1, und interleukin 6 by Heiman mononuclear cells exposed to β-galactoside – specific lectin from clinically applied mistletoe extract. Canc Res 50: 3322.

Hajto T, Hostanka K, Gabius HI (1989) Modulatory potency of the β-galactoside – specific lectin from mistletoe extract (Iscador) an the host defense system in vivo in rabbits and patients. Canc Res 49: 4803.

Hajto T, Hostanka K, Gabius HI (1990 b) Zytokine als Lectin-induzierte Mediatoren in der Misteltherapie. Therapeutikon 4: 136–145.

Hauser S P (1993) Mistel – Wunderkraut oder Medikament? Therapiewoche 43 (3): 76–81.

Haustein KO (1998) Immuntherapeutika und Zytostatika. In: Schwabe U, Paffrath D (Hrsg) Arzneiverordnungs-Report '98. Springer Verlag, S. 326–331.

Hofecker, G (1987) Physiologie und Pathophysiologie des Alterns. Öster Apoth Z 41: 443–450.

Hoheisel O, Sandberg M, Bertram S, Bulitta M, Schäder M (1997) Echinagard treatment shortens the course of the common cold: a double-blind, placebo-controlled clinical trial. European Journal of Clinical Research 9: 261–268.

Hyo-Won B, Il-Heok K, Sa-Sek, H, Byung-Hun H, Mun-Hae H, Ze-Hun K, Nak-Du K (1987) Roter Ginseng. Schriftenreihe des Staatlichen Ginseng-Monopolamtes der Republik Korea.

Infect Immunity 46: 845–849.

Joller PW, Menrad JM, Schwarz T et al. (1996) Stimulation of cytokine production via a special standardized mistletoe preparation in an in vitro human skin bioassay. Arzneimittel-Forschung/Drug Res 46: 649–653.

Kaemmerer K, Fink J (1980) Untersuchungen von Eleutherococcus-Extrakt auf trophanabole Wirkungen bei Ratten. Der praktische Tierarzt 61: 748–753.

Kaemmerer K, Kietzmann M (1983) Untersuchungen über streßabschirmende Wirkungen von oral verabreichtem Zinkbacitracin bei Ratten. Zbl Vet Med A 30: 712–721.

Kiene H (1989) Klinische Studien zur Misteltherapie karzinomatöser Erkrankungen. Eine Übersicht. Therapeutikon 3: 347–353.

Kleijnen J, Knipschild P (1994) Mistletoe treatment for cancer. Review of controlled trials in humans. Phytomedicine 1: 255–260.

Koch HP, Eidler S (1988) Eleutherococcus Senticosus. Sibirischer Ginseng. Wissenschaftlicher Bericht. Kooperation Phytopharmaka, Köln Bonn Frankfurt Bad Homburg.

Lovett EJ, Schnitzer B, Keren DF et al. (1984) Application of flow cytometry to diagnosis pathology. Lab Invest 50: 115–140.

Melchart D, Linde K, Worku F, Bauer R, Wagner H (1994) Immunomodulation with Echinacea – a systematic review of controlled clinical trials. Phytomedicine 1: 245–254.

Melchart D, Walther E, Linde K, Brandmaier R, Lersch C (1998) Echinacea root extracts for the prevention of upper respiratory tract infections. Arch Fam Med 7: 541–545.

Melchert T Linde K, Fischer P, Kaesmayr J (2001) Echinacea for preventing and treating the common cold (Conchrane Review). In: The Conchrane Library, Issue 1, 2001. Oxford: Update Software.

Mengs U, Weber K, Hostanska K et al. (1997) Tierexperimentelle Studien zur pharmakologischen Wirkung von Lektinol. Abstractband, 8. Kongreß der Gesellschaft für Phytotherapie 1997.

Morris AC, Jacobs I, Kligerman TM (1996) No ergometric effect of ginseng ingestion. Int J Sport Nutr 6: 263–71.

Obermeier A (1980) Zur Analytik der Ginseng- und Eteutherococcusdroge. Dissertation Ludwig-Maximilians-Universität München.

Palmer BV, Montgomery ACV, Monteiro JCMP (1978) Ginseng und mastalgia. Brit Med J I: l284 (letter).

Parnham MJ (1996) Benefit-risk assessment of the squeezed sap of the purple coneflower (Echinacea purpurea) for long-term oral immunostimulation. Phytomedicine 3: 95–102.

Pichler WJ, Emmendörfer A, Peter HH et al. (1985) Analyse von T-Zell-Subpopulationen. Pathophysiologisches Konzept und Bedeutung für die Klinik. Schweiz med Wschr 115: 534–550.

Ploss E (1988) Panax Ginseng C. A. Meyer. Wissenschaftlicher Bericht. Kooperation Phytopharmaka, Köln Bonn Frankfurt Bad Homburg.

Proksch A (1982) Über ein immunstimulierendes Wirkprinzip aus Echinacea purpurea. Dissertation, Ludwig-Maximilians-Universität, München.

Ro HS, Lee SY, Han BH (1977) Studies an the lignan glycoside of Acanthopanax cortex. J Pharm Korea 21: 81–86.

Schmidt Ch (1977) Unspezifische Steigerung der Phagozytoseaktivitäten von Peritoneal-makrophagen nach oraler Gabe verschiedener Hefepräparationen. Dissertation Freie Universität Berlin.

Schmidt U, Albrecht M, Schenk N (1990) Pflanzliches Immunstimulans senkt Häufigkeit grippaler Infekte. Plazebo-kontrollierte Doppelblindstudie mit einem kombinierten Echinacea-Präparat mit 646 Studenten der Kölner Universität. Natur- und Ganzheitsmedizin 3: 277–282.

Schole J, Harisch G, Sallmann HP (1978) Belastung, Ernährung und Resistenz. Parey, Hamburg Berlin.

Schulte-Hermann R (1992) Zur Bewertung gentoxischer und tumorpromovierender Eigenschaften von Zubereitungen aus Echinacea-Arten (Echinacea purpurea, Echinacea angustifolia, Echinacea pallida) im Hinblick auf ein kanzerogenes Risiko. Wissenschaftliches Gutachten im Auftrag des Bundesgesundheitsamtes Berlin.

Selye R (1946) The general adaptation syndrome and the disease of adaptation. J Clin Endocrinol 6: 117–130.

Siegl RK (1979) Ginseng abuse syndrome – problems with the panacea. J Amer Assoc 241: 1614–1615.

Siegl RK (1980) Ginseng an the high blood pressure. J Am Med Assoc 243: 32.

Shevtsov VA, Zholus BI, Shervarly VI et al. (2003) A randomized trial of two different doses of a SHR-5 *Rhodiola rosea* extract versus placebo and control of capacity for mental work. Phytomedicine 10: 95–105.

Sinai Y, Kaplan A, Hai Y et al. (1974) Enhancement of resistance to infections disease by oral administration of brewer's yeast. Infection Immunol 9: 781–787.

Sonnenborn U, Proppert Y (1990) Ginseng (Panax ginseng C. A. Meyer). Z Phytotherapie 11: 35–49.

Spasow AA, Wikman GK, Mandrikow VB, Mirinova IA, Neumoin VV (2000) A double blind, placebo-controlled pilot study of the stimulating and adaptogenic effect of *Rhodiola rosea* SHR-5 extract on the fatigue of students caused by stress during an examination period with a repeated low-dose regimen. Phytomed 7: 85–89.

Steuer-Vogt MK, Bonkowsky V, Ambrosch P et al. (2001) The effect of an adjuvant mistletoe treatment programme in resected head and neck cancer patients: a randomized controlled clinical trial. Eur J Cancer 37: 23–31.

Stimpel M, Proksch A, Wagner H et al. (1984) Macrophage activation and induction of macrophage cytotoxicity by purified polysaccharide fractions from the plant Echinacea purpurea.

Vehmeyer K, Hajto T, Hostanska K et al. (1998) Lectin-induced increase in clonogenic growth of haematopoietic progenitor cells. Eur J Haematol 60: 16–20.

Vogler BK, Pittler MH, Ernst E (1999) The efficacy of ginseng. A systematic review of randomised clinical trials. Eur J Clin Pharmacol 55: 567–75.

Wagner H, Jordan E (1986) Structure and properties of polysaccharides from Viscum album (L.). Oncology (Suppl l): 8–15.

Wagner H, Jurcic K (1991) Immunologische Untersuchungen von pflanzlichen Kombinationspräparaten. Arzneim Forsch/Drug Res 41: 1072–1076.

Wagner H, Nörr H, Winterhoff H (1994) Plant Adaptogens. Phytomed 1: 63–76.

Weber K, Mengs U, Schwarz T, Hajto T, Hostanska K, Allen TR, Weyhenmeyer R, Lentzen H (1998) Effects of a standardized mistletoe preparation on metastatic B 16 melanoma colonization in murine lungs. Arzneim Forsch/Drug Res 48 (I): 497–502.

WHO monographs on selected medicinal plants, Vol.1. World Health Organisation, Geneva 1999, pp 168–82.

Williams M (1995) Immuno-protection against herpes simplex type II infection by eleutherococcus root extract. Int J Altern Compl Med 13: 9–12.

Winther K, Ranlov C, Rein E, Mehlsen J (1997) Russian root (Siberian Ginseng) improves cognitive functions in middle-aged people, whereas Ginkgo biloba seems effective only in the elderly. J Neurol Sciences 150: S90.

Youn YS (1987) Analytisch vergleichende Untersuchungen von Ginsengwurzeln verschiedener Provenienzen. Dissertation Freie Universität Berlin.

Zorikov PS, Lyapustina TA (1974) Change in a concentration of protein and nitrogen in the reproductive organs of hens under the effect of Eleutherococcus extract. Deposited DOC VINl, 732–774, 58–63, ref Chem Abstracts 86 (1977) 119732.

Anhang:
100 meistverordnete planzliche Präparate

Die Abbildung A1 und die Tabellen A1 – A3 geben eine Übersicht über die 100 meistverordneten pflanzlichen Präparate in Deutschland. Die Zusammenstellung erfolgte auf der Grundlage der Verordnungszahlen für 2002, publiziert bei: Schwabe U, Paffrath D (Hrsg.) Arzneiverordnungsreport 2003. Springer, Berlin–Heidelberg–New York, 2003. Die Bezeichnung der Wirkstoffe erfolgte entsprechend den Angaben in „Rote Liste 2003". Wie aus der Tabelle A3, Spalte „Rang B", letzte Zeile, hervorgeht, befinden sich 100 pflanzliche Präparate unter insgesamt 2267 meistverordneten Arzneimitteln. Diese entsprechen einem kumulativen Jahresumsatz von 19.507.082 T€; die 100 meistverordneten Phytopharmaka einem solchen von 419.940 €. Daraus errechnet sich für das Jahr 2002 ein Anteil der pflanzlichen Präparate an den gesamten Arzneimittelkosten zu Lasten der gesetzlichen Krankenversicherung von 2,15 %. Von den 100 meistverordneten Phytopharmaka entfielen 68 auf Monopräparate (296 T €, entsprechend 70 %) und 32 auf Kombinationspräparate (124 TE, entsprechend 30 %). Von den 32 Kombinationspräparaten entfielen 19 auf solche mit 2, 9 auf solche mit 3, 1 auf solche mit 4, 2 auf solche mit 5 und 1 auf solche mit 9 Wirkstoffen. Die relativen Anteile am Umsatz sind in der Abbildung A1 dargestellt.

Die Rangfolge der führenden Indikationsgebiete (Tabelle A1) entspricht näherungsweise den 8 indikationsbezogenen Kapiteln dieses Buches. Dabei wurden die Ginkgo-Präparate dem Kapitel 2 (Zentrales Nervensystem) und die Kamillen-Präparate, die Externa gegen Schmerz-, Rheuma- und Prellungszustände, sowie die antiphlogistischen Interna dem Kapitel 8 (Haut und Bindegewebe) zugeordnet. Die 68 meistverordneten pflanzlichen Monopräparate lassen sich auf 34 pflanzliche Wirkstoffe reduzieren, deren Rangfolge nach Umsatz (TDM) aus der Tabelle A2 hervorgeht.

Bezogen auf die 100 meistverordneten Präparate ging der Umsatz verordneter Phytopharmaka zwischen 1997 (Stand nach der 4. Auflage dieses Buches) und 2002 um 35 % zurück. Der numerische Anteil der Kombinationspräparate ging von 41 auf 32 zurück. Besonders starke Umsatz-Rückgänge gegenüber 1997 sind bei den Herz-Kreislaufpräparaten (insbesondere bei Rosskastaniensamenextrakt) eingetreten. Zuwächse zwischen 1997 und 2002 erzielte unter den pflanzlichen Wirkstoffen (Tabelle A2) vor allem Pelargoniumwurzel-Extrakt (erstmals in der Liste, Rang 9).

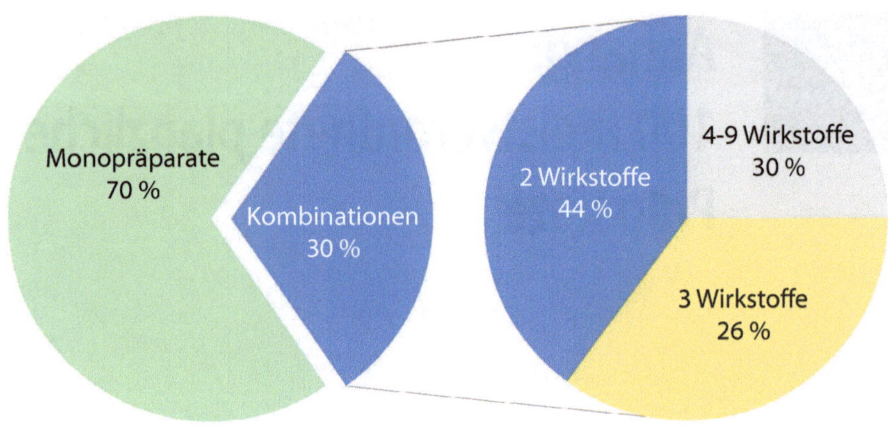

Quelle: Schwabe und Paffrath, Arzneiverordnungsreport 2003

Abb. A1. ▲ Prozentuale Verteilung des Umsatzes der 100 meistverordneten Phytopharmaka 2002 in Deutschland auf Mono- und Kombinations-Präparate.

Tabelle A1.

Verteilung der 100 meistverordneten pflanzlichen Arzneimittel nach Indikationsgruppen. Unter den Jahreszahlen die Kosten in Tausend €; N 2002 = Zahl der Präparate in 2002. Spalte 1: Buchstabenkürzel, unter denen die Indikationsgruppen in den nachfolgenden Tabellen A2 und A3 erscheinen.

	Indikationsgruppe	1994	1997	2000	2002	N 2002
A	Zentrales Nevensystem	315	236	161	135	25
B	Erkrankungen der Atemwege	110	76	96	93	25
C	Herz-Kreislauf-Erkrankungen	116	80	40	31	8
D	Erkrankungen der Harnwege	79	76	46	49	11
E	Magen, Darm, Leber, Galle	110	57	42	41	11
F	Adaptogene, Steigerung der Abwehr	37	37	23	34	4
G	Haut, Bindegewebe, Schmerz	48	30	20	20	12
H	Pflanzliche Gynäkologika	10	18	30	17	4
8	Indikationsgruppen	797	645	485	420	100

Tabelle A2.

Von den 100 meistverordneten Phytopharmaka 2002 entfielen 68 auf Monopräparate, die sich wiederum auf insgesamt 34 pflanzliche Wirkstoffe zurückführen lassen, deren Rangfolge nach Umsatz in Tausend € (T€) in dieser Tabelle angegeben ist. **Abkürzungen: E** = Extrakt; **P** = Drogenpulver; **S** = Salbe.

Rang	Wirkstoffe (Zubereitung)	Präparate	Indikation	Umsatz in T€
1	Ginkgo biloba-Blätter (E)	6	A	73.239
2	Johanniskraut (E)	10	A	36.772
3	Mistelkraut (E)	3	F	32.729
4	Efeublätter (E)	4	B	18.563
5	Weißdornblätter mit Blüten (E)	3	C	15.299
6	Sägepalmenfrüchte (E)	3	D	13.933
7	Saccharomyces boulardii (P)	2	E	13.550
8	Brennesselwurzel (E)	1	D	10.619
9	Pelargoniumwurzel (E)	1	B	8.715
10	Roßkastaniensamen (E)	2	C	8.605
11	Thymiankraut (E)	5	B	5.795
12	Eucalyptusöl/Cineol	2	B	5.476
13	Mariendistelfrüchte (E)	1	E	4.535
14	Pestwurzwurzel (E)	1	A	4.108
15	Kürbissamen (E)	1	D	4.084
16	Mönchspfefferfrüchte (E)	2	H	3.792
17	Bromelain	1	G	3.469
18	Traubensilberkerzenwurzel(E)	1	H	3.344
19	Kamillenblüten (E)	3	G	3.309
20	Baldrianwurzel (E)	2	A	2.860
21	Colchicum-Alkaloide (E)	1	G	2.801
22	Gräserpollen (E)	1	D	2.586
23	Artischockenblätter (E)	1	E	2.282
24	Goldrutenkraut (E)	1	D	2.072
25	Brennesselblätter (E)	1	G	1.995
26	Teufelskrallenwurzel (E)	1	G	1.956
27	Salbeikraut (E)	1	G	1.847
28	Beinwellwurzel (E)	1	G	1.507
29	Bärentraubenblätter (E)	1	D	1.246
30	Nachtkerzensamenöl	1	G	1.241
31	Uzarawurzel (E)	1	E	1.103
32	Alex. Sennesfrüchte (E)	1	E	1.089
33	Zaubernußrinde (E)	1	G	890
34	Isländisch Moos	1	B	234
Summe	**34 pflanzliche Wirkstoffe**	**68 Präparate**		**296**

Tabelle A3.

100 meistverordnete pflanzliche Fertigarzneimittel in Deutschland 2002 . Den Angaben in € pro Jahr liegen die Apotheken-Verkaufspreise zugrunde.

Abkürzungen: IND = Indikationsgruppe (Zuordnung der Buchstaben siehe Tabelle A1), **Rang A** = Rangfolge unter den Phytopharmaka nach Zahl der Verordnungen (**VO**), **Rang B** = Rangfolge unter den Gesamtarzneimitteln nach Zahl der Verordnungen, **Tsd.** = Tausend; **T€** = Tausend €; **D** = Dragee, **FT** = Filmtablette, **E** = Extrakt, **FL** = Flüssigpräparat, **K** = Kapsel, **S** = Salbe/Creme, **T** = Tablette, **P** = Drogenpulver, **PR** = Presssaft.

Präparat (Arzneiform)	Wirkstoff (Zubereitung)	IND	Rang A	Rang B	VO in Tsd.	Kosten in T€
Sinupret (D, FL)	Enzianwurzel (P) Schlüsselblumenblüten (P) Sauerampfer (P) Holunderblüten (P) Eisenkraut (P)	B	1	18	2.769	22.660
Gelomyrtol/ -forte (K)	Cineol Limonen α-Pinen	B	2	24	2.165	17.624
Prospan (T, FL)	Efeublätter (E)	B	3	26	2.119	13.592
Perenterol (K)	Saccharomyces boulardii (P)	E	4	52	1.522	12.744
Iberogast (FL)	Bittere Schleifenblume (E) Angelikawurzel (E) Kamillenblüten (E) Kümmel (E) Mariendistelfrüchte (E) Melissenblätter (E) Pfefferminzblätter (E) Schöllkraut (E) Süßholzwurzel (E)	E	5	84	1.192	13.297
Tebonin (FT, FL)	Ginkgo-biloba-Blätter (E)	A	6	178	753	31.702
Bronchipret Saft/Tr.	Thymian (E)Efeublätter (E)	B	7	200	703	3.547
Umckaloabo (FL)	Pelargoniumwurzel (E)	B	8	204	697	8.715
Gingium (FT, FL)	Ginkgo-biloba-Blätter (E)	A	9	232	655	18.595
Soledum Kapseln (K)	Cineol	B	10	249	631	4.841
Sinuc (FL)	Efeublätter (E)	B	11	281	572	2.797
Remifemin plus (D)	Johanniskraut (E) Traubensilberkerze (E)	H	12	297	550	10.082
Crataegutt (K, FL)	Weißdornblätter/-blüten (E)	C	13	322	510	12.547
Ginkobil Tropf./ -N Ftbl. (FL, FT)	Ginkgo-biloba-Blätter (E)	A	14	474	463	12.784
Jarsin (D)	Johanniskraut (E)	A	15	473	378	9.643
Korodin Herz-Kreislauf (FL)	Weißdornfrüchte (E) Campher	C	16	477	376	4.334
Sedariston Konzentrat (K)	Baldrianwurzel (E) Johanniskraut (E)	A	17	522	345	6.029
Remifemin (T, FL)	Traubensilberkerzenwurzel(E)	H	18	563	324	3.344
Kytta Sedativum F (D, FL)	Baldrianwurzel (E) Hopfenzapfen (E) Passionsblumenkraut (E)	A	19	578	313	4.220

Tabelle A3.
(Fortsetzung)

Präparat (Arzneiform)	Wirkstoff (Zubereitung)	IND	Rang A	Rang B	VO in Tsd.	Kosten in T€
Prostagutt forte (K)	Sägepalmenfrüchte (E) Brennesselwurzeln (E)	D	20	629	289	12.752
Hedelix (FL)	Efeublätter (E)	B	21	647	280	1.584
Iscador (FL)	Mistelkraut (E)	F	22	689	261	14.792
Felis (D)	Johanniskraut (E)	A	23	700	257	5.660
Neuroplant (K)	Johanniskraut (E)	A	24	715	252	6.358
Aspecton Saft N (FL)	Thymiankraut (E)	B	25	718	250	1.777
Tussamag Hustensaft N	Thymian (E)	B	26	761	234	1.118
Bronchicum Elixier N (FL)	Primelwurzel (E) Thymiankraut (E)	B	27	782	226	1.375
Laif 600 (T)	Johanniskraut (E)	A	28	803	221	7.281
Rökan (T, FL)	Ginkgo biloba-Blätter (E)	A	29	883	198	8.087
Bazoton (FT)	Brennesselwurzel (E)	D	30	898	195	10.619
Sinufurton Saft (FL)	Primelwurzel (E) Thymiankraut (E)	B	31	929	190	1.346
Babix-Inhalat N (FL)	Eucalyptus-Öl Fichtennadel-Öl	B	32	964	181	883
Soledum Hustensaft/ -Tropfen	Thymiankraut (E)	B	33	1.002	174	1.101
Luvased (D)	Baldrianwurzel (E) Hopfenzapfen (E)	A	34	1.006	173	2.043
Sinuforton (K)	Anis-Öl Primelwurzel (E) Thymiankraut (E)	B	35	1.015	172	1.401
Colchicum Dispert (D)	Colchicum-Alkaloide (E)	G	36	1.023	171	2.801
Prostess (K)	Sägepalmenfrüchte (E)	D	37	1.038	169	5.215
Uzara (FL, D)	Uzarawurzel (E)	E	38	1.044	168	1.103
Diarrhoesan (FL)	Apfelpektin Kamillenblüten (E)	E	39	1.049	167	1.223
Bromelain-POS (T)	Bromelain	G	40	1.069	164	3.469
Bronchicum Tropfen N (FL)	Primelwurzel (E) Thymiankraut (E)	B	41	905	194	1.287
Agnucaston (FT)	Mönchspfefferfrüchte (E)	H	42	1.116	156	2.525
Venostasin retard/N/S (K, D, T)	Roßkastaniensamen (E)	C	43	1.130	154	6.082
Kamillosan Lösung (FL)	Kamillenblüten (E)	G	44	1.164	148	1.607
Petadolex (K)	Pestwurzwurzel (E)	A	45	1.170	147	4.108
Thymipin N (FL)	Thymian (E)	B	46	1.178	145	962
Prostagutt mono (K)	Sägepalmenfrüchte (E)	D	47	1.185	144	5.015
X-Prep (FL)	Alex. Sennesfrüchte (E)	E	48	1.209	140	1.089
Kamillenbad Robugen (FL)	Kamillenblüten (E, Öl)	G	49	1.232	137	1.301
Bronchipret TB (T) Efeublätter (E)	Thymian (E)	B	50	1.235	136	1.180

Tabelle A3.
(Fortsetzung)

Präparat (Arzneiform)	Wirkstoff (Zubereitung)	IND	Rang A	Rang B	VO in Tsd.	Kosten in T€
Esberitox N (T, FL, Z)	Lebensbaumspitzen (E) Purpursonnenhutwurzel (E) Wilder Indigo, Wurzel (E)	F	51	1.238	136	1.243
Kytta Plasma F / Salbe F	Beinwellwurzel (E)	G	52	1.244	135	1.507
Melrosum Husten- sirup N(FL)	Thymiankraut (E)	B	53	1.249	134	837
Helixor (FL)	Mistelkraut (E)	F	54	1.325	125	7.537
Linola Gamma Creme	Nachtkerzensamenöl	G	55	1.339	124	1.241
Bronchoforton N Salbe	Eucalyptus-Öl Kiefernnadel-Öl Pfefferminz-Öl	B	56	1.353	123	1.185
Kaveri (FT, FL)	Ginkgo-biloba-Blätter (E)	A	57	1.364	121	4.044
Sedariston Tropfen (FL)	Baldrianwurzel (E) Johanniskraut (E) Melissenblätter (E)	A	58	1.391	119	1.559
Eucabal Balsam S	Eucalyptus-Öl Kiefernnadel-Öl	B	59	1.394	118	686
Hyperforat (D)	Johanniskraut (E)	A	60	1.447	112	1.179
Hametum Salbe	Hamamelis virg. (Destillat)	G	61	1.448	112	890
Euvegal (D)	Baldrianwurzel (E) Melissenkraut (E)	A	62	1.461	110	2.108
Cystinol akut (D)	Bärentraubenblätter (E)	D	63	1.469	109	1.246
Talso (K)	Sägepalmenfrüchte (E)	D	64	1.481	108	3.703
Cystinol (FL)	Birkenblätter (E) Schachtelhalm (E) Goldrutenkraut (E) Bärentraube (E)	D	65	1.485	108	908
Prosta Fink forte (K)	Kürbissamen (E)	D	66	1.489	107	4.084
Phytodolor/N (FL)	Zitterpappelrinde, -blätter (E) Eschenrinde (E) Goldrutenkraut (E)	G	67	1.503	106	1.502
Sedotussin Efeu	Efeublätter (E)	B	68	1.505	106	590
Transpulmin Balsam E (S)	CineolMentholCampher	B	69	1.559	102	933
Soledum Balsam Lösung	Cineol	B	70	1.566	100	635
Santax S (K)	Saccharomyces boulardii (P)	E	71	1.587	99	806
Rheuma-Hek (K)	Brennesselblätter (E)	G	72	1.616	97	1.995
Euvegal Balance	Baldrianwurzel (E)	A	73	1.642	95	1.379
Teufelskralle ratio- pharm (T)	Teufelskrallenwurzel (E)	G	74	1.670	93	1.956
Sweatosan N (D)	Salbeikraut (E)	G	75	1.686	92	1.847
Legalon (K)	Mariendistelfrüchte (E)	E	76	1.718	89	4.535
Ginkgo Stada (T)	Ginkgoblätter (E)	A	77	1.741	87	2.071

Tabelle A3.
(Fortsetzung)

Präparat (Arzneiform)	Wirkstoff (Zubereitung)	IND	Rang A	Rang B	VO in Tsd.	Kosten in T€
Carminativum-Hetterich N (FL)	Kamillenblüten (E) Pfefferminzblätter (E) Kümmel (E) Fenchel (E) Pomeranzenschalen (E)	E	78	1.753	87	572
Texx (T)	Johanniskraut (E)	A	79	1.775	86	1.343
Miroton (D, FL)	Adoniskraut (E) Maiglöckchenkraut (E) Meerzwiebel (E)	C	80	1.793	84	2.160
Aescusan 20 (FT)	Roßkastaniensamen (E)	C	81	1.798	84	2.523
Cernilton N (K)	Gräserpollen	D	82	1.823	82	2.586
Orthangin N (K, T, FT)	Weißdornblätter+Blüten (E)	C	83	1.827	82	1.112
Faros (D)	Weißdornblätter mit Blüten (E)	C	84	1.848	80	1.640
Lektinol (FL)	Mistelkraur (E)	F	85	1.871	78	10.400
Hepar SL (K)	Artischockenblätter (E)	E	86	1.919	75	2.282
Sedonium (D)	Baldrianwurzel (E)	A	87	1.972	72	1.481
Hyperesa (K)	Baldrianwurzel (E) Johanniskraut (E)	A	88	1.976	72	1.588
Remotiv (FT)	Johanniskraut (E)	A	89	1.994	70	1.601
Esbericum (K)	Johanniskraut (E)	A	90	1.997	70	1.448
Kytta-Cor (T, FL)	Weißdornfrüchte (E) Weißdornblätter/-blüten (E)	C	91	2.002	70	1.077
Johanniskraut ratiopharm (FT)	Johanniskraut (E)	A	92	2.042	67	1.102
Cystium wern	Fenchelöl Campherbaumöl	D	93	2.093	64	603
Enteroplant (K)	Pfefferminzöl, Kümmelöl	E	94	2.112	64	1.004
Urol mono (K)	Goldrutenkraut (E)	D	95	2.179	61	2.072
Helarium (D)	Johanniskraut (E)	A	96	2.184	61	1.157
Kamillan plus	Kamillenblüten (E)	F	97	2.200	60	401
Agnolyt (K)	Mönchspfefferfrüchte (E)	H	98	2.206	60	1.267
Isla-Moos Pastillen	Isländisch Moos (E)	B	99	2.208	60	234
Cholagogum F	Curcumawurzelstock (E) Schöllkraut (E)	E	100	2.267	57	1.884

Sachverzeichnis

A

Abführtee 299
Absinthin 242
Absinthsucht 243
Acetylcholin 54
Acetylcystein 230
Acetylsalicylsäure 382
Achylia gastrica 240
Acidum tannicum 278
Adaptationserkrankung 398
Adaptogene 397
ADAS-Cog 55, 58
Adjuvans-Arthritis 378
Adonis vernalis 151
Adoniskraut 150
Adstringens 367
Aescin 192, 193
Aesculus hippocastanus 191
afrikanische Teufelskralle 377
aged garlic 164
Akne 359, 413
Akzeptanz des Mittels 22
Alkaloide 5
Allantoin 375
Allensbacher Archiv 20
allergische Rhinitis 232
Allicin 165
– Freisetzung 166
Alliin 165
Alliinase 163, 165
Allium sativum L. 162
Alltagsaktivität 58

Aloe 370
Aloe vera L. 297
Aloe-Gel 297
Aloin 297
Alzheimer Krankheit 53
Alzheimer's Disease Assessment Scale 55
Alzheimer-Demenz 26
Amanitin 307
Amara 240
Amara acria 241
Amara adstringentia 241
Amara aromatica 241
Amara pura 241
Ambroxol 223, 231
γ-Aminobuttersäure 108
Amitriptylin 79
Ammi visnaga 153, 316
Analgetika 388
Ananas 374
Anethol 220
Angst-Störung 98
Anis 254
Anisi aetheroleum 220
Anisöl 220
Anpassungssyndrom 87, 397
Antacida 266
Anthranoid 293
Anthroposophie 409
antibakterielle Wirkung 171
Antibiotica 204
Anticholinergika 266, 285
Antidementivum 53, 62
– Prüfrichtlinien 55

antidepressive Pharmakotherapie 83
Antidepressivum 70, 261
– Entwicklung 25
– Richtlinien 77
– selektives 24
– synthetisches 78
– trizyklisches 88
– Wirkmechanismus 73
Antidyspeptica 246
antiinfektiöser Effekt 170
Antikoagulantien 87
antikonvulsive Wirkun g 119
Antiphlogistika 388
Antirheumatika 388
Antitussiva 217, 233
Anwendungsbeobachtung 148, 179, 230
Anxiolytikum 97
Aorta, Elastizität 172
Aorta, Steifigkeit 176
Apfel 279
Apigenin 364
Appetitlosigkeit 239, 302
Arachidonsäure 368
Arbeitstoleranz 144
Arbutin 315
Arctostaphylos uva-ursi 315
Arhuser-Rückenschmerz-Index 378
Arhus-Index 380
Aristo 88
Arnica montana 375
Arnika 375
Arnika-Allergie 376
Aromastoff 207
Aromatase 317
Aromatherapie 122
Arrhythmie 141
Artemisia absinthium 241
arterielle Verschlusskrankheit 161
Arteriosklerose 161
Arteriosklerose-Progredienz 175
arteriosklerotischer Plaques 167, 176
Arthrose 377
Artischockenblätter 247
artspezifische Inhaltsstoffe 71
Arzneimittelrichtlinien 27, 28
Arzneibücher 2
Arzneibuch-Kommission 5
Arzneimittelgesetz 15
Arzneimittelkommission der deutschen Ärzte-
    schaft 26
Arzneitee 30, 32
– Formen 32

– Kindertee 40
– Risiken 41
– Standardzulassung 36
– Teerezept 37
– Teezubereitung 39
– Wirkung 31
Arzneiverordnungsreport 24
Arzneizubereitung 5
ärztliche Beratung, Zufriedenheit 205
ATC-Klassifikation 54
Atemstillstand 264
Atemwege 203–233
– obere 203
Atemwegserkrankung 203
Atemwegsinfektion 203, 205, 228
Atemwegswiderstand 227
ätherisches Öl 156, 217, 212, 216, 218, 252, 262,
    363, 375, 382
Atherogenese 167
Atropin 266
Augmentationsstrategie 24
Autoimmunprozess 404

B

Balaststoff 286
Baldrian 106
– Dosierung 116
– Droge und Extrakt 107
– Gegenanzeigen 116
– Heilpflanze 106
– Indikation 116
– Leitsubstanzen 107
– Pharmakokinetik 107
– Pharmakologie 108
– Risiken 116
– Stellenwert 117
– therapeutische Wirksamkeit 111
– Toxikologie 108
Baldrian
– Doppeltblindstudien 110, 112
– europäischer 106
– mexikanischer 107
– Zubereitungen 129
Banane 279
Bärentraubenblätter 315
Bauchschmerz 260
Befindlichkeitsstörung 115
Behandlungskosten 63
Behandlungsrisiko 20
Beinschwellung 198
Beinvenenleiden 191

Beinvolumen 195, 198
Beinwell 375
Belastungsdyspnoe 146
benigne Prostatahyperplasie 317
Bergwohlverleih 375
Beruhigungstee 127
Bewegungsmangel 285
Bilobalid 49
Bilsenkraut 266
Bisabolol 364
Bittere Schleifenblume 256
Bitterholz 243
Bittermandel 289
Bittermittel 240
Bittersalz 292
Bitterstoffdroge 240
Bittersüßstengel 370
Bitterwert 241
Blähung 260
Blasentee 334, 337
Blausäurespiegel im Blut 289
Blausäurevergiftung 288
Blutdruck 175, 401
– Wert 155
blutdrucksenkende Wirkung 169
Boldoblätter 252
Boswellia serrata 381
Boyarski-Score 326
Bräunungsneigung 76
Brechreiz 255
Brennesselkraut 380
Brennesselwurzel 325
Bromelain 257, 374
Bronchialsekret 206
Bronchialtee 206
Bronchitis 204, 222
Bronchomucotropika 217
Brustspannung 347
Brusttee 211
Bundesamt für Arzneimittel und
   Medizinprodukte 16

C

Camellia sinensis 276
Campher 157
Capsaicin 384
Capsaicin-Chreme, Studien 384
Capsaicinoid 384
Capsici fructus 384
Capsici fructus acer 384
Capsicum 384

Carum carvi 253
Cascararinde 296
Cassia angustifolia 297
Cassia senna 297
Cayenne-Pfeffer 384
Cetirizin 232
C-Faser 382
Chamazulen 363
Chamomilla recutita 267
CHE-Hemmer 27, 62
Cholagoga 246
Cholekinetika 246
Choleretika 246
Cholesterinsynthese 167, 168, 247
Chromatographie 9
chronisch obstruktive Bronchitis 226
chronisch venöse Insuffizienz 190
– an Probanden 194
– Dosierung 196
– Droge 192
– Einführung 191
– Extrakt 192
– Fertigarzneimittel 200
– Gegenanzeigen 196
– Indikation 196
– mit Patienten 194
– Pharmakokinetik von Aescin 193
– Pharmakologie 193
– Risiken 196
– Roßkastaniensamenextrakt 191
– therapeutischer Stellenwert 198
– topische Venenmittel 200
– Toxikologie 194
– Wirksamkeit 194
– Wirkung 194
Ciclosporin 87
Cimicifuga racaemosa 349
Cineol 219, 222
Cinnamomum camphora 157
Cisaprid 255, 256
Claudicatio intermittens 186
Coffein 277
coffeinhaltige Drogen 155
Colon irritabile 254, 260
Convallaria majalis 152
Convallatoxin 152
Crataegus 138
Crataegus monogyna 139
Crataegus oxyacantha 139
Crataegus-Extrakt, Studien 145
Curcuma 251
Cynara scolymus L. 248

CYP-Enzym 86
Cystein 165
Cytochrom P-450 86, 263

D

Darmbakterien 290
Darmflora 286
Darmmotilität 286
Darmträgheit im Alter 294
Demenz 54
- Leitsymptomatik 60
- Pharmakotherapie 62
- Studien 56
- Symptomatik 55
- Wirksamkeit 57
depressive Störung 85
depressive Symptome, Prävalenz 87
depressive Verstimmung 68, 87
Dermatika 388
Dermatitis 365
- atopische 370
Despair-Test 73
Despair-Verhalten 73
Detergens 225
Diarrhoe 275
- akute 275
Digitalisglykosid 2
Digitaloid-Drogen 150
- Adoniskraut 151
- Maiglöckenkraut 152
- Meerzwiebelpulver 152
- Oleanderblätter 152
Digitaloid 150
Digitaloid-Glykosid 151
Digitoxin 2
Dihydrotestosteron 317
Dioskurides 1, 212
Divertikulose 290
Dopaminrezeptor 346
Droge 5
- Arzt 205
- Extrakt 6
- für Dermatologika 362
- pflanzliche 5
Droge : Extrakt-Verhältnis 6
DSM-III-R 80
Dulcamara 370
Durchfall 275
Durchspühlungstherapie 314
Dysmenorrhoe 343
Dyspepsia Index 255

Dyspepsie 245
- funktionelle 245
dyspeptische Beschwerden 248
Dysregulation 284

E

Echinacea pallida 404
Echinacea purpurea 404
EEG 52, 98, 120
Efeublätter 226
- Extrakt 226
Eibischwurzel 224
Eichenrinde 275, 278
Einreibungen 213
Einzeldosis 6
Eisenkraut 231
Ejektionsfraktion 144
Ekzem 359, 369
Eleutherococcus senticosus 401
Eleutherococcus-Wurzel 401
Eliminationshalbwertzeit 71, 263
Emenagoga 343
Emetin 225
Emodin 294, 296
Endokrinopathie 317
Entblindung der Gruppe 84
Enteroplant 255, 270
Entwicklungskosten 26
Entzündungen der Haut 365
Enzianwurzel 230, 243
Epidermis 359
Erbrechen 255
Erdrauch 252
erektile Dysfunktion 324
Erfahrungsmedizin 124
Erhaltungstherapie 85
Erkältung 206
Erkältungsbalsam 214
Erkältungssymptome 406
Erkältungstee 206, 209
Erkenntnismaterial 15
Erntezeitpunkt 8
Erstattungsfähigkeit 27
Erwartung der Patienten 20
Erythem 384
Erythembildung 367
Erythemdosis, minimale 76
Esche 379
Eschenrinde 380
ESCOP 19
Eßgewohnheit 285

Eucalyptusöl 213, 219, 382
Euvegal 130
Evidence Based Medicine 23
Exazerbationsrate 222
Expektorans 217, 218
Expektorantia 233
Extrakte 5, 6

F

Faex medicinalis 413
Fahrradergometrie 144
Fenchel 254
Fertigarzneimittel 17, 332, 254
Fertilitätsstörung 348
Fibrinolyse 170, 178
Fieberkleeblätter 243
Filipendula ulmaria 208
Filtrationskoeffizient 194
Finasterid 320, 323
Fingerhut 3
Fingerprint-Chromatogramm 9, 10
Flatulenz 287
Flavonoid 70, 139, 315, 364
Fluidextrakt 6
Fluoxetin 78
Foeniculum vulgare 254
Forte-Phytopharmaka 3
Füllmittel 286
Füllstoff 286
Funktionsstörung 19
Furunkulose 413

G

Gallemittel 246
Gallenfluß 249
Gallensekretion 240
Gallentee 258
Gallenwegstherapeutika 247
Gänsefingerkraut 353
Gastritis 267
Gedächtnisleistung 50
Gedächtnisstörung 59
Gefäßkapazität 194
– venöse 193
Gegenreizung 382
Gehtraining 187
Gelbwurz 251
Gelomyrtol 233
Gerbsäure 278
Gerbstoff 207, 212, 315, 367

– Droge 275
Geruchs-Qualität 121
Gesamtcholesterin 172, 174, 250
Geschmackserlebnis 240
Gestagen 352
Ginkgo 46, 47
– Baum 47
– Botanik 47
– Dosierung 60
– Droge und Extrakt 47
– Einführung 46
– Extrakt 26, 48
– Fertigarzneimittel 63
– Flavonglykosid 47
– Gegenanzeigen 60
– Indikation 60
– Leitsubstanzen 47
– Pharmakokinetik 49
– Pharmakologie 50
– Risiken 60
– Spezialextrakt 186
– Spezialextrakt, Wirksamkeit 186
– Stellenwert 61
– therapeutische Wirksamkeit 53
– Therapie 60
Ginkgol 48
Ginkgolide A 49
Ginkgolide B 49
Ginkgolide C 49
Ginkgolsäure 6, 48
Ginseng radix 398
Ginseng, sibirischer 401
Ginseng-Wurzel 398
– Dosierung 401
– Droge 398
– Gegenanzeigen 401
– Indikation 401
– Inhaltsstoffe 398
– Pharmakologie 400
– Risiken 401
– Studien am Menschen 400
– Toxikologie 400
Ginsenosid 400
Glottiskrampf 264
Glycyrrhiza glabra 267
Glycyrrhizin 267
Gonarthritis 381
Gräserpollen 327
Guar-Gummi 189
Gurgelwasser 215
Gynäkologika 343
– pflanzliche 343–354

H

Haferkleie 189
Hamamelis 366
Hamamelis virginiana 366
Hamamelis-Destillat 367
HAMD 77
Hamilton-Angst-Skala 99, 100
Hamilton-Depressions-Skala 77
Hämorrhoidalleiden 367
Harndrang 317, 320
Harnfluß 328
Harnwege 313–334
– Infektionstherapeutika 332
Harpagophytum procumbens 377
Harpagosid 378
Haut 359
– Entzündungen 361
– Gelbfärbung 102
– Reaktion 86
Hautschutzmittel 361
Headsche Zone 382
Hedera helix 226
Hefe, medizinische 372, 412
Heidelbeere 277
Helenalin 375
Hepatica 308
Herpes-Simplex 386
Herstellungsverfahren 8
Herz und Kreislauforgane 137–200
Herzfrequenz 140
Herzgespannkraut 153
Herzglykosid 137
Herzinsuffizienz 137, 147
Herzkranzgefäß 142
Herzleistung 146
Herzmuskel-Insuffizienz 137
Herzrhythmusstörung 170
Heuschnupfen 232
Hippocampuszellkultur 51
Hirnleistungsschwäche, Symptome 54
Hirnleistungsstörung 53
Hirnödem 50
Hirtentäschelkraut 353
Holunderblüten 206, 231
Hopfen 124
Hopfenzapfen 244, 353
Hormonproduktion 344
HPLC 9
Huflattichblätter 223
Hundskamille 366
Hustenbonbon 216

Husteneinreibung 214
Hustenmittel 217
hustenstillendes Mittel 216
Hustentee 210
Hydrochinon 316
Hydrogele 360
Hyoscyamin 266
Hyperalgesie, viszerale 261
Hyperforin 70, 80
Hypericin 70, 80
– Plasmakonzentration 72
Hypericismus 75
Hypericum perforatum L. 68
Hyperlipidämie 250
Hyperprolactinaemie 344
Hypertonie 155, 157
Hypertonie, Mittel bei 157
Hypnotika 129
Hypokaliämie 294
Hypotonie 155
Hypotonie, Mittel bei 155
Hypoxietoleranz 50
Hypoxis rooperi 328

I

Iberis amara 256
Iberogast 256, 270
Imipramin 80
Immunstimulans 403
Indikationsgruppen 19
indischer Weihrauch 381
Infekt, akuter 203
Infekt, Häufigkeit 204
Infektanfällige 407
Infektionen der oberen Luftwege 406
Infektionszyklus 228
Ingwer 255
Inhalation 214
Inhaltsstoffe, lipophile 8
Inhaltsstoffe, relevante 8
inotrope Wirkung 144
Insomnie 117
Internationaler Prostata-Symptomen-Score
    (IPSS) 320, 326, 327, 329, 331
isländisches Moos 223, 224
Isoflavon 352
Isovaleriansäure 108

J

Jarsin 89

Johannisbrotsamen 282
Johanniskraut 68
- Botanik 68
- Dosierung 85
- Droge und Extrakt 69
- Effekte 73
- Einführung 68
- Extrakt, Interaktion 86
- Fertigarzneimittel 88
- Gegenanzeigen 85
- Indikation 85
- Leitsubstanzen 70
- Pharmakokinetik 70
- Pharmakologie 72
- Pharmakotherapie der Depression 82
- Photosensibilisierung 75
- Prüfung von Antidepressiva 77
- Risiken 85
- Salbenzubereitung 371
- Therapiestudien 77
- Toxikologie 75
- Wirksamkeit bei Depressionen 76
- Wirkung 74
- Stellenwert 87
Johanniskrautöl 371
Juckreiz 302

K

Kaliumzyanid 289
Kälteempfindung 382
Kaltrezeptor 215
Kalziumoxalat 296
Kamille 267
Kamille-Allergie 366
Kamillenblüten 267, 362
- Dosierung 365
- Droge 363
- Indikation 365
- Inhaltsstoffe 363
- Nebenwirkung 365
- Pharmakologie 364
- Risiken 365
- Toxikologie 364
- Wirksamkeit 365
- Zubereitung 363
Kamillenöl 365
Kampfer 213
Kap-Aloe 297
Kapillarpermeabilität 191
Kardiaka 149
Kardobenediktenkraut 244

Karminativa 252
Karotte 279
Kartarrhen der Luftwege 226
Kavain 96
Kava-Kava 94, 95
- Botanik 95
- Droge und Extrakt 96
- Einführung 94
- Extrakt, Doppelblindstudien 98
- Fertigarzneimittel 103
- Indikationen 103
- Inhaltsstoffe 96
- Nebenwirkungen 101
- Pharmakokinetik 96
- Pharmakologie 96
- Risiken 101
- Stellenwert 103
- Toxikologie 96
- Trank 95, 96
- Wirksamkeit 97
- Dosierungen 103
Kavapyron 96, 97
Kaveri 64
Keuschlammfrüchte 345
Kleie 286
klimakterische Beschwerden 343, 351
Klimakterium 352
klinische Relevanz 22
Klostergarten 162
Knoblauch 161
- Arteriosklerose-Progredienz 175
- Atherogenese 167
- Blutdruck 174
- Blutfettspiegel 172
- Botanik 162
- Dosierung 180
- Droge 163
- Fertigarzneimittel 181
- Fibrinolyse 169
- Gefäßwiderstand 169
- Gegenanzeigen 180
- Geruchsbildung 178, 180
- historische Einführung 161
- Indikation 180
- kardioprotektive Wirkung 170
- klinische Studien 172
- Leitsubstanzen 165
- Lipidstoffwechsel 167
- Nebenwirkung 178
- Pharmakokinetik 165
- Pharmakologie 167
- Risiken 180

– Stellenwert 181
– Thrombozytenaggregation 169
– Toxikologie 171
Knoblauchöl-Mazerate 163
Knoblauchpulver 158
– Dragees, Studien 173
– Therapiestudien 172
– Untersuchungen 168
Knochendichte 350
Knollenblätterpilz 307
kognitive Ebene 59
kognitive Leistung 53
kognitive Trainingsprogramme 61
Kolombowurzel 282
Kolonmotilität 293
Kolonspasmen 264
Kombinationsmuster 17
Kombinationspräparat 421
Kommission E 16, 46
Kompressionsstrumpf 198
Kondurangorinde 244
Kontaktekzem 178
Kontakt-Laxans 293
Kontraktilität 140
Kontraktionsdauer 141
Kontraktionskraftzunahme 143
kontrollierter Anbau 9
Kopf-Dampfbad 215
Koronarinsuffizienz 137
Kosten pro Verordnung 24
Krämpfe 284
– im Oberbauch 255
Krappwurzel 314
Kräuterbücher 1
Krebstherapie 409
Kriterien der Unbedenklichkeit 21
Küchenzwiebel 188
Kümmel 253
Kümmelöl 254
Kuppermann-Menopause-Index 351
Kürbissamen 326
Kwai 181

Lakritz-Vergiftung 268
Lavandula angustifolia 118
Lavendelatmosphäre 119
Lavendelblüten 118, 156
– Indikationen 124
– Pharmakokinetik 120
– Pharmakologie 118
– Risiken 124
– Stellenwert 124
– Therapiestudien 122
– Toxikologie 118
Lavendelöl 118
Laxanzienabusus 294
Lebensgewohnheiten 318
Lebensqualität 222, 321
Lebergift 305
Leberintoxikation 302
Leberschäden 302
– mit Kava 102
Lebertherapeutika 302, 308
Lebertoxizität 103
Leberzirrhose 306
Lecithin 308
Leistungsfähigkeit, Steigerung 401
Leitsubstanzen 9
Lichtbehandlung 78
Limonen 222
Linalool 120
Linamarin 288
Lindenblüten 207
Lini semen 287
γ-Linolensäure 368
Linolsäure 368
Lipidperoxidation 170
Lipidstoffwechsel 167
Lipogele 360
löslicher Tee 36
Löwenzahn 252
Lumbalgie 379
Lutschtabletten 215

M

Mädesüßblüten 208
Magensaftsekretion 240
Magentee 257
Magen- und Darmtee 260
Magentropfen 257
Magnesiumsulfat 292
Mahonia-Rinde 371
Mahonia-Wurzel 371
Maiglöckchenkraut 150
Maispollen 327
Maldigestion 256
Malvenblätter 224
Malvenblüten 224
Manning-Kriterien 261
Mannit 292
Mariendistelfrüchte 303

– bei Knollenblätterpilzvergiftung 307
– Dosierung 307
– Droge 303
– Gegenanzeigen 307
– Indikation 307
– Inhaltsstoffe 303
– Pharmakologie 304
– Risiken 307
– Sojaphospholipid 308
– Toxikologie 304
– Wirksamkeit bei Leberschaden 306
Mastodynie 344, 348
Materia medica 1
Matricaria recutita 363
Matricin 364
100 meistverordnete Präparate 421
Melanosis coli 294
Melissa officinalis 126
Melisse 124
Melissenblätter 126, 372
Menopause 400
Menopause-Rating-Scale 351
Menopausen-Syndrom 344
Mentha piperita 261
Menthol 213, 262
Meteorismus 252, 302
Methylxanthin 156
Migräne 383, 386
Mikrozirkulation 50
Miktionsbeschwerden 325, 327
Miktionsstakkado 320
Mistelkraut 409
– Dosierung 412
– Indikation 412
– Inhaltsstoffe 409
– Risiken 412
– Studien zur Wirksamkeit 411
– Wirkung 409
Mistellektin 409, 412
Mistelpräparate, Studien 411
Modernisierung der Arzneitherapie 24
Mönchspfeffer 345
Monographien 16
Monopräparat 421
Morphin 3
mukoziliäre Clearance 214
Mutterkraut 386
Muzilaginosa 286
Myokard-Ischämie-Modell 140
Myokard-Schädigung 170
Myrtol (Gelomyrtol®) 222

N

Nachtkerzenöl 368
Nahrungsfaser 286
Naphtodianthron 70
Nasen-Luft-Passage 215
Nasensalben 213
Nasenschleimhaut 213, 214
Nasentropfen 213
Natrium-Kalium-ATPase 293
Naturheilmittel, Einstellung 20
Nausea 255
Nebenwirkung, wirkstoffspezifische 84
Nerium oleander 152
Nerventee 127
Nervenzelldegeneration 53
Neuralgie, postherpetische 385
Neurodermatitis 359, 367
Neuroplant 89
neuropsychologische Testverfahren 52
Nierengries 313
Nierenkolik 317
Nierentee 334, 337
Niesreiz 225
NORDEP-Studie 83
Normierung 9
Nutzen von Arzneimitteln 22
NYHA-Stadium 147
Nykturie 317, 320

O

Obstipation 284
– Agar-Agar 291
– allgemeine Maßnahmen 284
– Aloe 297
– Anthranoiddrogen 293
– Faulbaumrinde 296
– Fertigarzneimittel 299
– Flohsamen 291
– Füllstoffe 285
– Karaya 291
– Krankheitsbild 284
– Leinsamen 287
– Quellstoffe 285
– Rhabarberwurzel 295
– Rizinusöl 298
– Sennesblätter 297
– Sennesfrüchte 297
– Syndrom der 285
– Weizenkleie 290
Ödem 374

Ödemreduktion 197
Oenothera biennis 368
Ohnmacht 156
ökonomische Zweckmäßigkeit 22
Ölbaumblätter 158
Oleanderblätter 150
Oleandrin 152
Operationsfolgen 374
Opium 3, 281
Östrogen 349, 352
Ovarialfunktion 344

P

Papain 257
Pappel 379
Paprika 384
Papyrus Ebers 161
Paracetamol 230, 382
Passiflora incarnata 127
Passionsblume 124, 127
Pastillen 215
Pektin 279, 286
Pelargonium sidoides 228
Pelargoniumwurzel-Extrakt 228
– Studien 229
peripher arterielle Verschlusskrankheit 186
Peristaltik 275
Pest-Epidemie 162
Pestwurz 232, 386
Pestwurzblätterextrakt 232
Pestwurzwurzelstock 316
Petasin 317
Petasites 386
Petasites hybridus L. 232
Pfefferminze 261
– Dosierung 266
– Droge 262
– Gegenanzeigen 266
– Indikation 266
– Inhaltsstoffe 262
– Nebenwirkung 264
– Pfefferminzöl 262
– Pharmakokinetik 262
– Pharmakologie 263
– Risiken 264
– Wirksamkeit 264
Pfefferminzöl 254, 262, 382
– Studien 265
pflanzliche Reinsubstanzen 2, 4
Phagozytoseaktivität 405
Phalloidin 305

Pharmakokinetik 71
Pharyngitis 204
Phosphatidylcholin 308
Phospholipid 308
– aus Sojabohnen 189
– essentielles 308
Photosensibilisierung 75, 86
phototoxische Reaktion 76
Phytoöstrogen 352
Phytopharmaka 10
– Arzneiformen 10, 13
– erforschte 18
– meistverordnete 28
– rationale 17, 24
– traditionelle 17
– Verordnung von 29
– Verpackung 15
– Zulassung als Arzneimittel 15
Phytosterin 328
Phytosterol 319, 326
Phytotherapie 19
– Anwendungsgebiet 19
– Droge Arzt 21
– Kosten und Nutzen 24
– Krankenversicherung 27
– Patient 20
– Verordnung 27
Pigmentierungsdosis, minimale 76
Pimpinella anisum 221, 254
α-Pinen 222
Piper methysticum 95
Placebo 78
– -Anteil 22
– -Effekt 22, 117
– Erfolgsquote 82
platelet activating factor 50
Podophyllin 372
Pollakisurie 317, 320
Polyneuropathie, diabetische 385
Pomeranzenschale 244
Pragmatismus 331
prämenstruelles Syndrom 343
Preiselbeersaft 316
Prellung 374
Primär-Extrakte 9
Primelblüten 230
Primelwurzel 226
Progesteron-Spiegel 346
Prolaktin 344
– Freisetzung 346
Prostatahyperplasie 318, 331
Prostatamittel 318, 330

Prostatavolumen 323, 328
Protease, pflanzliche 257
Prozyanidin 139
– oligomeres 139
Pseudohypericin 70
psychodynamische Wirkungen 23
psychodynamischer Effekt 117
psychometrische Testverfahren 98
psychotrope Wirkungen 46
Psyllii semen 291
Pulswellengeschwindigkeit 172, 176
Pulverholz 296
Pygeum africanum 329
Pyridoxin 347
Pyrrolizidinalkaloid 223, 317, 375

Q

Qualität pflanzlicher Extrakte 6
Qualitätskontrolle 9
Quellmittel 286
Quetschung 374

R

Rattenpfotenödem 193, 374, 378
Rauschpfeffer 95
Rauwolfia 3
– Gesamtextrakt 158
Rauwolfia serpentina 157
5α-Reduktase 317, 320
– -hemmer 318
Refraktärzeit 142
Regeltempoanomalie 343
Reisekrankheit 255
Reizblase 327
Reizdarmsyndrom 260
– Epidemiologie 260
– Krankheitsbild 260
– Therapieansatz 260
Reizlinderung 206
Reizmagensyndrom 245
Rekonvaleszenz 401
Remotiv 89
Reserpin 4, 157
Residualvolumen 227
Resistenz-Entwicklung 204
Responder 78
Response-Rate 83
Restharngefühl 317, 320
Restharnvolumen 328
Rezidiv-Gefahr 204

Rhapontik-Rhabarber-Wurzel 353
Rhein 294
– Konzentrationen im Plasma 294
Rheuma 359
rheumatische Erkrankung 377, 385
Rhinologika 213
Rhodanase 289
Rhodiola rosea 402
Ricin 298
Ricini oleum 298
Ricinolsäure 299
Riechsalz 157
Riechstoffe 156
Rinde der Weide 379
Ringelblumenblüten 372
Risiken von Arzneimitteln 21
Risiko, Einschätzung 20
Roggenpollen 327
Rökan 64
Rosmarinblätter 156
Roßkastanie 192
– Extrakt, Doppelblindstudien 195
Rote Liste 2003 421
Rotklee 352
Rückenschmerz 378

S

Saccharomyces cerevisiae 413
Sägepalmenextrakt 323
– Studien 321
Sägepalmenfrucht 319
– Pharmakologie 320
– Verträglichkeit 324
– Wirksamkeit 320
Salben 360
Salicylat 212, 380
Salicylsäure 379
Salizin 212
Sambucus nigra 206
Saponin 192, 225
– Droge 225
saponinführende Drogen 226
Sauerampferkraut 230
Schafgarbe 353
Schlaf-EEG 113
Schlafmohn 3
Schlafstörung 105, 112, 113, 117, 124
Schlafverhalten 114
Schleimbildung 217
Schleimdroge 223, 224
Schleimstoff 288, 364

Schmerz 359
- Behandlung 382
- Empfindlichkeit 378
- Intensität 384
schmerzfreie Gehstrecke, Verbesserung der
  186
Schöllkraut 251
Schutzfilm 275
Schwächegefühl 401
Schwankungsbreite 8
Schwedenkräuter 17
Schwellungszustand 374
Schwimmtest nach Porsolt 75
Scillaren 152
Scopolamin 266
Sedativa 129
Sedonium 129
Seifenrinde 226
Selbstheilungskraft 21, 84, 205
Selbstheilungsrate 275
Selbstmedikation 17, 203
Sertralin 79
Sexualfunktion 321, 323
SGB V 27
Sicherheit 2
Silybinin 303
Silybum marianum 303
Silymarin 303
Sinupret 234
- Doppelblindstudien 231
Sinusitis 222, 230
β-Sitosterin 328
Sojabohne 352
Soja-Extrakt 352
Sonnenhut (Echinacea) 373, 404
- Dosierung 408
- Droge 404
- Indikation 408
- Inhaltsstoffe 404
- Pharmakologie 405
- Risiken 408
- Toxikologie 405
- Wirksamkeit 406
Sorbit 292
Sozialgesetzbuch V 27
Spannungskopfschmerz 382, 383
Spasmolyse 263
Species deflatulentes 259
Species diaphoreticae 209
Species nervinae 128
Species urologicae 336
SPICE-Studie 147

Spiköl 119
Spitzwegerich 224
Spitzwegerichkraut 224
Standardisierung 7
Steigerung der Abwehrkräfte 397
Steinleiden 313
Streß 398
Stressor 398
Stripping-Test 367
Stuhlgang 284
Stuhlgewicht 286
Süßholzwurzel 267
Symphytum officinale 375
Symptomen-Gesamtscore 222

T

Tagesbefindlichkeit 114
Tagesbehandlungskosten 26
Tamsulosin 323
Tanacetum 386
Tannalbin 276
Tannalbuminat 278
Tannin 276
Tausendgüldenkraut 244
Taxol 4
Tebonin 64
Tee, grüner 277
Tee, karminativer 259
Tee, schwarzer 189, 276, 277
Tee, wassertreibender 338
teeähnliches Erzeugnis 30
Teearzneimittel 32
Teeaufguss 31
Teebaumöl 373
Teebeutel-Tee 36
Teedrogen 33
- der Harnwege 314
Teegetränk 30
Teekur 32
Teerezeptur 33, 37, 38
Teestrauch 276
therapeutische Breite 2
therapeutisches Umfeld 84, 205
Therapieentscheidung 21
Therapierichtlinien 22, 204
Therapierisiken 150
Therapiestudien 22
Theriak 17
Thiozyanat 289
Thrombozytenaggregation 170, 178
Thujon 242

Tilia cordata 207
Tilia platyphyllos 207
Timothygras-Pollen 327
Tinctura amara 257
Tollkirsche 3, 266
Tonikum 401
Tonsillitis 204
Tormentill 275
Tormentillwurzelstock 278
Tragant 361
Transitzeit im Dünndarm 286
Traubensilberkerzenwurzelstock 349
Trauma 359
Triglyzerid 172, 250
Triterpensaponin 193
Trockenextrakt 6
Trockenhefe, lebende 279
- Dosierung 281
- Fertigarzneimittel 283
- Gegenanzeigen 281
- Indikation 281
- Pharmakologie 280
- Rezepturvorschlag 283
- Risiken 281
- Toxikologie 280
- Wirksamkeit 280

Übelkeit 252, 255
Überempfindlichkeit gegen Ginkgo 61
Überzeugungskraft des Arztes 22
Ulcus-Krankheit 267
Umckalin 228
Umckaloabo 228, 234
Umsatz verordneter Phytopharmaka 421
Umstimmung 404
unerwünschte Arzneimittelwirkung 26
Unruhezustände 105, 117, 124
Urginea maritima 152
Urinfluß 321, 323
Urolithiasismittel 332
Urologika 330
Urtica dioica 325
Uzarawurzel 282

V

Valepotriate 107
Valerensäure 107
Valeriana officinalis L. 106
Valeriansäure 108

Veneninsuffizienz 195
Venenmittel, pflanzliches 191
Venenpharmaka 191
Venentherapeutika 200
venentonisierende Wirkung 196
Verdauungsenzym 256
Verdauungsorgan 239–308
Vergleichstudien 82
Verhaltensmodell 108
Verkehrssicherheit 115
Verletzung 361
Verschlußkrankheit, Gehstrecke 172
Vigilanz-Index 403
Vinyldithiin 166
Virustatika 87
Viscum album 409
Vitalkapazität 227
Vitex agnus-castus 345
Vogelbeere 292
Völlegefühl 252, 284
Volumenänderung, extravasale 196
Vorderhirnischämie 51

Wadenkrampfe 198
Weide 379
Weidenrinde 212
Weißdorn 138
- Dosierung 148
- Droge und Extrakt 139
- Einführung 138
- Gegenanzeigen 148
- Heilpflanze 139
- Indikation 148
- Leitsubstanzen 139
- Pharmakokinetik 139
- Pharmakologie 140
- Risiken 148
- Stellenwert 149
- Toxikologie 144
- Wirksamkeit 144
Weißdornblätter mit Blüten 139
Weizenkleie 290
Wermutkraut 241
Widerstandskraft 402
Wirksamkeitsschwelle 80
Wirtschaftlichkeitsgebot 27
Withering, William 2
Wolfstrappkraut 353
WOMAK-Schmerzscore 379
Wundbehandlungsmittel 388

 **Z**

Zaubernuß 366
zellvermittelte Abwehr 403
zentrales Nervensystem 45–130
zerebrale Insuffizienz 53

Zerrung 374
Zilientätigkeit 214
Zitronenmelisse 126
Zitterpappel 380
Zubereitungen 5
Zubereitungen mit ätherischen Ölen 212